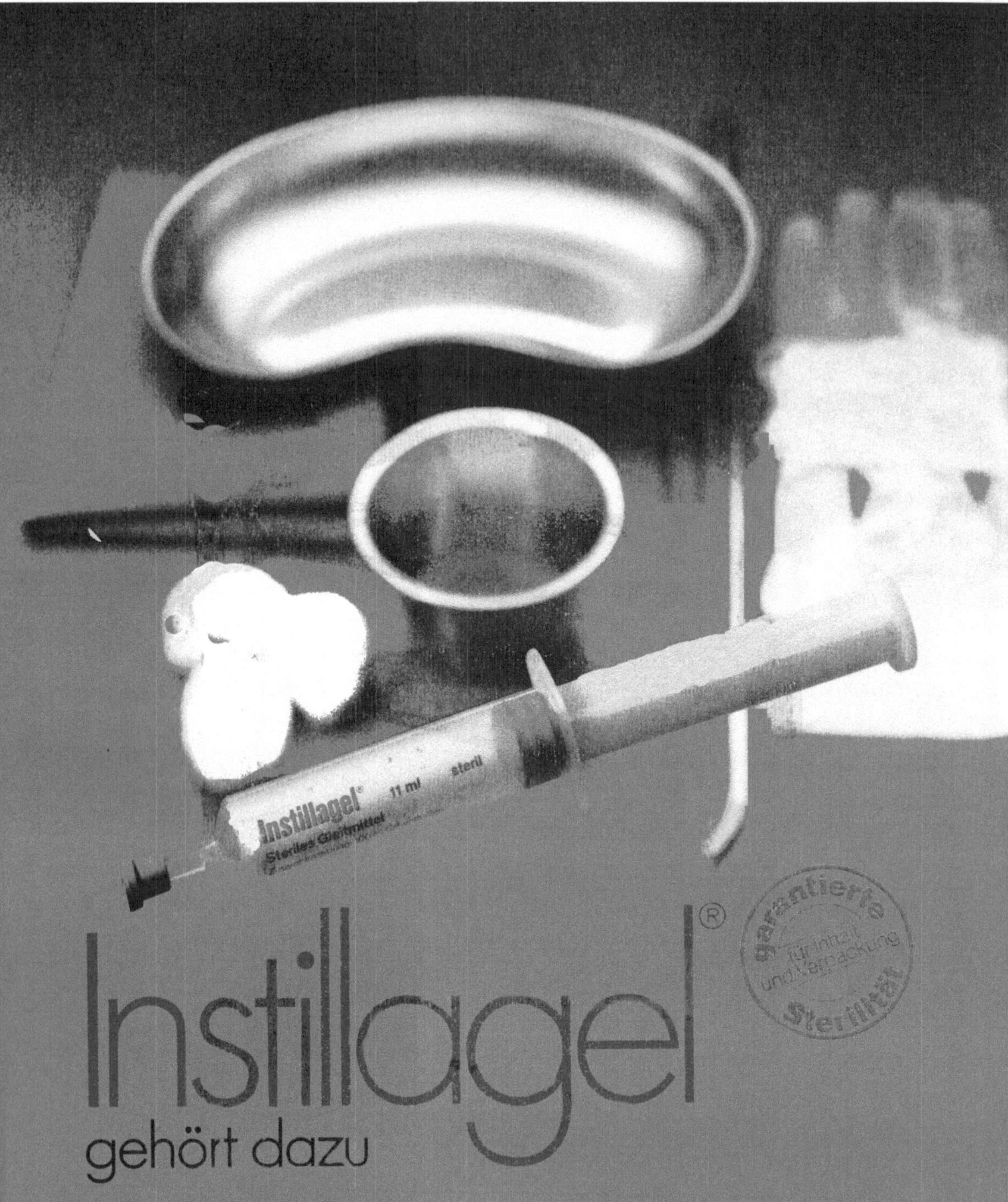

Instillagel® 11 ml steril
Instillagel® Steriles Gleitmittel

garantierte
für Inhalt und Verpackung
Sterilität

Instillagel®
gehört dazu

Das desinfizierende Katheter-Gleitmittel
in steril verpackter Einmal-Spritze

problemlos zu instillieren ● garantiert ausgezeichnete Gleitfähigkeit ● wirkt anästhesierend

Farco-Pharma GmbH, Köln, Instillagel
Zusammensetzung: 100 ml Gel enthalten: Lidocainhydrochlorid 2,000 g, Chlorhexidindigluconat 0,050 g, Methyl-4-hydroxybenzoat 0,060 g, Propyl-4-hydroxybenzoat 0,025 g. Anwendungsgebiete: Gleitmittel, Desinfizienz und Lokalanästhetikum z. B. bei Katheterisierungen, Sondierungen, auch intraoperative, alle Formen von Endoskopien, Wechsel von Fistelkathetern, Intubationen, auch bei Beatmung; in der Pädiatrie zur Verhütung von iatrogenen Verletzungen an Rektum und Colon. Gegenanzeigen: sind nicht bekannt. Nebenwirkungen: Trotz erwiesener großer Sicherheitsbreite von Instillagel sind bei schweren Harnröhrenverletzungen unerwünschte Wirkungen des Lokalanästhetikums Lidocain möglich: Bei Blutdruckabfall, Gegenmaßnahme z. B. Isoprenalin i. v., bei Bradykardie: z. B. Atropin i. v., bei Krämpfen: z. B. kleine Dosen eines kurzwirkenden Barbiturates.

Wechselwirkungen: sind nicht bekannt. Darreichungsform und Packungsgrößen: Einmalspritze 6 ml: Einzelspritze, Anstaltspackung zu 10 Spritzen;
Einmalspritze 11 ml: Einzelspritze, Anstaltspackung zu 10 Spritzen.

Verhandlungsbericht der Deutschen Gesellschaft für Urologie

36. Tagung
3. bis 6. Oktober 1984, Bremen

Tagungsleitung
H.G. Stoll, Bremen

Redigiert durch den ersten Schriftführer
der Deutschen Gesellschaft für Urologie
J. Kaufmann, Hamburg

Mit 314 Abbildungen und 257 Tabellen

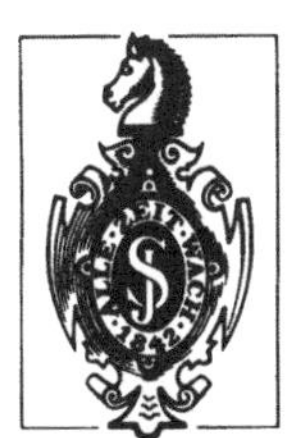

Springer-Verlag
Berlin Heidelberg New York Tokyo

Dr. Hans G. Stoll
Direktor der Urologischen Klinik, Kliniken der Freien Hansestadt Bremen, Zentralkrankenhaus, St.-Jürgen-Straße, D-2800 Bremen

Prof. Dr. Joachim Kaufmann
Chefarzt der Urolog. Abt., Allg. Krankenhaus Altona, Paul-Ehrlich-Straße 1, D-2000 Hamburg 50

ISBN-13:978-3-540-15527-0   e-ISBN-13:978-3-642-82538-5
DOI: 10.1007/978-3-642-82538-5

CIP-Kurztitelaufnahme der Deutschen Bibliothek
Deutsche Gesellschaft für Urologie <Deutschland, Bundesrepublik>:Verhandlungsbericht der Deutschen Gesellschaft für Urologie : Tagung. – Berlin ; Heidelberg ; New York ; Tokyo ; Springer
ISSN 0070-413X
Bis 33 (1982) mit d. Erscheinungsorten Berlin, Heidelberg, New York
36. 3. bis 6. Oktober 1984, Bremen. — 1985.
ISBN-13:978-3-540-15527-0

Verantwortlich für den Anzeigenteil. H. Hüttig, Kurfürstendamm 237, D-1000 Berlin 15
2122/3130-543210

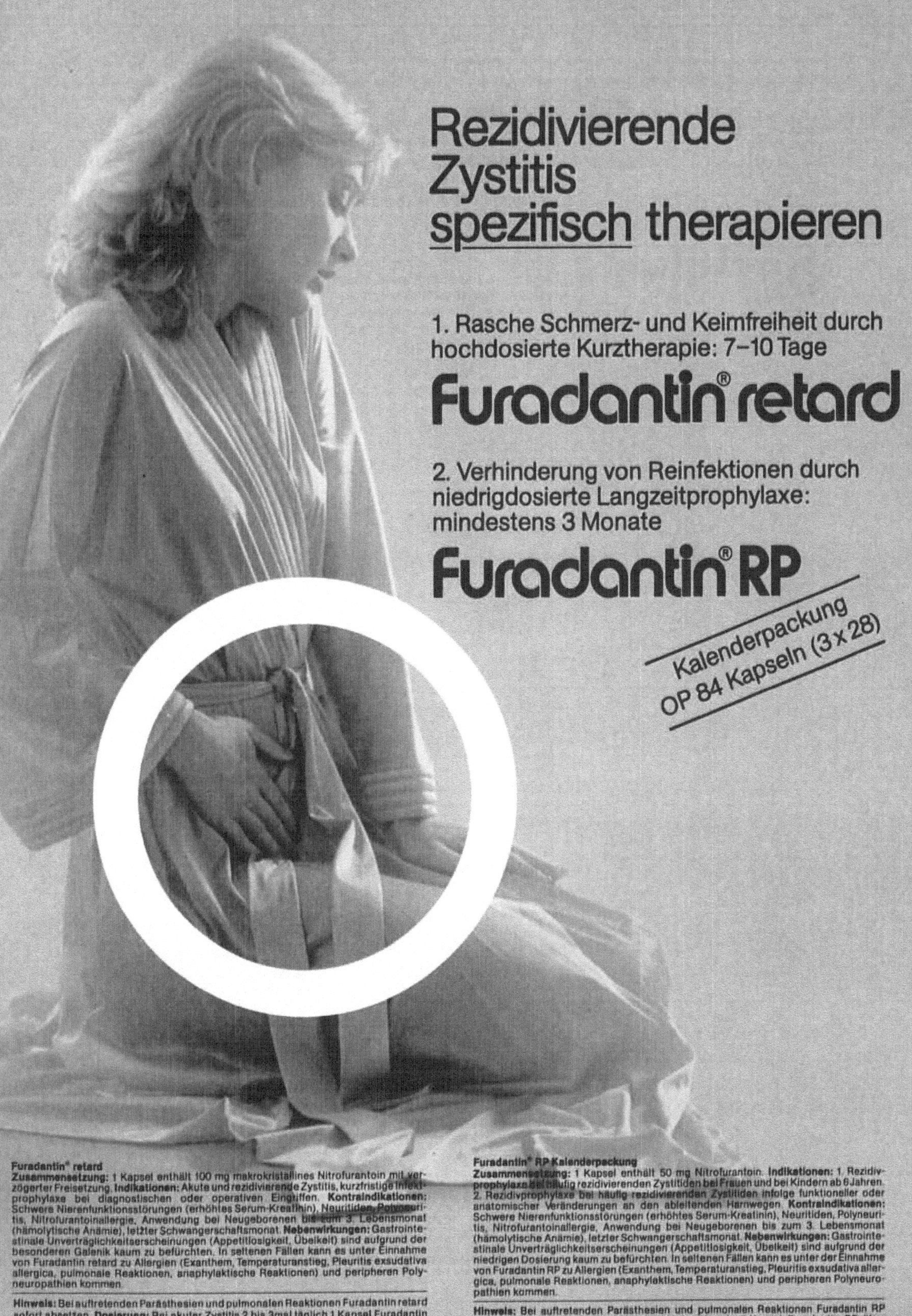
Rezidivierende
Zystitis
spezifisch therapieren

1. Rasche Schmerz- und Keimfreiheit durch
hochdosierte Kurztherapie: 7–10 Tage
Furadantin® retard

2. Verhinderung von Reinfektionen durch
niedrigdosierte Langzeitprophylaxe:
mindestens 3 Monate
Furadantin® RP

Kalenderpackung
OP 84 Kapseln (3 x 28)

Furadantin® retard
Zusammensetzung: 1 Kapsel enthält 100 mg makrokristallines Nitrofurantoin mit verzögerter Freisetzung. Indikationen: Akute und rezidivierende Zystitis, kurzfristige Infektprophylaxe bei diagnostischen oder operativen Eingriffen. Kontraindikationen: Schwere Nierenfunktionsstörungen (erhöhtes Serum-Kreatinin), Neuritiden, Polyneuritis, Nitrofurantoinallergie, Anwendung bei Neugeborenen bis zum 3. Lebensmonat (hämolytische Anämie), letzter Schwangerschaftsmonat. Nebenwirkungen: Gastrointestinale Unverträglichkeitserscheinungen (Appetitlosigkeit, Übelkeit) sind aufgrund der besonderen Galenik kaum zu befürchten. In seltenen Fällen kann es unter Einnahme von Furadantin retard zu Allergien (Exanthem, Temperaturanstieg, Pleuritis exsudativa allergica, pulmonale Reaktionen, anaphylaktische Reaktionen) und peripheren Polyneuropathien kommen.

Hinweis: Bei auftretenden Parästhesien und pulmonalen Reaktionen Furadantin retard sofort absetzen. Dosierung: Bei akuter Zystitis 2 bis 3mal täglich 1 Kapsel Furadantin retard über 7–10 Tage. Die Kapseln sollen zu den Mahlzeiten mit reichlich Flüssigkeit eingenommen werden. Handelsformen und Preise: 20 Kapseln (N1) DM 15,25; 50 Kapseln (N2) DM 32,85; Klinikpackungen

Furadantin® RP Kalenderpackung
Zusammensetzung: 1 Kapsel enthält 50 mg Nitrofurantoin. Indikationen: 1. Rezidivprophylaxe bei häufig rezidivierenden Zystitiden bei Frauen und bei Kindern ab 6 Jahren. 2. Rezidivprophylaxe bei häufig rezidivierenden Zystitiden infolge funktioneller oder anatomischer Veränderungen an den ableitenden Harnwegen. Kontraindikationen: Schwere Nierenfunktionsstörungen (erhöhtes Serum-Kreatinin), Neuritiden, Polyneuritis, Nitrofurantoinallergie, Anwendung bei Neugeborenen bis zum 3. Lebensmonat (hämolytische Anämie), letzter Schwangerschaftsmonat. Nebenwirkungen: Gastrointestinale Unverträglichkeitserscheinungen (Appetitlosigkeit, Übelkeit) sind aufgrund der niedrigen Dosierung kaum zu befürchten. In seltenen Fällen kann es unter der Einnahme von Furadantin RP zu Allergien (Exanthem, Temperaturanstieg, Pleuritis exsudativa allergica, pulmonale Reaktionen, anaphylaktische Reaktionen) und peripheren Polyneuropathien kommen.

Hinweis: Bei auftretenden Parästhesien und pulmonalen Reaktionen Furadantin RP sofort absetzen. Dosierung: Standarddosis: Abends 1 Kapsel Furadantin RP über mindestens 3 Monate, die Kapsel soll abends nach der letzten Blasenentleerung eingenommen werden. Handelsformen und Preise: 4-Wochen-Packung mit 28 Kapseln DM 14,00; 12-Wochen-Packung mit 84 Kapseln DM 36,80.

Röhm Pharma
GMBH   WEITERSTADT

Merck-Male
Die Wirksamkeit
Die Wirtschaftlichkeit

REFOBACIN®

Zusammensetzung: Refobacin Ampullen enthalten 10 mg, 40 mg, 80 mg bzw. 120 mg Gentamicin als Sulfat. Refobacin-L-Trockenampullen enthalten 1 bzw. 5 mg Gentamicin als Sulfat lyophilisiert, dazu jeweils eine Lösungsmittelampulle mit 1 ml Aqua ad inject. **Anwendungsgebiete:** Akute und chronische Harnwegsinfektionen. Schwere Infektionen anderer Organsysteme (z.B. Sepsis, Peritonitis, Meningitis, akute Osteomyelitis). Wund- und Weichteilinfektionen. Verbrennungen. Infektionen der Atemwege mit Gentamicin-empfindlichen Erregern. Infektionen am Auge mit drohender Ophthalmie. **Gegenanzeigen:** Erwiesene Unverträglichkeit gegenüber Gentamicin. Schwere kardiogene oder nephrogene Ausscheidungsstörungen. Gravidität. Vorschädigung des Vestibular- oder Cochlearorgans. **Nebenwirkungen:** Wie bei allen Aminoglykosiden sind oto- und nephrotoxische Reaktionen durch eine nicht der Nierenfunktion angepaßte Refobacin-Dosierung und/oder bei absolut überhöhten Dosen möglich. Aminoglykoside können in geringem Maße die Acetylcholinfreisetzung beeinflussen. Aus diesem Grunde ist bei Patienten mit Störungen der neuromuskulären Übertragung besondere Aufmerksamkeit angezeigt.

Wirkungsweise: Gentamicin wirkt auf sensible grampositive und gramnegative Erreger bakterizid, sowohl im Proliferations- als auch im Ruhestadium. **Wechselwirkungen:** Cephalosporine: Nephrotoxizität in seltenen Fällen verstärkt; Schleifendiuretika: Oto- und Nephrotoxizität verstärkt; Muskelrelaxanzien und Inhalationsnarkotika: neuromuskuläre Blockade verstärkt. **Hinweise:** Zur Vermeidung von Nebenwirkungen ist die kontinuierliche Überwachung der Nierenfunktion zu empfehlen. Bei besonders schweren Infektionen bzw. in der Initialphase mit noch unbekanntem Erreger ist eine Kombination von Refobacin mit Penicillinen bzw. Cephalosporinen möglich. Wegen der möglichen chemischen Inaktivierung sollte Refobacin bei einer Kombinationstherapie nicht mit Beta-Laktam-Antibiotika in einer Injektionsspritze gemischt verabreicht werden. **Dosierung:** Refobacin Ampullen: I. Dosierung bei normaler Nierenfunktion: 2–3 (–5) mg/kg KG/Tag i.m. oder langsam i.v., bei Hochdosierung vorzugsweise als i.v. Kurzinfusion. Für die Dosierung in der Pädiatrie werden die in mg/kg KG angegebenen Tagesdosen zugrundegelegt. Neugeborenen und Säuglingen bis zu 3 Wochen verabreicht man die erforderliche Tagesdosis stets in 2 statt der üblichen 3 Einzeldosen. II. Dosierung bei eingeschränkter Nierenfunktion: Einzeldosen und Dosierungsintervalle müssen dem Grad der Niereninsuffizienz angepaßt werden. Siehe auch wissenschaftlicher Prospekt! Refobacin-L: Refobacin-L wird bei Infektionen im Bereich des ZNS zusätzlich intrathekal gegeben. Die Tagesdosis wird auf einmal verabreicht und beträgt für Neugeborene, Säuglinge und Kinder bis zum 12. Lebensjahr 1-2 mg, für Kinder ab 12 Jahren und Erwachsene 5 mg. **Therapiedauer:** Im allgemeinen 7–10 Tage, erforderlichenfalls länger – empfindliche Keime vorausgesetzt. Auf Flüssigkeitszufuhr von 1 bis 2 l täglich bei adäquater Diurese achten. **Handelsformen:** Refobacin® 40 mg: Ampullen zu 40 mg in 1 ml; 5 Ampullen, 25 Ampullen. Refobacin® 80: Ampullen zu 80 mg in 2 ml; 5 Ampullen, 25 Ampullen. Refobacin® 120: Ampullen zu 120 mg in 2 ml; 1 Ampulle, 5 Ampullen, 25 Ampullen. Refobacin® 10 mg für Säuglinge und Kleinkinder: Ampullen zu 10 mg in 2 ml; 5 Ampullen, 25 Ampullen. Weitere Anstalts-Packungen. Außerdem: Refobacin® L 1 mg: 5 Trockenampullen; Refobacin® L 5 mg: 5 Trockenampullen. Refobacin®-L jeweils mit Aqua-ad-inject.-Ampullen zu 1 ml. Stand 1.6.1985

MERCK
Postfach 4119, 6100 Darmstadt 1

2182b

W. Leistenschneider
R. Nagel

Praxis der Prostatazytologie

Technik und Diagnostik

Geleitwort von G. Dhom

1984. 325 größtenteils farbige Abbildungen,
27 Tabellen. X, 227 Seiten.
Gebunden DM 190,–. ISBN 3-540-13083-7

Inhaltsübersicht: Einleitung. – Technische Grundlagen der Aspirationsbiopsie. – Zytologisches Mikroskopieren. – Normalbefunde. – Atypien. – Nebenbefunde. – Artefakte. – Primäre Karzinomdiagnostik. – Grading des Prostatakarzinoms. – Therapiekontrolle durch Regressionsgrading. – Sarkome. – Sekundärtumoren der Prostata. – Zytologie der Prostatis. – DNS-Zytophotometrie. – Ergebnisse der Zellkern-DNS-Analyse durch Einzelzell-Zytophotometrie beim Prostatakarzinom. – Literatur. – Sachverzeichnis.

Diese Monographie stellt alle für Klinik und Praxis relevanten Aspekte der Prostatazytologie dar, die heute bekannt und gesichert sind, und vermittelt die technischen Grundlagen zu ihrer Anwendung. Die Leistungsfähigkeit der Prostatazytologie wird hier eindrücklich nachgewiesen.

Ein entscheidender Vorteil des Buches liegt in der umfassenden Behandlung nicht nur der Primärdiagnostik, sondern auch der zytologischen Verlaufskontrolle des nicht operablen, fortgeschrittenen Prostatakarzinoms unter den verschiedenen Therapieformen. Diese Befunde werden hier zum ersten Male zusammenfassend publiziert.

Gleichfalls erstmalig in dieser Form sind die Veröffentlichung der Grundlagen und Ergebnisse der DNS-Zytophotometrie und die Ausführungen zum Thema Sekundärtumoren der Prostata.

Auch die in bisherigen Publikationen kaum berücksichtigten entzündlichen Erkrankungen der Prostata (Prostatitis) mit ihren zytomorphologisch recht unterschiedlichen Erscheinungsbildern werden eingehend beschrieben. Jeder Abschnitt enthält zudem neue, standardisierte Klassifikationen.

Der Band zeichnet sich durch die optimale Darstellung des sehr informativen und großenteils farbigen Bildmaterials aus.

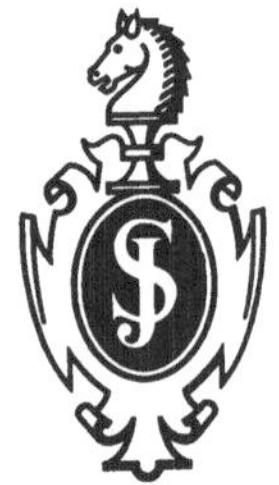

Springer-Verlag
Berlin
Heidelberg
New York
Tokyo

Tiergartenstr. 17, D-6900 Heidelberg 1
or 175 Fifth Ave., New York, NY 10010, USA
or 37-3, Hongo 3-chome, Bunkyo-ku, Tokyo 113, Japan

PROSTAMED®

**Prostata-Adenom mit Harnverhaltung, Konge-
stionen, Miktionsstörungen, Blasenhals-
sklerose, Prostatitis chronica, Resturin,
Zustand nach TUR, Reizblase**

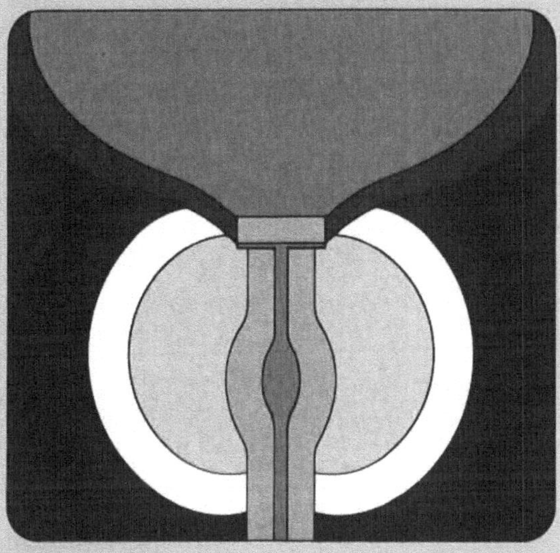

Nebenwirkungsfreie Langzeittherapie prostatischer Erkrankungen, Besserung der
Kongestionsprostatitis und der Miktionsbeschwerden. Steigerung des Uroflow,
Reduzierung des Resturins,
Behandlung vor und nach Operationen.

Zusammensetzung: Kürbisglobulin 0,1 g, Kürbismehl 0,2 g, Extr. fl. Solidago 0,04 g,
Extr. fl. Pop. trem. 0,06 g, Kakao 0,05 g, Sacch. lact. ad 0,5 g.
Dosierung: 3mal täglich 2 - 4 Tabletten einnehmen.
Handelsform und Preise (incl. MwSt.): 60 Tabl. DM 8,97; 120 Tabl. DM 15,48;
360 Tabl. DM 36,98.

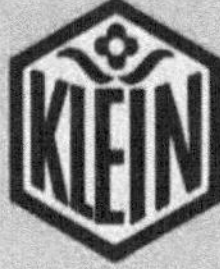

**Dr. Gustav Klein, Arzneipflanzenforschung,
7615 Zell-Harmersbach/Schwarzwald**

W. Mauermayer

Transurethrale Operationen

Mit Beiträgen von K. Fastenmeier, G. Flachenecker, R. Hartung,
G. H. Schlund, W. Schütz

2852/5/1

1981. 240 Abbildungen, 14 Farbtafeln. XXVI, 523 Seiten.
(Allgemeine und spezielle Operationslehre, Band 8. 3. völlig neubearbeitete Auflage, Teil 1)
Gebunden DM 480,–
Subskriptionspreis (gilt bei Verpflichtung zur Abnahme aller Bände des Handbuchs)
Gebunden DM 384,–
ISBN 3-540-10957-9

Inhaltsübersicht: Arbeitsräume für transurethrale Operationen. – Instrumente und Instrumentenpflege. – Präoperative Maßnahmen. – Allgemeine Resektionstechnik: Technik und Methodik des Schneidens. – Spezielle Resektionstechnik. – Die Technik der Blutstillung. – Transurethrale Operationen in der Harnblase. – Sonderformen der Elektroresektion am Blasenhals. – Die Lithotripsie. – Die Zeiss-Schlinge und das Einlegen von Ureterdauerkathetern. – Endoskopische Operationen in der Harnröhre. – Die Bougierung der Harnröhre. – Die Nachbehandlung nach der Operation. – Grundsätze ärztlicher Aufklärung von transurethralen Operationen. – Lernen und Lehren der transurethralen Operationstechnik. – Tafelteil. – Literaturverzeichnis. – Sachverzeichnis.

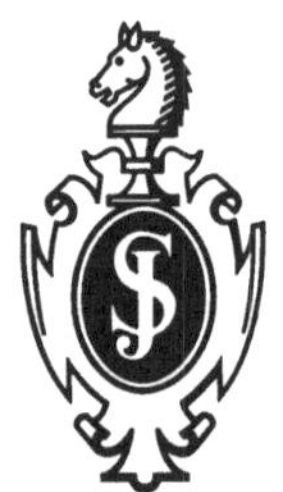

Springer-Verlag
Berlin
Heidelberg
New York
Tokyo

Tiergartenstr. 17, D-6900 Heidelberg 1
175 Fifth Ave., New York, NY 10010, USA
37-3, Hongo 3-chome, Bunkyo-ku, Tokyo 113, Japan

Diese Operationslehre ist der Extrakt aus 30 Jahren Operationserfahrung eines der Pioniere seines Faches, der mehr als 10.000 transurethrale Operationen ausgeführt oder mitbeobachtet hat. Seit den klassischen Werken von NESBIT und BARNES 1943 ist der Stoff nicht mehr in so ausführlicher Weise dargestellt worden.
In einer fast 30jährigen Lehrtätigkeit hat der Autor die transurethralen Operationsmethoden einer großen Zahl von Urologen vermittelt; er kennt die typischen Fehler und Gefahren und beschreibt – ohne „Werkstattgeheimnisse" – detailliert die Möglichkeiten zu ihrer Vermeidung und zur Korrektur. Alle mitgeteilten Operationstechniken sind tausendfach erprobt, verbessert und didaktisch so dargestellt, daß sie nachvollziehbar sind – auch für Urologen, die nicht an einem endoskopischen Zentrum ausgebildet wurden.
Besonderen didaktischen Wert hat die Darstellung der „Grundtechnik" der Resektion, die seit der ersten deutschen TU-Operationslehre des gleichen Autors 1962 in keinem anderen Buch in dieser klaren Weise gezeigt wurde.
Der komprimierte, einprägsame Text wird durch zahlreiche anschauliche schematische Abbildungen ergänzt. Brilliante Farbphotographien wurden ausgewählt, wenn sie besser als Zeichnungen oder Beschreibungen eine bestimmte Situation darstellen.

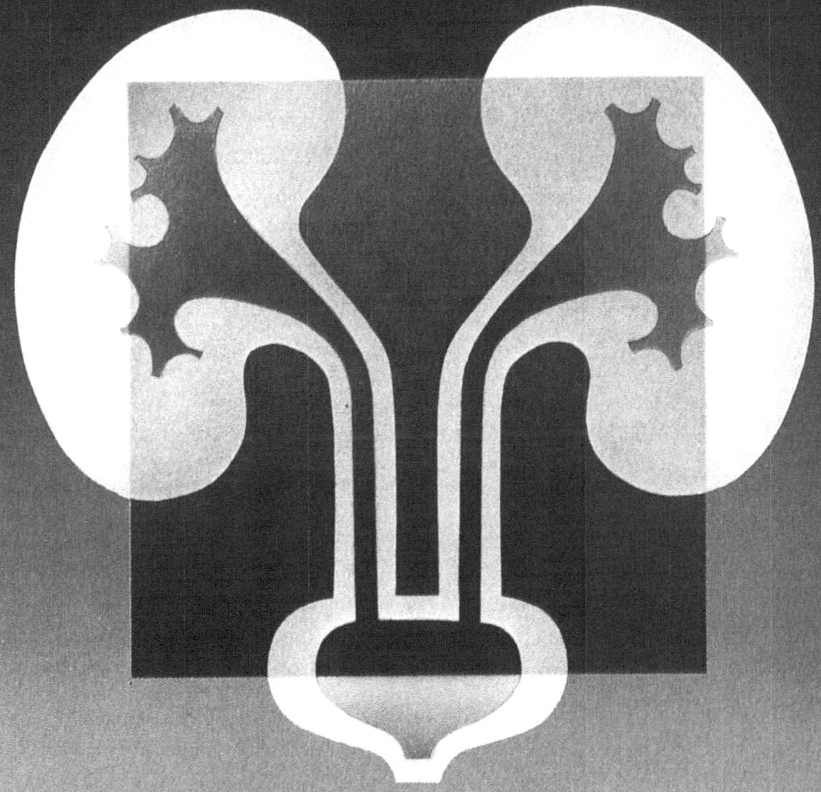

Grundinformation zu Solutrast® · Byk Gulden, 7750 Konstanz

Zusammensetzung: Solutrast 300: 1 ml enthält: Iopamidol 612,4 mg, entsprechend 300 mg J/ml. **Anwendungsgebiete:** Urographie, Arteriographie (inklusive Koronarographie) und Phlebographie. **Gegenanzeigen:** Hochgradige Niereninsuffizienz mit schwerem allgemeinen Leberschaden, Hyperthyreose, dekompensierte Herzinsuffizienz, manifeste Tetanie, Lungenödem. Besondere Vorsicht ist geboten bei Überempfindlichkeit gegen Jod-Kontrastmittel, allergischer Disposition, latenter Schilddrüsenüberfunktion und blanden Knotenstrumen, maligner Hypertonie, Plasmozytom, schlechtem Allgemeinzustand, forcierter Dehydratation. Strenge Indikationsstellung, schon wegen der Strahleneinwirkung, während der Schwangerschaft. **Nebenwirkungen:** Überempfindlichkeitsreaktionen, in seltenen Fällen bis hin zum anaphylaktischen Schock. Spezifische Reaktionen der verschiedenen Untersuchungen.

Weitere Angaben zu Solutrast®
Zur Beachtung: Eine ausreichende Vorbereitung auf einen möglichen Kontrastmittelzwischenfall muß sichergestellt sein. Eine Karenzzeit bei der Durchführung des Radiojodtestes ist zu beachten. Vor der Anwendung sind die Anweisungen der Packungsbeilage zu berücksichtigen. **Handelsformen und Preise:** Solutrast 300 Kinderurographie OP 5 Ampullen zu 10 ml DM 128,25. OP 1 Ampulle zu 20 ml DM 45,95. Erwachsenenurographie OP 1 Flasche zu 50 ml + Infusionsgerät DM 103,50. OP 1 Flasche zu 100 ml + Infusionsgerät DM 198,85. Preise Apothekenverkaufspreise + MwSt. Klinikpackungen. Stand 6/85

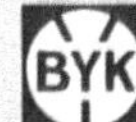

**Byk Gulden
Pharmazeutika
Konstanz**

In Lizenz der
BRACCO INDUSTRIA
CHIMICA S.p.A.,
Mailand, Italien.

Experimentelle Urologie

Herausgeber: **R. Harzmann,** Tübingen;
G. Jacobi, Mainz; **L. Weissbach,** Berlin

1985. 224 Abbildungen, davon 3 farbig, 66 Tabellen.
Etwa 528 Seiten
Gebunden DM 188,–. ISBN 3-540-15487-6

Inhaltsübersicht: Allgemeine experimentelle Urologie.
– Urodynamik. – Harnsteinleiden. – Nephrologie. –
Infektionen. – Andrologie. – Endokrinologie. – Prostata-
Karzinom. – Zytologie. – Harnblasen-Karzinom. –
Immunologie, Onkologie. – Sachverzeichnis.

Experimentelle Urologie dient der Erforschung und
Erprobung neuer diagnostischer und therapeutischer
Ansätze, die die Basis einer zukünftigen klinischen
Urologie bilden.

Das Buch bietet eine aktuelle Übersicht über alle
Bereiche der experimentellen Urologie. Schwerpunkt-
themen sind neben der allgemeinen experimentellen
Urologie die Urodynamik, Harnsteinleiden, Nephro-
logie, Infektionen, Andrologie, Endokrinologie, Zyto-
logie, Immunologie und urologische Onkologie. Ein
wesentlicher Gesichtspunkt ist die Beteiligung der in die
Urologie hineinwirkenden Disziplinen wie Biochemie,
Physiologie, Pathologie, Epidemiologie, Arbeitsmedizin,
Umweltforschung, Bioprothetik und Radiologie.

Ziel des Buches ist es, den aktuellen Stand der experimentellen urologischen Forschung anhand ihrer wichtigsten Ergebnisse und ihre Bedeutung für die Klinik
darzustellen.

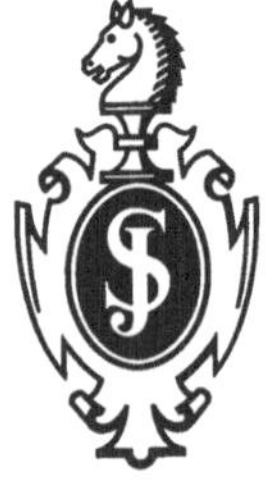
Springer-Verlag
Berlin
Heidelberg
New York
Tokyo

Tiergartenstr. 17, D-6900 Heidelberg 1
175 Fifth Ave., New York, NY 10010, USA
37-3, Hongo 3-chome, Bunkyo-ku, Tokyo 113, Japan

2996/5/1

Einfach 2x täglich*

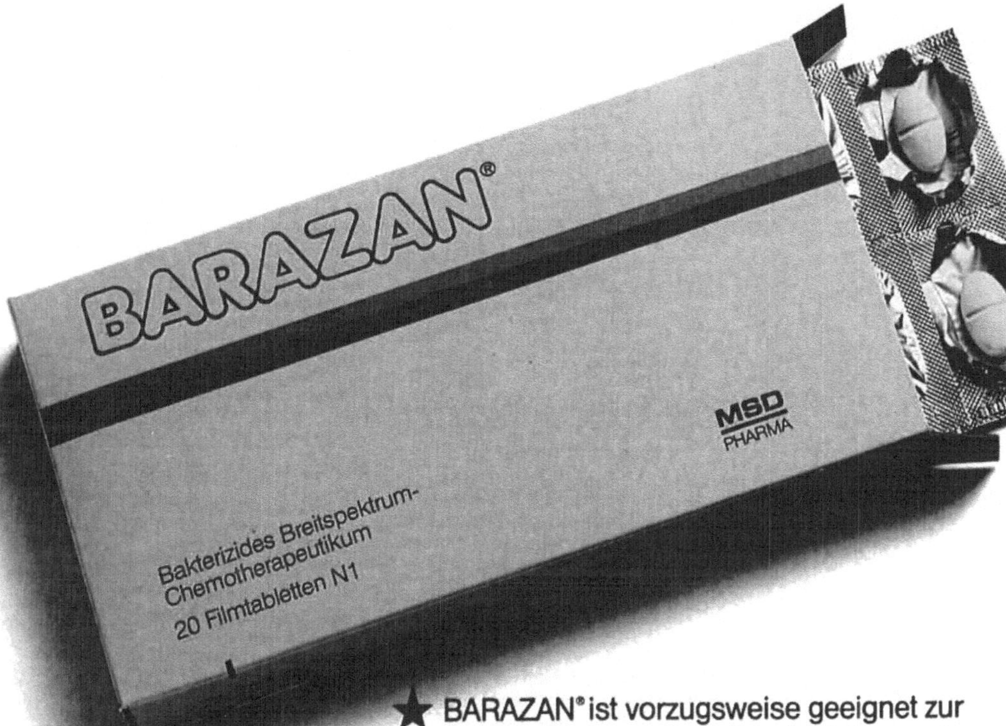

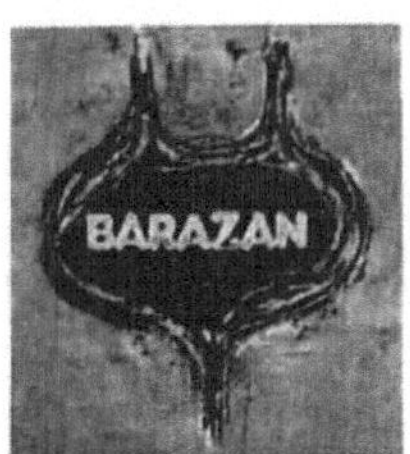

★ BARAZAN® ist vorzugsweise geeignet zur initialen Therapie bei allen Infektionen der oberen und unteren Harnwege.
Dosierung: 2 x tgl. 1 Filmtablette 7 – 10 Tage

Zusammensetzung: Jede Filmtablette enthält 400 mg Norfloxacin. **Anwendungsgebiete:** Bakterielle Infekte der ableitenden Harnwege (Nierengewebe, Nierenbecken, Harnblase) durch grampositive und gramnegative aerobe Keime oder durch mehrfach resistente Problemkeime. **Gegenanzeigen:** Überempfindlichkeit gegen Norfloxacin oder strukturell verwandte Chemotherapeutika. **Nebenwirkungen:** Die Nebenwirkungsinzidenz liegt bei etwa 5%. Am häufigsten (< 3%) sind gastrointestinale Beschwerden (leichte Magenbeschwerden, Bauchschmerzen, Appetitlosigkeit, Übelkeit, Erbrechen, Diarrhoe), weniger häufig zentralnervöse Reaktionen (Kopfschmerzen, Schwindel, Benommenheit, Müdigkeit, Veränderungen der Stimmungslage, Parästhesien, Schlafstörungen, visuelle Störungen), leichtere Hautreaktionen, in Einzelfällen Überempfindlichkeitsreaktionen, Tendinitis, Arthralgie. Selten wurden Laborveränderungen festgestellt. Diese besaßen jedoch keine klinische Relevanz. **Hinweise:** Nicht bei Kindern und Jugendlichen in der Wachs-

tumsphase, bei Schwangeren und Stillenden verordnen. Bei Patienten mit anamnestisch bekanntem Anfallsleiden sollte BARAZAN® wie andere Chinolinderivate mit Vorsicht verabreicht werden. Bei stark eingeschränkter Nierenfunktion Vor- und Nachteile des Einsatzes von BARAZAN® im Einzelfall sorgfältig abwägen. **Dosierung:** Erw. 2 x tgl. 1 Filmtabl. 7 bis 10 Tage; bei Frauen mit akuter, unkomplizierter Zystitis 3 Tage. Bei stark eingeschränkter Nierenfunktion (Kreatininclearance < 30 ml/min) 1 Filmtabl./Tag. **Handelsformen und Preise:** 6 Filmtabletten (OP) DM 21,–, 20 Filmtabletten (N1) DM 63,75, 50 Filmtabletten (N2) DM 143,70, 100 Filmtabletten (N3) DM 273,–, Anstaltspackungen. Stand 5/85
Weitere Informationen enthalten die wissenschaftliche Broschüre sowie die Gebrauchsinformation, deren aufmerksame Durchsicht wir empfehlen.
MSD PHARMA
MSD SHARP & DOHME GMBH, 8000 MÜNCHEN 83
MSD PHARMA

BARAZAN® hält was wir *be*versprechen.

Harnblasen-carcinom

Durch **MMC-Instillations-prophylaxe** läßt sich bei Patienten mit histologisch gesicherter Rezidivfreudigkeit das erneute Auftreten eines Tumors in **60% aller Fälle** verhindern.

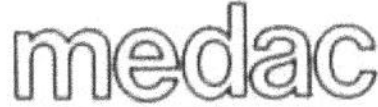

medac

Gesellschaft für
klinische Spezialpräparate mbH

Fehlandtstraße 3 · D-2000 Hamburg 36
Tel. 0 40/35 09 02 -0 · Telex 2 15 321 medac d

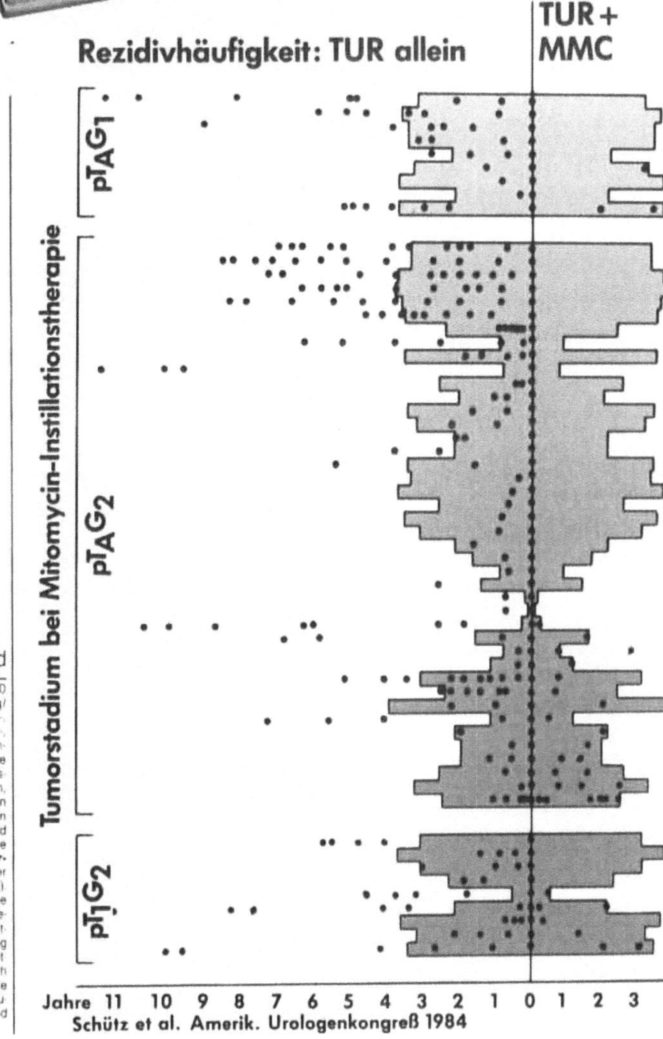

*Bringing You the
Science and Art of Nephrology*

Nephrology
(in 2 volumes)

Edited by **Roscoe R. Robinson, MD,** Vanderbilt University, Nashville, TN

Associate Editors: **Vincent W. Dennis, MD,** Duke University Medical Center, Durham, NC; **Thomas F. Ferris, MD,** University of Minnesota Medical Center, Minneapolis, MN; **Richard J. Glassock, MD,** Harbor/UCLA Medical Center, Los Angeles, CA; **Juha P. Kokko, MD,** Dept. of Medicine, University of Texas Health Science Center, Dallas, TX; and **C. Craig Tisher, MD,** Dept. of Medicine, University of Florida Medical Center, Gainesville, FL

The contents of **Nephrology** stand as the complete statement on the science and art of nephrology in 1985. It includes summaries of current topics of considerable interest to nephrologists throughout the world. As the proceedings of the **IXth International Congress of Nephrology,** it brings together the latest international advances in the field. Topics of particular interest include:
- structure of the kidney
- renal physiology
- renal disease
- hypertension and the kidney
- dialysis.

Lectures, presentations, symposia and workshop summaries have been carefully edited to a consistent "textbook" style in order to increase the book's effectiveness.

Contents:

Volume I: *Normal Structure and Function:* Transport processes and epithelia. Renal nerves. Renal circulation. Glomerular filtration. Structure and transport along the nephron. Control of acid and electrolyte excretion. Renal metabolism, prostaglandins and renin. The endocrine system and the kidney. *Alterations of Extracellular Fluid Volume:* Edema. *Causes and Mechanisms of Renal Injury. Diseases of the Kidney:* Primary glomerular diseases. Acute renal failure. Nephrotoxicity.

Volume II: The Kidney in systemic disease. Tubular defects. Obstructive uropathy and urinary reflux. Urolithiasis. Kidney diseases in the tropics. Diabetes mellitus and the kidney. *Hypertension. Phosphate Depletion. Pathogenesis and Consequences of Chronic Renal Failure:* Endocrine and metabolic abnormalities. Osteodystrophy. Hematopoietic system. Gastrointestinal. *Evaluation and Management of Kidney Diseases and Renal Failure:* Infections. Treatment of glomerular diseases. Nutrition in renal failure. Dialysis. Transplantation. *State-of-the-Art Lectures. Symposia. Workshops.*

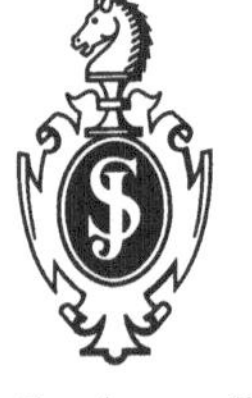

Springer-Verlag
Berlin
Heidelberg
New York
Tokyo

Tiergartenstr 17 D-6900 Heidelberg 1
175 Fifth Ave New York NY 10010 USA
37-3 Hongo 3-chome Bunkyo-ku Tokyo 113 Japan

1985. 220 figures. LV, 1756 pages (in 2 volumes, not available separately)
Hard cover DM 380,-. ISBN 3-540-96072-4

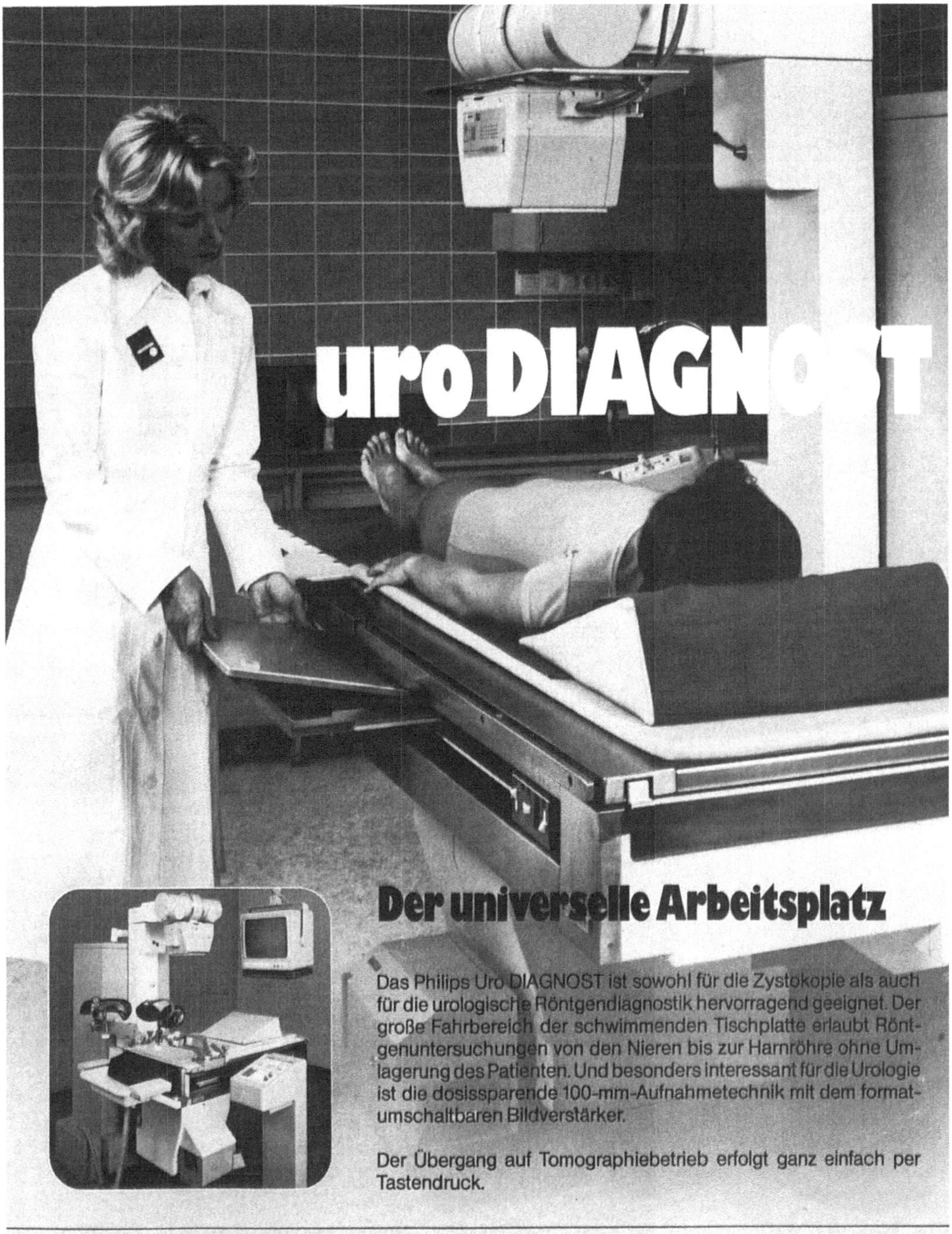
uro DIAGNOST
Der universelle Arbeitsplatz
Das Philips Uro DIAGNOST ist sowohl für die Zystokopie als auch für die urologische Röntgendiagnostik hervorragend geeignet. Der große Fahrbereich der schwimmenden Tischplatte erlaubt Röntgenuntersuchungen von den Nieren bis zur Harnröhre ohne Umlagerung des Patienten. Und besonders interessant für die Urologie ist die dosissparende 100-mm-Aufnahmetechnik mit dem formatumschaltbaren Bildverstärker.
Der Übergang auf Tomographiebetrieb erfolgt ganz einfach per Tastendruck.

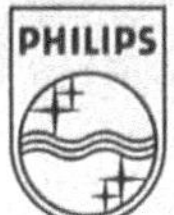

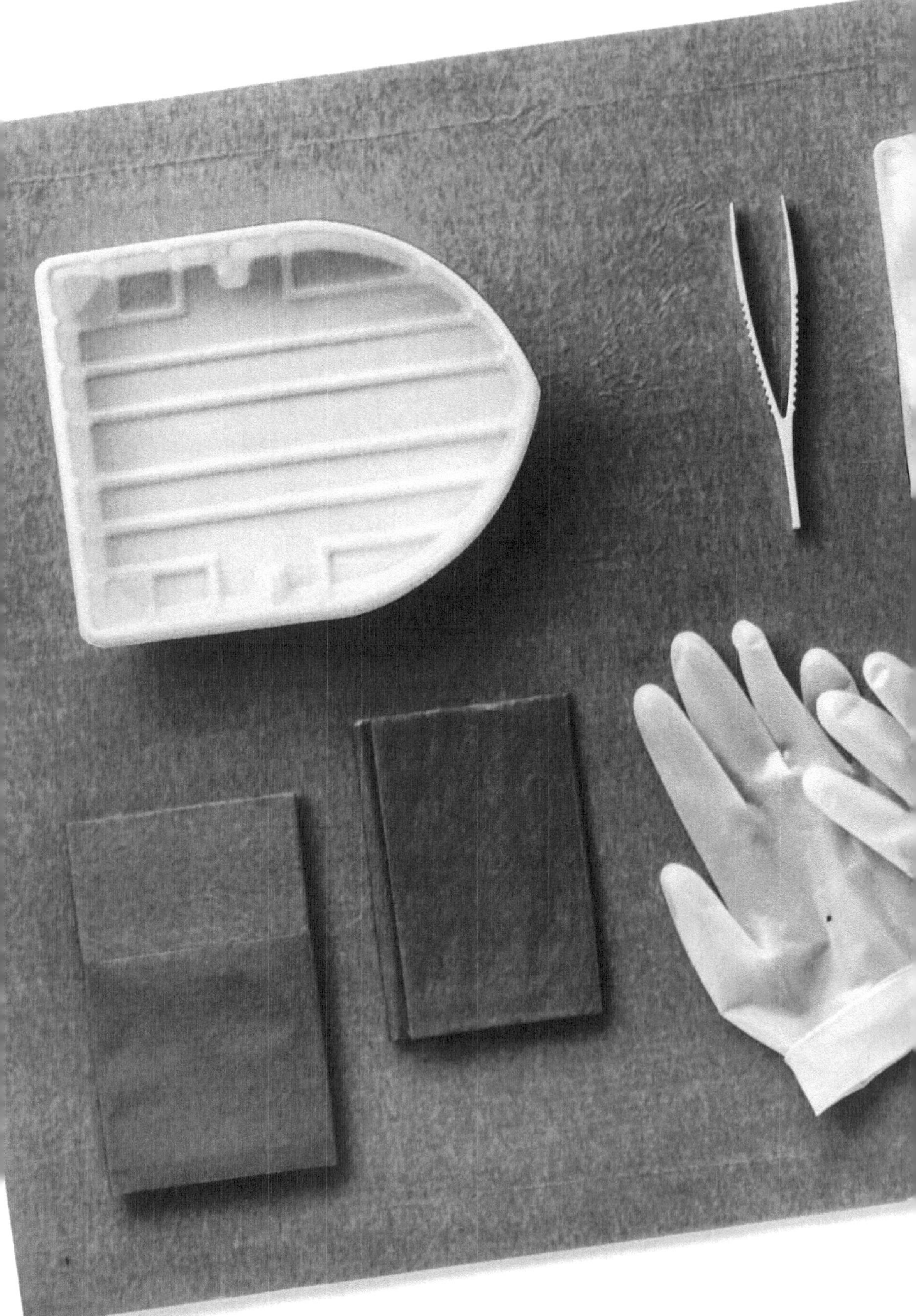

Eines für alle.
Das standardisierte
Katheterisierungs-Set.
Von Mölnlycke.

In der Infektionsprophylaxe bei Harn-
wegs-Katheterisierungen müssen Maßstäbe gesetzt werden. Ein Schritt in die
richtige Richtung: das standardisierte
Katheterisierungs-Set von Mölnlycke.

Damit keine Mißverständnisse aufkommen, damit einheitlich und sicher
katheterisiert wird.

Das Katheterisierungs-Set von Mölnlycke enthält alles, was zur aseptischen
Katheterisierung gebraucht wird.

Übersichtlich. Und steril.

Das gibt dem Arzt die notwendige
Sicherheit.

Das verschafft der Pflegedienstleitung
klar erkennbare Vorteile für die Praxis.

Das standardisierte Set hilft, die Infektionsrate zu senken.

Das Mölnlycke Katheterisierungs-Set
bietet außerdem eine echte, wirtschaftliche Alternative.

Lassen Sie sich informieren.

Mölnlycke

Harnwegsinfektion: Trimethoprim-Monosubstanz

einfach   wirksam

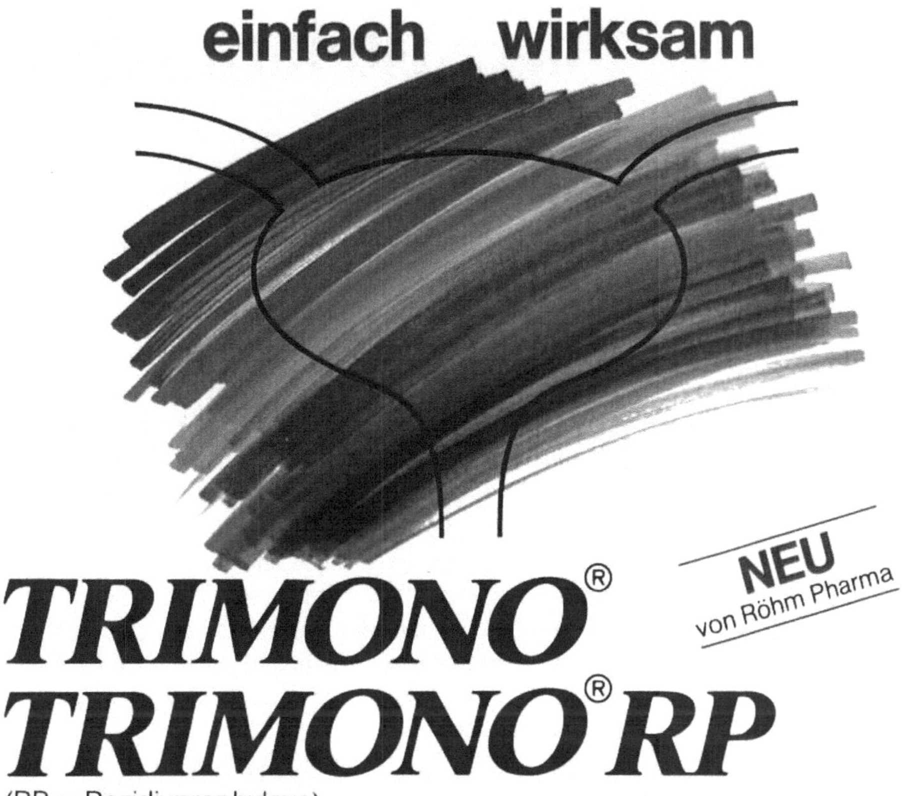

TRIMONO®
TRIMONO® RP

(RP = Rezidivprophylaxe)

Akuttherapie und Rezidivprophylaxe mit System

Zusammensetzung: 1 Tablette Trimono enthält 100 mg Trimethoprim, 1 Tablette Trimono RP enthält 50 mg Trimethoprim **Indikationen:** Trimono. Akute Infektionen der ableitenden Harnwege, sofern diese von Trimethoprim-empfindlichen Keimen verursacht werden, Trimono RP: Langzeitprophylaxe wiederkehrender Harnwegsinfektionen, sofern diese von Trimethoprim-empfindlichen Keimen verursacht werden **Kontraindikationen:** Bestehende Überempfindlichkeit gegen Trimethoprim und Trimethoprim-Analoga (z B Tetroxoprim), schwere Nierenfunktionsstörungen (Kreatinin-Clearance < 10 ml/min), Thrombozytopenie, Granulozytopenie und Megaloblastenanämie, Schwangerschaft und Stillzeit **Nebenwirkungen:** Gelegentlich wurden Übelkeit, Erbrechen, Entzündung von Zunge und Mundschleimhaut sowie Arzneimittelexantheme beobachtet Beim Auftreten von Hautausschlag und Juckreiz sind Trimono und Trimono RP abzusetzen Da theoretisch eine Beeinflussung des menschlichen Folsäurestoffwechsels möglich ist, soll bei Langzeitbehandlung eine regelmäßige Blutbildkontrolle erfolgen Leichte Veränderungen des Blutbildes, die vorwiegend bei älteren Patienten auftreten, können durch die Gabe von Calciumfolinat aufgehoben werden

Wechselwirkungen mit anderen Mitteln: Bei gleichzeitiger Einnahme von Pyrimethamin-haltigen Arzneimitteln in einer Dosis von mehr als 25 mg pro Woche können Blutbildveränderungen auftreten **Dosierung, Art und Dauer der Anwendung:** Trimono Bei akuten Infektionen der ableitenden Harnwege erhalten Kinder von 6–11 Jahren 2 x 1 Tablette, Erwachsene und Kinder über 12 Jahre 2 x 1–2 Tabletten, ältere Patienten 2 x 1 Tablette täglich über 5 bis 7 Tage Trimono RP Zur Prophylaxe von Harnwegsinfektionen nehmen Erwachsene und Kinder über 6 Jahre 1 Tablette Trimono RP mit reichlich Flüssigkeit abends nach der letzten Blasenentleerung ein Die Behandlung sollte über mindestens 3 Monate durchgeführt werden
Hinweis: Bei einer Kreatinin-Clearance unter 25 ml/min soll eine Dosis von 2 x 1 Tablette Trimono pro Tag nicht überschritten werden **Handelsformen und Preise:** * Trimono 20 Tabletten (N1) DM 15,30; 50 Tabletten (N2) DM 31,65; AP mit 400 Tabletten (20 x 20) Trimono RP 84 Tabletten (Wochenplanpackung) DM 35,35 * Stand bei Drucklegung

Röhm Pharma
GMBH   WEITERSTADT

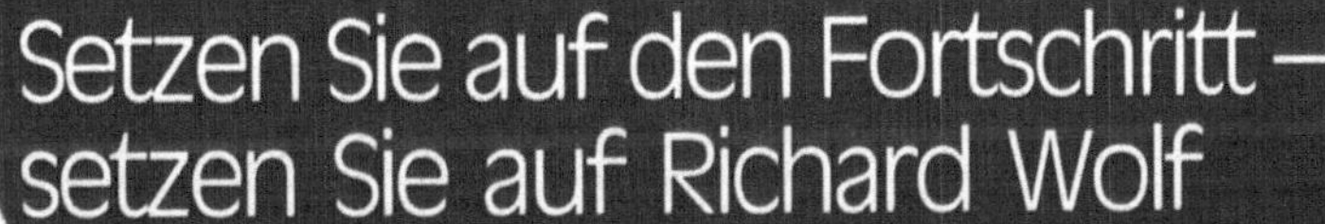

Setzen Sie auf den Fortschritt –
setzen Sie auf Richard Wolf

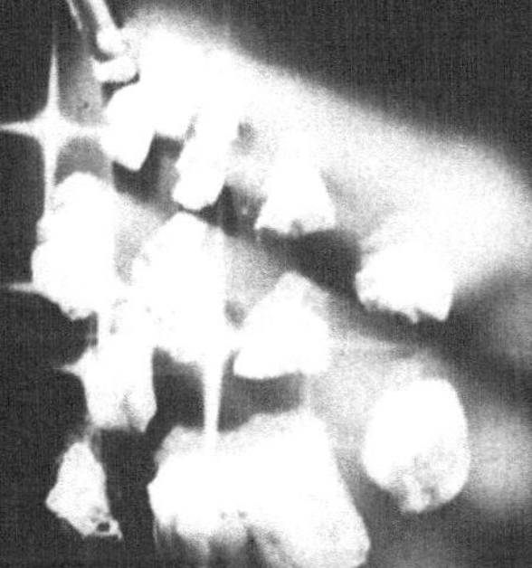

Steinsanierung
im oberen Harntrakt

Lithotripsie mit Ultraschall oder
elektrohydraulischer Stoßwelle (RIWOLITH)

• Perkutanes Niederdruck-Universal-
Nephroskop nach Marberger

• Uretero-Renoskope 9,5 - 12,5 Charr.

• Operations-Uretero-Renoskop nach Bichler

Fordern Sie die Mappe „ENDO-UROLOGIE" an:

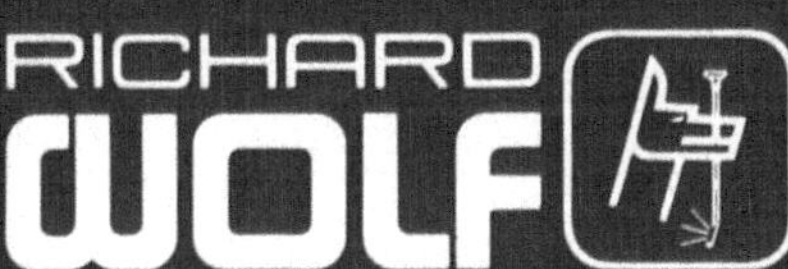

RICHARD
WOLF

RICHARD WOLF GMBH
D-7134 KNITTLINGEN
TELEFON: (0 70 43) 35-1
TELEX: 7 263 890

D 130

G. Mayor

Die Chirurgie der Nebennieren

Mit Beiträgen zahlreicher Fachwissenschaftler

1984. 89 Abbildungen, 25 Tabellen. XIV, 174 Seiten.
Gebunden DM 160,-. ISBN 3-540-13663-0

Die Chirurgie der Nebennieren hat in den letzten Jahren bedeutende Fortschritte erzielt, doch fehlte bisher in der deutschsprachigen Literatur eine umfassende Darstellung.

Eine interdisziplinäre Arbeitsgruppe der Universität Zürich, bestehend aus **Urologen, Endokrinologen, Internisten, Pathologen, Radiologen, Chirurgen** und **Anästhesisten,** behandelt in diesem Buch neben den pathologischen Grundlagen klinische Aspekte bei Nebennierentumoren, Morbus Cushing, Morbus Conn und Phäochromozytom einschließlich der genauen Lokalisation durch biochemische Untersuchungsmethoden und radiologische Diagnostik einschließlich Ultraschall, Computertomographie und nuklearmedizinischen Markierungen.

Die Techik der verschiedenen Operationsverfahren wird anhand von zahlreichen Illustrationen und Schemata beschrieben. Außer den bekannten transperitonealen und transthorakoperitonealen Zugangswegen wird ein neuentwickeltes und mit Erfolg erprobtes Verfahren bei der doppelseitigen Freilegung der Nebennieren durch dorsalen Zugang in Höhe der 11. dorsalen Rippe vorgestellt.

Mit diesem Buch kann sich der Leser umfassend und aktuell über alle Aspekte der Nebennierenerkrankungen einschließlich der operativen Therapie informieren.

2730/5/1a

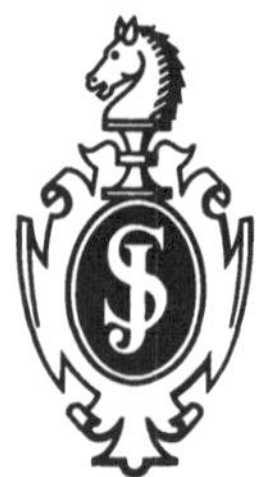

Springer-Verlag Berlin Heidelberg New York Tokyo

Tiergartenstr. 17, D-6900 Heidelberg 1, 175 Fifth Ave., New York, NY 10010, USA, 37-3, Hongo 3-chome, Bunkyo-ku, Tokyo 113, Japan

NEU von Hoechst.

Tarivid®

Der Gyrasehemmer von Hoechst. Gegen bakterielle Infektionen. Für schnelle Heilung Ihrer Patienten.

2 x 1 Tablette pro Tag
Bei Infektionen der Niere, der ableitenden Harnwege und der Geschlechtsorgane, Gonorrhö.
Bei Infektionen der Atemwege einschließlich Hals-, Nasen-, Ohreninfektionen.
Bei Infektionen des Bauchraumes einschließlich des kleinen Beckens.
Bei Infektionen der Weichteile und der Haut.
Ausführliches Informationsmaterial über den Gyrasehemmer Tarivid steht für Sie bereit. Bitte anfordern bei:
Hoechst Aktiengesellschaft, Hoechst Pharma Deutschland
6230 Frankfurt (Main) 80

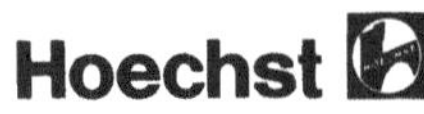

Urolithiasis:
Etiology, Diagnosis

Edited by **H.-J. Schneider**, Giessen

1985. Approx. 170 figures, 480 pages
ISBN 3-540-15582-1
In preparation

Contents:

H.-J. Schneider: Morphology of Urinary Tract Concretions. – *H.-J. Schneider:* Epidemiology of Urolithiasis. – *W. G. Robertson, M. Peacock:* Pathogenesis of Urolithiasis. – *W. Vahlensieck:* Diagnosis of Urinary Calculi

Urologists and nephrologists will welcome this up-to-date and fully comprehensive work in two independent volumes, presenting the current state of knowledge on urolithiasis: etiology, diagnosis, drug therapy, operative treatment, and prevention.
Special emphasis is placed on the latest developments in the instrumentation and surgery of urolithiasis. The up-to-date methods of treatment are described by experts who initiated them.
The work covers world-wide research and nearly all the literature written on the subject over the last two decades, including the latest developments.

Urolithiasis:
Therapy, Prevention

Edited by **H.-J. Schneider**, Giessen

1985. ISBN 3-540-15789-1
In preparation

Contents:

W. Lutzeyer, F. Hering: Drug Therapy of Urinary Calculi and Prevention of Recurrence. – *D. Bach:* The Treatment of Ureteric Colic and Promotion of Spontaneous Passage. – *M. Marberger, W. Stackl:* Surgical Treatment of Urolithiasis: Surgical Treatment of Renal Calculi. – *H.-J. Schneider:* Ischemia and Regional Hypothermia in Renal Stone Surgery. – *P. Alken:* Radial Nephrolithotomy Under Ultrasound and Doppler Probe Control. – *P. Alken:* Intraoperative Pyeloscopy. – *P. Alken:* Intraoperative Radiology. – *M. Marberger:* Percutaneous Manipulation of Renal Calculi. – *P. Alken:* The Instrumentation and Surgery of Ureteric Calculi. – *R. Hautmann:* Treatment of Bladder Stones. – *H.-J. Schneider:* Treatment of Urethral Stones. – *Ch. Chaussy, E. Schmiedt:* Extracorporeal Shock-Wave Lithotripsi (ESWL) in the Treatment of Kidney and Ureter Stones. – *H.-J. Schneider:* Preventive Measures.

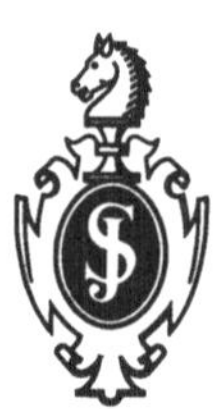

Springer-Verlag Berlin Heidelberg New York Tokyo

Tiergartenstr. 17, D-6900 Heidelberg 1 or 175 Fifth Ave., New York, NY 10010 or 37-3, Hongo 3-chome, Bunkyo-ku, Tokyo 113, Japan

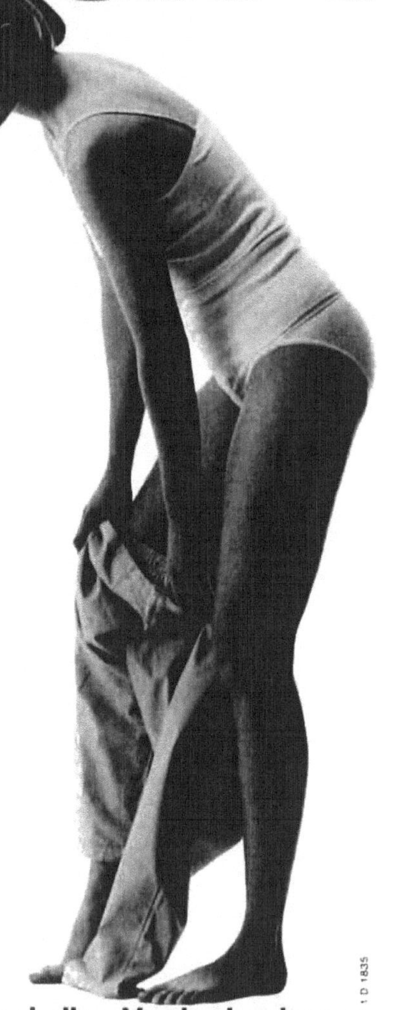
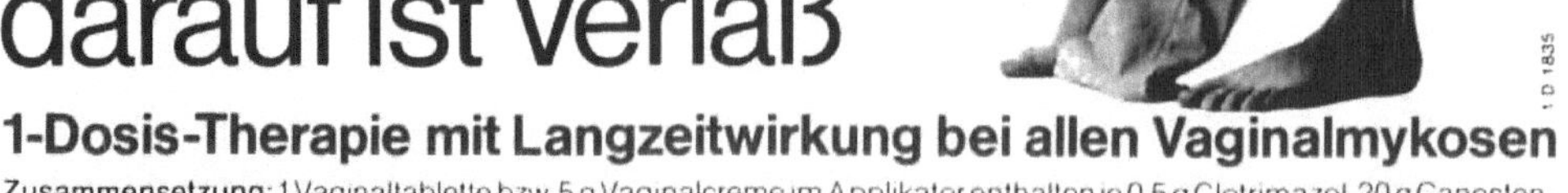

einmal
Canesten® 1
wirkt
am Freitag
wirkt
am Samstag
wirkt
am Sonntag
wirkt
noch weiter:
darauf ist Verlaß
1-Dosis-Therapie mit Langzeitwirkung bei allen Vaginalmykosen
Zusammensetzung: 1 Vaginaltablette bzw. 5 g Vaginalcreme im Applikator enthalten je 0,5 g Clotrimazol, 20 g Canesten-Creme (Kombi-Packung) enthalten 0,2 g Clotrimazol. Indikationen: Vaginalinfektionen durch Hefen, Mischinfektionen, auch mit Canesten-empfindlichen Bakterien, zusätzlich Vulvitis, Partner-Balanitis (Kombi-Packung). Nebenwirkungen: Die örtliche Verträglichkeit von Canesten ist einwandfrei, nur gelegentlich können Hautreaktionen vorkommen. Anwendung in der Schwangerschaft: Hinweise auf eine mögliche Schädigung von Mutter und Kind während der Gravidität liegen nicht vor. Auf eine Sanierung der Geburtswege, besonders in den letzten 4-6 Wochen der Schwangerschaft, sollte geachtet werden.
Handelsformen und Preise: 1 Vaginaltablette mit Applikator DM 19,10, 1 vorgefüllter Cremeapplikator DM 25,40, 1 Vaginaltablette mit Applikator und 20 g Creme (Kombi-Packung) DM 30,45.
Bayer Leverkusen

Inhaltsverzeichnis

Spezielle Steinsanierung - besondere Steine

Moderatoren: F. TRUSS, Göttingen, und H. WAND, Kiel

II. Hauptthema: Harnstein-Metaphylaxe

Fragen zu Nutzen und Methodik

Moderatoren: W. VAHLENSIECK, Bonn, und G. GASSER, Wien

IV. Hauptthema: Die Pyeloplastik im Kindesalter

Moderatoren: A. SIGEL, Erlangen, und K.M. SCHROTT, Erlangen

V. Hauptthema: Renovaskuläre Hypertonie im Kindesalter

Moderatoren: M. ZIEGLER, Homburg/Saar, und H. SOMMERKAMP, Freiburg

Freie Themen

Männliche Fertilitätsstörung

Moderatoren: K. BANDHAUER, St. Gallen, und J. FRICK, Salzburg

Operative Therapie

Moderatoren: P. KOLLE, Hannover, und H. HULAND, Hamburg

Röntgen- und Funktionsdiagnostik

Moderatoren: K.F. ALBRECHT, Wuppertal, und H. MELCHIOR, Kassel

Eröffnung des Kongresses und Begrüßung durch den Präsidenten, Herrn Dr. H. G. Stoll

Sehr verehrte Damen,
sehr verehrter, lieber Herr Geheimrat Alken,
sehr geehrter Herr Senator,
meine Herren!

Nachdem das Cellistenensemble der Deutschen Urologie die Eröffnung
unseres Kongresses mit zwei Sätzen von Händel eingeleitet hat, ist es
für mich eine große Freude und besondere Ehre, Sie in Bremen zum 36.
Kongreß der Deutschen Gesellschaft für Urologie willkommen zu heißen.

Zum ersten Mal tagt unsere Deutsche Gesellschaft in den Mauern der
Freien Hansestadt, deren Präsident des Senats, Herr Bürgermeister
Koschnick, die Schirmherrschaft des Kongresses übernommen hat. Es ist
für mich eine große Freude, mit besonderer Herzlichkeit unser Ehren-
mitglied, Herrn Geheimrat Professor Alken, also den hochverehrten
Nestor der Deutschen Urologie zu begrüßen. Ihr Besuch zeichnet unseren
Kongreß aus.

Auch den weiteren Ehrenmitgliedern und korrespondierenden Mitgliedern
der Deutschen Gesellschaft entbiete ich einen herzlichen Willkommens-
gruß.

Ich freue mich über die zahlreichen Gäste aus fast sämtlichen Europäischen Ländern, besonders aber über die Delegation der Gesellschaft
der Urologie aus der DDR mit Herrn Professor Braun, Berlin-Friedrichs-
hain, und Herrn Professor Battke, Erfurt, sowie Herrn Professor Kirsch.
Sie bereiten uns mit Ihrem Besuch eine große Freude und wir sind glücklich, daß Sie nach mancherlei Schwierigkeiten und großer Ungewißheit
nun an unserem Kongreß teilnehmen. Noch größer wäre dieses Glück,
wenn ein solches Treffen für wissenschaftlichen und menschlichen Austausch zur Regel würde.

Wir begrüßen die Kollegen aus Polen, aus Jugoslawien und aus Ungarn,
die trotz mancher Hindernisse zu uns gekommen sind.

Aus alter Bindung zueinander heiße ich die zahlreichen Kollegen und
Freunde aus Österreich, aus den Niederlanden und der Schweiz willkommen.

Als Gäste dieser Kongreßeröffnung begrüße ich sodann den Vertreter
des Senats der Freien Hansestadt, Herrn Senator Brückner, und unseren
Ärztlichen Direktor des Zentralkrankenhauses St.-Jürgen-Straße, Herrn
Professor Henschel.

Weiterhin begrüße ich als Vorsitzenden des Ärztlichen Vereins zu Bremen, Herrn Professor Honkomp; als den ehemaligen Direktor der Kinderchirurgischen Klinik Herrn Professor Rehbein, und als ehemaligen Direktor der Allgemeinchirurgischen Klinik, Herrn Professor Schütz, sowie den Vizepräsidenten der Ärztekammer Bremen, Herrn Dr. Hermann. Darüberhinaus freue ich mich über die Anwesenheit von Angehörigen des Krankenhauses St.-Jürgen-Straße.

Meine Damen und Herren,

wie in jedem Jahr gedenken wir auch heute einiger Mitglieder, die seit der letzten Tagung in Wiesbaden durch den Tod von uns gegangen sind.

Es sind dies:
Unser Ehrenmitglied, Herr Professor Dr. Dr. Rudolf Zenker, der nicht nur der Deutschen Herzchirurgie zur Weltgeltung verhalf, sondern auch für die anderen Teilgebiete der Chirurgie den Übergang in selbständige Fächer bereitete. Er war es, der in München den ersten Lehrstuhl für Urologie stark protegierte.

Weiter verstarben:
Herr Professor Bodechtel, München, korrespondierendes Mitglied,
Herr Dr. Wilhelm Huntgeburt, Köln,
Herr Dr. Rudolf Thiele, Donauwörter,
Herr Dr. Karl-Günter Kürer, Nürnberg.

Wir werden den Verstorbenen ein ehrendes Gedenken bewahren.

Meine Damen und Herren,

der Vorstand der Deutschen Gesellschaft für Urologie hat beschlossen, in diesem Jahr Herrn Professor Dr. Wilhelm Schoeppe zum korrespondierenden Mitglied zu ernennen.

Herr Professor Schoeppe ist Leiter der Abteilung für Nephrologie des Klinikums der Johann-Wolfgang-Goethe Universität Frankfurt sowie Gründungs- und seither Vorstandsmitglied des Kuratoriums für Heimdialyse e.V., gemeinnützige Körperschaft für Dialyse und Nierentransplantation.

Die Wahl von Herrn Professor Schoeppe erfolgt in Würdigung seiner epidemiologischen Untersuchung und besonderen nephrologischen Wertung im Zusammenhang mit der Extracorporalen Stoßwellenlithotripsie.
Die Deutsche Gesellschaft für Urologie würdigt zugleich seine gemeinsam mit Herrn Dr. Ketzler geleistete Arbeit im Kuratorium für Heimdialyse zur bedarfsgerechten Versorgung der Bevölkerung mit Nierenlithotriptern und dankt ihm herzlich für die gute Zusammenarbeit

Ich habe sodann die Freude, die Gewinner des von der Deutschen Gesellschaft für Urologie gestifteten Maximilian-Nitze-Preises zu nennen:

Auf Beschluß der Nitze-Preisrichterkommission wird er bei der besonderen, aber etwa gleichwertigen Qualität der eingereichten fünf Arbeiten geteilt und zwar zu gleichen Teilen den Herren Ulshöfer, Marburg, und Thüroff, Mainz, zuerkannt.

Die Arbeit Ulshöfer "Risikoeinschätzung und Rezidivprophylaxe des Harnsteinleidens" fand diese Würdigung wegen ihrer großen praktischen Bedeutung in der Beurteilung von Harnsteinpatienten, speziell auch bei rezidivierender Urolithiasis.

Die Arbeit Thüroff "Neourethra: Eine zweizeitige Operationstechnik zum Totalersatz der funktionellen Harnröhre" besticht durch ihre Erfassung der Kontinenzzonen im Experiment mit besonderer urodynamischer Bewertung.

Ich darf beiden Preisträgern gratulieren, die Verleihung der Urkunden an Sie erfolgt am Samstag auf der Schlußsitzung.

Meine Damen und Herren,

als Sie mich — nach zwei Lehrstuhlinhabern wieder einen Krankenhausarzt — zum Präsidenten wählten, empfand ich dies als den Höhepunkt meines beruflichen Werdegangs. Im Rückblick danke ich denen, die mich förderten und nehme daher die gute Tradition auf, an dieser Stelle meiner Lehrer zu gedenken.

Professor Ferdinand Hüdepohl, Chef der alten von Lichtenbergischen Klinik im Hedwigkrankenhaus, führte mich mit seiner riesigen Erfahrung in unser Fach ein. Seine oft impulsiv-intuitiv wirkenden Entscheidungen habe ich bewundert und erst später erfaßt, daß ihm dabei eine exakte Beobachtungsgabe zur Seite stand. Er hat mir das Grundlegende der Urologie, die Wertung der Systemerkrankung des Urogenitalapparates, nahegebracht und mich an die urologische Operationstechnik herangeführt.

Von Ostberlin ging ich nach New York zu Professor Peter Narath. Er war 1936 von Heidelberg bzw. Mannheim nach New York emigriert und erhielt einige Jahre später einen Lehrauftrag als Professor an der New York Polyclinic Medical School. Peter Narath war viel zu sehr in der Kultur seiner Heimat verwurzelt, als daß er es mit ihr trotz des grossen Unheils, das über ihn kam, hätte brechen können. So nahm er den jungen Kollegen, der aufgrund einer Veröffentlichung zu Voelcker's 80. Geburtstag seine Anschrift erfuhr, in die Klinik und in sein Haus auf. Mit seiner Frau Toni, deren Familie unsagbares Leid erfahren hatte, lebte er dort mutandis mutatis — wie in Heidelberg. Peter Narath war ein Mann von außergewöhnlicher Begabung: Er war nicht nur ein hervorragender Arzt und Wissenschaftler, er beherrschte auch viele Sprachen und besaß eine umfassende humanistische Bildung. Er malte, er musizierte und dichtete.

Ich durfte miterleben, wie in dem Wunsch nach weltweitem Austausch wissenschaftler Gedanken 1954 die Urologia Internationalis unter seiner Regie erstand.

Damit wurden auch Gedanken verwirklicht, die fast zu gleicher Zeit Professor May, München, mit Professor Heusser, Basel, Professor Ljungreen, Göteborg, sowie auch Professor Gironcoli in Florenz zu verwirklichen suchten.

Von Narath kannte man in Deutschland nur das Buch "Renal Pelvis and Ureter" das 1951 bei Grune & Straten erschien. Selbstgefertigte anatomische und histologische Skizzen vom Verschlußmechanismus des Kelchsystems der Niere bildeten eine vom Kongreß der Amerikanischen Urologischen Gesellschaft prämierte Ausstellung. Diese Poster werden zur Tradition in der Bremer Klinik bewahrt.

Noch einen Lehrer muß ich nennen, dem ich mich in tiefer Dankbarkeit verbunden fühle: Professor Kurt Boshamer.

Von beiden, von Herrn Professor Narath wie auch von Herrn Professor Boshamer, habe ich weit über das urologische Rüstzeug hinaus noch viele menschliche Impulse als Freundesgaben für's Leben empfangen dürfen.

Den Westfalen und Einzelgänger Boshamer habe ich wegen seines Fleißes
und seiner persönlichen Bescheidenheit bewundert und verehrt. Groß war
das chirurgische Feld, das er bestellte, beherrschte und als Erfahrungs-
wissen an Chirurgen, Unfallchirurgen und Urologen weiter vermittelte.
Sein Lehrbuch, das sieben Auflagen erlebte, kannte jeder Urologe.

Ein Beitrag über Morphologie und Genese der Harnsteine im Handbuch
der Urologie (1961) war international anerkannt.

Er hat uns Schüler während der Arbeit an diesem Handbuchartikel das
Scheitern bei der Deutung der Stoffwechselvorgänge zur Entwicklung des
Calciumoxalatsteines mitempfinden lassen, eine bittere Enttäuschung
über die Biochemie.

Sicher geht ein Anstoß zum Thema Urolithiasis für diesen Kongreß auf
den alten Meister zurück.

Meine verehrten Damen und Herren,

seit 1980 wird die klinische Behandlung von Harnsteinen mit extracorporalen Stoßwellen angewandt, die dem Gebiet der Akustik entstammen
und physikalisch unter die Mechanik einzuordnen sind.

Es soll nicht geleugnet werden, daß in unserem wissenschaftlichen Programm die Extracorporale Stoßwellenlithotripsie – lassen Sie mich dafür bitte ESWL sagen – Favorit ist im Wettstreit der modernen Verfahren der Harnsteinentfernung. Dennoch werden die Techniken zu berücksichtigen sein, die, wie z.B. Ultraschall, Unterkühlung und auch
Doppler-Verfahren, in die bisherigen Operationsmethoden eingebaut,
diese verbessern.

Es kommen dann die Transcutane Litholapaxie und die Ureterorenoskopie
zur Sprache, Methoden, die über eine Hautpunktion das Nierenhohlsystem
oder auf direktem Weg instrumentell den Harnleiter angehen, um den
Stein aufzusuchen und zu entfernen. Aus Gründen der Anatomie, der klinischen Situation oder auch der technischen Möglichkeiten, mag dies
nicht immer gelingen. Dann wird vermehrt geröntgt und eventuell unter
Belassen eines Steines die Sitzung abgebrochen. In der Beurteilung
dieser klinischen Situation des verbliebenen Steinrestes wird sich
wohl diese Methode erweisen müssen.

Bezüglich der Wertung und Abgrenzung der einzelnen modernen Methoden
zur Entfernung von Harnsteinen und ihrer gemeinsamen Anwendung soll
ein Rundtischgespräch eine Klärung versuchen, in das die Erfahrung
der fünf ersten Zentren der ESWL einfließt. Bei aller Begeisterung
für die Forschritte in den Behandlungsmöglichkeiten bleibt es bei der
Devise: "Besser Verhüten als Behandeln". Auf die Quellen bezogen, aus
denen jeweils der Fortschritt dafür zu schöpfen ist – für das Verhüten
und das Behandeln – läßt sich die heutige Situation knapp formulieren:
Urolithiasis zwischen Biochemie und Mechanik.

Deshalb folgt im Programm die Metaphylaxe: Die neueren wissenschaftlichen Erkenntnisse sollen vorgewiesen und daraus abgeleitet werden,
welche Prophylaxe heute bei den einzelnen Steinarten sinnvoll ist.
Diese Diskussion möchten wir führen unter der Fragestellung von Nutzen
und Methodik.
In einer Expertendiskussion vermitteln dann abschließend die Erfah-
rensten "Kochrezepte" zur Nutzung moderner Steintherapie und Prophylaxe.

Zweites Hauptthema ist dann die Zystitis.

Meine Damen und Herren,

in der täglichen Behandlung von Harnwegsinfekten bei der Frau stößt
man nicht selten auf die Grenzen therapeutischer Effizienz. Interessant ist dann, ob diese Probleme des Rezidivs vom Bakteriologen gelöst werden können. Hilft der Gynäkologe — speziell in der Schwangerschaft — weiter? Psychosomatische Aspekte sind sicher bei einer Vielzahl der Kranken im Spiel.

Ich bin glücklich, für das urologische Hauptreferat zu diesem Thema
Herrn Professor Stamey, den Direktor der Urologischen Klinik der Stanford University School of Medicine, gewonnen zu haben, der international als der Sachverständige gilt. Dankenswerterweise haben Herr
Professor Stamey und Herr Professor Huland, Eppendorf, der in Stanford
Assistent war, die Sprachbarriere mit einer deutschen Zusammenfassung
des Hauptreferates überwunden. Diese Übersetzung liegt Ihren Kongreß-
unterlagen bei und konnte den anderen Referenten schon so rechtzeitig
überlassen werden, daß sie dazu schon in ihrem Referat Stellung nehmen
können.

Die Kinderurologische Thematik befaßt sich mit der Pyeloplastik und
der renovaskulären Hypertonie im Kindesalter. Interessant wird gewiß
der internationale Erfahrungsaustausch zum Thema Pyeloplastik.

Als Freie Themen werden der Aktualität entsprechend die Andrologie,
Röntgendiagnostik sowie Onkologie der Nieren, Prostata und Blase behandelt.

Meine Damen und Herren,

von der Aktualität her sehe ich das Thema Urolithiasis als das führen-
de an — Urolithiasis, das alte Herzstück unserer Urologie.

Blicken wir zurück, so datieren wir den Blasenstein, den Eliot Smith
1901 in einer Jünglingsmumie in Ägypten fand, auf das Jahr 5000 v.Chr.:
Harnsäurekern, Calciumoxalat, Ammoniumphosphatatmantel. Celsus, der
zu Beginn unserer Zeitrechnung in Rom lebte, beschreibt die Technik
der Lithotomie, wie sie mit nur geringen Abwandlungen bis zum Ende des
18. Jahrhunderts praktiziert wurde. Aus den schönen Rathausfenstern
hinausblickend konnte man Zeuge solcher Steinschneiderprozeduren werden, die in dieser Stadt auf dem Marktplatz durchgeführt wurden. Zunächst hat sich aber wohl der Bremer Steinkranke des Mittelalters nach
dem Arzneibuch von Doneldey von 1382 gerichtet und einen achtjährigen
Bock nach Füttern mit Kraut heißer Natur geschlachtet, sein Blut in
einem reinen Kupfergefäß gesammelt, in die Sonne getragen und zu Pulver
zerrieben, um davon noch im selben Monat mit Pörsensaft vermengt einen
Löffel zu trinken.
"Das bricht — so heißt es 1382 — den Stein entzwei und wirft ihn mit
dem Urin aus".

Diesen Wunschtraum machen die Stoßwellen 600 Jahre später nun Tag für
Tag viele Male wahr.

Dabei kommt der Mechanik schon früh Bedeutung zu: Versuche, den Stein
in der Blase zu zerbrechen, reichen bis in das 9. Jahrhundert zurück.
Der erste, dem das gelang, war Civiale (1824), dessen Lithotriptor
wertvoller Besitz der Deutschen Gesellschaft für Urologie ist. Er wird
morgen in der Stadthalle von unserem Archivar, Herrn Schultze-Seemann,
gezeigt.

Nach den Blasensteinen gewannen die Nierenkonremente zunehmend an Bedeutung. 1907 auf dem ersten Kongreß der Deutschen Gesellschaft für
Urologie in Wien stellt Professor Anton Ritter von Frisch fest: "Ich
brauche nur daran zu erinnern, mit welchem Stolz die erste glückliche
Nierenextirpation durch Simon begrüßt wurde und heute sind wir stolz,
wenn wir einem Steinkranken seine Niere in nur halbwegs brauchbarem
Zustand erhalten können".

1973 auf dem Kongreß in Aachen vor gut 10 Jahren behandelte man die
Grenzen der Operabilität für die Nephrolithiasis in der Alternativent-
scheidung zwischen wiederholten operativen Eingriffen und der Entfernung des Organs mit der Möglichkeit des Nierenersatzes.

Heute nun schicken wir uns an, in einem epochalen Wandel das operative
Eingehen auf das Organ zur Entfernung des Steines ganz zu verlassen.
Wir nähern uns vielmehr instrumentell durch die Niere oder durch den
Harnleiter dem Stein oder lassen durch Stoßwellen, die von außen auf
den Stein fokussiert werden, diesen in sandkorngroße Teile zerfallen.
Diese berührungsfreie, nicht invasive Stoßwellenbehandlung ist in-
zwischen bei mehr als 5 000 Patienten erfolgreich durchgeführt worden.

Das, meine Damen und Herren, ist der Triumph der Mechanik!

Ausgangspunkt dafür war die zufällige Entdeckung der Wirkung von Stoßwellen auf den Menschen bei flugtechnischen Experimenten. Diese Wellen
durcheilen den Körper nahezu unbehindert. Erst bei Auftreffen auf das
dichtere Material des Steines werden sie reflektiert und üben dabei
ihre Zerstörungsgewalt aus. Dieser Effekt läßt sich mit dem Phänomen
vergleichen, daß bei einem Überschallknall eines Flugzeuges Fenster-
scheiben bersten, aber die Blätter auf den Bäumen unversehrt bleiben.
Die Anwendung auf den Menschen wurde erst möglich durch die Bereitschaft von Herrn Professor Schmiedt und Herrn Professor Brendel (Institut für Chirurgische Forschung, München), die die grundlegenden
Versuche durchführten.

Dabei ist das Verdienst von Herrn Professor Schmiedt, die Bedeutung
dieser experimentell aufgezeigten therapeutischen Möglichkeiten für
die Urologie erkannt und trotz großer Probleme und bitterer Enttäuschungen an Konzept und Entschluß festgehalten zu haben.

Nur so konnte in Gemeinsamkeit mit Professor Eisenberger und Professor
Chaussy die große Aufgabe gemeistert werden.

Am 7. Februar 1980 wurde dann zum ersten Mal der Nierenstein eines
Patienten zertrümmert. Gefördert durch das Bundesministerium für Forschung und Technologie und getragen von dem Einsatz der Arbeitsgruppe
Großhadern reifte die Idee zur therapeutischen Methode heran. An der
Schwelle von Experiment zur klinischen Anwendung trafen 1982 die bayerischen Krankenkassen und dann der Bundesverband der Ortskrankenkassen mit dem Kuratorium für Heimdialyse eine Vereinbarung zur Sicherstellung und Verbreitung des Verfahrens.

Begründung:

- die Verringerung des Operationsrisikos
- die Verringerung der Folgeerkrankungen bei Rezidivsteinbildung
- die Verringerung von chronischen Nierenerkrankungen
- aber auch die Verkürzung der Krankenhausverweildauer
- und die Verkürzung der Arbeitsunfähigkeit.

Als Treuhänder der Krankenkassen stellt das Kuratorium den Kliniken
aber nicht nur die medizinisch-technische Ausrüstung zur Verfügung,

sondern leistet darüberhinaus organisatorische, finanzielle und personelle Betreuung bis hin zur Nutzungsplanung und Patientenbestellung.

Für die flächendeckende Verteilung der Geräte innerhalb der Bundesrepublik geht man davon aus, daß zunächst 70, inzwischen 85% der jährlich notwendigen 22 000 Nierensteinoperationen durch die ESWL ersetzt werden können. Als Faustregel gilt: 1 Lithotriptor auf 3 Millionen Einwohner.

Auswahlkriterium für die Aufstellung der Geräte ist, daß ein urologisch-nephrologischer Schwerpunkt besteht, wie z.B. in einem Universitätskrankenhaus oder einem großen Städtischen Klinikum. Es sollte in der Lage sein, die praktischen Erfahrungen im Sinne einer Weiterentwicklung verwerten zu können. Die durch den Lithotriptor mögliche humanere Behandlung muß von einer unvermindert aufmerksamen Sorge um den Patienten begleitet werden.

Klinik und Praxis müssen sich in die Verantwortung nehmen, auch im späteren Verlauf eventuell noch mögliche Schädigungen rechtzeitig erkennen und sofort abstellen zu können.

Die Anschaffungskosten des Nierenlithotriptors — der teuersten Badewanne der Welt — betragen 3,1 Millionen Mark. Das Krankenhausfinanzierungsgesetz sieht vor, daß die Länder die Investitionskosten übernehmen müssen. Die Länder aber sind wirtschaftlich krank, hören Sie dazu Shakespeare: "Ja Doktor könntest Du finden durch Harnbeschau unseres Landes Krankheit und es zum alten Heil zurückpurgieren, da klatscht ich Beifall Dir!"

Die Länder sind krank, sie sind arm, bitterarm. Das Zurücktherapieren zum alten Heil kann nicht der Doktor übernehmen, das ist Sache der Politik.
Die Auswahl der Lithotriptor-Behandlungsplätze aber sollte Sache medizinischer Kriterien bleiben.

Diese großartige deutsche Innovation lag glücklicherweise in den Händen von Technikern und Medizinern, die den praktischen Nutzen für Steinkranke voll erkannten und nun alles daran setzten, ihn zu realisieren. Sie fanden die effektivste Form des Zusammenwirkens: Der Techniker wandte sich mit seinen Vorstellungen an den Urologen der Universität.

Das daraus erwachsende gemeinsame Konzept fand die Förderung des Bundesministeriums für Forschung und Technologie.

Die flächendeckende Verbreitung des klinikreifen Gerätes übernimmt als Treuhänder der Kassen das gemeinnützige Kuratorium für Heimdialyse. Dieses nimmt aufgrund eigener umfangreicher Kenntnis vom Leidensweg chronisch Nierenkranker eine ausreichende Zahl von Nierenlithotriptoren in Option und gibt die Geräte in geeignete Hände.

So war es das besondere Glück der ESWL, daß sie von der Forschungsphase bis Übernahme zur Routineanwendung in urologischen Händen lag. Dadurch ist ihr das enttäuschende Schicksal anderer Großgeräte erspart geblieben.

Neben den schon in der Bundesrepublik arbeitenden 9 Geräten dürften 5 weitere noch in diesem Jahr fertiggestellt werden und 7 im kommenden Jahr. Insgesamt sind inzwischen 56 Kaufverträge abgeschlossen und 17 Geräte in Betrieb.

In den USA laufen 6 und man rechnet nach Anerkennung durch die FDA mit einem Auftrag von etwa 60 Lithotriptoren. In der Schweiz plant man 6, in Österreich 2, in Frankreich 3, in England 2 und in Italien 5.

Der Lithotriptor — Triumph der Technik!

Der Lithotriptor als Exportschlager.

Der Lithotriptor ist — wie wir sehen — auf dem erfolgreichen Weg, unsere Kranken auf schonende Weise von ihrem Stein zu befreien.

Wir gratulieren Herrn Professor Schmiedt und seiner Arbeitsgruppe Großhadern zu diesem großartigen Erfolg. Wir sind mit ihm stolz darauf, daß seine Methode weltweit von der Leistungsfähigkeit unserer Urologie Zeugnis ablegt.

Für die Beurteilung ihrer praktischen Bedeutung muß uns noch interessieren, wie sich die ESWL als nicht invasive gegenüber den invasiven Methoden durchsetzt:

In der Klinik Großhadern wurden im gleichen Zeitraum 400 Fälle mit der ESWL behandelt, 50 durch percutane Litholapaxie und 25 in althergebrachter Weise operiert. Aus dieser Relation läßt sich folgern, daß in Zukunft die üblichen Nierensteine an die ESWL-Stellen abwandern und dort zertrümmert werden, ganz zum Nachteil der kleineren Häuser.

Kein Assistent wird auch mehr die Freilegung von Niere und Nierenbecken zur Entfernung von Steinen vornehmen, die ihn als Etappe seiner Ausbildung auf die größere Nierenchirurgie vorbereitete. Sein Operationskatalog wird nicht erfüllt. Damit sind die Überlegungen naheliegend, den Assistenzarzt in Weiterbildung für Urologie dafür am besten auf dem Rotationsweg an Kliniken zu geben, die in der ESWL, die percutane Litholapaxie und die Ureteroskopie einweisen, wie auch daran gelegen ist, Ärzteteams konsequent auszubilden, damit sie am neuen Ort der ESWL die Behandlung übernehmen.

Seit Anwachsen des medizinisch-technischen Bereiches ist diese Problematik nicht neu.

Fortschritt macht Umstellung nötig. Eine Umstellung, die eine Strukturveränderung des urologischen Berufsbildes mit sich bringt.

Weg von der regionalen, operativen Behandlung — hin zum Apparateeinsatz in wenigen Zentren bei radikal verkürztem Krankenhausaufenthalt. Es fällt diese Strukturveränderung leider zusammen mit weiteren Einbußen des urologischen Faches zugunsten anderer Disziplinen. Wir haben in der Kinderurologie Einschränkungen, die Nephrologie, die wir früher mitversorgten, ist abgespalten.

Und jetzt machen einige Gynäkologen sogar geltend, daß die Durchführung urodynamischer Untersuchungen — es geht um die Zuordnung von GOÄ-Ziffern — dem Gebiet der Frauenheilkunde zugehört.

Von der Onkologie zu schweigen, die sich für das Prostata-Carcinom interessiert und die hervorragenden urologisch errungenen Verbesserungen der Hodentumortherapie ihrer Domäne einverleibt.

Es ließen sich weitere Negativposten nennen, die besonders die Praxis treffen.

Angesichts dieser Herausforderungen ist es verständlich, daß der Berufsverband der Deutschen Urologen auf berufspolitische Schwerpunkte hinweist.

Wenn wir nun mit unseren Verhandlungen über die ESWL ein neues deutsches Blatt in der Geschichte der Urologie aufschlagen, sollten wir über den wissenschaftlichen Fortschritt die berufspolitischen Auswirkungen nicht vergessen: Der "spiritus loci" muß uns bei der durch die Entwicklung herausgeforderten Änderung urologischer Aufgaben leiten.

In diesem herrlichen Saal kam man zusammen, nach Abflauen der Winterstürme — Reeder und Kaufleute — um die Kapitäne mit der kostbaren Fracht zu der neuen großen Fahrt zu verabschieden. Wie diese Drei — Reeder, Kaufleute und Kapitäne — nur zusammen den alten Wahlspruch Bremens "Wagen und Winnen" wahr machen konnten, so müssen wir gemeinsam das kostbare Gut dieser technischen Entwicklung auf die Reise geben.

Möge es nicht Selbstzweck bleiben, sondern Wegbereiter weiterer Fortschritte sein; möge uns auch nicht die Skepsis von Lichtenbergs verlorengehen, der auf dem 8. Kongreß unserer Gesellschaft 1928 in Berlin sagte: "Kommt es einem nicht vergeblich vor, das Hauptziel der Behandlung in der Entfernung eines Konkrementes zu suchen?"

Hier eröffnet sich der klinischen Forschung ein weites und dankbares Gebiet, die Verhütung der Rezidive zu ermöglichen.

UROLITHIASIS

zwischen

BIOCHEMIE

und

MECHANIK

Ich danke Ihnen, meine Damen und Herren.

Dr. H.G. Stoll, Zentralkrankenhaus, Urologische Klinik, St.-Jürgen-Straße, D-2800 Bremen

Alte Instrumente zur Steinentfernung

F. Schultze-Seemann

Seit den ältesten Zeiten hat das Harnsteinleiden die Menschen heimgesucht. Wegen der damit verbundenen starken Schmerzen fanden sich schon früh Hinweise auf entsprechende Operationsmethoden, um die Menschen davon zu befreien.

Gering waren die Möglichkeiten beim Nierenstein. Seit Hippokrates war die Eröffnung vereiterter Nierenabscesse mit dem Messer bekannt. Dabei wurden auch vereinzelt Steinabgänge durch die Wunde erwähnt. Für die Nierensteine kam die entscheidende Hilfe jedoch erst in der Folgezeit nach Simons erster geglückter Nephrektomie 1869. Im letzten Viertel des 19. Jahrhunderts erfolgte auch erst der Ausbau der Ureterchirurgie zur Steinentfernung.

Ganz im Gegensatz zu diesen historisch späten Steinoperationen stand seit ältesten Zeiten die Entfernung eingeklemmter Harnröhrensteine durch Schnitt mit dem Messer oder durch Haken, Sonden und Zangen teilweise erst nach Dilatation der Harnröhre.

Wenn aber vom Steinschnitt berichtet wurde, dann war damit immer der Blasensteinschnitt gemeint. Der Blasensteinschmerz war so groß, daß sich die davon Betroffenen trotz hoher Mortalität und der vielen postoperativen Komplikationen wie Incontinenz, Impotenz und Urinfisteln der Operation unterzogen. So gehörte der Blasensteinschnitt mit zu den ältesten operativen Eingriffen. Groß war das Schrifttum über diese Operation, die ihre hohe Zeit vom 17. bis 19. Jahrhundert erlebte. Kaum ein anderer operativer Eingriff wurde in diesem Zeitraum so häufig modifiziert.

Fünf Steinschnittmethoden lassen sich feststellen, die zur Steinentfernung bis 1824 ausgeführt wurden, dem Jahr, in dem mit der Einführung der transurethralen instrumentellen Steinzerbohrung der bis dahin geübte Steinschnitt an Bedeutung zu verlieren begann.

Diese *fünf Operationsmethoden* lassen sich *unterteilen in vier Methoden unterhalb der Schambeine und eine oberhalb der Schambeine.*

Die älteste Methode war die mit der *kleinen Gerätschaft*, dem sogen. *Apparatus parvus* auch der *Celsische Schnitt* genannt, da er von dem Römer Celsus (um 50 n.Chr.) ausführlich beschrieben wurde. Die Methode selbst war viel älter. Schon Hippokrates sprach vom Steinschnitt, der um 200 v.Chr. von Ammonius in Alexandria verbessert wurde, indem er die Zertrümmerung großer Blasensteine beim Steinschnitt empfahl und dafür "der Lithotomos" genannt wurde. Ähnlich wurde dieser Schnitt später von Paulus von Aegina und um 1000 n.Chr. von Abulcasim in Cordoba beschrieben, der dafür ein neues Messer angab.

Für diesen Steinschnitt mit der kleinen Gerätschaft benötigte man nur zwei Instrumente: Ein Messer und einen Haken. Der Einschnitt geschah am Damm, nachdem sich der Operateur den Stein mit dem in den Anus des Patienten eingeführten Zeige- und Mittelfinger der linken Hand gegen den Damm entgegengedrückt hatte. Dieser Steinschnitt eignete sich besonders für die Steinoperation bei Knaben bis zu 14 Jahren, da die Prostata bis dahin wenig entwickelt war. So fanden sich Nachrichten über diese Steinoperation an Jugendlichen vereinzelt noch bis zur Mitte des 19. Jahrhunderts.

In Deutschland operierten Scultetus in Ulm (1666) und Heister in Helmstedt (1683 - 1758) noch nach dieser Methode. Sie war aber mit so vielen Fehlerquellen behaftet, wie zu wenig genau festgelegter Einschnittstelle und dadurch möglicher totaler Abtrennung der Harnröhre von der Blase, Perforation ihres Bodens und der Hinterwand sowie Mastdarmverletzungen, so daß viele Steinschneider zu der seit Anfang des 16. Jahrhunderts von Franciscus de Romanis aus Cremona ausgearbeiteten 2. Methode mit der *großen Gerätschaft bzw. dem Apparatus magnus* übergingen. Hierbei waren 10 Instrumente im Gebrauch.

Das neue Hauptinstrument, das den Schnitt sicherer gestalten sollte, war ein Metallkatheter — das Itinerarium — fast bis zur Spitze mit einer Rinne versehen, in der das Messer nach dem Hautschnitt mit seiner Vorderkante zum Zerschneiden nur der hinteren Harnröhre, aber nicht des Blasenhalses geführt wurde. Dann folgten nach Feststellung eines Steines mit dem Exploratorium oder Buton nach Herausnahme des Messers zwei Conductoren oder das Gorgeret — wobei das Exploratorium auch als Leitsonde diente — die langsam den Blasenhals aufdehnten und den Weg für das Dilatorium frei machten. Zwischen den beiden Conductoren wurden zwei Retractoren eingesetzt, die ein Zurückweichen der Wunde verhindern sollten. Nach der Steinextraction erfolgte das Absuchen der Blase nach Steinresten mit dem Steinlöffel. Diese von Romanis erfundene *Methode mit der großen Gerätschaft* wurde von seinem Schüler Marianus Sanctus in dem Goldenen Büchlein vom Steinschnitt 1543 bekannt gemacht und daher nach ihm auch die *Marianische Operation* genannt. Diese Operationsmethode wurde von Laurent Collot in Paris übernommen, der damit für einige Generationen eine berühmte Steinschneiderfamilie gründete sowie von Pierre Franco, der in Bern, Lausanne und Frankreich praktizierte und einige Modifikationen dieser Methode angab (z.B. vierblättriger Forceps, um damit größere Steine zu fassen).

Der Deutsche Fabricius Hildanus (1560 - 1624) schuf zu diesem Steinschnitt ebenfalls neue Instrumente, meist Modifikationen der bisher schon in Gebrauch befindlichen. Neu waren aber sein "Speculum vesicae" und das "Dilatorium". Er machte bereits den Einschnitt am Damm seitwärts von der Raphe bis er auf die Sonde stieß und nahm damit schon den späteren Seitensteinschnitt voraus.

Diese 3. Methode, der *Seitensteinschnitt, die Sectio lateralis*, wird im allgemeinen in der Literatur Frère Jacques in Paris um 1700 zugeschrieben. Aber neben Fabricius Hildanus war sie auch schon 1561 von Pierre Franco vorgeschlagen worden.

Diese dritte Methode bedeutete wieder eine Verbesserung, da die zweite Methode noch verschiedene Fehler aufwies wie Inkontinenz, Geschwüre und Impotenz infolge der starken Dehnung des Blasenhalses. Da außerdem die transversalen Muskeln des Perinaeums unzerschnitten blieben, stellten sie ein großes Hindernis beim Ausziehen des Steines dar. Zusätzlich war die zweite Methode infolge der vielen Instrumente sehr umständlich.

Frère Jacques führte eine vorn gekrümmte Sonde durch die Harnröhre in
die Blase und drückte die Blasenwand nahe dem Blasenausgang gegen die
linke Dammseite. Hier schnitt er mit einem langen Messer zwei Finger
breit von der Raphe entfernt nahe der Tuberositas ossis ischii ein,
um den Blasenhals und die Vorsteherdrüse links seitwärts zu durchtren-
nen, so daß die Harnröhre nicht zerschnitten wurde und erweiterte die
Wunde nach aufwärts. Seine anfänglich nicht gefurchte Sonde war der
Grund seiner frühen Mißerfolge, die erst weniger wurden als er die gefurchte Sonde benutzte, die sicher Rau in Amsterdam entwickelt hatte,
während Frère Jacques dortigem Aufenthalt. Nach Eröffnung der Blase
führte Frère Jacques zunächst den Finger, dann seinen "dilator conducteur" und schließlich die Zange zur Steinerfassung ein, nachdem er
den Conducteur herausgenommen hatte. Dann wurde die Harnröhrensonde
entfernt und zum Abschluß die Zange (Forceps) mit dem Stein herausge-
zogen. Dieser Seitensteinschnitt hatte den Vorteil, daß auch größere
Steine extrahiert werden konnten ohne Zerreißung der hinteren Harnröhre wie beim Marianischen Schnitt.

Durch weitere Verbesserungen von Rau in Amsterdam (lateral gefurchter
Katheter), von Cheselden und Hawkins in England, Le Cat in Frankreich
mit dem "Gorgeret cystitome" (1742) und durch Frère Come mit dem "Li-
thotom caché" wurde der Seitensteinschnitt immer weiter modifiziert
und im Anfang des 19. Jahrhunderts zu einer in früheren Zeiten nie für
möglich gehaltenen Verbesserung ausgebildet. Ausgeführt wurde der Seitensteinschnitt in der ersten Hälfte des 19. Jahrhunderts in Frankreich noch besonders von Boyer, Dupuytren, Nelaton und Lallemand, in
England von Cooper und Thompson.

Nach Einführung anderer Techniken in der Bekämpfung des Blasenstein-
leidens wurde der Seitensteinschnitt in der zweiten Hälfte des 19.
Jahrhunderts im allgemeinen aber nur noch vereinzelt vorgenommen. Aber
kurz bevor die nächste neue transurethrale Technik ihre Brauchbarkeit
beweisen konnte, wurde nochmals mit einer *4. Methode unterhalb der Schambeine* versuchte die bisherige Operation zu verbessern. Es war der *Schnitt
durch den Mastdarm, die sectio recto-vesicalis*, die der Franzose Sanson zusammen mit dem italienischen Arzt Vacca Berlinghieri 1822 bekannt
machte. Diese Operationsmethode war schon seit 1815 mehrmals von italienischen Ärzten, in Paris von Dupuytren und in London von Cooper
ausgeführt worden. Für diese Operation wurde an Instrumenten nur eine
gerinnte Sonde, ein Messer und eine Steinzange benötigt. Als Vorteil
dieser Methode wurde von ihren Operateuren angegeben, daß damit auch
größte Steine zu entfernen waren durch den naturgegebenen größeren
Beckenanteil. Gelobt wurde auch die Sicherheit vor Inkontinenz und
Prostatitis, da diese Drüse verschont blieb. Sanson betonte, daß er
besonders wegen der Gefahr der Gefäßverletzung, die der Seitensteinschnitt mit sich brachte, bewogen wurde, diese in Bezug auf die Blutung
sichere neue Methode aufzusuchen. Sie kam aber 1822 zu spät, um noch
ihre dauernde Brauchbarkeit zu beweisen, da 1824 mit der Einführung
der transurethralen Technik eine ganz wesentliche Verbesserung eintrat.

Diese neue Technik führte nicht mehr zu den seit langen Jahrhunderten
gefürchteten Komplikationen, daher wurden noch im Laufe des 19. Jahrhunderts alle vier Operationsmethoden des Steinschnittes unter den
Schambeinen aufgegeben.

Neben dieser neuen transurethralen Technik der Steinentfernung blieb
aber bis heute *der 5. Weg der historischen Steinoperationen*, der Schnitt über
den Schambeinen bestehen. Er wurde auch der *hohe Steinschnitt, der Bauch-
steinschnitt oder die Sectio bzw. Lithotomia hypogostrica* genannt. Diese Operation wurde mit der Absicht vorgenommen, durch eine größere Blasenöff-
nung auch größere Steine entfernen zu können. Sie wurde erstmalig 1556
von Pierre Franco als Notoperation mit glücklichem Erfolg bei einem

Kleinkind ausgeführt, bei dem er den Stein seiner Größe wegen vom Damm-
schnitt her nicht entfernen konnte. 1719 wurde sie von John Douglas in
England wieder bekannt gemacht, nachdem sein Bruder, der Anatom James
Douglas, diese Methode auf Grund seiner genauen anatomischen Kenntnisse
ausgearbeitet hatte. Nach ihm wird noch heute die excavatio recto —
uterina der Douglas'sche Raum genannt. Nach Francos Veröffentlichung
1561 über seine Operation waren bis 1719 immer wieder Untersuchungen
an Leichen zur Durchführbarkeit dieser Operation vorgenommen worden.
Aber die Möglichkeit einer Peritoneum- bzw. Darmverletzung hatte immer
wieder ihre Durchführung verhindert. An Instrumenten wurden für diese
Operation nur ein Messer und eine Steinzange benötigt.

Nach dieser Methode operierten in Paris Bonnet, Frère Come und Morand,
der schon 1727 die später von Trendelenburg wiederbeschriebene Lagerung
des Patienten vornahm. Ausgeführt wurde sie ferner in London von Cheselden und Greenfield sowie 1730 an der Berliner Charité durch Senff.
Im allgemeinen wurde aber diese suprapubische Operation in der voranti-
septischen Ära bis gegen Ende des 19. Jahrhunderts wegen der Gefahr
der Bauchfellvereiterung nur im Notfall bei Hindernissen am Damm oder
bei großer Prostata und großen Blasensteinen vorgenommen. Bis 1850
waren 104 Fälle dieser Operationsmethode veröffentlicht worden, von
denen 31 tödlich ausgegangen waren. Noch immer schien die schon von
Hippokrates ausgegangene Anschauung für die Ärzte zu gelten, daß Bla-
senwunden tödlich enden würden. Erst nach 1880 — nach ihrer neuen
Empfehlung durch Petersen — und der nun eingeführten Anti- bzw. Asepsis
begann sich diese suprapubische Operationsmethode langsam durchzusetzen.

So war es bei den vielen Komplikationsmöglichkeiten jedes Steinschnittes
verständlich, daß immer wieder versucht wurde, den Stein durch stein-
auflösende Mittel zu beseitigen. Das bekannteste darunter war das von
Mrs. Stephens in London um 1738, das aber nur in einzelnen Fällen Wirkung zeigte.

Mit dem Beginn des 19. Jahrhunderts wurde versucht den natürlichen
transurethralen Weg zu gehen. Die dazu verwendeten Instrumente lassen
sich in 3 große Gruppen unterteilen:

1) in die zur Steinzerbohrung
2) in die zur Steinzerknackung
3) in die zur Steinzerbeissung

wobei diese zwei letzteren Gruppen noch in die anfänglich (a) ohne
Optik und seit Beginn des 20. Jahrhunderts (b) in die mit Optik zu
unterteilen sind.

Auch dieser transurethrale Weg hatte historische Vorgänger.
Alte arabische Ärzte hatten auf diesem Wege schon Blasensteine durch
schmale Eisenstäbe, an der Spitze mit kleinen Diamanten besetzt, intravesical zerrieben. Desgleichen waren die Menschen, die sich selbst von
Steinen zu befreien versucht hatten, diesen transurethralen Weg gegangen.

Im Beginn des 19. Jahrhunderts wurden kurz hintereinander die ersten
beiden transurethralen Steinzerbohrungsinstrumente angegeben. Das
erste 1812 von dem Franzosen Fournier de Lempdes, das aus fünf Branchen und einer feilenartigen Sonde bestand und von ihm "Litholept"
genannt wurde. Es wurde ebenso wie das folgende nicht am lebenden Menschen eingesetzt. Dabei handelte es sich um das 1813 von dem Münchener
Gruithuisen in der Salzburger Med./Chir. Zeitung veröffentlichte Instrument. Es sollte harte Steine mit dem Perforator anbohren können.

Die Grundidee war bei Gruithuisen die gleiche wie bei dem nächsten
Instrument, das Civiale 1818 in Paris vorlegte. Beide wollten aus dem

herausgebohrten Steinmaterial Analysen auf seine Beschaffenheit anstellen, um entsprechende Lösungen zur Steinauflösung in die Blase hineinzubringen.

Civiales Instrument, der *"Lithontripteur"*, eine dreiarmige Zange mit zentralem Bohrer, erwies sich nun als das erste Instrument, mit dem Civiale 1824 in Paris die erste Steinzerbohrung am Lebenden ausführen konnte. Nachdem Steinsand und kleine Steine abgegangen waren, wiederholte Civiale einige Tage später diese Steinzerbohrung solange bis alle Steinfragmente aus der Blase entfernt waren. Insgesamt hat Civiale von 1824 - 1864 unter 2200 Patienten bei 1600 davon die Lithotritie durchgeführt.

Diese Civiale'sche Methode der Steinzertrümmerung — die *Lithotritie* in kurzen Sitzungen innerhalb weniger Tage wurde später noch von Mercier in Paris übernommen, während eine andere Gruppe wie Amussat, Leroy d' Etiolles, Ségalas und Guillon in einer Sitzung das Instrument so lange einführten, bis alle Steinfragmente entfernt waren.

Zunehmend wurden nun nach den ersten Erfolgen des transurethralen Weges neue Instrumente geschaffen.

So hatte einer der Konkurrenten Civiales, Leroy d' Etiolles bereits 1822 sein Instrument — das *Lithoprione* — bekannt gemacht. Dieses Instrument bestand aus vier Metallspangen, mit denen der Stein gefangen wurde und durch eine rotierende Sonde zerstört wurde. Gänzlich verschieden von diesem Prinzip war der "Brise - pierre" Amussats. Dieses Instrument bestand aus zwei gezähnelten Branchen, mit denen der Stein zerdrückt und damit ein Vorbild für Heurteloups späteres Instrument wurde.

Nach verschiedenen Modifikationen der bisherigen Instrumente wurde 1829 durch Jacobsen (Kopenhagen) ein neues Prinzip zur Steinzerdrückung durch eine Gliederkette eingeführt.

1832 schließlich veröffentlichte Heurteloup sein wichtiges neues Prinzip für die Steinzerknackung, seine "percussion lithothritie" (percuteur combe à marteau). Der Stein wurde zwischen zwei Branchen eingeklemmt und durch Hammerschläge von außen zertrümmert. Durch Lagerung in einem Spezialbett wurde der Stein unbeweglich in der Blasenmitte gehalten, um kein Trauma der Blasenwand zu verursachen. Heurteloup nannte diese neue Methode *"Lithotripsie"*. Ein Nachteil dieses Instrumentes war es, daß sich Steinpartikel zwischen den Branchen einklemmen konnten und damit Harnröhrenverletzungen beim Herausziehen des Instrumentes auftraten. Durch Fensterung des sogen. weiblichen Steinblattes am Instrument konnte später dieses Problem gelöst werden.

Um die von Heurteloup benutzten Hammerschläge zur Zerstörung des Steines zu vermeiden, führte Ségalas in Frankreich einen Schraubmechanismus ein, während Charrière die Springschraube zum schnelleren Schließen der Branchen entwickelte. Von den verschiedenen Knackbacken war die von Reliquet die gebräuchlichste.

Zur Vermeidung der Steinentfernung in mehreren Sitzungen mit ihren vielen Komplikationen in der Zwischenzeit empfahl bereits 1844 Cornay eine Vakuumflasche als Aspirator an einem Metallkatheter zur postoperativen völligen Steinentfernung anzuschließen. Diese Methode konnte sich damals noch nicht durchsetzen.

Das ursprüngliche Heurteloup'sche Instrument war der Prototyp der dann entwickelten blinden Lithotriptoren, der Steinknacker, von denen der von Thompson in London um 1860 modifizierte mit dem zylindrischen

Knackergriff (ebenso wie die Thompson'sche Steinsonde) der bekannteste
wurde.

Den Höhepunkt der Lithotripsie stellte 1878 die Einführung der *Litholapaxie* durch Bigelow in Boston dar, der in einer Sitzung den Stein zer-
trümmerte und diese Trümmer mit einem Ballon absaugte, so daß die
postoperativen Komplikationen deutlich geringer wurden. Auch von diesem Instrument wurden später noch verschiedene Modifikationen entwik-
kelt.

Diese blinden Lithotriptoren waren bis in die Mitte des 20. Jahrhunderts in Gebrauch. Die Hauptkomplikationen mit diesen Instrumenten bestanden in Beschädigungen der Blasenwand, Zerquetschen sowie Perforation, retroperitonealen Phlegmonen, Pyelonephritis, Prostatitis, Neben-
hodenentzündungen, Harnverhaltungen und tödliche Peritonitis.

Trotzdem betrug nach Einführung der Bigelow'schen Litholapaxie die
Mortalität nur noch 2,4% unter einer Gruppe von 17.736 Fällen verschiedener Operateure, während die bisherige Lithotripsie 1870 noch
eine Mortalität von 7,25% aufzuweisen hatte gegenüber einer Mortalität
von 25% bei suprapubischer Operation.

Obwohl der alte suprapubische Blasenschnitt 1880 nach Einführung der
Asepsis von Petersen wieder neu empfohlen worden war, hatte er 1912
nach einer Aufstellung amerikanischer Chirurgen noch eine Mortalität
von 10 - 20% aufzuweisen, während die Litholapaxie nur 1 - 2% Mortalität
selbst bei weniger geübten Chirurgen aufwies. Die deutschen Chirurgen
verhielten sich gegenüber der Bigelow'schen Litholapaxie lange ab-
lehnend, aber auf dem Chirurgenkongress 1913 wurde eine einmütige
Empfehlung dieser Operationsmethode gegenüber dem suprapubischen Blasenschnitt ausgesprochen.

Bis zum Ende des 19. Jahrhunderts waren alle diese Eingriffe sogen.
blinde transurethrale Operationen, bei denen zuvor der Stein mit der
Thompson'schen Steinsonde oder mit einer Steinsonde mit Hörrohr festgestellt worden war.

Einen entscheidenden Fortschritt brachte die Einführung der Zystoskopie
am Lebenden 1879 durch Nitze. So konnte mit dieser Methode die operative Steinentfernung genau beobachtet und dadurch auch letzte Steinfragmente restlos entfernt werden. Diese anfänglichen optischen Lithotriptoren von Nitze von 1905 waren aber mit relativ kleinen Branchen
versehen, so daß nur kleine Steine damit operiert werden konnten.

Das gleiche galt für die 1908 von dem Amerikaner Young entwickelte
Fremdkörperzange, mit der nur Steine bis Bohnengröße oder weiche Phos-
phatsteine zerbissen werden konnten. Diese Young'sche Zange gehörte
zur Gruppe der Beißzangen. Die Instrumente dieser Gruppe waren relativ
dünn und konnten große Steine nicht zerdrücken. So blieben noch bis
zur Mitte des 20. Jahrhunderts die blinden Lithotriptoren zum Stein-
zerknacken bei einzelnen Operateuren in Gebrauch.

Verbessert wurden die erwähnten optischen Lithotriptoren durch Canny-
Ryall und Schwenk.

Eine weitere Verbesserung in den 20er Jahren dieses Jahrhunderts (1927)
stellte der optische Lithotriptor von Joseph/Berlin dar, bei dem zwischen zwei starken Branchen, angetrieben durch ein seitliches Zahnrad-
getriebe, auch größere Steine unter Sicht zerknackt werden konnten,
während die Beißgeräte in Form von Zangen nur ein An- bzw. ein Ab-
knabbern des Steines zuließen.

Bei großen und harten Steinen, bei denen mit den üblichen optischen
Lithotriptoren eine Steinzertrümmerung nicht möglich war, wurde noch
bis ins 1. Drittel des 20. Jahrhunderts die Methode der anfänglichen
Steinzerknackung mit den blinden Lithotriptoren angewandt, der dann
die weitere Zerkleinerung der größeren Bruchstücke mit den optischen
Beißinstrumenten folgte. Von diesen erfuhr wiederum die Young'sche
Zange eine Verbesserung durch Anbringen der Dauerspülvorrichtung nach
Usadel, so daß sich die Entfernung der Steinreste schneller bewerk-
stelligen ließ.

Eine weitere wesentliche Verbesserung brachte 1930 die Steinzange nach
v. Lichtenberg-Heywalt. Sie hatte als erstes Steingerät seit der Einführung der transurethralen Steinzertrümmerung durch Civiale 1824 eine
Dauerspülung während der optischen Beobachtung. Da sie aber nach dem
Zangenzerbeißprinzip gearbeitet war, lag ihre Kraft in querer Richtung
wie bei der Young'schen Zange und war daher am besten nur für weiche
und mittelharte Steine mit rauher Oberfläche geeignet. Ein weiterer
Vorteil neben der Spülung während der Beobachtung bestand darin, daß
mit diesem Instrument nach genügender Steinzerkleinerung alles abgesaugt werden konnte. Besser dafür geeignet war jedoch das meist mit-
gelieferte Absauggerät nach Morgenstern. Dieses Sauggerät wies zwei
Kanäle auf: einen für die Optik und den Wasserzulauf und der andere
für die Absaugung. Ein weiterer Vorteil dieses Sauggerätes bestand in
dem leicht gebogenen Schnabel der Saugmündung, mit dem auch Steine
hinter der Prostata oder aus Divertikeln entfernt werden konnten.
Mit einer kleinen Schere, einzuführen durch den Saugkanal, konnten
nochmals davorsitzende kleine Steine zerbissen oder durch einen Ballon
vorübergehend davorsitzende weggedrückt werden. Es bestand natürlich
auch die Möglichkeit Steintrümmer durch dicke Metallkatheter mittels
Evakuatoren zu entfernen.

Ähnliche optische Sauggeräte gab es zu dieser Zeit auch noch nach
Zeiss bzw. von der Firma Wolf.

Den letzten Höhepunkt der Entwicklung bis 1945 stellte 1941 das optische Stein-Knack-Sauggerät nach Staehler dar. Da — im Gegensatz zur
Beißzange mit Kraft in querer Richtung — die größte Kraft in der
Längsachse dieses Gerätes lag wie bei dem primären Heurteloup'schen
Prinzip, wurde auch diese Zange wie die alten blinden Lithotriptoren
gebaut. Nur mit dem Unterschied, daß bei ihr die innere Backe fest
und die äußere beweglich war. Das optische System lag nicht seitlich,
sondern reichte mitten durch den äußeren Arm, der vorn durchbrochen
war. Der Saugkanal lag in dem inneren feststehenden Knackarm und mün-
dete an der Spitze der inneren Backe. Besonders gehärteter Stahl sorgte
für genügend Belastbarkeit des Instrumentes. Durch die starke Saugwirkung konnten bereits beim Zerknacken die Trümmer abgesaugt werden.
War noch stärkere Saugwirkung gewünscht, dann konnte noch ein zusätzlicher Gummiballon mit Glasbehälter benutzt werden. Der Nachteil dieses Gerätes lag in seinem Umfang von 30 Charrière an der Stelle der
Biegung. Es stellte aber zweifellos die Vollendung der ursprünglichen
Litholapaxie nun unter optischer Kontrolle dar.

Mit der Zertrümmerung der Steine durch Schallwellen, eingeführt nach
der Mitte des 20. Jahrhunderts, haben die beschriebenen Instrumente
heute nur noch historischen Wert. Sie bedeuteten aber einen wichtigen
Beitrag in der Menschheitsgeschichte, um allen davon Betroffenen Lin-
derung oder gar Heilung ihrer starken Blasenschmerzen zu bringen.

Dr. F. Schultze-Seemann, Münchener Str. 22, D-1000 Berlin 28

I. Hauptthema: Moderne Verfahren zur Harnsteinentfernung

Neue Gesichtspunkte zur Entstehung und Erkennung von Nierensteinen

R. Hautmann

Das *Harnsteinleiden* ist wohl so alt wie die Menschheit selbst, und der
Wunsch, seine Ursachen zu verstehen, existiert nachweisbar seit Jahr-
tausenden. So ist es auch nicht weiter verwunderlich, daß bis heute
rund 150 Steinbildungs-Theorien entwickelt wurden, von denen man aber
nur etwa ein Dutzend aus naturwissenschaftlicher und biologischer
Sicht als halbwegs vertretbar akzeptieren kann.

Heute muß als wesentliche Voraussetzung der Harnsteinbildung die Übersättigung des Harns an steinbildender Substanz angesehen werden. Das
Verständnis dieses zentralen Problems der Urolithiasis verlangt einen
kurzen Einblick in die Grundtatsachen der Thermodynamik.

Betrachtet man ein Löslichkeitsdiagramm für einen beliebigen Harnstein, so wird in dem durch die Konzentration an steinbildender Substanz (Ordinate) und dem pH-Wert (Abszisse) gegebenen Feld das Gebiet
der Untersättigung von dem der metastabilen Übersättigung durch die
Sättigungskurve abgetrennt (Abb. 1).

Eine zweite gestrichelte Linie, die Übersättigungskurve trennt dieses
Gebiet von dem der labilen Übersättigung. Konzentriert man nunmehr
eine untersättigte Lösung (entweder durch Verdampfen des Lösungsmit-
tels Wasser oder durch Hinzugeben von steinbildender Substanz), so
setzt "spontane" oder "homogene" Kristallbildung nicht beim Schnitt-
punkt der Verdampfungslinie mit der Sättigungskurve (also im Punkt B),
sondern erst bei erheblich höherer Konzentration, also größerer Übersättigung (im Punkt C) auf der Übersättigungskurve ein. Die Übersättigungskurve verbindet demnach die Punkte spontaner Kristallbildung.
Zwischen der Übersättigungskurve und der Sättigungskurve befindet sich
die Lösung, – oder mit anderen Worten – der Harn im Zustand unterschiedlicher Übersättigung; hier kann ein, z.B. (im Punkt D) eingebrachter
Kristall bis zum völligen Abbau der Übersättigung (Punkt B) zwar wachsen, aber es kann keine neue Kristallbildung einsetzen. Die Sättigungskurve ist also eine Gleichgewichtskurve zwischen kristalliner und flüs-
siger Phase.

Die Abbildung 1 zeigt weiterhin, daß wegen der nicht horizontalen
Lage der Kurven auch bei gleichbleibender Konzentration durch eine
pH-Verschiebung eine spontane Kristallbildung einsetzen kann (von
Punkt B nach Punkt E). Diese Abbildung zeigt die homogene, d.h. spon-
tane Nukleation (Kristallbildung). In vivo überwiegt die schwerer ver-
ständliche, aber nicht prinzipiell andersartige heterogene Nukleation
(Kristallwachstum an vorgebildeten Kristallen, z.B. Calciumoxalat auf
Harnsäurekristallen (Abb. 2).

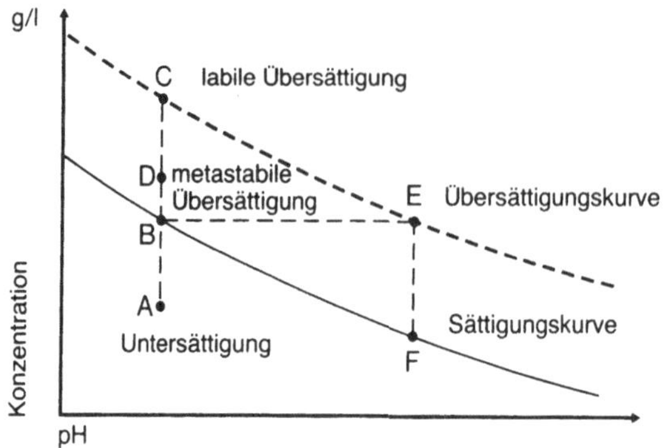

Abb. 1. Löslichkeitsdiagramm eines beliebigen Harnsteins (Einzelheiten siehe Text)

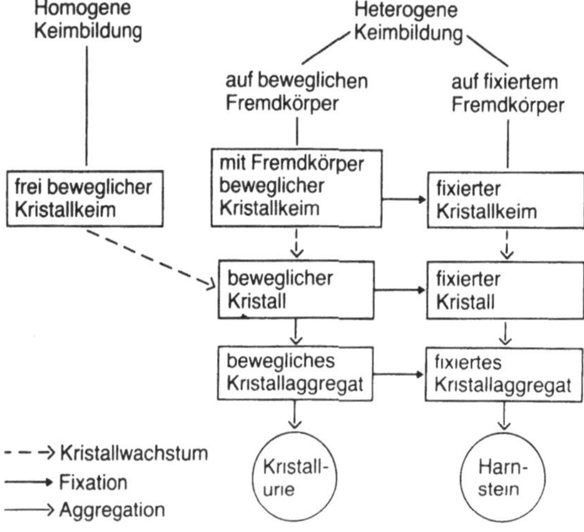

Abb. 2. Homogene und heterogene Nukleation (Einzelheiten s. Text)

Aus diesen Kristallen entsteht durch Aneinanderlagerung vieler Einzelkristalle ein Kristall-Aggregat und endlich ein Harnstein. Wenn dem Übersättigungskonzept eine so überragende Bedeutung für die Harnsteinentstehung zukommt, muß es möglich sein, den Nachweis der Harnübersättigung an steinbildender Substanz bei jeder Steinart führen zu können (Abb. 2).

Infektstein

Der Vergleich eines Normalkollektivs mit einem Kollektiv von Steinbildnern zeigt hier eindeutig, daß ein gesunder weder von seinem pH her, noch von der Ammoniak-Konzentration im Harn her die Möglichkeit hat, einen Infektstein zu bilden. Andererseits liegen die Steinbildner, was pH und Ammonium-Konzentration angeht, stets im pathologischen Bereich, was die Hartnäckigkeit dieser Steinerkrankung unterstreicht (Abb. 3).

Harnsäurestein

Die Konzentration an Harnsäure und der Urin-pH der Normalperson machen verständlich, warum diese keinen Harnsäurestein bilden. Im Gegen-

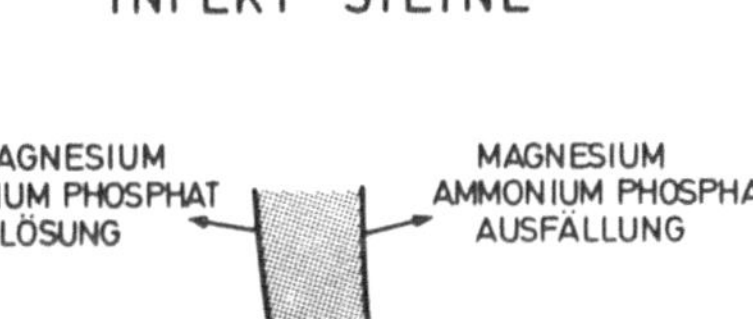

Abb. 3. Löslichkeitsdiagramm
eines Infektsteins

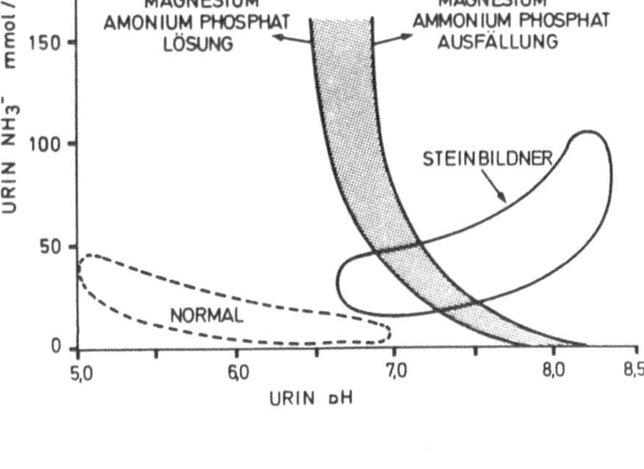

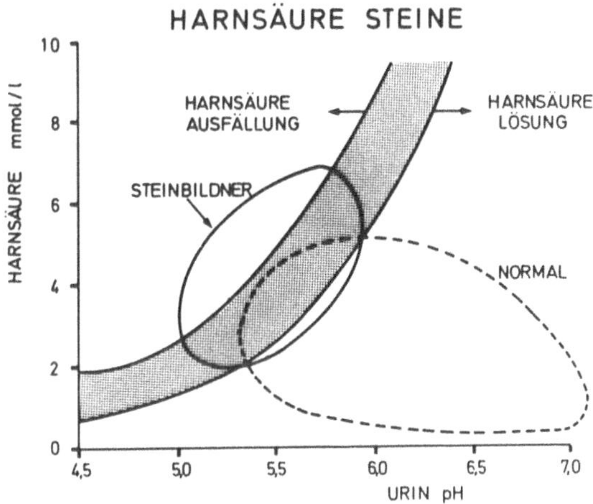

Abb. 4. Löslichkeitsdiagramm
eines Harnsäuresteins

satz dazu liegen durch Säurestarre und Hyperurikurie die Harnsäure-
steinbildner klar und eindeutig im Bereich der Steinbildung (Abb. 4).

Zystinstein

Bei dieser Steinart ist zur Erklärung der Steinbildung alleine die
Übersättigung der steinbildenden Substanz, also das Zystin im Harn,
ausreichend.
Normalpersonen sind weit von der Möglichkeit der Steinbildung entfernt.
Nur die homozygoten Zystinuriker erreichen mit ihrer hohen Zystinkon-
zentration im Harn den Bereich der Zystinausfällung (Abb. 5).

Kalziumphosphat-/Kalziumoxalat-Steine

Bei dieser Steinart kommt das Übersättigungskonzept in erhebliche Be-
drängnis. Normalindividuen, HPT-Patienten, idiopathische Kalziumbild-
ner und RTA-Patienten unterscheiden sich kaum voneinander und ihre

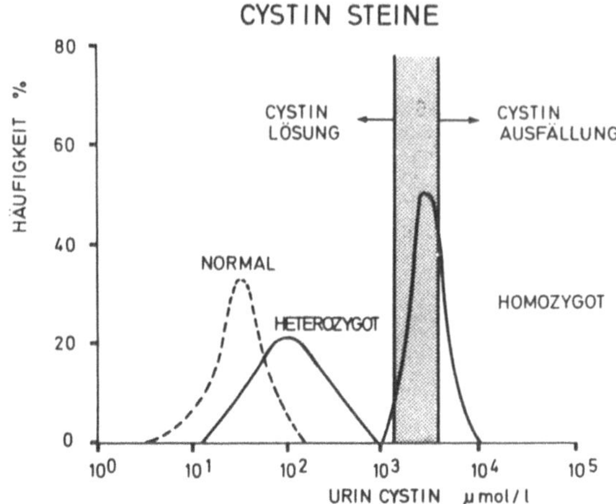

Abb. 5. Löslichkeitsdiagramm eines Cystinsteins

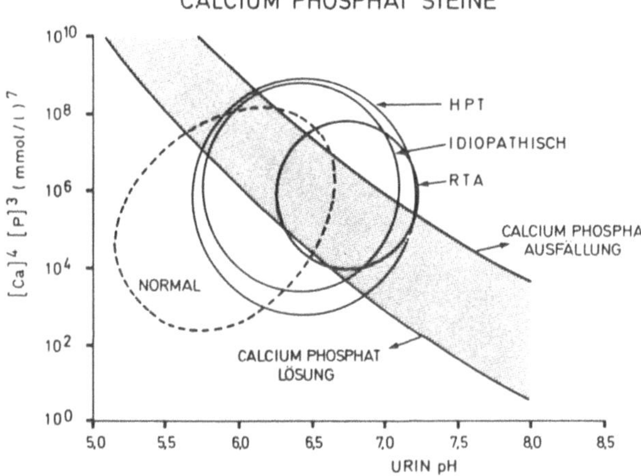

Abb. 6. Löslichkeitsdiagramm eines Calcium-Phosphat-Steins

Bereiche überschneiden sich in hohem Maße. Aus diesem Grunde gilt das Übersättigungskonzept in Perfektion für Infekt-, Zystin- und Harnsäurestein und lediglich mit Einschränkung für die Kalziumoxalatsteine (Abb. 6).

Für den Kalziumoxalat-Stein muß das Sättigungskonzept durch ein Risikofaktoren-Modell erweitert werden. Die kalziumhaltigen Steine haben ebenfalls die Übersättigung ihrer steinbildenden Substanz im Urin zur Voraussetzung. Allerdings genügt hier nicht die Anwesenheit eines einzigen Risikofaktors im Harn, z.B. Hyperkalzurie, Hyperoxalurie, pH-Veränderungen, Verminderung des Harnvolumens, Hyperurikurie oder Verminderung der Inhibitoren, sondern in aller Regel benötigen wir für ein verbessertes Verständnis der Bildung kalziumhaltiger Steine die epidemiologischen Risikofaktoren, wie Alter, Geschlecht, soziale Klassenzugehörigkeit, Ernährung, Flüssigkeitshaushalt, Klima und Stoffwechselerkrankungen (Abb. 7).

Wie lassen sich nun derzeit der aktuelle Stand von Theorie und Praxis der Pathogenese zusammenfassen?

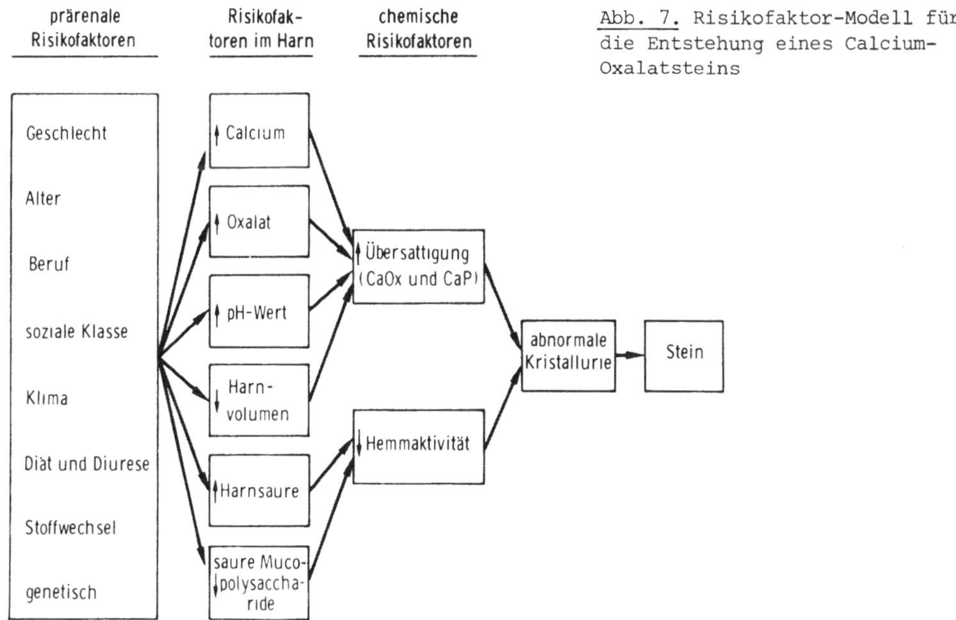

Abb. 7. Risikofaktor-Modell für die Entstehung eines Calcium-Oxalatsteins

Die thermodynamischen Grundlagen der Urolithiasis sind unumstößlich:

Einzige Voraussetzung der Harnsteinbildung ist die *Übersättigung* des steinbildenden Systems *mit steinbildender Substanz*.

Dieses Konzept trifft in vollem Umfange für den Cystin-, Harnsäure- und Infektstein zu.

Beim Oxalatstein gilt es für die — allerdings — seltene angeborene Oxalose und — unglücklicherweise — für die experimentelle Urolithiasis.

Beim "einfachen Oxalat-Stein", der rund 50% der Urolithiasis ausmacht, gilt das Übersättigungskonzept ebenfalls, läßt sich meist aber nicht direkt nachweisen und bedarf der Stützung durch ein Risikofaktor-Modell.

Diagnostik der Urolithiasis

In der Diagnostik des Harnsteinleidens sind 3 Schritte zu unterscheiden:

1. Die Diagnose des Harnsteinleidens

Da es hier keine neuen Gesichtspunkte gibt und das Prinzip des diagnostischen Ganges ohnehin festliegt, kann ich mich ganz kurz fassen:

Es gilt wie eh und je, daß jede Nierenkolik röntgenologisch abgeklärt werden muß, da ein kompletter Steinverschluß des Ureters unter Umständen nach einmaligem Kolikschmerz unter weiterem symptomlosen Verlauf zur funktionslosen Hydronephrose führen kann. Grob orientierende Hinweise für das Vorliegen eines Konkrementes im Harntrakt liefern die Anamnese, die klinische Untersuchung und der Harnbefund.

Die typische Steinkolik erbringt die Verdachtsdiagnose, welche durch weitere radiologische Untersuchungen bestätigt wird. Folgende Verfahren stehen zur Verfügung:

Mit der Ultraschalldiagnostik lassen sich nur Konkremente, die größer als mindestens 5 mm Durchmesser sind, nachweisen.

Damit ist dieses Untersuchungsverfahren der konventionellen Röntgendiagnostik eindeutig unterlegen und für die eigentliche Steindiagnostik nicht geeignet. Sie hat aber erhebliche Bedeutung, um die Komplikation des Steinleidens, Harnstauung und Nierenparenchymveränderungen zu verifizieren.

Von Bedeutung ist die Ultraschalldiagnostik bei einigen Sonderindikationen, wie z.B. Gravidität, Allergie und Differentialdiagnostik der akuten Kolik.

Derzeit sind Abdomenübersicht und Ausscheidungsurogramm in der Diagnostik des Harnsteins konkurrenzlos.

Für CT und Angiographie gibt es nur Sonderindikationen. Einen festen Platz in der praeoperativen Klärung der Urolithiasis haben die Radio-Isotopen-Untersuchungen. Sie leisten Entscheidendes bei der Funktionsbestimmung der Steinnieren und geben damit Hinweise, ob eine Organerhaltung oder eine Nephrektomie sinnvoll sind.

2. Diagnostik des Harnsteins

Grundsätzlich gilt: Jedes Konkrement muß analysiert werden.

Folgende Methoden sind von Bedeutung:

Die *chemische Harnsteinuntersuchung* ist die älteste Form der Steinanalyse. In Deutschland wird sie noch immer am häufigsten durchgeführt. Als grobe Orientierung ist sie ausreichend, aber man muß wissen, daß ihr Ergebnis die steinaufbauenden Ionen und nicht die Kristallarten sind.

Weiterhin muß man wissen, daß die chemische Analyse relativ häufig falsch positive Ergebnisse liefert, da eine sehr empfindliche chemische Steinanalyse stets alle Ionen des Harns findet. Die Voraussetzung jeder medikamentösen Chemolitholyse oder effizienten Prophylaxe ist die sichere Kenntnis der Steinzusammensetzung.

Empfehlenswerte Steinanalyseverfahren für gehobene Ansprüche sind vor allen Dingen die *Infrarotspektroskopie* und die *Röntgendiffraktion*. Die Wertigkeit der einzelnen Analyseverfahren sind ein beträchtlicher Streitpunkt zwischen Klinikern und Theoretikern der Harnsteinforschung.

3. Diagnostik der Grundkrankheit, d.h. der Stoffwechselstörung, die für die Übersättigung des Harns verantwortlich ist

Am schwierigsten gestaltet sich die Suche nach dem eigentlich zugrunde liegenden Leiden, der Grundkrankheit. In der Regel ist für die Übersättigung des Harns eine Stoffwechselstörung verantwortlich. Bei der Abklärung dieser teilweise schwierig durchzuführenden und aufwendigen Untersuchungen ist ein Stufenprogramm indiziert. Wir unterscheiden dabei eine Routinediagnostik, die bei *jedem* Stein durchzuführen ist, von einer erweiterten Diagnostik, von den Funtionstests und vom Harnstein-Screening.

Zunächst zur Routine-Diagnostik (Abb. 8):

Von Bedeutung ist hierbei die Untersuchung des Urinsediments, das Urin-pH-Tagesprofil und vor allen Dingen die Steinanalyse. Die übrigen hierzu zählenden Untersuchungen bieten lediglich grob orientierende Hinweise, ob im Serum und Urin eine offensichtliche Störung des Kal-

Urinsediment und pH-Bestimmung im
Morgenurin
Urin pH-Tagesprofil
Natrium im Serum und Urin
Kalium im Serum und Urin
Calcium im Serum und Urin
Magnesium im Serum und Urin
Anorganischer Phosphor im Serum und Urin
Kreatinin im Serum und Urin
Harnsäure im Serum und Urin
Steinanalyse

Abb. 8. Routinediagnostik des Harnsteinleidens

Oxalsäure im Urin
Citronensäure im Urin
Cystin im Urin
Ionisiertes Calcium im Serum
Parathormon im Serum
Zyklisches Adenosinmonophosphat
(cAMP) im Urin

Abb. 9. Erweiterte Diagnostik des Harnsteinleidens

zium-, Magnesium-, Harnsäure- oder Phosphathaushalts zu erwarten ist. Detaillierte und spezifische Aussagen können von der Routinediagnostik nur bei sehr eindeutigen Befunden – und die sind leider selten – erwartet werden.

Die aufwendige, erweiterte Diagnostik muß ab dem 1. Steinrezidiv, also ab dem 2. Stein, durchgeführt werden (Abb. 9).

Leider sind die Untersuchungen der erweiterten Diagnostik ausnahmslos anspruchsvolle Untersuchungen und werden korrekt nur von wenigen Labors ausgeführt. Während ionisiertes Kalzium und Parathormon im Serum, wie Zystin durch das Aminosäurechromatogramm des Harns von großen Labors noch befriedigend bestimmt werden, ist die c-AMP-Messung, Zitratbestimmung und vor allen Dingen die Oxalsäurebestimmung im Harn ein analytisches Dilemma:

Keine der rund 150 zur Verfügung stehenden Methoden arbeitet wünschenswert zuverlässig und reproduzierbar. Gemäß dem eingangs dargestellten Sättigungskonzept wurde für den Kalziumoxalatstein als Übersättigung eine Hyperoxalurie in Kombination mit einer Hyperkalzurie postuliert. Gemäß diesem Wunsche fand man 1975 in rund 80% der idiopathischen Kalziumoxalatsteinbildnern eine Hyperoxalurie. Wir wissen heute, daß man bei diesen Patienten nur in deutlich unter 10% mit einer solchen Hyperoxalurie rechnen kann (Abb. 10).

Mit welcher Häufigkeit kann man nun z.B. beim Oxalatstein mit metabolischen Störungen rechnen?

Subtilere Einsichten in die metabolischen Störungen sind durch die sogenannten Funktionstests möglich. Intravenöser Kalziumtoleranztest und Parathormoninfusionstest sollten in Händen von Spezialisten bleiben und müssen als risikoreiche Untersuchungen qualifiziert werden (Abb. 11).

Von Bedeutung sind hier vor allem wegen der differenzierten Therapiemöglichkeiten der orale Kalziumbelastungstest und der Ammoniumchloridbelastungstest.

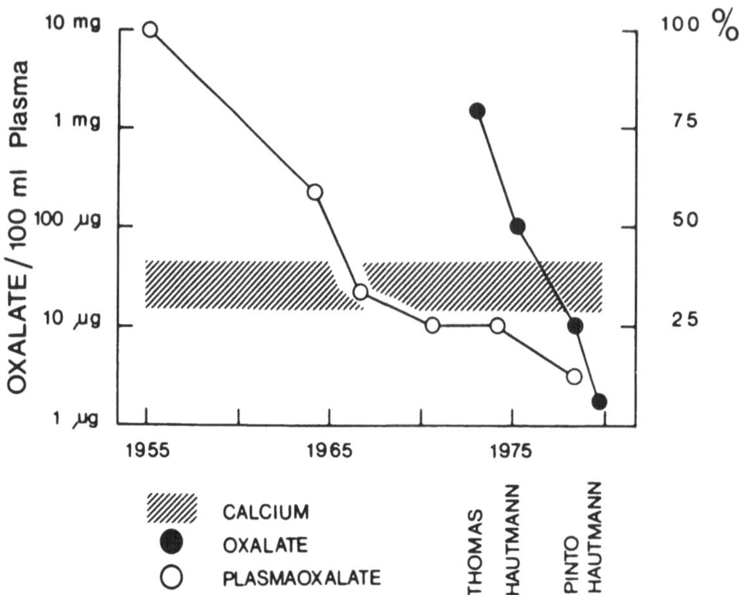

Abb. 10. Häufigkeit von Hyperoxalurie und Hypercalcurie bei idiopathischen Calcium-Oxalat-Steinbildnern zwischen 1955 und 1983

Funktionstest
Oraler Calciumbelastungstest
Oraler Purinbelastungstest
Intravenöser Calciumtoleranztest
Intravenöser Parathormoninfusionstest
Oraler Ammoniumchloridbelastungstest

Abb. 11. Funktionstest zur Erkennung der metabolischen Risikosituation bei Urolithiasis

Auf beide möchte ich kurz eingehen:

Zunächst zum *Ammoniumchlorbelastungstest*: Ein wichtiger Belastungstest zur Diagnose einer renaltubulären Azidose ist die sogenannte Ammonium-Chlorid-Belastung. Sie ist indiziert, wenn in einem Tagesprofil des pHs bei Urolithiasis-Patienten permanente pH-Werte über 5,8 gemessen werden. Die Diagnose einer RTA wird nach Ammon-Chlorid-Belastung gestellt, wenn auch unter dieser Säurebeladung kein Abfall unter einen Wert von 5,4 erfolgt (Abb. 12).

Nun zum *Kalziumbelastungstest*: Jede Hyperkalzurie muß vor der Therapie klassifiziert werden. Die Abhängigkeit des Urinkalziums von der Höhe des Nahrungskalziums ist im Normbereich dargestellt. Eine absorptive Hyperkalzurie zeigt bei nüchternen Patienten ein Normalverhalten und bei gesteigertem Angebot von Nahrungskalzium einen pathologischen Wert für das Urinkalzium, bedingt durch die Hyperabsorption. Liegt eine gesteigerte Knochenresorption zugrunde, so wird sich dieser metabolische Schaden unabhängig bei nüchternen und kalziumbeladenen Pa-

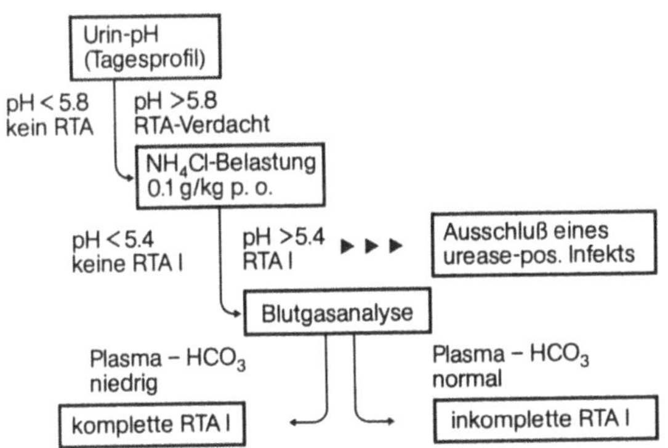

Abb. 12. Schema zum Ausschluß einer RTA durch einen Ammon-Chlorid-Belastungstest

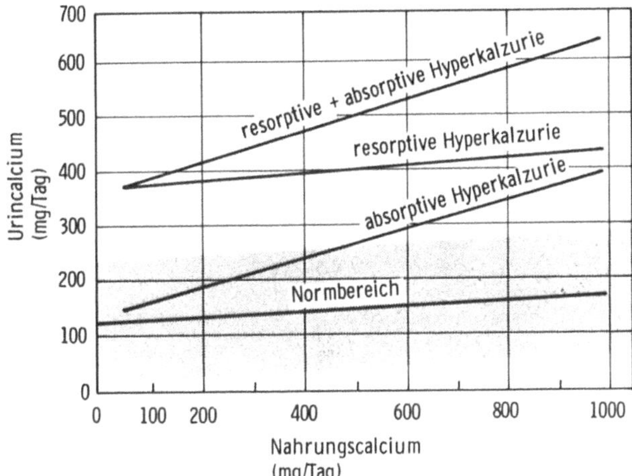

Abb. 13. Pathophysiologische Grundlagen und Formen der Hypercalcurie-Diagnostik

tienten dokumentieren. Schließlich ist auch die Kombination beider Phänomene möglich (Abb. 13).

Eine korrekte Hyperkalzurie-Klassifikation mit Unterteilung in resorptive, renale und die 3 absorptiven Formen erfordert erhebliche Kenntnisse und anspruchsvollen Laboraufwand.

Die Frage, ob dieser diagnostische Aufwand zwingend ist oder ob nicht auch einfachere Protokolle ausreichen, wird derzeit diskutiert.

Prof. Dr. R. Hautmann, Urologische Universitäts-Klinik Ulm, Prittwitzstr. 43, D-7900 Ulm

Operationen des Nierenbecken-Ausgußsteines

Moderatoren: W. Lutzeyer, Aachen, und S. Rummelhardt[1], Wien

Allgemeine, pharmakologische und operationstechnische renoprotektive Maßnahmen bei der Operation von Nierenbecken-Ausgußsteinen

K. Dreikorn, R. Horsch and L. Röhl

Das Hauptziel bei der operativen Entfernung von Nierenbeckenausgußsteinen ist — neben der möglichst kompletten Steinentfernung — die Erhaltung des funktionierenden Nierenparenchyms, insbesondere bei Rest-
oder Solitärnieren, bilateralen Steinen und bei eingeschränkter Nierenfunktion (8).

Im folgenden sollen zunächst einige allgemeine und pharmakologische
renoprotektive Maßnahmen dargestellt werden, deren Einsatz ausreichend
gesichert und in der klinischen Routine praktikabel ist. Anschließend
soll auf operationstechnische Aspekte der Renoprotektion eingegangen
werden.

Allgemeine und Pharmakologische Renoprotektion

Die *präoperativen Maßnahmen* umfassen, insbesondere bei eingeschränkter
Nierenfunktion und Risikopatienten, die gezielte internistisch-nephro-
logische Vorbereitung des Patienten und das Vermeiden potentiell nephrotoxischer Medikamente (z.B. Antibiotika, hohe Dosen von Röntgenkontrastmitteln) (9, 16, 21, 28, 47, 52, 54). Eine wichtige renoprotektive Maßnahme stellt auch die ausreichende präoperative Hydrierung dar
(18, 19).

Ziel der *intraoperativen Renoprotektion* ist das Verhindern renaler Vasokon-
striktionen und ischämiebedingter Nierenschäden. Wichtig ist eine ausreichende intraoperative Flüssigkeits- und Elektrolytsubstitution. Gesichert ist ebenfalls der renoprotektive Effekt von Mannitol (z.B. 1 -
1,5 ml einer 20%igen Lösung/Kg KG). Bei temporärer Abklemmung des Nie-
renstieles verlängert Mannitol die Ischämietoleranz und fördert die
postischämische renale Durchblutung durch Verhinderung des "no reflow"
Phänomens (3, 4, 5, 10, 11, 13, 24, 26, 32, 39, 41, 46, 56).

Ist eine längerdauernde (> 20 Minuten) Unterbrechung der renalen Zirkulation notwendig, sollte die Niere abgekühlt werden, da die Hypothermie infolge des reduzierten Sauerstoffbedarfs den wirksamsten renoprotektiven Effekt aufweist. Die Abkühlung kann durch transarterielle
Perfusion oder externe Oberflächenkühlung erreicht werden (35, 36, 37).

Vorteil der transarteriellen Perfusion ist die rasche und homogene
Kühlung, nachteilig die invasive und aufwendige Technik, die Beschrän-
kung dieses Verfahrens auf solitäre Nierenarterien und die potentiellen
Komplikationen durch die arterielle Kanülierung. Die externe Kühlung

---

[1]Herr Rummelhardt war durch Krankheit leider verhindert, an der Moderation teilzu-
nehmen.

Tabelle 1. Möglichkeiten der pharmakologischen Renoprotektion*

Ziel / Wirkungsmechanismus	Pharmaka	
Verhinderung der postischämischen Vasokonstriktion	Mannitol	
	Dopamin	
	Inosin	
	Phenoxybenzamin	
	Furosemid	
	Chlorpromazin	
	Reninantagonisten (Saralasin)	
"Membranstabilisatoren"	Methylprednisolon	
	Chlorpromazin	
	Magnesium	
Metabolische Inhibitoren bzw. Nukleotid-Präkursoren	Allopurinol	Inosin
	Ca-Antagonisten	Adenosin
	$ATP-MgCl_2$	Methylprednisolon
	$MgSO_4$	Chlorpromazin
	Furosemid	

*Der Einsatz der mit —— unterstrichenen Substanzen hat sich in der klinischen Routine bewährt. Mit den ---- unterstrichenen Pharmaka wurden im Tierexperiment und teilweise auch klinisch günstige Ergebnisse erzielt, der klinische Einsatz hat sich jedoch (noch) nicht durchgesetzt. Der Einsatz der nicht unterstrichenen Pharmaka ist theoretisch gut begründbar, die Wirksamkeit ist in experimentellen Studien teilweise, in der klinischen Anwendung nicht nachgewiesen.

mit ice-slush ist dagegen nicht invasiv, technisch einfach, ohne Risiko der Gefäßverletzung und unabhängig von der renalen Gefäßversorgung. Nachteil der Oberflächenkühlung ist die langsame, zum Teil inhomogene Abkühlung und, nach Ansicht einiger Autoren, ihre geringere Effektivität gegenüber der Perfusionskühlung (25, 51).

Kontroverse Ansichten bestehen über den Nutzen verschiedener Pharmaka zur Prophylaxe von Ischämieschäden, wobei Substanzen zur Verhinderung der postischämischen Vasokonstriktion, Membranstabilisatoren und metabolische Inhibitoren bzw. sogenannte "Nukleotid-Präkursoren" unterschieden werden (Tab. 1) (49).

Im Effekt ausreichend gesichert und in der klinischen Praxis empfehlenswert sind Mannitol (43, 56) und Dopamin (2). Dopamin führt in einer Dosierung von 4 µg/kg KG/Minute zu einer ausgeprägten Verbesserung der postischämischen renalen Zirkulation, ein Effekt, der sich bei der Gewinnung von Spendernieren und postoperativen Behandlung nach Nierentransplantation bewährt hat.

In letzter Zeit wurde von einigen Autoren der Einsatz von Inosin (23) und Allopurinol (42) propagiert, Substanzen, die nach der Ischämie zu einer rascheren Resynthese von Adenin-Nukleotiden führen und damit das Wiedereinsetzen einer normalen Zellfunktion gewährleisten sollen. Eine

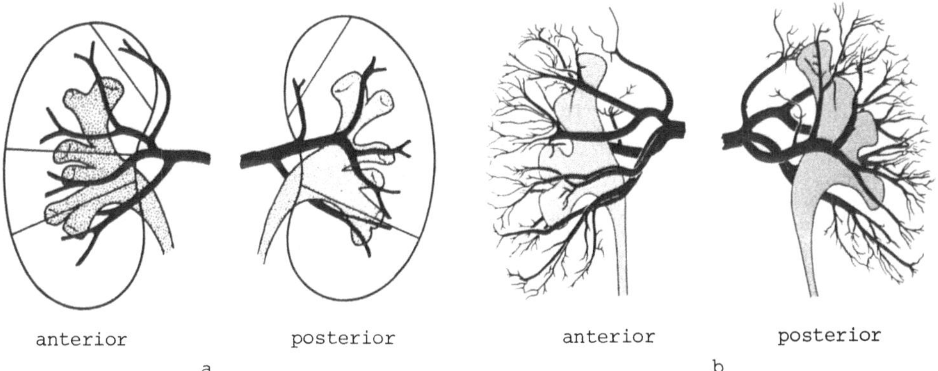

Abb. 1a u. b. Nierenarterien mit Aufzweigungen und Aufteilung in vordere und hintere Segmentarterienäste. a) Schema der segmentellen arteriellen Versorgung der Nierenvorderfläche (anterior) mit apikalem, oberem, mittlerem und unterem Segment; Nierenhinterfläche (posterior) mit apikalem, posteriorem und unterem Segment. b) Nachzeichnung eines Nierenausgußpräparates

abschließende Beurteilung (4, 10, 11, 14, 15, 22, 29, 36, 38, 46, 53, 55, 57 - 60) für den klinischen Einsatz ist derzeit jedoch noch nicht möglich. Die Verwendung der übrigen in Tabelle 1 aufgeführten Substanzen ist zwar ebenfalls theoretisch gut begründbar, allerdings wurden in tierexperimentellen und klinischen Studien widersprüchliche Effekte erzielt, so daß eine klinische Anwendung derzeit nicht empfohlen werden kann (6, 11, 14, 15, 22, 29, 30, 31, 33, 34, 38, 40, 46, 50, 53, 55, 57, 58, 59).

Ziel der *postoperativen Renoprotektion* ist es, eine ausreichende renale Perfusion sicherzustellen und ein akutes Nierenversagen zu verhindern. Gesichert ist der günstige Effekt einer ausreichenden Hydrierung und Elektrolytsubstitution, die Verabreichung von Vasodilatatoren (Dopamin) sowie die parenterale Hyperalimentation, z.B. mit Glukose und essentiellen Aminosäuren, zur Prophylaxe eines akuten Nierenversagens (18). Nephrotoxische Medikamente sollten auch in der postoperativen Phase vermieden werden. Bei eingeschränkter Gesamtnierenfunktion müssen die Voraussetzungen einer Dialysebehandlung gegeben sein, um ein eventuell trotz aller renoprotektiven Maßnahmen auftretendes Nierenversagen überbrücken zu können. Dabei ist die Indikation zur Dialysebehandlung frühzeitig zu stellen (18).

Operationstechnische Aspekte der Renoprotektion

Zur Entfernung von Nierenbecken- und Kelchsteinen sind insbesondere bei intrarenalem Nierenbecken und Rezidiveingriffen häufig Inzisionen des Nierenparenchyms notwendig. Da die intrarenalen Nierenarterien und ihre Äste Endarterien darstellen, deren Durchtrennung bzw. Verletzung zu ischämischen Infarkten führt, muß sich die Schnittführung bei Parenchyminzisionen zur Vermeidung von Funktionsausfällen an dem Verlauf der intrarenalen Segmentarterien orientieren (7, 20, 27).

Wie Abbildung 1 zeigt, teilt sich die Nierenarterie im Nierenhilus in anteriore und posteriore Äste auf, aus denen die Segmentarterien abzweigen. In 75% ist dieses "Regelversorgungsmuster" vorhanden, in 25% finden sich anatomische Abweichungen. In Abbildung 1a ist eine schematische Darstellung, in Abbildung 1b die Nachzeichnung eines arteriellen Ausgußpräparates dargestellt.

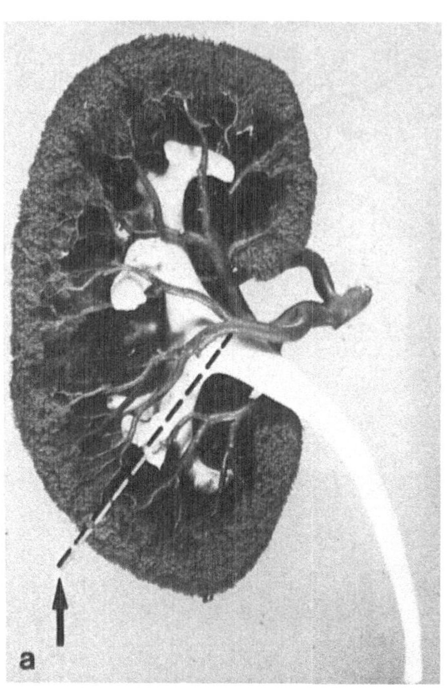

a

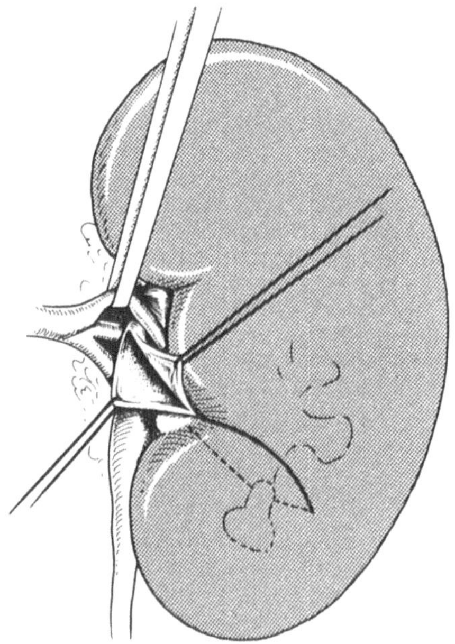

b

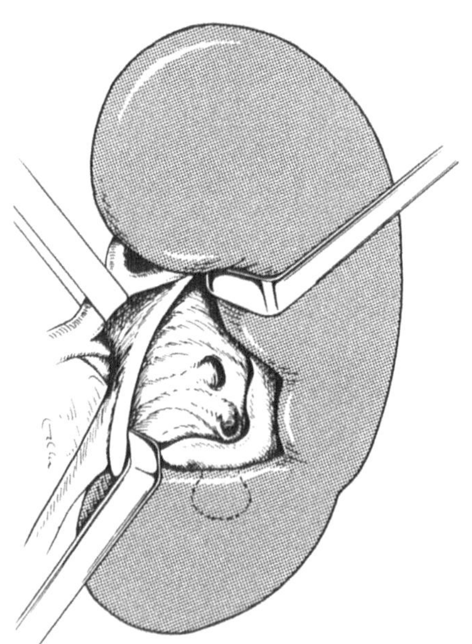

Abb. 2a u. b. Der anatomische Verlauf der Segmentarterien bestimmt die Schnittführung bei der Verlängerung einer Nierenbeckeninzision in das Parenchym des unteren Nierenpols.
a) Segmentelle arterielle Gefäßversorgung der linken Niere. Nierenausgußpräparat. Ansicht von hinten. Zwischen dem hinteren Segment, das von der dorsal am kranialen Rand des Nierenbeckens verlaufenden Segmentarterie versorgt wird, und dem kaudalen Segment, das von der ventral des Nierenbeckens verlaufenden unteren Segmentarterie versorgt wird, liegt eine relativ avaskuläre Zone ($\rightarrow$), die eine Inzision über dem unteren Kelch ermöglicht.
b) Schnittführung bei der "unteren Pyelo-Nephro-Kalikotomie"

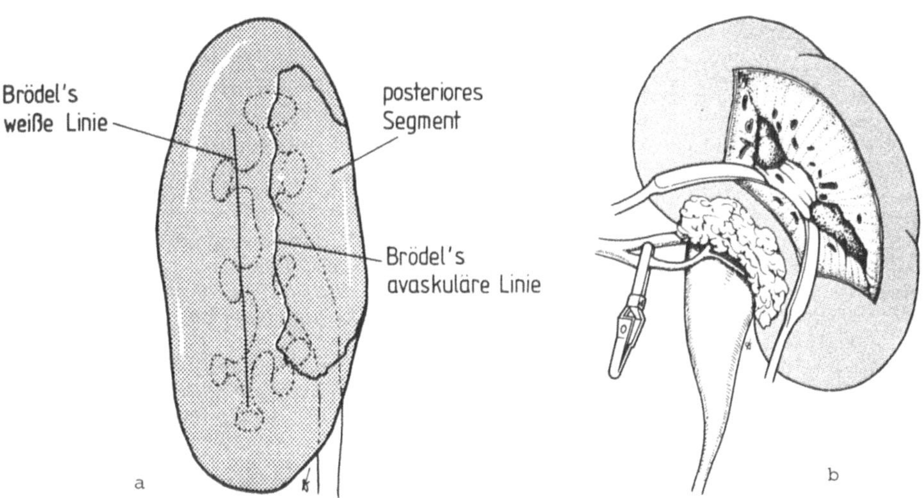

Abb. 3a u. b. "Renoprotektive" Schnittführung über der dorsalen Nierenkonvexität entlang der *avaskulären* Brödel'schen Linie zur transparenchymalen Entfernung von Ausgußsteinen. a) Brödel'sche "weiße" Linie und Brödel'sche "avaskuläre" Linie (avaskuläre Grenze zwischen anteriorem und posteriorem Segment). b) Anatrophe Nephrotomie entlang der avaskulären Brödel'schen Linie

Die vorderen Segmentarterien versorgen das apikale, obere, mittlere und untere Segment der Nierenvorderfläche sowie das apikale und untere Segment der Nierenhinterfläche, während das größte posteriore Segment von der dorsalen Segmentarterie versorgt wird. Aus diesem anatomischen Verlauf der Segmentarterien geht hervor, daß eine Nierenbeckeninzision nur auf der Dorsalseite der Niere, an der Grenze zwischen dem posterioren und unteren Segment, ohne Gefahr der Verletzung größerer Segmentarterien in das Parenchym verlängert werden darf (Abb. 2a und b).

Diese "untere Pyelo-Kaliko-Nephrotomie" stellt einen der besten gefäßschonenden Zugangswege zum Nierenbeckenkelchsystem dar, von dem aus in der Regel der größte Teil eines Ausgußsteines entfernt werden kann. Zusätzliche Inzisionen, z.B. zur Entfernung von Kelchsteinen, sollten unter Berücksichtigung der Segmentarterien ausschließlich radiär erfolgen (61).

Ausgedehnte Parenchyminzisionen von der Konvexität der Niere in direkter Richtung auf das Hohlraumsystem können bei großen Nierenbeckenkelchsteinen, intrarenalem Nierenbecken, dünnem Parenchymsaum und Rezidiveingriffen indiziert sein. Die Schnittführung sollte in diesen Fällen entsprechend der von BOYCE angegebenen anatrophen Nephrotomie an der Dorsalseite der Niere im Bereiche der avaskulären BRÖDEL'SCHEN Linie vorgenommen werden, die nicht mit der "weißen" BRÖDEL'SCHEN Linie verwechselt werden darf, die im Bereiche der Nierenkonvexität über den stark vaskuluarisierten Bertinischen Säulen liegt (8, 48, 60) (Abb. 3a und b).

Zur genauen Identifizierung des Verlaufes der intrarenalen Segmentarterien stehen verschiedene Hilfsmittel zur Verfügung: Präoperativ die selektive Arteriographie, intraoperativ die kurzfristige Abklemmung einer Segmentarterie in Kombination mit intravenöser Farbstoffinjektion bzw. Thermographie oder, vorzugsweise, die nicht invasive Doppler-Stethoskopie, bei der mit einer Dopplersonde der Verlauf der Segmentarterien akustisch verfolgt werden kann (61).

Zusammenfassung

Hauptziel der renoprotektiven Maßnahmen bei der Operation von Nierenausgußsteinen ist die Erhaltung des funktionierenden Nierenparenchyms.
Präoperativ sollte, insbesondere bei Risikopatienten, eine interni-
stisch-nephrologische Vorbereitung durchgeführt werden. Potentiell-
nephrotoxische Pharmaka müssen vermieden, der Patient ausreichend hy-
driert werden. Intraoperativ ist auf eine ausreichende Flüssigkeits-
und Elektrolytzufuhr zu achten. Mannitol verlängert die Ischämietoleranz der Niere. Ist zur Steinentfernung eine längerdauernde Unterbrechung der renalen Zirkulation erforderlich (> 20 Minuten), stellt die
Hypothermie (Perfusions- bzw. Oberflächenkühlung) eine wirksame renoprotektive Maßnahme dar. Bei der pharmakologischen Renoprotektion hat
sich vor allem Dopamin bewährt, während sich der Einsatz anderer Substanzen nicht durchgesetzt hat. Die postoperative Renoprotektion umfaßt die bilanzierte Flüssigkeitszufuhr, die Verabreichung von Dopamin
und bei drohendem akuten Nierenversagen die parenterale Hyperalimentation, bei eingetretenem akuten Nierenversagen die "frühzeitige" Dialyse. Zur Erhaltung der Nierenfunktion ist operationstechnisch eine seg-
ment-arterien-orientierte Nierenchirurgie erforderlich (untere Pyeolo-
Nephro-Kalikotomie, radiäre Parenchyminzisionen, dorsale anatrophe
Nephrotomie). Die Doppler-Stethoskopie stellt die optimale Methode zur
intraoperativen Identifizierung der Segmentarterien dar. Obwohl den
alternativen Behandlungsverfahren (extrakorporale Stoßwellenlithotripsie, perkutane Nephrolitholapaxie) auch bei der Entfernung von Nierenausgußsteinen eine immer größere Bedeutung zukommt (1, 12), stellt die
Beherrschung und Weiterentwicklung der operativen Behandlungsmöglichkeiten eine unerläßliche Voraussetzung dar, um im Bedarfsfalle (erfolglose Alternativbehandlung) eine offene Steinentfernung bei Erhaltung
des funktionierenden Nierenparenchyms zu gewährleisten.

Literatur

1. Alken P (1984) Urologe A 23:20
2. Augustin HJ, Huland H, Novak D, Kürschner HD (1975) Der Einfluß von Dopamin auf
   die renale und intrarenale Hämodynamik. In: Dopamin. Schattauer, Stuttgart,
   New York
3. Barry KG, Cohen A, Knochen JP (1961) N Engl J Med 264:967
4. Bell PRF, Quin RO, Calman KC (1974) Transpl Proc 6:245
5. Belzer FO, Hoffmann RM, Southard JM (1978) Surg Clin North Am 58:261
6. Bilde T, Dahlager JI, Asnaes S (1977) Scand J Urol Nephrol 11:173
7. Boijsen E (1959) Acta Radiol (Suppl) 183
8. Boyce WH, Elins JB (1974) J Urol 111:307
9. Byrd L, Sherman RL (1979) Medicine 58:270
10. Chatterjee SN, Berne ThV (1975) J Surg Res 19:357
11. Chatterjee SN (1977) Transpl Proc 9:1579
12. Chaussy Ch, Schmiedt E, Jocham D, Schüller J, Brandl H (1984) Urologe A 23:25
13. Collins GM, Green RD, Boyer D (1980) Transplantation 29:83
14. Cunningham SK, Keaveny TV, Fitzgerald P (1974) Br J Surg 61:562
15. Dahlager JI, Bilde T (1976) Scand J Urol Nephrol 10:126
16. Diaz-Buxo JA, Wagoner RD, Hattery RR, Palumbo PJ (1975) Ann Intern Med 83:155
17. Dreikorn K, Beduhn D (1973) Urol Int 28 (206)
18. Dreikorn K, Ritz E (1980) Akt Urol 11:83
19. Dreikorn K, Horsch R (1984) Urologe A 23:3
20. Dreikorn K (1984) Bericht über das 7. Klinische Wochenende der Urologischen
    Universitätskliniken Mainz, Bern, Berlin-Charlottenburg 221
21. Didzinski PJ, Petrone AF, Persoff M, Callaghan EE (1971) J Urol 106:619
22. Fernando AR, Armstrong DMG, Griffiths JR (1977) Transplantation 23:504
23. Fitzpatrick JM, Wickham JEA (1983) Int Perspect Urol 8:64
24. Flores J, DiBona DR, Beck CH (1972) J Clin Invest 51:118

25. Gil-Vernet JM (1983) Int Perspect Urol 6:297
26. Glaumann B (1977) Virchows Arch (Cell Pathol) 23:297
27. Graves FT (1971) The arterial anatomy of the kidney. Williams and Wilkins, Baltimore
28. Harkonen, S, Kjellstrand CM (1977) Am J Med 63:939
29. Horsch R (1982) Der Einfluß von Inosin, verschiedenen Konservierungslösungen und einer Ischämie auf die Funktion transplantierter Rattennieren unter spezieller Berücksichtigung des 5'-Adenin-Nukleotid-Gehaltes im Nierengewebe. Habilitationsschrift, Heidelberg
30. Huland H (1983) Int Perspect Urol 8:126
31. Kaestner U, Schilling A, Bratschke E, Bassermann R, Rindfleisch G (1982) Verbesserung des postischämischen Nierenversagens durch Unterbrechung des Renin-Angiotensin-Mechanismus. Vortrag auf der 24. Tagung der Vereinigung Norddeutscher Urologen, Kassel, 10. - 12. Juni
32. Leaf A (1973) Circulation 48:455
33. Løkkegaard H, Bilde T (1983) Int Perspect Urol 8:164
34. Lytton B, Vaisbort VR, Glazier WB (1981) Transplantation 31:187
35. Marberger M, Georgi M, Guenther R (1978) J Urol 119:463
36. Marberger M, Guenther R, Alken P (1980) Eur Urol 6:95
37. Marberger M (1983) Int Perspect Urol 8:38
38. Murdock MJ, Cho SJ (1975) Transplantation 19:353
39. Majarian JS, Gulyassy PP, Stoney RJ (1966) Ann Surg 164:398
40. Nanninga JB, Holland JM, Grayhack JT (1971) Invest Urol 9:211
41. Nosowsky EE, Kaufmann JJ (1963) J Urol 89:295
42. Oosterlinck W, Németh J, DeSy WA (1983) Int Perspect Urol 8:119
43. Oosterlinck W, DeSy WA (1983) Int Perspect Urol 8:109
44. Riley AL, Alexander EA, Migdal St (1975) Kidney Int 7:27
45. Ritz E, Andrassy K, Bommer J, Tschöpe W (1976) Therapiewoche 26:8051
46. Santiago-Delphin EA (1979) Dialysis Transplant 8:802
47. Shafi T, Show SW, Porush JG, Shapiro WB (1978) Arch Int Med 138:1218
48. Smith MJV (1983) Int Perspect Urol 6:349
49. Southard JH, Belzer FO (1983) Int Perspect Urol 8:188
50. Stowe N, Emma J, Magnusson M (1978) Surgery 84:265
51. Sturm W, Marx FJ, Chaussy Ch, Eisenberger F (1984) Urologe A 23:9
52. Swartz RD, Rubin JE, Leeming BW, Silva P (1978) Ann J Med 65:31
53. Toledo-Pereyra LH, Simmons RL, Najarian JS (1974) Ann Surg 180:780
54. Van Zee BE, Hoy WE, Talley TE, Jaenike JR (1978) Ann Int Med 89:51
55. Vasko KA, DeWall RA, Riley AM (1972) Surgery 71:787
56. Valesquez MT, Notargiocomo AV, Cohn JN (1973) Am J Phys 224:322
57. Wickham JEA, Fernando AR, Hendry WF (1979) Br J Urol 51:437
58. Wickham JEA, Fernando AR, Hendry WF (1978) Br J Urol 50:465
59. Wickham JEA, Fernando AR, Hendry WF et al. (1978) Br Med J 2:173
60. Wickham JEA (1983) Int Perspect Urol 6:333
61. Zechner O, Rummelhardt S (1984) Urologe A 23:13

Prof. Dr. K. Dreikorn, Urologische Abteilung, Chirurgisches Zentrum der Universität Heidelberg, Im Neuenheimer Feld 110, D-6900 Heidelberg 1

Limitierung des ischämischen Nierenschadens durch Calciumantagonisten: tierexperimentelle Befunde und erste Ergebnisse bei der operativen Behandlung von Ausgußsteinen

L. Hertle, B. Garthoff, P.-J. Funke und T. Senge

Die Reperfusion der Niere nach einer längeren, normothermen Ischämie führt zu einer ausgedehnten und häufig irreversiblen Schädigung. Die zellulären und molekularen Mechanismen der ischämischen Zellschädigung sind weitgehend unbekannt. Nach neueren Befunden (1) spielen Calciumionen eine wesentliche Rolle als Mediatoren im Verlauf der irreversiblen Zellschädigung durch Anoxie und Ischämie. Die ischämische Schädigung der Zellmembran geht einher mit einem exzessiven Einstrom von Calciumionen aus dem Extrazellulärraum in das Zytoplasma mit nachfolgender Aktivierung von calciumabhängigen katabolen Prozessen.

Aufgrund dieser Befunde wurde angenommen, daß Substanzen, die den transmembranären Calciumeinstrom hemmen (sogenannte Caclciumantagonisten) einen günstigen Effekt bei ischämischen Organschädigungen haben könnten. Experimentelle Untersuchungen bei myokardialer (2), hepatischer (3) und zerebraler (4) Ischämie bestätigten diese Annahme.

Neuere biochemische Befunde zeigten, daß, ähnlich wie bei der myokardialen Ischämie, eine Überladung der Tubuluszellen mit Calciumionen eine pathogenetische Rolle auch im akuten postischämischen Nierenversagen spielen könnte (5). In der vorliegenden Untersuchung wurde der Einfluß des Calciumantagonisten Nisoldipin auf das akute postischämische Nierenversagen der Ratte untersucht. Nachdem in diesen Experimenten ein protektiver Effekt der Substanz nachgewiesen werden konnte, wurde Nisoldipin bei anatrophen Nephrolithotomien in Hypothermie als zusätzliche protektive Maßnahme angewandt.

Nisoldipin ist ein neues Derivat aus der Gruppe der Dihydropyridine. Die Substanz ähnelt chemisch dem Dihydropyridinderivat Nifedipin, welches als Adalat seit einigen Jahren klinisch verwendet wird. Nisoldipin steigert die Durchblutung und das Sauerstoffangebot sowohl im normalen als auch ischämischen Myokard, reduziert die Infarktgröße und verhindert postischämische Arrhythmien im Tierexperiment. Sowohl bei experimenteller Hypertonie als auch im klinischen Versuch hat Nisoldipin eine ausgeprägte blutdrucksenkende Wirkung (6).

Methoden

Tierexperimente

Die Untersuchungen wurden an männlichen Wistar-Ratten durchgeführt. In Äthernarkose wurde zunächst die rechte Niere entfernt. Vier Tage später wurde von einem Flankenschnitt aus die linke Niere freigelegt und komplett bis auf den Gefäßstiel und den Ureter mobilisiert. Durch Okklusion des Gefäßstieles mit einer mikrochirurgischen Aneurysmaklemme (Schließkraft 0,39 - 0,49 N) wurde die Blutzirkulation in der Niere für eine Stunde vollständig unterbrochen. In den scheinoperierten Gruppen wurde die Niere lediglich komplett mobilisiert und der Flankenschnitt nach einer Stunde verschlossen. Nach Beendigung des Eingriffes wurden die Tiere wieder in ihre individuellen Stoffwechselkäfige verbracht.

Die Untersuchungen wurden an vier Gruppen durchgeführt. Zwei Gruppen
wurden scheinoperiert, und bei zwei Gruppen wurde eine Ischämie induziert. Eine Gruppe, in der eine Scheinoperation vorgenommen wurde (9
Tiere), und eine Gruppe, in der eine Ischämie induziert wurde (10 Tiere), erhielten perioperativ Nisoldipin (Bayer AG) im Futter. Die Konzentration von Nisoldipin im Standardfutter betrug 300 mg/kg Futter.
Das Nisoldipinfutter wurde ab dem Tage der rechtsseitigen Nephrektomie
sowie bis zum 14. Tag nach der Ischämie bzw. der Scheinoperation verabreicht. In diesen beiden Gruppen wurde zusätzlich eine Stunde vor
Durchführung der Scheinoperation bzw. vor Anlegen der Gefäßklemme
10 mg/kg Körpergewicht Nisoldipin über eine Schlundsonde verabreicht.
Die beiden anderen Gruppen (Scheinoperation oder Ischämie, jeweils
10 Tiere) erhielten substanzfreies Standardfutter und dienten als jeweilige Kontrollgruppe.

Harnstoff im Serum (i.S.) und Kreatinin i.S. sowie im Urin wurden am
Tag 0 vor der Ischämie und am 1., 3., 7. und 14. Tag nach der Ischämie
bestimmt. Die endogene Kreatininclearance wurde nach der Standardfor-
mel errechnet.

Die Meßwerte sind angegeben als Mittelwerte $\pm$ mittlerer Fehler des
Mittelwertes ($\bar{x} \pm$ SEM). Statistische Analysen wurden mit Hilfe eines
Student-t-Tests durchgeführt, wobei ein p-Wert von weniger als 0,05
als statistisch signifikant angesehen wurde.

Klinische Untersuchungen

Bei vier Patienten wurden anatrophe, hypotherme Nephrolithotomien (7)
zur Entfernung von kompletten Nierenausgußsteinen durchgeführt. Die
Ischämiezeiten betrugen 44 bis 85 min. Die Nieren wurden mit Eis ex-
tern gekühlt. Nisoldipin wurde 3 - 7 Tage präoperativ oral verabreicht
(2 × 10 mg/die). Intraoperativ wurde 3 µg/kg Körpergewicht der Substanz
intravenös 10 min vor Ischämie injiziert. Die seitengetrennte Nierenfunktion wurde präoperativ (Tag 0) sowie am 3., 14, und 90. Tag postoperativ durch ^{131}J-Hippuran-Clearance ermittelt.

Ergebnisse

Tierexperimente

Abb. 1 zeigt die Serum-Harnstoffwerte in den vier Gruppen vor der
Ischämie bzw. der Scheinoperation (Tag 0) und an den Tagen 1, 3, 7
und 14 nach der Ischämie bzw. nach der Scheinoperation. Die einstündige Ischämie der Einzelniere führte in der nicht mit Nisoldipin behandelten Kontrollgruppe zu einem meist oligurischen akuten Nierenversagen. Ein Drittel der Tiere war bis zum 2. postoperativen Tag hoch-
gradig oligurisch bis anurisch. Das Maximum der Nierenfunktionseinschränkung lag zwischen dem 1. und 3. postoperativen Tag. Der höchste
Serum-Harnstoffwert wurde in dieser Gruppe am 3. postischämischen Tag
gemessen und betrug 69,32 $\pm$ 5,18 mmol/l. Drei von zehn Tieren dieser
Gruppe verstarben bis zum 3. postischämischen Tag im akuten anurischen
Nierenversagen. Ein weiteres Tier verstarb aus gleicher Ursache am 4.
postischämischen Tag. Der mittlere Harnstoffwert dieser Gruppe lag
noch am 14. postischämischen Tag deutlich über dem Ausgangswert, der
vor der Ischämie gemessen wurde.

Bei Behandlung mit Nisoldipin führte die Ischämie zu einem signifikant
geringeren Anstieg der Serum-Harnstoffwerte an allen postischämischen
Tagen, verglichen mit den Werten der unbehandelten Ischämiegruppe. So

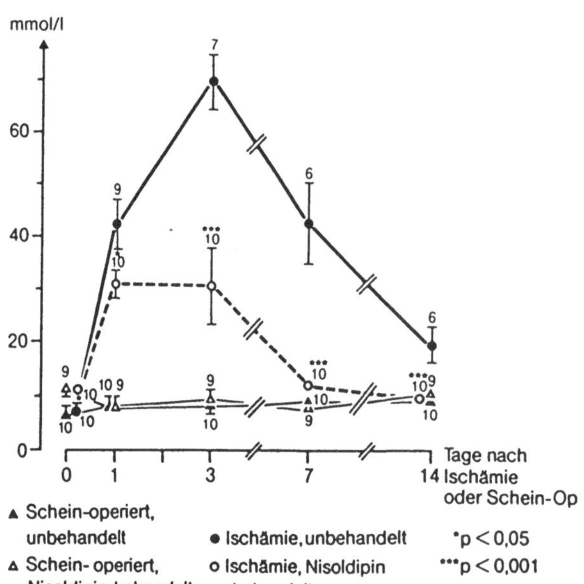

Abb. 1. Harnstoff i.S. bei einnierigen Ratten nach 60 min renaler Ischämie ($\bar{x} \pm$ SEM). (Die Zahlen an den Symbolen geben die Anzahl der überlebenden Tiere an)

betrug der Serum-Harnstoffwert in der mit Nisoldipin behandelten Gruppe am 3. postischämischen Tag 30,48 ± 7,20 mmol/l und lag damit um mehr als 50% niedriger als der Vergleichswert der unbehandelten Ischämiegruppe. Bereits am 7. postischämischen Tag war der Harnstoffwert in der mit Nisoldipin behandelten Gruppe auf die Höhe des präischämischen Wertes zurückgegangen. Keines der Tiere verstarb in der postischämischen Phase.

In den beiden scheinoperierten Gruppen (mit und ohne Nisoldipinbehandlung) kam es postoperativ nicht zu einem Anstieg des Serum-Harnstoffes.

Nach einstündiger Ischämie fand sich in der unbehandelten Gruppe eine hochgradige Einschränkung der Kreatininclearance auf 48,9 ± 12,4 µl/min am 1. und auf 113,3 ± 18,7 µl/min am 3. postischämischen Tag. Die Kreatininclearance in dieser Gruppe betrug vor der Ischämie 660,8 ± 61,4 µl/min. Eines von 9 am ersten Tag noch lebenden Tieren war anurisch, so daß eine Kreatininclearance nur bei 8 Tieren bestimmt werden konnte. Am 3. postischämischen Tag lebten in dieser Gruppe noch 7 von ehemals 10 Tieren. Noch am 14. postoperativen Tag lag die Kreatininclearance mit 425,5 ± 91,6 µl/min deutlich unter dem Ausgangswert am Tage vor der Ischämie.

Unter Behandlung mit Nisoldipin fand sich nach einstündiger Ischämie eine signifikante (p < 0,001) höhere Kreatininclearance sowohl am 1. als auch am 3. postischämischen Tag im Vergleich zu der unbehandelten Kontrollgruppe. Die Werte betrugen 144,2 ± 17,0 µl/min am 1. und 338, ± 43,5 µl/min am 3. postischämischen Tag.

Die Überlebensrate der Tiere im akuten postischämischen Nierenversagen in verschiedenen Experimenten mit dem gleichen Ischämiemodell ist in Abbildung 2 wiedergegeben. Bei einstündiger Ischämie der Einzelniere verstarben in der nicht mit Nisoldipin behandelten Kontrollgruppe 50% der Tiere (n = 44) bis zum 3. postischämischen Tag in der Urämie. In der mit Nisoldipin behandelten Gruppe verstarb keines von 41 Tieren an den Folgen der ischämischen Nierenschädigung.

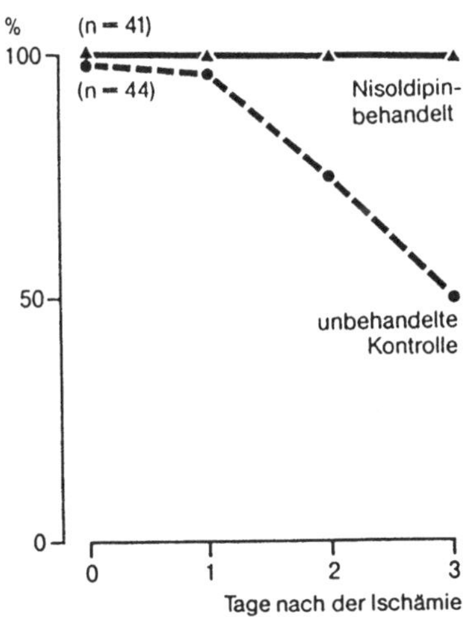

Abb. 2. Überlebensrate im postischämischen akuten Nierenversagen (einnierige Ratten, 60 min warme Ischämie)

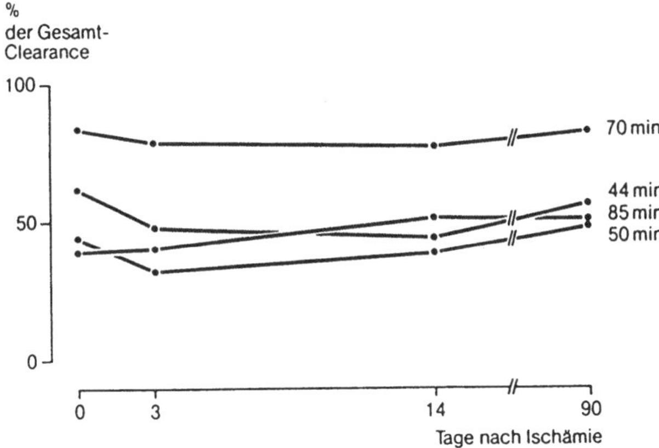

Abb. 3. ^{131}J-Hippuran-Clearance nach anatropher, hypothermer Nephrolithotomie und Ischämieprotektion mit Nisoldipin

Klinische Befunde

Abbildung 3 zeigt die ^{131}J-Hippuran-Clearance der operierten Nieren in Prozent der Gesamtclearance. Bei zwei Patienten kam es vorübergehend am dritten postoperativen Tag zu einer geringen Funktionsverminderung. Bei den beiden anderen Patienten wurde während des Beobachtungszeitraumes keine Funktionsverschlechterung gesehen. Bei allen Patienten war die Nierenfunktion 3 Monate nach Operation gleich oder besser als präoperativ.

Diskussion

Die einstündige Unterbrechung des Blutflusses in der Einzelniere der Ratte führte zu einem schweren ischämischen Nierenschaden. Ein großer Teil der Tiere war vorübergehend anurisch, die Letalität lag bis zum dritten postischämischen Tag bei 50%. Bei Vorbehandlung mit dem Calciumantagonisten Nisoldipin war das Ausmaß des ischämischen Nierenschadens deutlich vermindert. Bis zum 14. postischämischen Tag waren alle untersuchten Nierenfunktionsparameter signifikant besser als die entsprechenden Werte der unbehandelten Kontrollgruppe. In den mit Nisoldipin behandelten Gruppen verstarb keines der Tiere im akuten Nie-

renversagen. Die Normalisierung der Funktionsparameter nach Ischämie
war in der mit Nisoldipin behandelten Gruppe beschleunigt.

Der Wirkungsmechanismus der Substanz im untersuchten Versuchsmodell
ist nicht bekannt. Nisoldipin ist ein Dihydropyridinderivat mit ausgeprägten vasodilatatorischen Eigenschaften. Nisoldipin ist etwa 100-fach stärker wirksam als Nifedipin. Die relaxierende Wirkung beruht wahrscheinlich auf einer Blockierung von spannungsgesteuerten Calcium-ionenkanälen in der Zellmembran von glatten Muskelzellen (6). Es liegt daher nahe, einen vaskulären Wirkungsmechanismus bei der protektiven Wirkung von Nisoldipin anzunehmen. Hingegen konnte von mehreren Autoren (8, 9) gezeigt werden, daß Substanzen mit vasodilatorischen Eigenschaften, wie zum Beispiel α-Rezeptorenblocker, keinen Einfluß auf das akute postischämische Nierenversagen haben. In eigenen Experimenten hatte der potente Vasodilatator Minoxidil ebenfalls keinen Einfluß auf das Ausmaß des ischämischen Nierenschadens. Es ist daher zu vermuten, daß Nisoldipin eine zusätzliche, direkte "calciumantagonistische" Wirkung an der hypoxischen Tubuluszelle hat.

In jüngster Zeit sind mehrere Berichte erschienen, die auch für den Calciumantagonisten Verapamil eine protektive Wirkung im experimentellen akuten Nierenversagen der Ratte und des Hundes belegen (10, 11, 12, 13, 14). In einem Editorial des Journal of the American Medical Association (15) wurde erstmals auch über eine mögliche günstige Wirkung von Calciumantagonisten im akuten Nierenversagen des Menschen berichtet. Diese Annahme stützt sich auf einen Rückgang von akutem Nierenversagen nach coronarchirurgischen Eingriffen, nachdem von den Herzchirurgen — in der Absicht, eine Myokardprotektion durchzuführen — Calciumantagonisten wie Nifedipin und Verapamil sowohl präoperativ oral verabreicht als auch intraoperativ dem Blut der Herz-Lungen-Maschine zugesetzt wurden. Die bisher vorliegenden experimentellen und klinischen Befunde lassen vermuten, daß die Substanzgruppe der Calciumantagonisten künftig eine Rolle bei der Prophylaxe des akuten Nierenversagens spielen könnte.

Literatur

1. Farber JL (1981) The role of calcium in cell death. Life Sci 29:1289-1295
2. Fleckenstein A (1983) Prevention by calcium antagonists of deleterious calcium overload: A new principle of cardioprotection. In: Calcium Antagonism in Heart and Smooth Muscle. By A. Fleckenstein. New York: John Wiley & Sons, chapt. 3, p 109-164
3. Peck R, Lefer AM (1981) Protective effect of nifedipine in the hypoxic perfused cat liver. Agents and Actions 11:421-424
4. Hoffmeister F, Kazda S, Krause HP (1979) Influence of nomodipine (BAY e 9736) on the postischemic changes of brain function. In: Cerebral Blood Flow and Metabolism. Edited by F. Gotoh, H. Nagai, Y. Tazaki. Acta Neurol Scand 60 (Suppl 72):358
5. Levi M, Arnold PE, Burke TJ, Berl T, Schrier RW (1982) Mitochondrial respiration and calcium in acute renal failure. Clin Res 30:455 A
6. Kazda S, Garthoff B, Rämsch KD, Schlüter G (1983) Nisoldipin. In: Scriabine A (ed) New drugs annual: Cardiovascular Drugs. Raven Press, New York, p 243-258
7. Spirnak JP, Resnick MJ (1983) Anatrophic nephrolithotomy. Urol Clin North Amer 10:665-675
8. Finn WF, Arendshorst WJ, Gottschalk CW (1975) Pathogenesis of oliguria in acute renal failure. Circ Res 36:675-681
9. Eliahou HE, Brodman RR, Friedman EA (1973) Adrenergic blockers in ischemic acute renal failure in the rat. In: Proceedings of the conference on acute renal failure. DHEW Publication No (NIH) 74-608. New York, p 265-280

10. Schrier RW, Arnold PE, Gordon JA, Wilson DR, Burke JT (1983) Pathogenesis and prevention of ischemia-induced acute renal failure. Kidney Int 23:427
11. Goldfarb D, Iaina A, Serban J, Gavendo S, Kapuler S, Eliahou HE (1983) Beneficial effect of verapamil in ischemic acute renal failure in the rat. Proc Soc Exp Biol Med 172:389-392
12. Kramer HJ, Neumark A, Schmidt S, Klingmüller D, Glänzer K (1983) Renal functional and metabolic studies on the role of preventive measures in experimental acute ischemic renal failure. Clin Exper Dialysis and Apheresis 7:77-99
13. Wait RB, White G, Davis JH (1983) Beneficial effects of verapamil on postischemic renal failure. Surgery 94:276-282
14. Malis CD, Cheung JY, Leaf A, Bonventre JV (1983) Effects of verapamil in models of ischemic acute renal failure in the rat. Am J Physiol 245:F735-F742
15. Editorial: Medical News (1983) Promising agents for limiting renal damage. J Amer Med Assoc 249:1987

Dr. Lothar Hertle, Urologische Klinik, Ruhr-Universität Bochum, Klinikum Marienhospital, Widumer Straße 8, D-4690 Herne 1

Der Ausgußstein – letzte Domäne der offenen Steinchirurgie?

R. Hartung, D. Kröpfl, M. Meyer-Schwickerath und R.-H. Ringert

Das Fragezeigen am Ende unseres Vortragsthemas ist bewußt gewählt, denn es ist heute noch nicht zu übersehen, welche Indikationen für die offene Steinchirurugie wirklich verbleiben, wenn man einmal die Möglichkeiten der extrakorporalen Stoßwellenlithotripsie (ESWL) und der perkutanen Nephrolitholapaxie bzw. der Kombination beider noch genauer kennt.

Die Möglichkeiten der endoskopischen Steinentfernung mit und ohne ESWL sind in Abbildung 1 schematisch dargestellt. Ich meine aber, bei der Wahl der Therapie geht es nicht um die Frage des "technisch möglichen" der einzelnen Methode, sondern um die Frage der geringsten Nachteile für den Patienten bei Summierung aller methodebedingter Konsequenzen, d.h. wir müssen in bezug auf die jeweilige Methode kritisch prüfen, wie die Rate der Steinfreiheit und der Funktionserhalt der Niere aussehen, wie Operationszeiten und wiederholte Narkosen bewertet werden müssen, wie Morbidität und Mortalität zu beurteilen sind, wie die Strahlenbelastung bezogen auf Patient und Operateur sich verhält, wie schließlich Kosten und Aufwand aussehen und welche Krankenhausverweildauer für die einzelnen Verfahren zu erwarten sind.

Bei der Therapie des Nierenbeckenkelchausgußsteins erkennen wir gegenwärtig noch eine Indikation für die offene Steinchirurgie, die einmal von Konfiguration und Volumen des Ausgußsteins abhängig ist und zum anderen durch die Konstellation des Patienten bestimmt ist. Kinder unter 130 cm Körpergröße sind für die ESWL nicht geeignet, Patienten mit erheblichen Skelettdeformationen sind für die nicht-offene Chirurgie eher ungeeignet, wie ebenfalls manche Patienten mit besonderen Konstellationen einer Hufeisen- oder Beckenniere. Bei der Kombination von Tumor und Stein ist ohnehin die offene Chirurgie sinnvoller.

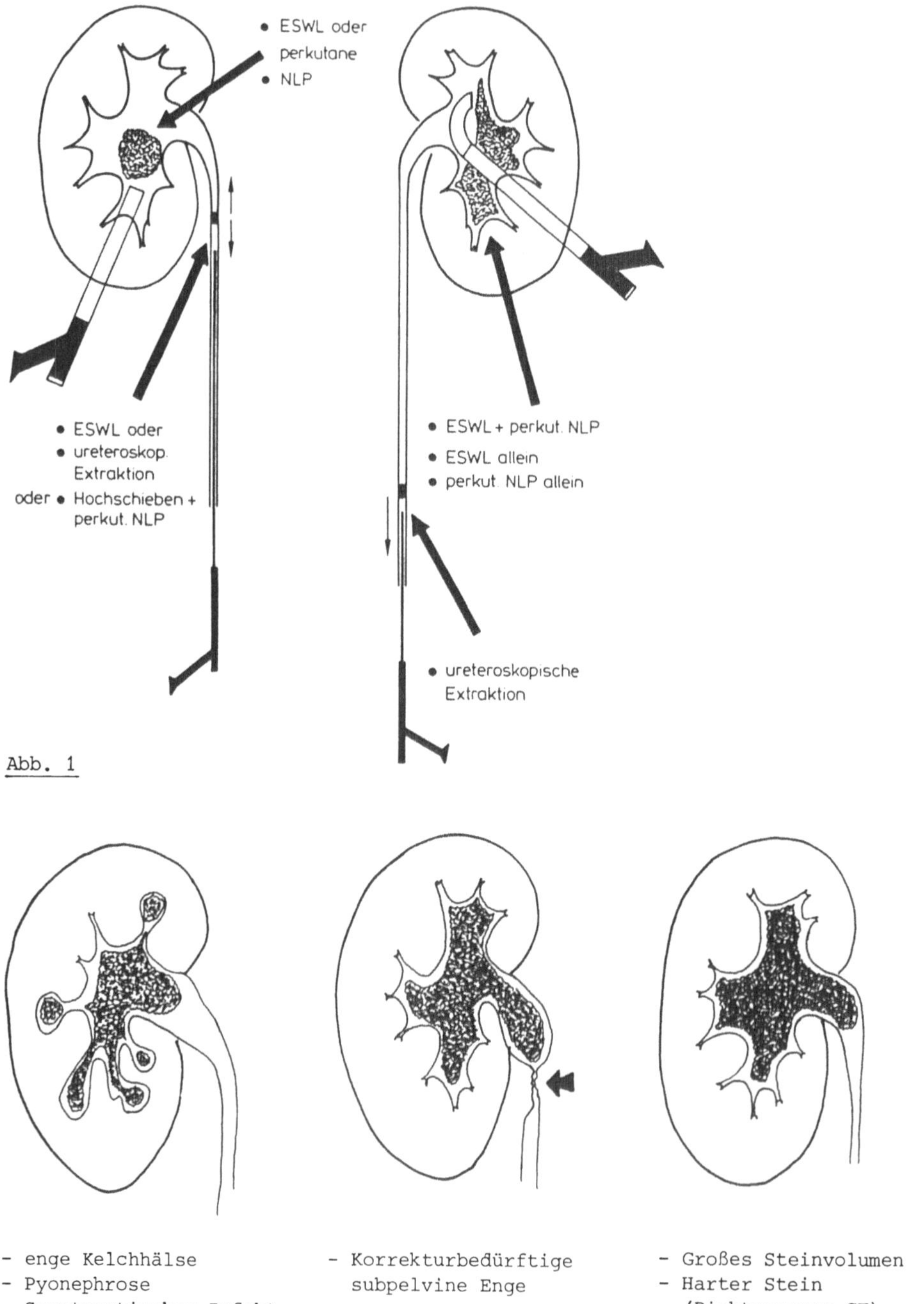

Abb. 1

Abb. 2. Indikationen für offene Steinchirurgie (A) Konfiguration und Volumen des Ausguß-Steins

Tabelle 1. Nierenbeckenkelchausgußstein-Operationen.
Urologische Universitätsklinik Essen.
September 1981 bis August 1984

---

64 Operationen bei 56 Patienten

41 Erst-Eingriffe

16 Zweit-Eingriffe

5 Dritt-Eingriffe

2 Viert-Eingriffe

Steinfrei nach der Operation	46	
		52
Steinfrei nach postop. Pyeloskopie	6	
Restkonkremente (2 - 3 mm)	12	

Keine revisionsbedürftige postop. Blutung

Keine Mortalität

Wie auch immer diese Frage hier und in den nächsten Jahren weiter abgeklärt wird, es bleibt gleichermaßen die Frage, welche Operationstechniken der offenen Chirurgie sich heute als gut und erfolgversprechend erweisen.

Wir haben 1981 die uns aufwendig erschienen Techniken der Ischämie
und Kühlung verlassen, die meist als Oberflächenkühlung durchgeführt
worden war und folgtem einem früher angegebenen Konzept der Mainzer
Klinik, ohne Ischämie und Kühlung unter intraoperativem Einsatz des
Ultraschalls zur Steinlokalisation und der Dopplersonographie zur Erzielung einer gefäßschonenden Parenchyminzision zu operieren.

Die Prinzipien dieses Vorgehens sind Ihnen bekannt. Wir haben schon
bald nach anfänglichem Einsatz konventioneller, in der Diagnostik ge-
bräuchlicher Schallköpfe eine Entwicklung von 5 MHz Minischallköpfen
veranlassen können, die sich gerade für schwierige in situ-Situationen
als ideal erweisen. An der in einem elastischen Stülpverband aufge-
hängten Niere ergibt sich aus der intra- oder extrarenalen Lage des
Nierenbeckens der Nutzen einer Pyelolithotomie. Alle nicht durch eine
Pyelotomie zu erreichenden Steinfortsätze in die Nierenkelche werden
durch Ultraschall lokalisiert und mit einer feinen Nadel in dieser
Position markiert. Der Bereich um die Nadelpunktionsstelle wird dann
dopplersonographisch untersucht, um einen möglichst gefäßarmen Bezirk
des Parenchyms für die Nephrotomie zu finden. Zur Präparation der
Nephrotomie benutzen wir Hirnspateln, die entstehende Parenchymlücke
wird vom Assistenten durch kleine Wundhäkchen offengehalten. Die Steinentfernung erfolgt unter Sicht mit allen Varianten bekannter Steinex-
traktionszangen, die Nephrotomie wird durch Kapselnähte oder oberflächliche Parenchymnähte verschlossen. Die intraoperative Pyeloskopie wird,
wenn sinnvoll, eingesetzt. Die intraoperative Röntgenabschlußkontrolle
ist obligatorisch. Der intraoperative Blutverlust variiert je nach
Ausmaß und Zahl der Nephrotomie. Je nach Ausmaß der Kelchverzweigungen
des Steins waren zwei bis acht Nephrotomien erforderlich, der Blutverlust lag zwischen 400 und 3000 ml, wobei zu sagen ist, daß die intraoperative Blutung mit zunehmend geschickterem Umgang mit der Doppler-
sonographie abnahm.

Unsere Operationsstatistik von September 1981 bis August 1984 ist in
Tabelle 1 zusammengestellt. Als Restkonkremente haben wir auch kleine

44

Kalkschatten auf der postoperativen Leeraufnahme angesehen, die nach
Entfernung zum Teil extremer Ausgußsteine verblieben waren und die
der Größe nach alle spontan abgangsfähig erscheinen. Die Frage der
Restkonkremente wird in Zukunft unter dem Aspekt neu zu überlegen sein,
daß es möglich ist, nach offener Chirurgie eventuell verbliebene Reste
mit der ESWL zu entfernen.

Zur Beurteilung der Funktion der operierten Niere führten wir präoperativ, sowie 60 und 180 Tage postoperativ eine seitengetrennte Chrom-EDTA-
Clearance durch. Von 30 über diesen gesamten Zeitraum nachuntersuchten
Patienten war die Funktion der operierten Seite bei 6 verbessert, bei
17 gleichgeblieben und bei 7 verschlechtert. In bezug auf die Gesamtfunktion (bleibende, geringe Kreatininerhöhung) waren nur 3 Patienten
verschlechtert. Bei einer Patientin muß der postoperativ festgestellte
Hypertonus als operationsbedingt angesehen werden.

Im vorgestellten Krankengut befinden sich 13 Patienten, die wir mit
einer schon präoperativ eingeschränkten Nierenfunktion mit Kreatinin-
werten zwischen 1,5 und 10 mg% (median 3,7 mg%) operierten. Von diesen
zeigte sich die postoperative Nierenfunktion bei 8 verbessert, bei 4
erhalten und bei 1 Patienten verschlechtert. Bei 2 Patienten war eine
bis zur Operation durchgeführte Dialysetherapie nicht mehr notwendig.

Beurteilen wir Steinart und Infektsituation dieser Patienten so sehen
wir, daß bei knapp 90% ein Infekt mit ureasebildenden Keimen wie Enterokokken, Klebsiellen, Pseudomonas und Proteus vorlag, 17,2% der Patienten hatten keinen symptomatischen Infekt, bei 82,8% waren chro-
nisch-rezidivierende symptomatische Infekte bekannt. In 92% handelte
es sich um Apatit-Struvit-Steine.

Zusammenfassend sei nochmals betont, daß es bei der Wahl der Therapie
des Nierenbeckenausgußsteines nicht um die Frage "des technisch möglichen" der einzelnen Methode geht, sondern um die Frage der geringsten
Nachteile für den Patienten bei Summierung aller oben geschilderten
methodebedingten Konsequenzen. Mit der von uns vorgestellten offenen
Steinchirurgie unter Verwendung der Dopplersonographie zur Gefäßdar-
stellung und der real-time-Sonographie zur Steinsuche, haben wir einen
geringeren zusätzlichen Aufwand als mit den Techniken der Ischämie
und Kühlung, wir benötigen keine Präparation der Nierengefäße und haben durch kleine gefäßschonende Inzisionen einen geringeren Parenchymverlust, so daß die Nierenfunktion meist erhalten oder gebessert werden kann. Die sonographische Darstellung von Konkrementen ist bis zu
3 mm Durchmesser möglich, die von uns entwickelten Minischallköpfe
sind auch bei schwierigen in situ-Situationen leicht zu handhaben.

Prof. Dr. R. Hartung, Urologische Universitätsklinik, Klinikum Essen,
Hufelandstraße 55, D-4300 Essen 1

Doppler- und B-Bild-Ultraschall in der Chirurgie komplizierter Nierenbecken- und Kelchausgußsteine

J. W. Thüroff, P. Alken, H. Riedmiller und R. Hohenfellner

Konzept

Die chirurgische Behandlung komplizierter Nierenbecken- und Kelchausgußsteine strebt zwei hauptsächliche Ziele an:

1. eine vollständige Steinsanierung und

2. Vermeidung von Läsionen intrarenaler Arterien, da bei fehlenden arteriellen Anastomosen ischämische segmentale Niereninfarkte resultieren.

Gil-Vernet's (1) Technik der Pyelokalikotomie birgt offensichtlich die geringste Gefahr einer Verletzung des Nierenparenchyms. Doch nicht alle Ausgußsteine und Kelchsteine lassen sich vollständig vom Nierenbecken aus entfernen. Das ist oft dann unmöglich, wenn ein Mißverhältnis zwischen der Größe eines Kelchsteines und der Weite des Kelchhalses besteht. Solche Steine müssen über einen transparenchymalen Zugang entfernt werden, entweder durch longitudinale anatrophe Nephrotomie (2, 3) oder durch multiple radiäre Nephrotomien (4). Boyce (5) wendet die longitudinale anatrophe Nephrotomie an, wobei das Nierenbecken über die dorsalen Kelche eröffnet wird. Da die Kelche in Längsreihen angeordnet sind (6, 7), müssen ventrale Kelche bei dieser Technik retrograd vom Nierenbecken aus eröffnet werden.

Prinzip dieses Zuganges ist die Teilung des Parenchyms in der "avaskulären" Ebene zwischen den Versorgungsgebieten der ventralen und dorsalen Segmentarterien, die dorsal der Brödelschen Linie zu suchen ist (8). Wegen individueller Variationen der Gefäßversorgung aus ventralen und dorsalen Segmentarterien (9 - 13) und einem irregulären Verlauf dieser Segmentgrenzen ist eine intraoperative Darstellung der günstigsten Inzisionslinie für die longitudinale Nephrotomie notwendig. Zu diesem Zweck wird die dorsale Segmentarterie vorübergehend abgeklemmt, um Farb- (3, 5, 14, 15) oder Temperaturunterschiede (5, 16) zwischen durchblutetem und nach Abklemmung ischämischem Parenchym darzustellen. Diese Art der landkartenartigen Markierung ventraler und dorsaler Gefäßversorgungssegmente vermag allerdings keineswegs operative Läsionen intrarenaler Arterien zu verhindern, was zum einen in der Irregularität des Verlaufes der Segmentgrenzen und zum anderen in der Tatsache begründet ist, daß es keine wirklich "avaskuläre" intersegmentale Ebene gibt. Deshalb ist bei diesem Eingriff die Unterbrechung der arteriellen Blutzufuhr durch Stielabklemmung zur Vermeidung eines größeren Blutverlustes und zur Erleichterung der operativen Orientierung ebenso notwendig wie die Kühlung des Nierenparenchyms zur Verlängerung der Ischämietoleranz (13).

Die longitudinale Nephrotomie nach Boyce (5) mit lateralem Parenchymschnitt ignoriert die Tatsache, daß die Nierenkelche an der Vorder- und Hinterseite der Niere wesentlich dichter an der Oberfläche liegen. Radiäre Nephrotomien, die an der Vorder- und Hinterseite der Niere direkt über steintragenden Kelchen durchgeführt werden, machen sich den Vorteil des kürzesten transparenchymalen Weges zu einzelnen steintragenden Kelchen zu Nutze. Auch bei dieser Technik der Nephrotomie waren es operative Läsionen von intrarenalen Gefäßen, die die Abklemmung

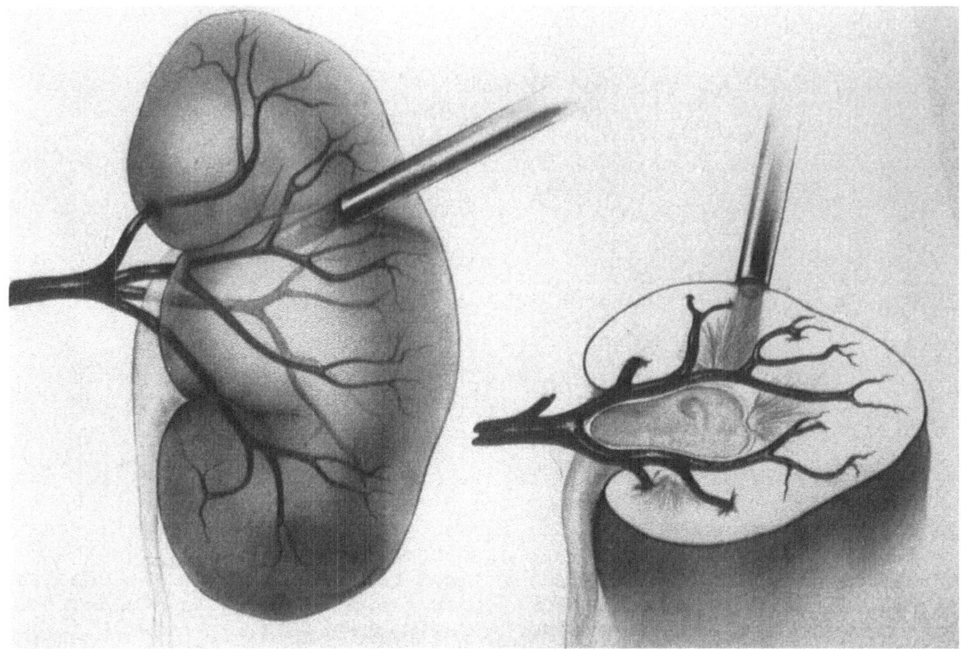

Abb. 1. Intraoperative Doppler-Arteriographie mit Detektion von Segmentarterien und Interlobararterien zur gezielt-avaskulären Nephrotomie

der Gefäßversorgung und die Kühlung des Nierenparenchyms erforderlich machten (4).

Nach unserem Konzept der operativen Steinsanierung bei komplizierten Ausgußsteinen und Kelchsteinen wird die Hauptmasse der Steine vom Hohlsystem aus entfernt über eine ausgedehnte Pyelokalikotomie ohne Nierenparenchymverletzung oder Risiko der Läsion von intrarenalen Arterien. Wird ein Zugang durch das Nierenparenchym notwendig, so halten wir die Beachtung folgender Grundsätze für unabdinglich, wenn der Verlust von funktionsfähigen Nierenparenchym möglichst gering gehalten werden soll:

1. Durchführung einer minimalen Nephrotomie

2. Wahl des kürzesten transparenchymalen Zuganges

3. Vermeidung von Verletzungen intrarenaler Arterien.

Will man diese Prämissen erfüllen, so ist es notwendig, sich intraoperativ jederzeit reproduzierbare Informationen über die genaue Lokalisation von Steinen und das Verteilungsmuster der intrarenalen Arterien verschaffen zu können.

Technische Ausrüstung

Wir führten die Doppler-Sonographie zur intraoperativen Lokalisation von intrarenalen Arterien ein (17 - 20). Die Doppler-Sonographie ist eine einfache, zuverläßliche und weitverbreitete Methode zur Detektion eines arteriellen oder venösen Blutstromes. Die intraoperative Anwend-

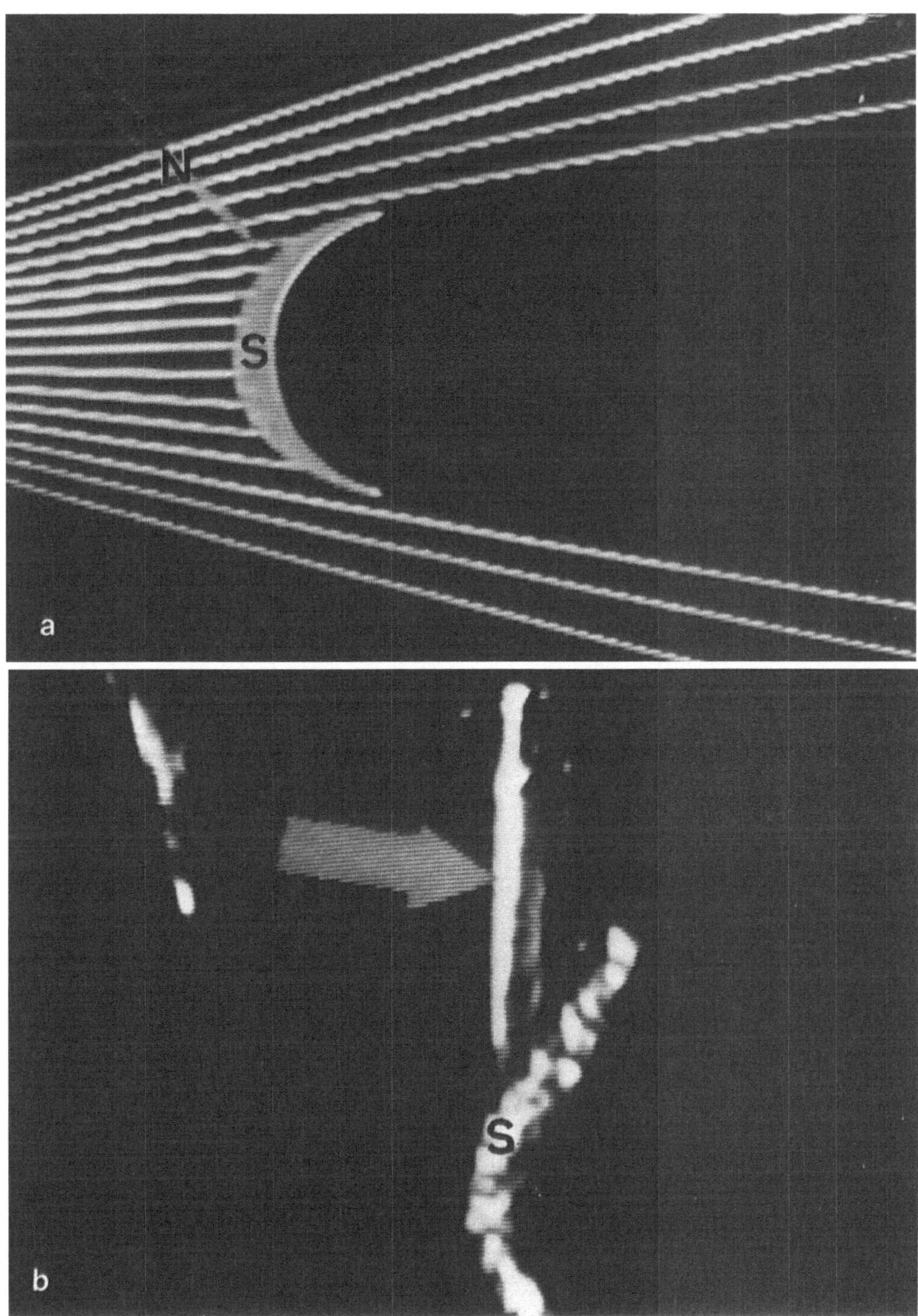

Abb. 2a. B-Bild-Sonographie (Schema): Die Steinoberfläche (S) produziert eine kräftige Reflexion, charakteristisch ist der Schallschatten dahinter. Der Weg zum Stein ist durch eine im Schallbild sichtbare Nadel (N) markiert. 2b) Intraoperatives Schallbild mit Steinoberfläche (S) und Nadel (Pfeil)

barkeit des Dopplers wurde in Tierversuchen überprüft, wobei die Darstellung der intrarenalen arteriellen Gefäßverzweigungen mit dem Doppler ausgezeichnet mit Ausgußpräparaten der Arterien und arteriographischen Befunden korrelierte (17, 18).

Klinisch hat sich die Methode zur intraoperativen Lokalisierung intrarenaler Arterien in der Steinchirurgie (18 - 23) und zum Aufsuchen intrarenaler arteriovenöser Fisteln bewährt (24). Wir benutzen eine sterilisierbare 8,2 MHz Bleistift-Dopplersonde (Abb. 1) mit einer bidirektionalen Registiereinheit (High-Stoy, Lake Success, New York). Die Ankopplung des Ultraschalls an die Nierenoberfläche wird durch wenig Blut aus der Umgebung erleichtert. Ein arterieller oder venöser Blutstrom wird dadurch dargestellt, daß die Frequenzverschiebung zwischen ausgestrahltem und durch Reflexion wieder empfangenen Ultraschall in hörbaren Schall transformiert wird. Das hörbare Strömungsgeräusch erleichtert gegenüber einer Schreiber- oder Instrumentregistrierung die Verfolgung des intrarenalen Verlaufes von Arterien und dessen Markierung auf der Nierenoberfläche. Arterien lassen sich an dem charakteristischen Pulsieren des Strömungsgeräusches erkennen, das dem auskultatorischen Befund an der Cubitalarterie bei der Blutdruckmessung vergleichbar ist. Venen lassen sich an einem mehr kontinuierlichen Strömungsgeräusch erkennen, das in etwa einem an- und abschwellenden Windgeräusch ähnelt. Die Intensität eines Strömungsgeräusches reflektiert die Größe und Nähe eines aufgespürten Gefäßes. Um eine Überschneidung mit Signalen von Gefäßen der Gegenseite der Niere zu vermeiden empfehlen wir eine Sondenfrequenz von 8 - 10 MHz, die die Penetrationstiefe auf ca. 2 cm beschränkt, etwa die Hälfte des queren Nierendurchmessers.

Zur intraoperativen Steinlokalisation wird ein B-Bild-real-time-Netzhautscanner benutzt (High-Stoy, Lake Success, New York), ein modifiziertes und verbessertes Modell der von Cook und Lytton (25) in die Steinchirurgie eingeführten Bronson-Turner-Einheit. Mit einem 10-MHz-Schallkopf wird ein 18°-Sektor mit einer proximalen Breite von 2 cm und einer variablen Tiefe von 4 - 8 cm dargestellt. Steine lassen sich leicht durch die starke Reflexion des Ultraschalls an der Oberfläche und die fehlende Penetration durch den Stein identifizieren, woraus ein heller, bandförmiger Oberflächenreflex mit einem charakteristischen Schallschatten dahinter resultiert (Abb. 2). Ist der Stein identifiziert, so ist die exakte Lokalisation der Lage in einem ventralen oder dorsalen Kelch durch Beschallung von verschiedenen Seiten und Vergleich der Abstände zur jeweiligen Nierenoberfläche ohne weiteres möglich. Zur Markierung der geplanten Nephrotomie wird unter Ultraschallkontrolle auf dem kürzesten transparenchymalen Weg eine Nadel an den Stein herangeführt (Abb. 2). Auch intrarenale Gefäße — Arterien wie Venen — und ihre Lagebeziehung zu Steinen können auf dem Monitor dargestellt werden. Bei Verwendung des 10-MHz-Schallkopfes ist eine zuverlässige Darstellung von Steinen jeglicher Zusammensetzung bis herab zu einem Durchmesser von 1 mm möglich. Luft, die sich nach ausgedehnter Spülung im Hohlsystem befindet, kann normalerweise nicht als Stein mißinterpretiert werden. Allerdings mindert Luft die Darstellbarkeit von Strukturen mittels Ultraschall, normalerweise reicht jedoch die im Hohlsystem befindliche Menge nicht aus, um die Ultraschallsignale wesentlich zu stören.

Zur intrarenalen Operation wurden spezielle Instrumente entwickelt (Karl Storz AG, Tuttlingen). Zur stumpfen Parenchymdissektion stehen Hirnspatel zur Verfügung, zur Retraktion und Kompression des Nierenparenchyms werden Nasenspekula mit Kaltlichtanschluß benutzt. Zur optimalen intrarenalen Orientierung über eine minimale Nephrotomie werden feine Sauger mit zusätzlichem Irrigationskanal und Kaltlichtbeleuchtung verwandt. Um die Entfernung großer Steine über eine möglichst

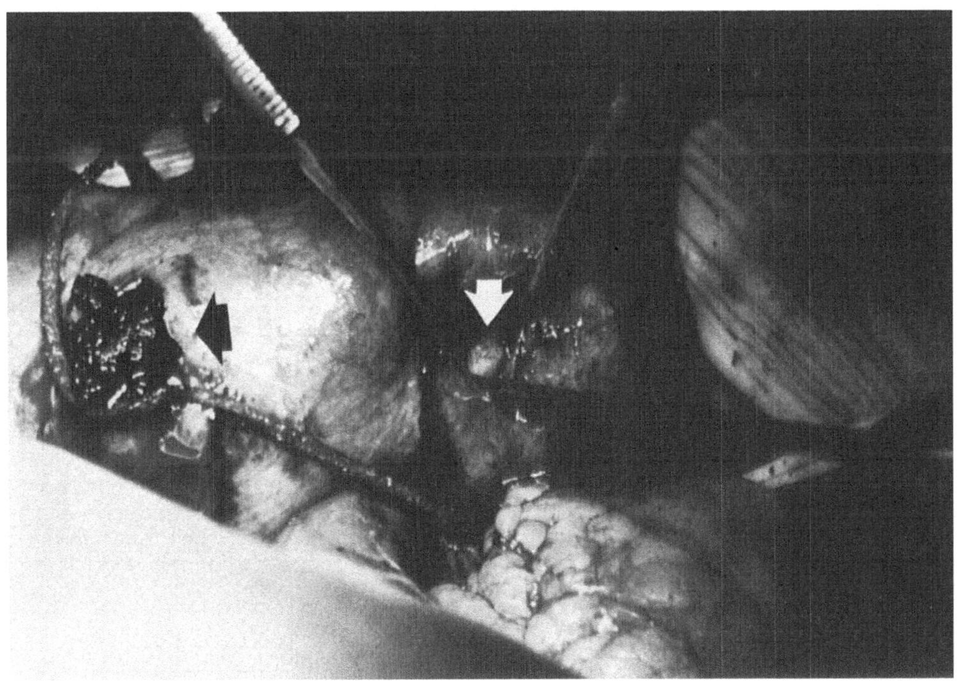

<u>Abb. 3.</u> Nephrotomie nach Kapselinzision und stumpfer Dissektion des Parenchyms mit Hirnspateln: Der Stein ist im Kelch sichtbar (weißer Pfeil); eine zweite, vorher durchgeführte Nephrotomie ist mit einem Gazestreifen tamponiert (schwarzer Pfeil)

kleine Nephrotomie zu ermöglichen, wurde ein Satz spezieller Zangen zur Steinzertrümmerung und -extraktion entwickelt.

Operationstechnik

Der Zugang der ersten Wahl zu allen komplizierten Steinen erfolgt vom Hohlsystem aus über eine ausgedehnte Pyelokalikotomie. Kelchsteine oder Kelchausgußsteine, die nicht vom Hohlsystem zu entfernen sind, werden mittels B-Schall identifiziert, und nach Lokalisation in einem ventralen oder dorsalen Kelch wird der kürzeste transparenchymale Weg festgelegt und auf der Nierenoberfläche als Ort einer geplanten Nephrotomie markiert. Dieser Bereich wird nun mit der Dopplersonde untersucht, um benachbarte intrarenale Arterien aufzuspüren, die man wie Flüsse auf einer Landkarte markieren kann. Im Bereich des kürzesten transparenchymalen Zuganges wird mittels des Dopplers eine Schnittebene ausgewählt, die kein arterielles Gefäß kreuzt, sodann wird mit Hilfe des B-Schalls eine Nadel in der geplanten Nephrotomieebene soweit vorgeschoben, bis Steinkontakt entsteht.

Nach Inzision der Nierenkapsel wird das Nierenparenchym mit Hirnspateln stumpf geteilt (Abb. 3). Mittels eines Nasenspekulum wird das Parenchym retrahiert, wodurch gleichzeitig kleinere venöse Blutungen komprimiert werden, und der steintragende Kelch wird eröffnet. Kleine Steine werden in toto extrahiert oder ausgespült, große Steine werden mit Zangen, Bohrer, Sägen oder Ultraschall zerkleinert und extrahiert oder ausgespült. Die Nephrotomien werden nicht sofort verschlossen, so daß wiederholte Spülungen durch sämtliche Nephrotomien bis zur kompletten Steinfreiheit möglich sind. Bei venösen Blutungen ist eine vorübergehende Tamponade des Kelches mit einem Gazestreifen sinnvoll. Ist aufgrund des Schallbefundes Steinfreiheit der Niere gegeben, so wird zur Abschlußdokumentation ein intraoperatives Röntgenbild der gesamten Niere angefertigt. Der Schalldetektion eventuell entgangene Steinreste werden komplett entfernt. Der Verschluß der Nephrotomie erfolgt durch fortlaufende Matratzennähte lediglich der Nierenkapsel, die Pyelokalikotomie wird durch Einzelknopfnähte verschlossen. Nephrostomien werden nur dann eingelegt, wenn postoperativ eine adjuvante Spültherapie vorgesehen ist oder wenn gleichzeitig eine Nierenbeckenplastik durchgeführt werden mußte.

Klinische Ergebnisse

Seit 1980 wurden nach der beschriebenen Methode 107 Nieren bei 99 Patienten (Alter 4 - 76 Jahre) operiert. Die Indikationen für die Durchführung von Nephrotomien waren solitäre Kelchstein (11%), multiple Kelchsteine (23%), Nierenbecken- und Kelchausgußsteine (19%) und komplette Ausgußsteine (47%). In 81% der Fälle wurden die Nephrotomien in Kombination mit einer Pyelokalikotomie durchgeführt, bei den übrigen Operationen wurden isolierte Nephrotomien ohne Eröffnung des Nierenbeckens durchgeführt.

Durschnittlich wurden 3,5 Nephrotomien (1 - 12) pro Niere durchgeführt, der Blutverlust über eine durchschnittliche Operationszeit von 270 min (110 - 610 min) betrug 1.065 ml (20 - 4.500 ml). Die Größe des Blutverlustes korrelierte nicht mit der Anzahl der Nephrotomien: in einer Gruppe von Patienten mit 8 - 12 Nephrotomien pro Niere betrug der durchschnittliche Blutverlust nur 615 ml. Nur in drei Fällen war für eine kurze Zeit das Abklemmen der Nierenarterie wegen Blutung notwendig. 8 Reststeine (7,5%) blieben zurück, von denen 5 spontanabgangsfähig waren. Ein Patient verstarb postoperativ aufgrund eines Herzinfarktes. Nur 2 von 9 postoperativen Komplikationen waren auf die spezifische Operationstechnik zu beziehen: zwei postoperative Hämorrhagien, wobei in einem Fall eine Reoperation erforderlich wurde. Bei zwei perirenalen Abszessen war in einem Fall eine Reoperation zur Drainage notwendig, eine weitere Reoperation wurde zur plastischen Rekonstruktion einer subpelvinen Ureterstenose erforderlich. Die übrigen Komplikationen wie Urinom (1), Pneumonie (1) und Urosepsis (1) wurden konservativ behandelt und hatten keinen negativen Einfluß auf das endgültige Operationsergebnis. Der Vergleich der präoperativen mit der postoperativen Nierenfunktion nach 6 Wochen durch wiederholte seitengetrennte J-131-Hippuran-Clearance-Untersuchungen ergab einen Funktionsverlust der operierten Nieren von 8%. Bei 14 Patienten, die 6 Wochen postoperativ einen Funktionsverlust der operierten Nieren von 11% aufwiesen, zeigten Kontrolluntersuchungen der Clearance nach 1 - 3 Jahren eine Funktionsverbesserung der operierten Nieren von 10% im Vergleich zum präoperativen Wert.

Schlußfolgerungen

Jeder transparenchymale Zugang zum Nierenhohlsystem bedingt einen Nierenfunktionsverlust durch direkte Parenchymläsion oder durch Läsion der intrarenalen Arterien, die Endarterien sind. Die Steinentfernung vom Nierenbecken aus vermeidet diese Nachteile der Nephrotomie (26). Die Indikation zum transparenchymalen Zugang besteht immer dann, wenn Kelchsteine oder Kelchausgußsteine sich nicht komplett vom Nierenbecken aus entfernen lassen. Der Nierenfunktionsverlust nach Nephrotomie korreliert mit der Lokalisation und Ausdehnung der Nephrotomien (26) und

kann nach longitudinaler anatropher Nephrotomie 30 - 50% der Ausgangs-
funktion betragen (26 - 28). Wir sehen den Vorteil von multiplen radiären Nephrotomien gegenüber der longitudinalen anatrophen Nephrotomie
darin, daß die Parenchyminzisionen minimal gehalten werden können und
jeder Stein auf dem kürzesten transparenchymalen Weg erreicht werden
kann. Die Verletzung von intrarenalen Arterien und ischämische Niereninfarkte werden dann verhindert, wenn die Arterien intraoperativ identifiziert und geschont werden können. Da bei dieser Technik arterielle
Blutungen vermieden werden, erübrigt sich das Abklemmen des Nieren-
stieles, das das Risiko von Intimaläsionen (29) mit im Extremfall nachfolgendem völligen Funktionsverlust beinhaltet (30). Zudem wird die
zur Verfügung stehende Operationszeit nicht durch die mögliche Ischä-
miedauer eingeschränkt, eine Kühlung des Parenchyms braucht nicht
durchgeführt werden.

Die dargestellten operativen Prinzipien basieren auf der Möglichkeit
der exakten und jederzeit reproduzierbaren intraoperativen Lokalisierung
von intrarenalen Arterien und Steinen durch Doppler- bzw. B-Bild-Ultra-
schall. Die klinischen Ergebnisse beweisen, daß durch den Einsatz dieser Techniken bei komplizierten Ausgußsteinen und multiplen Kelchsteinen eine komplette Steinsanierung mit geringer Reststeinrate möglich
ist, ohne dem Risiko der Stielabklemmung und ohne daß eine postoperative Funktionseinschränkung zu erwarten ist.

Literatur

 1. Gil-Vernet J (1965) New surgical concepts in removing renal calculi. Urol Int
    20:255
 2. Smith MJV, Boyce WH (1968) Anatrophic nephrotomy and plastic calyraphy. J Urol
    99:521
 3. Boyce WH, Elkins IB (1974) Reconstructive renal surgery following anatrophic
    nephrolithotomy: follow-up of 100 consecutive cases. J Urol 111:307
 4. Wickham JEA, Coe N, Ward JP (1974) One hundred cases of nephrolithotomy under
    hypothermia. J Urol 112:702
 5. Boyce WH (1977) Renal calculi. In: Glenn, Boyce (eds) Urologic surgery; 2nd ed.
    Harper & Row, Hagerstown, p 169
 6. Kelly HA, Burman CF (1914) Diseases of the kidneys, ureters and bladder, with
    special reference to the diseases in women. Appleton, New York
 7. Gil-Vernet JM, Culla A (1981) Advances in intraoperative renal radiography:
    3-dimensional radiography of the kidney. J Urol 125:614
 8. Brödel M (1901) The intrinsic blood vessels of the kidney and their significance
    in nephrotomy. Bull Johns Hopkins Hosp 12:10
 9. Graves FT (1971) The arterial anatomy of the kidney. The basis of surgical tech-
    nique. Williams & Wilkins, Baltimore
10. Sykes D (1963) The arterial supply of the human kidney with special reference
    to accessory renal arteries. Brit J Surg 50:368 (1963)
11. Sigel A (1971) Die anatomische Grundlage der partiellen Nephrektomie. Urol Int
    11:154
12. Fuchs F (1925) Untersuchungen über die innere Topographie der Niere. Z Urol
    Nephrol 18:164
13. Harrison LH (1979) Anatrophic nephrolitotomy: update 1978. In: Bonney, Weems,
    Donohue (eds) AUA courses in urology, Vol 1. Williams & Wilkins, Baltimore, p 1
14. Abeshouse BS, Lerman S (1950) Partial nephrectomy versus pyelolithotomy and
    nephrolithotomy in the treatment of localized calculous disease of the kidney,
    with a report of 17 partial nephrectomies. Surg Gynec Obstet 91:209
15. Gregoir W (1975) The avascular nephrotomy. Eur Urol 1:57
16. Oosterlinck W, De Sy W (1978) Experimental and preliminary clinical experience
    with thermography for avascular nephrotomy. J Urol 120:528 (1978)
17. Thüroff JW, Thüroff S, Frohneberg D, Riedmiller H, Alken P, Hohenfellner R (1980)
    Intraoperative Gefäßlokalisation bei Eingriffen am Nierenparenchym mittels Doppler-
    sonographie. Tierexperimentelle Ergebnisse. Akt Urol 11:287

18. Thüroff JW, Frohneberg D, Riedmiller H, Alken P, Hutschenreiter G, Thüroff S, Hohenfellner R (1982) Localization of segmental arteries in renal surgery by Doppler sonography. J Urol 127:863
19. Riedmiller H, Thüroff J, Alken P, Hutschenreiter G, Hohenfellner R (1981) Gefäß- und Steinlokalisation durch Ultraschall — das Ende von Ischämie und Kühlung in der Nierensteinchirurgie? Akt Urol 12:210 (1981)
20. Riedmiller H, Gardilcic S, Thüroff J, Hutschenreiter G, Alken P, Hohenfellner R (1981) Intraoperative sonography in difficult kidney stone surgery. In: Kurjak, Kratochwil (eds) Recent advances in ultrasound diagnosis, Vol 3. Excerpta Medica, Amsterdam, p 347
21. Thüroff JW, Alken P, Riedmiller H, Hohenfellner R (1982) Doppler and Real-time ultrasound in renal stone surgery. Eur Urol 8:298
22. Riedmiller H, Thüroff J, Alken P, Hohenfellner R (1983) Doppler and B-mode ultrasound for avascular nephrotomy. J Urol 130:224
23. Bryniak SR, Chesley AE (1981) The use of the Doppler stethoscope in anatrophic nephrotomy. J Urol 126:295
24. Boyce WH (1981) Ultrasonic velocimetry in resection of renal arteriovenous fistulas and other intrarenal surgical procedures. J Urol 125:610
25. Cook JH III, Lytton B (1977) Intraoperative localization of renal calculi during nephrolithotomy by ultrasound scanning. J Urol 117:543 (1977)
26. Fitzpatrick JM, Sleight MW, Braack A, Marberger M, Wickham JEA (1980) Intrarenal access: effects on renal function and morphology. Brit J Urol 52:409
27. Maddern JP (1967) Surgery of the staghorn calculus. Brit J Urol 39:237
28. Thomas R, Lewis RW, Roberts JA (1981) The renal quantitative scintillation camera study for determination of renal function after anatrophic nephrolithotomy. J Urol 125:287
29. McCaughan JJ, Young JM (1970) Intraarterial occlusion in vascular surgery. Ann Surg 171:695 (1970)
30. Lutzeyer W (1970) Nierenarterienthrombose als Folge der Stielabklemmung. Urologe A 9:109

Priv-Doz. Dr. J.W. Thüroff, Urologische Klinik und Poliklinik, Johannes-Gutenberg-Universität, Langenbeckstraße 1, D-6500 Mainz

Indikationen zur Anwendung verschiedener Nephrolithotomieformen

O. Zechner

Einleitung

Im Zuge der Verbreitung der extrakorporalen Stoßwellenlithotripsie und der perkutanen Litholapaxie treten die offenen chirurgischen Verfahren der Nierensteinentfernung zunehmend in den Hintergrund. Trotzdem bleiben noch ca. 10 - 15% der Nierensteine, bei welchen die offene Operation das für den Patienten einfachste, kürzeste und erfolgversprechendste Verfahren darstellt. Dieses Zustandsbild umfaßt die Nephrolithiasis bei gleichzeitigem Vorliegen einer Ureterabgangsstenose bzw. das Krankheitsbild der komplizierten Nephrolithiasis. Darunter versteht man den kompletten Ausgußstein der Niere und/oder multiple Kelchsteine. Damit vergesellschaftet können morphologische Veränderungen

des Kelchsystems, wie Kelchhalsstenosen oder Hydrokalices sein. Diese
Zustandsbilder stellen, zumindest zum jetzigen Zeitpunkt, die letzte
Domäne der offenen Steinchirurgie dar.

Operative Verfahren

Extreme intrasinusale Pyelotomie (1)

Sofern die günstige anatomische Situation eines vorwiegend extrarenalen Nierenbeckens vorliegt, ist dieser Methode zunächst der Vorzug zu
geben. In der Mehrzahl der Fälle ist jedoch die restlose Entfernung
aller Konkremente auf diesem Weg nicht möglich. Dieser Umstand erfordert eine Nephrotomie.

Neben den vielen Methoden der Nephrotomie, welche seit Beginn dieses
Jahrhunderts angegeben wurden, haben heute nur mehr die sogenannten
"anatrophen" Verfahren Bedeutung.

Die radiäre paravaskuläre Nephrotomie (2)

Dieses von Wickham angegebene Verfahren beruht auf kleinen, radiären
Nephrotomien, deren Position ausschließlich von der Lokalisation der
Steine abhängig ist. Da zunächst die intrarenale Gefäßversorgung nicht
berücksichtigt wird, muß eine äußerst subtile intraparenchymale Operationstechnik angewendet werden, um die Verletzung größerer Gefäße zu
vermeiden. Dieses Verfahren ist nur in Organischämie durchführbar.

Die klassische anatrophe Nephrotomie (3)

Diese Methode ist die einzige longitudinale Nephrolithotomieform, welche ohne unverantwortbaren Parenchymverlust angewendet werden kann.
Gleichzeitig ermöglicht sie jedoch eine optimale Exposition des Hohl-
raumsystems. Dieser Umstand ist bei der Entfernung von kompletten Ausgußsteinen härterer Konsistenz bzw. bei multiplen Kelchhalsstenosen
von Vorteil.

Die dopplergesteuerte Nephrotomie (4)

Dieses Verfahren, bei welchem der intraparenchymale Verlauf großer
Gefäße durch ein Dopplerstethoskop lokalisiert wird, ist heute sicher
am weitesten verbreitet. Der Vorteil liegt in der leichten und jeder-
zeitigen Anwendbarkeit. Zudem kann in der Mehrzahl der Fälle auf eine
Organischämie verzichtet werden. Der Nachteil liegt darin, daß nur
relativ kleine Nephrotomien angelegt werden können.

Die superselektive anatrophe Nephrotomie (5)

Diese Methode beruht auf der Identifikation des Versorgungsgebietes
einer Interlobärarterie der posterioren Segmentarterie (Abb. 1, S. 54).
Damit können an den radiären Grenzen ausgedehnte Nephrotomien angelegt werden, welche eine ausgezeichnete Exposition eines Hauptkelches
ermöglichen. Somit eignet sich dieses Verfahren vor allem zur Entfernung großer Kelchausgußsteine bzw. zu plastischen Operationen an den
Nierenkelchen. Der Nachteil besteht in der Undurchführbarkeit dieser
Methode bei indurierter Nierenkapsel, da in diesem Falle eine Identifikation der Segmentgrenzen nicht möglich ist.

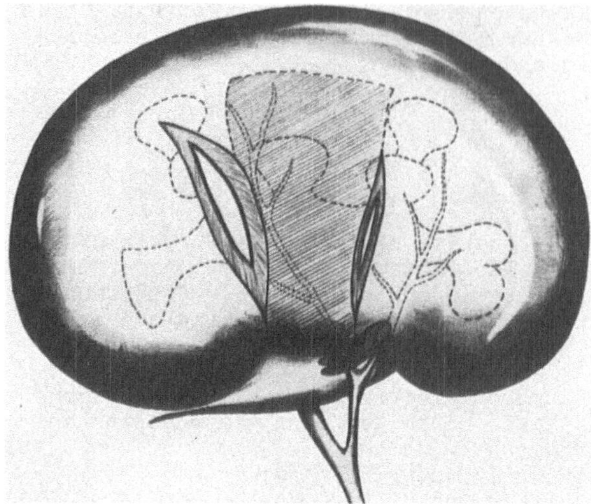

Abb. 1

Tabelle 1.

Nephrotomieform	Anwendungsbereich
Doppler-gesteuerte Nephrotomie	Solitäre bzw. multiple Kelchsteine, indurierte Nierenkapsel
Klassische anatrophe Nephrotomie	Kompletter Ausgußstein, multiple Kelchhalsstenosen
Superselektive anatrophe Nephrotomie	Kelchausgußstein, Kelchplastiken

Indikationen zur Anwendung verschiedener Nephrolithotomieformen

In Tabelle 1 sind die speziellen Anwendungsbereiche verschiedener
Nephrotomiemethoden aufgezeigt. Da jedes dieser Verfahren mit Vor-
und Nachteilen ausgestattet ist ergibt sich die Notwendigkeit, im Falle
der offenen Operation einer komplizierten Nephrolithiasis, das für den
speziellen Fall geeignete Verfahren zur Anwendung zu bringen. Dies
zieht zwangsläufig die Forderung nach sich, daß der mit der Behandlung dieses Krankheitsbildes befaßte Urologe die Mehrzahl dieser Operationsmethoden beherrschen sollte. Dieser Umstand wird jedoch zur
Folge haben, daß in einer Zeit sinkender Frequenz offener Nierensteinoperationen die optimale Behandlung nur mehr an wenigen, dafür speziell eingerichteten Zentren, gewährleistet ist.

Literatur

1. Gil-Vernet JM (1965) Urol Int 20:225
2. Wickham JEA, Coe N, Ward JP (1975) Eur Urol 1:71
3. Smith MJV, Boyce WH (1968) J Urol 99:521
4. Bryniak SR, Chesley AE (1981) J Urol 126:295
5. Zechner O, Köller A (1983) Akt Urol 14:132

Doz. Dr. O. Zechner, Allgemeines Krankenhaus der Stadt Wien, Urologische Universitätsklinik, Alser Straße 4, A-1097 Wien

Longitudinale Nephrotomie versus radiäre Nephrotomie

G. M. Praetorius

In den Jahren zwischen 1974 und 1984 wurden am Krankenhaus der Barmherzigen Brüder in München 1287 Nierenstein-Operationen ausgeführt. 112 mal lag ein Ausguss-Stein vor, 208 mal wurde das Konkrement transparenchymatös durch Nephrotomie, Calicotomie oder Pyelonephrocalicotomie entfernt. Seit dem Jahr 1980 kommt es als Folge der extracorporalen Stosswellenlithotripsie zu einem kontinuierlichen Rückgang der offenen Steineingriffe. Nach Einführung der perkutanen Litholapaxie verstärkt sich dieser Trend, wobei die Gesamtzahl der in unserem Haus operierten Ausguss-Steine noch relativ konstant bleibt.

Veranlasst durch Veröffentlichungen der Mainzer Klinik begannen wir 1978 bei der Chirurgie der Ausgusslithiasis die radiäre Nephrotomie anzuwenden. Wegen schlechter Übersicht über das Nierenbecken-Kelch-System, der begrenzten Erweiterungsmöglichkeiten des Schnittes, der Unmöglichkeit, das Nierenhohlsystem in seiner Längsachse zu verfolgen, der Notwendigkeit, größere Ausguss-Steine zu zerteilen und vor allem wegen einer hohen Reststeinquote haben wir sie 1982 wieder verlassen.

Bei der radiären *Calicotomie* nach radiologischer und sonographischer Steinortung bestehen keine Vorteile gegenüber der stumpf erweiterten Stichinzision oder Overholdtperforation über dem Kelchstein, vor allem wenn das Parenchym schwach ist. Was die Notwendigkeit der dopplersonographischen Gefäßlokalisation angeht, so erscheint sie uns nur in Ausnahmefällen erforderlich, da erfahrungsgemäß im über dem Kelch gelegenen Parenchym keine relevanten Gefäße liegen.

Die *große radiäre Nephrotomie* über der Konvexität der Niere dringt notwendigerweise tief in den ventralen und dorsalen Gefäßbaum ein und gefährdet hier die Gabelungen der Interlobärarterien.

Die einzige radiäre Form der Nephrotomie, die sich uns bewährt hat, stellt diejenige über der Dorsalseite der unteren Kelchgruppe dar. Wie von Boyce und zuletzt von Dreikorn gezeigt befindet sich hier am Zusammenstoß des dorsalen Segmentes mit dem kaudalen eine konstante avaskuläre Zone, deren Grenze zudem durch das Abklemmen des hinteren Nierenarterien-Hauptastes mit intraarterieller Indigokarmingabe gut zu bestimmen ist. In Verbindung mit der intrasinusalen Pyelonephrocalicotomie leistet sie uns bei der Beseitigung unterer Kelchausgüsse gute Dienste. Auch eine longitudinale Nephrotomie läßt sich bei Bedarf bogenförmig in diese Region ausdehnen. Der komplette Korallenstein wird jetzt wieder primär über die große longitudinale Nephrotomie in der avaskulären Brödel'schen Linie angegangen, wenn enge Kelchhälse, ein stark verzweigtes Kelchsystem oder ein intrarenales Nierenbecken einen anderen Zugang nicht ratsam erscheinen lassen.

Operationstechnik

Unser Vorgehen entspricht, was die Eröffnung des Nierenhohlsystems und die Versorgung der gespaltenen Kelchhälse betrifft, der Technik von Boyce. Die hämostatische Parenchymnaht, die vor allem bei hoher Parenchymdicke und zarter Faserkapsel von Bedeutung ist, wird mit gerader atraumatischer Nadel durchgeführt.

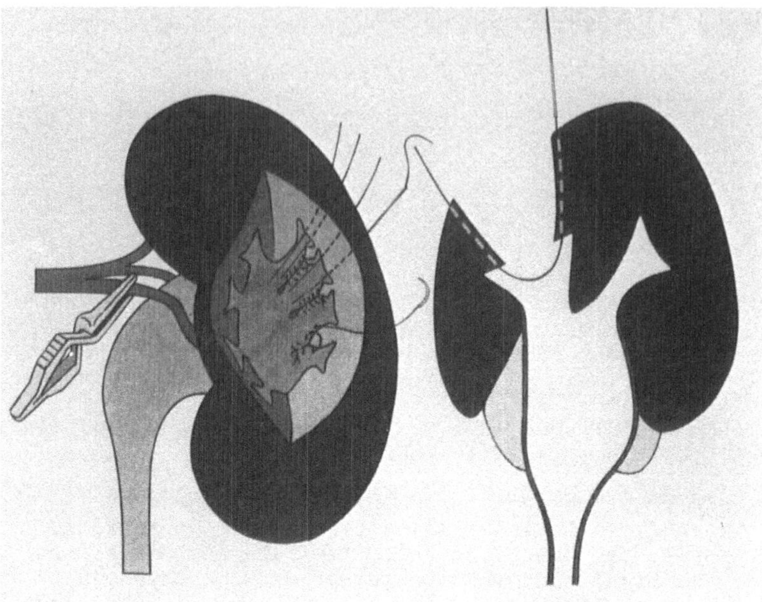

Abb. 1. Nahttechnik der longitudinalen Nephrotomie in der avaskulären
Brödel'schen Linie

Wir operieren bei komplizierten Steinen oder Restnieren grundsätzlich
in externer Unterkühlung mit crushed ice. Die extrarenalen Segmentarterien werden, soweit erforderlich, präpariert und bei Bedarf selektiv mit Buldogg-Klemmen unterbrochen. Die Nierenvene bleibt immer offen. Wenn die gespaltenen Kelchhälse durch fortlaufende Chromcat-Naht
4×0 mit dem homolateralen Nachbarkelch vernäht sind erfolgt der Pa-
renchymverschluß. Es finden hierbei aufgebogene RB-1Nadeln mit Chrom-
cat 3×0 Verwendung.

In Millimetertiefe parallel zur Schnittfläche werden Matratzennähte
gelegt, die Nierenkapsel und Nierenhohlsystem erfassen. Das Ausstechen
und Zurückführen der Nadel erfordert einige Übung. Die fortlaufende
Naht ist ebenfalls möglich, jedoch technisch etwas schwieriger. Die
bei Rezidivoperationen verdickte Kapsel erleichtert den Parenchymver-
schluß. Die gesonderte Umstechung von Gefäßen im Nierenparenchym ist
nicht erforderlich. Auf die Einlage einer Nephrostomie kann wegen der
dadurch bewirkten exzellenten Hämostase verzichtet werden. Nach Freigabe der arteriellen Durchblutung stellt sich die Naht als schmale
eingezogene Linie dar, ohne daß durchblutungsgestörte Areale zu erkennen sind. Die Durchblutung reicht gewöhnlich bis an die Schnittränder des Nahtbereichs heran. Der Parenchymverlust ist minimal im Gegensatz zur durchgreifenden Naht mit gebogenen Nadeln bei primär ver-
schlossenem Nierenhohlsystem.

Ergebnisse

2 von 120 longitudinal nephrotomierten Nieren mußten wegen Nachblutung
entfernt werden.

Einmal trat eine Arterienthrombose auf, die intraoperativ erkannt und
durch Thrombektomie beseitigt werden konnte. Von den 20 radiär nephro-

tomierten Nieren ging keine verloren. 12 prae- und postoperativ kontrollierte Patienten mit großer longitudinaler Nephrotomie bei Ausgusslithiasis lassen im Durchschnitt eine Verbesserung der Nierenfunktion erkennen (+ 15%), wobei eine Erholung umso mehr eintrat, je stärker die Nieren vorgeschädigt waren. Dies mag durch die Ausheilung des Infektes bedingt oder durch die Anreicherung des Radiopharmakons in dem jetzt nicht mehr steingefüllten Nierenhohlsystem vorgetäuscht sein. Parenchymstarke Nieren mit praeoperativ fast normaler Nierenfunktion zeigen postoperativ eher eine leichte Funktionseinschränkung (-5 bis 12%). Die Kontrollen erfolgten 5 Monate bis 3 Jahre nach der Entsteinung.

Nach den vorliegenden Ergebnissen erscheint es uns zumindest sicher, daß die longitudinale Nephrotomie mit Unterbrechung der arteriellen Blutzufuhr und externer Hypothermie in der von uns praktizierten Form durchaus bestehen kann neben den "modernen" offenen Verfahren der Nierensteinchirurgie.

Literatur

1. Boyce WH (1977) Renal calculi. In: Glenn, Boyce (eds) Urologic surgery, 2nd ed. Harper & Row, Hagerstwon, p 169
2. Riedmiller H, Thüroff J, Alken P, Hutschenreiter G, Hohenfellner R (1981) Gefäß- und Steinlokalisation durch Ultraschall - das Ende von Ischämie und Kühlung in der Nierensteinchirurgie? Akt Urol 12:210
3. Thüroff JW, Alken P, Riedmiller H, Hohenfellner R (1982) Doppler und real-time ultrasound in renal stone surgery. Eur Urol 8:298
4. Dreikorn K (1984) Die operative Entfernung von Nierenbecken-Kelch-Ausguss-Steinen unter besonderer Berücksichtigung der in situ und work bench Chirurgie. Bericht über das 7. Klin. Wochenende in Mainz
5. Zechner O, Köller A (1983) Die superselektive anatrophe Nephrektomie. Akt Urol 14:13

Dr. Georg-Michael Praetorius, Urologische Klinik Planegg, Germeringer Straße 32, D-8033 Planegg

Die Nierenfunktion nach segmentorientierten Nephrotomien – Wertigkeit der Doppler-Sonographie

Th. Zwergel, G. J. Mast, B. Kopper und U. Zwergel

Problematik

Wesentliche Ziele der Nierensteinchirurgie sind Steinfreiheit und Erhalt der Nierenfunktion mit maximaler Parenchymschonung und Minimierung des Blutverlustes. An Möglichkeiten hierfür stehen die "ungezielte" anatrophe Nephrotomie, die "ungezielten" tiefgreifenden Parenchymnähte, die passagere Nierenstielabklemmung, die in-situ-Blockung der Nierenarterie mit konsekutiver Perfusionskühlung zur Verfügung, wenn partielle oder komplette Ausgußsteine vorliegen. Gemeinsam als einander

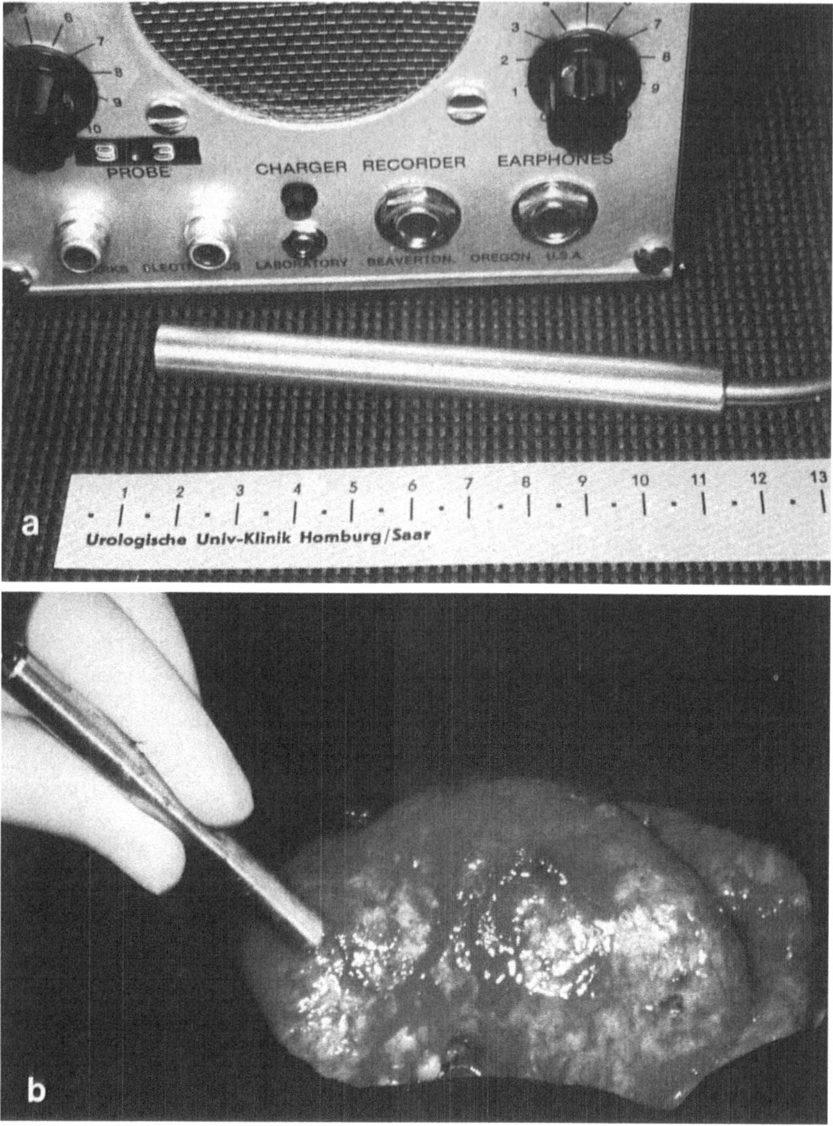

Abb. 1. Sonographiegerät mit Doppler-Sonographie-Sonde. Apparative Ausrüstung (a)
und Sondeneinsatz intraoperativ an der Niere (b)

ergänzende, neue Methoden eröffnen die berührungslose, elektrohydraulische Stoßwellenlithotrypsie und die perkutane Litholapaxie neue Aspekte der Behandlung der komplizierten Urolithiasis (5).

Bei den offen-chirurgischen Methoden bieten gezielte Nephrotomien unter Schonung von segmentalen Endarterien die Möglichkeit von Parenchymschonung und maximalem Funktionserhalt. Versuche zur Lokalisation
der Arterien anhand eines Renovasogrammes konnten nicht befriedigen.

Erst die Entwicklung kleiner, bleistiftgroßer und sterilisierbarer
Doppler-Sonographie-Sonden, wie sie seit langem prinzipiell aus der
Angiologie bekannt sind, ermöglichte die leichte intraoperative Gefäß-
lokalisation in der Niere (4).

Die Erfahrungen mit prae- und postoperativen Nierenfunktionsprüfungen
bei komplizierten Steinsanierungen mit und ohne Doppler-Sonographie
zur Gefäßlokalisation werden im folgenden vorgestellt.

Patientengut und Methodik

Von 1982 bis Mitte 1984 wurden bei 43 Nieren mit Korallen-, Ausguß-
und Kelchsteinen insgesamt 121 Doppler-Sonographie-gesteuerte Nephrotomien vorgenommen, davon 14 mal eine untere Pyelocalicotomie.

Zur Gefäßlokalisation wurde eine 9,3 MHz-Sonde der Firma Parks Elec-
tronics mit dem Modell 812 Sonograph verwendet. Die Sonde zeigt die
Abbildung 1a, ihre Anwendung an der Niere die Abbildung 1 b.

Aus der Zeit vor Einführung der Doppler-Sonographie, von 1977 bis 1981
liegt ein Kollektiv von 187 Steinsanierungen mit 308 Nephrotomien und
11 Pyelocalicotomien vor. Heterogen wurden hierbei eine anatrophe
Nephrotomie, ungezielte radiäre Nephrotomien, Kühlverfahren und passagere Stielabklemmung angewandt, allesamt Verfahren, die in der Gruppe
der mit Doppler-Lokalisation operierten Patienten einer gezielten
Nephrotomie wichen. Diese wurden durch externe Nierenkühlung gelegentlich unterstützt (13 Fälle).

Praeoperativ und durchschnittlich 5,3 Monate, mindestens jedoch 3 Monate postoperativ wurde eine seitengetrennte, alterskorrigierte 131-J-
Hippuran-Clearance (nach Oberhausen) bestimmt (3).

Ergebnisse

Betrachtet man beide Patientenkollektive, so ergibt sich bezüglich der
Nierenfunktionseinschränkungen bei Steinsanierungen ohne und mit Dopp-
ler-sonographisch gesteuerten Nephrotomien folgende Situation (vgl.
Abb. 2 und 3, S. 60):

Die Gesamtfunktion der Steinträger ist in *beiden* Gruppen praeoperativ
im Vergleich zu einem Normalkollektiv nur um ca. 5 - 8% eingeschränkt
(3). Ebenfalls praeoperativ zeigen in beiden Gruppen (vgl. Abb. 2 und
3) die jeweils Operierten in Relation zu den nicht Operierten eine
Seitendifferenz von ca. 20%, entsprechend einer numerischen Differenz
von ca. 40 ml/min.

Die praeoperative Ausgangssituation ist in beiden Kollektiven auch bezüglich der Seitenlokalisation gleich (vgl. Abb. 2 und 3).

Die Gesamtfunktion nimmt zusätzlich postoperativ um 38 ml/min (ca.
9,1%) in der Gruppe *ohne* und um 29 ml/min (ca. 7,2%) in der *mit* Doppler-Sonographie ab (signifikanter Unterschied, p < 0,05).

Bei den Patienten, die *ohne* Dopplertechnik operiert wurden, findet
sich postoperativ eine zusätzliche Funktionseinbuße auf der Seite der
betroffenen Niere von 56 ml/min (30,2%), bei denen *mit* Dopplertechnik
lediglich eine von 8 ml/min (4,2%) (signifikanter Unterschied p < 0,05).

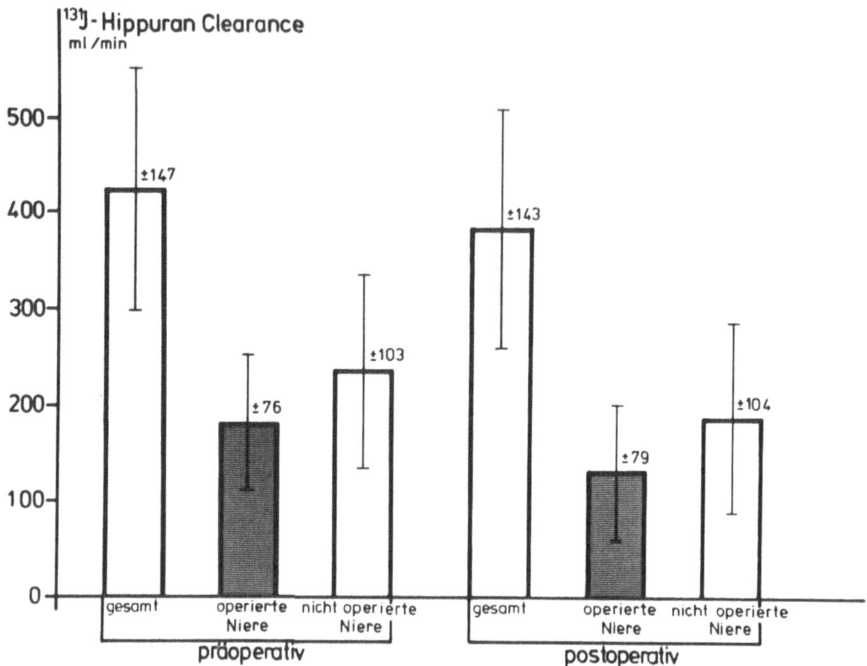

Abb. 2. 187 Steinsanierungen (1977 - 1981) *ohne* intraoperative Doppler-Nierengefäß-lokalisation. Prae- und postoperative 131-J-Hippuran-Clearance, aufgeschlüsselt nach operierter, nicht operierter Seite sowie der Gesamtfunktion

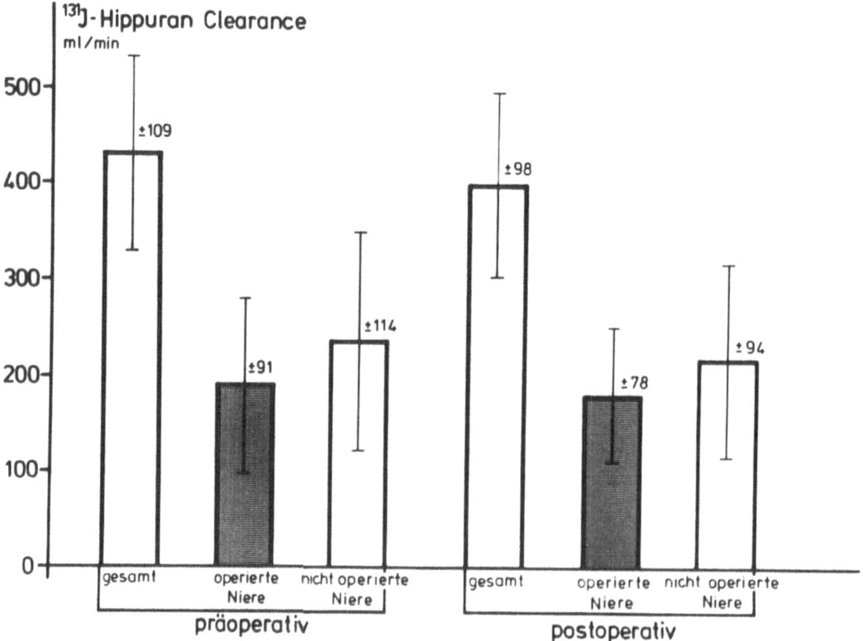

Abb. 3. 43 Steinsanierungen (1982 - 1984) mit Doppler-Nierengefäßlokalisation. Gleiche Aufschlüsselung wie bei Abb. 2 (n = 121 Doppler-gesteuerte Nephrotomien)

Betrachtet man in der Gruppe *ohne* Doppler-Sonographie die operierte Niere prae- und postoperativ (Abb. 2), so findet man einen signifikanten Abfall (p < 0,05), hingegen im Kollektiv *mit* Doppler-Sonographie keinen signifikanten Abfall (p < 0,05) (Abb. 3).

Diskussion

Jeder transparenchymale Zugang zur Steinsanierung impliziert einen Verlust der renalen Funktion, die nach unterschiedlichen Techniken bis zu 30 oder gar 50% betragen kann (4). Die von Thüroff 1982 vorgestellte Dopplertechnik zur Gefäßlokalisation an der Niere erbrachte bei unseren Patientenkollektiven eine Einschränkung von 30,2% bzw. 4,2% bei der *operierten* Niere, wohingegen der Unterschied bei der *Gesamtfunktion* von 9,1% bzw. 7,2% zwar statistisch signifikant, jedoch numerisch weniger deutlich imponierte, da Funktionsverlust durch die kontralaterale Niere offensichtlich teilweise kompensiert werden konnten. Inwieweit methodische Unsicherheit und systemische Fehler bei der Clearancebestimmung hier eine Rolle spielen, kann nur vermutet werden (3).

Die leicht erlernbare Methode der intraoperativen Doppler-Gefäßlokalisation an der Niere bietet eine signifikant geringere postoperative Funktionseinbuße der ohnehin bereits praeoperativ durch die Urolithiasis geschädigten Niere. Der intraoperative Blutverlust ist, wie an anderer Stelle gezeigt, ebenfalls signifikant geringer bei Steinsanierungen mit Doppler-Gefäßlokalisation (6).

Das gezielte Vorgehen zur Gefäßlokalisation vermeidet bei offenen Steinsanierungen ausgedehnte Infarkte des Nierengewebes durch Zerstörung segmentaler Endarterien. Inwieweit die kombiniert anwendbaren Verfahren der Stoßwellenlithotrypsie und der perkutanen Litholapaxie bei komplizierten Steinsanierungen zu einer weiteren Verbesserung der postoperativen funktionellen Resultate führen können, bedarf weiterer Untersuchungen.

Literatur

1. Boyce WH, Elkins IB (1974) Reconstructive Renal Surgery following Anatrophic Nephrolithotomy: Follow-up of 100 consecutive Cases. J Urol 111:307
2. Kopper B, Konrad G, Schwaiger R (1979) Eingriffe an Nierenbecken-Kelchsystem bei Rezidivsteinen — untere Pyelokalikonephrotomie. In: Weber W, Jonas D (eds), Reinterventionen an den Urogenitalorganen. Thieme Verlag, Suttgart
3. Oberhausen E (1977) Grundlagen der nuklearmedizinischen Clearancebestimmung. In: Pfannenstiel P, Pfannenstiel M (eds), Nuklearmedizinische Verfahren bei Erkrankungen der Niere und ableitender Harnwege. Schnetztor, Konstanz, p 21
4. Thüroff JW, Alken P, Riedmüller H, Hohenfellner R (1982) Doppler and Real-Time Ultrasound in Renal Stone Surgery. Eur Urol 8:298
5. Ziegler M, Kopper B, Mast G (1981) Steinerkrankungen der Niere und der ableitenden Harnwege unter besonderer Berücksichtigung der organerhaltenden Nierenchirurgie. Chirurg 52:554
6. Zwergel Th, Zwergel U, Ziegler M (1984) Doppler-Sonographie gesteuerte Nephrotomien zur Nierensteinsanierung. XXX. Tagung der Nordrhein-Westfälischen Gesellsch. f. Urologie, 12.-14. April 1984, Köln

Dr. Thomas Zwergel, Urologische Universitätsklinik, D-6650 Homburg/Saar

Fernsehgesteuerte Nierensteinchirurgie mit pulsierendem Durchleuchtungsstrom

R. Wienhöwer und D. Zoedler

Die offene Nierensteinchirurgie, durch die extrakorporale und trans-
kutane Nierensteinlithotripsie in die aktuelle Diskussion gerückt,
hat beim Ausguß- und Rezidivstein u.E. ihre Indikation zumindest bisher nicht eingebüßt. Entscheidend für alle Methoden der Steinentfernung erscheinen uns folgende Faktoren:

Tabelle 1. Entscheidende Faktoren bei der Nierenbecken-
kelchausgußsteinentfernung

1. Sicherheit der restlosen Steinentfernung

2. Parenchymschonender Eingriff

3. Unproblematische Harnableitung auch über den Harnleiter

4. Einzeitige Operation bei relativ geringer Operationsdauer

5. Vertretbare Strahlenbelastung

Seit 1978 werden Ausguß- und Rezidivsteine in unserer Klinik unter
Fernsehkontrolle mit dem Kalliskop N operiert, wobei bei der Primäroperation versucht wird, die Niere vor die Wunde zu luxieren, bei Se-
kundär- und Mehrfach-Rezidivoperationen die Steinfreimachung in situ
vorgenommen wird.

Natürlich ist die Anwendung des chirurgischen Bildverstärkers auch
heutzutage noch mit einer relativ hohen Strahlenexposition für Personal und Patient verbunden. Die Gründe dafür sind vielfältig.

Tabelle 2. Gründe für die erhöhte Strahlenexposition bei
der Arbeit mit dem Bildverstärker

1. Keine geräteeigene Abschirmung

2. Abstand zwischen Chirurg und Streukörper (Patient)
   verhältnismäßig klein

3. Durchleuchtungszeit zu lang

4. Manipulation mit den Händen in der Nutzstrahlung
   vermehrt

Eine technische Möglichkeit, die Strahlenexposition in der Chirurgie
zu reduzieren, ist einmal die Speicherung des letzten Durchleuchtungs-
bildes nach Ausschalten einer Durchleuchtungsszene und seine unmittelbare Wiedergabe auf das Fernsehgerät. Dieses hat eine Verkürzung der
Durchleuchtungszeit und eine Bildauswertung in Ruhe ohne Strahlenexposition für Personal und Patient zufolge. Eine weitere Strahlenredu-
zierung kann mittels einer gepulsten Durchleuchtung durchgeführt werden.

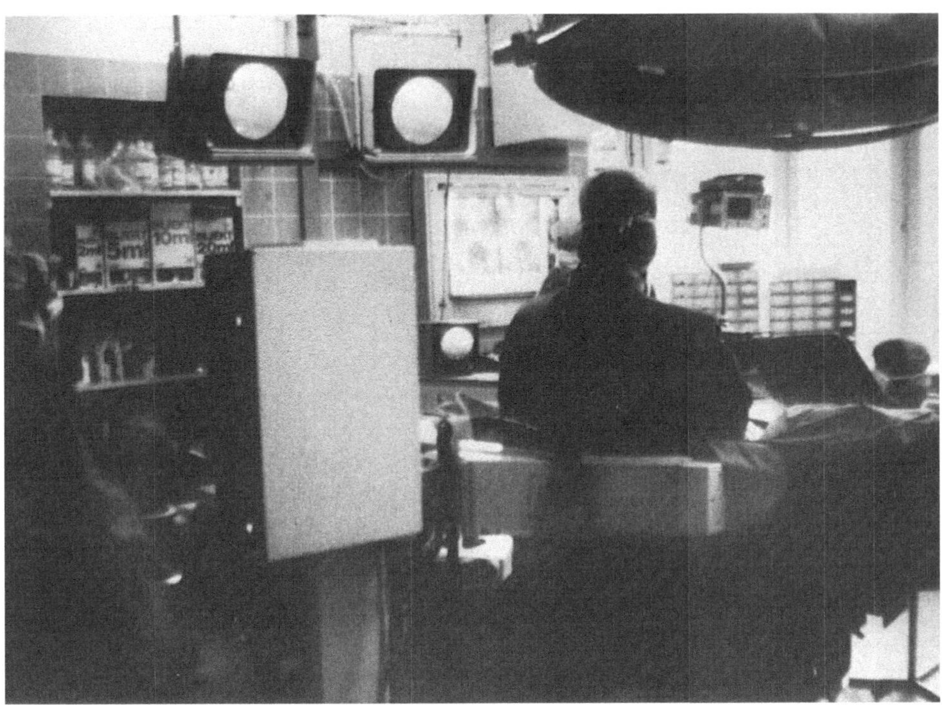

Abb. 1

Wir haben in unserem Operationssaal ein System zur Speicherung von
Einzelbildern und Einschaltung von gepulsten Röntgenstrahlen. Ein
Schalter auf dem Schaltpult erlaubt den Übergang von der konventionellen kontinuierlichen Durchleuchtung auf Pulsbetrieb mit gespeicher-
ter Durchleuchtungsdarstellung in der Pulspause. Dabei registriert
der Speicher in jeder Sekunde ein Bild und stellt dieses dem Fernseh-
sichtgerät zu.

Die Dosis bei dem Bildwandler mit Puls- und Speicherbetrieb wird um
den Faktor 5 gegenüber Bildwandlern ohne Puls- und Speicherbetrieb
gesenkt. Es besteht bei diesem Apparat also eine maximale Röntgendo-
siseinsparung.

Bei unserem ersten Fall handelt es sich um einen Nierenbeckenausguß-
stein. Natürlich erfolgt die Steinfreimachung primär mit der dorsalen
V-förmigen Pyelotomie. Der Stein wird soweit wie möglich durch diesen
Schnitt entfernt. Dann erfolgt die Einschiebung des C-Bogens an den
Patienten. Der Operateur tritt in den C-Bogen und hat beide Hände zur
Operation zur Verfügung und zusätzlich den Blick auf die an die gegen-
überliegende Wand fest installierten zwei Monitoren, die einmal ein
Bild der kontinuierlichen Durchleuchtung abgeben oder die der gepulsten Durchleuchtung mit einem Standbild auf dem zweiten Monitor. Unter
dieser Bedingung können schnell alle Kelchkonkremente geortet werden
und zum größten Teil über das Nierenbecken entfernt werden. Sind jedoch die Kelchhälse zu eng, so werden auch unter Fernsehkontrolle die
Steine mit einer Nadel auf kürzestem Weg durch das Parenchym markiert
und durch eine stumpfe radiäre Nephrotomie entfernt.

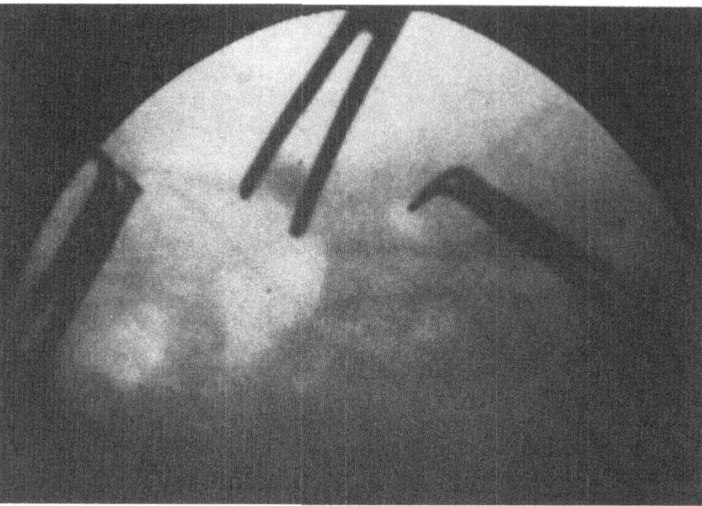

Der Bildwandler erlaubt ein dreidimensionales Sehen, da die Niere in
ihrer Achse zu drehen ist, ebenso wie der C-Bogen. Kleinste Konkremente, auch unter einem halben Zentimeter, können sowohl in der Niere
in situ wie auch bei der luxierten Niere geortet werden.

Zu erwähnen ist, daß in unserem Hause auch bei multiplen Nephrotomien
keine Nierenstielabklemmung wie auch keine Unterkühlung der Niere vorgenommen wird. Auch die Ortung der intraparenchymalen Nierenarterien
und -venen durch die Dopplersonographie wird bei uns nicht praktiziert.
Nach Entfernung des Nierenbeckenausgußsteines legen wir für einige
Tage meistens eine transrenale Nierenfistel ein, um den Urinabfluß zu
sichern.

Der nächste Fall beinhaltet die gezielte bildwandler-gesteuerte Entfernung eines quartären Nierenbeckensteins. Hierbei wird eine Stichincision von ca. 4 cm Länge vorgenommen und sofort transparenchymal
der Stein mittels Faßzange unter Fernsehkontrolle extrahiert.

Die Abbildung 3 auf S. 65 erläutert die extrem kurze Schnittführung
im Gegensatz zur Primäroperation, die eine Narbenlänge von 24 cm aufwies. Erwähnenswert ist noch, daß die Primäroperation ca. 1 1/2 Stunden dauerte, während die Quartäroperation eine Länge von 5 Minuten
hatte.

In der Zeit von 1979 bis 1983, also in 5 Jahren, wurden in unserer
Klinik nach der beschriebenen Methode 127 Nierenbeckenkelchausgußsteine operiert. Die Aufteilung war wie folgt:

Tabelle 3. Klinik Golzheim.
Nierenbeckenkelchausgußsteinoperationen 1979 - 1980

40 mit komplettem Ausgußstein

46 mit multiplen Kelchausgußsteinen

41 mit Nierenbeckensteinen und Kelchausgußsteinen

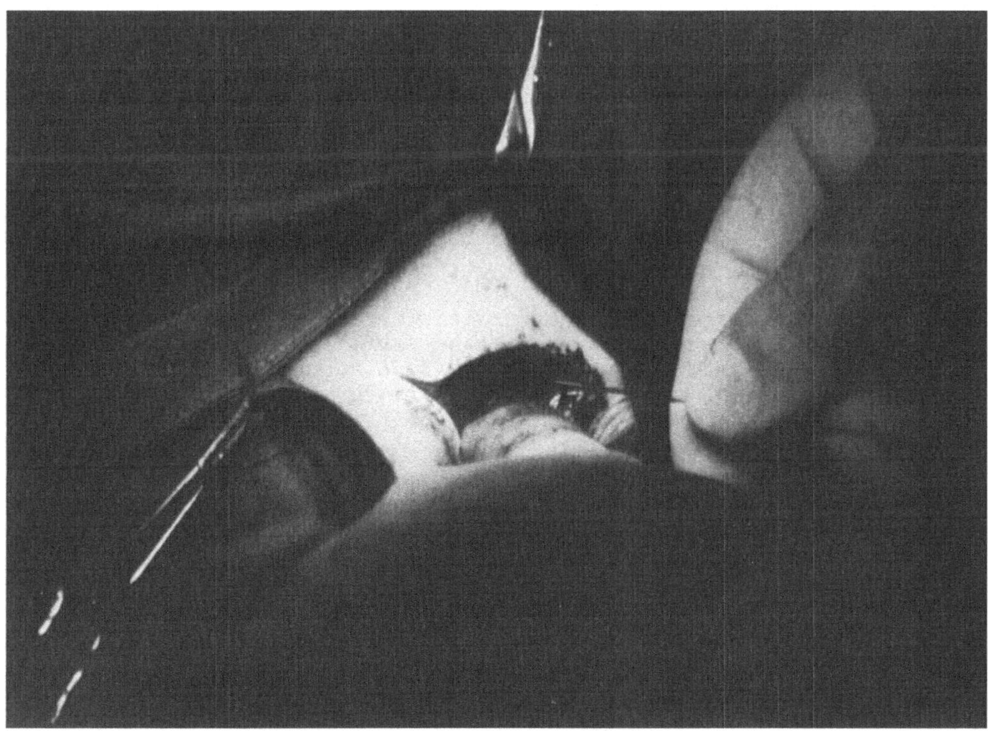

Abb. 3

Und nun zu den Ergebnissen bezüglich der Nierenbeckenkelchausgußsteine.

Absolute Steinfreiheit wurde in 94% der Fälle erzielt, also bei 8 Patienten blieb ein kleines Restkonkrement zurück.

Die durchschnittliche Operationszeit vom Schnittanfang bis zur letzten Hautnaht betrug 1 Stunde und 40 Minuten. Der Vergleich der praeoperativen und postoperativen Clearance zeigte einen Funktionsverlust von 6%. Die durchschnittliche Durchleuchtung betrug 4 Minuten, die durchschnittliche Strahlenbelastung war bei nicht gepulsten Vorgehen 70 mR/min., bei gepulstem Vorgehen 20 mR/min. Die Strahlenbelastung wurde durch Fingerdosimeter überprüft.

Bei der Auswertung all dieser Parameter zeigt sich, daß wir mit unserer Methode all den 5 zu Anfang gestellten Forderungen gerecht geworden sind. Ein Vorteil gegenüber der extrakorporalen und perkutanen Lithotripsie ist die einzeitige Operation und die kurze Operationszeit. Auch wenn heute diskutiert wird, die extrakorporale und perkutane Lithotripsie als Kombinationsverfahren anzuwenden, wird den Patienten bei der Entfernung eines Nierenbeckenkelchausgußsteines mehrere Behandlungssitzungen zugemutet, die die Psyche der Patienten sicher sehr belasten.

Dr. R. Wienhöwer, Urologische Klinik Golzheim, Friedrich-Lau-Straße 11, D-4000 Düsseldorf 30

Nephrotomie – Verschluß durch Fibrinkleber

A. Goldmann und H. Melchior

Eine Alternative zur konventionellen Versorgung von Nephrotomien und
Nierenteilresektion durch Parenchymnaht stellt die Parenchymklebung
durch Human-Fibrinogen-Thrombin-Gemische dar. In einer tierexperimentellen Untersuchungsserie konnte gezeigt werden, daß nach Fibrinklebung
nur ein feiner Parenchymsaum der Nekrose verfällt, während nach Parenchymnaht ein beträchtlicher Parenchymverlust auftritt (Abb. 1). Bei
der Parenchymklebung werden die Parenchymränder digital unter leichtem
Druck adaptiert und der 2-Komponenten-Kleber in den Nephrotomie-Spalt
eingebracht. Die Kompressionszeit beträgt 2 - 3 min. Eine Parenchymnaht ist häufig gar nicht, meist nur oberflächlich nötig.

In der Urologischen Klinik Kassel wurden bisher 29 Nierendefekte mit
Parenchymkleber versorgt. In 6 Fällen konnte auf jede Parenchymnaht

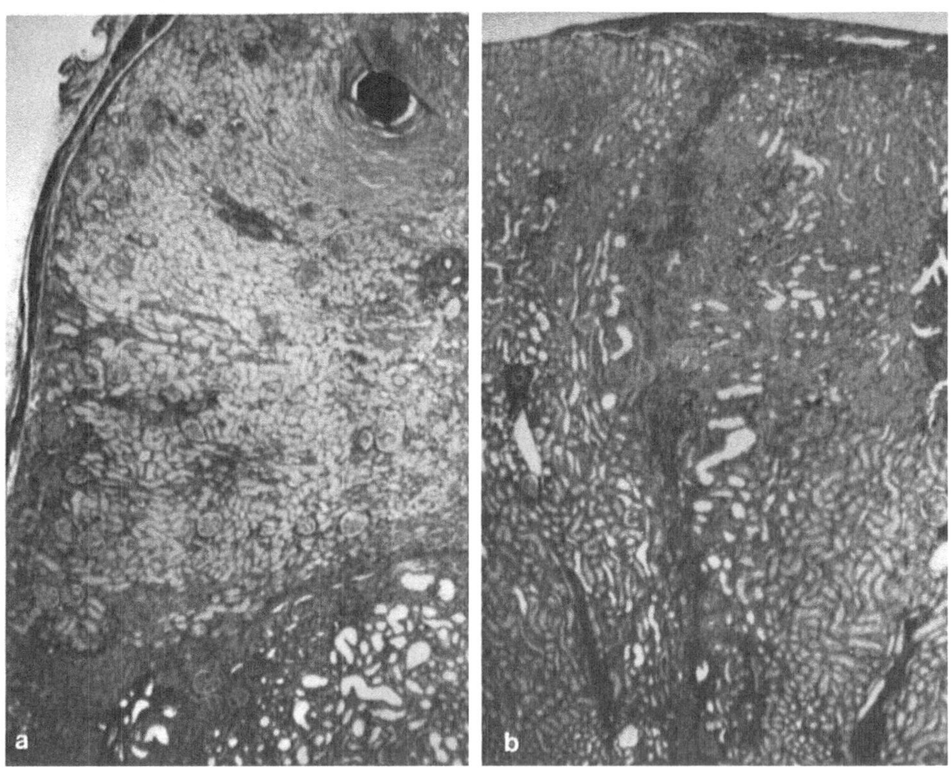

Abb. 1. Nekrose-Zone nach Nephrotomie-Versorgung durch Naht (a) und durch Fibrinklebung (b) im Tierexperiment (Ratte)

Tabelle 1. Nierenparenchym-Versorgung durch Fibrinkleber

Nephrotomie	17
Polamputation	7
Tumorenukleation	5
Gesamt	29

Tabelle 2. Nierenparenchym-Versorgung durch Fibrinkleber

		Naht	
		+	$\emptyset$
Ischämie	+	9	$\emptyset$
	$\emptyset$	12	$\emptyset$
Extrakorporal		1	$\emptyset$

verzichtet werden; in den übrigen Fällen wurden oberflächliche Kapselnähte mit 3x0-Catgut gelegt (Tabelle 1 und 2).

Dr. A. Goldmann, Städtische Kliniken Kassel, Urologische Klinik, Akadem. Lehrkrankenhaus der Philipps-Universität Marburg, Mönchebergstraße 41-43, D-3500 Kassel

Zusammenfassender Bericht des Moderators zum Thema
„Operationen des Nierenbecken-Ausgußsteines"

Infolge der fehlenden Zeit durch vorausgegangene Zeitüberschreitungen
bei den ersten Vorträgen war eine Diskussion, vorgemerkt von 9.40 - 9.50
Uhr, nicht mehr möglich.

Es wird deshalb eine kurze Zusammenfassung gegeben.

Die Operation des Nierenbeckenausgußsteins soll hier nicht von der Indikation her vergleichend zur ESWL und PCN betrachtet werden, sondern
per se.

Es sind folgende Fragen in den Vorträgen gestellt und beantwortet worden:

1. Renoprotektive Maßnahmen als allgemeine und pharmakologische Voraussetzungen.
2. Renoprotektive operationstaktische Maßnahmen für Parenchym und Funktion durch die sogenannte gefäßarme, segmentorientierte, radiäre
   Nephrotomie.

Die erste Frage wurde von Dreikorn u. Mitarb., Heidelberg, sowie von
Hertle u. Mitarb., Herne, diskutiert.

Der Einsatz der Dopplersonographie und des Ultraschalls zur Steinortung
wurde von Hartung u. Mitarb., Essen, als das Verfahren der Wahl diskutiert und durch den Vortrag von Thüroff u. Mitarb., Mainz, anhand von
105 Nephrolithotomien mit diesen zusätzlichen Methoden des Ultraschalls
und der Dopplersonographie bestätigt.

Die Steinortung weniger, aber die gefäßarme radiäre Nephrolithotomie
wurde von Zechnier, Wien, im Vergleich zu anderen Nephrolithotomiefor-
men als optimal herausgestellt, von Zwergel u. Mitarb., Homburg, ebenfalls an 43 Fällen der segmentorientierten Nephrotomie im Vergleich zu
einem Kollektiv von 183 vorausgegangenen Patienten, operiert mit anderen Methoden.

Bei den Ergebnissen waren folgende Kriterien wichtig:

1. die Steinfreiheit,

2. die Infektfreiheit,

3. die Funktion,

4. der Zeitfaktor, unter Umständen auch die Strahlenbelastung.

Zwei Vorträge standen den Erfahrungen der bisher diskutierten diame-
tral entgegengesetzt gegenüber, nämlich die Ausführungen von Praetorius,
München, der die longitudinale Nephrotomie gegenüber der radiären Nephrotomie immer noch als besseres, sparendes und nicht zeitraubendes Ver-

fahren bezeichnet, und von Wienhöwer u. Zoedler, Düsseldorf, "Die fern-
sehgesteuerte Nierensteinchirurgie mit pulsierendem Durchleuchtungs-
strom". Die Hauptvorteile dieses Verfahrens in der Diskussion gegenüber der perkutanen Nephrolithotomie sind die Kürze der Operationsdauer
und die geringe Strahlenbelastung.

W. Lutzeyer, Aachen

Perkutane Litholapaxie

Moderatoren: G. Rodeck, Marburg und F. Eisenberger, Stuttgart

Die perkutane Nephrolithotomie

P. Alken, J. Thüroff und P. Walz

Zu einem Zeitpunkt, als sich die extrakorporale Stoßwellenlithotripsie
noch in einem experimentellen und klinischen Versuchsstadium befand,
wurde die perkutane Nephrolithotomie als neues Behandlungsverfahren
vorgestellt (1). Bei mangelnder allgemeiner Verfügbarkeit von Stoß-
welleneinrichtungen konnte sie sich in der Folgezeit als alternatives
Behandlungsverfahren zur offenen operativen Behandlung von Nieren- und
Harnleitersteinen weltweit durchsetzen. Ihr derzeitiger Stellenwert
muß in Relation zu den Behandlungsmöglichkeiten, die die Stoßwellenlithotripsie und auch andere endourologische Maßnahmen wie die Ureterorenoskopie bieten, definiert werden.

Obwohl theoretisch jeder Stein und jeder steintragende Abschnitt des
oberen Harntraktes perkutan erreichbar ist, variieren die Angaben darüber, wie groß der Prozentsatz prinzipiell perkutan behandelbarer Patienten ist, mit 60 - 100% (2, 3) erheblich. Soll die 100%-Grenze nicht
nur bezogen auf das eigene Krankengut, sondern mit Allgemeingültigkeit
erreicht werden, müssen auch z.B. Ausgußsteine in den Indikationsbereich mitaufgenommen werden. In derartigen Fällen werden aber relativ
regelmäßig mehrfache und mehrstündige endoskopische Sitzungen erforderlich, und es müssen mehrere Nephrostomiekanäle angelegt werden, ohne
daß zuverlässig eine reststeinfreie Sanierung vor Behandlungsbeginn
garantiert werden kann. Damit bewegt sich die perkutane Technik von
der ursprünglichen Absicht der geringen Invasivität im Vergleich zum
Operationsverfahren weg, führt zu Hospitalisierungszeiten, die deutlich über denen einer sachgerecht durchgeführten Operation liegen und
werden auch, was die zeitliche Belastung des durchführenden Arztes angeht, vergleichbar mit einem offen operativen Eingriff.

Bei entsprechender Patientenselektion, die derartige Fälle bei einer
perkutanen Behandlung ausschloß, haben diese Eingriffe im eigenen Krankengut nie mehr als 50% aller operativen Eingriffe wegen Nieren- oder
Harnleitersteinen betragen (Abb. 1, S. 72).

Eigenes Krankengut

Werden die Patienten mit perkutanen Manipulationen über einen permanenten oder temporären operativ angelegten Nephrostomiekanal und solche
mit ausschließlicher lokaler Chemolitholyse aus der Gesamtserie herausgenommen, bleiben 266 Behandlungsfälle, in denen 3 verschiedene Verfahren angewandt wurden:

Gruppe I: Versuch der Punktion, Dilatation und Steinentfernung in einer

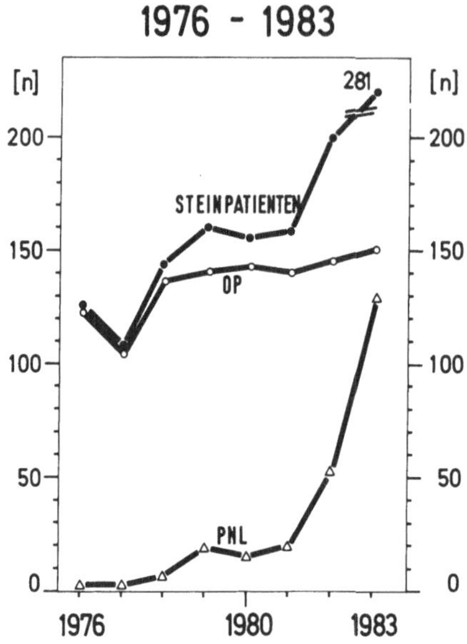

Abb. 1. Entwicklung der operativen Behandlung und der perkutanen Behandlung beim Nieren- und Harnleitersteinleiden an der Urologischen Klinik Mainz zwischen 1976 und 1984

Sitzung nahezu ausschließlich in Peridualanästhesie durchgeführt (n = 181),

Gruppe II: präliminäre Punktion in Lokalanästhesie bei steinbedingter Obstruktion und Infekt mit nachfolgender mehrtägiger Harnableitung vor der ersten Instrumentation oder präliminäre Punktion aus logistischen Gründen, um den Zeitbedarf bei der in nächster Sitzung durchgeführten Dilatation und Instrumentation zu verringern (n = 60) und

Gruppe III: Punktion und Dilatation in mehreren Sitzungen in Lokalanästhesie mit anschließender Instrumentation durch einen stabilen Nephrostomiekanal (n = 25).

In diesen 3 Gruppen lagen die Mißerfolgsquoten, die eine primäre oder sekundäre operative Therapie erforderlich machten, bei 3% in der Gruppe I, 16% in der Gruppe II und 17% in der Gruppe III. Bei den erfolgreich durchgeführten intrarenalen Instrumentationen wies nur die Gruppe I eine Reststeinquote von 1,6% auf, die Anlaß zur nachfolgenden Operation oder Stoßwellenlithotripsie gab. In der ersten endoskopischen Sitzung konnten bei 63% der Gruppe I, 42% der Gruppe II und 44% der Gruppe III-Patienten Steinfreiheit erreicht werden. Die Dauer dieses ersten endoskopischen Eingriffes war mit durchschnittlich 100 Minuten in allen 3 Gruppen gleich. Die Rate der kompletten Steinsanierung stieg bei der zweiten endoskopischen Sitzung auf 90% in der Gruppe I, 66% in der Gruppe II und 74% in der Gruppe III. In Einzelfällen waren in allen 3 Gruppen bis zu 4 endoskopische Sitzungen zur völligen Steinsanierung erforderlich.

Häufigste Komplikationen waren postinstrumentelle Temperaturerhöhungen mit 17% in der Gruppe I, 13% in der Gruppe II und 17% in der Gruppe III. Blutungen, die nur in seltenen Fällen die Gabe von Transfusionen notwendig machten, aber häufig wegen mangelnder Übersicht eine zweite endoskopische Sitzung erforderlich machten, wurden in 16% der Gruppe I, 9% der Gruppe II und 9% der Gruppe III-Patienten beobachtet. Vorzeitige Nephrostomie-Dislokation vor der beabsichtigten ersten instrumentellen Sitzung waren mit 16% in der Gruppe II und 6% in der Gruppe III häufige Probleme. Hier wurden dann erneute Punktionen notwendig. In 2 Fällen der Gruppe II wurde eine Nephrektomie durchgeführt, wobei es sich um

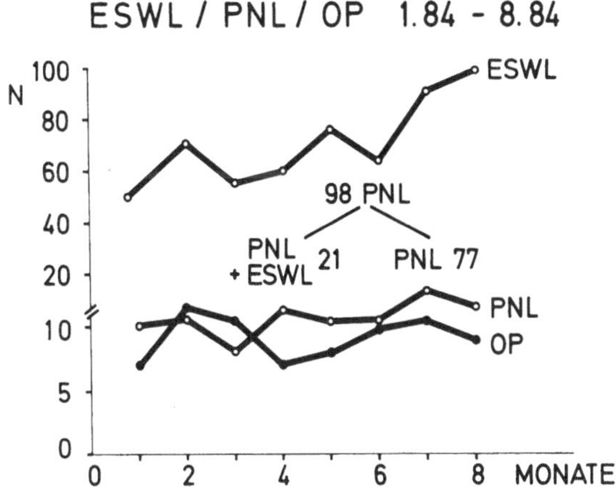

Abb. 2. Häufigkeit der Stoßwellenlithotripsie, der perkutanen
Nephrolithotomie und der operativen Behandlung wegen Nieren-
und Harnleitersteinleiden zwischen Januar und August 1984.
Urologische Klinik Mainz

Fälle handelte, in denen bei grenzwertiger partieller Nierenfunktion
der Versuch einer perkutanen Steinentfernung mißlang. In keinem Fall
wurde eine notfallmäßige Nephrektomie erforderlich. Kein Patient ist
an den Folgen des Eingriffes verstorben.

Die einzeitige perkutane Nephrolithotomie mit Punktion des steintragenden Hohlsystems unter kombinierter Ultraschall- und Durchleuchtungs-
kontrolle, Aufbougierung des Nephrostomiekanals mit dem Teleskop-
Bougierset (4) und der am häufigsten zur Steinentfernung benutzten intrarenalen Ultraschallithotripsie ist bei Vergleich der o.g. Zahlen
hinsichtlich der Erfolgs- und Mißerfolgsrate sowie Komplikationsrate
das Verfahren der Wahl, bei dem in 90% der Fälle in 2 Sitzungen Steinfreiheit erreicht werden kann, die Versagerquote bei 3% liegt und die
Reststeinrate bei 1,3%. Diese Zahlen weisen auch darauf hin, daß diese
Technik bei entsprechender Patientenselektion eine echte Alternative
zur offen operativen Behandlung ist.

Diskussion

Der größte Teil der für eine perkutane Behandlung geeigneten Nieren-
becken- oder Kelchsteine wird heutzutage, bei Verfügbarkeit einer Stoßwelleneinrichtung seit Januar 1984, durch extrakorporale Stoßwellenlithotripsie behandelt. Trotzdem wurden in der Zeit von Januar 1984
bis August 1984 98 perkutane Eingriffe wegen Nephrolithiasis vorgenommen; die Frequenz dieser Eingriffe pro Monat zeigt gegenüber einer
Vergleichsperiode im Jahre 1983 eine eher ansteigende Tendenz.

Von diesen 98 in der 8 Monats-Periode 1984 durchgeführten perkutanen
Eingriffen (Abb. 2) wurden 21, speziell bei größeren Ausgußsteinen,
einer geplanten kombinierten Behandlung mit primärer perkutaner Nephrolithotomie und sekundärer Stoßwellenlithotripsie zugeführt. 3/4 der
perkutan behandelten Patienten hatten aber aufgrund von Kontraindikationen für eine Stoßwellenlithotripsie eine definierte Indikation für
ein perkutanes Vorgehen, wozu auch Patienten mit z.B. größeren Nierenbeckensteinen gehören, die in einer Sitzung perkutan saniert werden
konnten und damit hinsichtlich der Hospitalisierungszeit und potentieller Komplikationen deutlich bessere Ergebnisse boten als bei einer
alleinigen Stoßwellentherapie.

Für einen kleinen Teil der distalen Harnleitersteine, die nicht transurethral unter endoskopischer und Röntgenkontrolle in den oberen Harn-

trakt geschoben und dort durch Stoßwellenlithotripsie zertrümmert werden können, bietet die ureterorenoskopische Steinentfernung bei kürzestem Weg zum Stein eine gute Alternative zur perkutanen Behandlungstechnik. Die perkutane Nephrolithotomie selbst hat zahlenmäßig ihren Stellenwert in der Behandlung des Harnsteinleidens behalten, wobei eine Verschiebung des Indikationsbereiches aufgetreten ist insofern, als nicht mehr in der Regel der kleine extrahierbare Nierenbecken- oder Kelchstein perkutan therapiert wird, sondern Steine, bei denen aufgrund der Größe oder nicht sicher klärbarer distaler Abflußhindernisse mit Problemen der Desintegrationspassage nach Stoßwellenlithotripsie gerechnet werden muß und Steine, bei denen aufgrund von Begleiterkrankungen des Patienten die Stoßwellenlithotripsie kontraindiziert ist.

Die perkutane Nephrolithotomie ist damit zu einer ergänzenden und Kombinationstherapie im Zusammenhang mit der Stoßwellenlithotripsie geworden und kann bei entsprechender Vorselektion der Patienten auch weiterhin in Kliniken zur Anwendung kommen, die nicht über eine Stoßwelleneinrichtung verfügen.

Literatur

1. Alken P, Altwein JE (1980) Die perkutane Nephrolitholapaxie. Verh Dtsch Ges Urol, 13. Tagung. Springer, Berlin, Heidelberg, New York, p 109-112
2. Korth K (1983) Percutaneous lithotrypsy of kidney stones with a permanent suction pyeloscope. Experiences after 1 1/2 years of use. Kongreßbericht Internat. Symposium, Ludwig Boltzmann-Institut Wien
3. Hruby W, Marberger M (1983) Die Technik der perkutanen Fistelung zur Litholapaxie. Kongreßbericht Internat. Symposium, Ludwig Boltzmann-Institut Wien
4. Alken P (1981) Teleskosbougier-Set zur perkutanen Nephrostomie. Akt Urol 12:216-219

Prof. Dr. P. Alken, Urologische Klinik u. Poliklinik der Johannes-Gutenberg-Universität Mainz, Langenbeckstraße 1, D-6500 Mainz

Ergebnisse unserer in Lokalanästhesie durchgeführten Nierensteinextraktionen an der Urologischen Klinik rechts der Isar der TU München

W. Schütz, R. Pfab und E. Vogel

Vom 1.5.1983 bis 30.8.1984 wurden an der Urologischen Klinik rechts der Isar bei 105 Patienten primär perkutane Steinentfernungen durchgeführt. Nachdem bei den ersten 25 Patienten diese Operationsmethode unter Allgemeinnarkose durchgeführt wurde, erhielten die weiteren Patienten eine kombinierte Lokalanästhesie und Tranqualanalgesie nach folgendem Schema:

30 Minuten präop. eine Prämedikation mit 50 mg Pethidine und 0,5 mg Atropin. 15 Minuten vor und während des Eingriffes eine Infusion mit Flunitrazepam von 0,02 mg/min. Bei Bedarf wurde Pentazocin i.v. bis zu 30 mg appliziert, da Flunitrazepam zwar sedativen und anxiolytischen,

Tabelle 1. Perkutane Nephrolithotomie von 1983 - 1984

Patienten   n = 105   ♂ 51
                                ♀ 54

Durchschnittsalter 50,3 Jahre (20 - 80)

Steinlokalisation

Nierenbeckensteine (solitär oder multipel)	55%
Kelchsteine (solitär oder multipel)	28%
Nierenbeckenausgußsteine	11%
Nierenbecken-, Kelch- u. Harnleitersteine (multilokulär)	6%

Tabelle 2. Perkutane Nephrolithotomie bei 105 Patienten von 1983 - 1984

Patienten (n = 105)	Anzahl der perkutanen Eingriffe	Erfolgsrate (%)
15	2,2	13/15 (87)
20	1,75	17/20 (85)
70	1,56	68/70 (97)

31 perkutane Eingriffe an offen voroperierten Nieren

3 perkutane Eingriffe an Solitärnieren

2 perkutane Eingriffe an Hufeisennieren

postop. stationärer Aufenthalt: 9 Tage (3 - 22)

jedoch keinen analgetischen Effekt hat. Der Punktionskanal wurde lokal
mit Scandicain 1%ig, etwa 20 - 40 ml, infiltriert. Unter dieser Gesamt-
medikation ließ sich die perkutane Steinentfernung in der Regel problemlos durchführen.

Bei 105 Patienten wurden an 107 renalen Einheiten insgesamt 138 Steine
entfernt. Bei den ersten 20 Patienten wurde die Steinextraktion 1 bis
3 Tage nach der Dilatation des Nephrostomiekanals vorgenommen. Bei
allen nachfolgenden Patienten wurde eine einzeitige Operation, also
Punktion, Dilatation und Steinextraktion, angestrebt. Bei der Steinlokalisation (Tabelle 1) handelte es sich in 55% um Nierenbeckensteine,
die solitär oder multipel vorlagen, in 28% um Kelchsteine, solitär
oder multipel, in 11% um Nierenbeckenausgußsteine und in 6% um Nieren-
becken-, Kelch- oder Harnleitersteine multilokulär und Kelchausgußsteine. Bei den 105 Patienten waren bei den ersten 15 Patienten 2,2
perkutane Eingriffe zur Steinextraktion erforderlich (Tabelle 2). Die
Erfolgsrate betrug 87%. Bei den nächsten 20 Patienten sank die Anzahl
der perkutanen Eingriffe auf durchschnittlich 1,75 und bei den letzten
70 Patienten auf 1,56. 31 mal wurden perkutane Eingriffe an bereits
offen voroperierten Nieren vorgenommen, 3 an Solitärnieren und 2 Eingriffe an Hufeisennieren. Der postoperative stationäre Aufenthalt betrug 9 Tage, Minimum 3, Maximum 22 Tage. Steinfreiheit wurde erzielt

<u>Tabelle 3.</u> Perkutane Nephrotlithotomie von 1983 - 1984 (n = 105)

Komplikationen	
Offen-chirurgische Freilegung der Niere nach perkutaner Steinentfernung wegen Hämatom	3
Nierenbeckenperforationen	7
Koagelbedingte Koliken mit Harnleiterobstruktion	11
Retroperitoneale Spülwasserabsorption (Disequilibrium-Syndrom	1
Colon descendens Perforation	1

in 93%. Bei den restlichen 7% konnte in jedem Falle eine steinbedingte Abflußbehinderung beseitigt werden.

Komplikationen (Tabelle 3):

Von den ersten 20 Patienten wurde 3 mal nach perkutaner Steinentfernung die Niere freigelegt, um das Ausmaß des Hämatoms beurteilen zu können. 7 mal kam es zu geringfügigen Nierenbeckenperforationen, die ohne Komplikationen bei liegender Drainage ausheilten. Koagelbedingte Koliken mit Harnleiterobstruktion traten bei 11 Patienten auf. Durch kurzfristiges Einlegen eines Ureteren- oder Doppel-J-Katheters bis zur Lyse der Koagel konnte diese Komplikation behoben werden. In einem Falle kam es zu einer retroperitonealen Spülwasserabsorption mit Sinken des Serum-Natrium-Spiegels auf 132 mVal, was durch Gabe von hochprozentigem Natriumchlorid und forcierter Lasix-Diurese behoben werden konnte. Diese Komplikation trat deswegen nicht mehr auf, weil wir danach in der Regel physiologische Kochsalzlösung bei der perkutanen Nephrolithotomie verwendeten. Einmal wurde das Nierenhohlsystem durch das Colon descendens anpunktiert, was nach Entfernen der Punktionsnadel ebenfalls komplikationslos ausheilte. Diese Patientin wurde 10 Tage später offen operiert. Bei einer Patientin mußte 14 Tage nach perkutaner Steinextraktion wegen funktionsloser Niere eine Nephrektomie vorgenommen werden. Es gab keinen Hinweis, daß der Funktionsausfall durch die Manipulation entstanden war; es handelte sich vielmehr um eine lange bestehende hydronephrotische Niere. Mit einer Erfolgsrate von 93% perkutaner Steinentfernungen bei unseren ersten 105 Patienten, ist neben der ESWL auch diese Methode eine herausragende Alternative zur offen-chirurgischen Operation.

Prof. Dr. W. Schütz, Urologische Klinik der TU München, Ismaninger Straße 22, D-8000 München

Perkutane Chirurgie von Nierensteinen – Erfahrungen nach zwei Jahren

K. Korth

Seit Einführung der perkutanen Steinchirurgie ist diese Methode in
vielen urologischen Abteilungen etabliert. Sie hat sich insbesondere
bewährt bei der Operation von Rezidivsteinen und bei Risikopatienten,
die vor einigen Jahren noch als inoperabel gegolten hätten.

Die perkutane Steinsanierung steht und fällt, wenn sie erfolgreich
sein soll, mit einem richtig liegenden Kanal. Diese Aufgabe fällt m.E.
allein dem Urologen zu, da sie für den Erfolg der Operation entscheidend und die Verantwortung letztlich nicht teilbar ist.

Zur Technik der Punktion:

Eine gestaute Niere läßt sich leicht unter Ultraschalleitung punktieren. Meistens liegt jedoch keine Dilatation vor, so daß ich folgendermaßen vorgehe (Abb. 1): Über einen Ureterenkatheter wird eine Mischung
aus 30%igem Kontrastmittel, Indigokarmin und Lidocain retrograd infundiert. Wir erreichen dadurch eine fluoroskopisch deutlich kontrastier-
te, leichte Hydronephrose, die sich gut punktieren läßt, meistens sogar allein durch Ultraschalleitung. Wenn die Nadel das Hohlsystem am
gewünschten Punkt erreicht hat, tropft blauer Farbstoff heraus. So

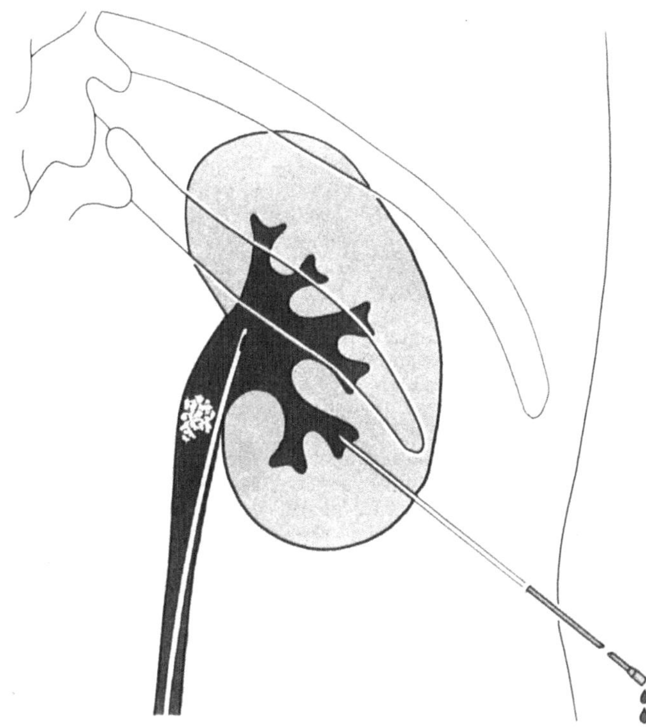

Abb. 1. Durch retrograde
Infusion von Kontrast-
mittel, Indigocarmin und
Lidocain erreicht man
ein gut sichtbares,
leicht erweitertes Hohl-
system, das leicht zu
treffen ist. Tropft Blau
aus der Nadel, ist das
Hohlsystem erreicht

vermeidet man Einspritzungen von Kontrastmittel, die, wenn sie para-
pelvin gegeben werden, das Durchleuchtungsbild der Niere verwischen.
Über einem Lunderquist-Draht wird dann das Gewebe zwischen Haut und
Nierenoberfläche kreuzweise mit dem Lumbotom durchtrennt. Nach Auf-
bougieren kann dann die Steinoperation angeschlossen werden. Zur Zerstörung großer Steine benutze ich gezielt elektrohydraulische Stoßwellen, um möglichst wenige Bruchstücke zu erhalten, die sich dann direkt aus dem Kanal ziehen lassen. Die Ultraschallsonde ist sehr geeignet, um die Nieren am Ende einer Sitzung "staubsaugerähnlich" von
letzten Steinresten zu befreien.

Wir operieren ohne Ausnahme alle Steine perkutan. Eine statistische
Auswertung der Ergebnisse unserer ersten 250 von bis jetzt *420* operierten Steinpatienten haben wir vorgenommen. Zum Zeitpunkt der Untersuchung lag die perkutane Operation zwischen 4 und 25 Monaten zurück.

Von 250 perkutan operierten Patienten hatten:

a) Nierenbeckensteine 136 = 54,4%
b) Nierenkelchsteine 71 = 28,4%
   (einzeln oder mehrere)
c) Hohe Harnleitersteine 33 = 13,2%
d) Teilausgußsteine 16 = 6,4%
e) Ausgußsteine 11 = 4,4%
f) Subpelvine Steine 10 = 4,0%

Kombinationen von a, b, c oder f 17 = 13,4%
Reststeine (bei Entlassung bekannt) 13 = 5,7%

7 der Patienten mit Reststeinen waren an Teil- oder Ausgußsteinen
operiert worden. In diesen Fällen erschien es aus verschiedenen Gründen nicht sinnvoll, über weitere Kanäle die völlige Steinfreiheit erreichen zu wollen.

Bei der Nachuntersuchung wurde regelmäßig *Beschwerdefreiheit* angegeben.
Rezidivsteine bei postoperativ nachgewiesener Steinfreiheit wurden bei
11 Patienten (5,4%) gefunden.

In diese Statistik ist noch nicht die Tendenz der Veränderungen des
Patientengutes des letzten Dreivierteljahres eingegangen, die ganz
deutlich folgendes zeigt: Mit Zunahme der extrakorporalen Steinzertrüm-
merungen (ESWL) durch Aufstellen weiterer Maschinen nimmt die Zahl der
einfachen, auch für die perkutane Chirurgie "idealen" kleinen Nierenbeckensteine ab und die Zahl der "Problemfälle", der schwierigen Ausgußsteine, zu.

Der inzwischen zur Routine gewordene perkutane Zugang der Niere ist
natürlich nicht nur zur Behandlung von Nierensteinen geeignet. Es liegt
nahe, auch andere Krankheiten des Hohlsystems von Niere und Harnleiter
endoskopisch zu operieren.

Ein Krankheitsbild, bei dem sich eine Behandlung nach der Steinentfernung geradezu aufdrängt, ist die subpelvine Ureterstriktur (Abb. 2).
Sie läßt sich perkutan als "intubierte Ureterotomie" nach Davis durchführen, indem die Striktur je nach Lage mit einem Sichturethrotom oder
mit dem flexiblen, UK-geführten Ureterotom gespalten wird. Anschließend
wird für drei Wochen ein dicker Katheter zur Schienung eingelegt.

Die Ergebnisse nach Operation von 35 Patienten sind als gut in 80% der
Fälle einzustufen, eingeschlossen 5 kongenitale subpelvine Stenosen.

Eine weitere Indikation für die perkutane Operation in der Niere stellt
die Resektion von papillären Tumoren des Urothels dar, die wir bisher

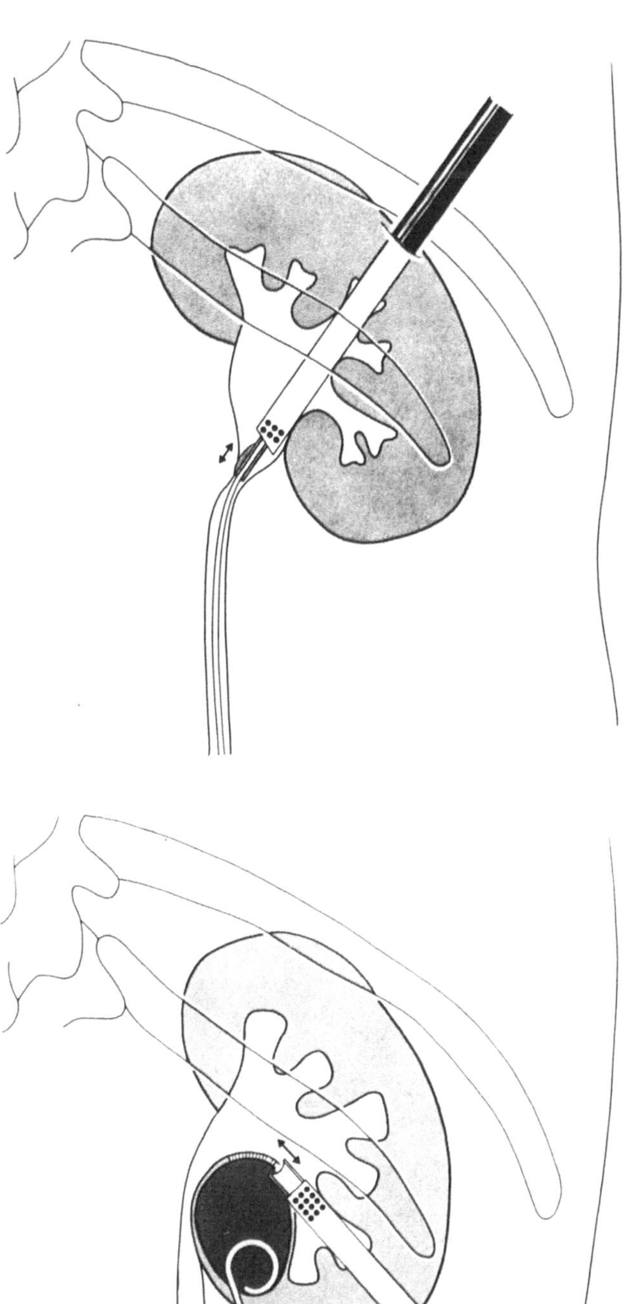

Abb. 2. Subpelvine Strikturen lassen sich mit dem Sichturethrotom spalten bei einem Zugang über die mittlere Kelchgruppe

Abb. 3. Technik der Marsupialisation von Nierenzysten, die den Urintransport behindern: Die Wand zwischen Nierenbecken und Zyste wird perkutan reseziert

an 6 Patienten durchführten. Die Indikation muß natürlich sehr kritisch gestellt werden, da einerseits die Operation wegen der fehlenden, dicken Muskelschicht sehr gefährlich ist und bei Tumoren von Grad 2 an nicht mit einem kurativen Ergebnis gerechnet werden kann. In Betracht kommen z.B. alte einnierige Patienten oder Patienten mit doppelseitigem Befall, bei denen eine Niere erhalten werden soll.

Eine besondere, wenn auch sehr seltene Indikation für den perkutanen Eingriff stellt die Marsupialisation von Nierenzysten, die auf den Harnabfluß aus der Niere komprimierend wirken, dar. Das Ziel dieses Eingriffes ist, die Zyste durch Resektion der Trennwand an das Nierenhohlsystem anzuschließen und sie zu einem Teil des Nierenbeckens zu machen (Abb. 3). So kann der Inhalt ständig ablaufen und die Zyste schrumpfen.

Diese Operation haben wir bisher an 4 Patienten vorgenommen. Die Ergebnisse waren sehr zufriedenstellend und resultierten regelmäßig in der völligen Wiederherstellung der Nierenfunktion.

In diesem Beitrag habe ich die sehr persönlichen Erfahrungen in der perkutanen Chirurgie der Niere beschrieben. Sie bedeutet für mich als "gelerntem Chirurgen" die Revolution der Chirurgie an einem großen Organ und ist eigentlich nur vergleichbar mit der Einführung der transurethralen Operationsmethoden. Manches, was heute noch abenteuerlich aussieht, wird vielleicht in Zukunft bei weiterer Verbesserung der perkutanen Operationsgeräte Routine sein.

Dr. med. Knut Korth, Lorettokrankenhaus, Mercystraße 6-14,
D-7800 Freiburg

Negative und positive Erfahrungen mit der perkutanen Nierensteinchirurgie

G. Kunit und J. Frick

Eine retrospektive Analyse unserer ersten 30 Steinpatienten, die wir mittels der perkutanen Technik operiert haben, soll die Vorteile und aber auch Nachteile dieser Methode herausstreichen. Das Alter der 14 Männer und 16 Frauen lag zwischen 20 - 75 Jahren. Die ersten 7 Patienten haben wir analog dem Vorgehen von Marberger (Wien), 2-zeitig operiert. Bei diesen wurde das Nephrostomierohr in Lokalanästhesie am Tag vor dem eigentlichen Eingriff plaziert. Wir sind dann aber auf Grund organisatorischer Probleme zur einzeitigen Operation übergegangen. Der Eingriff selbst wird in Intubationsnarkose in Bauchlage auf einem Philips-Diagnost-73-System, ausgerüstet mit einer 100 mm-Kamera vorgenommen, wodurch eine Einsparung der Strahlenbelastung sowohl für den Patienten als auch für den Operateur und das Assistenzpersonal gegeben ist.

24× handelt es sich um einen oder mehrere Nierenbeckenkonkremente, 2× lag zusätzlich zum Nierenbeckenstein noch ein Kelchkonrement der unteren Kelchgruppe vor, in 2 Fällen fand sich ein Kelchkonkrement allein

Tabelle 1. Perkutane Steinchirurgie

n = 30

♂: 14   ♀: 16
Alter: 20 bis 75 a

Einzeitige Operationen: 23   Zweizeitige Operationen: 7

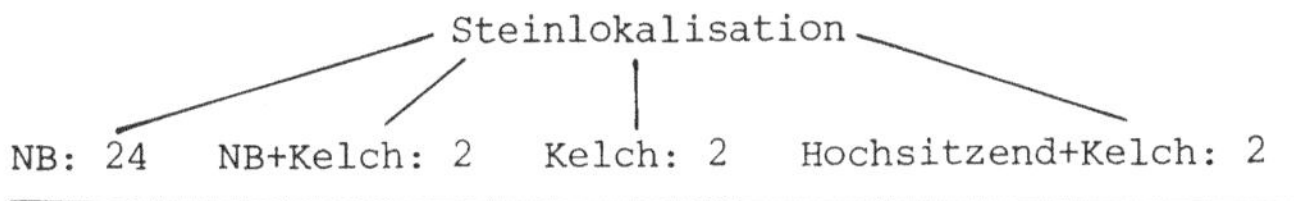

NB: 24   NB+Kelch: 2   Kelch: 2   Hochsitzend+Kelch: 2

Tabelle 2. Perkutane Steinchirurgie

Negative Erfahrungen

Punktionsprobleme:	2
Nephrostomieluxation:	1
Steindislokation:	1
Stärkere Blutung:	1
Restkonkremente:	1
Technische Probleme:	1
Versagen der Methode mit konsekutiver offener Operation:	2
Spülflüssigkeitsverbrauch: max. 16 l	min. 6 l
Strahlenbelastung: Einzeldosis Hand	max. 1,90 mSv min. 0,07 mSv

und in weiteren 2 Fällen lag ein Kelchkonkrement, sowie ein hochsitzender, eingeklemmter Harnleiterstein vor (Tabelle 1).

Im Folgenden sind die Probleme, die im Rahmen der Eingriffe an unseren ersten 30 Patienten auftraten, aufgelistet (Tabelle 2). 2× gelang es uns nicht das Hohlsystem primär so zu punktieren, daß eine konsekutive Steinentfernung möglich gewesen wäre. Trotz optimaler Ultraschallausrüstung und – wie schon oben erwähnt – Röntgenausrüstung, mußte der Punktionsvorgang abgebrochen und zu einem späteren Zeitpunkt wiederholt werden. Bei einem Patienten, den wir noch 2-zeitig operierten, kam es über Nacht zur Luxation des Nephrostomierohres, wodurch eine neuerliche Punktion notwendig wurde. Bei einem Patienten trat intraoperativ eine Steindislokation auf, wodurch ein Restkonkrement resultierte. Eine stärkere Blutung trat einmal auf, die jedoch durch das Setzen eines dickeren Nephrostomierohrs wieder zum Stillstand kam. Bei einem Patienten trat intraoperativ ein Defekt am Generator auf, wodurch ein Abbruch des Eingriffes erzwungen wurde und die Restkonkremente durch eine offene Operation entfernt werden mußten, da der Patient ein weiteres, perkutanes Vorgehen abgelehnt hatte. Eine offene Nachoperation mußte noch in einem weiteren Fall durchgeführt werden, da das Konkrement perkutan einfach dem Zugriff nicht zugänglich war. Ob der Spülflüssigkeitsverbrauch von maximal 16 Litern und minimal 6 Litern als Negativum angesehen werden kann, sei dahingestellt. Als mögliche, negative Begleiterscheinung mag die Strahlenbelastung für

Tabelle 3. Perkutane Steinchirurgie

Positive Erfahrungen	
Verkürzte Aufenthaltsdauer:	6 - 7 Tage
Geringe Belastung des Patienten:	1 Pat. mit 2 Blutkons.
Postoperative Komplikationen:	keine
Spätkomplikationen:	?

den Operateur sein, Messungen mittels eines Ringdosimeters ergaben eine Einzeldosis auf die Hand von maximal 1,9 ms und minimal 0,07 ms. Die Jahresgesamtdosis ist ja allgemein mit 600 ms festgelegt, in Österreich werden jedoch 750 ms von der Strahlenschutzbehörde toleriert.

Nun zu den positiven Aspekten; sie sind kurz zusammengefaßt (Tabelle 3) Die Aufenthaltsdauer beträgt nur 6 - 7 Tage, exkludiert natürlich die Patienten, die offen nachoperiert werden mußten. Die Belastung des Patienten ist ausgesprochen gering, nur 1 Patient brauchte, wie bei den negativen Aspekten gesehen, 2 Blutkonserven. Postoperative Komplikationen gab es in unserem Krankengut der ersten 30 Fälle keine. Über die Spätkomplikationen kann auf Grund der Kürze der Nachbeobachtungszeit noch keine definitive Aussage getroffen werden.

Zusammenfassend läßt sich sagen, daß die positiven Aspekte den Negativen bei weitem überlegen sind, Voraussetzung hierfür ist jedoch eine umfangreiche, technische Ausrüstung, Überwindung organisatorischer Probleme, sowie ein in der Endoskopie erfahrener Operateur gepaart mit operativer Geduld.

Dr. G. Kunit, Urologische Abteilung der Landeskrankenanstalten, Müllner Hauptstraße 48, A-5020 Salzburg

Erfahrungen mit der perkutanen Nierensteinentfernung

M. Westenfelder, A. Frankenschmidt, U. Wetterauer und G. Kauffmann

Erfahrungen mit einer neuen Methode lassen sich erst sammeln, wenn sie erlernt wurde. Hierzu bedarf es der Motivation und ausreichender Zeit. Als wir Mitte 1982 das perkutane Set der Firma Wolf bekamen, war die Motivation noch gering, die Erfolge und Fortschritte bescheiden. Bis August 1983 waren lediglich 21 Eingriffe bei 16 Patienten erfolgt, und nur acht Patienten wurden wirklich steinfrei (s. Abb. 1 und Tabelle 1). In dieser Zeit war die Technik im Loretto-Krankenhaus Freiburg soweit perfektioniert worden, daß es sowohl den Großteil unserer als auch eine große Anzahl auswärtiger Steinpatienten an sich zog und unsere Kapazität dadurch voll mit der Behandlung der Nichtsteinpatienten ausgelastet war. Aus dieser unhaltbaren Situation mußten wir uns ge-

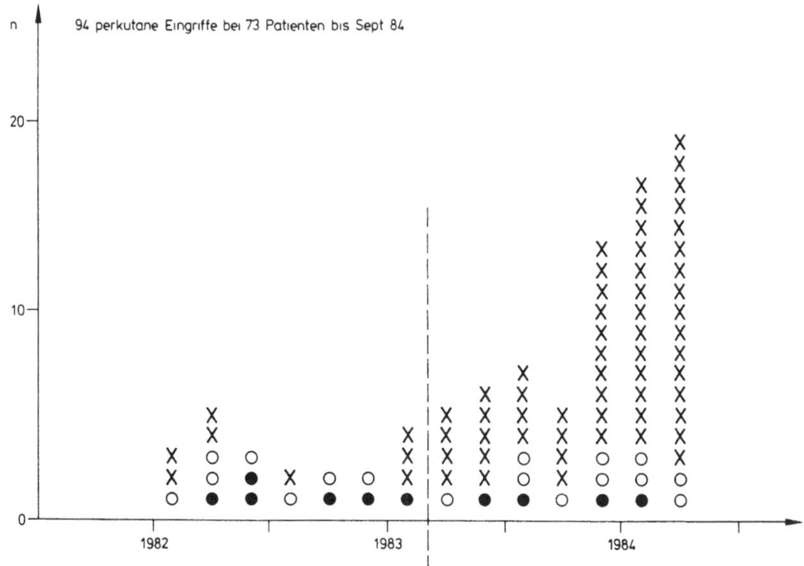

<u>Abb. 1.</u> Graphische Darstellung der Anzahl der perkutanen Eingriffe der Jahre 1982
bis 84. Jede Kolumne enthält die Eingriffe von zwei Monaten, die Kreuze bedeuten
erfolgreiche Eingriffe, die Kreise eine unvollständige Ausräumung, z.B. bei belas-
senen Kelchkonkrementen und die Vollkreise erfolglose Eingriffe, die von einer Operation gefolgt waren

<u>Tabelle 1.</u> Übersicht über die 94 perkutanen Eingriffe an 73 Patienten der
Jahre 1982 bis 84, unterteilt in die Periode 1. Juli 82 bis August 84 und
in die Periode 2. September 83 bis September 84

Periode 1: Juli 82 bis August 83

21 perkutane Eingriffe an 16 Patienten

Steinlokalisation	n	steinfrei	Nach-OP	Rest
Nierenbecken	14	8	6	0
Kelch	2	0	0	2

Periode 2: September 83 bis September 84

73 perkutane Eingriffe an 57 Patienten

Nierenbecken	30	30	0	0
Kelch	22	16	1 (HL)	5
Harnleiter	10	7	3	0
Ausguß	6	4	1	1
Matrix	5	3	1	1

zwungenermaßen durch Verbesserung unserer Technik und nachweisbarer
Erfolge befreien. Wir waren also maximal motiviert und standen unter
Zeitmangel und Erfolgszwang. Dies erklärt, warum wir nach mehreren

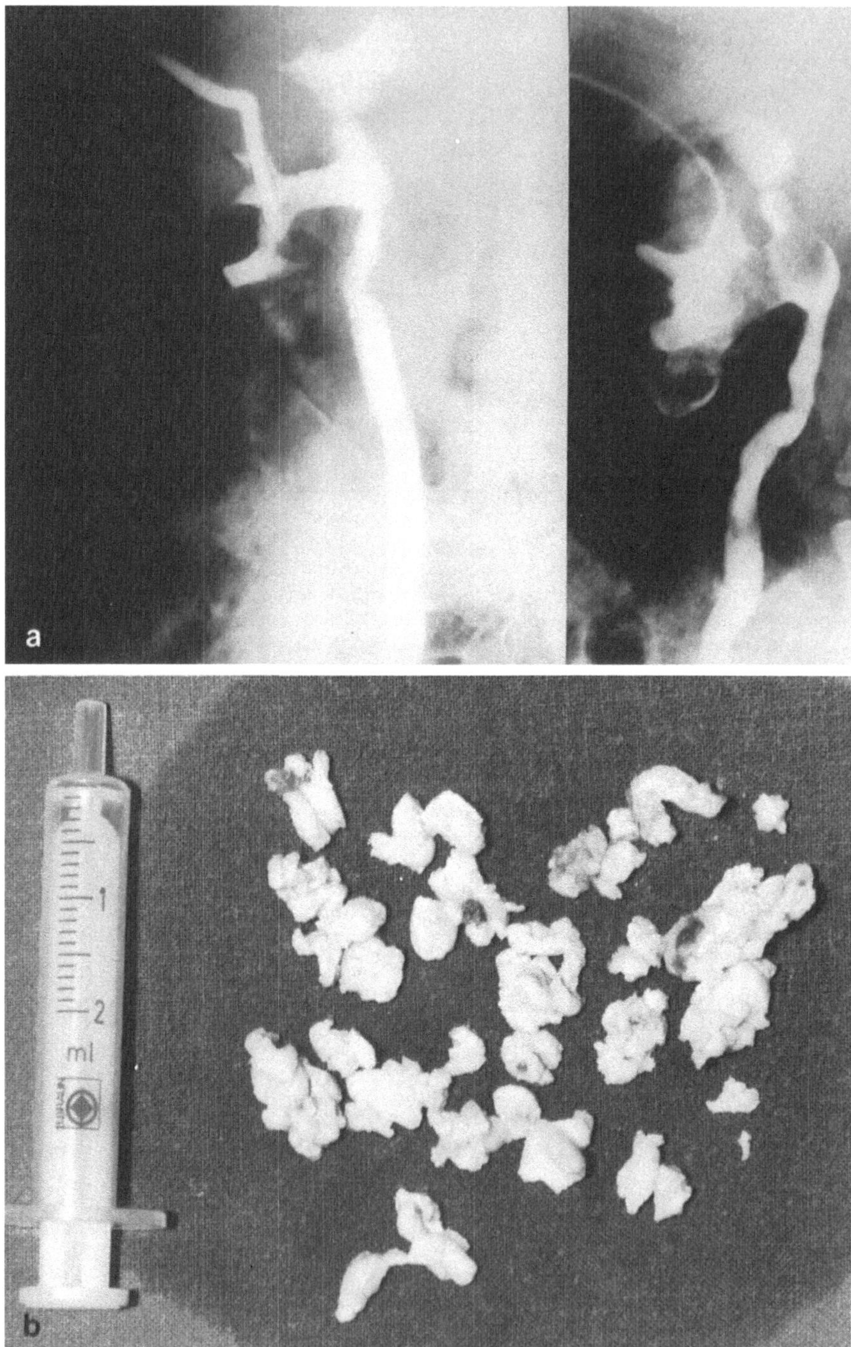

Abb. 2. a) Einnierige Patientin mit Matrixausgußstein vor und nach Ausräumung.
b) Die aus der mehrfach voroperierten, mit der Zange ausgeräumten Matrixpartikel

Versuchen vom einzeitigen Vorgehen ebenso wie von der Lokalanästhesie
ab- und zu folgendem Procedere mit strenger Arbeitsteilung kamen:

Nach Vorbesprechung des Falles mit den Radiologen wird die Richtung
und Lokalisation des Punktionskanals festgelegt, dann erfolgt von den
Radiologen in Lokalanästhesie unter sonographischer und röntgennologi-
scher Kontrolle die Punktion bis Ch 8 oder 12. Ist die Punktion wunsch-
gemäß erfolgt und ein eventueller Infekt saniert, so wird der Patient
fest in das Operationsprogramm aufgenommen. Ein bis zwei Tage später
erfolgt in Vollnarkose nach Blockierung des Harnleiters die Dilatation
und Ausräumung. Anschließend liegt für ein bis zwei Tage ein Nephrostomiekatheter Ch 20 bis zur Verfizierung der Steinfreiheit und des glatten Abflusses. Dieser Procedere spart Zeit und Blut, entlastet die
Niere, bringt Infekte unter Kontrolle, bedarf nur einer Vollnarkose
und ist relativ sicher. Außerdem war es erfolgreich, denn langsam gewannen wir die Steinpatienten zurück. Von September 1983 bis einschließlich September 1984 wurden weitere 73 Eingriffe bei 57 Patienten durchgeführt (s. Abb. 1 und Tabelle 1).

Beim zweizeitigen Vorgehen waren schwere Blutungen selten und nur vier
Patienten benötigten Bluttransfusionen. Bei Achten auf primäre Keimfreiheit oder Suppression des Keimwachstums sahen wir auch keine schweren septischen Komplikationen. Nierenbeckenperforationen konnten bisher stets durch den Nephrostomiekatheter beherrscht werden, der dann
vier bis fünf Tage lag.

Als besonders geeignet erwiesen sich weiche Ausguß- und Matrixrezidiv-
steine (s. Abb. 2) bei intrarenalem ektatischem Nierenbeckenkelchsystem und hohen Harnleitersteinen mit ektatischem Harnleiter. Verwendet wird dabei die Ultraschallsonde, elektrohydraulische Stoßwellen
und diverse Zangen bei Matrixsteinen.

Wenig hilfreich war bisher die Winkeloptik und praktisch wertlos in
unseren Händen das flexible Pyeloskop. Meist lassen sich bei entsprechend gewähltem Punktionskanal die Steine mit dem normalen Schaft lokalisieren und entfernen, auch wenn hierbei nicht selten das knöcherne
Becken und der Rippenbogen im Wege sind. Unsere noch begrenzte Erfahrung ist also einigermaßen ermutigend; wir verdanken sie zum großen
Teil der Stimulation durch die lokale Konkurrenz. Doch obwohl viele
Patienten besonders mit Rezidiv- und Ausgußsteinen von der Methode pro-
fitieren, so trauern wir den offenen Methoden doch nach, da sie häufig
bei gleichem oder geringerem Zeitaufwand mit großer Sicherheit das
Gleiche zu leisten vermochten. Steinoperationen wurden mittlerweile
so selten, daß sich die Frage stellt, wer später überhaupt noch in der
Lage sein wird, komplizierte Ausgußsteine zu operieren.

Prof. Dr. M. Westenfelder, Urologische Abteilung im Zentrum Chirurgie
der Universität, Hugstetter Straße 55, D-7800 Freiburg i.Br.

Perkutane Lithotripsie bei Kelchsteinen, Hufeisennieren und Kelchdivertikeln

G. Janetschek und H. Schlocker

An unserer Abteilung werden seit 3 Jahren perkutane Steinoperationen
durchgeführt. Die Indikation war primär auf Rezidivsteine im Nierenbecken beschränkt. Die zunehmende Erfahrung hat aber gezeigt, daß auch
komplizierte Steine erfolgreich perkutan entfernt werden können.

Kelchsteine

Die Entfernung eines Kelchsteines ist nicht schwer, wenn es gelingt,
den Kelch distal vom Stein zu punktieren und einen Führungsdraht bzw.
Katheter am Stein vorbei in das Nierenbecken zu plazieren. Oft wird
das Konkrement bereits durch die Punktion oder Dilatation in das Nierenbecken vorgeschoben.

Im Idealfall liegt die Einstichstelle genau in der Längsachse des entsprechenden Kelches (Abb. 1). Das wird sich aber nur selten realisieren
lassen. Der Winkel zwischen Nephrostomiekanal und Kelchachse sollte
aber möglichst klein sein. In dem Bereich zwischen Beckenkamm und 11.
ICR kann die Einstichstelle und dadurch die Punktionsrichtung beliebig
variiert werden, sodaß alle nach dorsal gerichteten Kelche direkt punktiert werden können — die obere Kelchgruppe allerdings nur durch den
11. ICR. Wenn der entsprechende Kelch proximal vom Stein getroffen
wird, ist die Steinentfernung schwierig oder unter Umständen wegen des
spitzen Winkels ganz unmöglich. In einem solchen Fall sollte eine neue

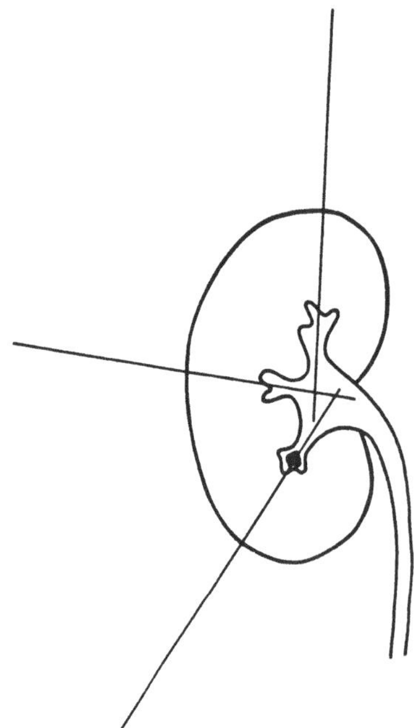

Abb. 1. Der Kelch sollte distal vom Konkrement
möglichst in der Kelchachse punktiert werden

Nephrostomie angelegt werden. Wenn diese Situation erst intraoperativ
erkannt wird, kann das Konkrement auch durch eine Calicotomie heraus-
geschnitten werden, vorausgesetzt, die Distanz ist nicht zu groß. Die
Calicotomie erfolgt mit der Diathermie.

Die nach ventral gerichteten Kelche sind einer direkten Punktion nicht
zugänglich. Hier gelingt es aber oft, mit einem Katheter den Kelch zu
sondieren und das Konkrement herauszuspülen. Dazu verwenden wir vorwiegend entsprechend vorgebogene Angiographiekatheter, die in verschiedenen Formen im Handel sind. Statt solcher Katheter kann aber auch ein
flexibles Nephroskop eingesetzt werden, obwohl wir hier bisher keinen
entscheidenden Vorteil gesehen haben.

Wenn der Kelchhals weit ist, gelingt es oft, nach Punktion der unteren
Kelchgruppe das starre Nephroskop bis in den oberen Kelch vorzuschie-
ben. Hier ist das flexible Nephroskop unter Umständen überlegen. Ein
großer Nachteil des flexiblen Nephroskops ist die geringe Spülkapazi-
tät. Wenn das flexible Nephroskop aber durch den starren 27 Charr.
dicken Schaft des Nephroskopes eingeführt wird, steht die volle Spül-
leistung dieses Instrumentes zur Verfügung.

Das Konkrement muß dann auch nicht unbedingt mit dem flexiblen Instrument sofort extrahiert werden. Es genügt, wenn es in eine günstige Lage
gebracht wird, sodaß das effizientere starre Instrument eingesetzt werden kann.

Ergebnisse

25 solitäre Kelchsteine wurden perkutan operiert. 19 Konkremente waren
in der unteren, 3 in der mittleren und 3 in der oberen Kelchgruppe lokalisiert. Alle Konkremente konnten entfernt werden, allerdings nicht
immer beim ersten Versuch. Die auftretenden Komplikationen konnten ausnahmslos mit perkutanen Methoden beherrscht werden. Einmal wurde das
Nierenbecken perforiert. Zweimal kam es zu einem spontanen Eintritt
des Konkrementes in den Harnleiter, wobei das einmal bereits direkt
nach der Punktion passierte. Das Konkrement ging anschließend innerhalb von 24 Stunden spontan ab, sodaß der Patientin die Lithotripsie
erspart blieb. Zweimal sahen wir eine Dislokation der Nephrostomie.

Multiple Kelchsteine wurden zehnmal operiert. Darunter waren 3 Patienten mit Rezidivsteinen, einer mit einem Reststein, eine Einzelniere
und zwei Hufeisennieren.

Zweimal blieben Reststeine zurück. Bei einem Patienten aus unserer
frühen Serie ist das auf technische Fehler zurückzuführen. Der zweite
Reststein ist sehr klein und kann als Schönheitsfehler bezeichnet werden. Dreimal waren zwei Eingriffe und einmal auch drei Eingriffe nötig.
Zweimal kam es zu einer Dislokation der Nephrostomie. Keine der hier
vorgestellten Komplikationen erforderte eine operative Revision.

Punktion im 11. ICR

Wie bereits erwähnt, kann die obere Kelchgruppe direkt nur durch den
11. ICR punktiert werden. Weitere Indikationen für diesen Zugang haben
wir bei einem Kelchdivertikel und bei einem Konkrement im oberen Anteil
einer Doppelniere gesehen.

Dieser Zugang ist nicht risikolos und bedarf einer strengen Indikationsstellung.

Eine Verletzung von Leber, Milz oder Lunge kann durch eine ultraschallgezielte Punktion vermieden werden, da diese Organe dabei genau identi-

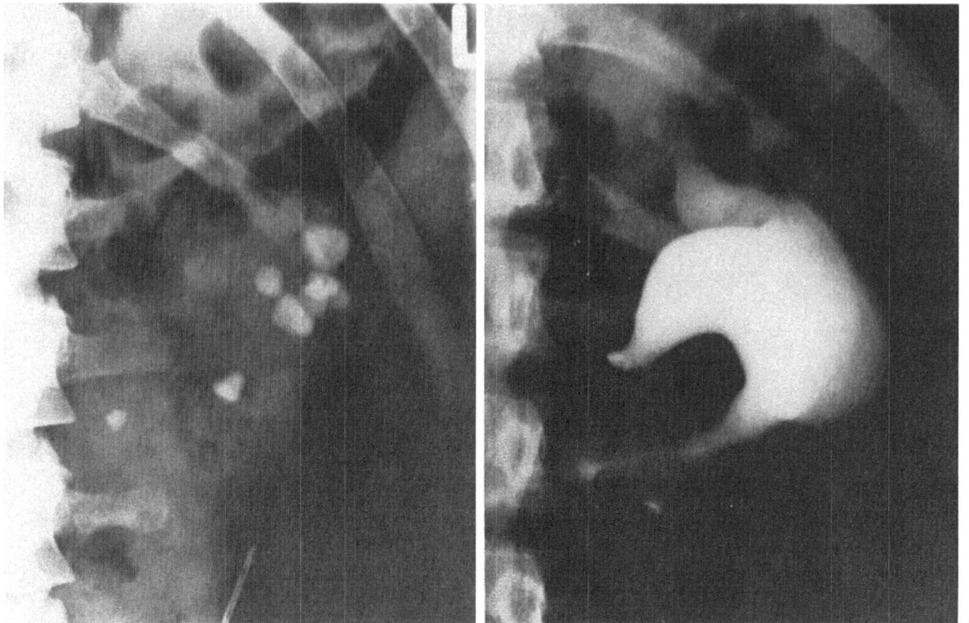

Abb. 2a u. b. Hufeisenniere: Multiple Nierenbeckensteine und 2 Kelchsteine.
Perkutane Entfernung aller Konkremente in einer Sitzung über eine Nephrostomie

fizierbar sind. Wegen der Intercostalgefäße und Nerven erfolgt die
Punktion knapp oberhalb der 12. Rippe.

Die Pleura ist fixiert und wird vermutlich immer getroffen. Ein immanentes, nicht vermeidbares Risiko ist deshalb ein Pleuraerguß oder ein
Pneumothorax. Wir lassen daher nach der Punktion den Nephrostomiekatheter für einige Tage liegen, damit der Sinus verklebt. Zusätzlich
ist es nach unseren Erfahrungen bei diesem Zugang empfehlenswert, zur
Sicherstellung der Harnableitung noch eine zweite Nephrostomie anzulegen.

Bei 8 Punktionen im 11. ICR haben wir bisher keine Komplikationen gesehen. Bei 5 Patienten erfolgte anschließend eine Lithotripsie. Einmal
kam es dabei zu einem Pleuraerguß. Dieser wurde primär nur punktiert,
was nicht ausreichte, sodaß eine Bülau-Drainage gelegt werden mußte.

Hufeisenniere

Bei Hufeisennieren kommt es relativ häufig zu einer Nephrolithiasis.
In einer anatomischen Studie konnten wir an 6 Präparaten zeigen, daß
die Gefäßversorgung zwar sehr variabel ist, daß aber im dorso-lateralen
Quadranten, in dem die Punktion erfolgt, keine großen Gefäße verlaufen.
Deshalb besteht kein erhöhtes Risiko von Gefäßverletzungen.

Das hat sich auch in der Praxis bestätigt. 6 Hufeisennieren wurden
operiert. 3 Patienten hatten einen solitären Nierenbeckenstein, 1 multiple Nierenbeckensteine und 2 Nierenbeckensteine und mehrere Kelchsteine (Abb. 2). 4 Patienten waren bereits früher wegen einer Nephrolithiasis operiert worden. Alle Konkremente konnten jeweils durch eine

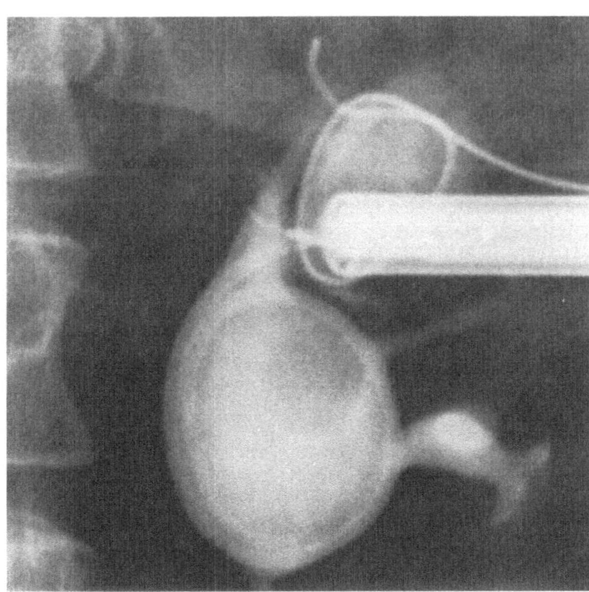

Abb. 3. Kelchdivertikel:
Nach Entfernung der Konkremente Sondierung des Diver-
tikeleinganges und Incision
mit der Diathermie

einzige Nephrostomie in einer Sitzung komplikationslos entfernt worden.
Es hat sich gezeigt, daß die Lithotripsie bei der Hufeisenniere fast
leichter als bei einer normalen Niere ist.

Kelchdivertikel

Das von uns operierte Kelchdivertikel lag im Bereich der oberen Kelchgruppe, war mit mehreren Steinen gefüllt und hatte nur eine winzige
Verbindung mit dem Hohlsystem.

Das Divertikel wurde direkt punktiert und die Konkremente über das
Nephroskop entfernt. Schwierig war anschließend die Sondierung des Di-
vertikeleingangs, der dann mit der Diathermie weit aufgeschnitten wurde. Die postoperative Kontrolle nach drei Monaten zeigt einen weiten
Eingang. Der Patient ist beschwerdefrei.

Wesentlich ist beim Kelchdivertikel nicht nur die Entfernung der Konkremente, sondern auch die Beseitigung der Abflußstörung.

OA Dr. G. Janetschek, Universitätsklinik für Urologie, Anichstraße 35,
A-6020 Innsbruck

Perkutane Nephrolithotomie bei Kindern

R. M. Schaefer und P. Brühl

Wir haben bisher 8 Kinder zwischen 3 und 14 Jahren wegen Neprholithia-
sis perkutan operiert. Die Operation wurde grundsätzlich in Allgemein-
Anästhesie durchgeführt.

Das Instrumentarium muß für diese Operation natürlich kinderadaptiert
sein. Wir benutzen daher das schwachkalibrige starre 18 Charr. Nephroskop der Fa. Wolf, Knittlingen, und das flexible 18 Charr. Pyeloskop
mit Faßzange der Fa. Olympus, Winter & Ibe.

Wir haben die Indikation (1) für diese Operation sehr streng gestellt.
3 Beispiele von 8 Problemkindern sollen unsere Indikationsstellung und
das operative Vorgehen erläutern.

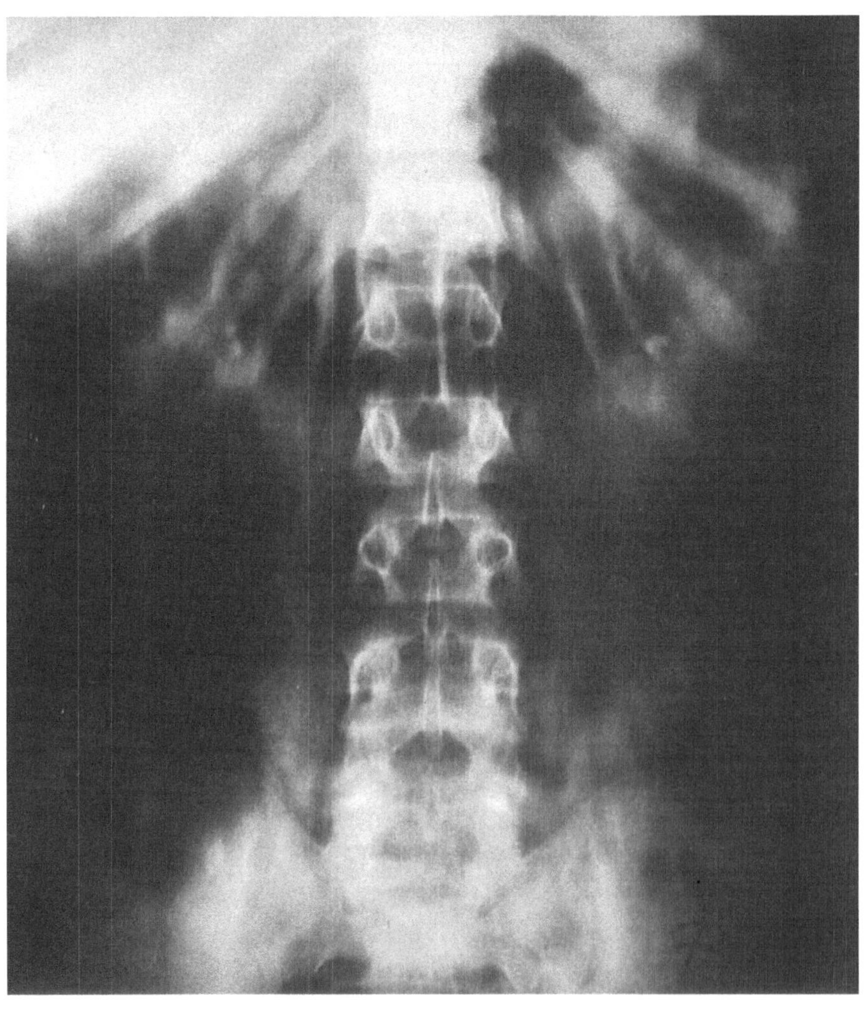

Abb. 1

Bei Abbildung 1 handelt es sich um einen 14-jährigen Jungen mit einem
eunuchoiden Hochwuchs und einer jugendlichen Hüftkopfepiphyseolysis.
Aufgrund dieser Erkrankung wurde der Patient in der Orthopädischen Universitätsklinik stationär aufgenommen, eine Fixation des Hüftkopfes
erfolgte operativ, anschließend war der Patient immobilisiert. Dies
führte innerhalb von 2 Monaten zur multiplen Konkrementbildung beidseits und zu einer akuten Harnstauungsniere rechts mit Koliken, Fieber,
Leukozytose und Kreatininanstieg von 0,6 auf 1,3 mg%.

Unser operatives Vorgehen war zunächst die perkutane Entlastungspyelo-
stomie rechts. Nach Abklingen der Symptome und Normalisierung der Laborwerte führten wir in einem Arbeitsgang die Nephrostomie-Bougierung
und die Entfernung der Konkremente durch. Postoperativ wurden Steinreste transrenal im sogfreien System mit einem von uns entwickelten
Spezialkatheter ausgespült (2). Das gleiche Vorgehen fand auch auf der
linken Seite statt, hier wurde in einem Arbeitsgang punktiert, bougiert
und litholapaxiert. Am Ende der Behandlung war der Patient steinfrei.

Abbildung 2 zeigt ein 3-jähriges Mädchen mit VACTERL-Assoziation und
Einzelniere rechts. Im Rahmen dieser Grunderkrankung waren bei dem

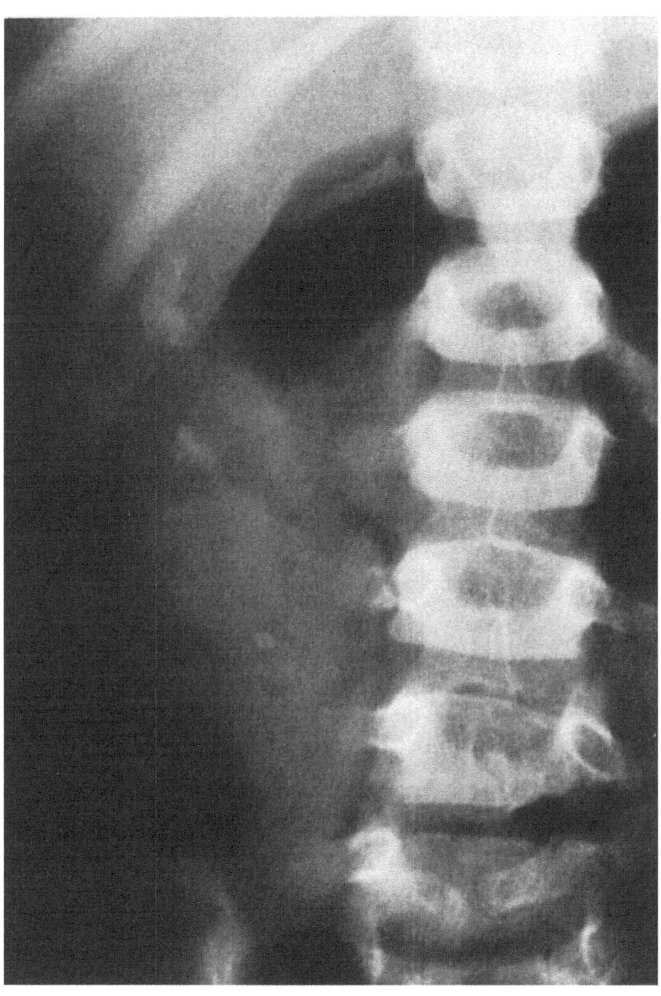

Abb. 2

Mädchen verschiedene Operationen erforderlich geworden, die es für
längere Zeit immobilisierten. Es hatten sich daher multiple Konkremente in der Einzelniere gebildet. Es kam akut zu einer Anurie und Urosepsis.

Die Niere wurde zunächst perkutan punktiert und mittels eines Pig-tails
entlastet. Nach Abklingen der Symptomatik erfolgte die Nephrostomie-
Bougierung und die perkutane Operation mit dem flexiblen Pyeloskop.

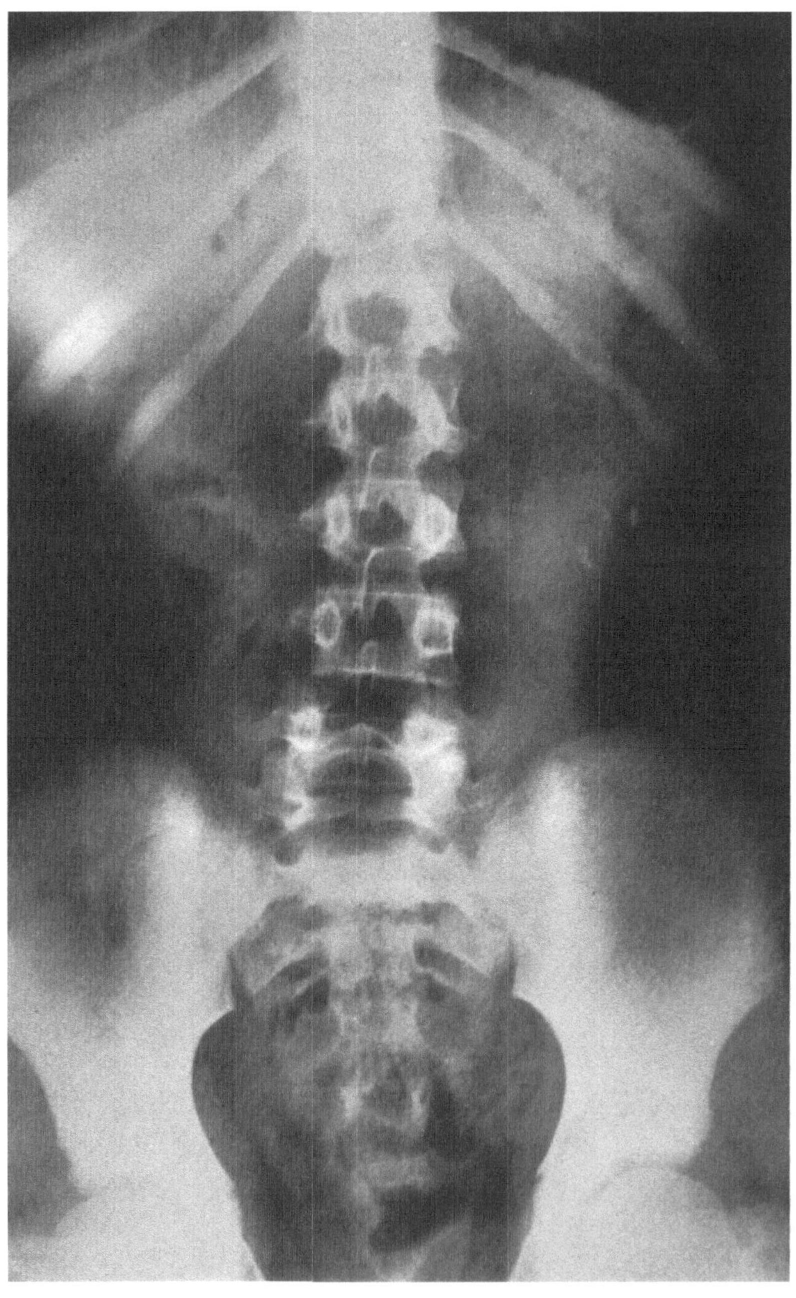

Abb. 3

2 kleinere, spontan abgangsfähige Kelchkonkremente, die mit dem Instrumentarium nicht erreichbar waren, wurden belassen.

Abbildung 3 zeigt ein 8-jähriges Mädchen mit Reststeinen nach vorausgegangener Pyelolithotomie links. Aufgrund rezidivierender Harnwegsinfekte Indikation zur Operation. Wegen des intrarenalen Nierenbeckens und der Voroperation entschlossen wir uns zur perkutanen Sanierung.

In einem Arbeitsgang wurden die Punktion, Dilatation und perkutane Operation durchgeführt. In diesem Fall kam es zum Abriß der Spitze des Führungsdrahtes, was uns zur erneuten Punktion zwang. Es gelang dann mit dem starren Nephroskop den Fremdkörper aus dem Nierenbecken zu entfernen, — ebenfalls die Steinfregmente.

Eine weitere postoperative Komplikation bei einem anderen kleinen Patienten war ein Urinom durch Urinaustritt über den Nierenfistelkatheter in das perirenale Gewebe. Das Resorptionsfieber hielt über mehrere Tage an.

Die Röntgenstrahlen belasten nicht nur den Operateur, sondern auch den kleinen Patienten (3). Es ist daher wichtig, daß kurze Durchleuchtungszeiten bei optimaler Abdeckung der Gonaden gewährleistet sind. Deshalb muß das Instrumentarium kinderadaptiert sein, und der Operateur sollte bereits eine ausreichende Erfahrung in der perkutanen Technik besitzen. Die Indikationsstellung muß in jedem Fall sehr streng erfolgen, wir haben sie deshalb nur in Problemfällen angewandt.

Literatur

1. Schaefer RM, Weißbach L (1984) Indikation zur percutanen Nephrolithotomie. In: Fortschritte der Urologie und Nephrologie, Bd 22. Steinkopff, Darmstadt
2. Schaefer RM, Brühl P, Wahlensieck W (1984) New flushing nephrostomy catheter (Suction-free-system) for application after percutaneous nephrolithotomy. Vortrag 2. World congression Percutaneous Renal Surgery, June 1984 Mainz
3. Hutschenreiter G, Müller SC, Ewen K (1984) Strahlenexposition am urologischen Arbeitsplatz. Aktuelle Urologie, 25-28

Dr. R.M. Schaefer, Prof. Dr. P. Brühl, Urologische Universitätsklinik, Sigmund-Freud-Straße 25, D-5300 Bonn 1

Die Röntgenbestrahlung während der perkutanen Nierensteinentfernung

W. Schütz, R. Pfab, B. Sennefelder und E. Vogel

Seit 1983 wurden an der Urologischen Klinik rechts der Isar bei 98 perkutanen Nierensteinentfernungen die Punktion des Kelchsystems, Dilatation des Kanals und Steinextraktion, soweit erforderlich, röntgenologisch kontrolliert.

Da besonders die gezielte Kelchpunktion schwierig sein kann, treten mitunter sehr unterschiedliche Strahlenbelastungen für Patient und

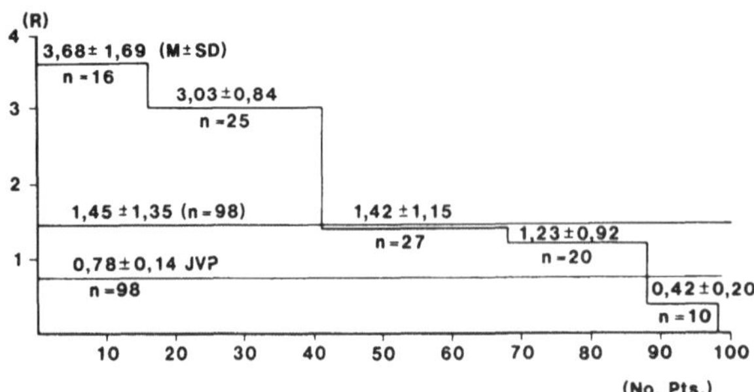

Abb. 1. Die durschnittliche Röntgenstrahlungsbelastung (Eintrittsdosis) war bei 98 Patienten mit 1,45 ± 1,35 R während der perkutanen Steinextraktion etwa doppelt so groß wie beim konventionellen IVP mit 0,78 ± 0,14 R

Operateur auf, zumal die gesamte Operation vom Urologen selbst durchgeführt wird.

Der Patient liegt während des Eingriffes auf dem Röntgentisch in Bauchlage, der Strahlengang verläuft dorsoventral und das Durchleuchtungsfeld beträgt 15 × 15 cm, womit eine ausreichende Beobachtung über Bildverstärker-Fernsehkette gewährleistet ist. Ein Bleischurz bedeckt die Gonaden des Patienten und zwischen Röntgenröhre und Operateur wird ein steril abgedeckter Bleivorhand gesenkt, der ein ausreichendes Arbeitsfeld under optimalem Strahlenschutz zuläßt. Zur Erleichterung der gezielten Punktion wird über einen Ureterkatheter ein retrogrades Pyelogramm durchgeführt, wobei eine Dilatation auch der kleineren Kelch erreicht wird.

Mit dem PTW-Diaprint wird während jedes Röntgen- und Durchleuchtungsvorganges das Flächendosisprodukt (R $\cdot$ cm^2) pro Patient angegeben.

Die Eintrittsdosis (R) errechnet sich aus

$$\frac{\text{Flächendosisprodukt}}{\text{Fläche}} \quad \frac{(R \cdot cm^2)}{cm^2} \quad \text{wobei die Fläche } 15 \times 15 = 225 \text{ cm}^2$$

betrug.

Zum Vergleich wurde bei allen Patienten die Eintrittsdosis R, bei einem IVP in dem Format 30 × 40 cm und jeweils 3 Aufnahmen, bestimmt.

Unabhängig davon, ob die Punktion, Dilatation und Steinentfernung in einer oder mehreren Sitzungen durchgeführt wurde, stellen unsere Ergebnisse die Gesamtstrahlenbelastung während dieses Vorgangs dar.

In Abbildung 1 sind dargestellt die mittlere Eintrittsdosis R während der Operation für 98 Patienten, die durchschnittliche Eintrittsdosis R beim konventionellen IVP (3 Aufnahmen, Format 30 × 40 cm) sowie die unterschiedlichen Eintrittsdosen bei verschiedenen Patientengruppen. Unsere Ergebenisse zeigen, daß die durchschnittliche Eintrittsdosis während der Operation mit 1,45 ± 1,35 R etwa doppelt so groß ist, wie beim konventionellen IVP mit 0,782 ± 0,154 R. Die Strahlenbelastung nimmt hinsichtlich der hier dargestellten Patientengruppen ab, ein Effekt, der auf zunehmender Erfahrung und Übung bei dieser Operationsmethode beruht.

Die Strahlenbelastung für den Operateur, gemessen an den Händen mit einem Ringdosimeter, lag unter diesen Schutzmaßnahmen nicht über der zulässigen Jahresdosis.

Die Ergebnisse zeigen, daß die perkutane Technik der Steinentfernung nach entsprechender Übung in den Grenzen einer akzeptablen Strahlen-

belastung für Patient und Operateur gehalten werden kann, wenn auch
die gezielte Kelchpunktion allein unter Ultraschallkontrolle das er-
strebenswerte Ziel bleibt.

Prof. Dr. W. Schütz, Urologische Klinik der TU München, Ismaninger
Straße 22, D-8000 München 80

Endoskopische Operation des Harnleitersteines

Moderatoren: K.-H. Bichler, Tübingen und T. Senge, Herne

Die endoskopische Behandlung von Uretersteinen

M. Marberger und W. Stackl

Die perkutane Lithotripsie von Nierensteinen erwies sich als sehr erfolgreich (4). Bei unseren ersten 500 Patienten (1980 bis 1984) erzielten wir eine Erfolgsrate von 94% ohne Letalität oder Nephrektomie.
Konsequenterweise wurde daher dieser Zugang auch zur Entfernung von
Uretersteinen angewandt. Konkremente im Ureterabgang oder proximalen
Harnleiter können gelegentlich direkt mit dem starren Nephroskop und
dem Ultraschallithotriptor unter Sicht entfernt werden, besonders bei
tiefstehender Niere, stark gestautem Hohlsystem und perkutaner Nephrostomie durch eine mittlere Kelchgruppe. Häufig ist der Winkel zwischen
Ureter und Nephrostomie aber zu spitz für starre Instrumente. Mit
Hilfe eines flexiblen Einstecknephroskops in das Standardnephroskop
können dann zwar Steinkörbchen an den Stein unter Sicht herangebracht
werden, aber das Fassen und Extrahieren ist schwierig. Als Hauptnach-
teil hat sich dabei in unserer Erfahrung das schlechte Öffnen aller
Steinkörbchen im nicht dilatierten Harnleiter distal des Steines erwiesen; die Instrumente wurden ja zur Manipulation in der umgekehrten
Richtung vom nicht dilatierten in den dilatierten Harnleiter entwik-
kelt. Mit dem perkutan-transrenalen Zugang konnten wir nur 86% aller
proximalen Harnleitersteine entfernen und diese Erfolgsrate fiel rasch
je weiter distal der Stein lag (Tab. 1).

Tabelle 1. Lage und Behandlungsart der Harnleitersteine (in Klammer mißlungene
Behandlungsversuche):

	prox. Ureter	mittl. Ureter	dist. Ureter
transrenal (n = 49)	42 (5)	5 (2)	2 (2)
retrograd (n = 74)	9 (4)	25 (3)	40 (5)
kombiniert (n = 57)	33 (5)	20 (3)	4 (1)
Reno-ureterale Einheiten	84 (14)	50 (8)	46 (8)

Erfolgsrate 83,4%

Die Lösung des Problems kam mit der Entwicklung starrer Ureterrenoskope (5), die bei einem Durchmesser von 9,5 bis 12,5 Charr. und einer Länge von ca. 50 cm die Inspektion des gesamten Harnleiters unter ausgezeichneten Sichtverhältnissen und bei guter Spülung erlauben. Der Schlüssel zum Erfolg beim Einführen dieser Instrumente ist die richtige Bougierung des Harnleiterostiums. Seit wir hierzu semirigide Polyurethanbougies (Fa. Rüsch, Waiblingen) verwenden, die über einen Spezialführungsdraht bis an den Stein vorgeschoben werden, kann der Ureter praktisch immer entriert werden. Nach erfolgreicher Dilatation bleibt der Führungsdraht liegen. Sein distales Ende wird in den Arbeitskanal des Ureterrenoskops eingefädelt und das Endoskop wird dann über ihn unter Sicht in den Harnleiter eingeführt. Eine übersteigerte Steinschnittlage mit extremer Beugung und Abduktion des Beines kontralateral zum steintragenden Harnleiter und die Möglichkeit der Röntgenkontrolle während jeder Phase des Eingriffes erleichtert das Vorschieben. In der Regel kommt der Stein rasch zur Ansicht, so daß ein geschlossenes Steinkörbchen vorbeigeschoben werden kann. Nur 4 Charr. Körbchen ermöglichen eine problemlose Instrumentation. Der Stein wird unter Sicht gefangen, das Körbchen geschlossen und gemeinsam mit dem Instrument ohne Anwendung von Gewalt extrahiert.

Häufig sind die Steine zur Extraktion zu groß. Blinde Verfahren zur intraureteralen Steinzertrümmerung (1) haben wir wegen verbesserter Möglichkeiten heute aufgegeben. Ein seit kurzem zur Verfügung stehender 12,5 Charr. Dauerspülschaft (Fa. Wolf, Knittlingen) erlaubt die relativ gefahrlose Anwendung einer 3 oder 4 Charr. elektrohydraulischen Sonde (Riwolith, Fa. Wolf, Knittlingen) unter Sicht. Das Verfahren funktioniert, ist aber wegen der Empfindlichkeit der Sonde und deren schnellen Abnutzung kompliziert. Günstiger ist die Verwendung des von Bichler (1) vorgestellten Ureterrenoskops mit zwei Instrumentierungskanälen (Fa. Wolf, Knittlingen), durch die der Stein unter Sicht mit einer Ultraschallsonde zertrümmert und zudem ein Steinkörbchen oder Ballon zur Fixation der Fragmente eingeführt werden kann. Das Verfahren ist sehr wirksam, durch die schwierige Manipulation mit Instrumenten von über einem halben Meter Länge bei Durchmessern von nur wenigen Millimetern aber kompliziert. Zudem ist für den Urologen das Arbeiten in einem anderen Winkel als die Blickrichtung ungewohnt, was zum Verkanten der Ultraschallsonde und somit Wandkontakt zwischen Sonde und Endoskop und Leistungsverlust führt.

Nachdem uns zudem öfters bei der retrograden Manipulation Steine nach proximal abschwammen, haben wir unser Vorgehen verändert. Steine, die zur Extraktion zu groß sind, schieben wir jetzt unter Sicht mit dem Ureterrenoskop in die Niere zurück (3), wo sie dann mit den komplikationsarmen perkutanen Methoden entfernt werden. Während dieses mit der Manipulation mit Ureterenkathetern unter Röntgenkontrolle nach unserer Erfahrung häufig nicht möglich ist, gelingt es unter Sicht meistens erstaunlich leicht. Dieses gilt besonders für hochsitzende Steine, die besonders leicht disloziert werden, da der Harnleiter meist stärker dilatiert ist. Die intraureterale Zertrümmerung wird praktisch nur mehr bei den seltenen impaktierten Steinen im distalen Ureter verwendet, die nicht dislozierbar sind (Tab. 1).

Bei den 131 Fällen, bei denen wir die Ureterrenoskopie zur Steinentfernung einsetzten, waren wir insgesamt bei 84% erfolgreich. Die Lage des Steines beeinflußte die Erfolgsrate nur unwesentlich und auch zwischen den Geschlechtern konnte kein Unterschied festgestellt werden (Tab. 2).

Tabelle 3 gibt die Ursachen der Mißerfolge bei der Ureterrenoskopie. Die Schwierigkeiten mit dem Einführen des Instrumentes bei 4% der Fälle sind ausschließlich auf Bougierungsversuche mit untauglichen

Tabelle 2. Erfolg der endoskopischen Steinentfernung mit dem Ureterrenoskop in Abhängigkeit von Steinlage und Geschlecht des Patienten

	männl.*	weibl.**
Prox. Ureter (n = 43 r. u. E.)	82%	84%
Mittl. Ureter (n = 42 r. u. E.)	89%	90%
Dist. Ureter (n = 48 r. u. E.)	81%	82%

*n = 75 r. u. E.; **n = 56 r. u. E.

Tabelle 3. Ursache für Mißerfolge der Steinentfernung mit Ureterrenoskop
(n = 131 r. u. Einheiten bei 127 Patienten)

Ureterrenoskop nicht einführbar	4%
Stein nicht erreichbar	5% *
- nicht faßbar	2%
- nicht dislozierbar	2%
- unerreichbar disloziert	2%
Ureterovulsion prävesical	1%

16%

*4% voroperiert

Mitteln zurückzuführen und heute vermeidbar. Als häufigste Ursache
des Mißerfolges konnte der Stein bei 5% nicht erreicht werden, wobei
es sich bei 4% der Patienten um voroperierte Harnleiter, meist über
der Gefäßkreuzung, handelte. Die Voroperation ist wie die extrem große
Prostata sicher die Haupteinschränkung der Methode. Bei einer Patientin mit anoperiertem Ureter wurde versucht, zwei distale Uretersteine
gleichzeitig mit einem Steinkörbchen mit Gewalt zu extrahieren. Dabei
riß der Harnleiter prävesical ein, so daß eine Reimplantation erforderlich wurde. Die Regeln, die für das blinde Arbeiten mit dem Dormia-
körbchen gelten, insbesondere das Vermeiden von Gewalt, gelten
selbstverständlich auch für das Arbeiten unter Sicht. Insgesamt
kann die Mißerfolgsrate derzeit wahrscheinlich auf Werte um 10% gesenkt werden. Mit dieser Zahl, die dann in der Regel aber die offene
Ureterolithotomie bedeutet, muß allerdings weiter gerechnet werden.

Das routinemäßige Einlegen eines versenkten Doppel-J-Splints senkt
die postoperative Morbidität signifikant. Ein speziell für das Ureterrenoskop modifiziertes Modell (Fa. Rüsch, Waiblingen) kann am Ende
des Eingriffes, nachdem das Ureterrenoskop die Niere erreicht hat,
direkt durch den Schaft eingelegt werden und einige Tage später ambulant wieder gezogen werden (3). Die durchschnittliche postoperative
Aufenthaltsdauer wurde durch das routinemäßige Einlegen dieses Splints
von durchschnittlich 5,2 Tage auf durchschnittlich 3,2 Tage reduziert.
Perforationen sind kaum vermeidbar und wurden bei 7% in unserem Krankengut beobachtet. Bei der routinemäßigen Anwendung des versenkten
Splints blieben sie stets komplikationslos.

Insgesamt wurden 180 renoureterale Einheiten bei 175 Patienten endoskopisch behandelt. Bei 84% konnte dadurch ohne offene Operation das
Problem gelöst werden, wobei nur 3 Komplikationen auftraten: Die erwähnte Ureteravulsion, einmal eine konservativ zu beherrschende Blutung aus einer Nephrostomie und eine distale Ureterstenose, die durch
eine Reimplantation korrigiert werden mußte. Hierbei war ein distaler,
sehr großer Ureterstein entfernt worden, der über 1 Jahr an dieser

Stelle lag. Es konnte nicht entschieden werden, ob die Stenose bereits
präoperativ bestand. Im Vergleich hierzu hatten wir bei 169 fast iden-
ten Uretersteine, die wir 1980 bis 1983 offen operierten, bei 14,5%
der Fälle irgendeine Komplikation (3). Der enorme Vorteil des endoskopischen Eingriffes kommt aber bei der durchschnittlichen Verweildauer von 4,1 Tagen im Gesamtkollektiv im Vergleich zu 10,4 Tagen
nach der offenen Operation am deutlichsten heraus.

Über Spätkomplikationen der endoskopischen Uretersteinmanipulation ist
bisher wenig bekannt. Wir haben 24 unserer ersten Patienten, bei denen
wir eine Ureterrenoskopie mit Steinextraktion vor mindestens 1 Jahr
durchführten, sorgfältig, unter anderem auch mit einem Ausscheidungsurogramm und einem Refluxcystogramm, nachuntersucht. Es fand sich kein
Hinweis für Spätschäden von klinischer Bedeutung (Tabelle 4).

Tabelle 4. Nachuntersuchungsergebnisse von 24 Patienten, mindestens 1 Jahr nach
Entfernung von Harnleitersteinen mit dem Nephroskop

Beschwerden	0/24
Rezidivstein	0/24
Harnwegsinfekt	1/24
Ureterstenose (IVP)	0/24
Radiolog. Zeichen einer Pyelonephritis (IVP)	0/24
Vesicoureteraler Reflux (Refluxcystogramm)	* 1/24

*Grad 1 n. Parkulainen

Zusammenfassend kann gesagt werden, daß es sich bei den endoskopischen
Methoden der Uretersteintherapie um effiziente und sichere Verfahren
handelt, die einen festen Platz in der Behandlung des Uretersteines
haben und die Morbidität im Vergleich zu offenchirurgischen Eingriffen
signifikant reduzieren. Eine Verschiebung in der Indikation zur therapeutischen Intervention hat sich dadurch nicht ergeben, es wurde lediglich die Belastung des Patienten durch die Verschiebung vom offen-
chirurgischen zum endoskopischen Verfahren reduziert.

Literatur

1. Bichler KH, Erdmann D, Schmitz-Moormann P, Halim S (1984) Urologe A 23:99
2. Marberger M (1983) Urol. Clin. N. Am. 10:729
3. Marberger M (1984) Urologe A, 23:308
4. Marberger M, Stackl W, Hruby W, Kroiss A (1984) J. Urol., 133:170
5. Perez-Castro Ellenat E, Marinez-Pineiro JA (1980) Arch. Espan. Urol. 33/3

Prof. Dr. M. Marberger, Urologische Abteilung, Krankenanstalt
Rudolfstiftung, Juchgasse 25, A-1030 Wien

Ureteroskopisch gesteuerte Direktextraktion von Harnleitersteinen

G. Ludwig und J. Haselberger

Die relativ hohe Komplikationsrate der blinden Direktextraktion von
Harnleitersteinen mit der Dormia-Schlinge gaben der Zeiss'schen Verweilschlinge ein deutliches therapeutisches Übergewicht bei der nicht-
operativen Behandlung festsitzender Ureterkonkremente. Hauptnachteile
der Zeiss-Schlinge sind jedoch eine relativ lange, zum Teil stark be-
lästigende Behandlungsdauer und eine Mißerfolgsquote in ca. 30% der
Fälle.

Durch die Entwicklung dünnlumiger, starrer, endoskopischer Geräte,
wie des Ureterorenoskops, wurde es möglich, eine Direktextraktion von
Harnleitersteinen unter Sicht vorzunehmen und hierdurch die Gefahren
der blinden Dormia-Extraktion deutlich zu verringern. Außerdem spielte
die Höhe des Steinsitzes keine Rolle mehr.

Diesen Vorteilen stellten sich allerdings zwei Nachteile gegenüber:

1. die Verletzungsgefahr beim Einführen des Gerätes
   und
2. die Notwendigkeit einer Anaesthesie.

Um zu der notwendigen Standortbestimmung der uretero-renoskopischen
Direktextraktion von Harnleitersteinen beizutragen, möchten wir die
Ergebnisse von 31 derartig behandelten Patienten mitteilen:

Wir beginnen mit der Bougierung des Harnleiterostiums nicht mit metal-
lenen Bougie-Oliven, sondern einfachen Ureterenkathetern bis Charr.
10 über den Arbeitseinsatz eines großlumigen Cystoskops. Danach wird
das Ureterorenoskop über das gedehnte Ostium in den Harnleiter eingeführt und bis zum Stein hochgeschoben. Die dünne Dormia-Schlinge wird
am Stein vorbeigeführt, das Körbchen geöffnet und nach Fassen des
Steines unter Sicht geschlossen. Nun wird das gesamte Instrument mit
Schlinge und Stein langsam ebenfalls immer unter Sicht zurückgezogen.
Nach erfolgreicher Extraktion wird die Niere für 24 Stunden mit einem
UK entlastet, um eine Stauung durch ein Ureterschleimhautoedem zu ver-
meiden. 2 Tage nach Extraktion verläßt der Patient in der Regel die
Klinik.

Ergebnisse (Tabelle 1):

Von 31 Steinen lagen 3 im oberen, 15 im mittleren und 13 im unteren
Harnleiterdrittel. Insgesamt gelang die Extraktion in 19 von 31 Fällen,
wobei keine unterschiedlichen Erfolgsquoten in Bezug auf die Steinlokalisation zu verzeichnen waren.

12x mißlang die Direktextraktion, 3x wurde hierbei der Harnleiter
perforiert.

Tabelle 1. Ureteroskopische Steinextraktion (n=31)

		Ergebnisse	
Steinlokalisation	n	Extraktion gelungen	Extraktion mißlungen
oberes Ureterdrittel	3	2	1 (1 Perforation)
mittleres Ureterdrittel	15	8	7
unteres Ureterdrittel	13	9	4 (2 Perforationen)
gesamt	31	19	12 (3 Perforationen)

Tabelle 2. Ureteroskopische Steinextraktion (n=31)

Komplikationen

nach gelungener
Steinextraktion (n=19) ———— akuter Harnwegsinfekt   1

nach mißlungener
Steinextraktion (n=12)
  Urinaustritt durch Perforation (→OP)   3
  Steineinlemmung und/oder Fieber (→OP)   2

Komplikationen (Tabelle 2) gab es insgesamt 6x: neben den 3 schwersten Komplikationen, den Ureterperforationen mit Urinaustritt und sofortiger operativer Revision, mußte zusätzlich 2x wegen drohender Urosepsis operiert werden. 1 akuter Harnwegsinfekt nach gelungener Steinextraktion wurde konservativ beseitigt.

Aufgrund unserer bisherigen Erfahrungen sehen wir die *Indikation* zur ureteroskopisch gesteuerten Direktextraktionen von Harnleitersteinen bei den in Tabelle 3 aufgeführten Punkten.

Tabelle 3. Ureteroskopische Steinextraktion

Indikationen

▷ bis apfelsinenkerngroße Harnleitersteine ohne Tendenz zum spontanen Tiefertreten

▷ Unpassierbarkeit durch UK oder Zeiß-Schlinge bei anhaltenden Koliken

▷ Sitz des Steins spielt keine Rolle

Die *Kontraindikationen* sind in Tabelle 4 aufgelistet:
Zu große Steine müssen vorher mit dem dickeren Ureterorenoskop per Ultraschall zertrümmert und extrahiert oder nach oben geschoben und percutan entfernt werden. Gelingt beides nicht, bleibt nur die Operation zur Steinsanierung. Bei erhöhtem Narkoserisiko geben wir der Zeiss'schen Schlinge den Vorzug und ein Prostata-Adenom mit Anhebung des Blasenbodens läßt das Instrument nicht in den Harnleiter passieren, was die ureteroskopische Steinextraktion in diesen Fällen ebenfalls kontraindiziert erscheinen läßt.

Tabelle 4. Ureteroskopische Steinextraktion

Kontraindikationen

▷ zu große Steine $\Big<$ (ureteroskopische Zertrümmerung)
(Operation)

▷ erhöhtes Narkoserisiko

▷ Prostataadenom mit Anheben des Blasenbodens

Zusammenfassung

Die ureteroskopisch kontrollierte Extraktion von Harnleitersteinen
hat bei exakter Indikationsstellung ihren Platz im therapeutischen
Spektrum des Urologen.

Die Perforationsrate von 10% ist uns bis jetzt noch zu hoch. Sie wird
sich bei zunehmender Praxis sicher senken lassen. Der Eingriff sollte
im Operationssaal in Operationsbereitschaft durchgeführt werden.

Professor Dr. Gerd Ludwig, Urologische Klinik, Städt. Krankenhaus
Höchst, Gotenstraße 6-8, D-6230 Frankfurt am Main - Höchst

Operatives Ureterorenoskop zur Ultraschallzertrümmerung mit Extraktion von Harnleitersteinen

K.-H. Bichler, S. Halim, W. D. Erdmann und R. Harzmann

Fortschritte in der Miniaturisierung der optischen Systeme haben die
Ureteroskopie bzw. - renoskopie ermöglicht. Neben dem Versuch, ähnlich,
wie in der Gastroenterologie, flexible Instrumente zu verwenden, werden im wesentlichen starre Metallinstrumente für die Betrachtung des
Harnleiters angewandt. Von Perez-Castro und Pineiro wurden die ersten
Berichte dieser Technik vorgestellt (4). Über unsere eigenen Erfahrungen haben wir erstmals 1981 berichtet (5). In den USA wurden von
Huffman, Bagley und anderen sowie von Bush Erfahrungen über die Anwendung des Ureterorenoskops mitgeteilt (2,3).

Drei wichtige Fragen ergeben sich bei der Anwendung der Ureterorenoskopie:

1. Welche Indikationen bestehen für die Ureterorenoskopie?
2. Welche Anforderungen sind an ein derartiges Instrument zu stellen?
3. Mit welchen Komplikationen ist zu rechnen?

Die Methode ergab zunächst einen diagnostischen Zugewinn bei der Differentialdiagnose Harnleiterkarzinom oder nicht schattengebendes Konkrement, Koagel sowie Harnleiterstenose. Ausgehend von diesem diagnostischen Bestreben kam aber sehr bald der Wunsch nach Instrumenten
zur Manipulation am Harnleiterstein oder kleinen Nierenbeckenstein
mit Schlingenextraktion oder Ultraschallzertrümmerung unter Sicht.

Die Indikation der ureterorenoskopischen Harnleitersteinentfernung
sind große, nicht spontan abgangsfähige, distale Harnleitersteine
und die nach erfolglosem Zeiss-Schlingen-Versuch länger als 6 Wochen
in gleicher Position liegenden Steine.

In Zusammenarbeit mit der Firma Wolf haben wir ein entsprechendes
Instrument mit der Möglichkeit zur Ultraschallanwendung bzw. zur Applikation eines Steinfängers unter Sicht entwickelt (Abb. 1).

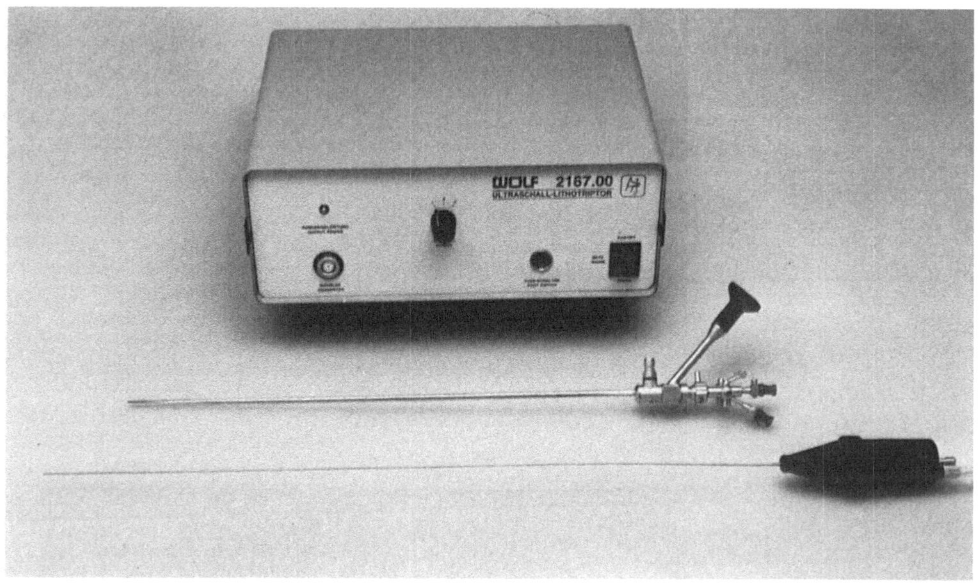

Abb. 1. Ureterorenoskop mit Kanal für Ultraschallgeber und diverse Instrumente

Zwei Gesichtspunkte sind bei der Anwendung der Ureterorenoskopie zu
diskutieren:

1. Die Technik zur Einführung des Instrumentes,
2. Die Manipulation im Harnleiter und hier insbesondere die Anwendung
von Ultraschall zur Zertrümmerung von Harnleitersteinen.

Häufig gestattet das Harnleiterostium die Einführung des Ureteroskops
nicht ohne weiteres. Es ist unbedingt zu vermeiden, durch heftiges
Manipulieren den Zugang in das Ostium zu erzwingen. Zur Einführung
des Instrumentes hat sich bei uns in derartigen Situationen folgendes
Vorgehen bewährt: Wir kalibrieren zunächst das Ostium mit Hilfe eines
Metallbougies (Charr. 10-12). Bei vorsichtiger Anwendung treten dabei
keinerlei Traumatisierungen des Ostiums auf. Das Ureterorenoskop läßt
sich nach Bougierung zumeist einführen. Eventuell ist es notwendig,
eine Ostienschlitzung mit der endoskopischen Schere der Firma Wolf
auf zwei-drei Millimeter Länge durchzuführen. Bei Schlitzung in der
von uns angegebenen Ausdehnung haben wir bisher keinen vesikoureteralen Reflux als Folge der Einkerbung des Ostiums gesehen. Entsprechende
röntgenologische Überprüfungen wurden in allen Fällen durchgeführt.

Bereits frühere Untersuchungen haben gezeigt, daß bei Schlitzung des
Ostiumdaches von etwa 4 mm Länge nicht mit einem vesikoureteralen
Reflux zu rechnen ist (1). Uns scheint insbesondere auch der glatte

Schnitt mit einer Schere kontrollierbarer und besser in Bezug auf die
Wundheilung zu sein als die Anwendung von Schneidstrom.

Nach Einführung des Ureterorenoskops kann bei fest eingeklemmtem Konkrement über den Sondenkanal eine Ultraschallsonde eingeführt und damit das Konkrement zertrümmert werden. Bei flotierenden Steinen kann
zunächst ein Ballonkatheter oder eine Dormia-Schlinge zur Blockierung
bzw. Fixierung des Steines angewandt werden. Danach wird der arretier-
te Stein ebenfalls mit der Ultraschallsonde angegangen. Kleinere
flotierenden Konkremente lassen sich unter Sicht in die Dormia-Schlinge
bugsieren und extrahieren (Abb. 2).

Die Applikation von Zeiss'schen Verweilschlingen unter Sicht ist selbstverständlich möglich, insbesondere wenn zunächst die Schlinge bei der
blinden Einführung nicht an dem Konkrement vorbeizubringen war. Wir
verwenden fernerhin Zeiss'sche Schlingen bei der Ureteroskopie, falls
eine sofortige Zerstörung durch Ultraschall oder Extraktion durch
eine Dormia-Schlinge nicht möglich ist.

Als Komplikationen der Ureterorenoskopie haben wir bis jetzt in einem
Fall eine Harnleiterverletzung mit operativer Intervention, 4 Blutungen
und 8 Fieberschübe gesehen. Darüber hinaus sind Ostien- und Ureter-
verletzungen durch das Ureteroskop bzw. die Ultraschallanwendung zu
nennen. Die Ursachen von derartigen Verletzungen können in erster
Linie bei der Einführung des Instrumentes auftreten. Hier kann ein
Mißverhältnis zwischen Ostienabmessung und Größe des Instrumentes bestehen. Es wird hier notwendig sein, zwischen den beiden Instrumenten 9,5 und 11,5 Charr. zu wählen. Weitere Verletzungen sind durch die

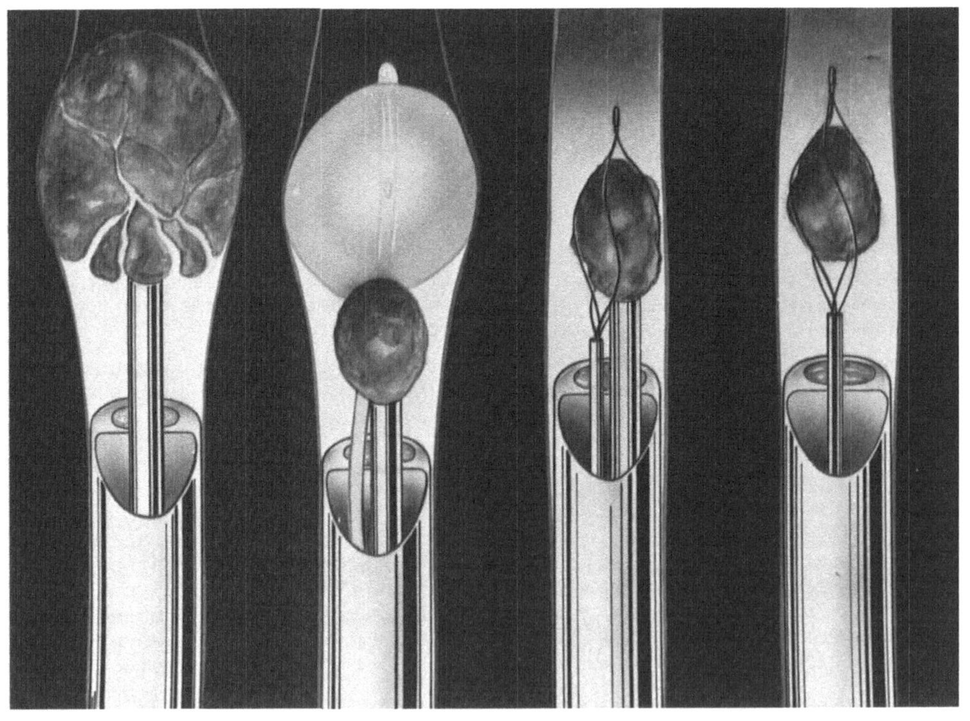

Abb. 2. Ultraschallanwendung zur Zertrümmerung von Harnleitersteinen bzw. Extraktion
mit der Dormia-Schlinge

Manipulation im Ureter und besonders bei Anwendung von Ultraschall
zur Steinzertrümmerung sowie bei der Extraktion von Konkrementen mit
der Dormia-Schlinge möglich.

Wir haben bisher in 58 Fällen dieses Instrumentarium angewandt. In
26 Fällen haben wir erfolgreich Harnleitersteine sowie in drei Fällen
Nierenbeckensteine entfernt. Wir haben in drei Fällen Harnleitertumo-
ren sowie in einem Fall einen Nierenbeckentumor gesehen. In 19 Fällen
konnte bei diagnostischer Ureteroskopie kein pathologischer Befund
gefunden werden. Bei sechs Patienten war eine Durchführung der Ureterorenoskopie nicht möglich. In sechs Fällen war eine Wiederholung des
Eingriffes notwendig. Von den 26 Harnleitersteinen wurden 15 mittels
Dormia-Schlinge, 6 mit Ultraschall sowie 5 mit Zeiss'scher-Schlinge
entfernt.

Aufgrund unserer Erfahrungen liegt hier eine apparative bzw. methodische Verbesserung der Behandlung derartig lokalisierter Steine vor.
Bei strenger Indikation und Beachtung o.g. Vorsichtsmaßnahmen wie
Schonung des Ostiums mit vorheriger Dilatation und event. Schlitzung
sowie adäquater Größe des Instrumentes, defensive Handhabung der
Dormia-Schlinge, Desintegration größerer Steine, kurzfristige Ultraschallanwendung, ist die Ureterorenoskopie eine wertvolle Methode in
der operativen Endoskopie. Das gilt insbesondere im Hinblick auf die
technisch nicht immer einfache offene Steinextraktion im distalen
bzw. intramuralen Harnleiterabschnitt, speziell auch bei einer eingeschränkten Operationsfähigkeit des Patienten.

Literatur

1. Baur HH, Persönliche Mitteilung
2. Bush M, Guinan P, Lanners J, Ureterorenoscopy, Urol. Clin. Americ. 9, 1982,
   131
3. Huffman JL, Bagley DH, Schoenberg HW, Lyson ES, Transurethral Removal of Large
   Ureteral and Renal Pelvic Calculi Using Ureteroscopic Ultrasonic Lithotripsy,
   Jour. of Urol. 7, 1983, 31
4. Perez-Castro E, Pineiro JA, Ureteral and Renal Endoscopy, Eur. Urol. 8, 1982,
   117
5. Reuter MA, Harzmann R, Bichler K-H, Flüchter StH, Transurethrale Ureteroskopie,
   Verhdl. D. G. Urol., Berlin, 1982, 392

Prof. Dr. med. K.-H. Bichler, Urologische Abteilung der Universität
Tübingen, Calwer Straße 7, D-7400 Tübingen

Transurethrale Ureterorenoskopie zur Entfernung von Uretersteinen – erste Erfahrungen

U. Zwergel, Th. Zwergel, S. Alloussi and M. Ziegler

Die Ureterorenoskopie eröffnet ein weites, ausbaufähiges und sicherlich noch nicht exakt überschaubares Feld der endoskopischen Diagnostik und operativer Eingriffe am Harnleiter und Nierenbecken (4,6).

Indikationen zum Einsatz dieses Instrumentes sind zum einen in der Diagnostik von z.B. unklaren Prozessen im Hohlsystem oder ungeklärten Harnabflußstörungen gegeben. Zum anderen kann das Ureterorenoskop insbesondere aufgrund von Weiterentwicklungen (1,2,3) zur endoskopischen Harnleitersteinentfernung eingesetzt werden. Alternativ kann der Ureterstein auch transrenal perkutan über eine Nephrostomie mit Hilfe eines Nephroskops entfernt werden (3,4).

Die ersten Erfahrungen mit dem Ureterorenoskop bei 22 Harnleitersteinen sollen im folgenden vorgestellt werden.

Indikationen und Komplikationen

Indikationen zur Steinentfernung mit dem Ureterorenoskop sind gegeben bei nicht abgangsfähigen, meist größeren Harnleitersteinen oder lagekonstanten Konkrementen mit z.T. zunehmender konsekutiver Harnstauung, und bei Fällen, in denen eine Zeiss'sche Schlinge nicht möglich war oder mehrere Schlingen erfolglos ohne Stein abgegangen waren. Besonders betont werden muß, daß der Einsatz des Instrumentes nicht bei kleinen spontan abgangsfähigen Steinen gerechtfertigt ist, ebensowenig, wenn eine bisher übliche Zeiss'sche Schlinge noch nicht versucht wurde.
Die endoskopische Harnleitersteinentfernung soll speziell nur in Situationen vorgesehen werden, in denen früher stets die Ureterolithotomie erfolgte (vgl. Abb. 1a).

Diese strenge Indikationsstellung orientiert sich auch an den möglichen Komplikationen (Abb. 1b) (6,7). Neben Blutungen sind besonders die Penetration, d.h. stärkergradige Läsionen der Harnleiterschleimhaut, die Perforation des Instrumentes oder auch der Dormiaschlinge, die Harnleiterstenose und der Harnreflux zu nennen.

Ergebnisse

Nach dem Einführen des Ureterorenoskops wurden in 9 Fällen bei einer Gesamtzahl von 22 Harnleitersteinen die Konkremente durch Ultraschall zertrümmert und teils extrahiert, oder die Fragmente gingen spontan ab. 5 mal konnte der Harnleiterstein mit dem Dormia-Körbchen unter Sicht entfernt werden. 2 mal gelang es unter Sicht eine Zeiss'sche Schlinge zu legen. In 6 Fällen war die Ureterorenoskopie und die Steinextraktion nicht möglich, so daß der Patient in *gleicher* Narkose operiert werden mußte.

Indikationen zur endoskopischen Harnleitersteinentfernung
- Nicht abgangsfähiger Stein
- Lagekonstanter Stein
- Zustand nach mehrfachen erfolglosen Verweilschlingen
- Nicht applizierbare Verweilschlinge

Abb. 1a

Komplikationen	
- Infekt	- Perforation
- Harnstauung	- Stenose
- Blutung	- Harnreflux
- Penetration	

Abb. 1b

In zwei Fällen wurde der Harnleiter bei der Manipulation perforiert. Einmal erfolgte daraufhin die operative Revision. Einmal genügte die Ureterschienung mittels Doppel-J-Kathter.

Zwei Beispiele sollen Vor- und Nachteile verdeutlichen:

Der lagekonstante Stein im mittleren Harnleiterdrittel links mit Harnstauung bei einem 41-jährigen Patienten konnte mit dem Ureterorenoskop gesichtet und mit Ultraschall zertrümmert werden. Ein Teil der Fragmente wurde entfernt; der Rest ging spontan ab. Ein Kontrollurogramm zeigte bei Steinfreiheit glatte Ablußverhältnisse (Abb. 2).

Bei einem 50-jährigen Patienten wurde wegen eines großen prävesikalen Harnleitersteines links die Ureterorenoskopie und Ultraschallzertrümmerung durchgeführt (Abb. 3a,b). Es blieb ein prävesikales Restkonkrement, das in der noch nicht geschlossenen Zeiss'schen Schlinge (Abb. 3c), ebenfalls zu erkennen ist. Diese Schlinge ließ sich letztendlich nicht entfernen, so daß die tiefe Ureterolithotomie durchgeführt werden mußte. Postoperativ entwickelte sich eine narbige prävesikale Harnleiterstenose mit Harnstauung (Abb. 3d). Ein zweiter operativer Eingriff, eine Hörnerblase mit Boarilappenplastik und Ureterocystoneostomie wurde notwendig. Die Urogrammkontrolle nach der 2. Operation zeigte letztendlich glatte Abflußverhältnisse.

Diskussion

Nachdem die von Pérez-Castro 1980 publizierte Methode der transurethralen Harnleiterendoskopie (5), insbesondere durch neue Verfahren der Harnleiterostiendehnung, durch verbesserte Ureteroskope und durch den Einsatz von Lithotriptoren zur Ultraschallzertrümmerung (1,3,6,8) weiterentwickelt wurde, stellt die endoskopische Harnleitersteinentfernung eine alternative Behandlungsmethode zur offenen Ureterolithotomie oder der blinden Manipulation dar. Sie bedarf einer strengen Indikationsstellung und findet erst ihren Einsatz, wenn das Harnleiterkonkrement nicht spontan abgeht, und bisher übliche Verfahren, wie das Einlegen einer Zeiss'schen Verweilschlinge nicht den Konkrementabgang erzielen konnten.

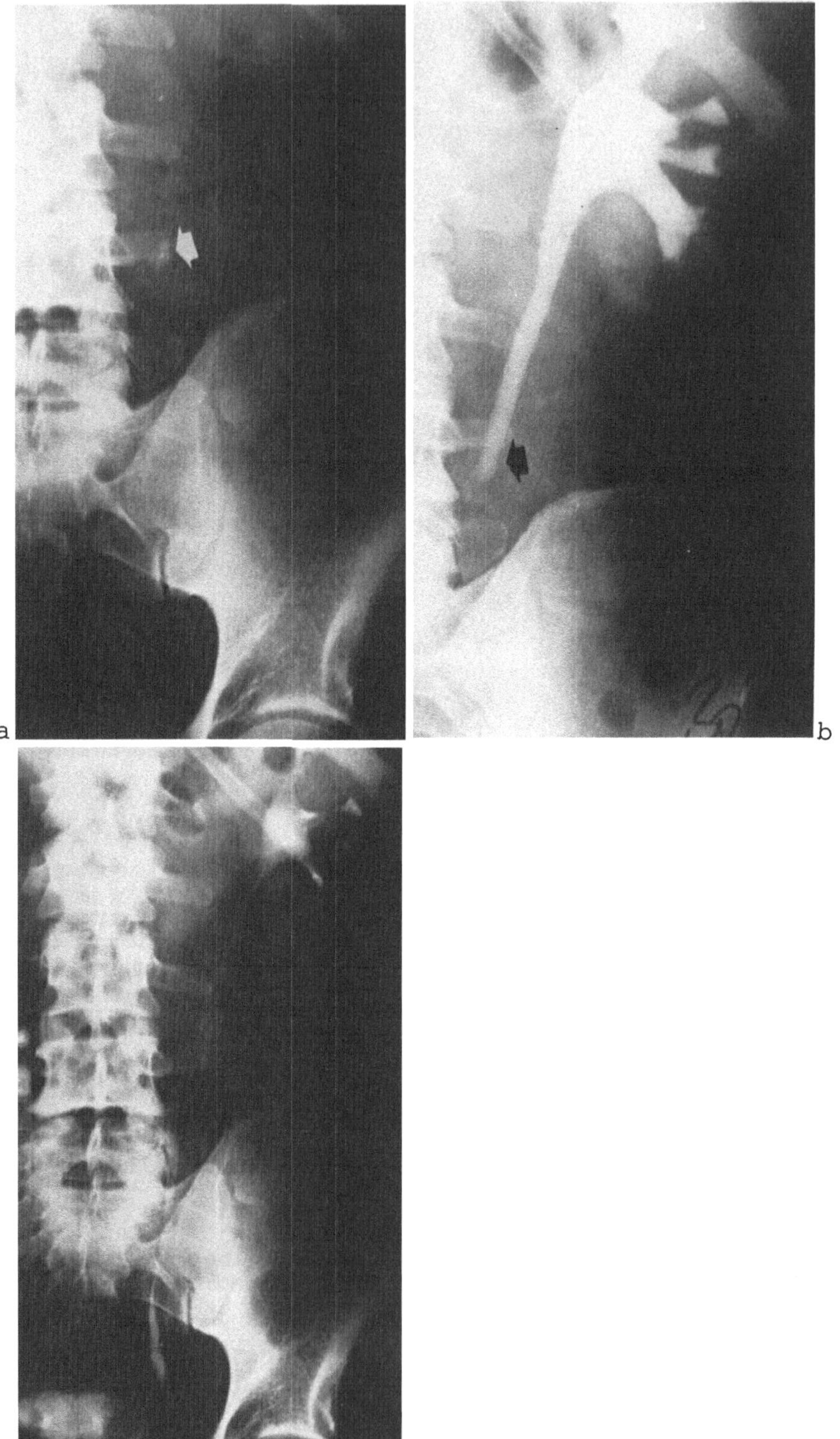

<u>Abb. 2a-c</u>
(Legende S. 110)

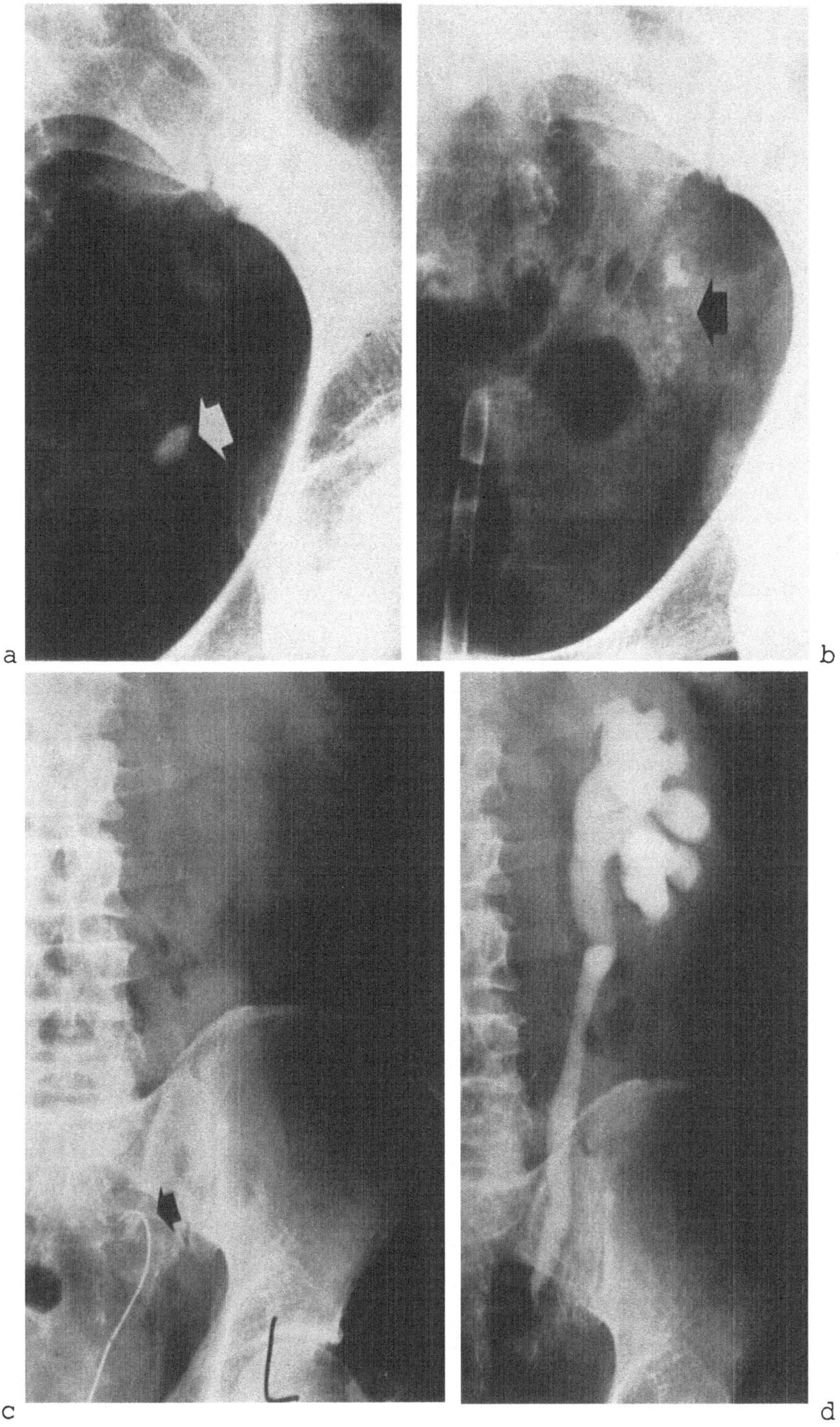

<u>Abb. 3a–d</u>
(Legende nächste
Seite)

◄◄<u>Abb. 2a-c.</u> <u>a</u> Harnleiterstein links (Pfeil) auf der Leeraufnahme. <u>b</u> Harnstauung links im Urogramm. <u>c</u> Urographisch glatter Abfluß links bei Steinfreiheit nach endoskopischer Konkrementenfernung

◄<u>Abb. 3a-d.</u> <u>a</u> Großer prävesikaler Harnleiterstein links (Pfeil) auf der Leeraufnahme. <u>b</u> Steinfragmente (Pfeil) nach Ultraschallzertrümmerung. <u>c</u> Restkonkrement (Pfeil) in der noch nicht geschlossenen Schlinge. <u>d</u> Im Urogramm Harnstauung bei prävesikaler Harnleiterstenose links nach Ureterolithotomie des Restkonkrementes

Der Erfolg der Methode hängt von den allgemeinen endoskopischen Erfahrungen und speziell von den zunehmenden Erfahrungen mit dem Instrument ab (4). Aufgrund der geschilderten Probleme, insbesondere anhand des 2. Falles, sollen die Komplikationen und Folgen einer so jungen Methode wie der Ureterorenoskopie besonders kritisch weiter beobachtet werden.

<u>Literatur</u>

1. Bichler K-H, Erdmann D, Schmitz-Morrmann P, Halim S: Operatives Ureterorenoskop für Ultraschallanwendung und Steinextraktion. Urol A 23 (1984):99-104
2. Huffman JL, Bagley DH, Schoenberg HW, Lyon ES: Transurethral removal of large ureteral and renal pelvic calculi using ureteroscopie ulstrasonic lithotripsy. J. Urol 130 (1983):31-34
3. Marberger M, Stackl W, Hruby W: Percutaneous litholapaxy of renal calculi with ultrasound Eur Urol 8 (1982):236-242
4. Marberger M, Stackl W: New developments in endoscopic surgery for ureteric calculi. Br. J. Urol (1983):34-40
5. Pérez-Castro Ellendt E, Martinez-Pineiro JA: La ureterorenoscopia transurethral, un actuel proceder urologico. Arch espan. de Urologia 33 (1980):3-6
6. Reuter MA, Reuter HJ: Die transurethrale Extraktion eines hohen Uretersteines unter Sicht. Akt. Urol. 14 (1983):21-23
7. Reuter MA, Reuter HJ: Die diagnostische und operative Endoskopie von Ureter und Niere. Urol. A 22 (1983): 103-107
8. Valencic M: Entwicklung der Ureterorenoskopie. Urol. B 24 (1984):27-31

Dr. Ulrike Zwergel, Urologische Klinik und Poliklinik der Universität des Saarlandes, D-6650 Homburg/Saar

Ureterorenoskopie in der Behandlung des Harnsteinleidens

M. Valencic

Die Palette der diagnostischen und therapeutischen Verfahren wurde mit der Einführung der Ureterorenoskopie 1983 erweitert.

An der Urologischen Klinik Dortmund wurden seitdem insgesamt 139 Ureterorenoskopien durchgeführt. 90 davon waren operative Ureterorenoskopien bei Harnsteinleiden.

Es handelte sich dabei um 51 Männer und 39 Frauen im Alter zwischen 17 und 75 Jahren.

Folgende Kriterien wurden bei der Indikationsstellung berücksichtigt:

1. Steine bis Bohnengröße
2. Alle bisherigen steinabtreibenden Maßnahmen erfolglos
3. Wiederholte heftige Koliken
4. Zunehmende Harnstauung, gegebenenfalls erhöhte Infektionsgefahr
5. Eingeschränkte Operationsfähigkeit

Bezüglich der Lokalisation der Steine beschränkten wir uns, mit wenigen Ausnahmen,auf die Harnleitersteine.

So entfernten wir bei 40 Patienten Steine aus dem pelvinen und prävesikalen Harnleiteranteil, bei 19 Patienten aus dem sacralen und bei 28 Patienten aus dem lumbalen Harnleiteranteil.

Mit Hilfe einer passenden flexiblen Zange, die in Zusammenarbeit mit der Firma Wolf entwickelt wurde, ist es uns gelungen, bei 3 Patienten auch kleinere Nierenbecken- und Kelchsteine zu entfernen. In einem dieser Fälle konnten in drei Sitzungen insgesamt 15 Harnleiter- und Kelchsteine entfernt werden.

Die blinde bzw. röntgen-geführte Ultraschallzertrümmerung der Harnleitersteine wurde nur bei 1 Patienten durchgeführt.

In einem Fall handelte es sich um einen pflaumenkerngroßen prävesikalen Harnleiterstein; der Eingriff hat über zwei Stunden gedauert, so daß u.E. in solchen Fällen eine offene Ureterolithotomie günstiger als ein endoskopischer Eingriff ist.

Wir meinen, daß man sich, wie bei der transurethralen Resektion, auch bei der Ureterorenoskopie auf die Operationsdauer von höchstens einer Stunde beschränken müßte. Voraussetzung ist eine ausreichende Relaxation der Patienten.

Die meisten Steine haben wir mit Hilfe des Steinextractors nach Dormia unter direkter Sicht entfernt. In einigen Fällen bedienten wir uns der Vierdraht-Fremdkörperzange bzw. der üblichen flexiblen Zange.

Wir benutzen in der Regel das starre Ureterorenoskop von 11,5 Charr. der Firma Wolf. Das Ostium wurde bei einer Reihe von Patienten mit den flexiblen Metall-Dilatatoren bis 12 Charr. aufbougiert. Bei 11 Patienten, bei denen der Stein mit dem Ureterorenoskop wegen einer Harnleiterenge nicht erreicht werden konnte, legten wir für 3-4 Tage einen inneren Splint von 7 Charr. Bei 9 dieser Patienten konnte der vorgesehene Eingriff danach mit Erfolg durchgeführt werden.

Handelt es sich um hochsitzende Harnleitersteine, können diese beim Vorschieben des inneren Splintes in das Nierenbecken zurückgeschoben werden. Dieses erfolgte in 3 Fällen, bei 2 dieser Patienten konnten wir mit Hilfe der früher erwähnten flexiblen Zange die Konkremente aus der Niere entfernen.

Bei 6 Patienten war das Legen eines inneren Splintes nicht möglich, diese mußten offen operiert werden.

Komplikationen hatten wir bei 3 Patienten.

Bei zwei Patienten handelte es sich um Harnleiterperforation mit der Drahtzange, es wurde ein innerer Splint für 7 Tage gelegt. Das Infusionsurogramm war nach 6 Monaten unauffällig. Bei dem zweiten Patienten ist es zu totalem Harnleiterabriß gekommen, so daß eine Psoas-Hitch-Plastik den Defekt überbrücken mußte.

Weitere Komplikationen, insbesondere Schübe von Pyelonephritis, haben wir nach der Ureterorenoskopie nicht gesehen.

Unsere Patienten konnten die Klinik im Durchschnitt zwei Tage nach dem Eingriff verlassen.

Die Ureterorenoskopie ist ein junges Verfahren, das zusammen mit der extracorporalen Stoßwellenlithotripsie und der perkutanen Litholapaxie die Behandlung des Harnsteinleidens von Grund aus wesentlich geändert hat.

Der Anteil der in unserer Klinik wegen Harnleiterstein offen operierten Patienten ist seit Einführung der Ureterorenoskopie um die Hälfte gesunken, die Erfolgsrate von über 80% ist erfreulich hoch.

Weitere Besserung der Ergebnisse ist mit zunehmender Erfahrung der Anwender und mit Weiterentwicklung der Instrumente zu erwarten, so daß die Ureterorenoskopie mit Sicherheit einen festen Platz in der Urologie finden wird.

Dr. Maksim Valencic, Pobarska cesta 7, 51211 Matulji, Jugoslavija

Transurethrale und transrenale Ballondilatation von Harnleiterstenosen

R. A. Zink, F. J. Marx und H. Brandl

Postoperative oder postentzündliche Harnleiterstenosen machen nicht selten chirurgische Eingriffe nötig. Die Ballondilatation stellt hierzu ein alternatives Verfahren dar.

Obwohl Illiewitz die Harnleitererweiterung mit Ballonbougies bereits 1925 beschrieben hat, wurde das Verfahren erst in den 80iger Jahren wieder aufgegriffen. (Witherington 1980, Lange 1983, El-Mahrouky 1984). Seit knapp 1 Jahr konnten wir mit dieser Methode Erfahrungen sammeln.

Die von uns benützten Ballonkatheter finden auch zur Erweiterung von Nierenarterienstenosen Verwendung. Sie kosten ca. 250,00 DM und sind bei sachgerechter Resterilisation mehrfach verwendbar.

Der Ballon ist in Längen von 1-4 cm und Durchmessern von 0,5 bis 0,9 cm erhältlich. Die Katheterstärke beträgt dabei 5,7 oder 9 Charriére und die Katheterspitzen weisen eine Länge von 1-4 cm auf (Abb. 1).

Unserer Erfahrung nach ist der 5 Charriére-Katheter mit 6 mm starkem Ballon nur erforderlich, wenn sich primär ein dickerer Katheter nicht einführen läßt und die Stenose vorher gedehnt werden muß.

Zur eigentlichen Dilatation benützen wir 9 Charriére-Katheter mit 4 cm Ballon, 9 mm Maximaldurchmesser und kurzer Spitze.

Dieser Ballontyp erwies sich nur 1mal, bei einer ringförmigen Narbenstriktur als zu elastisch, um die harte Spange aufzudehnen. Wir ver-

COOK DILATATION BALLOON CATHETERS
POLYETHYLENE

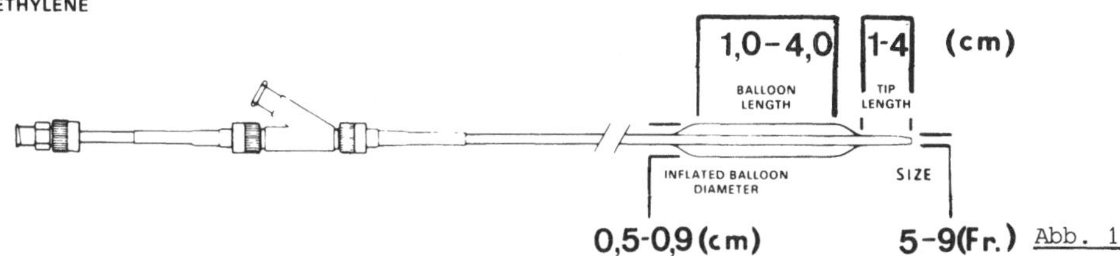

Abb. 1

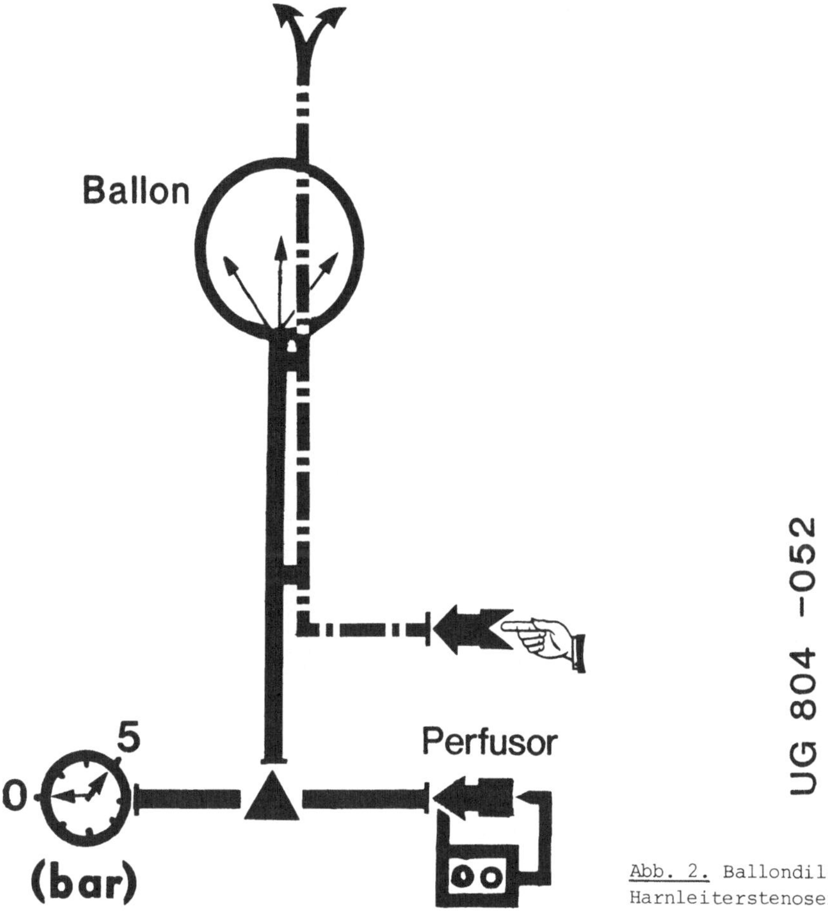

Abb. 2. Ballondilatation von Harnleiterstenosen: Schema

wenden jetzt für solche Strikturen nur noch den 1 cm langen Ballon,
da sich mit ihm größere Kräfte auf das umliegende Gewebe übertragen
lassen.

Die Abb. 2 zeigt die Anordnung wie wir sie verwenden: Über den durch-
gehenden Kanal (unterbrochene Linie) kann manuell Kontrastmittel in
das Hohlsystem gespritzt werden. Der Kanal zum Ballon (durchgezogene
Linien) ist über einen Dreiwegehahn mit einem Manometer und einem Per-
fusor (Maximaldruck 5 bar) verbunden. Das System wird vor der Verwen-

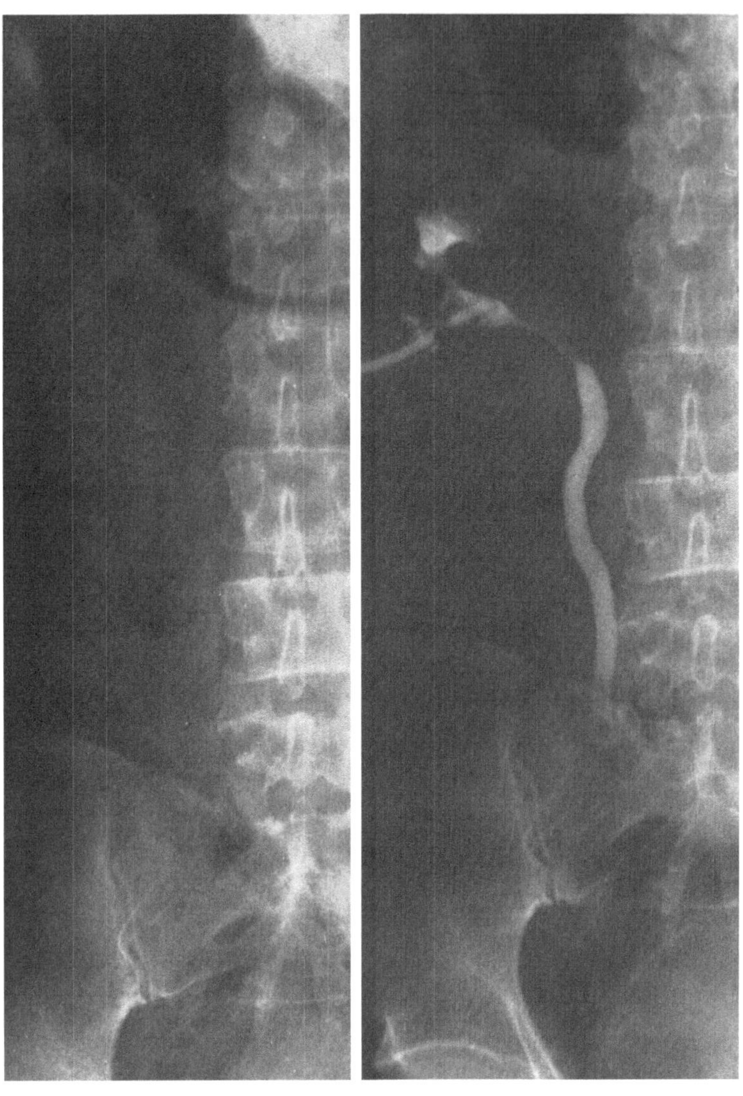

Abb. 3

dung blasenfrei mit Kochsalz gefüllt, der Ballon dann wieder vollständig entleert.

Nachdem das Zysto- bzw. Renoskop in Position gebracht ist, folgt zunächst eine Darstellung des Hohlsystems mit Kontrastmittel (Abb. 3)
und dann das Einführen des Wire-Guides. Unter Umständen kann auch ein
schrittweises Bougieren oder Vordehnen der Enge erforderlich sein.

Schließlich wird der eigentliche Dilatationskatheter eingeführt und
der Ballon exakt in der Stenose plaziert. Dabei erscheinen auf dem
Röntgenbild die beiden Metallringe vor und hinter der Engstelle.

Nun füllen wir den Ballon mit verdünntem Kontrastmittel bis zu einem
Druck von maximal 5 bar. Diesen Druck erreichen wir mit Hilfe des Per-
fusors und halten ihn so über 5 Minuten konstant. Das Füllvolumen ist

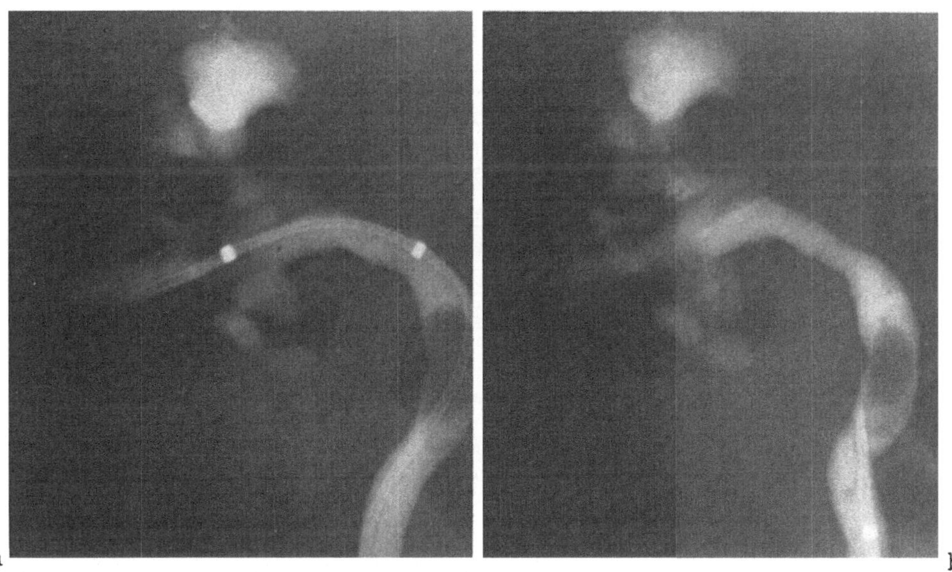

Abb. 4a,b

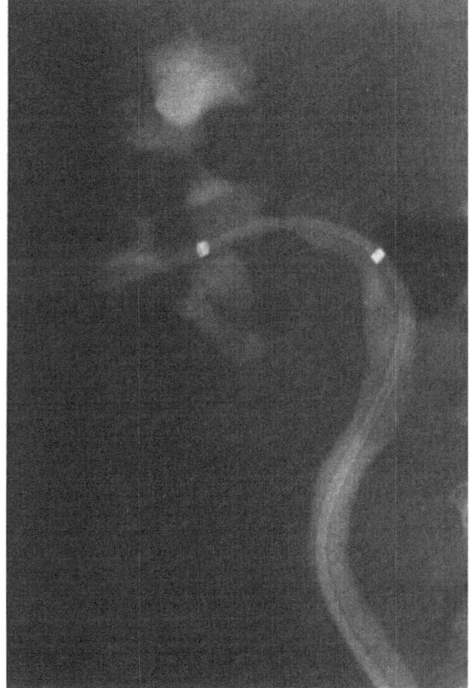

Abb. 4c

während dieser Zeit in dem Maße zu erhöhen, wie sich das Narbengewebe
ausdehnt. Nach 5 Minuten entlasten wir für einige Minuten um dann
noch 2 x für je 5 Minuten zu dehnen (Abb. 4).

Abschließend wird ein Double-J-Katheter eingelegt, für ca. 4 Wochen
belassen und Methylprednisolon per os in absteigender Dosierung verabreicht. Wir beginnen dabei mit 40 mg und reduzieren jeden 2. Tag
um 4 mg bis zur Erhaltungsdosis von 8 mg (Schmiedt 1958).

Mit dieser Methode haben wir bisher bei 6 Frauen und drei Männern
zwischen 19 und 75 Jahren 13 Stenosen behandelt.

3mal gingen wir transrenal vor. 1mal führten wir zusätzlich endoskopisch eine Harnleiterschlitzung durch.

Bei 2 Frauen haben wir die Dilatation ohne Narkose vorgenommen,
Schmerzen traten dabei nicht auf. Es wurde lediglich ein Wärmegefühl
in der Flanke beschrieben.

Bei 4 der dilatierten Stenosen handelte es sich um pelvine bzw. subpelvine Narben nach Pyelolithotomie bzw. Nierenbeckenplastik. 2mal
ging eine Harnleiterreimplantation mit je einer prävesikalen und intramuralen Stenose voraus. Bei 2 Conduits lagen Engen im Anatomosen-
bereich vor. Ein unklarer entzündlicher Prozess mit sekundärer Fibrose
führte zu zwei Stenosen des mittleren Harnleiterabschnittes. Drei tuberkulöse Strikturen fanden sich prävesikal bzw. im unteren Harnleiterdrittel.

Bis auf einen Fall, bei dem sich der 4 cm-Ballon als zu elastisch erwies, ließen sich alle Stenosen primär gut dilatieren.

5 Wochen später, nach Splintentfernung waren 10 Stenosen ausreichend
weit, nur 2mal war das Ergebnis so, daß operativ vorgegangen werden
mußte.

Die 7, vor mehr als 5 Monaten erweiterten Stenosen sind nach wie vor
ausreichend weit.

Eine Patientin wurde 10 Monate nach der Ballondilatation auf der behandelten Seite einer ESWL unterzogen.

Die abgehenden Steinteile passierten den Harnleiter spontan und kolik-
frei.

Zusammenfassung

Die transrenale oder transurethrale Ballondilatation von Harnleiterstenosen ist:

Einfach durchzuführen.
Ohne Belastung für den Patienten.
Bei Bedarf wiederholbar.
Ohne negativen Einfluß auf eine evtl. spätere Operation und kosten-
günstig.

Wir glauben die Ballondilatation ist vor der geplanten Operation einer
Striktur, einen Versuch wert.

Literatur

El-Mahrouky A, Ford K, vanMoore A, Shore N, King L (1984) J. Urol. 131, 582
Illiewitz AB (1925) Surg. Gyn. Obstet. 40:575
Lange V, Lichtenauer P (1983) Urologe (A) 22:284
Schmiedt E (1958) Z. f. Urologie, Suppl. 281
Witherington (1980) Urology 16:592

Dr. med. Zink, Urologische Universitätsklinik, Klinikum Großhadern,
Marchioninistraße 15, D-8000 München 70

Diskussionsbericht Vortrags-Nummern 19 - 24

Moderatoren: K.-H. Bichler und T. Senge

Die Diskussion zu den oben genannten Vorträgen drehte sich im wesentlichen um zwei Punkte:

1. Indikation zur Ureterorenoskopie

In jedem Falle ist bei "abgangsfähigen" Harnleitersteinen die konservative Behandlung vorzuziehen mit dem Ziel eines Spontanabganges. Über
den Zeitraum des Abwartens bestand keine einheitliche Meinung. 4-6
Wochen scheinen aber für die Mehrheit die Grenze zu sein.

Nach erfolglosem Zeiss-Schlingenversuch sowie bei größeren, nicht abgangsfähigen distalen Harnleitersteinen kommt die Ureterorenoskopie
zur Anwendung. Bei hochsitzendem Harnleiterstein kann das Hochschieben
des Steines mittels Ureterenkatheter oder Ureterorenoskop in das Nierenbecken mit anschließender extrakorporaler Stoßwelln-Lithotripsie
oder perkutaner Litholapaxie zweckmäßig sein.

2. Komplikation

Komplikationen wie Ostium-Verletzung und Harnleiterperforation bzw.
-abriß treten vorwiegend bei Nichtbeachtung der Vorsichtsmaßnahmen
auf. Die genannten Komplikationen können vermieden werden durch vor-
sichtiges Einführen des Ureterorenoskops, event. Bougieren des Ostiums
sowie Schlitzung des Ostiumdaches, vorsichtige Handhabung der Dormia-
schlinge unter Sicht sowie kurzfristige Anwendung des Ultraschalls.
Einigkeit bestand darüber, daß die meisten Komplikationen am Beginn,
d.h. bei Einführung der Methode in die Klinik auftreten.

Die transurethrale und transrenale Dilatationsbehandlung von Harnleiterstenosen mittels Ballonkatheter befindet sich z.Zt. noch im Versuchsstadium, vor allem Langzeitergebnisse liegen noch nicht vor.

Professor Dr. med. Bichler, Urologische Universitätsklinik,
Calwer Straße 7, D-7400 Tübingen 1

Extrakorporale Stoßwellen-Lithotripsie

Moderatoren: E. Schmiedt, München, und H.G. Stoll, Bremen

Physikalische Aspekte der extrakorporalen Stoßwellen-Lithotripsie

W. Hepp

Mit der extrakorporalen Stoßwellen-Lithotripsie werden fokussierte toß-
Stoßwellen zum ersten Mal in der Medizin eingesetzt.

Stoßwellen wurden und werden im technischen Bereich nur in speziellen
Fällen, wie z.B. in der Kernfusion oder beim Hydrospark-Verfahren eingesetzt, so daß aus diesen Gebieten nur wenige Parallelen ableitbar sind.

Stoßwellen sind Druckpulse mit sehr steiler Anstiegsflanke, die sich
in Gasen, Flüssigkeiten und Festkörpern ausbreiten können. Sie entstehen, wenn in einem Medium Vorgänge mit Überschallgeschwindigkeit
ablaufen, wie sie z.B. bei Detonationen oder bei der Expansion von
Funken in Flüssigkeiten und Gasen auftreten.

Welche Eigenschaften dieser relativ exotischen Stoßwellen machen sie
nun zu einer Energieform, die besonders für die berührungsfreie Zerkleinerung von Nierensteinen geeignet ist?

Stoßwellen, besonders in einer fokussierten Form, erreichen max. Druck-
werte und, bei Reflexion an akustisch dünneren Medien, Zugwerte, die
die Festigkeit von Nierensteinen übersteigen und somit zu einer Zerkleinerung des Nierensteines führen (Abb. 1). Es ist möglich durch
geometrische Fokussierung eine Energiekonzentration auf so engem Raum
zu erreichen, daß die Energiedeposition im Stein ausreicht, um die
notwendige Zerkleinerungsenergie zu liefern (Abb. 2). Man kann aus
den Gesetzmäßigkeiten bei Mahlprozessen ableiten, daß für die Zerkleinerung eines ca. 1 cm großen Nierensteins in Bruckstücke von kleiner/
gleich 2 mm Energien von ungefähr 15 Joule notwendig sind. Die Energie
von 15 Joule wird durch ein Gewicht von 2 kg repräsentiert, das aus
0,75 cm Höhe auf einen Nierenstein trifft (Abb. 3). Die resultierende
Restkorngröße hängt von vielen Zufällen ab und es erscheint vorteilhaft, die Gesamtenergie zu fraktionieren. Um im Bild zu bleiben: Man
ersetzt das 2 kg-Gewicht durch 1000 2g-Gewichte und bombardiert den
Stein mit einer Serie von Stößen. Das Zerkleinerungsergebnis ist bei
dieser fraktionierten Energieeinleitung gleichmäßiger und reproduzierbarer.

Experimentell zeigen die bei Dornier verwandten Stoßwellen eine geringe Dämpfung der Amplitude. Damit verbunden ist eine geringe Enger-
giedeposition im Gewebe, wodurch eine Schädigung von Gewebe durch
Stoßwellen vermieden wird.

Nur an den Grenzflächen, an denen die akustische Impedanz sich sprung-
artig ändert, kommt es zu einer selektiven Zerstörungswirkung durch die

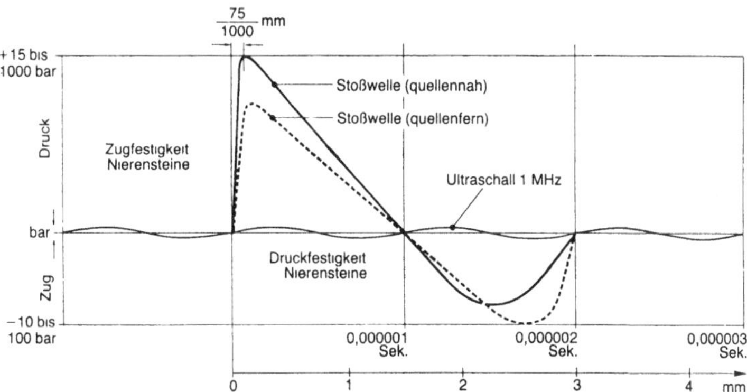

Abb. 1. Amplitudendiagramm einer Wasserstoßwelle im Vergleich zu Ultraschall

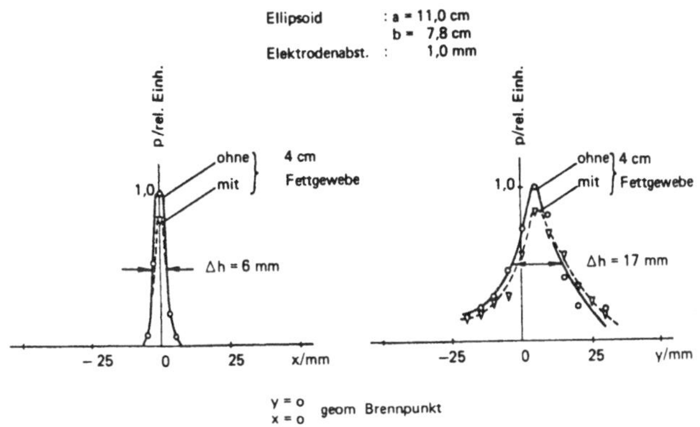

Abb. 2. Fokussierung der Stoßwelle mit (Kreise) und ohne (Dreiecke) Gewebezwischen-
schaltung (4 cm Fettgewebe) auf der Rotationsachse (Abszisse) und der Horizontal-
achse (Ordinate) des Ellipsoides. Druckamplitude in p

Stoßwellen. Außerdem unterliegen spröde Stoffe einer wesentlich stär-
keren Einwirkung als elastisches Gewebe. Diese selektive Zerstörungswirkung ist eine weitere wesentliche Voraussetzung für die Anwendung
von Stoßwellen zur Nierensteinzerkleinerung. Auf der anderen Seite
führen Impedanzsprünge, wie sie an den Alveolen der Lunge auftreten,
zu Gefährdungen dieser Gewebeart. Bei der Einleitung der Stoßwellen
ist deshalb sicherzustellen, daß die Lunge außerhalb der Fokuszonen
des Stoßwellenfeldes liegt.

Die Erzeugung von Stoßwellen für klinische Zwecke muß reproduzierbar,
sicher und in kurzen Abständen erfolgen können. Die Stoßwellen müssen
außerdem in einem Medium, z.B. Wasser, erzeugt werden, aus dem sie in-

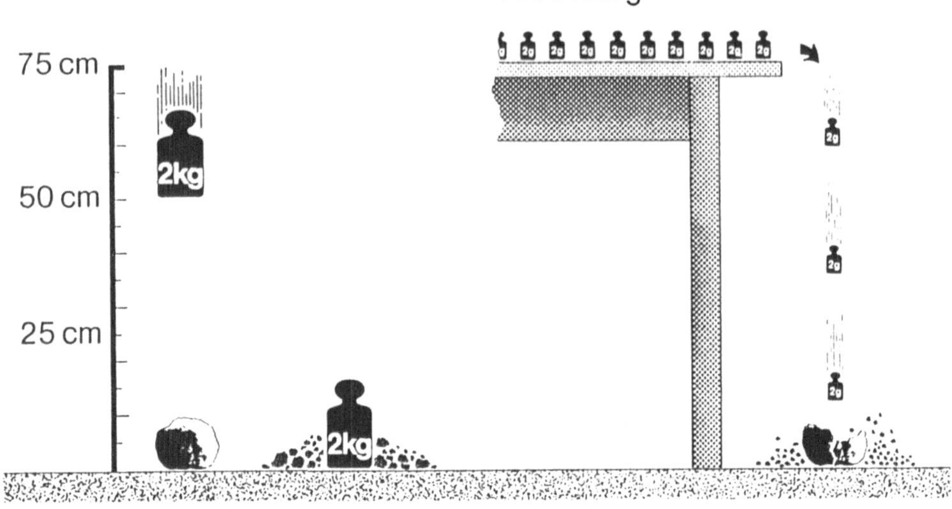

Abb. 3. Energiebedarf für die Zerkleinerung eines Nierensteines

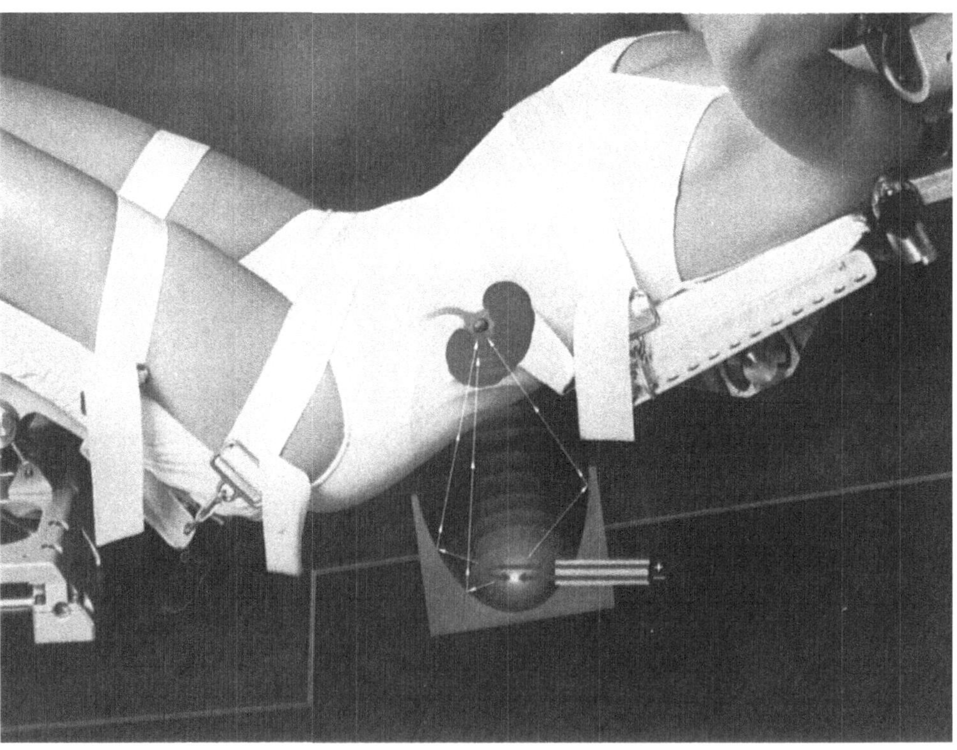

Abb. 4. Stoßwellenerzeugung, -fokussierung und Einleitung in den Körper

folge geringer Impedanzunterschiede leicht in den Körper übergeleitet werden können. Dies gilt auch für die Auskopplung der Stoßwellen aus dem Körper. Die Erzeugung von Stoßwellen durch Unterwasserfunken erfüllt diese Forderung in hervorragender Weise.

Aus Gründen der Funktionssicherheit ist es vorteilhaft, den Patienten
direkt in ein ihn vollständig umgebendes Wasserbad einzubetten, um den
Ein- und Austritt der Stoßwellen zu garantieren. Die Einleitung in den
Körper ist damit sichergestellt und nicht von dem spaltfreien Kontakt
z.B. einer Membran mit dem Körper abhängig (Abb. 4). Die Erzeugung der
Stoßwellen findet durch einen stromstarken Funken in einem Brennpunkt
eines Hohlellipsoides statt. Durch die schlagartige Verdampfung des
Wassers wird eine zunächst kugelförmige Stoßwelle erzeugt.

Druckmessungen an der Stoßfront zeigen den enorm steilen Anstieg und
den relativ langsamen Abfall dieser Stoßwelle (Abb. 5). Nach Reflektion an dem Hohlellipsoid werden die Stoßwellenfronten im zweiten
Brennpunkt auf das Volumen einer Fingerspitze, also 3-10 cm^3, vereinigt.
Diese Fokussierung kann durch schattenoptische Aufnahmen gut dargestellt werden (Abb. 6).

Die Druckstoßwellen treten an der Vorderfront des Steines ein und
führen bereits beim Eintritt zur Erzeugung von Rißnetzwerken durch
Überschreitung der Druckfestigkeit des Nierensteines. Sie werden an
der Rückseite des Steines als Zugwellen reflektiert (Abb. 7). Da die
Zugfestigkeit des Materials wesentlich niedriger ist als seine Druckfestigkeit, entstehen auch Rißnetzwerke an der Rückseite (Hopkinson-
effekt). Durch mehrmaligen Beschuß wachsen diese Netzwerke allmählich
und bilden weitere Reflektionsflächen für eintretende Stoßwellen.

So kommt es buchstäblich zu einer völligen Zerrüttung des Steinmate-
rials und zu einem allmählichen Zerfall der Steinstruktur. Infolge des
begrenzten Volumens der Fokuszone ist es notwendig, durch Ortungsmaß-
nahmen den Stein im Patienten an die Stelle höchster Stoßwelleninten-
sität zu bringen (Abb. 8).

Dies geschieht dadurch, daß der Patient auf einer Liege gelagert wird,
die gemäß den Durchleuchtungsbildern von 2 gekreuzten Röntgensystemen
so justiert wird, daß sich der Stein im Fokus befindet. Es wird Sorge
getragen, daß durch Verdrängung des Wassers aus dem Strahlengang der

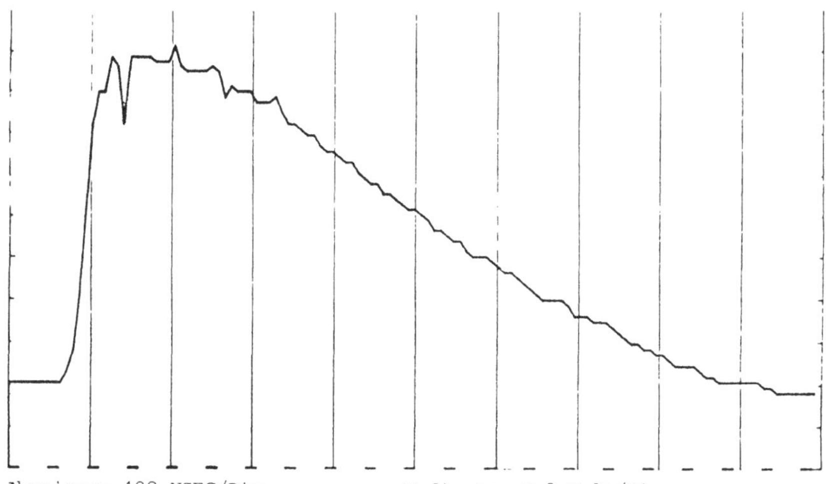

Abszisse: 128 NSEC/Div.   Ordinate: 0,3 Volt/Div.

Abb. 5. Druck-Zeit-Diagramm einer unfokussierten Stoßwelle

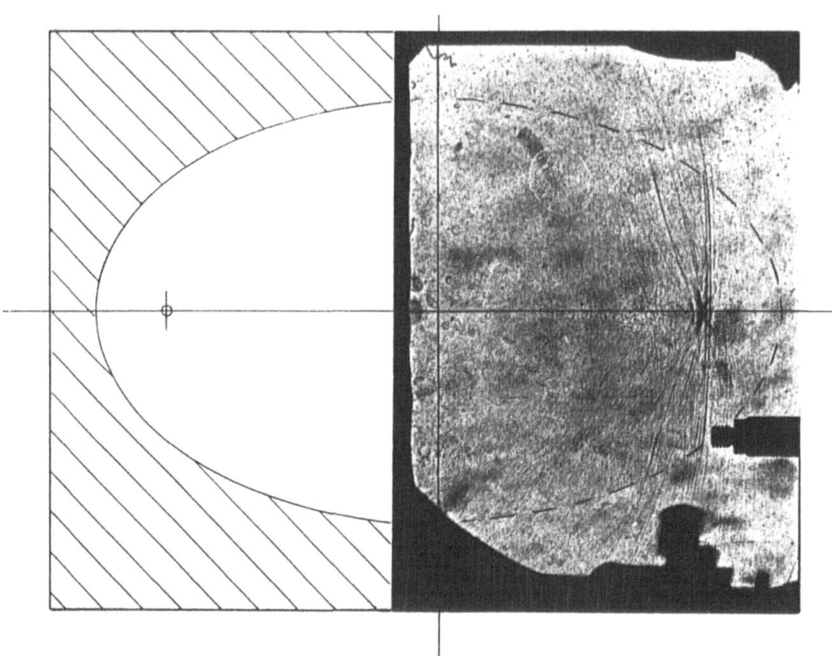

Abb. 6. Schattenoptische Darstellung einer fokussierten Stoßwelle

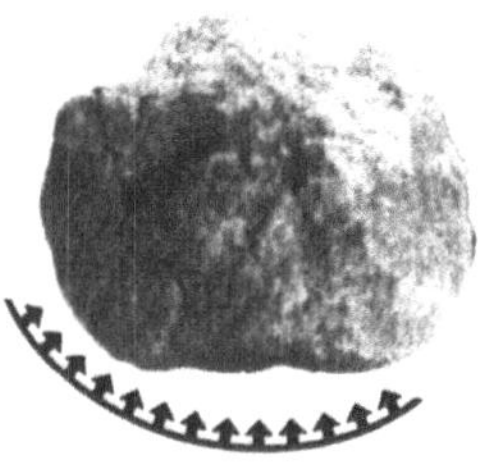

Stoßwelleneinlauf in den unzerstörten Stein

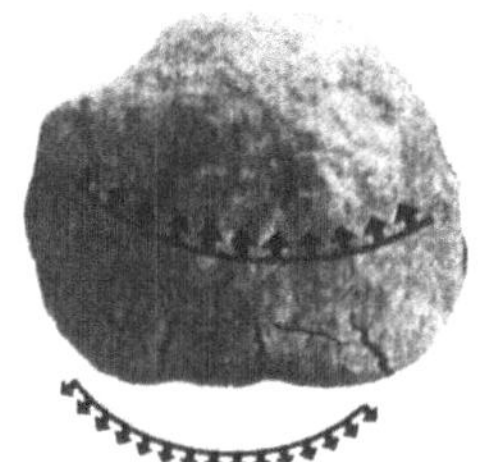

Risse durch Druckspannungen an der Frontseite des Steines

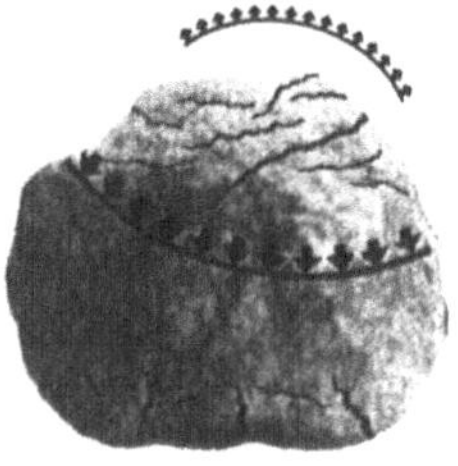

Risse durch Zugspannungen nach Reflexion an der Steinrückseite (Hopkinson-Effekt)

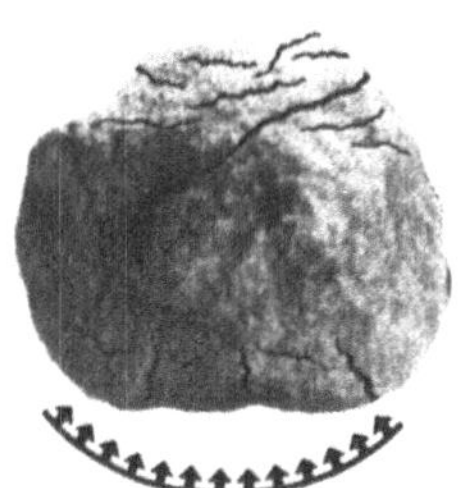

Stoßwelleneinlauf in den teilweise zerstörten Stein

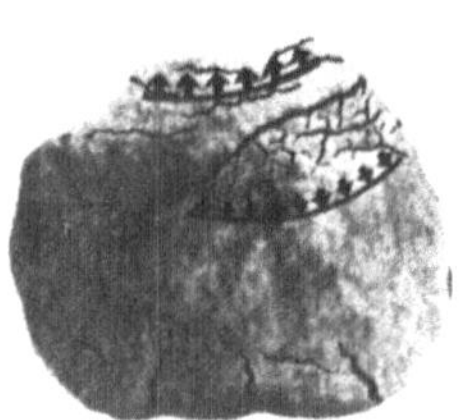

Risse durch Zugspannungen nach Reflexion an inneren Grenzflächen

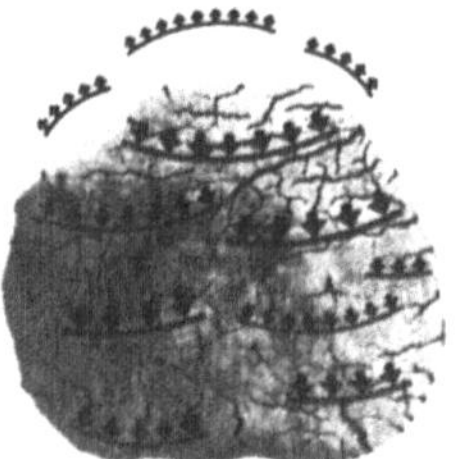

Gehäuftes Auftreten von Zugwellen durch Reflexion an Rißsystemen

Abb. 7. Zur Bruchmechanik der Nierensteinzerkleinerung mit Stoßwellen

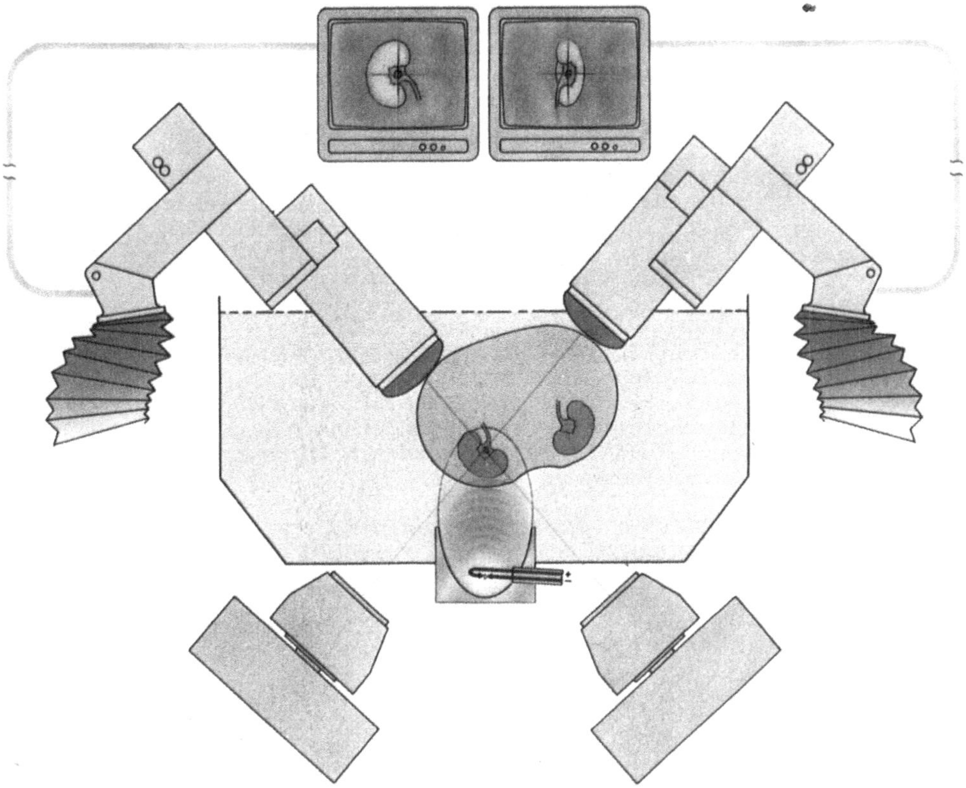

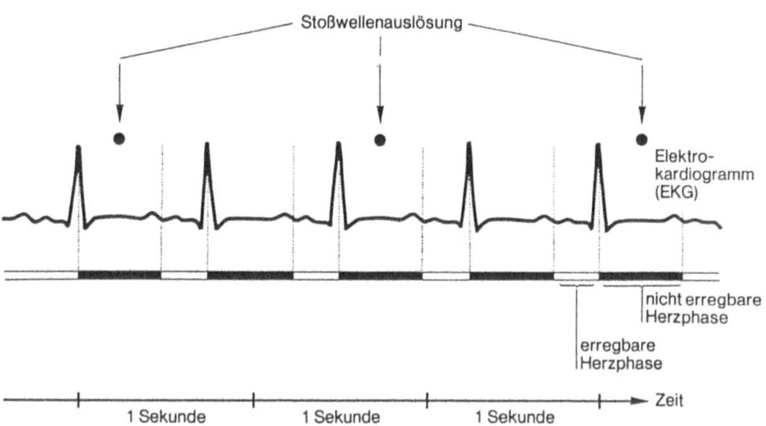

Abb. 8. 2-achsiges Röntgenortungssystem des Dornier Nierenlithotripters

Abb. 9. EKG-getriggerte Stoßwellenauslösung zur Nierensteinzerkleinerung

Röntgensysteme eine möglichst niedrige Röntgendosis auf den Patienten
trifft. Dafür sorgen auch die hoch gezüchteten Röntgenbildverstärker,
die dazu führen, daß die gesamte Röntgendosis, die ein Patient im Mittel bei einer Applikation empfängt, auf weniger als 15 rad gedrückt
wird.

Bei den ersten .Applikationen am Menschen hat sich gezeigt, daß das
Herz in der nicht-refraktären Phase durch die Auslösung der Stoßwellen
stimulierbar ist. Um für Herz-/Kreislauf-geschädigte Patienten jede
Gefahr auszuschließen, ist man früh dazu übergegangen, die Auslösung
der Stoßwellen mit dem EKG-Signal des Patienten zu triggern (Abb. 9).
Dadurch ist eine Anregung von Extrasystolen durch die Stoßwellenbehandlung ausgeschaltet worden.

Meine Damen und Herren, diese Grundzüge der Extrakorporalen Stoßwellenlithotripsie sind die Ergebnisse einer langen und intensiven, gemeinsamen Entwicklungstätigkeit zwischen DORNIER SYSTEM als physikalisch-
technischem Partner und der Universität München mit dem Institut für
Chirurgische Forschung und der Urologischen Klinik und Poliklinik als
klinisch-medizinischem Partner.

Damit bin ich an dem Punkt angekommen, an dem Herr Prof. Schmiedt über
die Historie dieser Entwicklung sprechen wird.

Dr. Wolfgang Hepp, DORNIER SYSTEM GMBH, D-7990 Friedrichshafen

Die experimentelle Entwicklung der extrakorporalen Stoßwellen-Lithotripsie (ESWL)

E. Schmiedt

Bis zu 5% der Weltbevölkerung leidet bekanntlich an Harnsteinen eine
Häufigkeit, die etwa der des klinisch-manifesten Diabetes entspricht.
Im Unterschied zum Diabetes jedoch ist bis heute bei den Harnsteinen
eine kausale oder medikamentöse Behandlung - von wenigen Ausnahmen,
wie z.B. dem primären Hyperparathyreoidismus und den Harnsäuresteinen,
wobei letztere jedoch nur etwa 20% aller Harnsteine ausmachen, abgesehen - nicht möglich.

Etwa 325.000 Patienten nehmen hierzulande wegen Harnsteinerkrankungen
alljährlich ärztliche Hilfe in Anspruch und ca. 50.000 von diesen
müssen sich operativen Eingriffen zur Entfernung ihrer Harnsteine unterziehen, wobei die Nierensteinoperationen mit kanpp 36% (17.800) an
vorderster Stelle stehen. Ca. 50 bis 80% der operierten Kranken haben
mit einer neüerlichen Steinbildung und damit Operation zu rechnen.

Nicht invasive physikalische Verfahren, wie die Ultraschall-Lithotripsie und die elektrohydraulische Schlagwelle, können nur in der Blase
und im Harnleiter angewandt werden. So fanden die an mich im Jahre
1972 herangetragenen Vorstellungen der Herren Dr. G. Hoff, Dr. W. Hepp
und Mitarbeiter von der Firma Dornier-System, Friedrichshafen, auf
nicht invasivem Wege mit Hilfe von Stoßwellen, die in der Luftfahrt-

industrie Bedeutung erlangten, chemisch nicht auflösbare Nierensteine
zu zertrümmern und damit unter Umständen zum Spontanabgang zu bringen,
offene Ohren.

Ein von uns im gleichen Jahre erstelltes diesbezügliches Gutachten für
das Bundesministerium für Forschung und Technologie zur Erlangung der
nötigen Finanzhilfe wurde 2 Jahre später schließlich erfreulicherweise
positiv beschieden. Obwohl anfänglich völlige Ungewißheit darüber bestand, wie dieses Unternehmen enden würde, habe ich mit meinen Mitarbeitern 1974 das Ganze angepackt, zumal es mir gelang, Prof. Brendel
mit seinem Institut für Chirurgische Forschung für das Projekt zu
interessieren, nachdem mir eigene Laborräume nicht zur Verfügung standen.

1974 wurde der Kooperationsvertrag mit der Firma Dornier-System geschlossen.

Unseren Versuchen war keineswegs immer Erfolg beschieden, und es stand
zeitweilig Spitz auf Knopf, ob die Versuche weitergeführt werden konnten. Manchmal hat ein positives Versuchsergebnis unmittelbar vor einer
Gutachtersitzung im BMFT die Fortführung unserer Forschungsarbeiten
im wahrsten Sinne des Wortes gerettet. Von derartigen Glücksfällen
hängt es oftmals ab, ob ein Forschungsprogramm weiter- und zu-Ende-
geführt werden kann oder nicht.

Was Stoßwellen sind, hat Herr Dr. Hepp in seinen Ausführungen bereits
dargelegt.

Die Fragen, vor denen wir anfangs standen, und wozu das erste für
medizinisch-biologische Untersuchungen geeignete Stoßwellengerät kon-
zipiert wurde, waren:
a) Reichen die entstehenden Energien aus, um Harnsteine reproduzierbar zu zerstören?
und
b) Inwieweit entfalten Stoßwellen dieser Art unter Umständen organ-
schädigende Wirkungen?
Zur Klärung der ersten Frage wurden menschliche Nierensteine unterschiedlicher chemischer Zusammensetzung und Größe durch Stoßwellenapplikationen zertrümmert.

Auf den nächsten Diapositiven sehen Sie Harnsäuresteine sowie einen
Magnesium-Ammonium-Phosphatstein und ein Kalzium-Oxalat-Konkrement
vor und nach fünfmaliger Stoßwellenapplikation. Sämtliche Steine
konnten zertrümmert werden, wobei allerdings große, nicht spontan abgangsfähige Einzelkonkremente entstanden. Dieses Problem wurde mit
Hilfe der Physiker der Firma Dornier-System dadurch gelöst, daß die
applizierte Energie vermindert wurde, was zwar häufigere Stoßwellenexpositionen erforderte, jedoch zur Absprengung von lediglich sand-
korn- bis stecknadelkopfgroßen und damit spontan abgangsfähigen Stein-
partikeln führte.

Inwieweit mehrfache Stoßwellenexpositionen eine Traumatisierung biologischer Gewebe zur Folge haben, wurde an Erythrozyten, gemischten
Lymphozytenkulturen sowie an den Abdominalorganen narkotisierter
Ratten untersucht, wobei für die in-vivo-Versuche 1975 eine neue Ver-
suchsapparatur erforderlich wurde. Weder die Erythrozyten noch die
Stimulationsfähigkeit der Humanlymphozyten wurden irgendwie beeinträchtigt. Stoßwellenapplikationen auf den Bauchbereich von Ratten
hatten weder am Dickdarm oder Dünndarm, an der Leber, Pankreas, Niere,
noch an knöchernen Strukturen irgendwelche Schädigungen zur Folge.

Dagegen kam es angesichts der Vielzahl der akustischen Dichteunterschiede zwischen Gewebe und der Luft in der Lunge bereits nach 1- bis 2-maliger Stoßwellenexposition des Brustbereiches zu Alveolar- und Gefäßwandzerreißungen, denen die Tiere erlagen.

Nachdem sich aufgrund dieser Versuchsserie gezeigt hatte, daß Nierensteine reproduzierbar zerstört werden können und eine die klinische Anwendung ausschließende Traumatisierung biologischer Gewebe nicht stattfindet, bestand die nächste Aufgabe darin, ein präklinisches Versuchsmodell zu entwickeln. Hierzu war es vor allem erforderlich, eine Ortungsapparatur zu integrieren, mit der der Nierenstein zuverlässig dreidimensional in den zweiten Fokus des Ellipsoids lokalisiert werden konnte. Nachdem sich die Ultraschallortung als ungenügend erwies, mußte auf eine aufwendige und teure Röntgenortung zurückgegriffen werden.

Der nächste Schritt war nun die Erprobung unserer Versuchsanordnung im Tierversuch, wozu nur Hunde geeignet waren. Nachdem Hunde keine Harnsteine bilden, wurde versucht, frisch bei der Operation entnommene menschliche Nierensteine in das Nierenbeckenkelchsystem von Hunden einzubringen. Eine Lösung dieses Problems ließ sich mit einem zweizeitigen operativen Vorgehen erreichen. Durch eine 8 Tage lange belassene prävesikale Harnleiterunterbindung entwickelte sich eine Erweiterung der oberen Harnwege und des Nierenbeckens, so daß die Einpflanzung auch größerer menschlicher Nierensteine möglich wurde. Nach Durchtrennung des Harnleiters und dessen Wiedereinpflanzung in die Blase kam es innerhalb von 2 bis 3 Wochen zur Rückbildung der Stauung.

Danach führten wir bei 47 steintragenden Hunden Stoßwellenapplikationen durch. Hierbei gelang es, nahezu alle Tiere von ihren Steinen zu befreien. Die Konkremente ließen sich so weit zertrümmern, daß sie ohne irgendeine Verletzung der Niere, der Schleimhaut oder der umgebenden Gewebsstrukturen spontan schmerzlos abgingen.

Nach dem erfolgreichen Abschluß dieser Versuche glaubten wir, daß die klinische Anwendung der berührungsfreien Steinzertrümmerung prinzipiell möglich ist. Somit bestand unsere nächste Aufgabe darin, eine für klinische Erfordernisse ausreichende Apparatur zusammen mit der Firma Dornier-System zu entwickeln. Dieses erste Humanmodell ist auf dem nächsten Diapositiv zu sehen.

Wie es nun weiterging und was mit diesem Gerät bei der unblutigen Behandlung von Nieren- und Harnleitersteinen beim Menschen bisher erreicht wurde, wird anschließend mein Mitarbeiter Christian Chaussy darlegen, der entscheidend mit seinen Arbeiten zur Entwicklung der ESWL beigetragen hat, und dem ich auch an dieser Stelle hierfür sehr herzlich danken möchte!

Lassen Sie mich zum Schluß eins noch sagen. In der Tagespresse und leider auch von Regierungsseite wird heute viel über den Wert und Unwert von Tierversuchen diskutiert, und es sind Bemühungen im Gange, Tierversuche überhaupt unmöglich zu machen. Ich hoffe, in meinen Darlegungen deutlich gemacht zu haben, daß die extrakorporale Stoßwellenlithotripsie ohne Tierversuche auf der Strecke geblieben wäre und nicht zur Anwendung am Menschen hätte freigegeben werden können, so leid es uns tut, daß wir haben Tiere für diese Versuche benutzen müssen.

Professor Dr. med. E. Schmiedt, Urologische Universitätsklinik, Klinikum Großhadern, Marchioninistraße 15, D-8000 München 70

Technologische Innovation und die praktische Umsetzung

W. Schoeppe

Die vorangehenden Vorträge haben Sie über die Entwicklung, den derzeitigen Stand und die zukünftigen Erweiterungen der Extrakorporalen Stoßwellenlithotripsie orientiert; mir fällt die Aufgabe zu, etwas über die Probleme der Übertragung in die allgemeine Anwendung zu sagen.

Zur Chronologie: Erinnern Sie sich der heute schon verschiedentlich mitgeteilten Daten:

1960 Industrieauftrag zur Untersuchung eines werkstoffzerstörenden Schadens beim Hochgeschwindigkeitsflug im Regen.

1966 im Verlauf der Untersuchungen, die inzwischen auch die experimentellen Simulationsbedingungen geschaffen hatten als Voraussetzung für die Meßbarkeit der zum Schadenereignis führenden Teilkomponenten, Beobachtung der Wirkung am Menschen. 1972 gelingt die erste Zerstörung eines Nierensteines im Wasserbad, ab 1974 lassen sich die Ergebnisse und Erkenntnisse mit der Förderung durch das Bundesministerium für Forschung und Technologie umsetzen in die Anpassung des Verfahrens an die Bedingungen der klinischen Anwendung.

1980 schließlich erfolgte die erste direkte klinische Anwendung, die mit dem 1.000 zu Beginn des Jahres 1984 nunmehr behandelten Patienten in der klinischen Alltagsanwendung ihren Platz gefunden hat, 6000 weltweit, etwa 5000 BRD.

Der Vorgang umfaßt zwei Phasen von jeweils 12 Jahren, in denen geradezu modellhaft nachvollziehbar Beobachtung und Analyse physikalischer Phänomene mit Intuition und Erfindungsgeist übergehen in langsame Phasen der experimentellen Erfahrung um sich erneut der klinischen Beobachtung und Analyse zu stellen. Es zeigen sich auch in dem Vorgang die Nahtstellen, an denen Unsicherheit und Erschöpfung auftreten oder Kosten und Nutzen sich nicht mehr die Waage zu halten scheinen.

Zwar scheinen jedem von uns die Strukturen, in denen sich Entwicklungen dieser Art abspielen klar darzustellen, sei es die Entwicklungsabteilung der Industrie, seien es Forschungsaufgaben der Universität oder die Förderinstrumentarien, die uns in bewährter Form seitens der Deutschen Forschungsgemeinschaft oder des Bundesministeriums für Forschung und Technologie an die Hand gegeben sind, doch bedarf es an der jeweiligen Nahtstelle eines engagierten persönlichen Einsatzes in allen diesen Teilbereichen, um eine solche weitreichende gemeinsame Unternehmung auch sicher ins Ziel zu bringen.

Wie stellen sich jedoch die Bedingungen dar, wenn das Ziel erreicht ist und ein einsatzfähiges technologisches System verfügbar ist, das nunmehr einer breiteren Anwendung zugeführt werden könnte?

Zweifellos war es ein Experiment, als sich 1981/82 der Landesverband
der Bayerischen Ortskrankenkassen mit dem Gedanken befaßte, dem ihm
aus der Zusammenarbeit auf den Feldern der flächendeckenden Nieren-
ersatztherapie mit sowohl den verschiedenen Dialyseformen, als auch
der Nierentransplantation bekannten Kuratorium für Heimdialyse und
Nierentransplantation, die Aufgabe zu übertragen, die routinemäßige
Durchführung der Nierensteinzertrümmerung organisatorisch mit sichern
zu helfen.

Zweifellos liegt an dieser Stelle ein Problem, weil Technik und Forschung ihr gemeinsames Projekt abgeschlossen hatten und dementsprechend
die Förderinstrumente nicht mehr im ausreichenden Maße verfügbar waren.

Aber wie sich bald zeigte, handelt es sich nicht nur um die möglichst
reibungsfreie Einführung der neuen Therapie, sondern es stellte sich
bald heraus, daß hier ein ganzes Bündel verschieden weitreichender
Entscheidungen zu treffen war.

Diese betreffen

1. das Einfügen einer neuen Therapieform in allgemein gewohnte und
traditionell entwickelte Kliniks- und Versorgungsstrukturen,
2. die personelle und sächliche Absicherung auf längere Zeit, einschließlich der räumlichen Unterbringung und der gesamten Logistik,
angefangen von technischen Ersatzleistungen, Verbesserungen bis hin
zu Nutzungsplänen und Patiententerminierung. Auch die Anpassung an
die weitere technische Verbesserung muß hierbei berücksichtigt werden.
3. die überregionale Planung eines Gesamtversorgungskonzeptes, ohne
Gefahr zu laufen, durch zu starke Konzentrierung Störfaktoren von
vornherein zu erzeugen, wie sie sich z.B. aus der Unterbringung von
Patienten, Auffangmöglichkeiten bei Komplikationen etc. ergeben können.
4. Mit dem Hersteller war dementsprechend ein System von Standortbestimmung mit Angleich an die in Gang zu bringende Produktion und technische Geräteabnahme zu entwickeln, da sich
5. alsbald herausgestellt hat, daß der Bedarf an Geräten für die
Bundesrepublik mit etwa 20 relativ groß war.

Wenn man davon ausgeht, daß zur Zeit in der Bundesrepublik Deutschland
insgesamt 22.000 operative Eingriffe wegen Nierensteinen erforderlich
sind, so läßt sich nach heutiger Einschätzung möglicherweise eine
Zahl von 15.-18.000 Operationen durch die Nierenlithotripsie ersetzen.

Am 16. Dezember 1982 beauftragte der Bundesverband der Ortskrankenkassen das Kuratorium mit der Sicherstellung des Behandlungsverfahrens
der Extrakorporalen Stoßwellenlithotripsie im gesamten Bundesgebiet.
Das Kuratorium schloß daraufhin einen entsprechenden Vertrag mit der
Firma Dornier und ist seither damit befaßt, die erforderliche Zahl
von Behandlungseinrichtungen in der Bundesrepublik einschließlich
Berlin so rasch wie möglich zu schaffen.

Die übrigen Bundesverbände der Krankenkassen und die Bundesknappschaft
haben das Kuratorium ebenfalls beauftragt, die Aufgabe wahrzunehmen.

Unabhängig von dieser Regelung konnte 1983 die ESWL-Behandlung in
Stuttgart aufgenommen werden, in Erfüllung des Vertrages dann die Ein-
richtungen an der Urologischen Klinik in Wuppertal, in Berlin und
Mainz in Betrieb genommen werden, es folgten Lübeck, Herne, Frankfurt
Hamburg, ganz neu Hannover.

Für das Jahr 1984 sind weitere 5 Aufstellungen geplant. Wie bereits
gesagt, gehen wir zur Zeit davon aus, daß in der Bundesrepublik insgesamt mindestens 22 Behandlungseinrichtungen erforderlich sein werden.

Durch den Kaufvertrag mit Dornier über zunächst 12 Anlagen und eine
Option für weitere 8 kann gewährleistet werden, daß dieser Bedarf
gedeckt wird. Gleichzeitig wurde ein Verfahren in Gang gesetzt hinsichtlich aller notwendigen Geräte in den einzelnen zuständigen Bun-
desländern zu entsprechenden Standortbestimmungen zu kommen. Dabei
sind nicht nur alle fachlichen Voraussetzungen und das Vorhandensein
entsprechender urologischer und nephrologischer Schwerpunkte, sowie
bedarfsgerechte Bettenkapazitäten notwendig, sondern es ist auch
daran zu denken, daß die Vorbereitung für die Zukunft sinnvoll getroffen werden kann. Dies bedeutet, daß im Rahmen der zuständigen
Kliniken, flankierend notwendige Therapieverfahren vorhanden sind und
für die Patienten verfügbar gemacht werden können, bei denen die Nierensteinzertrümmerung nicht zu dem gewünschten Erfolg führt. Es ist
zu vermuten, daß die Indikationen zu operativen Eingriffen bei Vorhandensein dieses Behandlungssystems im allgemeinen deutlich vermindert werden, dass aber gleichzeitig die Indikationen zu komplizierteren
Eingriffen, nämlich dann wenn die Lithotripsie nicht wirkt, konzentriert häufiger werden. Die bestehenden Kliniken lassen mit ihrem
traditionellen strukturellen Aufbau unter Umständen nicht zu, daß hier
ad hoc die ausreichende Expertise zur Verfügung steht, ein Problem,
das sich insgesamt mit der Übernahme der neuen Behandlungsform stellt.
Es ist dringend erforderlich, daß die Standorte für das neue Verfahren so gewählt werden, daß für solche Eventualitäten Vorsorge getroffen ist und die notwendigen Zusatzeinrichtungen vorhanden sind.

Im medizinisch-technischen Bereich ist diese Problematik nicht neu,
sie stellt sich mit zunehmender Verfeinerung der Technik gravierender
und weitreichender.

Wir glauben im Zusammenhang mit der Lithotripsie einen Ansatzpunkt
gefunden zu haben, der es möglich macht, ohne dirigistische, oft von
Zufallskonstellationen abhängige Entscheidungen den Entwicklungs-
schritt ermöglichen zu können, der über die möglichst frühzeitige,
möglichst ausgereifte und nützliche Allgemein- und Routineanwendung
führt. Eine Nutzung des an den Spezialkliniken vorhandenen Sachver-
standes bringt hierbei Vorteile, die bei einer breiten zufallsab-
hängigen Streuung solcher Technologien eher vernachlässigt werden.

Als Beispiel können hier eine Reihe von Entwicklungen angeführt werden, sei es die Computertomographie, die magnetische Kernspinresonanz-
tomographie oder auch therapeutische Verfahren mit einer weitreichen-
den Konsequenz, wie die Angioplastie.

Die Primärstandorte müssen freilich nach Durchlaufen dieser Entwick-
lungsphase aber auch im Stande sein, eingeführte und gefestigte Verfahren weiterzugeben und für Neuentwicklungen Freiraum schaffen können. Nur auf diese Weise wird es gelingen, den allgemeinen medizinischen Standard in die Bereiche zu führen, die unser Land auch international konkurrenzfähig sein lassen, ein Problem, das nicht zuletzt
erhebliche Rückwirkungen auf Industrie in Entwicklung und Fertigung
hat.

Nur unter dieser Bedingungen wird ein Multiplikationseffekt erzielt
werden, der international nicht nur Nachfrage nach Technik, sondern
auch zur Nachfrage nach Expertise der anwendenden Ärzte entstehen
läßt. Diese Situation herbeizuführen ist zweifellos ein erstrebens-
wertes Ziel, dessen Erfolg jedoch den eigentlichen Zweck, nämlich
die Verbesserung der Behandlung nachhaltig fördert und festigt.

Professor Dr. W. Schoeppe, Klinikum der Universität, Zentrum der
Inneren Medizin, Theodor-Stein-Kai 7, D-6000 Frankfurt/Main 70

Klinik der ESWL und therapeutischer Ausblick

C. Chaussy

In der modernen Medizin ist zunehmend eine Entwicklung zu beobachten,
bei der rein operative Verfahren durch den Einsatz moderner Technologien teilweise ergänzt oder gar ersetzt werden. Gerade in der Urologie
hat diese Entwicklung in den letzten Jahren besondere Bedeutung bekommen.

Bisherige Versuche, physikalische und biochemische Methoden in der
Behandlung der Nephrolithiasis einzuführen, reichen weit zurück und
bildeten über Jahrzehnte die Basis für zahlreiche Forschungsprojekte.
Dennoch konnten nur in sehr beschränktem Maße klinisch relevante Fortschritte erzielt werden. In diesem Zusammenhang bedeutet die Einführung der perkutanen Lithotripsie durch Alken et al. einen entscheidenden Fortschritt. Allerdings muß festgestellt werden, daß hierdurch
die Invasivität im Vergleich zum offen operativen Eingriff zwar erheblich gesenkt werden konnte, jedoch die Methode per se als invasiv
anzusehen ist.

Im Zusammenhang mit der Suche nach der Anwendbarkeit neuer Technologien in der Medizin eröffnete die Stoßwellenphysik die Aussicht, dem
Ziel einer nicht invasiven Behandlung des Harnsteinleidens näher zu
kommen. Die Umsetzung dieser Idee in ein klinisch anwendbares Konzept
erforderte mehrjährige experimentelle Untersuchungen, bevor die klinische Sicherheit und technische Anwendbarkeit soweit gewährleistet
waren, daß die Einführung in die klinische Behandlung vertretbar war.

Stoßwellenbehandlung

Zur Vorbereitung des Patienten sind keine speziellen über die für eine
operative Steinentfernung hinausgehenden Maßnahmen erforderlich. Allerdings hat sich in unserem Zentrum bewährt, der eigentlichen Behandlung
in speziellen Fällen eine sogenannte Probeortung voranzustellen. Dies
erleichtert zum einen die Steinlokalisation während der Behandlung
und reduziert zum anderen Ängste des Patienten bei Konfrontation mit
der medizintechnisch aufwendigen Apparatur.

Da die Stoßwellenbehandlung schmerzhaft ist, kann auf eine Schmerzausschaltung *nicht* verzichtet werden. Hierfür stehen prinzipiell die
Peridural- bzw. Spinalanästhesie und die Intubationsnarkose zur Verfügung. Bei den von uns behandelten Patienten wurde in ca. 70% der
Fälle die Regionalanästhesie angewandt, während die Allgemeinanästhesie
bei Kontraindikationen gegen die Regionalverfahren, Risikopatienten
oder entsprechend des Wunsches des Patienten zum Einsatz kam.

Der anästhesierte Patient wird auf der für ihn eingestellten Liege ge-
lagert und entsprechend der beim Probeliegen ermittelten Daten ins
Wasserbad eingebracht. Hernach folgt die Feinjustierung unter Röntgen-
Monitor-Kontrolle.

Anschließend wird die Behandlung in Serien von jeweils 100 Einzelim-
pulsen mit zwischenzeitlich röntgenologischer Erfolgskontrolle und
eventueller Nachjustierung durchgeführt.

Die einzelne Stoßwelle wird durch die R-Zacke des EKG's ausgelöst.
Hierdurch lassen sich die zu Beginn der klinischen Anwendung vereinzelt beobachteten Extrasystolen vermeiden, da das Reizleitungssystem
während der cardialen Refraktärphase durch die Stoßwelle nicht beeinflußt wird.

Die durchschnittliche Behandlungsdauer beträgt ca. 45 Minuten, wobei
durchschnittlich 850 Einzelimpulse verabreicht werden. Selbst unter
Einbeziehung komplizierter Steinkonstellationen, wie z.B. Ausgußsteine
oder schwach schattengebende Konkremente ergab sich eine mittlere
Durchleuchtungszeit von nicht mehr als 115 Sekunden.

Im Anschluß an die Behandlung wird zur Beurteilung des Behandlungserfolges noch routinemäßig eine Abdomen-Übersichtsaufnahme angefertigt,
wobei die Option für eine Weiterbehandlung offen gehalten wird. Allerdings erwies sich letzteres nur in Einzelfällen als notwendig.

Die Nachbehandlung entspricht in wesentlichen Grundzügen der konservativen Behandlung von Ureterstein-Patienten. Mit Ausnahme von einem
routinemäßig verabreichten Spasmolytikum (z.B. Eupaverin/die) haben
sich eine reichliche Flüssigkeitszufuhr und Mobilisation des Patienten zur Unterstützung des Steinabganges als ausreichend erwiesen.

Erstaunlicherweise sind Koliken während des Steinabganges selten. So
ergab sich bei Analyse unseres Krankengutes, daß nur bei 16% der Patienten eine spasmoanalgetische Zusatzbehandlung notwendig wurde. Nur
bei 50% dieser Gruppe waren die Beschwerden so ausgeprägt, daß lediglich durch eine intravenöse Applikation Schmerzfreiheit erreicht
wurde.

Die Überwachung des Steinabganges erfolgt durch gezielten Einsatz von
Ultraschall-Untersuchungen und Abdomen-Übersichtsaufnahmen.

Bei komplikationslosem Steinabgang wird der Patient bereits vor Ausscheidung aller Steinkonkremente aus der stationären Behandlung entlassen. In unserem eigenen Patientenkollektiv ergab sich, daß nur
35% der Betroffenen am Entlassungstag steinfrei waren. Für die endgültige Beurteilung der Steinfreiheit werden Nachuntersuchungen
3 Monate nach Behandlung herangezogen.

Indikation

Mit zunehmender klinischer Erfahrung (1. Patientenbehandlung 12. Februar 1980) konnte der anfänglich verständlicherweise sehr restriktiv
gehaltene Indikationsbereich deutlich erweitert werden. So gelang es
während dieses Zeitraumes, zunächst exkludierte Krankheitskonstella-
tionen wie infizierte oder nicht schattengebende Steine durch Antibiotikagabe bzw. Behandlung unter Kontrastmitteldarstellung des harnableitenden Systems erfolgreich zu behandeln.

Nachdem sich auch eine wiederholte Behandlung innerhalb weniger Tage
als problemlos erwies, eröffnete sich die Möglichkeit, multiple Steine
oder partielle Ausgußsteine der Stoßwellenbehandlung zuzuführen.

Lediglich für Steinkonstellationen, bei denen neben dem Steinbefall
auch eine Harnwegsobstruktion vorliegt, wird die operative Steinentfernung mit gleichzeitiger plastischer Korrektur des Abflußhindernis-

ÄNDERUNG DES INDIKATIONSBEREICHES

STAND 1984

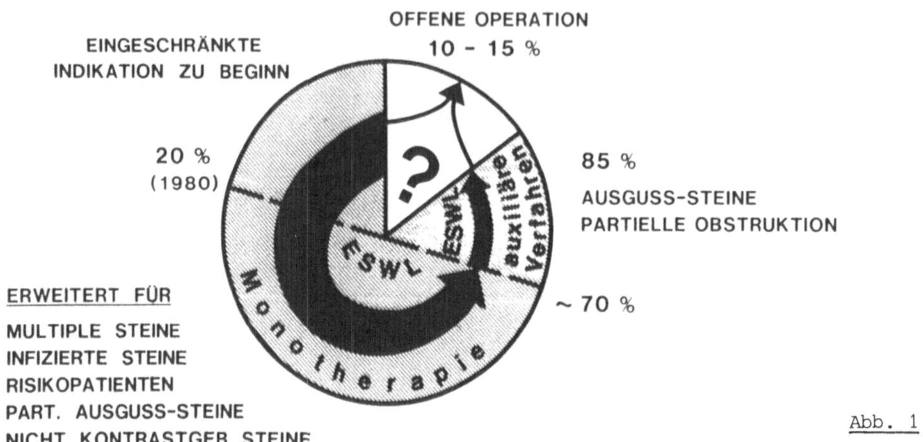

Abb. 1

ses auch weiterhin die adäquate Therapie darstellen. Inwieweit auch hierbei die offen operative Behandlung durch weniger invasive Methoden ersetzt werden könnte und sollte, wird die Zukunft zeigen.

Derzeit ergibt sich nach 4-jähriger Erfahrung mit der Methode, daß ca. 70% aller Steinträger durch die alleinige Stoßwellenbehandlung von ihrem Stein befreit werden können. Durch die Einbeziehung auxiliärer Verfahren, wie der perkutanen Nephrostomie oder der perkutanen Lithotripsie lassen sich die nicht offen operativen Steinsanierungen auf ca. 90% des gesamten Steinkollektives ausdehnen (Abb. 1).

Im folgenden soll nun auf einige besondere Behandlungsstrategien eingegangen werden.

Harnleitersteine

Bei ersten erfolglosen Stoßwellenbehandlungen von Harnleitersteinen zeigte sich, daß eine ESWL von Harnleitersteinen, die lange an gleicher Stelle positioniert sind, wegen der meistens um den Stein ausgebildeten entzündlichen organischen Matrix nicht aussichtsreich ist.

Allerdings erwies sich eine Behandlung unter Berücksichtigung dieser zeitlichen Limitation (ca. 4-6 Wochen nach Eintritt des Konkrementes in den Harnleiter) als problemlos möglich.

Aufgrund der anatomischen und technischen Gegebenheiten sind Steine lediglich im unteren Harnleiterdrittel nicht behandelbar. Unter Berücksichtigung etablierter Methoden der ureteralen Instrumentation besonders im unteren Drittel des Harnleiters oder der Möglichkeit, den Harnleiterstein in höhere Abschnitte des Ureters zurückzustoßen, ist nun zu erwarten, daß auch beim Harnleiterstein die offen operative Steinentfernung die Ausnahme darstellt.

Es soll jedoch gesondert darauf hingewiesen werden, daß bei Harnleitersteinen mit akuten Entzündungszeichen und Harnstauung zunächst eine

Strategien zur Behandlung des partiellen Ausgußsteines

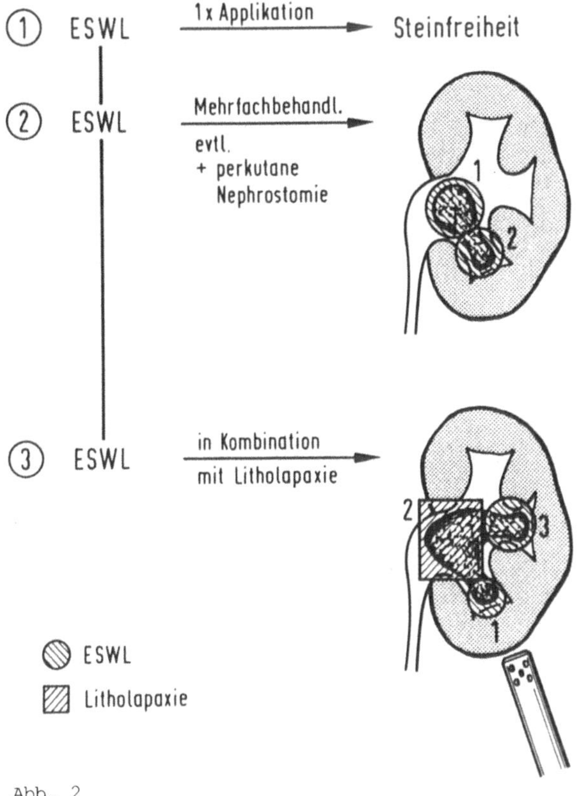

Abb. 2

perkutane Nierenfistel angelegt und erst nach Abklingen der akuten Symptomatik die ESWL unter Antibiotikatherapie durchgeführt wird.

Ausgußstein

Wie bereits erwähnt, hat die kurzfristige wiederholbare Stoßwellenbehandlung und der Einsatz von Auxiliärverfahren die Behandlung großer Steinmassen einschließlich des totalen Ausgußsteines ermöglicht.

In Abb. 2 + 3 soll kurz die Strategie zur Behandlung des partiellen bzw. totalen Ausgußsteines aufgeführt werden.

Bei kleineren partiellen Ausgußsteinen ist meist eine einzelne alleinige ESWL zur vollständigen Steinzerkleinerung ausreichend. Bei größeren Konkrementen ist dieses Ziel oft nur durch eine wiederholte Behandlung erreichbar. Gewöhnlich werden bei den ersten Behandlungen nur die Nierenbecken oder nierenbeckennahen Steinteile exponiert. Nach einem Intervall von ca. 2-5 Tagen, in dem ein Großteil des zerkleiner-

Strategien zur Behandlung des totalen Ausgußsteines

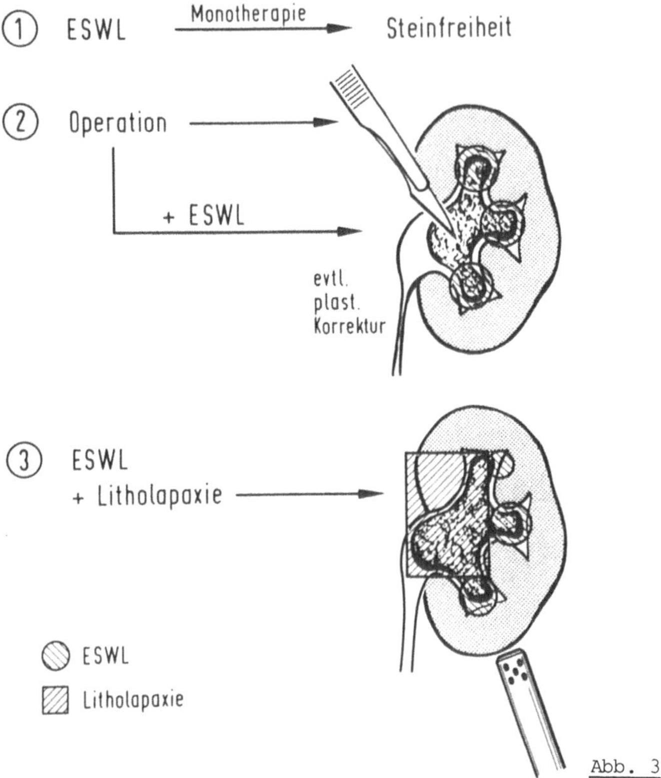

Abb. 3

ten Steinanteils spontan abgegangen ist, werden die Kelchanteile in der zweiten Sitzung angegangen.

Alternativ wird - wenn auch beim partiellen Ausgußstein selten - nach Stoßwellendesintegration des unteren Kelchteiles eine perkutane Nierenfistel gelegt und der NB-Anteil unter Sicht entfernt.

Ein vergleichbares Vorgehen kommt auch beim totalen Ausgußstein zum Einsatz.

Neben der Möglichkeit, selbst totale Ausgußsteine durch die alleinige ESWL beseitigen zu können, soll auch auf die aussichtsreiche Behandlung von Restkonkrementen nach operativer Steinsanierung hingewiesen werden. Diese eröffnet die Möglichkeit, bei der offen operativen Entsteinung auf Nephrostomien zur Entfernung schwer erreichbarer Steinanteile zu verzichten - und somit besonders parenchymschonend vorzugehen. Nach unserer Erfahrung wird allerdings auch bei dieser Steinkonstellation die kombinierte Anwendung von ESWL und perkutaner Lithotripsie das offen operative Vorgehen zunehmend ersetzen. Es muß hierbei allerdings sehr bedacht werden, daß dieses Verfahren zwar weniger invasiv, jedoch oft für den Patienten zeitaufwendiger ist und somit seine besondere Kooperationsbereitschaft erfordert. Man sollte gerade bei diesen Konstellationen sehr genau prüfen, inwieweit die zwar theoretisch gangbaren Wege die auch für den Patienten besten sind.

Risikopatient

Es ist leicht einsehbar, daß ein nicht bzw. wenig invasives Verfahren gerade für den internistischen Risikopatienten von besonderer Bedeutung ist. Es darf allerdings hier nicht unberücksichtigt bleiben, daß es während der Immersion und Emersion am Wasserbad zur Änderung cardio-vaskulärer Parameter und einer Umverteilung der Blutvolumina kommt. Hieraus ergibt sich die Notwendigkeit, daß die Behandlung solcher Patienten nur unter sorgfältigstem anästhesiologischen Monitoring durchgeführt wird.

Behandlung von Kindern

Die Anordnung der derzeit zur Verfügung stehenden Apparatur setzt Begrenzungen hinsichtlich der Körpergröße. Untersuchungen haben gezeigt, daß eine Mindestgröße von 140 cm erforderlich ist. Unter Berücksichtigung dessen, sind bisher nur 7 Kinder im Alter von 7 bis 13 Jahren behandelt worden. Um eine mögliche Exposition des Thorax bei Fällen, bei denen der Abstand zwischen Beckenknochen und dem Rippenbogen zu kurz ist, zu verhindern, wird entweder ein Schutzschild entlang der Lungengrenze fixiert oder eine Schaumstoffumhüllung um das Ellipsoid befestigt, um die Ellipsoidöffnung zu verkleinern.

Ergebnisse

Auf eine detaillierte Darstellung der Ergebnisse der bisherigen klinischen Anwendung soll im Rahmen dieser Presentation mit Absicht verzichtet werden. Diese werden globaler im Rahmen der Paneldiskussion aufgeführt. Es soll in der Folge vielmehr nur auf die Ergebnisse bei der Behandlung von ca. 1500 Patienten eingegangen werden, die die Effektivität und Zuverlässigkeit dieser neuen Behandlungsmethode aufzeigen.

Bei einer Nachuntersuchung 3 Monate nach der Behandlung fanden wir, daß bei ca. 90% der Patienten radiologisch keine Steine mehr nachweisbar waren. In 9,3% der Fälle fanden sich - meist in einem dilatierten unteren Kelch - zurückgebliebene, ihrer Größe nach spontan abgangsfähige Teikonkremente.

Da ein Großteil dieser Patienten symptom- und beschwerdefrei war, konnte auf eine erneute Behandlung verzichtet werden.

Nur bei 2% aller Behandelten wurde nach diesem dreimonatigen Intervall wegen Beschwerden eine erneute ESWL durchgeführt. In jedem Fall führte diese Behandlung zum vollständigen Steinabgang, so daß insgesamt 92% der Patienten aufgrund einer Steinzertrümmerung steinfrei waren.

Als Konsequenz der erweiterten Indikation zur ESWL war es bei 12% der Patienten notwendig, mehr als eine Behandlung durchzuführen. Bei einem Großteil wurde bereits bei Akzeptanz des Kranken von der Notwendigkeit einer Mehrfachbehandlung ausgegangen.

Auxiliärmaßnahmen

Wie bereits erwähnt, erwiesen sich bei komplizierten Steinkonstellationen auxiliäre Maßnahmen während des Steinabganges in insgesamt 10% der Behandlungen als notwendig.

Besonders bei Patienten mit Prostataadenom ist z.T. eine verzögerte Harnleiterpassage im intramuralen Anteil zu beobachten. Jedoch ist es in den meisten Fällen möglich, durch transurethrale Manipulation Fragmente aus diesem Harnleiterabschnitt auszuräumen. Nur in zwei Fällen mit deutlicher Aufstauung des Hohlsystems mußte eine perkutane Nephrostomie angelegt werden, wonach innerhalb von 14 Tagen die Konkremente spontan abgingen.

In weiteren 80 Fällen wurde nach ESWL eine perkutane Nierenfistel angelegt. 80% dieser Patienten zeigten Zeichen einer Infektion bei mittelgradiger Harnstauung. Interessant war hierbei, daß 22% des Kollektives vor der ESWL-Behandlung einen sterilen Urin hatten. Dies deutet darauf hin, daß bei manchen Steinen durch die ESWL ein Infekt reaktiviert werden kann. Bei den restlichen 20% wurde die Nierenfistelung wegen einer mit Beschwerden einhergehenden Harnstauung bei verzögertem Steinabgang durchgeführt.

Nierenfunktion

In einer Untersuchung an 100 Patienten wurde der mögliche Einfluß der Stoßwell auf die Nierenfunktion untersucht. Hierzu wurde die seitengetrennte Nierenszinitgraphie mit der 131-Jod-Hippuran-Clearance verwendet. Inzwischen liegen Kontrolluntersuchungen über einen Zeitraum von bis zu 4 Jahren vor. Hierbei konnte gezeigt werden, daß nach der Stoßwellenbehandlung keine Alteration der Nierenfunktion auftritt.

Komplikationen

Zu Beginn der Behandlung wurden in 80% der Fälle stoßwellenabhängige Arrhytmien beobachtet. Wie bereits beschrieben, war es möglich, diese Extrasystolen durch eine EKG-getriggerte Stoßwellenauslösung zu beseitigen.

Ein Patient verstarb in Verbindung mit der Behandlung. Aus seiner Anamnese waren 2 schwere Myokardinfarkte mit konsekutiver myokardialer Insuffizienz und 2 Apoplexe bekannt. Während einer Pause in der Behandlung kam es zur akuten cardialen Dekompensation, die therapieresistent war. Bei der Obduktion ergaben sich mehrere ausgedehnte Bezirke alter Infarkte. Mit keinem Anzeichen eines akuten Reinfarktes wurde die Todesursache mit einer akuten cardialen Insuffizienz eines schwersten vorgeschädigten Herzens als Todesursache definiert ohne irgendwelche Anhalte für einen direkten Zusammenhang mit der Stoßwellentherapie zu haben.

Blutungen

Bei der routinemäßig sonographischen Nachuntersuchung aller mit ESWL behandelten Patienten ergaben sich in 9 Patienten subkapsuläre Hämatome, die in zwei Fällen zu einem periphären Hämoglobinabfall führten und Bluttransfusionen erforderten. In jedem Fall jedoch sistierte die Blutung spontan, so daß keine chirurgische Intervention notwendig wurde.

Es ist unbestritten, daß trotz aller analytischen Untersuchungen über die Pathogenese der Steinerkrankung der Nierenstein als symptomatische Manifestation einer multikaktoriellen metabolischen Dysfunktion anzusehen ist. Somit muß die Steinentfernung als symptomatische Therapie angesehen werden, wobei der Eingriff selbst so wenig invasiv wie möglich sein sollte, um sekundäre Schädigungen zu verhindern. Daher bedeutet jeder Fortschritt in der Steintherapie eine Entfernung vom offen operativen Vorgehen wie dies z.B. durch die Einführung der extracorporalen Stoßwellenlithotripsie erreicht wurde.

Dies bedeutet zum anderen für den Urologen eine Änderung herkömmlicher Therapiekonzepte. Unserer Meinung nach besteht keine Alternative zur Akzeptanz und Integration dieser neuen Behandlungsmethoden. Fehleinschätzungen auf diesem Gebiet würden nur dazu führen, daß ein traditionelles urologisches Behandlungsverfahren aufgrund des Desinteresses der Beteiligten von anderen Fachrichtungen übernommen würde. Eine derartige Entwicklung wäre nicht zuletzt auch gegen die Interessen des Patienten.

Christian Chaussy, M.D., Prof. of Urology, Division of Urology, UCLA School of Medicine, Center for the Health Sciences, 10833 Le Conte Ave., Los Angeles, California 90024, USA

Erfahrungsbericht der ersten 5 ESWL-Zentren mit anschließendem Podiumsgespräch

ESWL – Mainz – Nach 8 Monaten

D. M. Wilbert, S. C. Müller, P. Alken und R. Hohenfellner

Nachdem die extracorporale Stoßwellenlithotripsie in Mainz seit Beginn 1984 in Betrieb ist, überblicken wir jetzt die Daten von 558 Behandlungen bei 513 Patienten bis zum 31.08. diesen Jahres. Ein Vergleich mit früheren Auswertungen nach den ersten 70 Behandlungen im Februar und nach 280 Behandlungen im Mai dieses Jahres zeigt, daß alle hier vorgestellten Ergebnisse von ihrer prozentualen Verteilung her stabil geblieben sind.

In 92% der Fälle war eine einmalige Behandlung, bei 7,6% eine zweifache und bei 2 Patienten eine mehrfache Stoßwellenlithotripsie erforderlich.

Bei den 513 Patienten wurde eine Gesamtzahl von 585 Steinen desintegriert, die sich auf 35% Nierenbeckensteine, 41% Kelchsteine, 14% Harnleitersteine und 10% partielle und komplette Ausgußsteine verteilten.

Als natürliche Folge der extracorporalen Stoßwellenlithotripsie traten Koliken bei 38,6% und eine sonographisch meßbare Dilatation bei 36% der behandelten Patienten auf. Als Kolik wurde die Nachfrage nach jeglicher Form von Schmerzmitteln definiert. Fieber, das heißt eine erhöhte Temperatur über $38^{\circ}C$ an mindestens einem Tag, hatten 12,5% aller behandelten Patienten. 80% hatten bereits Steinabgänge während des stationären Aufenthaltes, aber nur knapp 8% waren, gemäß Leeraufnahme oder der noch empfindlicheren Sonographie, bei Entlassung steinfrei, was zu einem großen Teil durch die kurze Liegedauer bedingt ist, die im Mittel 5,0 Tage postoperativ betrug.

5 Patienten, alle weiblichen Geschlechts, entwickelten ein subkutanes Hämatom an der Eintrittsstelle der Stoßwellen in den Körper, 8 Patienten trugen, trotz normaler Gerinnung ein perirenales Hämatom davon und in zwei Fällen kam es zu einer Urosepsis, die durch intensive Behandlung ausgeheilt wurde. Ein Patient wurde wegen einer narbigen Nierenbeckenabgangsstenose nach Desintegration multipler Steine offen steinsaniert und eine Nierenbeckenplastik angeschlossen.

Zusätzliche, sogenannte adjuvante oder auxiliäre Maßnahmen, im Zusammenhang der ESWL zum festen Begriff geworden, wurden in 26% der Behandlungen durchgeführt. Wir unterschieden zwischen adjuvanten Maßnahmen, also solchen die eine ESWL möglich gemacht haben und auxilären Maßnahmen, also solchen die durch die ESWL erforderlich geworden sind. In die erste Gruppe fallen 59 Harnleitersteinmanipulationen mit Ureterkatheter oder Ureteroskopie von ESWL sowie perkutane Litholapaxier. vor ESWL. Zur zweiten Gruppe zählen 27 Ureterkatheter oder ureterosko-

pische Manipulationen zur Beseitigung von Steindesintegraten im Harnleiter, 14 perkutane Nephrostomien zur Behebung fieberhafter Obstruktionen und 6 perkutane Nephrolithotomien zur Entfernung von Steinresten.

Daneben haben wir bisher 10 Kinder behandelt, hier als Beispiel ein
10-jähriger Junge mit beidseitigen Steinen vor und nach ESWL.

Aufgrund der derzeit benutzten Schlittenkonstruktion sind, nach unserer Erfahrung 110 cm die zu fordernde Mindestgröße. Für noch kleinere
Kinder wäre neben einem anderen Schlitten wahrscheinlich auch eine
andere Ellipsoidgeometrie notwendig.

Nierenzysten oder Clips, in unmittelbarer Nähe des Focus, sowie eine
Paraplegie oder Tetraplegie sind nach unseren bisherigen Erfahrungen
nicht als Kontraindikationen zu betrachten.

Auch Nierenanomalien schließen eine extracorporale Stoßwellenlithotripsie a priori nicht aus. 18 Patienten mit Einzelnieren, 17 mit
Doppelnieren, 8 mit Malrotation sowie 3 mit Hufeisennieren wurden
einer ESWL unterzogen. Für diese speziellen Patientengruppen gelten
lediglich die gleichen Kontraindikationen wie für andere potentielle
ESWL-Patienten auch:

Dabei bestehen weiterhin für uns als lokale Kontraindikationen die
signifikante Obstruktion distal des Steines, die akute Infektion, mit
Einschränkung der röntgennegative Stein, und als systemische Kontraindikationen massive Rhythmusstörungen, Gerinnungsstörungen jeder Art,
sowie Schrittmacherträger.

Ein wichtiger und kritischer Punkt ist die Gesamtsteinmasse, die auch
bei Nichtvorliegen einer Obstruktion distal des Steines zu erheblichen
Problemen in der Nachbehandlungsphase führen kann.

Wir haben bei bisher 21 Patienten mit partiellen und kompletten Ausgußsteinen eine kombinierte Behandlung durchgeführt, wobei in der
ersten Sitzung eine perkutane Litholapaxie und im direkten Anschluß
oder einige Tage später eine Stoßwellenlithotripsie durchgeführt würde,
um perkutan nicht erreichbare Kelchsteine zu desintegrieren. Der Des-
integratabgang erfolgt dann größtenteils über die großlumige Nephrostomie ohne Koliken und Obstruktion. Aufgrund der Konfiguration der
Ausgußsteine sind besonders bei einem Mißverhältnis von Kelchstein-
größe und Kelchhalsweite selbst diesem kombinierten Verfahren Grenzen
gesetzt.

Trotzdem machen an unserer Gesamtzahl behandelter Stein-Patienten von
Januar bis August 1984 die ESWL bereits 69% aus. 19% wurden durch endourologische Verfahren, nämlich Ureterorenoskopie und perkutane Nephrolithotomie, behandelt und nur 12% unterziehen sich einer offenen
Operation. Die Aufgabe der nächsten Zukunft ist es die einzelnen Behandlungsformen noch exakter als bisher in ihrem Einsatz abzugrenzen.

Prof. Dr. Hohenfellner, Urologische Universitätsklinik, D-6500 Mainz

ESWL – Wuppertal

K. F. Albrecht, M. Lazica, J. Gleissner und J. Moncada

Vom 22. November 1983 bis 31. August 1984 wurden in Wuppertal 765 Behandlungen mit der extrakorporalen Stoßwellenlithotripsie (ESWL) bei 598 Patienten durchgeführt. Darunter waren 126 mehrfach behandelte Patienten.

Tabelle 1. Behandlungszahlen im ESWL-Zentrum Wuppertal

ESWL - Wuppertal

598 Patienten

765 Behandlungen

126 Mehrfachbehandlungen

22.11.1983 - 31.08.1984

21% der Patienten bedurften der Mehrfachbehandlung, jedoch nur 5% mehr als zweimaliger Therapie.

Tabelle 2. Zusammenstellung der Mehrfachbehandlungen

Mehrfachbehandlungen bei 598 Patienten

Behandl.-Zahl	Pat.-Zahl	%
2x	96	16,0
3x	23	3,9
4x	4	0,7
5x	2	0,3
6x	1	0,1
	126	21,0

In der Abb. 1 fällt eine nahezu unveränderte Operationsfrequenz auf. Die kleineren ESWL-Zahlen im Monat Februar sind durch die fehlenden zwei Kalendertage erklärt.

Nach der vorgegebenen Definition behandelten wir 198 problematische Steine.

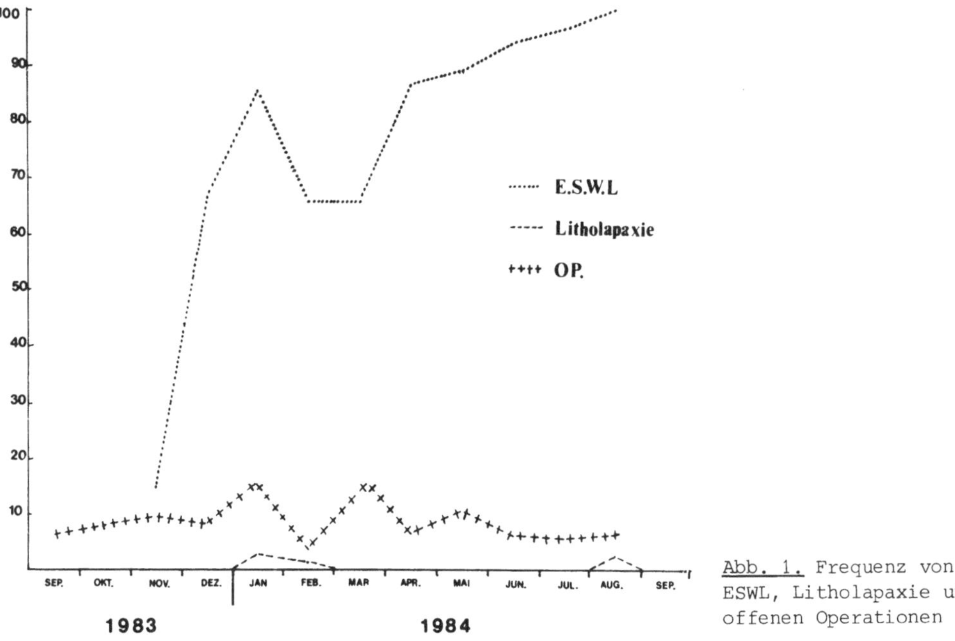

Abb. 1. Frequenz von ESWL, Litholapaxie und offenen Operationen

Tabelle 3. Zusammenstellung der problematischen Steine am Gesamtkrankengut der ESWL

Der problematische Stein

598 Patienten gesamt

108 Ausgußsteine, partiell   18,1%

 21 Ausgußsteine, komplett   3,5%

 69 Uretersteine   11,5%

397 Ablehnungen

Zahl und Häufigkeit je Kalendermonat sind in Tabelle 3 und Abbildung 2 wiedergegeben. Der Anteil partieller Ausgußsteine von 18,1% des gesamten Krankengutes erscheint uns hoch. Insgesamt wurden 397 von 2100 in unserer Steinsprechstunde voruntersuchten Patienten, das sind 18,9%, von der Behandlung ausgeschlossen.

In der Tabelle 4 sind die Ablehnungsgründe aufgeführt. Wir möchten auf die seltenen Kontraindikationen besonders hinweisen.

Einige Fälle haben wir trotz relativer Kontraindikation mit gutem Erfolg behandelt. So wurden zum Beispiel sieben Patienten mit ausgeprägten Markschwammnieren wegen unerträglicher Beschwerden therapiert. Es wurde in allen Fällen Beschwerdefreiheit sowie eine Reduktion der Steinmasse erreicht. Immobilisation stellt ebenfalls eine *relative* Kontraindikation dar. So wurden vier an den Rollstuhl gebundene Patienten mit großen Nierenbecken- oder Kelchsteinen erfolgreich behandelt.

Die posttherapeutische Behandlungsdauer bei problematischen Steinen lag bei 14,3 Tagen. Die *durchschnittliche* Behandlungsdauer bei allen Patienten betrug demgegenüber 10,7 Tage.

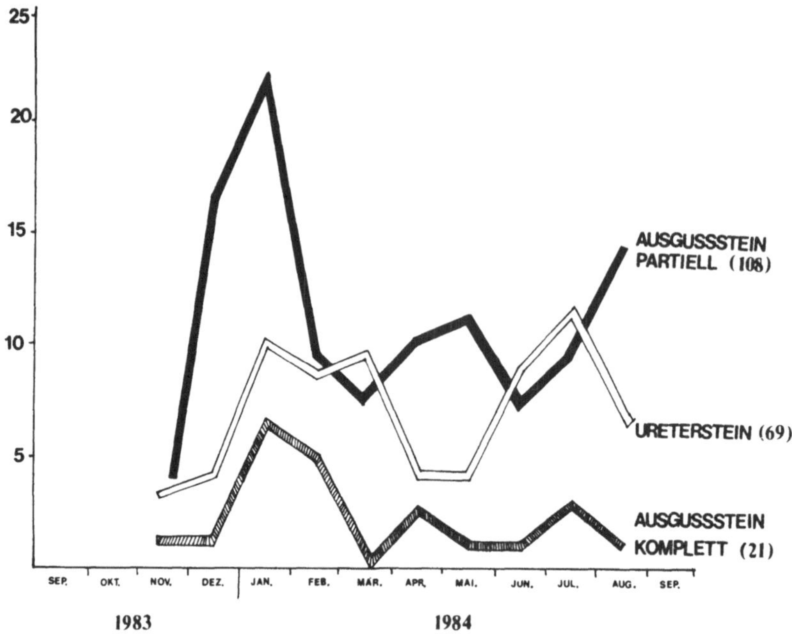

<u>Abb. 2.</u> Behandlungsfrequenz je Kalendermonat bei den verschiedenen Steinarten

Tabelle 4. Bisher übliche Kontraindikationen zur ESWL

Kontraindikationen	
Komplette Ausgußsteine	114
Part. Ausgußsteine mit Störung des Abflusses	55
Kelchsteine bei engem Kelchhals	50
Abgangsfähige Steine	43
Tiefe Harnleitersteine	44
Schwach schattengebende Steine	39
Seltene Kontraindikationen	52

Tabelle 5. Zusammenstellung der seltenen Kontraindikationen aus Abb. 4

Seltene Kontraindikationen	
Sponge kidney	12
Querschnittssyndrome	4
Dystope oder Hufeisenniere	12
Intern. Kontraindikationen	9
Adipositas	3
Gibbus	3
Körpergröße < 140 cm	2
Funktionslose Niere	7
	52

Tabelle 6. Seltene bisher nicht übliche Indikationen

Seltene Indikationen	
Sponge kidney	7
Paraplegie	2
Spastiker	1
Muskeldystrophie vom Beckengürteltyp	1
Hufeisenniere	4
Schrittmacher	2
Adipositas (126 kg)	1

Tabelle 7. Verlauf und Komplikationen beim problematischen Stein

Der problematische Stein	
Verlauf und Komplikationen; n = 198	
Hospitalisation postop.	14,28%
Hämatom perirenal	2,02%
Urosepsis	2,52%
Mortalität	0,5 %
Sonstiges	1,51%

Die verhältnismäßig geringe zeitliche Differenz läßt darauf schließen, daß die vorgegebene Definition nicht alle problematischen Steine erfaßt. Wir meinen, daß in die Definition des problematischen Steines auch die Steingröße aufgenommen werden müßte. So finden sich in unserem Krankengut in 25,3% der Fälle Steine mit einem Durchmesser von über 20 mm. Auf die Therapie dieser Steine entfallen 72,2% aller auxiliären Maßnahmen.

Tabelle 8. Auxiliäre Maßnahmen beim problematischen Stein

Der problematische Stein	
Auxiliäre Maßnahmen (Gesamt 45,96%); n = 198	
Ureterkatheterismus	37,37%
Zeiss-Schlinge	5,05%
Ureterorenoskopie	4,04%
Perk. Nephrostomie vor ESWL	4,54%
Perk. Nephrostomie nach ESWL	7,07%
Perk. Litholapaxie vor ESWL	2,02%
Perk. Litholapaxie nach ESWL	1,05%
Sekundäre offene Operation	2,02%

Insgesamt mußten bei 46% der Patienten mit problematischen Steinen auxiliäre Maßnahmen getroffen werden.

Tabelle 9. Auxiliäre Maßnahmen beim sog. "unproblematischen Stein"

Der sog. "unproblematische" Stein	
Auxiliäre Maßnahmen (Gesamt 12%); n = 400	
Ureterkatheterismus	6,75%
Zeiss-Schlinge	2,0 %
Ureterorenoskopie	1,5 %
Perk. Nephrostomie vor ESWL	2,0 %
Perk. Nephrostomie nach ESWL	2,75%
Perk. Litholapaxie vor ESWL	O %
Perk. Litholapaxie nach ESWL	0,5 %
Sekundäre offene Operation	0,5 %

Bei sogenannten unproblematischen Steinen waren es nur 12%. Besonders auffällig ist die hohe Zahl der Anlegung von Ureterkathetern bei problematischen Steinen. Dies erklärt sich aus der bei uns routinemäßigen Anlage von Ureterkathetern bei Harnleitersteinen. Die *primäre* Litholapaxie gehörte bisher nicht zum Standardprogramm unserer Klinik. Nach unserer Auffassung stellt die *sekundäre* Litholapaxie dagegen eine ideale Ergänzung der ESWL-Therapie dar.

Sekundäre offene Operationen waren nur in 2 Fällen - und das bei sog. unproblematischen Steinen - erforderlich. Dagegen mußten 4 Operationen *tertiär*, d.h. nach iatrogener Schädigung des Harnleiters bei auxiliären Maßnahmen, durchgeführt werden.

Tabelle 10. Steinfreiheit bei der Entlassung der Patienten mit problematischen Steinen

Der problematische Stein	
Ergebnisse; n = 198	
Ureterstein: Steinfreiheit	90%
Part. Ausgußstein: Steinfreiheit	74%
Kompl. Ausgußstein: Steinfreiheit	62%
Ausgußstein, gesamt Steinfreiheit	72%

Die guten Ergebnisse bei Uretersteinen zeigen, daß bei sorgfältiger Vorbereitung zur ESWL durch Zurückschieben der Steine ins Nierenbecken oder passagere Harnleiterschienung die Risiken der Harnleitersteinbehandlung vermindert werden können. Wir sind deshalb der Meinung, daß der hohe Harnleiterstein aus der Risikogruppe der problematischen Steine ausgeschlossen werden könnte.

Bei unproblematischen Steinen liegt die Steinfreiheit bei der Entlassung bei 86%.

Tabelle 11. Steinfreiheit beim sog. "unproblematischen" Stein

Der "unproblematische" Stein

Ergebnisse; n = 400

Steinfreiheit   86%

Zur passageren Harnleiterschienung benutzen wir mit dünnen monofilen Fäden armierte Doppel-J-Katheter, die aus der Harnröhre herausgeleitet werden. Nach der ESWL-Applikation können die Doppel-J-Schienen ohne zusätzliche Instrumentierung entfernt werden.

Prof. Dr. med. K.F. Albrecht, Urologische Klinik der Stadt Wuppertal, Klinikum Barmen, Heusnerstraße 40, D-5600 Wuppertal 2

ESWL - Stuttgart

F. Eisenberger

Lassen Sie mich zu Beginn meines kritischen Erfahrungsberichtes an über 1.200 Steinpatienten vorwegnehmend feststellen, daß an unserer Klinik mit den perkutanen Techniken und der ESWL ca. 90% der zu operierenden Konkremente behandelt werden.

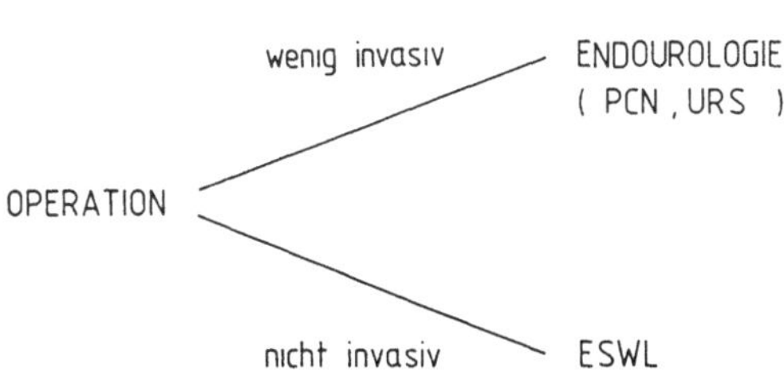

Abb. 1

Diese Feststellung gilt auch in Ausdehnung der Indikationsbreite von primär 60 auf 90%, für den *problematischen STein*, der als partieller bzw. kompletter Ausgußstein definiert ist.

In Aussparung des einfachen Konkrementes, des Nierenbeckensteines und des kurz eingetretenen Harnleitersteines, die fraglos eine Domäne der *nicht invasiven* ESWL darstellen, treten beim *problematischen Stein* konträre

Diskussionen über den Stellenwert der beiden Methoden und über Kosten-
nutzenaspekte in den Hintergrund, unter anderem auch bestimmende
Einflußnahme des Patienten mit dem Wunsch nach der alleinigen, nicht
invasiven ESWL.

Diskussionswürdig sind allerdings, abhängig von Steinmasse, Konfiguration des Hohlsystems und Steinlokalisation - und ich spreche hier
wiederum vom *problematischen Stein* - die erfahrungsabhängige, ideale,
zeitliche Abfolge der Methoden, unsere Forderungen an das Therapieergebnis bezüglich Steinfreihiet, Nierenfunktion, die Senkung der mit
dem Schwierigkeitsgrad ansteigenden Auxiliärmaßnahmen, und nicht zuletzt die möglichst rasche und schonende Rehabilitation des Steinkranken.

Urologische Klinik Stuttgart

STEINTHERAPIE (10/83 - 9/84)

	n = 1211
ESWL	775
PCN	214
URS	142
OP	80

<u>Abb. 2</u>

Unser Erfahrungsbericht über ein nicht selektioniertes Krankengut umfaßt seit Oktober 1983 1.211 Patienten, wobei ein Schwerpunkt beim
Problemstein liegt, in der Kombinationstherapie von ureterorenoskopischen, perkutanen Methoden und der ESWL.

60% der Steine waren im Nierenbecken lokalisiert, 30% in den Nierenkelchen und 10% im Harnleiter oberhalb des knöchernen Beckens.

35% der Patienten waren ein- bzw. mehrmals voroperiert, in 16% wurden
multiple Steine behandelt und 14% der Kranken kamen zur Behandlung
großer, partieller bzw. kompletter Ausgußsteine.

Zur Schmerzausschaltung während der Behandlung wurde zu 90% Periduralanästhesie angewandt. Der Katheter wird bis zur Entscheidungskontrolle
über eine etwaige 2. Sitzung oder zusätzliche auxiliäre Maßnahmen mindestens bis zum 3. Tag in situ belassen. Komplikationen dieser Anae-
sthesieform wurden nicht beobachtet.

Die Dauer der Behandlung variierte zwischen 10 und 60 Minuten bei
einer mittleren Behandlungszeit von 40 Minuten. Dabei wurden zwischen
300 und 1.800 Stoßwellen appliziert bei einem Mittelwert von 1.100
Stoßwellen, und die Durchleuchtungszeit zur Steinlokalisation und Erfolgskontrolle während der Behandlung betrug im Mittel 37 Sekunden.

Während der Periode der konservativen Steinaustreibung haben wir in
28% Schmerzen bzw. Koliken beobachtet, die in 50% der Fälle mit Gaben
von Spasmolytika bzw. Analgetika per os oder als Suppositorien beherrscht werden konnten.

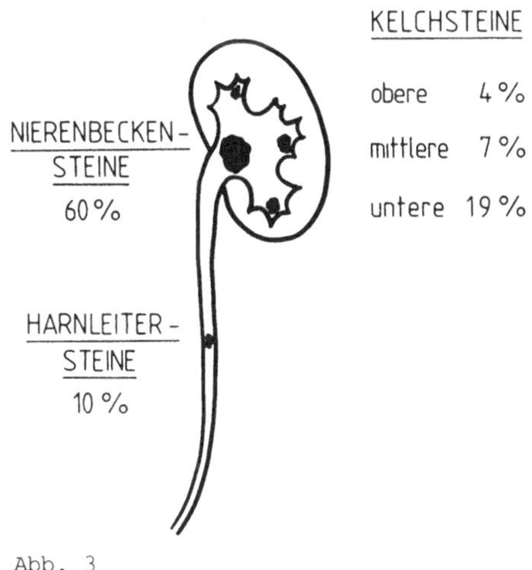

ESWL - STEINLOKALISATION

Abb. 3

ESWL - STEINVERTEILUNG

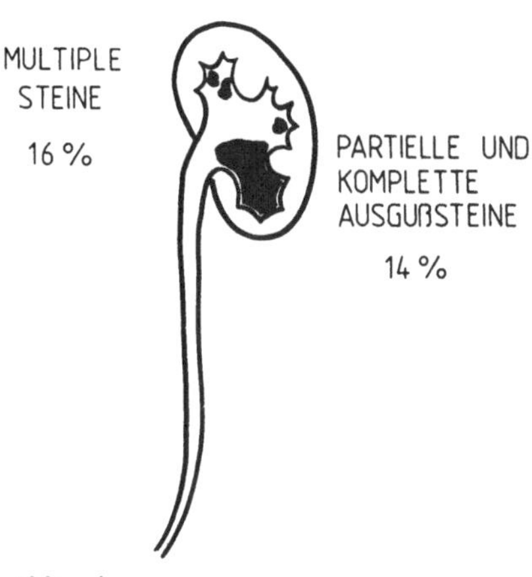

Abb. 4

ESWL - Komplikationen

'EINFACHER'	STEIN	'PROBLEMATISCHER'
4 d	Hospitalisation (postop)	10 d
5 %	Fieber	36 %
24 %	Koliken	34 %
8 %	Aux Massnahmen	40 %
0 %	Mortalitat	0 %

Abb. 5

Verständlicherweise differieren die Komplikationsraten beim einfachen und problematischen Stein, d.h. ab einer bestimmten Steingröße, die aus den Erfahrungen der verschiedenen Zentren noch zu definieren ist, wird die ESWL als Monotherapie problematisch. Hier ist vor allem eine Zunahme der Temperaturen (Grenzwert 38°) auf 36% und der Auxiliärmaßnahmen von 8 auf 40% zu verzeichnen.

Letzteres wird verständlich, wenn man konstatiert, daß in 60% sonografisch eine erhebliche passagere Harnstauung nachgewiesen und somit Maßnahmen zur definitiven Steinsanierung notwendig wurden. Ein weiterer Grund ist die nahezu totale Akzeptanz aller Problemsteine.

Die 8%-igen Auxiliärmaßnahmen beim einfachen Stein umfassen mit 1% die perkutane Nephrostomie, mit 2% Maßnahmen zur Extraktion einer sogenannten praevesicalen Steinstraße mittels Zeiss-Schlinge bzw. Konkrementlockerung durch UK, in 3% unter ureterorenoskopischer Kontrolle.

So ergibt sich eine Erfolgsrate für die Behandlung mit der ESWL von 98%, Schädigungen der Niere oder umliegender Organe wurden nicht beobachtet, und eine Nierenfunktionskontrolle nach 3 Monaten ergab keine Einschränkung der Nierenfunktion, wie auch die Erfahrungen anderer Zentren zeigen.

Bei einer Erfolgskontrolle nach 3 Monaten waren 85% der Patienten röntgenologisch steinfrei, in 14% verblieben Restkonkremente, von denen 11% der Größte nach spontan abgangsfähig waren und lediglich in 3% wurde eine 2. Sitzung notwendig.

In unserem Krankengut umfaßt der *problematische Stein* insgesamt 178 Patienten, von diesen sind 32,6% partielle Ausgußsteine, 24% komplette Ausgußsteine und 43,4% Harnleitersteine.

Urologische Klinik Stuttgart

	NIERENSTEINTHERAPIE	HARNLEITERSTEINTHERAPIE
ESWL	77 %	56 %
PCN	20 %	3 %
URS	-	17 %
OP	3 %	24 %

Abb. 6

Betrachtet man die Prozentzahl der Therapieformen, die letztendlich zum Erfolg führten, so sehen Sie, daß in der Nierensteintherapie die ESWL mit 77% an der Spitze steht, gefolgt von den perkutanen Methoden mit 20%.

In der Therapie des Harnleitersteines liegt die Operation mit 24% noch an zweiter Stelle. Gründe hierfür sind im unteren Ureteranteil die Nichtanwendbarkeit der ESWL und im oberen Harnleiteranteil der Grundsatz: Ureterorenoskopische Methoden, einschließlich der Ultraschall-Lithotripsie unter visueller Kontrolle nicht zeitlich und traumatisierend mit möglichen Spätfolgen für die Harnleiterstrukturen "ad extenso" auszudehnen. Eine muskelschonende kleine Incision ist hier vorzusehen.

Die Steinfreiheit bei Entlassung - auch das sei bemerkt - sinkt beim problematischen Stein von 85 auf 40%.

Dieses einfach erscheinende abschließende Statement - mit den Vorteilen der neuen Verfahren - beinhaltet einige Probleme, die sich durch 2 Grundsätze reduzieren lassen:

1. In der Primärwahl der geringst invasiven Therapieform.

2. Im Vermeiden, eine Behandlungsmethode als Monotherapie auszureizen.

Geleitet durch diese Grundsätze ist der einfache Stein Domäne der nicht invasiven ESWL.

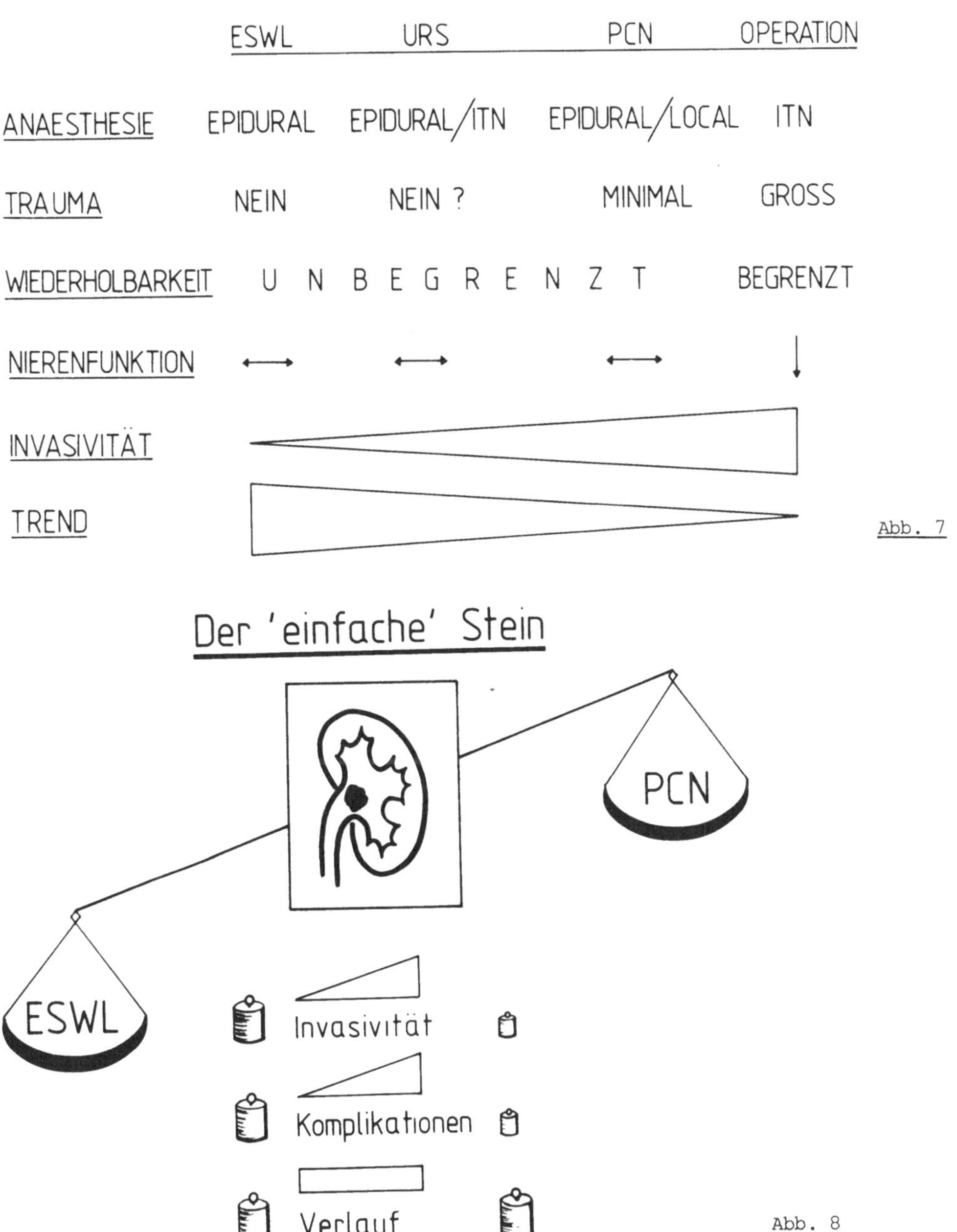

Abb. 7

Abb. 8

Beim problematischen Stein halten sich ESWL und PCN alternativ oder ergänzend die Waage, wobei von Fall zu Fall zu entscheiden ist, ob der Invasivität oder einem protrahierten Verlauf mit möglichen Komplikationen der Vorzug zu geben ist,

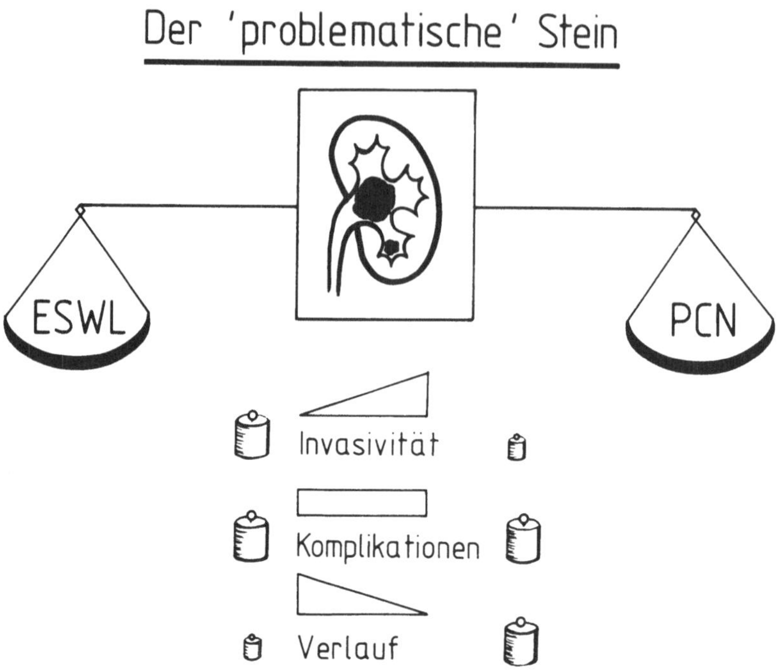
Der 'problematische' Stein
ESWL
PCN
Invasivität
Komplikationen
Verlauf

Abb. 9

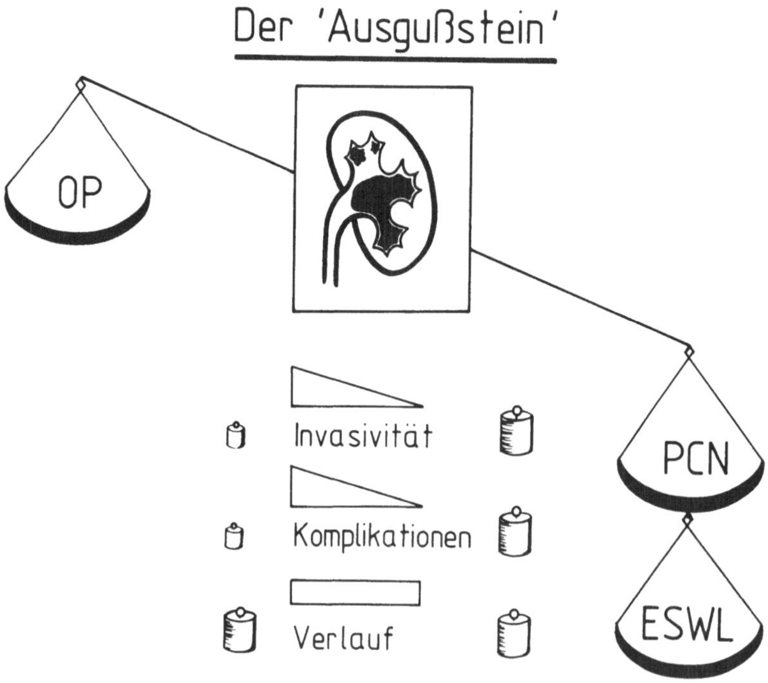
Der 'Ausgußstein'
OP
PCN
ESWL
Invasivität
Komplikationen
Verlauf

Abb. 10

und beim Ausgußstein überwiegt, die in richtiger Folge und Frequenz angewandte Kombination von PCN und ESWL.

Prof. Dr. F. Eisenberger, Urologische Klinik, Katharinenhospital, Kriegsbergstraße 60, D-7000 Stuttgart 1

Ergebnisse der extrakorporalen Stoßwellentherapie bei Nierenbecken- und Harnleitersteinen

R. Nagel, G.-U. Berendsen, R. Roggenbuck, H. Schuldes, A. Böhle und J. Schüller

Vom 6.12.1983 bis 31.8.1984 wurden in der Urologischen Klinik der Freien Universität Berlin im Klinikum Charlottenburg bei 508 Patienten 584 ESWL-Behandlungen durchgeführt. Insgesamt wurden 61 Patienten (12%) mehrfach behandelt und zwar 49 Patienten zweimal, 10 Patienten dreimal, 1 Patient viermal und 1 Patient fünfmal. Bei 4 der mehrfach behandelten Patienten mußten letztlich größere Steinfragmente aus dem Nierenbecken bzw. Harnleiter operativ entfernt werden (s.u.).

104 (20,5%) der Patienten hatten *1-3 Voroperationen*, wobei in 78% der Fälle Eingriffe an der Niere (Pyelotomie und/oder Nephrotomie) durchgeführt worden waren.

Lokalisation

229 (45%) der Patienten hatten einen *Nierenbeckenstein*, 65 (13%) einen *partiellen* und 9 (2%) Patienten einen *totalen Ausgußstein*. In 109 Fällen (21%) handelte es sich um einen *Kelchstein* oder mehrere, in 96 Fällen (19%) um einen *Ureterstein*.

Die *Stoßwellenzahl* der einzelnen Behandlungen lag zwischen 300 und 1600 und betrug im Durchschnitt 1250.

Die *Dauer der Behandlung*, die in den meisten Fällen in Allgemeinanästhesie erfolgte, erstreckte sich über 20 bis 60 Minuten (Durchschnitt 40 Minuten).

Schmerzen oder Koliken, die die Gabe von Analgetika erforderlich machten, wurden nur von 1/3 der Patienten angegeben; 67% der Patienten waren beschwerdefrei oder gaben lediglich ein Druckgefühl in der Nierenregion als Folge der passageren Harnstauung während des Steinabganges an.

Der *Krankenhausaufenthalt* nach der ESWL lag zwischen 1-86 Tagen und betrug im Durchschnitt 7,4 Tage.

Wie aus *Tabelle 1* hervorgeht, konnten 70% der Patienten in der ersten und weitere 20% in der 2. Woche nach der Behandlung entlassen werden. 9% der Patienten waren bis zu 4 Wochen hospitalisiert und 4 Patienten konnten erst 6-12 Wochen nach mehreren ESWL-Behandlungen in Kombination mit auxiliären Maßnahmen aus der stationären Behandlung steinfrei entlassen werden.

Tabelle 1. Postoperative Liegezeit (n=508)

		n	%	
$\leq$ 1 Woche	=	356	70	90%
$\leq$ 2 Wochen	=	101	20	
$\leq$ 3 Wochen	=	30	6	9%
$\leq$ 4 Wochen		16	3	
$\leq$ 6 Wochen	=	3		
$\leq$ 8 Wochen	=	1	4 < 1%	
$\leq$ 12 Wochen	=	1		

Eine Liegedauer über 14 Tage war meist bedingt durch größere Steine, die ein- oder auch mehrfach behandelt werden mußten, ehe abgangsfähige Steintrümmer erzielt werden konnten, bzw. durch längere prävesikale Steinstrecken und Steinfragmente meist im unteren Drittel, die durch auxiliäre Maßnahmen, wie UK, Schlinge und Ureterorenoskopie entfernt worden waren, um die Patienten mit ungestörter Urinpassage steinfrei entlassen zu können.

Nicht selten wirkte sich bei Männern eine verdickte Blasenwand infolge Prostatahyperplasie (auch ohne Restharn) ungünstig auf den Abgang der Steinfragmente aus, selbst wenn der Stein sehr gut desintegriert war.

Entlassungsstatus

Steinfrei konnten 49,5% der Patienten entlassen werden; dazu gehörten alle Harnleitersteine mit 2 Ausnahmen, bei denen Restfragmente operativ entfernt werden mußten. Die restlichen Patienten wurden mit kleinen abgangsfähigen Restkonkrementen entlassen, die in 2/3 der Fälle erwartungsgemäß in den unteren Kelchen lagen.

Auxiliäre Maßnahmen (Tabelle 2)

Bei insgesamt 106 Patienten (20,9%) waren vor und nach der ESWL zusätzliche Maßnahmen wie perkutane Nephrostomie, Zeiss-Schlinge, Ureterenkatheter, Ureteroskopie bzw. perkutane Lithotripsie erforderlich.

Präoperativ wurden bei 23 Patienten (4,5%) folgende auxiliäre Maßnahmen durchgeführt: in 12 Fällen erfolgte eine Entlastung der Niere durch perkutane Nephrostomie wegen erheblicher Harnstauung mit oder ohne Infekt. In 9 Fällen wurde ein im Infundibulum eingeklemmter Stein oder ein hochsitzender Harnleiterstein mit dem UK in das Nierenbecken zurückgeschoben bzw. der UK am Stein vorbeigeführt. In 2 Fällen erfolgte vor ESWL eines Nierenbeckensteines die Extraktion eines ipsilateralen Harnleitersteines mittels Zeiss-Schlinge.

Alle *postoperativen* auxiliären instrumentellen Eingriffe erfolgten zur Entlastung erheblich gestauter Nieren oder zur Entfernung von Steinfragmenten aus dem Nierenbecken und Harnleiter. Dementsprechend war die perkutane Nephrostomie der häufigste Eingriff. Mit dem Ureterenkatheter wurden prävesikale Steinstrecken gelockert bzw. Steinfragmente wurden aus dem mittleren und unteren Harnleiterabschnitt mit

Tabelle 2. Auxiliäre Maßnahmen (n = 508)

Vor ESWL

Perkutane Nephrostomie	12		
Zeiss-Schlinge	2	23 ▷ 4,5%	
UK	9		

Nach ESWL

Perkutane Nephrostomie	45		
UK	14		
Zeiss-Schlinge	5	83 ▷ 16,4%	
Ureteroskopie	13		
Perkutane Lithotripsie	13		

dem Ureteroskop oder der Zeiss-Schlinge entfernt. In 13 Fällen war
die perkutane Lithotripsie größerer Steinfragmente nach ESWL erforderlich.

Komplikationen

Die häufigste Komplikation (6,1%) nach ESWL waren Harnwegsinfekte mit
Temperaturen über 38 Grad C ohne weitere klinische Symptomatik, ob-
gleich alle Patienten grundsätzlich ein Antibiotikum (Cephalosporine)
erhalten hatten. Schwere pyelonephritische Schübe wurden nur bei 6
Patienten beobachtet, die ausnahmslos vor der ESWL bereits anamnestisch
Pyelonephritiden angegeben hatten.

Bei 4 Patienten (0,8%) mußten größere Steinfragmente operativ aus dem
Nierenbecken (2) bzw. in 2 Fällen zusätzlich aus dem Harnleiter entfernt werden.

5 Patienten entwickelten nach ESWL *intrarenale Hämatome*, die sich in 3
Fällen über die ganze Niere erstreckten und in 2 Fällen weniger ausgedehnt waren. Hierbei ist bemerkenswert, daß sämtliche Hämatome aus-
ser einem stauungstypischen Druckgefühl keine zusätzlichen Symptome
verursachten. Alle Hämatome wurden aufgrund des nach ESWL routinemäss-
sig am 3. Tag nach Behandlung angefertigten Urogrammes vermutet, das
bei vergrößerter Niere Zeichen einer Kelchkompression aufwies und danach durch Computer-Tomographie gesichert.

Ein ursächlicher Zusammenhang zwischen Hämatom und Zahl der Stoßwellen bzw. Elektrodenspannung konnte im Einzelfall nicht nachgewiesen
werden; in 2 Fällen betrug die Zahl der Stoßwellen nur 500 bzw. 700,
in den restlichen lag sie zwischen 1400 bzw. 1600 Stößen pro Behandlung. Die Elektrodenspannung (KV) lag in keinem dieser Fälle über dem
durchschnittlichen Wert. In 4 Fällen, die durch Computer-Tomogramm
verfolgt werden konnten, hatten sich auch die größeren Hämatome nach
2 Monaten völlig zurückgebildet, und das Ausscheidungsurogramm hatte
sich normalisiert *(Abb. 1a und b)*.

Aufgrund der Vorgeschichte, der klinischen Untersuchungen, der Größe
der Steine und der sehr unterschiedlichen Anzahl der applizierten
Stoßwellen ist der Mechanismus der Hämatombildung unklar. Die Prognose bezüglich der Nierenfunktion erscheint gegenüber den übrigen unkomplizierten Behandlungsverläufen innerhalb des allerdings noch
kurzzeitigen Beobachtungszeitraumes nicht beeinträchtigt.

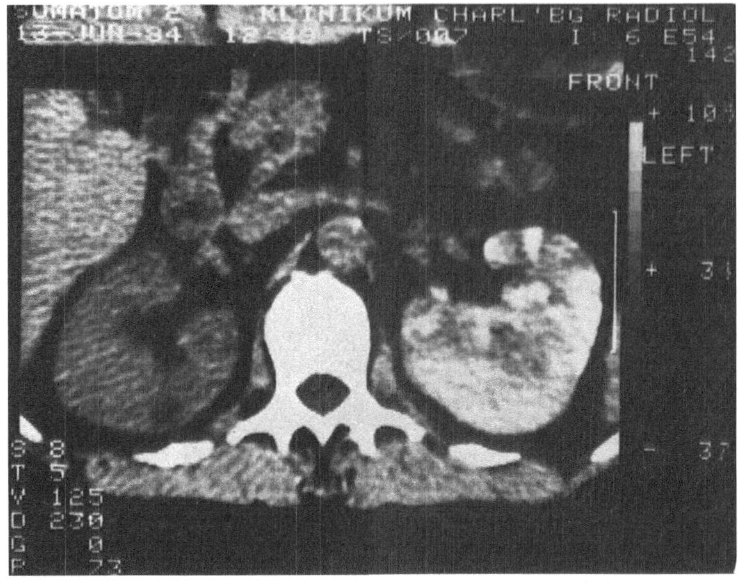

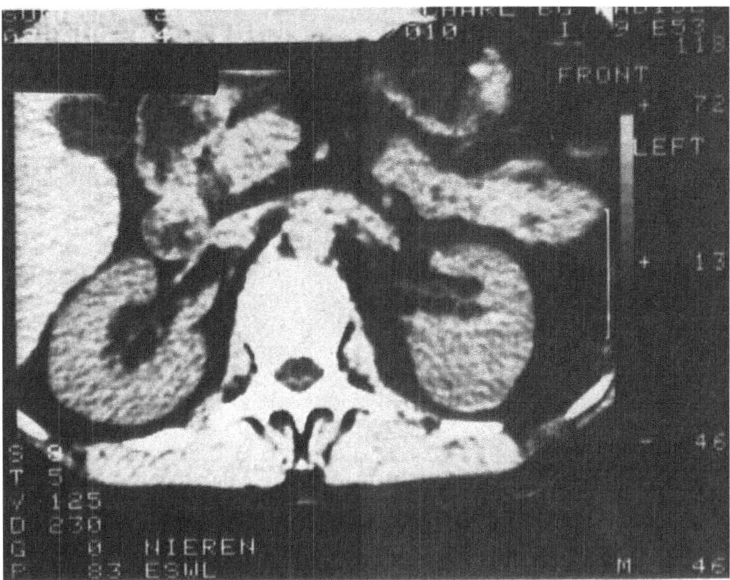

<u>Abb. 1a,b.</u> Pat. P.H. m., 49 Jahre. <u>a</u> 7 Tage nach ESWL linke Niere: Innerhalb des Parenchyms inhomogene Dichteanhebung als Zeichen eines frischen intrarenalen Haematoms. Außerdem Einblutung in das Nierenbecken. <u>b</u> 8 Wochen nach ESWL: Normalisierung der Dichte im Parenchym der linken Niere. Keine Dichtedifferenz im Vergleich zur rechten Niere. Somit vollständige Resorption des Haematoms

Prof. Dr. R. Nagel, Urologische Klinik und Poliklinik der Freien Universität Berlin, Klinikum Charlottenburg, Spandauer Damm 130, D-1000 Berlin 19

Erweiterung der ESWL durch auxiliäre Maßnahmen

J. Schüller, C. Chaussy, H. Brandl, D. Jocham und B. Liedl

Die Erweiterung des Indikationsbereiches für die ESWL auch auf frühere
Kontraindikationen hat die Anwendung sogenannter Auxiliär-Methoden notwendig gemacht. Das Wort "auxiliär" zur ESWL unterstreicht, daß wir
bis auf wenige Ausnahmen die ESWL heute als Basistherapie unter den
Verfahren zur Harnsteinentfernung ansehen.

Die auxiliären Verfahren unterscheiden sich in solche, die primär in
Kombination mit der ESWL angewandt werden, und solche, die zur Behandlung ESWL-bedingter Folgeerscheinungen durchgeführt werden müssen.

Die *vor ESWL durchgeführten Maßnahmen* haben im wesentlichen zwei Ziele:

1. Die primäre Beseitigung und/oder Umgehung pathologischer Abflußverhältnisse insbesondere in Kombination mit Infektionen, sofern die
Erzielung einer freien Passage durch die ESWL nicht unmittelbar zu
erwarten ist.

2. Als weiteres Ziel ist die Beseitigung großer Steinanteile durch
die perkutane Nephrolithotripsie im Falle von Ausgußsteinen zu nennen.
Für die perkutane Technik schwer erreichbare Reststeine werden dann
der ESWL zugeführt.

Beispiel (1): Patienten mit zwei Tage bestehender postrenaler Anurie
infolge bds. obstruierender Harnleitersteine. Nach perkutaner Nephrostomie bds. Normalisierung des auf 6 mg % angestiegenen Kreatinins.
Durch beidseitige ESWL kann nach weiteren drei Tagen völlige Steinfreiheit erzielt werden.

Beispiel (2): Ein blockierender Ureterstein mit konsekutiver Harn-
stauungsniere wird unter dem Schutz der perkutanen Nephrostomie ins
Nierenbecken ureteroskopisch zurückbefördert. Die ESWL in gleicher
Narkose führt nach drei Tagen zu völliger Steinfreiheit.

Beispiel (3): Ein für die offene Schnittoperation aufgrund dreimaliger
Voroperationen und intraoperativ lebensbedrohlicher Komplikationen in-
operabler Patient mit totalem Nierenbeckenkelchausgußstein wird unter
Kombinationsbehandlung von perkutaner Nephrolithotripsie und ESWL in
mehrfachen Sitzungen zu völliger Steinfreiheit geführt.

Der rechtzeitige Einsatz *auxiliärer Maßnahmen nach ESWL* zur Beseitigung
steinbedingter Obstruktionen und zur Wiederherstellung freier Abflußverhältnisse bedarf in ganz besonderem Maße der richtigen Abschätzung,
wann noch abgewartet, wann jedoch obligat gehandelt werden muß. Gerade
das meist fehlende Krankheitsgefühl der ESWL-behandelten Patienten erschwert in diesen Fällen die richtige Entscheidungsfindung. Als
Wichtigstes erscheint in diesem Zusammenhang die Diagnose der infizierten Harnstauungsniere nach ESWL, die oft schwer zu stellen ist.
Fehlende Leukozytose, fehlende Temperaturen und oft fehlende sono-

graphische Differenzierbarkeit zwischen Steinschlamm und infizierter
Harnstauung sollten bei unsicherer klinischer Symptomatik die Indikation zur sonographisch gezielten Probepunktion mit der Möglichkeit
der Fistelanlage in gleicher Sitzung weit stellen lassen.

Beispiel (4): Nach zunächst unkompliziertem Verlauf nach ESWL sistierte der spontane Steinabgang über 5 Tage und zeigte bis auf ein Restkonkrement im Sonogramm keinen sicheren Anhalt für das Vorliegen einer
Stauung. Plötzlich aufsteigende Temperaturen gaben Anlaß zur Probepunktion, bei der sich rahmiger Eiter entleerte. Durch in gleicher
Sitzung angelegte perkutane Nephrostomie konnte ein blander Verlauf
erzielt werden.

Wann der Einsatz der perkutanen Nierenfistelung und/oder retrograder
Manipulation zur Beseitigung nicht-infizierter Ureterobstruktionen
indiziert ist, ist noch nicht geklärt. Mit dieser Strategie konnte in
allen Fällen infizierter Harnstauungsniere ein guter klinischer Verlauf
erzielt werden. Als Faustregel sollte eine nahezu unveränderte Steinstrecke mit Stauung über mehr als 5 Tage zum aktiven Vorgehen Anlaß
geben.

Beispiel (5): In einem Fall ureteraler Schleifenbildung ging das Steinmaterial der langen prävesikalen Steinstraße ohne auxiliäre Maßnehmen
spontan ab.

Beispiel (6): Eine vier Tage lang unverändert bestehende prävesikale
Steinstrecke nach ESWL wurde mittels Ultraschall und Zangen ureteroskopisch extrahiert, obwohl kein Anhalt für eine Ureterobstruktion
vorlag.

Perkutane Nephrostomie und Ureteroskopie stellen die wichtigsten
auxiliären Maßnahmen zur ESWL dar (Tabelle 1). Ihre Beherrschung sind
absolute Voraussetzung für die weiterhin unverändert unkomplizierte
Anwendung der ESWL. Gerade im Hinblick auf die infizierte, symptom-
lose Stauung sollte lieber einmal zu oft als zu spät punktiert werden.

Tabelle 1. Auxiliäre Maßnahmen bei ESWL. (n = 1481 ESWL-Behandlungen);4.

Prospektive Maßnahmen (n = 53 Patienten)

TUR-BPH	5
Urethrotomia interna	7
PN	7
Uretersteinmanipulation	27
Perkutane Lithotripsie	17

Konsekutive Maßnahmen (n = 140 Patienten)

PN	72
Ureterale Instrumentation	64
Ostiumdachschlitzung	4

Weniger als konkurrierendes als vielmehr ergänzendes Verfahren erweitert die perkutane Lithotripsie den Indikationsbereich der ESWL
auch auf totale Ausgußsteine, die für beide Methoden als Monotherapie
problematisch sind.

Prof. Dr. Jörg Schüller, Urologische Klinik und Poliklinik der
Freien Universität Berlin, Klinikum Charlottenburg, Spandauer Damm 130,
D-1000 Berlin 19

Erste Untersuchungen und Erfahrungen mit der ESWL-Behandlung der Schrittmacherpatienten

M. Lazica, J. Gleissner, W. Irnich und K. F. Albrecht

Bisher wurden die Herzschrittmacherpatienten von der ESWL-Behandlung
ausgeschlossen. Man vermutete Störungen der Schrittmacherfunktion
während der ESWL-Applikation. Wegen der Kürze der Zeit ist es uns
nicht möglich, unsere ausführlichen Vorversuche detailliert darzustellen. Wir haben bei in vitro-Simulationsversuchen mit Schrittmachern keine Funktionsstörungen durch mechanische oder elektromag-
netische Impulse der ESWL feststellen können. Am 11.7.1984 und 11.9.
1984 wurden die ersten Schrittmacherpatienten behandelt. Eine Patientin hatte einen totalen AV-Block mit einem Ersatzknotenrhythmus von
42/min. Die andere hatte ein Sick-Sinus-Syndrom mit einer eigenen
Frequenz von 74/min. In beiden Fällen behandelten wir einen Nierenbeckenstein der linken Seite bei rechts-subpektoral implantierten

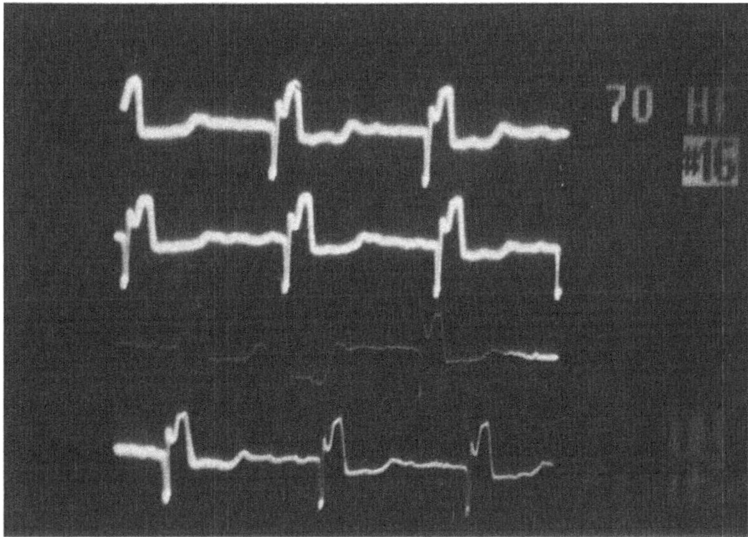

<u>Abb. 1.</u> EKG einer Schrittmacherpatientin

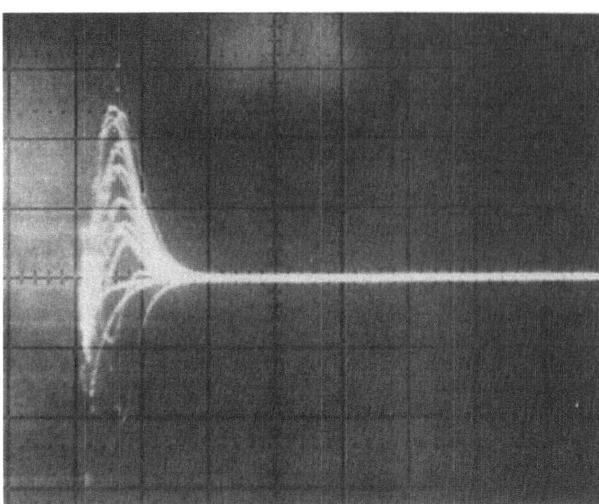

Abb. 2. Impulsspannung zwischen Herzspitzenelektrode und einer Elektrode über der Clavicula li. gemessen. Zwischen Herzspitzenelektrode und einer Elektrode über der Clavicular links wird die Impulsspannung bis zu 120V groß, 20V, 1µs pro Skt.

Schrittmachern. Beide Patientinnen trugen einen Schrittmacher gleicher Bauart. Die Funktionssicherheit, Programmierbarkeit und mechanische Belastbarkeit von Schrittmachern dieses Modells war in Vorversuchen geprüft und durch das Institut für Med. Technik in Gießen attestiert worden.

Es wurden 1000 bzw. 1700 Schockwellen mit Generatorspannungen von 18 bis 20 kV appliziert.

Es traten keinerlei Funktionsstörungen der Schrittmacher bzw. der Herzaktion auf. Beide Patientinnen verließen die Klinik steinfrei. Während der Funkenentladungen an der ESWL-Elektrode wurden an der Körperoberfläche zwischen Herzspitze und Schrittmacher Impulse von 1-2 Mikrosekunden Dauer und einer Spannung von 20 bis 200 Volt registriert.

Derzeit testen wir in Serienversuchen verschiedene Schrittmachertypen über eine Simulationsschaltung.

M. Lazica, Urologische Klinik im Klinikum Barmen, Heusnerstr. 40, D-5600 Wuppertal 2

Diskussionsbericht Vortrags-Nummern 29 – 33

Moderator: R. Hohenfellner

Die von den 5 Kliniken - Berlin, Mainz, München, Stuttgart und Wuppertal - vorgetragenen Erfahrungsberichte mit der Stoßwellenlithotripsie in insgesamt 90 Behandlungsmonaten bei 3579 Patienten haben uniform gute Resultate bei entsprechender Selektion der Patienten gezeigt.

Zwischen 16 und 25% der Patienten, die sich zu einer Stoßwellenbehandlung angemeldet hatten, wurden abgelehnt vorwiegend wegen Obstruktionen des oberen Harntraktes, Ortungsproblemen bei schwach schattengebenden Steinen oder wegen Skelettdeformitäten, Kontraindikationen durch Gerinnungs- und Herzrhythmusstörungen oder bei Herzschrittmacherträgern oder wegen prinzipiell abgangsfähiger Steine. In den einzelnen Kliniken wurden durchschnittlich zwischen 56 und 66 Behandlungen pro Monat vorgenommen. Die Rate der Mehrfachbehandlungen bis zur kompletten Steindesintegration variierte zwischen 8 und 21%. Außerordentlich variabel war die bei unter 10 bis zu über 90% liegende Rate von Patienten, die bei Entlassung steinfrei waren. Desintegratbedingte Harnwegsobstruktionen und Fieber waren die häufigsten nach der Behandlung auftretenden Probleme, die in der Mehrzahl der Fälle konservativ beherrscht werden konnten, aber in sehr seltenen Fällen auch zu schwerwiegenden uroseptischen Krankheitsbildern führten. In etwa 20% der Behandlungsfälle wurden vor oder nach der Stoßwellenlithotripsie zusätzliche endourologische Maßnahmen wie Ureterenkatheterismus, perkutane Nephrostomie, Ureterorenoskopie und perkutane Nierenstein- und Desintegratentfernungen erforderlich. Auch in der Diskussion wurde die Größe der Steine, die ausschließlich einer Stoßwellenlithotripsie zugeführt werden können, kontrovers diskutiert. Die in allen Kliniken zu verzeichnende ansteigende Tendenz perkutaner Eingriffe, entweder allein oder in Kombination mit der Stoßwellenlithotripsie, weist in diesem Zusammenhang auf die sinnvolle Kombination beider Verfahren bei grösseren Steinen oder Ausgußsteinen hin. Durch den sinnvollen selektionierten Einsatz dieser Kombinationstherapie konnte in der Regel in allen Kliniken die Rate von Fieber, Koliken oder Zusatzeingriffen gegenüber einer alleinigen ESWL-Behandlung bei Problemsteinen, zu denen Steine mit großer Steinmasse oder Ausgußsteine gehören, deutlich gesenkt werden. Endourologische Therapieverfahren wie die perkutane Nephrolithotomie oder die Ureterorenoskopie sind damit planvoll in die die Stoßwellenbehandlung zu integrieren. In Relation zu der Gesamtzahl der in den einzelnen Kliniken durch Stoßwellenlithotripsie behandelten Patienten ist die Zahl offen-operativer Eingriffe zwar gering aber relativ konstant. Hierbei handelt es sich in der Mehrzahl um komplizierte häufig mehrfach voroperierte Fälle, in denen bei zuverlässiger Operationstechnik in kürzerer Hospitalisierungszeit und summarisch gesehen geringerer Belastung des Patienten vergleichbare Behandlungsresultate erzielt werden können.

Prof. Dr. med. Hohenfellner, Urologische Universitätsklinik, D-6500 Mainz

Spezielle Steinsanierung – besondere Steine

Moderatoren: F. Truss, Göttingen und H. Wand, Kiel

Chemolitholyse nach extrakorporaler Stoßwellenlithotripsie

D. Jocham, H. Kersting, C. Chaussy, N. T. Schmeller und B. Liedl

Die Chemolitholyse von Zystin- und Harnsäuresteinen stellt ein bekanntes Routineverfahren zur Steinsanierung dar (1 - 4). Die Dauer der Chemolitholyse ist unter anderem von der Steinoberfläche abhängig, auf die das Chemolytikum einwirkt. Bei großen Steinen bzw. komplizierten, z.B. obstruierenden Steinen erweist sich die Chemolitholyse häufig als nicht praktikabel. Mit Vergrößerung der Steinoberfläche — etwa im Rahmen der berührungsfreien Stoßwellenlithotripsie — sollte die Chemolitholyse rascher zur Beseitigung des Steines führen können als bei Wirkung des Chemolytikums auf den kompakten Stein gleicher Masse.

Die alleinige Stoßwellenlithotripsie komplizierter, ausschließlich chemolitholytisch primär nicht zufriedenstellend therapierbarer Zystin- und Harnsäuresteine hat sich im Vergleich zur ESWL von Kalzium- bzw. Infektstein als z.T. problematisch erwiesen. Vorrangig zu nennen sind beim Zystinstein die zur Zerlegung des Steins erforderlich hohe Zahl höherenergetischer Stoßwellen, beim reinen Harnsäurestein die erschwerte Steinortung mittels Kontrastmittel, insbesondere die Kontrolle des Steinzerfalls während der Behandlung. Hieraus kann in beiden Fällen ein erhöhter Anteil nicht optimal zerkleinerter Teilkonkremente resultieren.

In dieser Situation sollte — eingebunden in die gesamte therapeutisch verfügbare Palette auxiliärer Maßnahmen bei der ESWL — der lokalen bzw. systemischen Chemolitholyse als adjuvantem Verfahren zur Sicherung und Beschleunigung des Therapieerfolges eine neue, spezielle Bedeutung zukommen.

Dieser Frage sind wir zum einen experimentell, zum anderen durch Analyse bisheriger klinischer Erfahrungen mit der Behandlung von Zystin- und Harnsäuresteinen unter Einbeziehung der extrakorporalen Stoßwellenlithotripsie in das therapeutische Konzept nachgegangen.

Zur Untermauerung der theoretisch durch Oberflächenvergrößerung des Steins verbesserten, d.h. rascheren Chemolitholyse wurden in vitro Zystin- bzw. Harnsäuresteine gleicher Masse jeweils zum einen einer alleinigen Spülbehandlung mit der geeigneten Pufferlösung, zum anderen einer Irrigation im Anschluß an eine Steinzerlergung durch die ESWL unterzogen.

Abbildung 1 soll die ESWL-bedingte Oberflächenvergrößerung des Steins und die hieraus resultierende verbesserte Zugängigkeit des Chemolytikums zum Steinmaterial schematisch verdeutlichen.

Vergrößerung der Steinoberfläche durch die ESWL

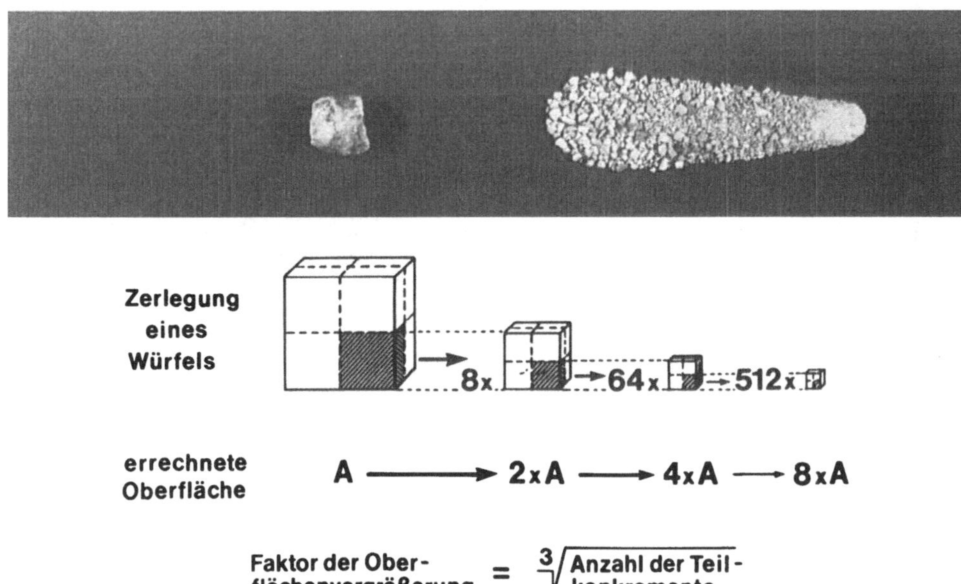

$$\text{Faktor der Oberflächenvergrößerung} = \sqrt[3]{\text{Anzahl der Teilkonkremente}}$$

<u>Abb. 1.</u> Schema der Oberflächenvergrößerung des Steins bei seiner Zerlegung in Teilkonkremente

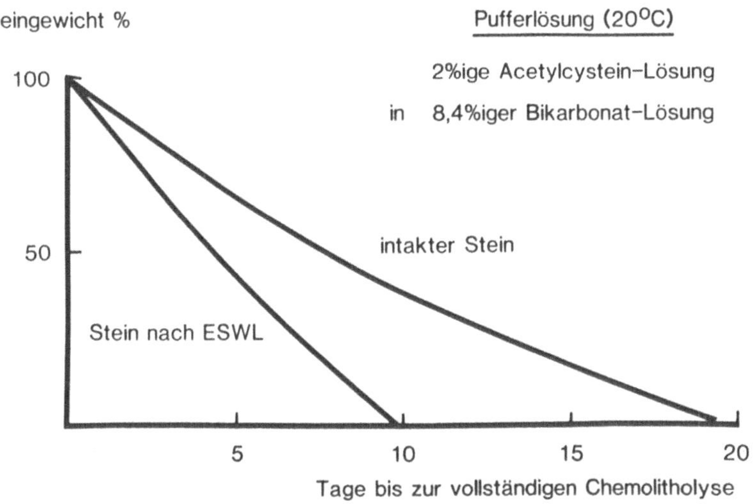

<u>Abb. 2.</u> In vitro-Chemolitholyse beim Zystinstein: der in Teilkonkremente zerlegte Stein wird etwa doppelt so schnell wie der kompakte Stein aufgelöst

Abbildung 2 zeigt, daß beim Zystinstein entsprechend der Versuchsanordnung die ESWL-Zerkleinerung des Konkrements eine um ca. 50% raschere Lyse ermöglicht.

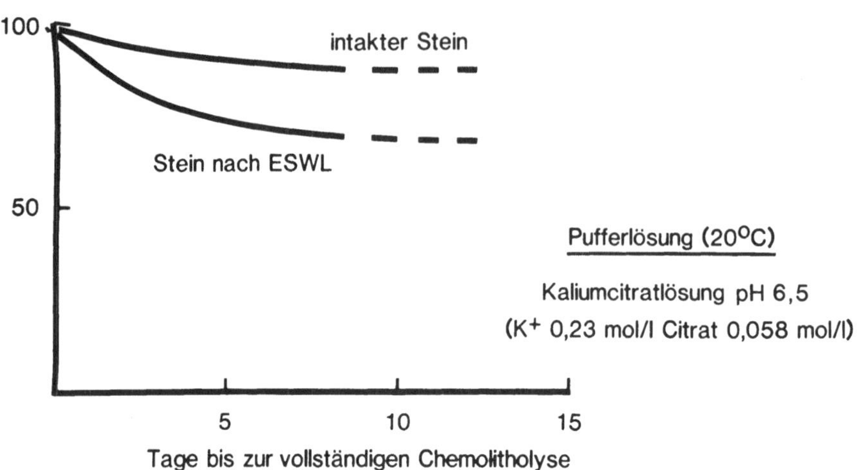

Abb. 3. In vitro-Chemolitholyse beim reinen Harnsäurestein: deutlich (ca. 3-fach) raschere Chemolitholyse im Anschluß an die ESWL

Beim Harnsäurestein gelingt nach der ESWL-Vorbehandlung eine ca. um das 3-fach schnellere Steinauflösung (Abb. 3).

Die Ergebnisse bestätigen, daß – wie zu erwarten – die z.B. durch ESWL-bedingte Oberflächenvergrößerung eine wesentliche Beschleunigung der chemischen Litholyse ermöglicht.

In der Folge sollen bisherige klinische Erfahrungen mit der ESWL-Therapie von Zystin- und Harnsäuresteinen, zum Teil in Kombination mit adjuvanten Maßnahmen angesprochen werden.

Beim partiellen oder totalen Zystin-Ausgußstein führte in 6 von 9 Fällen nur ein kombiniertes Vorgehen, dabei in 5 dieser 6 Fälle erst der zusätzliche Einsatz einer lokalen Chemolitholyse zur Steinsanierung. Eine vollständige Steinbeseitigung gelang beim kombiniertem Vorgehen in minimal 6 und in maximal 46 Tagen. Der alleinige Chemolyse-Versuch von Zystinsteinen über maximal 32 Tage führte andererseits zu keiner zufriedenstellenden Abnahme der Steingröße.

Beim oft rezidivierenden Zystinstein ist der Urologe nach unseren Erfahrungen besonders eindrucksvoll mit der Aufgabe konfrontiert, durch die Wahl verschiedener Behandlungskomponenten den für den Kranken bestmöglichen Kompromiß aus möglichst parenchymschonendem Vorgehen und Compliance-abhängiger Behandlung zu wählen.

In der Folge soll auf bisherige Erfahrungen der ESWL-Behandlung klinisch komplizierter reiner Harnsäuresteine (n = 7) eingegangen werden. In all diesen Fällen wurde zumindest postoperativ eine systemische Chemolitholyse mit Uralyt U durchgeführt. In jedem Fall war zur Steinortung die Verwendung von Kontrastmittel erforderlich. Während kleinere Nierensteine (n = 2) problemlos durch die alleinige ESWL zu behandeln waren, konnte eine komplikationslose Steinzerlegung unter Verwendung der ESWL beim partiellen Harnsäureausgußstein (n = 4) abgesehen von einem Fall nur in Kombination mit einer vorangestellten operativen Entfernung der Steinhauptmasse (n = 1) bzw. durch Entlastung einer nach

ESWL entstandenen konsekutiven Harnstauung mit einer perkutanen Nierenfistel (n = 2) erreicht werden. Im Anschluß an die Behandlung eines reinen Harnsäuresteins im Harnleiter war ebenfalls wegen einer konsekutiven Harnstauung die vorübergehende Anlage einer Nierenfistel erforderlich.

Mit diesem Vorgehen erwies sich allerdings die Therapie entsprechender
Harnsäuresteine — auch im Vergleich zu Infektsteinen und kalziumhaltigen Steinen — als besonders einfach.

Zusammenfassend ist festzustellen, daß experimentelle Ergebnisse und
klinische Erfahrungen zeigen, daß beim komplizierten Zystin- bzw. Harnsäurestein die kombinierte Anwendung von Chemolitholyse und ESWL gegenüber der alleinigen Chemolyse eine wesentliche Beschleunigung der
Steinauflösung ermöglicht. Andererseits hat sich die adjuvant zur
ESWL eingesetzte Chemolitholyse beim komplizierten Zystin- und Harnsäurestein im Gegensatz zum Struvit- und zum kalziumhaltigen Stein als
wichtige Maßnahme zur Erzielung des gewünschten Behandlungserfolges
bewährt. Während beim komplizierten Zystinstein selbst durch diese Verbesserung der Therapie therapeutische Probleme fortbestehen, erweist
sich die Therapie komplizierter reiner Harnsäuresteine bei kombiniertem
Vorgehen als überwiegend einfach. Die Festlegung der Behandlungsstrate-
gie hat grundsätzlich jeweils anhand der individuellen Gegebenheiten
zu erfolgen, um den Betroffenen die heute überwiegend erreichbare wenig invasive Steinsanierung offerieren zu können bzw. das seiner speziellen Situation am ehesten gerecht werdende Verfahren anzubieten.

Literatur

1. Dretler SP, Pfister RC, Newhouse JH, Prien EL (1984) Percutaneous catheter dissolution of cystine calculi. J Urol 131:216
2. Rodman JS, Williams JJ, Peterson ChM (1984) Dissolution of uric acid calculi.
   J Urol 131:1039
3. Schmeller NT, Kersting H, Schüller J, Chaussy Ch, Schmiedt E (1984) Combination
   of chemolysis and shock wave lithotripsy in the treatment of cystine renal calculi. J Urol 131:437
4. Weirich W, Ackermann D, Riedmiller H, Alken P (1981) Die Auflösung von Cystin-
   Steinen mit N-Acetylcystein nach perkutaner Nephrostomie. Akt Urol 12:224

Priv.-Doz. Dr. D. Jocham, Urologische Klinik und Poliklinik der
Universität München, Klinikum Großhadern, Marchioninistraße 15,
D-8000 München 70

Chemolitholyse nach perkutaner Litholapaxie bei Struvitausgußsteinen

H. Bertermann

Die endoskopische Betrachtung der Schleimhaut des Nierenbeckenkelchsystems nach perkutaner Litholapaxie von Struvitsteinen (Abb. 1a) of-
fenbart dem Operateur ein typisches Bild (Abb. 2): ubiquitär finden
sich feinste, der Schleimhaut anhaftende Steinkrümel. Röntgenologisch
wird Steinfreiheit vorgetäuscht (Abb. 1b). Bisher liegen keine systema-

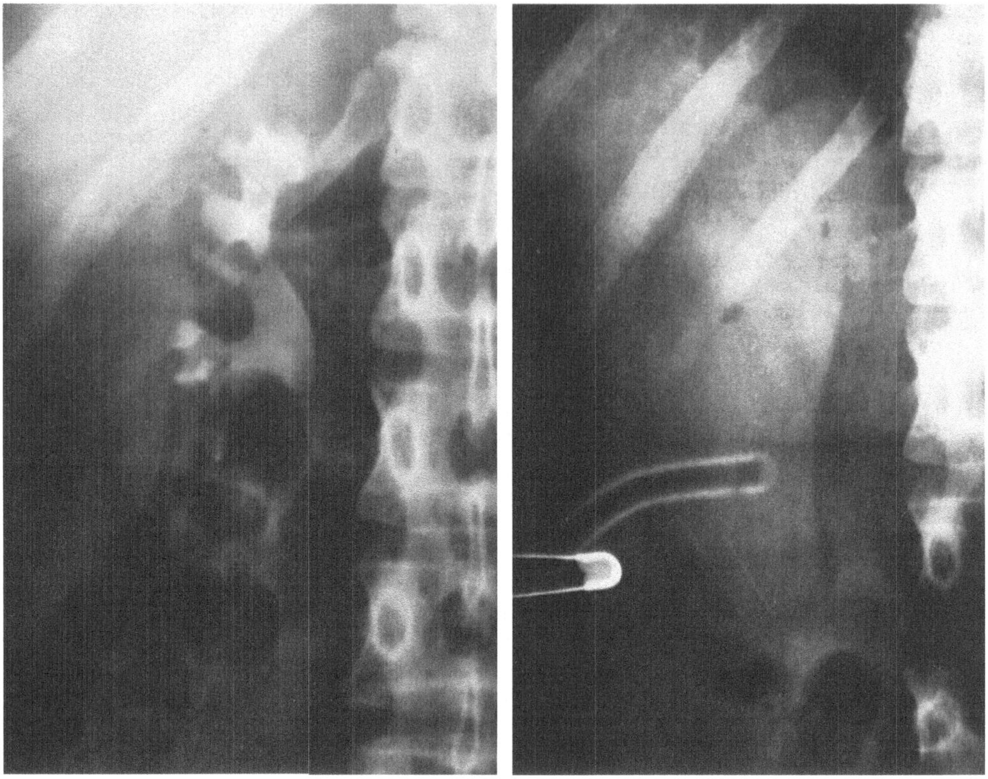

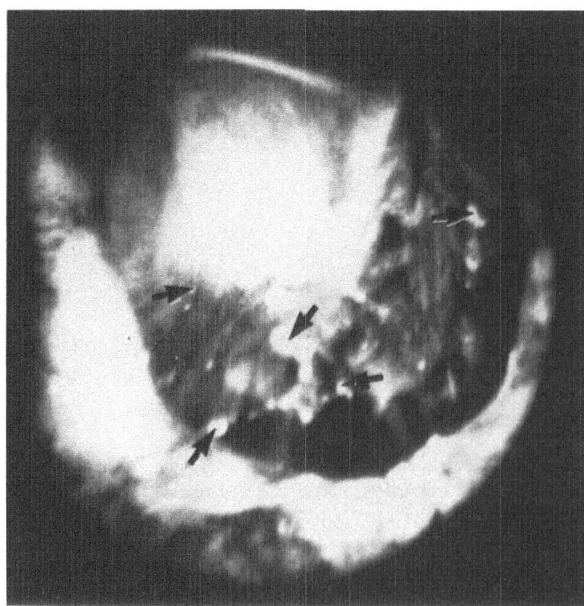

Abb. 1. a) Leeraufnahme eines Struvit-Ausgußsteins. b) Leeraufnahme nach perkutaner Litholapaxie: "steinfrei"

Abb. 2. Perkutane Pyeloskopie nach Litholapaxie: multiple kleinste, dem Urothel anhaf- tende Steinchen

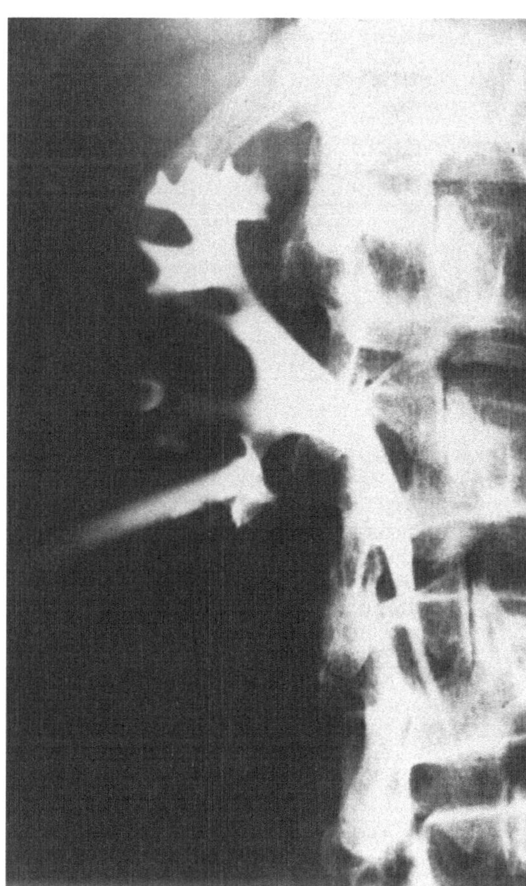

Abb. 3. Nephrostogramm nach 2
Wochen lokaler Chemolyse (ders.
wie Abb. 1 u. 2): zartes NBKS

tischen Untersuchungen darüber vor, ob diese Reliktsteinchen mit der
Urothelmauserung spontan abgehen, oder ob sie Kristallisationskerne
für Steinrezidive darstellen. Da wir 7 Tage, in einem Fall 10 Tage
nach perkutaner Litholapaxie pyeloskopisch noch zahlreiche dieser
Steinchen vorfanden, entschlossen wir uns zu einer lokalen Chemolyse-
behandlung unter pyeloskopischer Verlaufskontrolle.

Seit etwa 20 Jahren wird in unserer Abteilung bei Struvit-Stein-Relik-
ten nach offenen Nierensteinoperationen die von Suby (1952) publizierte
"Solutio G" als lokales Chemolytikum eingesetzt. Nach zweiwöchiger
Spülung über die eingelegte Nephrostomie konnte die angestrebte Steinfreiheit — zumindest röntgenologisch — in fast 70% erreicht werden.

Material und Methode

In den letzten 2 Jahren wurden 13 Ausgußsteine bei 12 Patienten durch
perkutane Litholapaxie behandelt.

Zur sicheren Punktion und Etablierung eines ausreichend großen Nephrostomiekanals wurde zuvor ein Ballon-Ureterenkatheter im Nierenbecken-
harnleiterübergang geblockt und unter Osmodiurese (20% Osmofundin 1 ml/
min) durch retrograde Infusion von Methylenblau eine Dilatation des

Nierenbeckenkelchsystems provoziert. Spätestens einen Tag vor dem Eingriff wurde antibiogramm-bezogen für einen wirksamen Antibiotika-Parenchymspiegel gesorgt. Zur Ultraschall-Desintegration und Litholapaxie wurde das 24,5 Ch.-Nephroskop der Fa. Wolf verwendet.

Bei 7 Patienten, deren Steinanalyse fast reine Struvitsteine ergeben hatten, wurde wegen der endoskopisch sichtbaren multiplen kleinsten Steinchen eine Chemolyse mit "Solutio G" (Braun Melsungen) durchgeführt.

ACIDUM CITRICUM $\cdot$ H_2O		32,88 g
MAGNESIUM OXYDAT.		3,84 g
NATRIUM CARBONAT. $\cdot$ H_2O		4,37 g
AQUA DEST.	ad 1000,0	g

$$pH = 3,4$$

Nach Sistieren der postoperativen Makrohämaturie (1 - 3 Tage) wurde unter Durchleuchtung ein 6 Ch. Ureterenkatheter über die Nephrostomie eingelegt und mittels Kontrasmittelgabe die Kontamination des gesamten Nierenbeckenkelchsystems sowie der ungehinderte Ablauf in die Harnblase überprüft. Von 20.00 - 8.00 h wurden 2 × 500 ml "Solutio G" im Liegen über den Spülkatheter aus ca. 40 cm Höhe infundiert. Nach einer Woche erfolgte die endoskopische Kontrolle durch perkutane Pyeloskopie. Bei unvollständiger Lyse wurde das Behandlungsergebnis nach zwei Wochen erneut kontrolliert.

Ergebnisse

Nur 4 Ausgußsteine konnten in einer Sitzung entfernt werden, zweimal waren 4 Sitzungen erforderlich.

Bei 4 von 7 Nieren waren nach einer Woche, bei den übrigen 3 nach 2 Wochen lokaler Chemolyse pyeloskopisch die kleinen Steinkrümel nicht mehr nachweisbar. Bei 2 Patienten wurden größere Kelchsteine, die perkutan nicht erreichbar waren, einer ESWL-Behandlung bei liegender Nephrostomie zugeführt.[1] Schwerwiegende lokale oder systemische Nebenwirkungen der Chemolyse mit Solutio G wurden nicht beobachtet. Nur zweimal fand sich endoskopisch eine diskrete Schleimhautschwellung, im übrigen war das Urothel des Nierenbeckenkelchsystems reizlos.

Diskussion

Als Ursache für die hohe Rezidivrate nach operativer Entfernung von Struvit-Ausgußsteinen wird überwiegend ein persistierender intraparenchymaler Infekt angesehen. Der klinische Stellenwert der zahlreichen, an der Schleimhaut des Hohlsystems haftenden kleinsten Steinchen ist unbekannt. Andererseits ist die Wirksamkeit einer Chemolyse von Struvitsteinen mit sauren Citratlösungen vielfach belegt. Von der von uns verwendeten "Solutio G" sind bisher keine toxischen Nebenwirkungen bekannt geworden. Bei vergleichbarer Azidität besteht der wesentliche Unterschied zum Renacidin in der deutlich geringeren Magnesium-Konzentration, die bei 1 mmol liegt und in Suby's tierexperimen-

---

[1]Den Kollegen der Urologischen Klinik der Medizinischen Hochschule Lübeck (Dir.: Prof. Dr. Hofstetter) sei an dieser Stelle für die beispielhafte Kooperation gedankt.

tellen Untersuchungen ausreichte, entzündliche Erosionen des Urethels zu vermeiden. In eigenen langjährigen Erfahrungen wurde selten eine Reizblasensymptomatik beobachtet, die immer durch Dauerkatheter-Entlastung behoben werden konnte. Ob die Form der Nachbehandlung von Struvit-Ausgußsteinen – die zu einer deutlichen Verlängerung der stationären Verweildauer führt – erforderlich ist, können wir derzeit nicht beantworten, da hierzu der Nachweis einer verminderten Rezidivquote verglichen mit einem unbehandelten Kontrollkollektiv erbracht werden müßte. Unsere ersten guten Ergebnisse werden relativiert durch die geringe Fallzahl und durch einen kurzen postoperativen Beobachtungszeitraum (im Mittel 8 Monate). Wir können lediglich konstatieren, daß es möglich ist, nicht nur röntgenologisch, sondern auch endoskopisch Steinfreiheit durch eine ein- bis zweiwöchige lokale Chemolyse zu erreichen.

Gleichzeitig stellen wir fest, daß sich das operationstaktische Vorgehen, den Struvit-Ausgußstein primär durch perkutane Litholapaxie anzugehen und erst sekundär – bei verbliebenen Restkonkrementen – eine ESWL anzuschließen, bewährt hat. Durch die primäre perkutane Beseitigung der großen infizierten Steinmasse und durch die liegende Nephrostomie werden septische Komplikationen vermieden, wie sie nach primärer ESWL-Behandlung durch ureterale Steinstraßen auftreten können.

Literatur

Suby HI (1952) J Urol 68:96-104

Dr. H. Bertermann, Abteilung Urologie im Klinikum der Christian-Albrechts-Universität, Hospitalstraße 40, D-2300 Kiel

Postoperative Renacidin-Spülung zur Auflösung von residualen Struvitsteinen

J. Graff, L. Hertle, P.-J. Funke und T. Senge

In der Behandlung der Struvitausgußsteine steht heute die operative Steinsanierung ganz im Vordergrund. Wesentlich ist hierbei eine komplette Steinfreiheit der Niere als auch die postoperative Nachsorge zur Verhütung und Behandlung von Infektrezidiven. Die Untersuchungen von Dr. Stamey haben ergeben, daß ureasebildende Bakterien nicht nur auf der Steinoberfläche, sondern auch im Inneren des Kristallgitters nachweisbar sind. Deshalb bedeutet jeder residuale Stein ein Infektrezidiv und beinhaltet ein hohes Risiko für ein weiteres Steinwachstum. Trotz Anwendung moderner intraoperativer Techniken wie Doppler-Sonde, Sonographie, Pyeloskopie etc. ist eine vollständige Steinsanierung nicht immer möglich.

Griffith hat 1978 anhand der Literatur Daten zusammengestellt, die die Problematik der sogenannten Infektsteine unterstreichen.

Tabelle 1. Operationsmethoden bei 14 Patienten
mit Restkonkrementen

Anatrophe longitudinale Nephrotomie	7
Pyelokalikolithotomie (Gil-Vernet)	3
Pyelolithotomie + multiple radiäre Nephrotomien	4

1. Postoperativ persistiert die Infektion in bis zu 40%,

2. Steinrezidive werden in bis zu 30% innerhalb von 6 Jahren beobachtet,

3. Intraoperativ werden in 5 - 25% der Fälle residuale Steine belassen.

Die Möglichkeit einer Chemolyse von Struvitsteinen mittels Renacidin besteht seit 1960. Für eine erfolgreiche postoperative Steinauflösung müssen jedoch zwei Voraussetzungen erfüllt sein:

1. ein bakteriologisch steriler Urin,

2. der Druck im Nierenbeckenkelchsystem sollte normal sein, das heißt, es sollten ungestörte Abflußverhältnisse vorliegen.

Zur Sicherung dieser Voraussetzungen haben wir die Renacidin-Spülung seit Oktober 1982 modifiziert. Es werden zwei Gil-Vernet-Nephrostomiekatheter intraoperativ eingelegt, wobei die Spülung über einen transversal im Nierenbecken liegenden Katheter und der Abfluß über einen im Harnleiter liegenden Katheter erfolgt.

Das Spülsystem besteht aus einer gewöhnlichen Meßeinheit für den zentralen Venendruck unter Verwendung eines Dreiwegehahnes. Die Justierung erfolgt auf der horizontalen Ebene des Nierenbeckens. Der erlaubte Maximaldruck im Nierenbecken liegt bei 25 cm H_2O. Zur Vermeidung eines Überdruckes wird der Meßschlauch der ZVD-Einheit in dieser Höhe abgeschnitten, so daß es bei Überdruck zu einer spontanen Dekompression kommen kann.

Zum Ausschluß eines Extravasates und zur Sicherung der Abflußverhältnisse wird am 5. bzw. 7. postoperativen Tag eine antegrade Nephrostomiefüllung durchgeführt. Zeigt die gleichzeitige Messung des Nierenbeckendrucks normale Verhältnisse an, beginnen wir zunächst mit einer NaCl-Spülung über 24 Stunden. Sodann wird mit der eigentlichen Renacidin-Spülung begonnen, wobei die Durchflußrate sukzessiv auf 120 ml/Stunde gesteigert wird.

Von Oktober 1982 bis Mai 1984 wurden insgesamt 45 Patienten mit partiellen und kompletten Struvitausgußsteinen operiert. 14 dieser Patienten — entsprechend 31% — hatten bei den routinemäßig durchgeführten Leertomographien residuale Konkremente; es handelte sich hierbei um 10 Frauen und 4 Männer. Die bei diesen Patienten durchgeführten Operationen sind in der Tabelle 1 zusammengestellt. Eine Doppler-Sonde und intraoperative Sonographie stehen uns erst seit April 1984 zur Verfügung.

Ergebnisse

Eine komplette Steinauflösung wurde bei 11 Patienten (entsprechend 78,6%) erreicht, eine inkomplette oder keine Auflösung bei 3 Patienten

Tabelle 2. Erfolge der postoperativen Renacidinspülung

Komplette Steinauflösung	11 Patienten (78,6%)
Unvollständige Steinauflösung	3 Patienten (21,4%)
Spüldauer	6 - 16 Tage ($\bar{x}$ = 10,2 Tage)

Tabelle 3. Infektrezidive nach OP und postoperativer Renacidinspülung

Autor	Pat. (N)	Infekte (%)	Mittl. Beobachtungszeit (Mon.)
Nemoy, Stamey	14	0	34
Jacobs, Gittes	12	8	17
Boyle, Smith	28	27	42
Low	14	28	2
Sant, Blaivas	22	15	36

(entsprechend 21,4%). Die mittlere Spüldauer betrug 10,2 Tage. In einem Nachbeobachtungszeitraum von durchschnittlich 8,2 Monaten (4 Monate bis 2 Jahre) entwickelten 2 von 14 Patienten (entsprechend 14,3%) Steinrezidive.

Vergleicht man diese Ergebnisse mit der vorliegenden Literatur (Tabelle 2), so ergeben sich keine grundsätzlichen Abweichungen. Die Erfolge der postoperativen Renacidin-Spülung werden mit 70 - 85% (durchschnittlich 74,8%) angegeben, wobei nicht in allen Arbeiten die Spüldauer angegeben wird. Rezidive nach Operationen und postoperativer Renacidin-Spülung finden sich in ca. 10% der Fälle (Tabelle 3).

Kasuistik I

71-jährige Patientin mit einem kompletten Ausgußstein rechts. Es wird eine anatrophe longitudinale Nephrotomie durchgeführt. Die postoperative Leeraufnahme einschließlich Tomographie läßt residuale Konkremente nachweisen. Eine Renacidin-Spülung über 8 Tage wird durchgeführt. Bei der Kontrollaufnahme nach Abschluß der Renacidin-Spülung findet sich eine komplette Steinfreiheit.

Kasuistik II

56-jährige Patientin mit rechtsseitigem Ausgußstein. Es wird eine intrasinusale Pyelokalikolithotomie mit multiplen radiären Nephrotomien durchgeführt. Postoperativ finden sich kleine residuale Konkremente in der mittleren und unteren Kelchgruppe sowie infundibulär. Es wird eine Renacidin-Spülung über 10 Tage durchgeführt. Das infundibuläre Konkrement ist nicht mehr nachweisbar, die kleinen Kelchkonkremente persistieren jedoch. Ein halbes Jahr später kommt die Patientin mit einem Steinrezidiv (3 Kelchsteine) erneut zur Behandlung. Die Rezidivsteine wurden mittlerweile erfolgreich durch extrakorporale Stoßwellenlithotripsie behandelt.

Tabelle 4. Nebenwirkungen des Renacidins (Literaturangaben)

Passagerer Creatininanstieg

Transaminasenerhöhung

Leukozytose

Hypermagnesieämie

Hyperphosphatämie

Reizung der Blasenschleimhaut

Radiologische Veränderungen (bullöses Schleimhautödem,
  oberflächliche Mukosaulzeration)

Nebenwirkungen des Renacidins sind in Tabelle 4 zusammengestellt. Bis
auf eine Reizung der Blasenschleimhaut bei 3 Patienten haben wir keine
dieser Nebenwirkungen beobachtet.

Zusammenfassung

Die postoperative Renacidin-Spülung ist eine wirkungsvolle Behandlungsmethode zur Auflösung intraoperativ belassener, kleiner residualer
Struvitkonkremente. Voraussetzung ist ein gesicherter Urinabfluß bei
normalem Nierenbeckendruck sowie bakteriologische Sterilität. Die Spülung sollte bei Auftreten von Druckgefühl in der Flanke, Fieber und
Schüttelfrost sofort unterbrochen werden. Die Beachtung dieser Kriterien sichert einen komplikationslosen postoperativen Verlauf.

Das vorgestellte Spülsystem besticht durch seine Einfachheit, ist überall verfügbar und auch dem Pflegepersonal vertraut.

Die Indikation zur Renacidin-Spülung sollte unseres Erachtens breiter
gestellt werden, da eine routinemäßig postoperative Tomographie anstelle der sonst üblichen Leeraufnahme in bis zu einem Drittel der
Fälle kleine Restkonkremente aufdeckt. Wir wenden Renacidin ebenfalls
nach perkutanen Litholapaxien mit Erfolg an. Die Verfügbarkeit der
extrakorporalen Stoßwellenlithotripsie schränkt die Indikation zur
Renacidin-Spülung sicherlich ein, jedoch glauben wir, daß eher die
sinnvolle Kombination aller Verfahren zu einer Verbesserung der Behandlungsergebnisse führt.

Literatur

Cato AR, Tulloch AGS (1974) Hypermagnesemia in a uremic patient during renal pelvis
  irrigation with renacidin. J Urol 111:313-314
Cunningham JJ, Friedland GW, Stamey TA (1973) Radiologic changes in the urothelium
  during renacidin irrigations. J Urol 109:556-558
Dretler SP, Pfister, RC, Newhouse JH (1979) Renal-stone dissolution via percutaneous
  nephrostomy. New Engl J Med 300:341-343
Fam B, Rossier AB, Yalla S, Berg S (1976) The role of hemiacidrin in the management
  of renal stones in spinal cord injury patients. J Urol 116:696-698
Forstvedt GA, Barnes RW (1963) Complications during lavage therapy for renal cal-
  culi. J Urol 89:329-331
Griffith DP (1978) Struvite stones. Kid Int 13:372-382
Jacobs SC, Gittes RF (1976) Dissolution of residual renal calculi with hemiacidrin.
  J Urol 115:2-4

Mulvaney, WP (1960) The clinical use of renacidin in urinary calcifications. J Urol
    84:206-212
Mulvaney WP, Henning DC (1962) Solvent treatment of urinary calculi: refinements
    in technique. J Urol 88:145-149
Nemoy NJ, Stamey TA (1971) Surgical, bacteriologal, and biochemical managements of
    "infection stones". JAMA 215:1471-1476
Nemoy NJ, Stamey TA (1976) Use of hemiacidrin in management of infection stones.
    J Urol 116:693-695
Royle G, Smith JC (1976) Recurrence of infected calculi following postoperative
    renal irrigation with stone solvent. Brit J Urol 48:531-537
Sant GR, Blaivas JG, Meares EM (1983) Hemiacidrin irrigation in the management of
    struvite calculi: longterm results. J Urol 130:1048-1050

Dr. J. Graff, Urologische Klinik, Marienhospital Herne 1,
Widumer Straße 8, D-4690 Herne 1

Die Harnsäureverstopfungsniere, ein Extremfall der Urolithiasis

B. Ulshöfer

Einleitung

Unter dem Begriff der Harnsäure- oder Uratverstopfungsniere werden
zwei unterschiedliche Krankheitsbilder verstanden:

1. Eine Obstruktion durch geformte harnsäurehaltige Konkremente im
   Nierenbeckenhohlraumsystem oder Ureter mit entsprechendem ein-
   oder beidseitigem Aufstau; eine Nierenfunktionseinschränkung kann
   auftreten.
2. Akute Niereninsuffizienz mit Oligo-Anurie infolge massiver spontaner intratubulärer Auskristallisation von Harnsäure ohne Zeichen
   einer postrenalen Abflußbehinderung, d.h., eine Verstopfung der
   Tubuli durch Harnsäurekristalle.

Es handelt sich bei der echten, unter 1) beschrieben, Verstopfungs-
niere um ein seltenes Ereignis und es soll im folgenden ein exempla-
rischer Fall vorgestellt werden.

Kasuistik

Ein 59-jähriger übergewichtiger Patient wurde in einer Kurklinik zur
Gewichtsreduktion stationär aufgenommen und wegen einer asymptomatischen Hyperurikämie mit Benzbromaron behandelt. Nach 10 Tagen fielen
verminderte Harnmengen auf und der Patient wurde, nachdem eine schmerzlose Makrohämaturie aufgetreten war, nachmittags in unserer Poliklinik
vorgestellt.

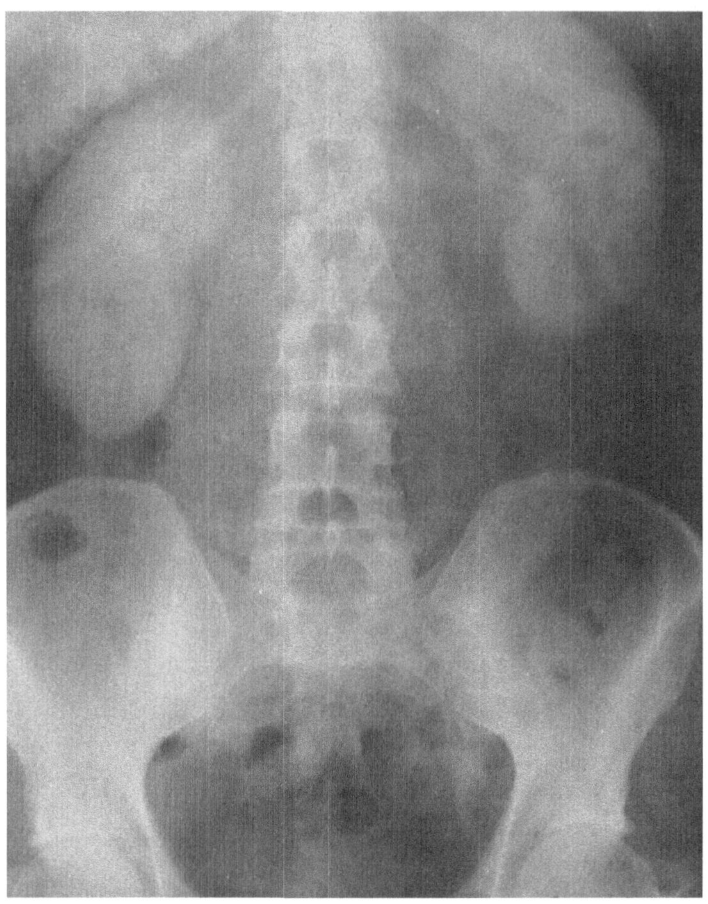

<u>Abb. 1.</u> Infusionsurogramm bei akuter Niereninsuffizienz mit Oligo-Anurie infolge intratubulärer Verstopfung durch Harnsäure mit Anflutung des Kontrastmittels

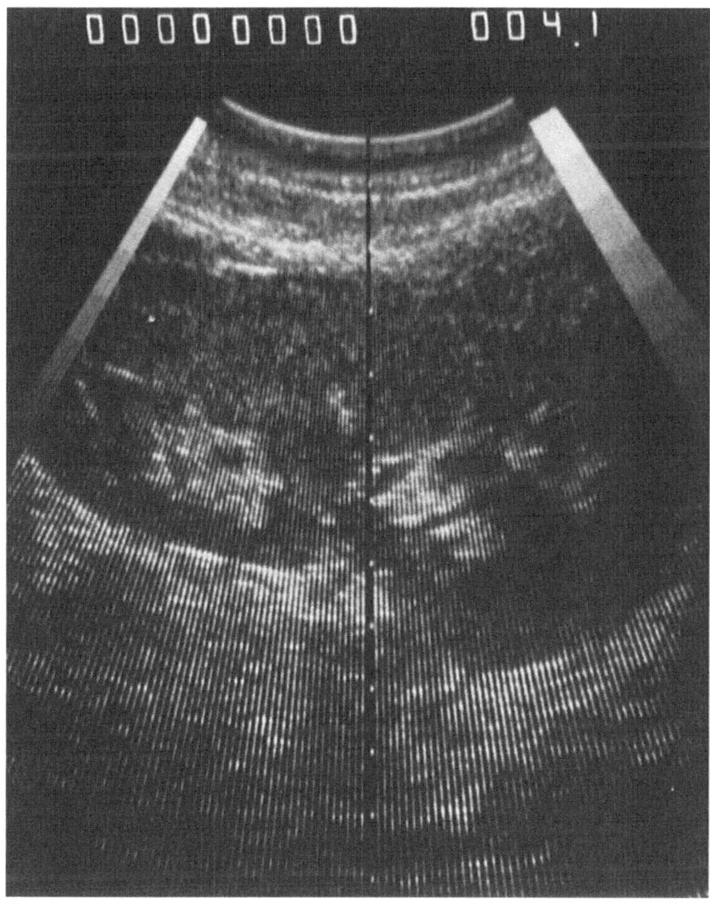

<u>Abb. 2.</u> Sonogramm der rechten Niere bei akuter Niereninsuffizienz mit Oligo-Anurie infolge intratubulärer Verstopfung durch Harnsäure ohne Zeichen einer postrenalen Abflußbehinderung

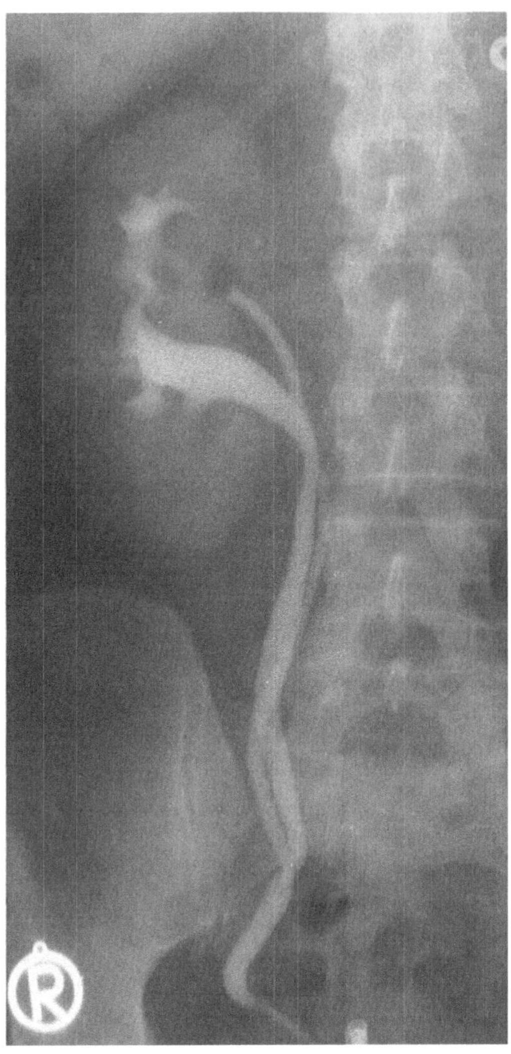

Abb. 3. Retrogrades Ureteropyelogramm bei akuter Niereninsuffizienz mit Oligo-
Anurie infolge intratubulärer Verstopfung mit Harnsäure ohne Nachweis eines
Konkrementes oder einer postrenalen Abflußbehinderung

R.M. ♂, 26.8.24

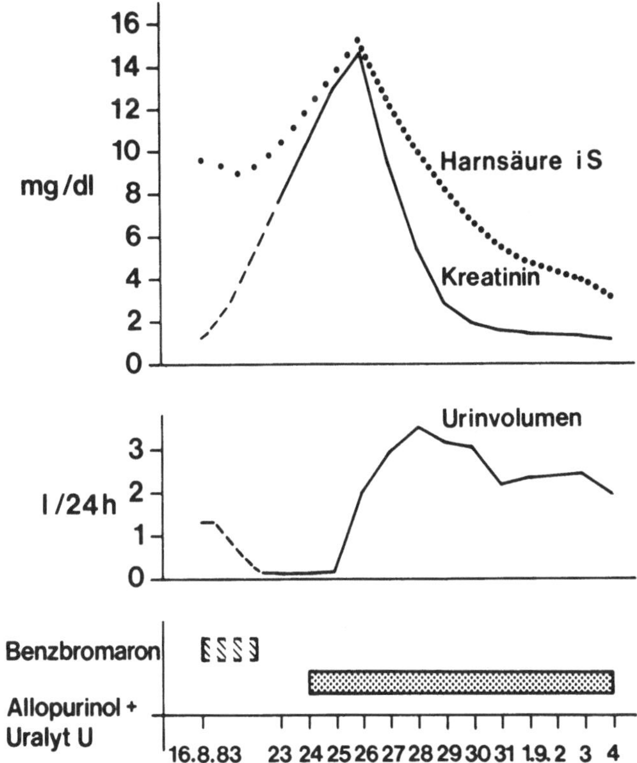

Abb. 4. Verlauf von Serum-Kreatinin und -Harnsäure sowie Urinvolumen der durch Alkalisierung und Allopurinol behandelten akuten Niereninsuffizienz mit Oligo-Anurie infolge intratubulärer Verstopfung mit Harnsäure

In Unkenntnis der Nierenfunktion wurde ein Infusionsurogramm veranlaßt. Die Nieren zeigten zwar eine Kontrastmittelanflutung, aber keine Ausscheidung (Abb. 1).

Der Ultraschall ließ beidseits keine Abflußbehinderung erkennen (Abb. 2); die Blase enthielt nur wenige ml Urin.

Über Nacht schied der Patient ca. 80 ml aus und das Kreatinin stieg auf 10,1 mg%.

Die einseitige retrograde Pyelographie zeigte das zarte Hohlraumsystem einer Doppelniere (Abb. 3).

Aufgrund der Befunde: Fastenkur bei bekannter Hyperurikämie und zusätzliche Benzbromaron, saurer Urin, kein Hinweis für postrenale Abflußbehinderung, entschieden wir uns differentialdiagnostisch für eine Harnsäureverstopfungsniere und begannen neben der Alkalisierung mit Na/K-Zitrat (Uralyt U) mit einer Allopurinolbehandlung (Zyloric 300).

Die Oligo-Anurie bestand trotzdem noch für weitere 48 Stunden und das Kreatinin erreichte mit 14,2 mg%, die Harnsäure mit 14,6 mg% ihre höchsten Werte (Abb. 4).

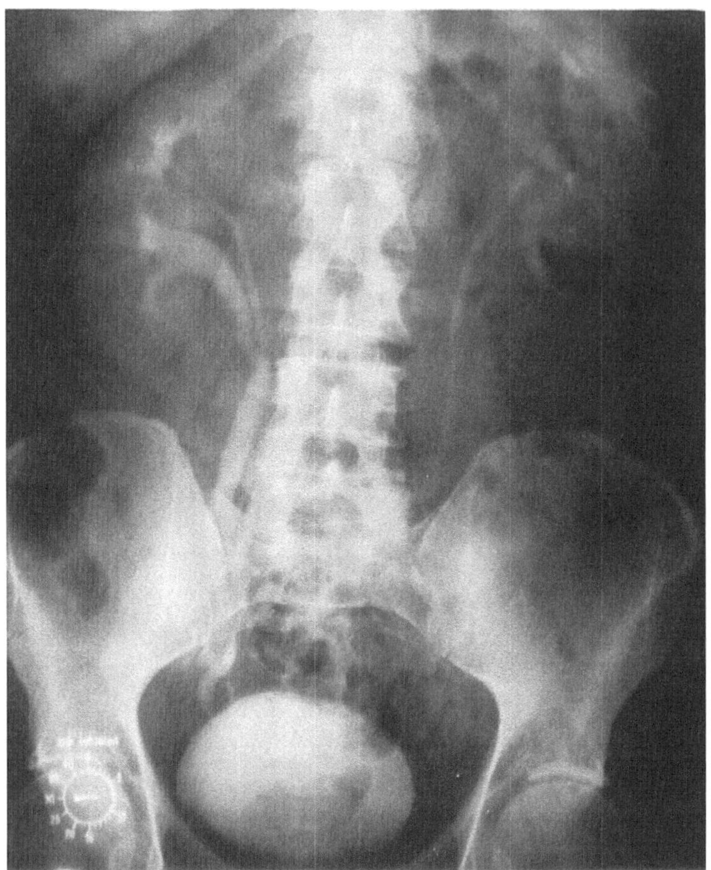

Abb. 5. Ausscheidungsurogramm nach Restitution der Harnsäureverstopfungsniere ohne Nachweis von Residuen

Es soll nicht verschwiegen werden, daß diese 2 Tage nach Therapiebeginn gewisse Anforderungen an die Standfestigkeit des Diagnostikers stellten.

Nach 48 Stunden kam dann die Harnproduktion wieder in Gang und es stellte sich in den folgenden Tagen eine überschießende Ausscheidung (bis 3,5 l/24 Std.) ein, die einen entsprechenden Elektrolyt- und Flüssigkeitsausgleich notwendig machte.

Innerhalb von 8 Tagen sank das Kreatinin von 14,6 auf 1,1 mg/% und stieg die Kreatinin-Clearance von praktisch 0 auf 104 ml/min. Die Harnsäure sank auf 3,1 mg%.

Ein abschließendes Urogramm zeigte glatte Abflußverhältnisse beiderseits (Abb. 5).

Diskussion

Die Hyperurikämie infolge Fastens wurde bereits 1907 von Catheart (1) beschrieben. Yü und Gutman (3) wiesen 1957 nach, daß es sich dabei um

die Folge einer durch Bicarbonat nicht beeinflußbaren kompetitiven
Hemmung der tubulären Harnsäuresekretion durch Ketonkörper handelt.
Das heißt, Fasten bewirkt durch eine Keto-Azidose eine verminderte
Harnsäureausscheidung mit konsekutiver Hyperurikämie und einem sauren
Urin-pH. Andererseits ist das akute Nierenversagen bei sehr starker
akuter Hyperurikämie, wie sie etwa bei Tumorbehandlung auftritt, bekannt (2). Akzentuierend wirkt sich eine gleichzeitige Gabe von Uri-
kosurika aus. In neueren Fallberichten (5) wurden im Zusammenhang zwischen Fasten und akutem Nierenversagen entweder eine zusätzliche Uri-
kosurikagabe oder eine akute Unterbrechung des Fastens mit Aufhebung
der Azidose beschrieben. Beide Mechanismen bewirken ein akutes Ansteigen der Harnsäureausscheidung, bei der es im Zusammenhang mit geringen
Harnvolumen und einem niedrigen Urin-pH zur massenhaften Ausfällung
von Harnsäure kommt. Dieses Ereignis muß jedoch selten sein, da selbst
erfahrene Untersucher wie Zöllner und Kriebner (4) nie ein akutes Nierenversagen unter urikosurischer Behandlung gesehen haben.

Im vorgestellten Fall ist anzunehmen, daß das Zusammentreffen von Fasten und Azidose, Benzbromaron und geringem Harnvolumen innerhalb weniger Tage zur kompletten Verlegung der Tubuli durch Harnsäurekristalle
mit der Folge einer akuten Niereninsuffizienz mit Oligo-Anurie geführt
hat.
Die kurz vor der Oligo-Anurie beobachtete schmerzlose Makrohämaturie
ist am ehesten durch die massenhafte gleichzeitige Kristallbildung im
Tubulussystem zu erklären, zumal Mikrohämaturien im Schrifttum erwähnt
werden.

Die Behandlung bestand in Übereinstimmung mit der Literatur im Absetzen
des Urikosurikums, der sofortigen Allopurinolgabe und gleichzeitiger
Harnalkalisierung. Es dauerte in unserem Fall immerhin fast 2 Tage bis
ein alkalischer Urin-pH erreicht wurde.

Von einer Harnableitung ist in diesen Fällen grundsäztlich abzusehen,
da sie zum einen keinen therapeutischen Vorteil bringt und andererseits ein hohes Infektrisiko bedeutet.

Folgerungen

Obwohl die theoretischen Grundlagen und Einzelbeobachtungen des Krankheitsbildes der Harnsäureverstopfungsniere längst beschrieben sind,
ist es weithin unbekannt und findet selbst in Lehrbüchern praktisch
keine Erwähnung. Es handelt sich um einen Grenzfall zwischen Urolithiasis und Gichtnephropathie. Von ersterer unterscheidet sie das
Fehlen von geformten Konkrementen, von letzterer die volle Reversibilität der Nierenfunktionseinschränkung.

Entscheidend scheint, daß dieses Krankheitsbild differentialdiagnostisch in Betracht gezogen wird und nach Verifizierung umgehend behandelt (Alkalisierung, Allopurinol) wird, da sonst mit einer bleibenden Schädigung zu rechnen ist.

Literatur

1. Catheart EP (1909) The influnence of carbohydrates and fats on protein metabolism
   J Physiol 39:311
2. Mertz DP (1983) Gicht, - Grundlagen, Klinik und Therapie. Thieme, Stuttgart
   New York, S 172
3. Yu TF, Gutman AB (1957) Effect of sodiumlactat infusion on urate clearance in
   man. Proc Soc exp Biol 96:809

4. Gicht (Hrsg.: Zöllner und Gröber) in: Handbuch der inneren Medizin (Hrsg.:
   H. Schwiegk), Band 7. Springer, Berlin Heidelberg, S 383
5. Zürcher H.I., Meier HR, Huber M, Lämmli J, Wick A, Binswanger U (1977) Akutes
   Nierenversagen als Komplikation von Fastenkuren. Schweiz med Wschr 107:1025-1028

PD Dr. B. Ulshöfer, Urologische Universitätsklinik, Klinikum Lahnberge,
D-3550 Marburg/Lahn

Litholyse obstruierender Harnsäuresteine unter Lavage-Garantie durch innere Schienung

J. Gleissner, M. Lazica und J. Moncada

Die Litholyse von Harnsäuresteinen unter Alkalisierungsbehandlung gehört schon seit langem zum Standardtherapieprogramm des Urologen. Die
Gewährleistung einer effektiven Lavage bei obturierenden Steinen durch
eingelegte Ureterkatheter oder ZEISS-Schlingen kann als gängiges Therapiekonzept anerkannt werden. Komfortabler erscheint uns die innere
Schienung durch einen Doppel-J-Katheter.

Wir haben in der Zeit von März 1981 bis August 1984 43 Patienten not-
fallmäßig wegen obturierender Harnsäuresteine bzw. Anurie oder Sepsis
behandelt.

Ließ sich bei der Klinikaufnahme im Urogramm mit Spätaufnahmen ein
Kontrastmittelabfluß nachweisen, wurde der Patient der nicht invasiven
Alkalisierungsbehandlung zugeführt. Unterstützend gaben wir Allopurinol-
Präparate.

18 Patienten gehörten dieser nicht invasiven Therapiegruppe an. Bei
25 Patienten waren invasive Maßnahmen erforderlich. Bei 17 Patienten
wurde eine innere Schienung angelegt, 8 Patienten mußten operiert
werden. Insgesamt wurden bei 17 Patienten im Verlauf der Lysebehandlung 34 Schienungen notwendig. Im Mittel waren also pro Patient zwei
Schienenanlagen nötig. In einem Fall haben wir bei einer Dauer der
Lysebehandlung von 154 Tagen vier Schienen angelegt.

Die mittlere Therapiedauer betrug 44 Tage. Vor Beginn der Behandlung
lag die mittlere Harnsäureausscheidung im 24 Stunden-Urin zwischen 302
und 810 mg, im Mittel bei 559 mg. Unter der Gabe von Antimetaboliten
sank die Harnsäureausscheidung in den Normbereich unter 500 mg.

Initial wurden die geschienten Patienten antibiotisch abgeschirmt.
Bakteriologische Kontrollen wurden bei der Aufnahme, bei Entlassung
und anläßlich der Schienenwechsel durchgeführt.

Erregerwechsel und aszendierende Reinfekte konnten in unserem Patientengut nicht beobachtet werden.

Bei zwei Patienten traten Dislokationen der Doppel-J-Katheter nach
cranial auf. Der dislozierte Katheter wurde in einem Fall mit der ZEISS-
Schlinge extrahiert. Im zweiten Fall gelang die Entfernung des Doppel-J
mit Hilfe des Ureteropyeloskopes wegen einer defekten Faßzange nicht.

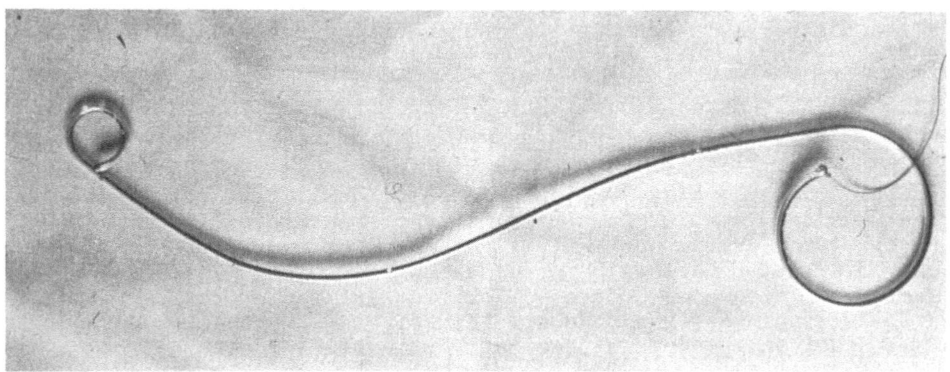

Abb. 1. Fadenarmierter Doppel-J-Katheter

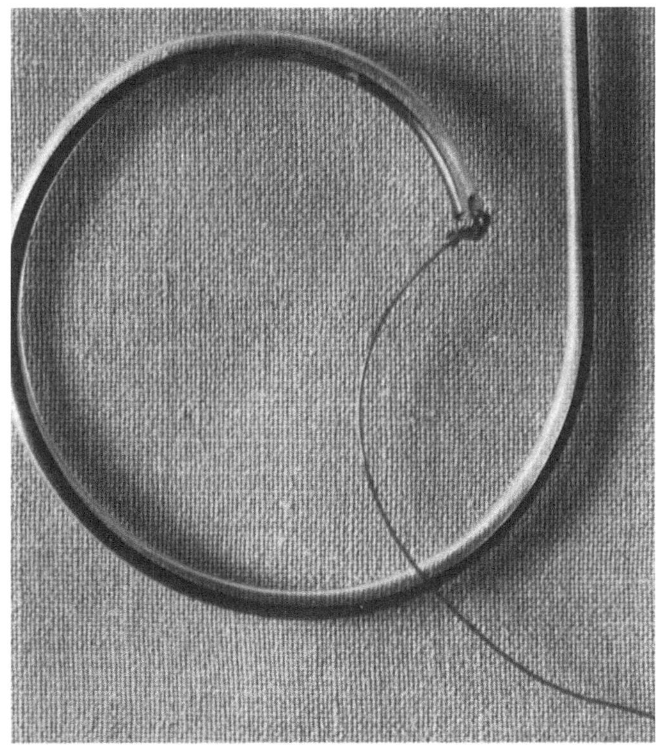

Abb. 2. Darstellung des
fadenarmierten Katheter-
endes

Bei der anschließenden Operation wurden dann Nierenbeckenstein und
Doppel-J-Katheter entfernt.

Bei einer Parenchymperforation durch einen fehlplazierten Doppel-J-
Katheter war keine Therapie notwendig. Die initiale Hämaturie sistierte spontan, das entstaute Hohlsystem bewies den guten Drainageeffekt
des Doppel-J-Katheters.

Bei 14 Patienten war eine primäre Doppel-J-Anlage nicht möglich. In 9 Fällen gelang es jedoch die Schienung durch eingelegte UK's bzw. ZEISS-Schlingen. 5 Patienten wurden operiert.

In jüngster Zeit verwenden wir zur Therapie kleiner Konkremente, bei denen *kurze* Lysezeiten zu erwarten sind, Doppel-J-Katheter, die mit einem Faden armiert sind (Abb. 1 und 2).

Der unbenetzbare monofile Polyesterfaden wird mit zwei Stichen am distalen Ende des Doppel-J-Katheters fixiert. Das freie Fadenende liegt ca. 5 bis 10 cm distal des Meatus urethrae. Der fadenarmierte Katheter erlaubt die Entfernung des Doppel-J-Katheters ohne zusätzliche Cytoskopie. Beim Anlegen des Doppel-J-Katheters wird ein erneutes Spannen nach Zurückziehen des Mandrins ermöglicht. Eine Dislokation nach cranial wird seltener und kann leichter korrigiert werden.

Wir fassen zusammen:
Eine innere Schienung bei obstruierenden Harnsäuresteinen des Nierenbeckens und des Harnleiters garantiert

1. einen ausreichenden Lavage-Effekt zur Auflösungsbehandlung,

2. eine Keimzahlverminderung im entstauten Hohlsystem,

3. einen freien pyeloureteralen Übergang auch bei drohender Blockade durch kleine Steinfragmente.

Eine komfortable und sichere innere Schienung ist mit Doppel-J-Katheter auch ambulant möglich. Wir halten den Versuch einer Doppel-J-Anlage sogar bei septischen Fällen für gerechtfertigt.

Dr. Jochen Gleißner, Urologische Klinik im Klinikum Barmen,
Heusnerstraße 40, D-5600 Wuppertal 2

Ungewöhnlicher Blasenstein

F.-J. Deutz und K. Wehr

Eine 19-jährige Patientin wurde wegen seit 3 Jahren bestehender Enuresis nocturna et diurna in die Klinik eingewiesen. Sie klagte außerdem über Pollakisurie und Dysurie sowie suprasymphysäre Schmerzen. Anamnestisch konnte eine seit dem 13. Lebensjahr bestehende Heroinsucht sowie ein Medikamenten- und Alkoholabusus eruiert werden.

Bei der klinischen Untersuchung waren die Nierenlager und Harnleiterverläufe klopf- und druckschmerzfrei. Die Blasenregion war erheblich druckschmerzhaft.

Bei den geprüften Laborwerten bestand eine geringe Leukozytose, das Serumkreatin lag im oberen Normbereich, die BSG betrug 13/40 mm n.W. Der Urin-pH lag bei 6, Nitrit war stark und Blut schwach positiv. Im Sediment fanden sich massenhaft Leukozyten, Erythrozyten und Bak-

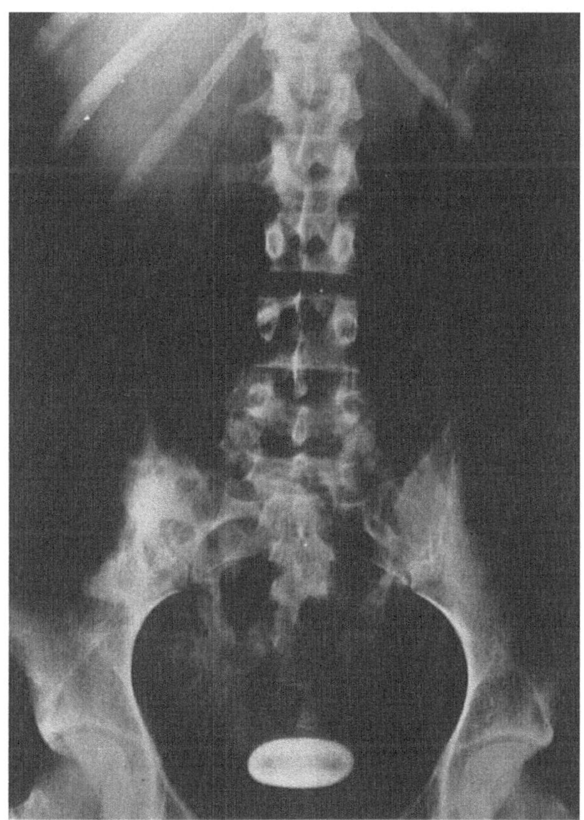

Abb. 1. Abdomenübersicht

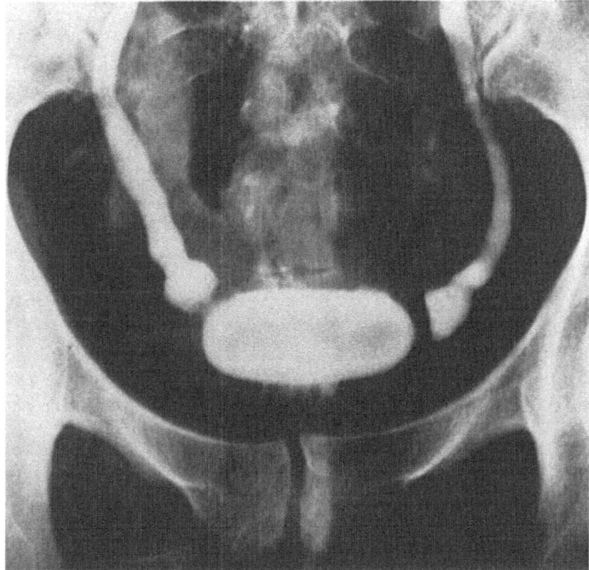

Abb. 2. Ausscheidungsurographie: Aufnahme nach Entleerung der Harnblase

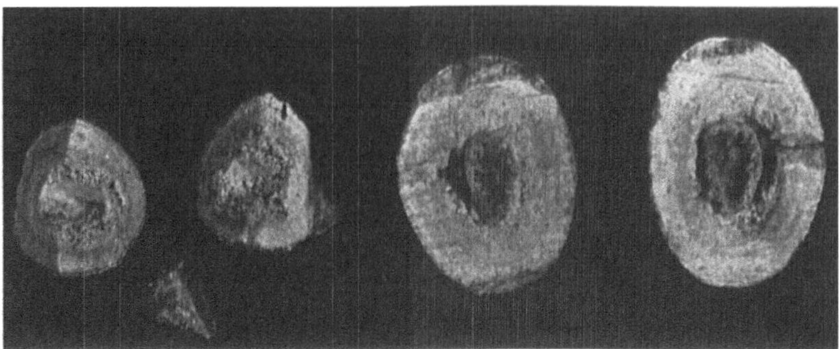

<u>Abb. 3.</u> Stereomikroskopisches Bild des zersägten Blasensteines

terien. Die mikrobiologische Untersuchung des Urins ergab E. coli, Pseudomonas aeruginosa und Enterokokken, über 10^6 Keime/ml.

Die Abdomenübersichtsaufnahme zeigte eine 2 × 5 cm große kalkdichte Verschattungsfigur im Bereich des kleinen Beckens mit einer zentralen Aufhellung (Abb. 1).

Die Ausscheidungsurographie zeigte eine seitengleiche, zeitgerechte Ausscheidung mit durchgezeichneten Harnleitern auf beiden Seiten und eine extreme Blasenwandhypertrophie (Abb. 2).

Bei der Miktionszystourethrographie Nachweis einer atypisch konturier- ten Harnblase mit multiplen Pseudodivertikeln wie bei neurogener Blase. Sowohl in der Füllungsphase als auch in der Miktionsphase konnte ein vesicoureteraler Reflux ausgeschlossen werden.

Die Zystoskopie ergab eine stark gerötete Blasenschleimhaut, eine deut- liche Trabekulierung der Harnblase sowie einen typischen Blasenstein.

Die Patientin wurde daraufhin zur Ultraschallithotripsie vorbereitet. Am Abend vor der Operation gestand die Patientin, sich vor 3 Jahren ein kleines Päckchen mit Heroin in die Scheide gestopft zu haben. Dies sei wahrscheinlich in die Blase gerutscht und dort verblieben. Es wurde daraufhin statt der geplanten Ultraschallithotripsie der Blasenstein durch Sectio alta entfernt.

Der in toto entnommene Stein hatte eine bräunlich-weiße, leicht rauhe Oberfläche. Er war länglich oval geformt, 4,6 cm lang, 2,4 cm breit und 7 cm hoch. Sein Gewicht nach Trocknung bei Raumtemperatur betrug 15,396 g.

Eine Röntgenanalyse des Steins ließ eine deutliche Schichtung um einen zentralen Kern erkennen. Zur weiteren Analyse wurde der Stein in ver- schiedenen Ebenen zersägt. Zentral fand sich ein ovales Gebilde, das von mehreren Schichten, zentral grobkristallin, peripher amorph mit etwas unterschiedlicher Farbtönung konzentrisch umgeben war (Abb. 3). Die Grenzschicht zwischen Kern und Mantel war glatt.

Die infrarotspektrographische Untersuchung des Kern-nahen Teils der Umschichtung ergab, daß es sich dabei um Kalzium-Phosphat mit einem Anteil von ca. 5% Kalziumoxalat handelte, während die peripher ange- ordneten Schichten aus Kalziumphosphat bestanden.

Der Kern stellte ein längsovales, außen aus Plastikfolie gewickeltes
Päckchen mit den Abmaßen 3,7 cm lang, 0,8 cm breit und 0,6 cm hoch dar.
Die Plastikfolie war an den Enden und an der Längsseite verschweißt.
Sie war in zehn Lagen um ein zusammengefaltetes Silberpapierpäckchen
gewickelt. Dieses war rechteckig gefaltet, hatte eine Länge von 2,8 cm,
eine Breite von 0,7 cm und war 0,4 cm dick. Nach Auffalten fand sich
im Inneren eine bräunlich gefärbte Papierkaschierung, die unterschiedlich dicht mit einer bräunlich-weißen, z.T. feinkrümeligen Masse bedeckt war.

Zur Ermittlung des Opiat-Gehaltes wurde die Hälfte des Silberpapierbriefchens einer speziellen Extraktion unterzogen. Der Extraktions-
rückstand von 47,95 mg Gesamtgewicht wurde dünnschichtchromatographisch,
gaschromatographisch und hochdruckflüssigkeitschromatographisch analysiert. In dem Extrakt wurden noch 1,32 µg Monoacetylmorphin, 1,48 µg
Diacetylmorphin sowie 96,5 µg Morphin aufgefunden.

Diskussion

Bei einer nach der Operation und nach der Durchführung der Analysen
erfolgten Exploration auf dem forensischen Sektor räumte die Patientin
ein, daß sie im Jahre 1979 Heroin-abhängig gewesen sei. Wie im Aachener
Grenzraum üblich, sei sie damals kurz über die Grenze gefahren, habe
sich in einem holländischen Ort nahe der Grenze Heroin beschafft.
Einen Teil davon habe sie an Ort und Stelle intravenös injiziert. Um
etwas Vorrat zu haben, habe sie sich noch einen "doppelten Schuß" gekauft. Das Silberpapierchen habe sie eng zusammengefaltet, sodann mit
Plastikfolie umwickelt. Die Enden und die seitlich verlaufende Naht
habe sie dann mittels eines Feuerzeuges erhitzt und so zusammenge-
schweißt. Noch unter der Einwirkung des zuvor gespritzten Heroins ste-
hend habe sie dann dieses Päckchen in die Scheide geschoben, um das
Heroin unentdeckt über die Grenze zu schmuggeln. Daß sie beim Einführen des Päckchens hierbei in die Harnröhre geraten sei, habe sie in
diesem Zustand nicht bemerkt. In Aachen angekommen habe sie das Päckchen vergeblich in ihrer Scheide gesucht. Habe aber gedacht, daß sie
es unterwegs irgendwie — auf eine ihr allerdings unerklärliche Weise —
verloren habe.

Die Angaben der Patientin konnten durch die Untersuchungen des Stein-
inhaltes bestätigt werden. Es handelte sich in der Tat um ein typisches
"Heroin-Briefchen", wie es zum Verkauf von kleinen Mengen Heroin an
Drogenabhängige verwendet wird. Ausschlaggebend für die Entscheidung,
den Blasenstein durch eine Sectio alta und nicht durch eine Ultraschall-
lithotripsie zu entfernen, war die Überlegung, daß gegebenenfalls eine
größere Menge an Heroin in diesem Briefchen enthalten gewesen sein
könnte und somit bei der Steinzertrümmerung u.U. zu toxischen Komplikationen hätte führen können.

Die Analyse des Inhaltes des Silberpapierbriefchens ergab jedoch, daß
es trotz der Plastikumhüllung offenbar zum Eindiffundieren von Feuch-
tigkeit nach dem Einführen gekommen war. Ein Teil des Heroins wurde
dabei herausgelöst. Ein geringer Teil an Heroin blieb unverändert.
Durch Deacetylierung entstand Monoacetylmorphin, das ebenfalls noch
festgestellt werden konnte. Dieses wurde wiederum zu Morphin deacety-
liert, das in einer größeren Menge als Diacetylmorphin und Monoacetylmorphin im Inhalt des Papierbriefchens aufzufinden war.

Heroin neigt erfahrungsgemäß im wässerigen Milieu zu einer hydrolyti-
schen Spaltung bis hin zum Morphin. Offenbar stellte sich im vorliegenden Fall infolge der Bildung eines geschlossenen Systems ein gewisses

Reaktionsgleichgewicht ein, so daß eine totale Deacetylierung des Heroins verhindert wurde.

Dr. F.-J. Deutz, Abteilung Urologie der RWTH Aachen, Pauwelstraße 1, D-5100 Aachen

Der Kelchstein: Verlaufskontrolle bei 63 Patienten über 1–21 Jahre

W. Hübner, H. Haschek und P. Schramek

Wegen der Symptomarmut von Kelchsteinen und ihrer technisch oft aufwendigen offen-chirurgischen Entfernung wurde die Indikation zur Operation von Kelchsteinen bisher besonders streng gestellt. Durch die Einführung der ESWL und perkutanen Litholapaxie sowie der Ureterrenoskopie hat die Diagnose Kelchstein eine neue Bewertung erfahren. Im Folgenden wird versucht, retrospektiv den richtigen Zeitpunkt für eine chirurgische Intervention unter Mitberücksichtigung der modernen Operationsmethoden festzustellen.

Patientenkreis und Methode

Wir haben den Verlauf von 80 Kelchsteinperioden (definiert als Zeitraum von der Diagnosestellung zum Steinabgang, Operation oder bis zur letzten ambulanten Untersuchung) bei 63 Patienten im Zeitraum von 1962 bis 1983 analysiert. Der durchschnittliche Beobachtungszeitraum pro Patient betrug 7,4 Jahre, die durchschnittliche Periodendauer 4,9 Jahre. Patienten mit verschleiernden urologischen Begleiterkrankungen wurden von der Studie ausgeschlossen.

Ergebnisse

Bei der Nachuntersuchung fanden wir 49-mal primär entstandene Kelchsteine, 18-mal Rezidivsteine und 13-mal handelte es sich um postoperativ zurückgelassene Steine (Tabelle 1). Der überwiegende Anteil von 70% wurde in unteren Kelchen gefunden, 15% in oberen und 7,5% in mittleren Kelchen (Tabelle 2). Von den 80 Kelchsteinen konnten 6% erfolgreich durch orale Litholyse aufgelöst werden, 16% gingen spontan ab. 40% wurden wegen Koliken, rezidivierender Infektion mit oder ohne Steinwachstum oder Hämaturie operiert, ebenfalls knapp 40% waren bei der letzten Untersuchung noch in situ (Abb. 1). In insgesamt 68% der Fälle fanden wir einen klinisch relevanten Infekt, bei 45% kam es zum Steinwachstum. Über den gesamten Beobachtungszeitraum kam es bei 51% zum Auftreten von Schmerzen und bei 23% zu ein- oder mehrmaliger Makrohämaturie. 6-mal, das sind 7,5% der Fälle, mußte nach längerem Verlauf mit Steinwachstum bis zum Ausgußstein schließlich nephrektomiert werden. 5 dieser Patienten hatten sich über längere Zeit den urologischen Kontrollen entzogen.

Tabelle 1. Ätiologie von 80 Kelchsteinen

Ätiologie	Zahl	%
Primärstein	49	61,2
Rezidivstein	18	22,5
Postop. zurückgelassen	13	16,3
Gesamt	80	100,0

Tabelle 2. Lage von 80 Kelchsteinen

Lage	Zahl	%
Unt. KG.	56	70,0
Ob. KG.	12	15,0
Mittl. KG.	6	7,5
Mehrere KG.	4	5,0
Mobiler Stein	2	2,5
Gesamt	80	100,0

Tabelle 3. Zeitlicher Ablauf bei 72 Kelchsteinperioden
(Beobachtungszeit 1 - 10 Jahre)

Periodenlänge	1-2a (n=31)	bis 5a (n=23)	bis 10a (n=18)
Steinabgänge	29,0%	13,1%	-
Operationen	45,2%	17,3%	50,0%
davon nephrekt.	-	$\frac{1}{4}$	$\frac{1}{2}$
Klin. rel. Infekte	58,1%	69,6%	83,3%
Steinwachstum	25,8%	39,1%	77,7%

Tabelle 4. Retrospektive op-Indikation bei 72 Kelchsteinen unter
Berücksichtigung von ESWL und perkutaner Litholapaxie

Periodenlänge	op-Indikation
1 - 2 Jahre (n = 7)	0
bis 5 Jahre (n = 12)	33%
bis 10 Jahre (n = 8)	37,5%

Zur besseren Beurteilbarkeit des zeitlichen Ablaufes wurden die Steinperioden in 3 Gruppen mit Periodenlänge bis 2, bis 5 und bis 10 Jahre eingeteilt. Fälle mit Periodenlänge über 10 Jahre wurden wegen der geringen Zahl nicht berücksichtigt (Tabelle 3). Innerhalb der ersten 2 Jahre nach Diagnose kam es bei 29% zum Spontanabgang des Konkrements.

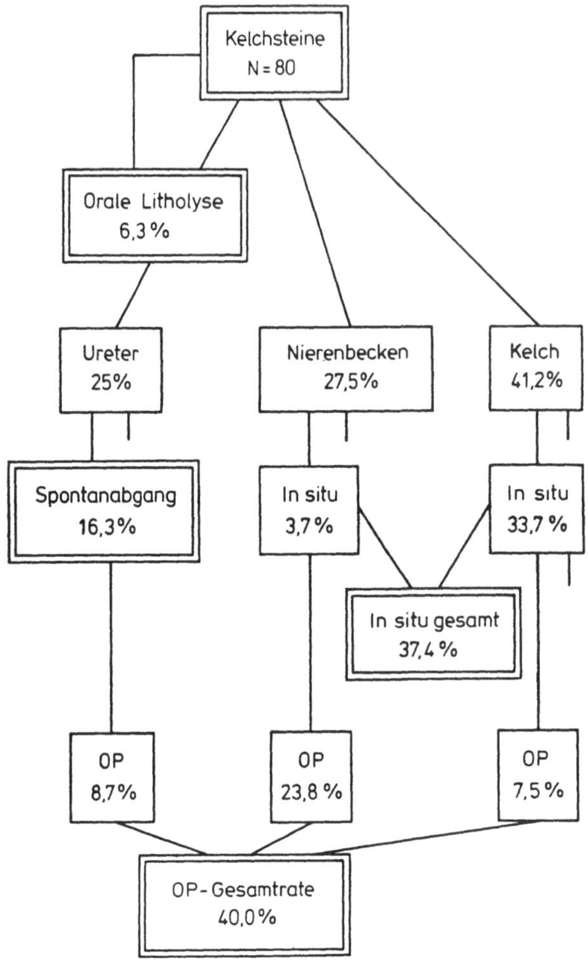

Abb. 1

Knapp die Hälfte der Steine wurden in dieser Phase operiert. Häufig
fiel der Stein unter Koliken ins Nierenbecken oder in den Harnleiter,
es folgten organerhaltende Operationen wie Pyelotomie und Ureterotomie
(vgl. Abb. 1). In der Gruppe bis 5 Jahre Periodendauer gingen nur mehr
13% der Steine spontan ab, die Infektionsrate betrug bei diesen Patienten bereits 69,6%. Bei den Operationen handelte es sich in einem Viertel
um Nephrektomien. Bei längerem Verlauf bis 10 Jahre lag bei 83% eine
Infektion vor, fast ebenso viele Steine zeigten Wachstum. Die Hälfte
aller nun durchgeführten Operationen mußte als Nephrektomie beendet
werden.

Retrospektive Beurteilung

Aufgrund dieser Ergebnisse haben wir retrospektiv die Indikation zur
operativen Behandlung von Kelchsteinen unter Berücksichtigung der modernen Operationsmethoden neu gestellt. Bei den von uns bisher nicht
operierten Patienten wurde in der Gruppe bis 2 Jahre Periodendauer in

keinem der Fälle nachträglich die Indikation zu einer Operation gestellt (Tabelle 4). In der Gruppe bis 5 Jahre würden wir jedoch heute
ein Drittel und in der Gruppe bis 10 Jahre 37,5% der bisher in situ
verbliebenen Steine perkutan entfernen. Bei den 32 bisher schon operierten Patienten wurde der Operationszeitpunkt 11-mal primär richtig
gewählt, in 21 Fällen muß man den Operationszeitpunkt retrospektiv angesichts der aufgetretenen Komplikationen als zu spät bezeichnen (6-
mal Nephrektomien notwendig).

Diskussion

Rund die Hälfte aller diagnostizierten Kelchsteine erfordern innerhalb
der ersten 3 Jahre nach Erstdiagnose eine operative Intervention, die
übrigen Fälle sollten einer gewissenhaften Nachkontrolle unterzogen
werden. Die Patienten müssen dahingehend aufgeklärt werden, daß auch
bei weitgehender Beschwerdefreiheit regelmäßige urologische Untersuchungen erforderlich sind, um pathologische Veränderungen rechtzeitig
zu erfassen. Beim Auftreten eines schwer beherrschbaren klinisch relevanten Infekts, der zumeist mit konsekutivem Steinwachstum verbunden
ist, sollte mit einer Operation nicht länger zugewartet werden, insbesondere wenn ESWL und/oder perkutane Operationsmethoden zur Verfügung
stehen. Bei richtiger Wahl des Operationszeitpunktes und unter Berücksichtigung der ESWL und perkutanen Steinchirurgie hätte bei unseren
Kelchsteinträgern keine Schnittoperation durchgeführt werden müssen,
es wäre auf lange Sicht keine Niere verlorengegangen.

Literatur

Alken P (1984) Perkutane Nephrolithotomie. Urologe (A) 23:20-24
Alken P, Hutschenreiter G, Günther R (1982) Percutaneous kidney stone removal. Eur
    Urol 8:304-311
Chaussy Ch, Forssmann B, Brendel W, Locham D, Eisenberger F, Hepp W, Grohel JM
    (1980) Brühringsfreie Nierensteinzertrümmerung durch extrakorporal erzeugte fo-
    kussierte Stoßwellen. In: Chaussy Ch, Staehler G (Hrsg) Beiträge zur Urologie.
    Karger, Basel München
Chaussy Ch, Schmiedt E, Jocham D, Schüller J, Brandl H (1984) Extrakorporale Stoß-
    wellenlithotripsie - Beginn einer Umstrukturierung in der Behandlung des Harn-
    steinleidens? Urologe (A) 23:25-29
Clayman R (1984) Techniques in percutaneous removal of renal calculi. Special Issue
    to Urology 23:11-19
Marberger M, Stackl W (1982) Percutaneous litholapaxy of renal calculi with ultra-
    sound. Eur Urol 8:236-242
Segura J, LeRoy A (1984) Percutaneous ultrasonic lithotripsy. Special Issue to
    Urology 23:7-10
Patel VJ (1974) Coagulum pyelolithotomie. Urologe (A) 13:168-172

Dr. W. Hübner, Urologische Abteilung, Allgemeine Poliklinik der Stadt
Wien, Mariannengasse 10, A-1090 Wien

Matrixsteine der Harnwege

M. Wirth und H. Frohmüller

Matrixsteine der Harnwege zählen zu den seltenen Steinerkrankungen.
Sie stellen jedoch wegen ihrer Vergesellschaftung mit schwer beherrschbaren Harnwegsinfekten und ihrer röntgenologischen Strahlentransparenz
ein diagnostisches und therapeutisches Problem dar. Charakteristisch
für diese Krankheit ist der hohe Matrixanteil, der nach Boyce (2) im
Mittel 65% beträgt und zu 1/3 aus Mucopolysacchariden und zu 2/3 aus
Mucoproteinen besteht. Matrixsteine besitzen in der Regel eine weiß-
gelbliche bis gelblich-braune Farbe und eine weiche Konsistenz (3).

In der Urologischen Univ.-Klinik Würzburg wurden von 1965 - August 1984
15 Patienten, davon 11 weiblichen und 4 männlichen Geschlechts, wegen
Matrixsteinen der Harnwege behandelt. Der jüngste Patient war 22 Monate und der älteste 64 Jahre alt. Bei 14 Patienten lagen Konkremente
im Nierenhohlsystem bzw. im Harnleiter vor. In 1 Fall bestand ein Blasenstein. Bei 7 der 15 Patienten handelte es sich um Rezidivkonkremente.

An Begleiterkrankungen wurden Urosepsis und Niereninsuffizienz in jeweils 4 Fällen beobachtet. Eine Pyonephrose, eine funktionslose Niere
sowie Anomalien der oberen Harnwege bestanden jeweils bei 2 Patienten
(Tabelle 1).

Tabelle 1. Begleiterkrankungen bei Matrixsteinen
der Harnwege (n = 15)

	Anzahl
Urosepsis	4
Niereninsuffizienz	4
Pyonephrose	2
funktionslose Niere	2
Anomalien der oberen Harnwege	2

Typischerweise besteht bei Matrixsteinen eine Vergesellschaftung mit
Harnwegsinfekten (1, 2, 4, 5). Im eigenen Krankengut waren bei allen
Patienten Harnwegsinfekte nachweisbar. Ein Monoinfekt wurde bei 10 der
15 Patienten, ein Mischinfekt mit mehreren Keimarten bei 5 Patienten
festgestellt. Proteus war in 13 der 15 Patienten der am häufigsten
nachgewiesene Keim. Als weitere Keime wurden E. coli, Streptokokken,
Pseudomonas, Klebsiella und Staphylokokken beobachtet (Tabelle 2).

Zur Behandlung der Matrixsteine wurde in 8 Fällen eine Pyelolithotomie,
in 2 Fällen eine Nephrolithotomie und bei einer Patientin eine perkutane Nephrolitholapaxie durchgeführt. Ein Harnleiterkonkrement wurde
durch Ureterolithotomie und ein Blasenstein durch transurethrale Litholapaxie entfernt. In 2 Fällen war wegen einer Pyonephrose eine
Nephrektomie erforderlich (Tabelle 3). Eine sekundäre Nephrektomie

Tabelle 2. Nachgewiesene Erreger bei Patienten mit Matrixsteinen der Harnwege (n = 15)

Erreger	Anzahl
Proteus	13
Pseudomonas	2
Streptokokken	3
E. coli	3
Klebsiella	1
Staphylokokken	1

Tabelle 3. Therapie der Matrixsteine (n = 15)

	Anzahl
Pyelolithotomie	8
Nephrolithotomie	2
perkutane Nephrolitholapaxie	1
Ureterolithotomie	1
transurethrale Litholapaxie	1
Nephrektomie	2

wurde in 1 Fall nach 44 Tagen wegen Urosepsis und bei einem Patienten nach 4 Jahren wegen funktionsloser Niere bei Steinrezidiv durchgeführt.

Die hohe primäre und sekundäre Nephrektomierate im eigenen Krankengut zeigt in Übereinstimmung mit der Literatur (1, 3, 5) die schlechte Prognose der Matrixsteinerkrankung. Als Ursache wird hierbei die praktisch immer bestehende, schwere Harnwegsinfektion und die rasche Grössenzunahme (4) der Konkremente angesehen. Eine unverzügliche Diagnosestellung sowie die sofortige operative Behandlung ist deshalb erforderlich. Mehr noch als bei anderen Konkrementen kommt hier der vollständigen Steinextraktion eine wesentliche Bedeutung zu, da sonst die Infektion nicht unter Kontrolle gebracht werden kann und mit einem rasch auftretenden Rezidiv zu rechnen ist.

Literatur

1. Allen TD, Spence HM (1966) Matrix stones. J Urol 95:284-290
2. Boyce WH, King JS, Jr (1959) Crystal matrix interrelations in calculi. J Urol 81:351-365
3. Frohmüller H, Braun HP, Schmiedt E (1965) Fibrin- bzw. Eiweißsteine der Harnwege. Zschr f Urol 58:851-861
4. Hanley HG (1974) Iatrogenic matrix calculi. J Urol 111:305-306
5. Kuss R, Denis M, Dimopoulos C (1969) Les calculs "mous" de l'apparail urinaire chez l'adulte. J Urol Nephrol 75:1-13

Dr. Manfred Wirth, Urologische Klinik und Poliklinik der Universität Würzburg, Luitpoldkrankenhaus, D-8700 Würzburg

Indikationen und Möglichkeiten der operativen Behandlung von Markschwammnieren

L. Röhl und R. Horsch

Die Markschwammniere zählt zu den zystischen Erkrankungen des Nieren-
marks. Sie ist gekennzeichnet durch eine kongenitale Erweiterung des
Sammelrohr und Tubulussystems mit Dilatation der Nierenpyramiden. Das
klinische Bild wird geprägt durch Sekundärkomplikationen wie multiple
Verkalkungen im Pyramidenbereich bzw. rezidivierende oder persistierende Harnwegsinfekte. Differentialdiagnostisch kommen bei der Markschwammniere u.a. die renale tubuläre Azidose mit Nephrocalcinose sowie die
Tuberkulose in Frage.

Die Therapie der Markschwammniere richtet sich nach dem Schweregrad
der Erkrankung. Prinzipell galt bisher, daß sich die operativen Erst-
interventionen auf den kleinstmöglichen Eingriff beschränken sollten.
d.h. beim okkludierenden Stein auf die instrumentelle bzw. auf die operative Steinentfernung. Häufig sind die spontanen Steinpassagen, die
Patienten können bis zu drei und mehr Steine pro Woche verlieren, mit
heftigsten Kolliken verbunden insbesondere dann wenn Lithotomien vorausgegangen waren. Es zeigt sich nicht selten das Bild des invalidisierten
bzw. dauerhospitalisierten Patienten.

Im Folgenden soll über das operationstaktische Vorgehen bei zwei Patienten mit Markschwammnieren berichtet werden, bei denen eine extrakorporale Steinentfernung durchgeführt wurde.

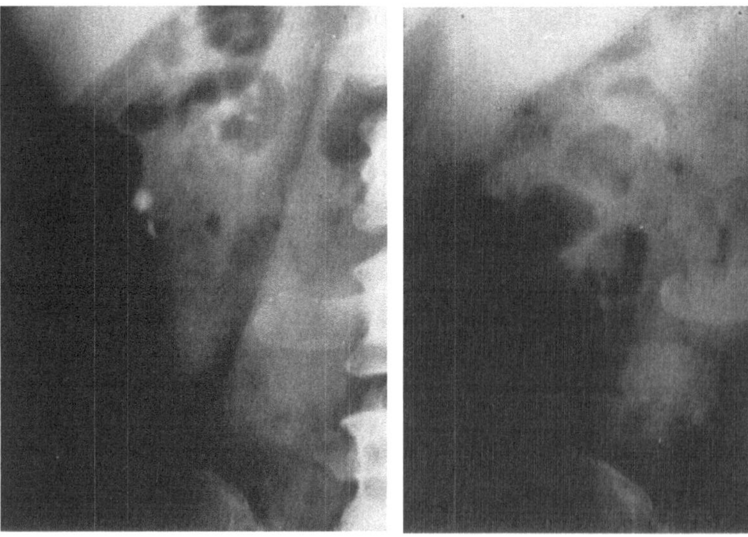

Abb. 1. Prä- und postoperative Leeraufnahme eines Patienten mit einer Markschwammniere rechts

Patient 1. Es handelt sich um einen 48-jährigen Patienten, bei dem seit
1975 Markschwammnieren bekannt waren. Der Patient verlor etwa monatlich
einen Stein aus der rechten Niere. Die Steinabgänge waren jeweils mit
schwersten Koliken verbunden obwohl der Patient nicht voroperiert war.
Auf der Leeraufnahme (Abb. 1) und im Ausscheidungsurogramm konnten
3 steintragende Pyramidenbezirke für die rezidivierenden Steinabgänge
verantwortlich gemacht werden. Wir führten bei diesem Patienten bereits
im Jahre 1977 eine extrakorporale Steinsanierung in Hypothermie durch.
Dazu wurde die Niere unter Erhaltung der Harnleiterkontinuität auf die
Oberfläche des Körpers verlagert. Die steintragenden Pyramidenbezirke
konnten nach Eröffnung des Nierenbeckens reseziert werden. Im Anschluß
an die extrakorporale Steinentfernung erfolgte die orthotope Autotransplantation. Nach der Operation berichtete der Patient zwar über weitere
Steinabgänge, die Steinpassagen waren jedoch nicht mehr mit schwersten
Koliken verbunden.

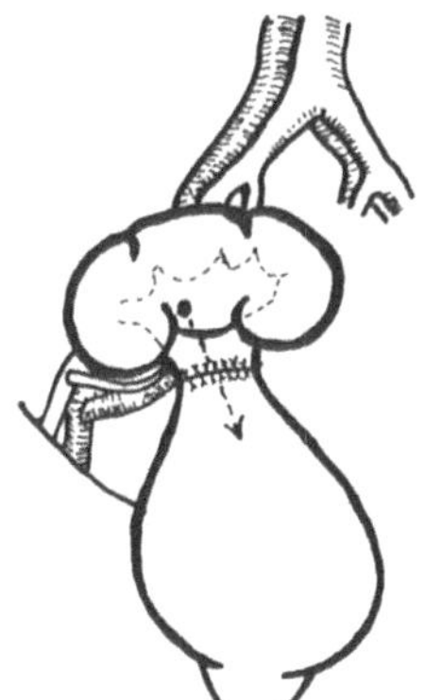
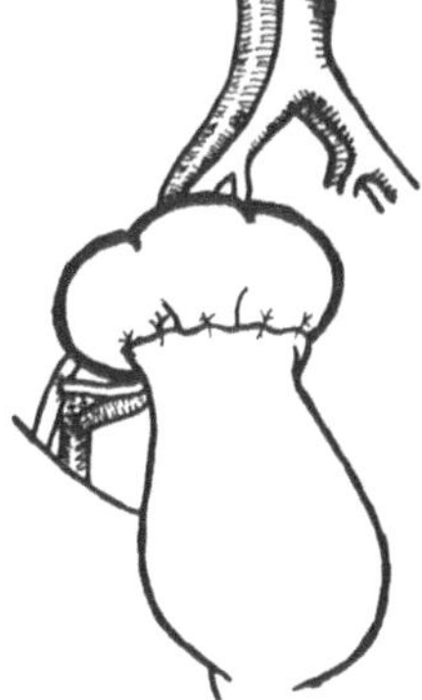

Abb. 2. Heterotope Autotransplantation unter Bildung einer Pyelo-
Vesikostomie

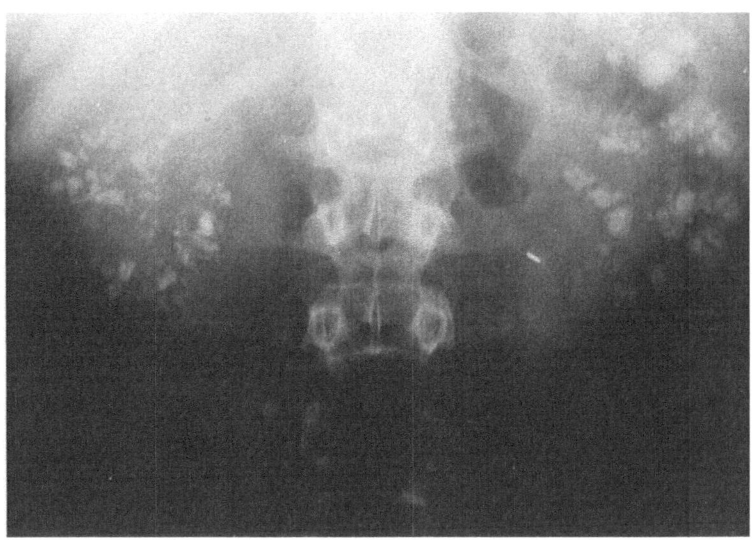

Abb. 3. Leeraufnahme eines Patienten mit Markschwammnieren bds.

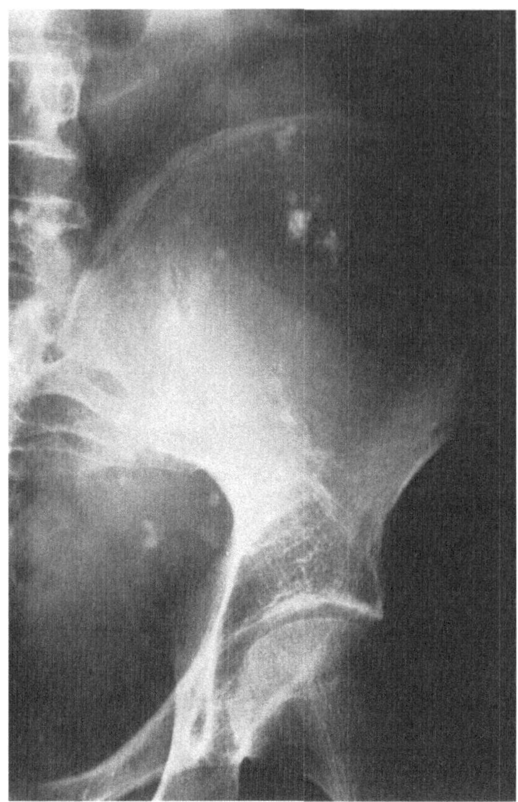

<u>Abb. 4.</u> Postoperative Leerauf-
nahme nach extrakorporaler Sein-
entfernung und heterotoper Autotransplantation

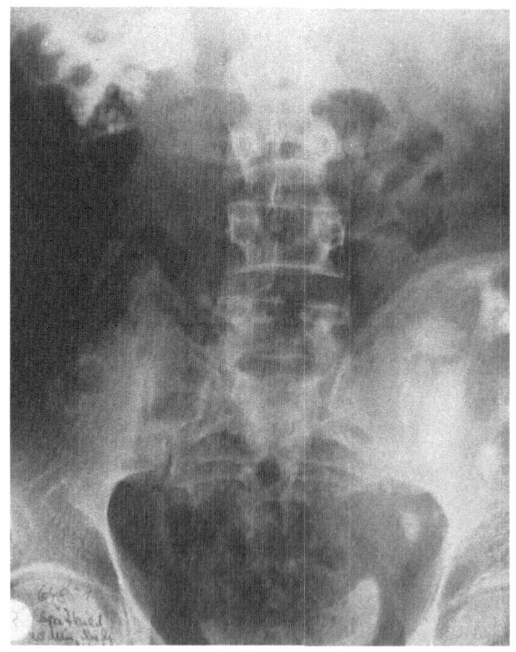

<u>Abb. 5.</u> Postoperatives Ausschei-
dungsurogramm nach heterotoper
Autotransplantation

Patient 2. Es handelte sich um einen 36-jährigen männlichen Patienten,
bei dem seit 1973 Markschwammnieren bekannt waren. Der Patient berichtete über mehrfache wöchentliche Steinabgänge. Zwischen 1980 und 1983
waren insgesamt 7 instrumentelle bzw. operative Interventionen, vorwiegend an der linken Niere notwendig. Da die Koliken und Beschwerden
vorwiegend linksseitig auftraten, wurde die linke Niere von einem
Flankenschnitt aus freipräpariert und nach Darstellung und Durchtrennung der großen Gefäße und des Harnleiters mit Euro-Collins-Lösung
perfundiert. Auf der work-bench erfolgte dann in Hypothermie nach Eröffnung des Nierenbeckens die Entfernung zahlreicher Konkremente sowie
die Resektion fast sämtlicher Papillen. Nach Beendigung der extrakorporalen Operationsphase führten wir eine heterotope Autotransplantation
der Niere in die linke Fossa iliaca unter Bildung einer weiten Pyelovesikostomie, wie sie von Petterson beschrieben wurde, durch (Abb. 2). Die
Abbildungen 3, 4 und 5 zeigen die präoperative und postoperative Leeraufnahme und das Ausscheidungsurogramm 3 Monate nach der Operation.
In der Zwischenzeit berichtete der Patient über zahlreiche problemlose
Steinabgänge, weitere instrumentelle bzw. operative Interventionen
waren bisher nicht mehr notwendig. Zu bemerken ist, daß sich der Funktionsanteil der linken Niere an der Gesamtfunktion von 40% auf 70% verbesserte.

Die extrakorporale Steinentfernung mit großzügiger Resektion der Nieren-
papillen führte bei beiden Patienten zu einer deutlichen Verbesserung
der Lebensqualität, da die Steinabgänge nach der Operation seltener
und unproblematischer verliefen. Die Autotransplantation der Niere mit
Bildung einer weiten Pyelostomie ermöglicht bei diesen Patienten eine
problemlose Steinpassage und macht sofern erforderlich, eine unproblematische instrumentelle Steinentfernung aus dem Nierenbecken möglich.
Zu diskutieren bleibt, ob der bestehende Reflux auf lange Sicht zu
einer Refluxnephropathie führt. Aufgrund eigener Beobachtungen an nierentransplantierten Patienten bei denen wegen einer Harnleiternekrose
eine Pyelovesikostomie angelegt wurde, scheint dieses Problem jedoch
von geringerer Bedeutung zu sein.

Priv.-Doz. Dr. R. Horsch, Urologische Abteilung des Chirurgischen
Zentrums der Universität Heidelberg, Im Neuenheimer Feld 305,
D-6900 Heidelberg

II. Hauptthema: Harnstein-Metaphylaxe

Fragen zu Nutzen und Methodik

Moderatoren: W. Vahlensieck, Bonn, und G. Gasser, Wien

Praktische Harnsteinmetaphylaxe

H.-J. Schneider und E. W. Rugendorff

Der Begriff *Harnsteinmetaphylaxe* wurde schon in den 60er Jahren eingeführt, um die gezielte *Steinrezidivprophylaxe* in Aufgaben, Aussagen und
Effektivität von einer allgemeinen, auf Gesunde, aber möglicherweise
bereits Gefährdete ausgerichtete *echten Steinprophylaxe* zu unterscheiden
(Schneider 1967, 1972, 1973, 1974, 1980).

Zur Harnsteinmetaphylaxe, die immer ein praktisches Anliegen auf der
Basis von Erfahrungen und wissenschaftlichen Erkenntnissen ist, zählen
alle allgemeinen und speziellen Maßnahmen zur Verhinderung eines Steinrezidivs.

Aber schon die Aussage *Rezidivstein* wird unterschiedlich definiert, wobei einzelne Autoren Begrenzungen in der Zeit, Steinart und Lokalisation vornehmen. Entsprechend different sind auch die Aussagen zur Rezidivrate.

Nach einer weltweiten Umfrage wurde im Journal of Urology folgende
Definition vorgeschlagen (Schneider 1982): "Als Rezidivstein oder Re-
zidivsteinerkrankung wird das Auftreten jedes zweiten oder weiteren
Harnsteines bezeichnet, unabhängig von seiner Zusammensetzung, der
Lokalisation oder dem Zeitintervall nach der ersten Steinepisode".

Die *Rezidivhäufigkeit* wird mit 30-70% angegeben und muß als Gradmesser
der Wirksamkeit unseres therapeutischen und prophylaktischen Vorgehens
beim Steinleiden angesehen werden. Unter konsequentem Einsatz aller
heutigen Erkenntnisse zu Pathogenese und Therapie läßt sie sich weit
unter 10% senken.

Risikoreiche Eingriffe sind erst bei einer anschließend gewährleisteten
Metaphylaxe zu vertreten (Schneider et al. 1983) und sie hat im Zeit-
alter der perkutanen Litholapaxie und der extrakorporalen Stoßwellenlithotripsie an Bedeutung eher gewonnen.

Was zu einer Harnsteinmetaphylaxe gehört, hat Kurt Boshamer bereits
1944 in seinem Lehrbuch der Urologie definiert: "Die Behandlung muß
gegen alle die Steinbildung begünstigenden Faktoren im Körper und
Harnsystem gerichtet sein .... Sie liegt weitgehend in der Hand des
nachbehandelnden Arztes".

Zum *Komplexprogramm* einer Harnsteinmetaphylaxe gehört folgendes, wenn
auch in unterschiedlicher Wichtung:

1. Regelung der allgemeinen Lebensweise
2. Empfehlung zur beruflichen Tätigkeit

3. Aufklärung über das Steinleiden und Verhaltensbeeinflussung
4. Psychische Haltung und Führung
5. Erlernen verschiedener Praktiken (Harnsammlung, pH- und Dichtemessung, Handhabung verschiedener Teststreifen).
6. Ernährung
7. Heilkuren
8. Medikamentöse Therapie

Dabei geht es im einzelnen um die

- Aufklärung des Patienten über die Art seiner Erkrankung mit dem Ziel einer verbesserten Motivierung.
- Einflußnahme auf die allgemeine Lebensweise, soweit Risikofaktoren der Steinbildung darin erkennbar sind (Streß, Beruf, persönliche Konflikte u.a.)
- Beeinflussung zu einer zweckmäßigen Ernährung, und zwar allgemein bezüglich Gewichtsregulierung und Trinkmenge und speziell nach der Steinart und den nachgewiesenen Stoffwechselstörungen.
- Möglichkeiten der medikamentösen Therapie und Prophylaxe.

Die medikamentöse Therapie ist ein wesentlicher Teil, aber eben nur ein Teil der Metaphylaxe.

Allein die Führung des Patienten und allgemeine unspezifische Maßnahmen können die Rezidivrate wesentlich senken. Das wird neuerdings als "Stone Clinic Effect" (Peacock 1984) oder "Placeboeffekt" (Miano et al. 1984) bezeichnet.

Lutzeyer und Terhorst haben auf dem Jenaer Harnsteinsymposium bereits 1972 darauf hingewiesen (Tabelle 1).

Tabelle 1. Lutzeyer und Terhorst 1973: Klinische Ergebnisse der Oxalatsteinprophylaxe 1968-1971

	Behandlung			
	Orthophosphat	Magnesium	verschiedene Medikamente	keine Medikamente
Pat. Zahl	51,00	54,00	71,00	201,00
Steine in 3 Jahren vor Therapie pro Pat. u. Jahr	0,50	0,44	0,44	0,41
Steine in 3 Jahren unter Therapie pro Pat. u. Jahr	0,07	0,02	0,13	0,13

Zwei Formen der *Organisation* einer Steinmetaphylaxe haben sich bewährt (Tabelle 2):

1. Die *spezialisierte Harnsteinambulanz*, zumeist angeschlossen an eine Klinik. Hier arbeitet ein spezialisiertes Team von Ärzten, Schwestern und meist auch Naturwissenschaftlern, die in der Regel Aufgaben der Forschung wahrnehmen. Ein engmaschiges Netz solcher Ambulanzen ist notwendig, wenn der größte Teil der Steinpatienten, wohl aber alle Problemfälle und Rezidivsteinträger betreut werden sollen. Diese Form ist

Tabelle 2. Harnsteindispensaire

I.	II.
niedergelassener Urologe	Harnsteinspezialsprechstunde
Diagnostik	spezialisierte Diagnostik
Anamnese	erweiterte Harnsteinanalyse
Röntgen	Behandlung
Ultraschall	Forschung
Steinanalyse (chemisch)	Lehre, Aus- und Weiterbildung
Gemeinschaftslabor	
Nuklearmedizin	
CT	
Behandlung	

z.B. im Gesundheitswesen der DDR sehr effektiv (Schneider 1979, Schneider und Hienzsch 1974, Schneider und Tscharnke 1969).

2. *Harnsteindispensaire in der Sprechstunde des niedergelassenen Urologen.* Wenn sich der Urologe das notwendige Wissen angeeignet hat und sich ständig auf dem Laufenden hält, sind in seiner Praxis alle Möglichkeiten der Steinmetaphylaxe gegeben:

a) Ursachendiagnostik durch
   Anamnese
   Röntgen
   Ultraschall
   Mikrobiologie
   orientierende chemische Harnsteinanalyse (Schneider et al. 1984).
b) Steine können zur Röntgendiffraktion und Infrarotspektroskopie an Speziallaboratorien verschickt werden.
c) Durch den Anschluß an ein Gemeinschaftslabor sind nahezu alle erforderlichen Urin- und Blutuntersuchungen möglich.
d) Auch Stoffwechselbelastungsteste sind unter ambulanten Bedingungen durchführbar.

Vorteilhaft ist die relative Nähe zum Wohnort des Patienten und die Tatsache, daß der Urologe für diese "Chronischkranken" eine Art Hausarztfunktion erfüllt.

Andererseits kann der niedergelassene Urologe die vorhandenen Spezialambulanzen jederzeit als Konsultationspunkt befragen und Patienten überweisen.

Es sind 4 Gruppen von Steinpatienten, die sich in einer Praxis befinden:

1. Mit akut zu behandelnden Beschwerden, meist Patienten mit Harnleiterkoliken.
2. Mit behandlungsbedürftigen manifesten Steinen.
3. Nach Steinabgang oder operativer Entfernung zur Metaphylaxe.
4. Zur Diagnostik und Prophylaxe Gesunder, weil Gefährdungsfaktoren wirken oder bei familiärer Belastung, z.B. Zystinurie.

Die Rezidivprophylaxe ist umso effektiver, je mehr über die Ursachen der Steinbildung beim einzelnen Patienten bekannt ist. Deshalb steht die Ursachendiagnostik, die in einem Stufenprogramm absolviert werden kann, an erster Stelle.

Diagnostikprogramm des Steinleidens

1. Harnabflußverhältnisse

2. Harnwegsinfekt
3. Blutanalysen
   Ca, K, Phosphat, Harnsäure, Parathormon
4. Harnanalysen
   Ca, K, Mg, Ph, Harnsäure, Zitrat, Oxalsäure, Zystin, pH,
   spez. Gew., Menge/Tag.
5. Harnsteinanalyse
6. Belastungsteste
   - Säurebelastung
   - Ca-Belastung
   - Harnsäure-Belastung
   - Oxalatbelastung
7. Berechnung (Formeln) oder Bestimmung eines Risikoindex (Gelkristal-
   lisation, Schneider et al. 1983) Oxalattitration, Coulter Counter)

Auch bei intensiver Diagnostik finden sich bei etwa 1/3 der Steinpatienten keine Ursachen. Hier ist man allein auf das Steinanalysen-
ergebnis und allgemeine Maßnahmen angewiesen, aber durchaus nicht erfolglos.

Zumeist wird der 24-Stunden-Sammelurin untersucht. Unter ambulanten
Bedingungen ist die Sammlung eines Portionsurins oft bequemer. Bewährt
hat sich die Zeit von O-6.OO Uhr.

Neben der Menge der Harninhaltsstoffe sollte stets ihre Konzentration
errechnet werden.

Die Bereitschaft der Patienten nimmt proportional mit der zeitlichen
Entfernung zur letzten Kolik ab. Deshalb ist es wichtig, sie zur Mitarbeit zu motivieren.

Verschiedene Formen eines sog. Steinpasses wurden empfohlen (Rugendorff 1975). Sie sind sicher vorteilhaft, haben sich aber generell
nicht durchgesetzt.

Jeder Patient sollte aber zumindest das Analysenresultat seines
Steines kennen und dem nachbehandelnden Arzt übermitteln.

Immer wieder wird die Frage aufgeworfen, ob für jeden Steinpatienten
die gesamte Diagnostik und eine Metaphylaxe überhaupt erforderlich
ist.

Wir sind für eine primäre umfangreiche Diagnostik, da jeder Erststein
kein Einzelstein bleiben muß, sondern der erste einer Reihe von vielen
Rezidiven sein kann. Anders bei der Therapie.

Allgemeine Maßnahmen und eine mehrjährige Kontrolle sind ausreichend,
wenn sich nicht aus dem Ergebnis der Steinanalyse und der Stoffwechsel-
untersuchungen die Notwendigkeit einer medikamentösen Therapie ergibt.

Die Basis einer Harnsteinmetaphylaxe sind diese allgemeinen oder unspezifischen Maßnahmen bei einem um den Pathomechanismus seiner Erkrankung wissenden motivierten Patienten in einem längerfristigen
Kontrollsystem.

Diese Metaphylaxe kann nebenwirkungsfrei kontinuierlich und langzeitig
durchgeführt werden.

Die Maßnahmen müssen aber akzeptiert werden, trainierbar sein (reich-
liches Trinken) und dem Patienten nicht den Spaß verderben (Essen).
Unsere leidige Erfahrung, daß auch intensive Anstrengungen um eine

Gewichtsreduzierung der häufig übergewichtigen Steinpatienten auf die
Dauer erfolglos sind, darf uns nicht entmutigen.

Bei häufigen Rezidiven und nachgewiesenen Stoffwechselveränderungen
werden spezielle Medikamente kontinuierlich oder im Intervall verab-
folgt. Ihre Nebenwirkungen sind speziell bei der Langzeittherapie zu
beachten (Tabelle 3-6).

Tabelle 3. Pathomechanismus, Therapeutisches Prinzip und Medikamente in der Zystin-
rezidivsteinprophylaxe

Pathomechanismus	Therapeutisches Prinzip	Medikamente
Hyperzystinurie	1. Lösungsvermittlung durch Disulfidbindung	Penicillamin Mercaptopropionylglyzin
	2. Zysteinbildung	Ascorbinsäure
saurer Urin	Harnalkalisierung	Alkalizitrat

Tabelle 4. Pathomechanismus, Therapeutisches Prinzip und Medikamente in der Harn-
säurerezidivsteinmetaphylaxe

Pathomechanismus	Therapeutisches Prinzip	Medikamente
Hyperurikosurie	Senkung der Harnsäurekon-zentration durch Xanthinoxydasehemmung	Allopurinol
Säurestarre	Harnneutralisierung	Alkalizitrate
Hypokaliämie	Kaliumsubstitution	Kalium

Tabelle 5. Pathomechanismus, Therapeutisches Prinzip und Medikamente in der
Kalziumoxalatrezidivsteinprophylaxe

Pathomechanismus	Therapeutisches Prinzip	Medikamente
Hyperkalziurie		
- absorptiv	intestinale Resorptions-hemmung	Ionenaustauscher
- resorptiv	verbesserte tubuläre Ca-Rückresorption	Thiazide
Hyperoxalurie		
- angeb. Oxalose	Beeinflussung des Oxalsäure-stoffwechsels, Lösungsver-mittlung (Komplexierung)	Vitamine B 6 Mg
- enterale Hyperoxalurie	intestinale Oxalatbindung	Ca-Glukonat Anionenaustauscher
Hypomagnesämie	Mg-Substitution	Mg
Hyperurikosurie	Senkung des Harnsäurespiegels	Allopurinol
Inhibitorenmangel	Erhöhung des Zitratspiegels durch Alkalisierung.	Alkalizitrat
	Erhöhung der Pyrophosphat-exkretion	Orthophosphat

Tabelle 6. Pathomechanismus, Therapeutisches Prinzip und Medikamente in der Infektsteinrezidivprophylaxe

Pathomechanismus	Therapeutisches Prinzip	Medikamente
Harnwegsinfektion mit ureasepos. Keimen	1. Infekttherapie	Antibiotika
	2. Ureasehemmung	Ureasehemmer
Alkal. Urin	Harnsäurerung	NH_4CL
Hyperphosphaturie	Phosphatresorptions-hemmung	Aluminium-Phosphatbinder

Die Aufgabe einer Harnsteinmetaphylaxe ist die Verhinderung des Steinrezidivs. Unter Einsatz unseres heutigen Wissens um die Pathogenese und aller Möglichkeiten in der Organisation von Diagnostik und Therapie wurden Fortschritte erzielt. Unser Ziel muß die völlige Vermeidung von Rezidiven und eine größere Einflußnahme auf die Neuerkrankungsrate bei der gesunden Bevölkerung sein.

Literatur

Boshamer K (1944) Lehrbuch der Urologie, 2. Auflage. Fischer Verlag, Jena
Lutzeyer W, Terhorst B (1973) Möglichkeiten der Prophylaxe beim Oxalatsteinleiden. III. Jenaer Harnsteinsymposium. Symposiumsbericht, Jena, S. 199-202
Miano L, Petta S, Paradiso-Galatioto G, Goldani S (1984) A placebo controlled double-blind study of allopurinol in severe recurrent idiopathic renal lithiasis. Preliminary results. In: P.O. Schwille, L.H. Smith, W.G. Robertson, W. Vahlensieck Urolithiasis and related clinical research. Plenum Press New York London (im Druck)
Peacock M (1984) Institution and management of a stone clinic. In: P.O. Schwille, L.H. Smith, W.G. Robertson, W. Vahlensieck. Urolithiasis and related clinical research. Plenum Press New York London (im Druck)
Rugendorff EW (1975) Zur Einführung eines Steinpasses beim Harnsteinleiden. Urologe B 15:103-106
Schneider H-J (1967) Die medikamentöse Therapie der Nephrolithiasis. Zschr ärztl Fortb 61:1113-1118
Schneider H-J (1972) Harnsteindispensaire: Ihre Beurteilung durch den Steinträger. Zschr ärztl Fortb 66:477-478
Schneider H-J (1972) Harnsteindispensaire: Bedeutung und erreichter Stand in der DDR. Zschr Urol 65:527-532
Schneider H-J (1973) Urometrie in der Harnsteindispensaire. Dtsch Ges.-wesen 28:1478
Schneider H-J (1974) Dispensairebetreuung durch den Facharzt für Allgemeinmedizin. Dtsch Ges-wesen 29:1434-1435
Schneider H-J (1974) Gibt es eine echte Prophylaxe des Harnsteinleidens? Urologe A 13:161-165
Schneider H-J (1979) Organisation, Aufgaben und Wirkung einer Harnsteinambulanz. Therapiewoche 29:2188-2198
Schneider H-J (1980) Das Harnsteinleiden - Möglichkeiten seiner Vorbeugung und Behandlung, 3. Auflage. VEB Volk und Gesundheit, Berlin
Schneider H-J (1982) What is a urolith and what is a recurrent urolith? J Urol 127: 72-74
Schneider H-J, Hienzsch E (1974) Fortschritte in der Dispensairebetreuung Harnsteinkranker. Zschr Urol Nephrol 67:749-757
Schneider H-J, Horn G, Tscharnke J (1969) Erfahrungen mit einer Dispensairesprechstunde für Harnsteinpatienten. Zschr Urol 62:241-248
Schneider H-J, Röhrborn C, Rugendorff EW (1983) A Gel model for measuring crystallization inhibitor activities in calcium oxalate urolithiasis. World J Urol 1:155-158

Schneider H-J, Rugendorff EW (1984) Notwendigkeit und Möglichkeiten einer post-
    operativen Harnsteinmetaphylaxe. Therapiewoche (im Druck)
Schneider H-J, Röhrborn C, Rugendorff EW (1984) Stone analysis - in doctors office
    or in a spezialised laboratory? In: P.O. Schwille, L.H. Smith, W.G. Robertson,
    W. Vahlensieck. Urolithiasis and releated clinical research. Plenum Press New
    York London (im Druck)
Ulshöfer BM, Rodeck G, Seibke W, Stiebeling D, Peemöller A (1979) Harnsteindiagno-
    stik bei ambulanten Patienten. I. Kooperationsmodell Klinik - Praktiker. II. Er-
    gebnisse und klinische Wertung. In: G. Gasser, W. Vahlensieck. Pathogenese und
    Klinik der Harnsteine VII. Steinkopff Verlag, Darmstadt, S. 302-311

Prof. Dr. H.-J. Schneider, Ludwigsplatz 11, D-6300 Gießen

Anamnestische Angaben von 175 Rezidivharnsteinbildnern

R. Pfab, M. Hegemann, W. Schütz und H. Maxeiner

Mit dem Wohlstand der Bevölkerung scheint die Prävalenz des Harnsteinleidens, v.a. der Calciumurolithiasis zu steigen. Robertson (5) erklärt dies durch einen vermehrten Konsum von tierischem Eiweiß, wodurch die Ausscheidung von Calcium, Oxalat und Harnsäure im Urin zunimmt.

Das Risiko einer Harnsteinbildung ist nach Untersuchungen von Schneider (8) bei adipösen Patienten größer als bei Normalgewichtigen. Nach
Zechner (10) ist die reichliche Zufuhr von purinreicher Kost und von
Alkohol verantwortlich für die derzeit zunehmende Inzidenz des Harnsteinleidens.

Auch der Härtegrad des Trinkwassers und Umwelteinflüsse, wie die
Sonneneinstrahlung, sollen die Harnsteinbildung beeinflussen (3).

Bei gastrointestinalen Erkrankungen kommt es durch Reabsorptions-
störungen zu einer Hyperoxalurie, wodurch die Gefahr einer Steinbildung entsteht (1).

Auf die genetische Prädisposition der Calciumurolithiasis wiesen Resnick (7) und McGeown (2) hin, indem sie Familien von Harnsteinbildnern
untersuchten.

Um den Einfluß der genannten Parameter auf die Harnsteingenese zu
untersuchen, beantworteten 175 Rezidivharnsteinbildner einen Anamnesefragebogen; die Ergebnisse wurden statistisch ausgewertet.

Patienten, Material und Methode

175 Patienten mit einer rezidivierenden Harnsteinbildung (114 Männer
und 61 Frauen) beantworteten im Rahmen einer metabolischen Abklärung
(4) ihrer Erkrankung einen standardisierten Anamnesefragebogen.

Patienten mit Harnsäure- oder Cystinsteinen wurden in dieser Untersuchung nicht berücksichtigt, da ihnen andere Stoffwechselstörungen zu Grunde liegen.

Bei 66% der Rezidivharnsteinbildner wurden bereits Nierensteinoperationen durchgeführt, davon bei 12% beidseits.

Am Untersuchungstag waren bei 88 Patienten Nierensteine röntgenologisch nachweisbar.

Als Kontrollgruppe dienten 59 gesunde Probanden.

Ergebnisse

Der erste Nieren- oder Harnleiterstein wurde bei Männern mit 36,1 ± 11,5 Jahren, bei den Frauen mit 37,8 ± 14,7 Jahren diagnostiziert (Abb. 1).

Bei Aufteilung der Patienten in Harnsteingruppen zeigte sich eine Dominanz der Calciumoxalatsteine (75,8%), gefolgt von den Struvit- (14,3%) und den Apatitsteinen (9,9%). Mischsteine wurden entsprechend ihrem Hauptbestandteil einer dieser 3 Gruppen zugeordnet.

In Anlehnung an die üblichen Normwerttabellen der "Metropolitan Life Insurance Company" hatten 84,6% der Patienten ein Übergewicht, 10,8% ein Untergewicht und 4,6% ein Normalgewicht (Abb. 2).

In Tabelle 1 ist das prozentuale Übergewicht der Harnsteinbildner dargestellt.

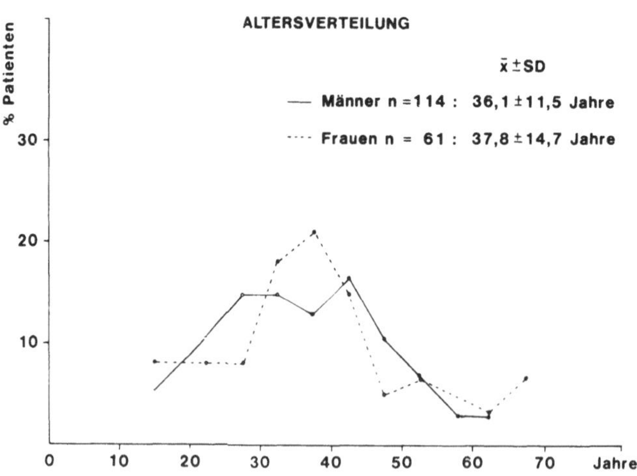

Abb. 1. Alter der Patienten bei der Diagnostik des ersten Nieren- oder Harnleitersteines und prozentuale Verteilung

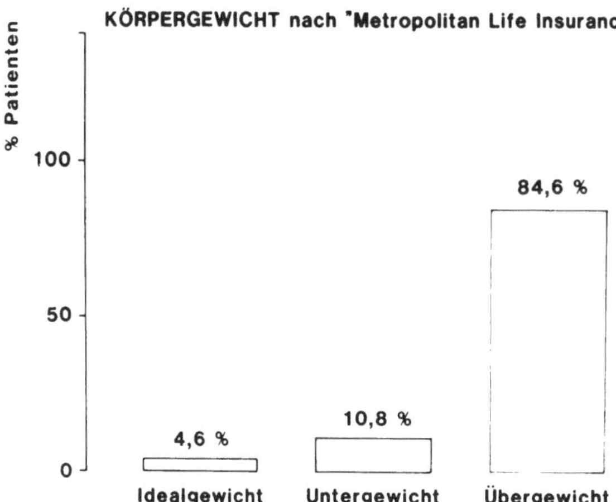

<u>Abb. 2.</u> Verteilung der 175 Rezidivharnsteinbildner in Idealgewicht, Untergewicht und Übergewicht

Tabelle 1. Die prozentuale Aufteilung des Übergewichtes bei 175 Rezidivharnstein-bildnern

Übergewicht in %	Anzahl der Patienten in %
5-10%	32,5%
10-20%	26,8%
20-30%	19,8%
30-40%	5,5%

Auf ihre Ernährung angesprochen, geben 33% der Rezidivharnsteinbild-ner einen vermehrten Konsum von tierischem Eiweiß, v.a. in Form von Fisch und Fleisch an. Viel Milchprodukte essen 17%, viel Kohlehydrate und Zucker 20%. Weitere 20% der Patienten berichten über ein regel-mäßiges Nachsalzen der Nahrung.

Diätetische Richtlinien mit Reduzierung der Milchprodukte beachten 26% der Patienten.

Bewußt weniger tierisches Eiweiß essen 4% der Steinbildner; weitere 4% sind Vegetarier.

22% der Patienten nehmen regelmäßig harnsäuresenkende Medikamente und 8,5% Antazida ein.

81,7% der Harnsteinbildner trinken mehr als 1,5 Liter Flüssigkeit am Tag.

Diese Flüssigkeit besteht bei 18,2% v.a. aus Tee, bei 75% v.a. aus Mineralwasser.

10% der Patienten trinken täglich mehr als einen Liter Bier oder 0,5 Liter Wein.

Die hohe Harndilution der Harnsteinbildner kam auch in der Menge des 24-Stunden-Urins zum Ausdruck (2178 ± 721 ml/24 Std.; Kontrollgruppe: 1120 ± 620 ml/24 Std.).

Tabelle 2. Genetische Prädisposition?

Harnsteine in der Familie bekannt bei: 37,7% der Patienten (n = 66)					
Vater	Mutter	Bruder	Schwester	Kind	Ehepartner
n = 19	n = 18	n = 16	n = 10	n = 3	n = 2

Begleiterkrankungen neben der Urolithiasis waren v.a. gastrointestinale Erkrankungen (23%), rheumatische Beschwerden (26%) und Hypertonie
(25%). Patienten mit der Angabe "Gicht" wurden in den rheumatischen
Formenkreis miteinbezogen. 3,4% der Patienten sind Diabetiker.

In Tabelle 2 ist die Familienanamnese der Rezidivharnsteinbildner
dargestellt.

37,7% der Patienten gaben Harnsteinbildner in der Familie an. Dabei
sind v.a. die Eltern und Geschwister betroffen. In 2 Fällen waren
Harnsteine auch bei dem Ehepartner bekannt.

Diskussion

Vahlensieck und Mitarbeiter (9) fanden 1982 in einer Infas-Umfrage
unter Bundesbürgern eine Inzidenz der Harnsteinbildung von 0,54%,
wobei die Inzidenz mit steigendem Lebensalter zunimmt. Im Gegensatz
zu dieser Studie und anderen epidemiologischen Untersuchungen (5),
haben wir nur Rezidivharnsteinbildner erfaßt. Auch bei diesen zeigt
sich mit zunehmendem Lebensalter ein erhöhtes Risiko für die Neubildung eines Nierensteines, wobei bei den Männern ein Altersgipfel
zwischen 25 und 45 Jahren, und bei den Frauen ein Altersgipfel zwischen 30 und 45 Jahren erkennbar ist. Ab 50 Jahre scheint das Risiko
einer Steinbildung abzunehmen.

Das eindeutige Überwiegen von Calciumoxalatsteinen geht mit anderen
Untersuchungen konform.

Über 80% der Rezidivharnsteinbildner kennen den Wert der Diurese in
der Harnsteinprophylaxe und trinken ausreichend.

Dagegen ist nur wenigen bekannt, daß neben der Reduzierung von Milchprodukten, gerade auch der Genuß von tierischem Eiweiß und Kohlehydraten, eingeschränkt werden muß.

Weiterhin sollte eine Normalisierung des Körpergewichtes angestrebt
werden; 84,6% der untersuchten Harnsteinbildner waren übergewichtig.

Rao (6) verglich 1982 die Ernährungsgewohnheiten von Harnsteinbildnern
und einer gesunden Kontrollgruppe miteinander und konnte keine signifikanten Unterschiede in bezug auf die tägliche Zufuhr von tierischem
Eiweiß, Kohlehydraten und Zucker feststellen. Die Steinbildner nahmen
jedoch eine kalorienreichere Kost zu sich. Rao empfiehlt daher bei
Harnsteinbildnern die "Nahrungsdichte" zu reduzieren.

Ein hoher Anteil der Rezidivharnsteinbildner hatte neben der Urolithiasis eine gastrointestinale Erkrankung, wodurch eine Hyperoxalurie
entstehen kann (1). Bei diesen Patienten sollte eher eine calcium-
reiche Kost verordnet werden, um die Oxalationen zu binden; weiterhin
ist natürlich eine spezifische Therapie, v.a. in Form von Antazida
nötig.

Häufige Begleiterkrankungen sind außerdem die Hypertonie und rheumatische Erkrankungen, die ebenfalls spezifisch diagnostiziert und therapiert werden müssen.

McGeown (2) fand signifikant mehr Harnsteine in Familien mit Harnsteinbildnern, verglichen mit den Familien der jeweiligen Ehepartner und deutete dies als polygenetische Erbanlage der Calciumurolithiasis. Andere Untersucher begründen das gehäufte familiäre Vorkommen von Nierensteinen mit gemeinsamen Umwelteinflüssen und Ernährungsgewohnheiten.

Nach unseren Ergebnissen ist eine genetische Prädisposition des Calcium-Harnsteinleidens wahrscheinlich, da 37,7% der Patienten Harnsteinbildner in der Familie angeben. Nur in 2 Fällen waren auch bei dem Ehepartner Nierensteine bekannt. Ein familiär gehäuftes Vorkommen von Nierensteinen bei Männern konnten wir jedoch nicht feststellen.

Zusammenfassung

175 Rezidivharnsteinbildner beantworten im Rahmen einer metabolischen Abklärung ihrer Erkrankung einen standardisierten Anamnesefragebogen. Cystin- und Harnsäuresteine wurden in dieser Untersuchung nicht berücksichtigt.

Der Altersgipfel bei der Diagnose des ersten Nieren- oder Harnleitersteines war bei den Männern 36,1 ± 11,5 Jahre, bei den Frauen 37,8 ± 14,7 Jahre.

84,6% der Patienten waren übergewichtig.

81,7% der Rezidivharnsteinbildner trinken durchschnittlich mehr als 1,5 Liter Flüssigkeit am Tag.

An diätetischen Richtlinien kennen die meisten Patienten den Wert der Reduktion von Milchprodukten. Über die Bedeutung von tierischem Eiweiß, Kohlehydraten, Zucker und Kochsalz in der Nahrung sind nur wenige informiert.

Eine genetische Prädisposition des Calcium-Harnsteinleidens scheint wahrscheinlich zu sein.

Literatur

1. Dharmsathaphron K, Freeman DH, Binder HJ, Dobbins JW (1982) Increased risk of nephrolithiasis in patients with steatorrhea. Digestive Diseases and Sciences 27:401
2. McGeown MG (1960) Heredity in renal stone disease. Clin Sc 19:465
3. Juuti M, Heinonen OP (1980) Incidence of urolithiasis and composition of household water in Southern Finland. Scand J Urol Nephrol 14:181
4. Pfab R, Hegemann M, Böttger I, Uckmann F, Schütz W (1984) Diagnostische Kriterien und die metabolische Klassifikation von 122 Patienten mit rezidivierender Calciumurolithiasis. In: Vahlensieck W und Gassner G: Pathogenese und Klinik der Harnsteine (X) - Fortschritte der Urologie und Nephrologie. Steinkopf, Darmstadt: 320
5. Robertson WG, Peacock M (1982) The pattern of urinary stone disease in Leeds and the United Kingdom in Relation to animal protein intake during the period 1960-1980. Urol int 37:394
6. Rao PN, Prendville V, Buxton A, Moss DG, Blacklock NJ (1982) Dietary management of urinary risk factors in renal stone formers. Brit J Urol 54:578
7. Resnick M, Durward B, Pridgen BS, Harold O, Goodman PD (1968) Genetic predisposition to formation of calcium oxalate renal calculi. New Eng J Med 278:1313

8. Schneider HJ, Janitzky H, Schüler G (1979) Somatische Parameter bei Harnsteinpatienten und ihre Beziehungen zu Alter, Geschlecht und Steinart. Z Urol u.
   Nephrol 72:315
9. Vahlensieck EW, Bach D, Hesse A, Strenge A (1982) Epidemiology, pathogenesis
   and diagnosis of calcium oxalate urolithiasis. Int Urol Nephrol 14:333
10. Zechner O, Latal D, Pflüger H, Scheiber V (1981) Nutritional risk factors in
    urinary stone disease. J Urol 125:51

Dr. Rudolf Pfab, Urologische Klinik und Poliklinik rechts der Isar
der Technischen Universität München, Ismaninger Straße 22, D-8000
München 80

Die Untersuchung des 24-h-Harns als notwendige Basis für eine erfolgreiche Metaphylaxe des Calciumoxalat-Steinleidens*

A. Hesse und W. Vahlensieck

Die Entfernung der Steine aus dem Körper hat sich in den letzten
Jahren so entwickelt, daß die operativen Eingriffe sehr bald auf
wenige Grenzfälle beschränkt werden können. Eine besondere Bedeutung
erhält dadurch die Rezidiv-Prophylaxe, denn ohne ausreichende Behandlung bekommen ca. 2/3 aller Steinpatienten ein Rezidiv. Über die Ursachen der Bildung verschiedener Harnsteinarten ist sehr viel bekannt,
jedoch besteht ein gewisser Nachholbedarf, diese Erkenntnisse in der
Praxis anzuwenden. Unser Modell zur Labor-Diagnostik des Harnsteinleidens (Tabelle 1) gliedert sich in:

1. Minimalprogramm
2. Standardprogramm
3. Spezialprogramm

Während ein Minimalprogramm zur schnellen Diagnostik sich auf wenige
Serum-Untersuchungen und die Überprüfung der Harnreaktionen mit Teststreifen beschränken kann, wird das Standardprogramm bereits durch
die Untersuchung des 24 Std.-Sammelharns gekennzeichnet. Bei Erst-
erkrankungen sollte darauf geachtet werden, daß der Patient zunächst
seine Lebens- und Ernährungsgewohnheiten nicht ändert, um eine darauf
bezogene Harnanalyse zu erhalten.

Ergeben sich aus den Untersuchungen im Standardprogramm Hinweise auf
Stoffwechselanomalien nehmen wir stets eine stationäre Untersuchung
unter einer bilanzierten Standardkost mit Anwendung des Spezialpro-
grammes vor. Dadurch werden äußere Einflüsse weitgehend eliminiert.
Auch hier spielt die Untersuchung des 24 Std.-Sammelharns eine bedeutende Rolle. Desweiteren erfolgt eine Differentialdiagnostik durch
Belastungstests. Eine wichtige Voraussetzung für die Untersuchungen
ist die genaue Kenntnis der Zusammensetzung der Harnsteine, wobei auch
auf eine Kern - Schale - Analyse geachtet werden muß. Die Anwendung
der chemischen Harnstein-Analyse muß heute als obsolet betrachtet
werden. Infrarotspektroskopie und Röntgendiffraktion ermöglichen eine

---

* Mit Unterstützung der Deutschen Forschungsgemeinschaft

Tabelle 1. Stufenprogramm zur Labor-Diagnostik beim Harnsteinleiden

---

Labor-Diagnostik bei Urolithiasis

1. Minimalprogramm

Serum   *Harn*

Kalzium   Schnelltests
Harnsäure   (Kombinationsstreifen)
Kreatinin   Harnsediment
                                 Uricult
                                 Urocystin

2. Standardprogramm

Serum

Kalzium   Parathormon
Harnsäure   anorgan. Phosphor
Kreatinin

24 h - Harn

Volumen   Harnsäure
pH-Wert   Oxalsäure
spez. Gewicht   Zitronensäure
Kalzium   Cystin
Magnesium   (wenn Urocystin positiv)
anorgan. Phosphor   Kreatinin

3. Spezialprogramm
Stoffwechseluntersuchung unter Standardkost

Serum   *24 h - Harn*

* Säure - Basen - Status   Volumen   * Chlorid
* Natrium   pH-Wert   anorgan. Phosphor
* Kalium   Spez. Gewicht   * Sulfat
  Kalzium   * Natrium   Harnsäure
* Magnesium   * Kalium   Zitronensäure
  anorgan. Phosphor   * Ammonium   Oxalsäure
  Kreatinin   Kalzium   Cystin
  Parathormon   Magnesium   Kreatinin

Belastungstests

Ammoniumchlorid - BT
Kalzium - BT
Purin - BT
(Oxalat - BT)

---

* zusätzlich gegenüber Standardprogramm

qualitative und quantitative Analyse unter Einhaltung des neuesten
wissenschaftlichen Standards.

Die Belastungstests (Tabelle 1) sollten nach Möglichkeit unter kontrollierten - am besten stationären - Bedingungen durchgeführt werden.
Fremdeinflüsse werden dadurch ausgeschaltet und die Ergebnisse sind
reproduzierbar (1,2). So wird bei 44% der Calciumoxalatsteinpatienten

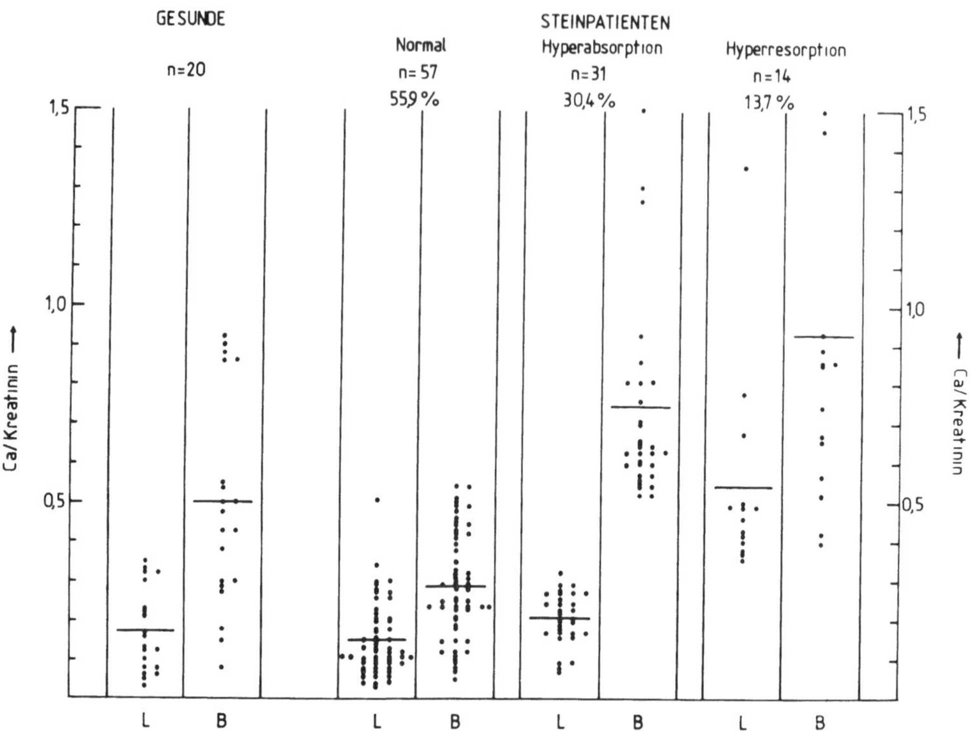

Abb. 1. Graphische Darstellung der Ergebnisse des Ca-Belastungstests bei Gesunden (n = 20) und Calciumoxalat-Steinpatienten (n = 102)

eine Kalzium-Stoffwechselstörung im Sinne einer Hyperabsorption bzw. Hyperresorption festgestellt (Abb. 1). Auch Purinstoffwechselstörungen sind bei diesen Patienten häufig, 15–20% haben eine Hyperurikämie und 50% eine latente Hyperurikämie (nach unserer Definition 297–381 μmol/l Serum).

Bei den Untersuchungen des 24 Std.-Harns unter individueller Ernährung und Standardkost wurde deutlich, daß bei Calciumoxalat-Steinpatienten eine starke Geschlechtsabhängigkeit der Ausscheidung von Oxalsäure besteht (Abb. 2). Die Frauen zeigen keine Differenz zu den Gesunden in der Oxalsäure-Ausscheidung, dagegen sind die Werte der Männer unabhängig von der Ernährung signifikant erhöht. Analoge Verhältnisse liegen bei der Calcium-Ausscheidung vor. Dagegeben ist die Zitronensäure-Ausscheidung bei den gesunden Frauen signifikant höher als bei den gesunden Männern, aber auch signifikant erhöht gegenüber den Steinpatienten unter individueller Kost. Männliche Calciumoxalat-Steinpatienten scheiden auch vermehrt anorgan. Phosphor und Harnsäure aus, die das Steinbildungsrisiko erhöhen und so ergibt sich bei der Berechnung der relativen Übersättigung für Calciumoxalat eine signifikante Differenz zwischen Männern und Frauen (♀ : 3,71 ± 2,38, ♂ : 6,30 ± 5,23). Gesunde weisen keinen Geschlechtsunterschied in der relativen Übersättigung auf und zeigen insgesamt auch niedrigere Werte als Steinpatienten (♀ : 2,75 ± 1,37, ♂ : 2,59 ± 0,88).

Aus diesen Auffälligkeiten für Calciumoxalat-Steinpatienten können Ursachen für das häufigere Calciumoxalat-Steinleiden bei Männern abgeleitet werden.

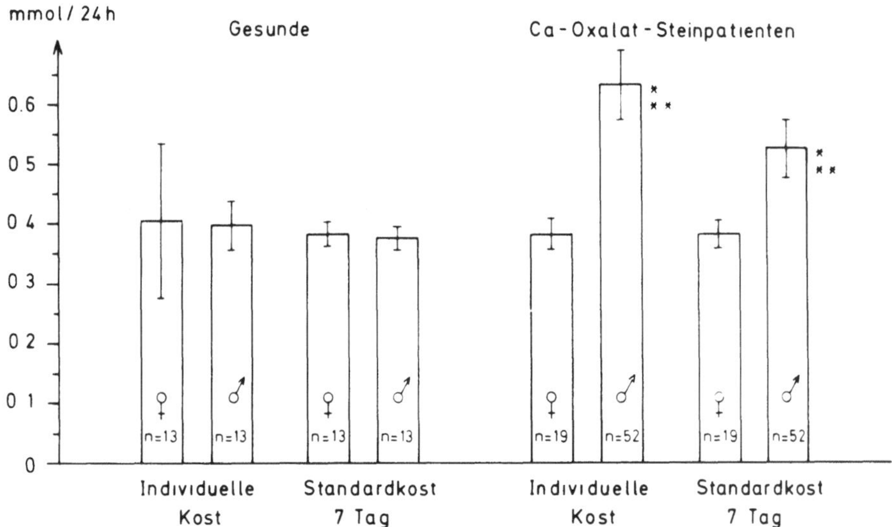

Abb. 2. Geschlechtsunterschiede bei der Ausscheidung von Oxalsäure im 24h-Harn bei Gesunden und Calciumoxalat-Steinpatienten

Tabelle 2. Grenzwerte für den Therapiebeginn beim Harnsteinleiden

Harndiagnostik beim Harnsteinleiden

Parameter	Methode	Grenzwert im 24h-Harn
24h-Harnvolumen	Meßzylinder	< 1,5 Liter
pH-Wert	Teststreifen Glaselektrode	5,8-6,8
Spez. Gewicht	Teststreifen Urometer	$\geq$ 1,010 g/cm^3 $\geq$ 1,015 g/cm^3
Calcium	Atomabsorption	> 5 mmol (200 mg)
Magnesium	Atomabsorption	< 3 mmol (80 mg)
anorg. Phosphor	Phosphormolybdat-Reakt.	> 35 mmol (1000 mg)
Harnsäure	enzymatisch	> 3 mmol (500 mg)
Oxalsäure	Gaschromatographie Ionenchromatographie enzymatisch	> 0,5 mmol (45 mg)
Zitronensäure	enzymatisch	< 2 mmol (400 mg)
Zystin	Urocystin-Screening Aminosäure-Analyse	> 0,2 mmol (50 mg) > 0,8 mmol (200 mg)
Harnstein-Analyse	Infrarotspektroskopie	5-10% Mischanteile

Für die Beurteilung der Analysenergebnisse im 24 Std.-Harn sind einheitlich Grenzwerte erforderlich. Aus unseren Untersuchungen und den Angaben im internationalen Schrifttum haben wir Richtwerte zusammengestellt, die eine Interpretation der Befunde erleichtern und die Basis für eine gezielte Therapie sein können (Tab. 2).

Literatur

1. Hesse A, Schneeberger W, Strenge A, Vahlensieck W (1984) Differenzierung von
   Hyperkalziurietypen bei Kalziumoxalat-Steinpatienten durch Anwendung des Ca-
   Belastungstestes. Fortschr Urol Nephrol 22:314-319
2. Hesse A, Bach D, Schneeberger W, Beeko R, Vahlensieck W (1984) Durchführung des
   Purinbelastungstests zur Diagnostik einer latenten Hyperurikämie beim Calcium-
   oxalatsteinleiden. In: Harnsäure und Urolithiasis (Hrsg. A Hesse) GIT, Darmstadt,
   S. 71-78

PD Dr. A. Hesse, Harnsteinforschungsstelle der Urologischen
Universitätsklinik Bonn, Sigmund-Freud-Straße 25, D-5300 Bonn

Diagnostische Bedeutung der Citrat-Bestimmung im Sammelharn bei Steinpatienten

P. Carl und H. Müller

Die Zitronensäure bildet mit Calciumionen lösliche Komplexe und ist
somit in der Lage, das Löslichkeitsprodukt verschiedener Calciumsalze
zu beeinflussen. Citrat wird daher zu den sog. *"lithoprotektiven Substanzen"* gerechnet und eine reduzierte Ausscheidung als Kausalfaktor bei
der Steingenese diskutiert (1).

Beeinflußt wird die Citratausscheidung durch zahlreiche Faktoren, wie
Ernährung, Lebensalter, Geschlecht, Nierenfunktion und Urin-pH. Weiterhin ist ein bakterieller Citratabbau bei Harnwegsinfekt und eine zyklusabhängige Schwankung der Citratausscheidung bei Frauen zu berücksichtigen (2).

Aus zahlreichen Publikationen - hier aus einer Zusammenfassung von
Hesse und Bach zitiert (2) - lassen sich sehr unterschiedliche Mittel-
werte der Citratausscheidung, teilweise aber auch nur wenig deutliche
Differenzen zwischen Gesunden und Steinpatienten, erkennen.

Da andererseits in zunehmendem Maße Laborsets für die Citratbestimmung
vom Handel angeboten werden und aus dem Nachweis einer reduzierten
Citratausscheidung therapeutische Konsequenzen, nämlich eine permanente medikamentöse Citratzufuhr, gefordert werden, haben wir eigene
Ergebnisse der Citratbestimmung kritisch geprüft.

Bei *229 Steinpatienten* wurden *393 Citratbestimmungen* im 24-h-Urin durchgeführt. Bei *36 gesunden Kontrollpersonen* erfolgten *39 Untersuchungen,* insgesamt also 432 Untersuchungen. Die Untersuchungen fanden teils stationär und teils ambulant statt. Auf eine Standardkost wurde bewußt verzichtet, da auch die vorangegangene Steinbildung nicht unter standardisierten Bedingungen erfolgt war.

Die *Citratbestimmung erfolgte auf enzymatischem Wege,* wobei die der Citrat-
menge äquivalente Abnahme der NADH-Konzentration als Extinktionsabnahme
im Eppendorf-Photometer bestimmt wurde.

Die Vergleiche von Steinpatienten und gesunden Kontrollpersonen zeigte
in beiden Gruppen sehr hohe Schwankungsbreiten der Citratausscheidung, wobei

Tabelle 1. Zitrat im Urin (mg/d)

Steinpatienten				*Kontrollgruppe*		
	n	$\bar{x}$	Range	n	$\bar{x}$	Range
männlich:	132	251,7	5-1190	22	197,9	20-702
weiblich:	97	258	9-1650	14	226,6	32-646

Tabelle 2. Steinpatienten (n = 229); Zitrat im Urin (mg/d)

	n	$\bar{x}$	Range
Ca.-Oxalat	85	260,3	17-1650
Harnsäure	28	231,6	4,5-1033
Phosphat	11	145,3	5,5- 356
Cystin	1	610	
Oxalat-Phosphat	26	249,4	16,4-1190
Oxalat-HS	5	325,3	26,5- 623
ohne Analyse	73	237,5	9-1360

die Höchstwerte der Steinpatienten wesentlich höher lagen. Auch die Mittelwerte der Citratausscheidung lagen bei den Steinpatienten etwas höher als bei Gesunden. Eine etwas höhere Citratausscheidung bei Frauen entspricht Literaturangaben (Tabelle 1).

Eine Aufgliederung nach Steinarten unter gesonderter Anführung von Mischsteinen zeigte lediglich *bei reinen Phosphatsteinen* eine signifikant niedrigere Citratausscheidung (Tabelle 2).

Dies kann durch bakterielle Infekte (3), z.T. auch durch eine eingeschränkte Nierenfunktion bei Phosphatsteinpatienten erklärt werden.

Eine von zahlreichen Untersuchern festgestellte Hypocitraturie bei Harnwegsinfekt ließ sich auch in unserer Kontrollgruppe nachweisen (3).

Von klinischem Interesse erschien vor allem die Citratauscheidung bei Calcium-Oxalat-Steinpatienten. Mehrfachuntersuchungen bei *33* dieser Patienten ergaben auch hier starke Schwankungen und nur in wenigen Fällen eine Erniedrigung, so daß Rückschlüsse auf einen Citratmangel als Causalfaktor der Steinbildung nicht zulässig erscheinen (Abb. 1).

Aufgrund der starken Schwankungsbreiten wurden die Resultate einmaliger Untersuchungen mit den Mittelwerten von Mehrfachuntersuchungen verglichen. Auch hier ließ sich lediglich bei Phosphatsteinbildnern eine verminderte Citratauscheidung erkennen (Abb. 2).

Aufgrund der Untersuchungen bei 229 Steinpatienten halten wir die Zitronensäure-Ausscheidung im Harn nicht für einen Parameter des

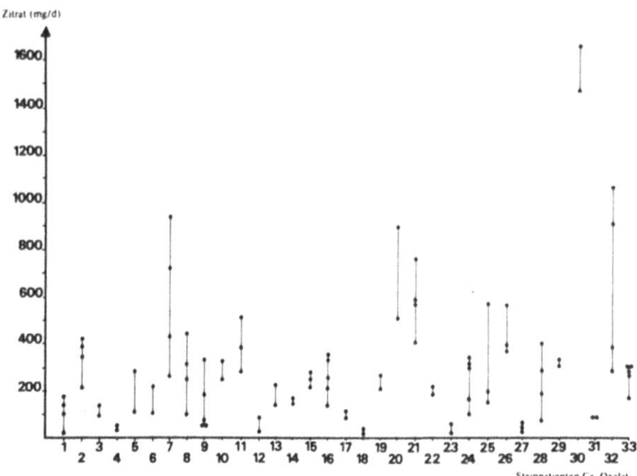

Abb. 1

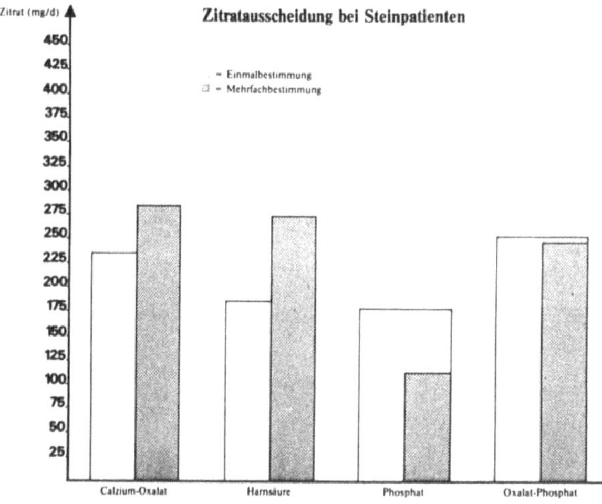

Abb. 2

Routineprogramms, da offensichtlich sehr hohe Schwankungen der Citratausscheidung bestehen, eine Hypocitraturie insbesondere bei Calcium-
Oxalat-Steinbildnern nur in wenigen Fällen erkennbar war und eine
große Zahl von Störfaktoren zu beachten ist. Eine medikamentöse Citratzufuhr zur Steinprophylaxe können wir aufgrund der vorliegenden Untersuchungsergebnisse in Übereinstimmung mit anderen Untersuchungen nicht
postulieren (5).

Literatur

1. Östberg O (1931) Scand Arch Physiol 62:81
2. Hesse A, Bach D (1982) Harnsteine. Thieme, Stuttgart New York
3. Conway NS, Maitland AIL, Rennie JB (1949) Brit J Urol 21:30
4. Hodgkinson A (1962) Clin Sci 23:203
5. Pyrah LN (1979) Renal calculus, Springer, Berlin Heidelberg New York, S. 166-167

Prof. Dr. Carl, Abt. Urologie, Kreiskrankenhaus Deggendorf,
Perlasberger Straße 41, D-8360 Deggendorf

Erfahrungen mit einem rechnerunterstützten Untersuchungsprogramm für die
Basisuntersuchung bei Harnsteinpatienten

B. Ulshöfer und W. Achilles

Einleitung

Grundsätzlich besteht Einigkeit über die Notwendigkeit einer laborchemischen Harnsteindiagnostik. Die Meinungen gehen jedoch auseinander, was Art, Umfang, Beurteilung und Konsequenzen betrifft, insbesondere wenn praxisorientierte Gesichtspunkte zu berücksichtigen
sind.

Die Unsicherheit durch das Fehlen eines verbindlichen Konzeptes zur
Rezidivprophylaxe ist letztlich dafür verantwortlich, daß die Häufigkeit rezidivprophylaxe-orientierter Untersuchungen in krassem Widerspruch zu der Forderung nach ihrer Notwendigkeit steht.

Als wirksame Prinzipien der Rezidivprophylaxe sind neben der Erhöhung
des Harnvolumens die Senkung der Kalzium-, Harnsäure- und Oxalat-
ausscheidung sowie die Urin-pH-Beeinflußung nachgewiesen. Der Umfang
der Basisdiagnostik ist damit umrissen (1); lediglich dem Oxalat
kommt zur Zeit, sowohl bezüglich der Analytik wie der Beeinflussung,
eine gewisse Sonderstellung zu.

Probleme entstehen bei der Beurteilung der Laborwerte durch unterschiedliche Grenzwertangaben; die Unsicherheit hinsichtlich der Möglichkeit von Sammelfehlern bei 24-Std.-Urinen sowie die Differenzierung der Hyperkalziurie einschließlich einschließlich der Diagnostik
des primären Hyperparathyreoidismus kommen hinzu.

Unsere bisherigen Erfahrungen zeigen, daß es für die Praxis sinnvoll
ist, Prüfungs- und Beurteilungsfunktionen einem entsprechend program-
mierten Mikrocomputer zu übertragen. Werden zusätzlich noch anamnestische Daten mit erfaßt, entsteht ein Befund, der es erlaubt über die
normalen Laborwerte hinaus sich ein Bild des untersuchten Patienten
zu machen.

Datenerhebung

Grundsätzlich werden Labor- (Tabelle 1) sowie persönliche und Anamnese-
daten (Tabelle 2) erhoben.

Zusätzlich werden das Datum der nächsten Untersuchung sowie die dann
geplanten Maßnahmen erfaßt.

Tabelle 1. Datenerhebung I

Laborwerte		
pH-Profil		
Serum	24-h-Urin	2-h-Nüchternurin
Kreatinin	Kreatinin	Kreatinin
Kalzium	Kalzium	Kalzium
Harnsäure	Harnsäure	(Harnsäure
Steinanalyse		Urinkultur

Tabelle 2. Datenerhebung II

Geburts- u. Untersuchungsdatum

Befund: Größe, Gewicht, RR

Anamnese: Familienanamnese
wann 1. Stein, letzter Stein
wieviele Steine insgesamt
steinbedingte Eingriffe (OP)

Verlauf: bisherige Rezidivprophylaxe
seit wann, wievielter Versuch
bisher Rezidiv

Datum der nächsten Untersuchung
dann geplante Maßnahmen

Datenverarbeitung und -ausdruck

Während Serumwerte und anamnestische Daten unverändert in den Ausdruck übernommen werden, erfolgen für die Urinwerte noch weitere Berechnungen wie Ausscheidungen pro 24 Stunden, Kreatininquotient und Clearance.

Der Befundausdruck enthält also in der ersten Hälfte die persönlichen und anamnestischen Daten sowie die nativen und abgeleiteten Laborwerte (Abb. 1).

Der zweite Schritt ist die Überprüfung auf pathologische Serumwerte, die dann gegebenenfalls im Klartext als Beurteilung ausgedruckt werden, wie z.B. Hyperurikämie oder Hyperkalzämie.

Eine etwas differenziertere Beurteilung soll am Beispiel des pH-Profils demonstriert werden (Abb. 2).

Zunächst wird geprüft, ob bisher Maßnahmen zur pH-Beeinflussung unternommen wurden; wenn ja lauten die Beurteilungen entweder pH gut eingestellt oder noch nicht gut eingestellt. War bisher keine Behandlung erfolgt, sind die Beurteilungen: sogenannte Säurestarre bei permanentem pH unter 5,8 oder *normal* bei einem mittleren pH zwischen > 5,8 und < 6,4. Ist der pH immer über 6,4 wird geprüft, ob ein Harnwegsinfekt mit einem potentiellen Ureasebildner, z.B. Proteus, vorliegt. Ist das nicht der Fall, erfolgt die Beurteilung Verdacht auf renale tubuläre Azidose.

Nierenfunktionslabor der Urologischen Universitätsklinik Marburg
HARNSTEINDIAGNOSTIK

```
30.10.84      Poliklinik                Fr.Dr.J.Zenke
24.01.23      MÜLLER, HERBERT           3550 MARBURG
176 cm        80 kg     RR 130 80 mmHg  F-Anamnese: ja
1.Stein: 67  letzter Stein 1282        insges.  8 Steine      OP bds
STEINANALYSE : Kalziumoxalat

BISH.BEHANDLUNG: Allopurinol, 300 mg tgl.
seit : 0683
```

```
SERUM                          normal                      normal

Kreatinin      79.5 µmol/l   70 - 110
Kalzium         2.3 mmol/l   2.2 - 2.6
Harnsäure       149 µmol/l   unter 386

24-STD-URIN    Ausscheidung/ 24 Std.      Krea.-Quot. (mol/mol)

Volumen        1400 ml       über 1200
Kalzium        10.0 mmol     u. 6.5/7.5         0.69      unter 0.50
Harnsäure       1.9 mmol     unter 4.0          0.13      unter 0.30

CLEARANCE-BERECHNUNGEN                    NÜCHTERN-URIN (Krea.-Quot.)

Kreatinin      125.2 ml/min  70 - 160    Kalzium   0.50  unter 0.43
Harnsäure        9.3 ml/min  unter 12    Harnsäure 0.22  unter 0.30

BEURTEILUNG: (Laborbefunde)
             Hyperkalziurie mit erhöhter Nüchternausscheidung
BEURTEILUNG: (Rez.-Prophylaxe) gut, keine Steinneubildung u./o. -wachstur
EMPFEHLUNG : Allopurinol, 300 mg tgl.
             Erhöhung der Diurese (> 2000 ml)

nächste Untersuchung in der Harnsteinsprechstunde: 24.6.85
geplant: Harnsteindiagnostik, Leer- und 20´-Aufnahme
```

<u>Abb. 1.</u> Befundausdruck mit Beurteilung der rechnerunterstützten Harnsteindiagnostik

Bei den Urinwerten wird zunächst das Sammelintervall überprüft. Normales Serum-Kreatinin vorausgesetzt, muß die endogene Kreatininclearance zwischen 100 und 160 ml/min. liegen. Liegt sie darunter, wurde in der Regel weniger als 24 Std., liegt sie darüber, wurde mehr als 24 Std. gesammelt. In beiden Fällen sind die Gesamtausscheidungen nicht zu verwerten. Es werden dann nur die jeweiligen Kreatinin-Quotienten, für die der Sammelfehler eine geringe Rolle spielt, an Grenzwerten überprüft und gegebenenfalls die Beurteilungen Hyperurikosurie oder/und Hyperkalziurie ausgedruckt.

Für den Fall der Kalziumausscheidung wird geprüft, ob der Quotient im Nüchternurin unter 0,4 liegt und wenn ja der Ausdruck Hyperkalziurie mit dem Zusatz absorptiv versehen. In diesen Fällen ist ein diätetischer Versuch sinnvoll. Liegt der Quotient höher, handelt es sich um einen sogenannten Hyperabsorber oder um eine resorptive Hyperkalziurie; auch die umstrittene renale Hyperkalziurie würde derart in

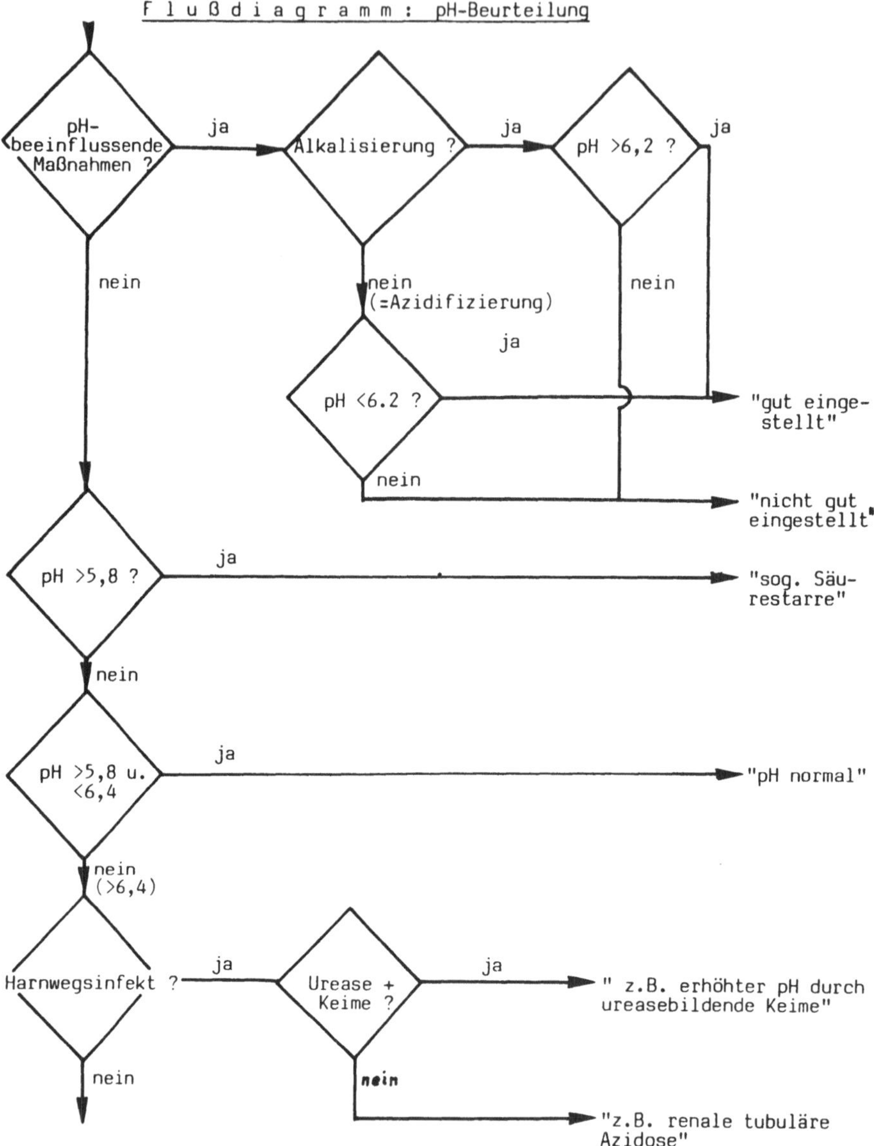

<u>Abb. 2.</u> Beispiel einer Befundbeurteilung anhand des Flußdiagramms "pH-Profil"
(nähere Erläuterung im Text)

Erscheinung treten. Durch Fragen an den Patienten muß jedoch gesichert
sein, ob wirklich 12 Stunden gefastet wurde.

Für die Harnsäureausscheidung haben wir einen Grenzwert von 4 mmol/die
bzw. einen Harnsäure-Kreatinin-Quotienten von 0,3 festgelegt, da erst
ab dieser Höhe mit einer mindestens 30%igen Senkung der Harnsäureausscheidung zu rechnen ist. Wie bereits früher gezeigt, läßt der Serum-
Harnsäure-Wert keinen genügenden Rückschluß auf die Harnsäureausscheidung zu (2).

Nach den Beurteilungen der Laborwerte wird die vom behandelnden Arzt
erhobene Beurteilung der bisherigen Rezidivprophylaxe, z.B. sehr gut,

wenn weder eine Steinneubildung noch ein Steinwachstum eingetreten ist, ausgedruckt.

Abschließend werden der nächste vereinbarte Untersuchungstermin sowie die dann geplanten Maßnahmen (z.B. Harnsteindiagnostik, Urogramm, Ultraschall) wiedergegeben.

Zusammenfassung

Die geschilderte rechnerunterstützte Harnsteindiagnostik hat sich bewährt. Als besondere Vorteile sind zu nennen:

1. Ab der zweiten Untersuchung liegt dem behandelnden Arzt jeweils ein vollständiger Befund mit Kurzanamnese des Patienten vor, so daß er sich in kürzester Zeit ein gutes Bild über den Patienten und seine bisherige Behandlung machen kann. Die ausgedruckten Laborbeurteilungen sowie Einschränkungen, wie etwa der Hinweis auf den Sammelfehler, erleichtern das Lesen des Befundes und pathologische bzw. auffällige Laborwerte können nicht mehr übersehen werden.

2. Es ist möglich, durch ein Suchprogramm zu überprüfen, ob die Patienten ihre Kontrolltermine wahrgenommen haben. Ebenso sind Auflistungen nach verschiedenen Gesichtspunkten wie etwa Steinart, Steinzahl oder durchgeführte Rezidivprophylaxe möglich.

Literatur

1. Ulshöfer B (1980) Praktische Harnsteindiagnostik. Helv Chir Acta 47:345-349
2. Ulshöfer B (1984) Lithogene und alithogene Harnsteinparameter vor und während der Behandlung mit Allopurinol. Akt Urol 15:134-137

PD Dr. med. Ulshöfer, Urologische Universitätsklinik, Klinikum Lahnberge, D-3550 Marburg/Lahn

Der Oxalat-Toleranz-Wert – eine Entscheidungshilfe in der Metaphylaxe der Calcium-Oxalat-Steinpatienten

F. Hering, T. Briellmann, H. Seiler und G. Rutishauser

Um beim Calcium-Oxalat-Steinpatienten eine hohe Rezidivgefährdung, welche eine intensivere Abklärung und engmaschigere Kontrollen erforderlich machen, zu erkennen, sind 24-Stunden-Urin-Untersuchungen unter stationären Bedingungen weitgehend wertlos, da diese Werte meist normal ausfallen, während solche unter einer häuslichen Kost repräsentativer sind (Peacock et al. 1984 [1]). Auch aufwendige Computerprogramme, die die multifaktorielle Genese besser berücksichtigen, verbessern die Situation nicht, da sie einerseits ebenfalls auf 24-Stunden-Urin-Werten basieren und andererseits organische Urinkomponenten vernachlässigen (Pak et al. 1977 [2]). So nimmt es nicht wunder, dass sich Steinpatienten labormässig kaum von gesunden Kontrollkollektiven unterscheiden (Robertson et al. 1968 [3]).

Unsere Bemühungen galten einem einfachen und reproduzierbaren, aber auch billigen Testsystem, das eine Risiko-Abklärung erlaubt und folglich bei höheren Rezidiv-Risiko eine intensivere Stoffwechsel-Abklärung und Metaphylaxe nach sich zieht.

Dazu wird nativem Harn unter konstanten Temperatur- und pH-Bedingungen Natrium-Oxalat hinzupipettiert (Abb. 1). Um eine gleichmässige Durchmischung zu erreichen, wird der Urin elektromagnetisch geschüttelt - ein Rühren würde eine durch Friktion bedingte Kristallausfällung bedingen.

Eine einsetzende Kristallausfällung wird mit einer Tauchelektrode turbidometrisch bei 700 nm erfasst und das verbrauchte Natrium-Oxalat ermittelt (Abb. 2). Zuvor wurde im Nativharn der Calciumgehalt flammenatomabsorptiometrisch bestimmt. Der Oxalat-Toleranz-Wert errechnet sich aus der Calcium-Konzentration und dem verbrauchten Oxalat nach folgender Formel: OTW = Calcium-Konzentration mal verbrauchtes Oxalat geteilt durch Löslichkeitsprodukt Calcium-Oxalat (Abb. 3).

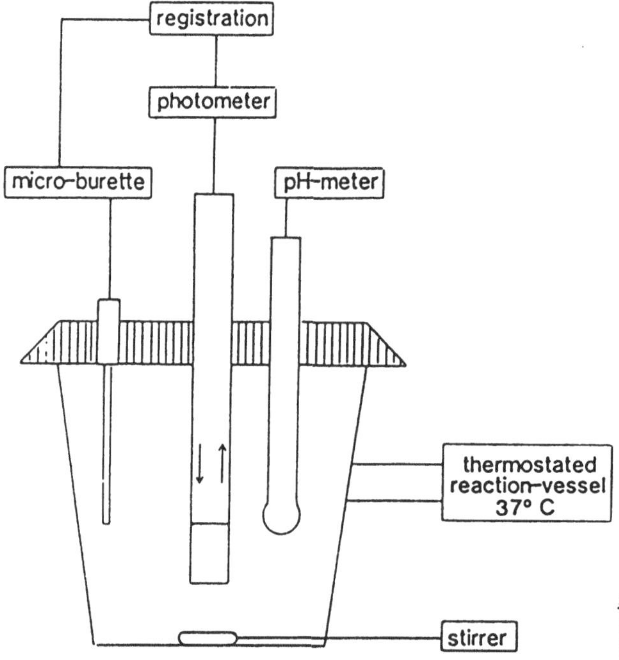

Abb. 1. Schema der turbidometrischen Messung des Kristallwachstums im Nativharn

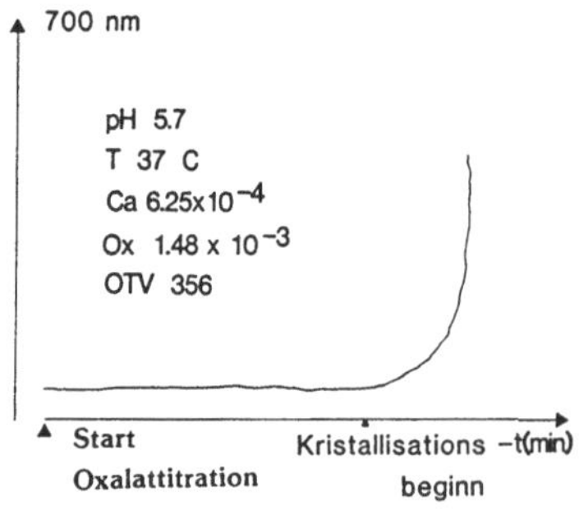

Abb. 2. Beispiel einer Oxalattitration bei pH 5.7 und 37°C, Messung mittels Tauchelektrode bei 700 nm. Der Kalziumgehalt des Nativharns wurde mit 6.25 x 10^{-4} mol/l bestimmt. Bis zum messbaren Kristallwachstum wurden 1,48 x 10^{-4} mol/l Natriumoxalat verbraucht. Der Oxalattoleranzwert (OTW) beträgt 356

$$OTW = \frac{\text{Oxalat-verbrauch} \times \text{Kalziumkonzentration im Urin}}{\text{Loeslichkeitsprodukt Kalziumoxalat}}$$

Abb. 3. Formel zur Berechnung des Oxalattoleranzwertes (OTW)

Wir berechneten zunächst eine Standardkurve in synthetischem Urin, dessen organische und anorganische Hauptkomponenten Humanharn entsprechen, dem Oxalat bei unterschiedlichen Calcium-Konzentrationen hinzugefügt wurde (Abb. 4). Werte oberhalb der Standardkurve entsprechen einem niedrigen, unterhalb derselben einem hohen Steinbildungsrisiko. Ein kleiner Oxalat-Toleranz-Wert bedeutet demnach, dass der Urin eine grosse Pufferkapazität für Oxalat hat und umgekehrt ein hoher Oxalat-Toleranz-Wert, dass geringe Oxalat-Mengen ausreichen, eine Kristallbildung zu induzieren.

Die Abbildung 4 zeigt die Situation für eine bisher steinfreie Population. Auch hier findet man Personen mit einem Steinbildungsrisiko. Diese Gruppe wird von uns weiter verfolgt, möglicherweise stellen sie partielle Steinbildner dar.

Die Abbildung 5 zeigt die Verhältnisse für Steinpatienten, getrennt nach erstem Steinereignis und mehrfachen Rezidiven. Im Vergleich zur vorherigen Abbildung weisen mehr Patienten ein höheres Risiko auf. Zunächst überraschte das häufigere Vorkommen höherer Risiken bei Erst-

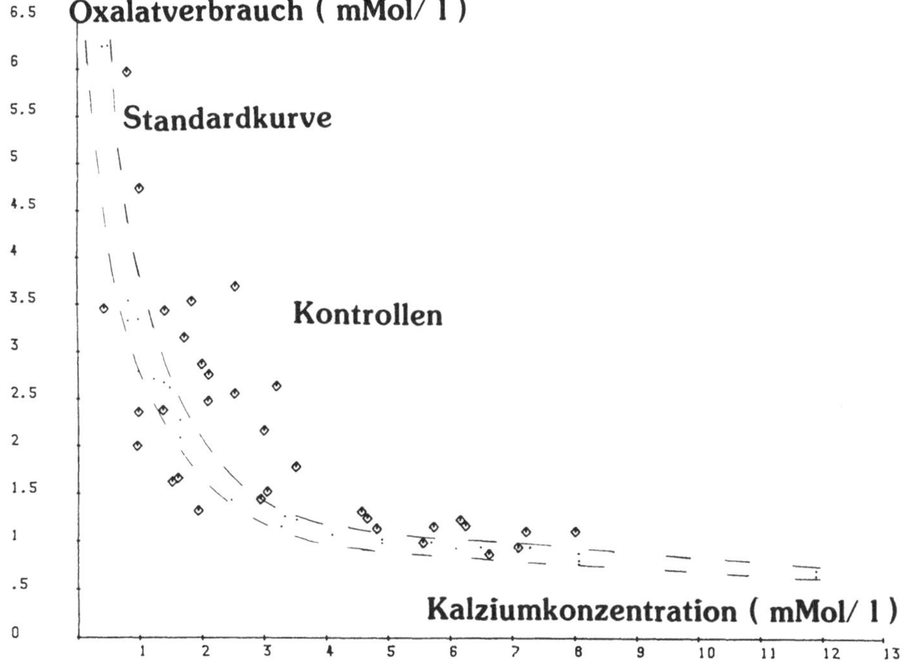

Abb. 4. Verteilung der Oxalattoleranzwerte bei gesunden Kontrollen in Abhängigkeit von Kalziumkonzentration im Nativharn und hinzutitriertem Natriumoxalat

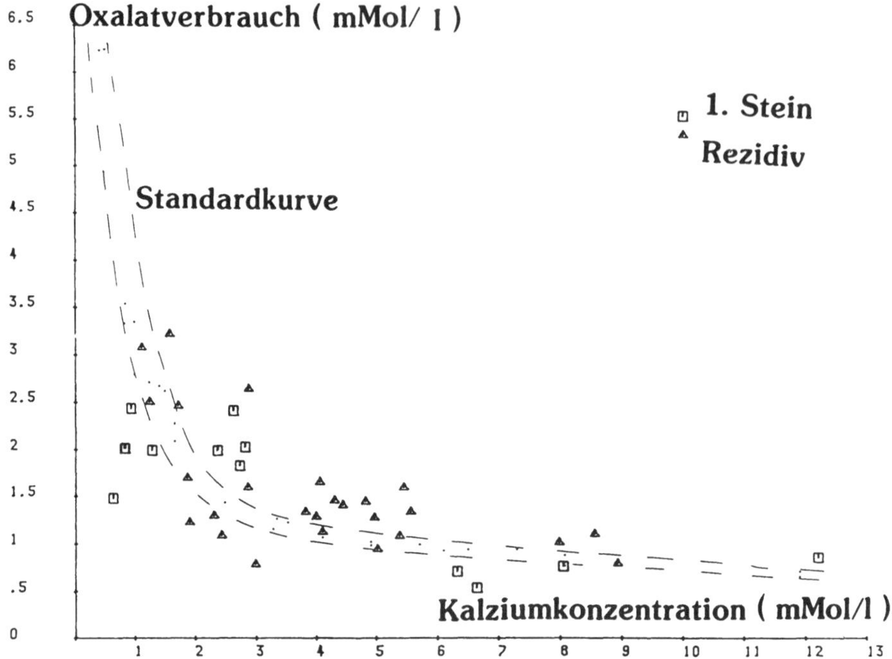

<u>Abb. 5.</u> Verteilung der Oxalattoleranzwerte bei Steinpatienten getrennt nach erstem
Stein- und Rezidivbildnern

steinbildnern. Eine mögliche Erklärung ist, dass die Untersuchung
bei dieser Gruppe in der akuten Phase des Steinereignisses stattfand,
beim Rezidiv-Steinbildner aber in weitem zeitlichen Abstand zum Steinereignis durchgeführt wurde.

Zusammengefasst sieht die Situation folgendermassen aus (Abb. 6):
29.4% der Gesunden haben ein höheres Risiko im Vergleich zu 43.6% der
Steinpatienten. Trennt man die letzte Gruppe in solche mit erstem
Steinereignis und Rezidiv-Steinbildner, so sind die Zahlen 61.5 und
42.3%. Diese 43.6% der Steinbildner wurden stoffwechselmässig genauer
abgeklärt und werden bis heute kurzfristig kontrolliert. Bei 56.4%
der Steinbildner konnten Zeit und kostenaufwendige Untersuchungen vermieden werden.

Ein abschließendes Wort zu Zeit und Kostenaufwand. Die Apparatur kostet ca.
DM 3.000.--. Die Untersuchung dauert knapp 2 Minuten; der Patient kann
also auf das Ergebnis warten.

Vergleich der Oxalattoleranzwerte ober -

und unterhalb der Standardkurve

	Werte oberhalb	Werte unterhalb	n
Steinpatienten	56.4 %	43.6 %	39
1. Stein	38.5 %	61.5 %	13
Rezidivstein	57.7 %	42.3 %	26
Kontrollen	70.6 %	29.4 %	34

<u>Abb. 6.</u> Prozentualer Vergleich der Werte
ober- und unterhalb der im synthetischen
Urin erstellten Standardkurve bei Kontrollen, Steinpatienten und nach Rezidivhäufigkeit

Literatur

1. Peacock M, Robertson WG (1984) The origin of metabolic abnormalities in primary calcium stone disease - natural or unnatural selection. Plenum Press, New York, in press
2. Pak CYC, Hayashi Y, Finlayson B, Chu S (1977) Estimation of the state of saturation of brushite and calcium oxalate in urine: a comparison of three methods. J Lab Clin Med 89:891
3. Robertson WG, Peacock M, Nordin BEC (1968) Activity products in stone forming and non stone forming urine. Cli Sci 34:579

Dr. F. Hering, Kantonsspital Basel, Universitätskliniken, Dep. Chirurgie, Urologische Klinik, Spitalstraße 21, CH-4031 Basel

Kritische Bewertung des Kalziumbelastungstest nach PAK bei Steinpatienten mit Hyperkalziurie

W.-H. Meyer

In den Jahren 1982-1984 wurde an der Urologischen Klinik der Universität Hamburg eine Hyperkalziurie bei 80 ambulanten Patienten mit rezidivierender Nephrolithiasis festgestellt. Die weitere Abklärung der Hyperkalziurie erfolgte durch den Kalziumbelastungstest nach PAK.

Tabelle 1. Kalziumbelastungstest nach PAK (1982-1984), n = 80

Hyperkalziurieform	100%
Intestinal-absorptiv	62%
Resorptiv	5%
Renal	8%
Nicht klassifizierbar	25%

In 62% der Fälle fand sich eine intestinal-absorptive Hyperkalziurie, bei der bis zu 80% des oral aufgenommenen Kalziums im proximalen Dünndarm absorbiert werden. Als therapeutisches Konzept steht Natriumzellulosephosphat zur Bindung des intestinalen Kalziums zur Verfügung. Eine renale Hyperkalziurie wurde bei 8% der Patienten gefunden, die mit Esidrix therapiert wurden. In 5% der Fälle wurde die Diagnose resorptive Hyperkalziurie gestellt und als Ursache ein primärer Hyperparathyreoidismus gefunden. Bei den restlichen 25% der Fälle konnte keine klare Diagnose erhoben werden und keine sichere Therapieempfehlung ausgesprochen werden. Wegen dieser hohen Quote an nicht klassifizierbaren Patienten wurde eine Modifikation des PAK-Testes erprobt, die vorgestellt werden soll.

Nach PAK ist die intestinal-absorptive Hyperkalziurie unter anderem daran erkenntlich, daß sich nach mehrtägiger Kalziumrestriktion die

Tabelle 2. Prinzip des Kalzium-Belastungstests nach PAK

Hyperkalziurieform	Kalziumausscheidung unter kalziumarmer Diät	Kalziumausscheidung nach oraler Kalziumbelastung
Intestinal-absorptiv	*Normo*kalziurie	Hyperkalziurie
Renal	persistierende *Hyper*kalziurie	Hyperkalziurie
Resorptiv	persistierende *Hyper*kalziurie	Hyperkalziurie

Die weitere Differenzierung zwischen renaler und resorptiver Hyperkalziurie erfolgt über die Serumcalcium-, Parathormon- und C-AMP-Bestimmung

hohe Kalziumausscheidung normalisiert, jedoch nach einer anschließenden oralen Kalziumbelastung wieder pathologisch erhöht auftritt. Die renale und die resorptive Hyperkalziurie bleiben durch diese Kalziumrestriktion unbeeinflußt. Bedingung für die Durchführung des Kalziumbelastungstests nach PAK ist also eine mehrtägige strenge kalziumarme Diät (400 mg Kalzium/die). Hier liegt aber auch eine mögliche Fehlerquelle des Testes, besonders wenn er bei ambulanten Patienten durchgeführt wird. Berufstätige Patienten waren häufig nicht in der Lage, die strengen Bedingungen einer solchen restriktiven Diät einzuhalten. Hieraus resultierten während der Untersuchung grenzwertig erhöhte Kalzium-Kreatinin-Quotienten in der Nüchternphase des Belastungstestes, die eine genaue Zuordnung in die Hyperkalziurie-Untergruppen nicht zuließen. Viele Patienten konnten auch nicht für eine stationäre Untersuchung mit Applikation einer künstlichen kalziumarmen Ernährung gewonnen werden.

Um bei diesen Patienten dennoch zu einer klaren Diagnose zu kommen, wurde eine Modifikation des PAK-Testes versucht. Im Rahmen einer prospektiven Studie an 29 konsekutiven Patienten wurden folgende Untersuchungen durchgeführt:

1. Der konventionelle Kalziumbelastungstest nach PAK mit mehrtägiger Kalziumrestriktion.
2. Der gleiche Test 4 Wochen später, jedoch nach vorheriger Gabe von 3x5 g Natriumzellulosephosphat über 4 Tage. Da dieses Präparat das intestinale Kalzium größtenteils bindet, wurde in dieser Untersuchungsreihe von einer strikten Kalziumdiät abgesehen.

Nach alleiniger diätetischer Vorbehandlung konnte bei 18 Patienten eine intestinale-absorptive und bei 2 Patienten eine renale und resorptive Hyperkalziurie festgestellt werden. Bei den restlichen 9 Fällen war eine genaue Zuordnung nicht möglich. Nach der modifizierten Vorbehandlung mit Natriumzellulosephosphat konnten mit einer einzigen Ausnahme alle Patienten sicher klassifiziert werden. Hierbei fielen 91% in die Gruppe der intestinal-absorptiven Hyperkalziurie. Im Vergleich zur diätetischen Vorbehandlung hatten sich die Kalziumausscheidung am Tag vor dem Belastungstest sowie die Kalzium-Kreatinin-Quotienten in der Nüchternphase während des Testes eindeutig normalisiert. Bei der resorptiven und renalen Hyperkalziurie fanden sich trotz Vorbehandlung mit Natriumzellulosephosphat eindeutig pathologische Werte.

Diese prospektive Studie zeigt, daß bei ambulanten Patienten mit einer unklaren Hyperkalziurie durch die oben beschriebene Modifikation des

Tabelle 3. Modifizierter Kalziumbelastungstest nach PAK (1983-1984); n=29

Hyperkalziurieform	Vorbehandlung	
	Kalziumarme Diät	Natriumzellulosephosphat
Intestinal- absorptiv	63% (n=18)	91%(n=26)
Renal	3% (n=1)	3%(n=1)
Resorptiv	3% (n=1)	3%(n=1)
Nicht klassifizierbar	31% (n=9)	3%(n=1)

Kalziumbelastungstest nach PAK eine genauere Unterteilung in die
Hyperkalziurieformen und damit eine präzisere Therapieempfehlung ausgesprochen werden kann. Dieser modifizierte Test wird nach unseren
Erfahrungen von den Patienten gut toleriert und ist kostengünstig
durchzuführen. Bei Patienten mit einer unklaren Hyperkalziurie wird
daher an der Urologischen Klinik der Universität Hamburg dieser hier
beschriebene Belastungstest mit Natriumzellulosephosphat-Vorbehand-
lung zusätzlich durchgeführt.

Dr. med. W.H. Meyer, Urologische Universitätsklinik Eppendorf,
Martinistraße 52, D-2000 Hamburg 20

Untersuchungen über den Einfluß von Heilwässern auf die Diurese

C. Gutenbrunner und M. Petri

Einleitung

In der Pathogenese der rezidivierenden Urolithiasis spielt die Übersättigung des Harns eine wesentliche Rolle. Für Harnsteinbildner
stellt die physiologische nächtliche Antidiurese mit gesteigerter
Harndichte daher eine besondere Gefährdung dar (vgl. Vahlensieck u.
Mitarb. 1982; Hildebrandt u. Mitarb. 1983). Neben diätetischen Maßnahmen wird zur Harnstein-Metaphylaxe stets eine Erhöhung der täglichen Trinkmenge gefordert, wobei sich die Auswahl eines geeigneten
Getränks nicht nur nach der Stärke der erzielbaren Sofort-Diurese
richten darf, sondern eine nächtliche Harnverdünnung miteinschliessen
muss (vgl. Hesse u. Bach 1982).

Zur Harnsteinrezidivprophylaxe werden besonders in der älteren Literatur vielfach Heilwässer empfohlen, wobei deren Anwendung heute - zumindest bei mittlerem und höhrerem Calcium-Gehalt - als kontraindiziert eingestuft wird (Vahlensieck 1984). Wir haben daher verschiedene

---

*Technische Mitarbeit: P. Guth u. E. Völlmicke

traditionell auch im urologischen Bereich angewendete Heilwässer im
Hinblick auf eine Beeinflussung der Tagesrhythmik der Diurese untersucht. Darüber hinaus soll im Folgenden auch über Veränderungen der
Ausscheidungen einiger harnsteinrelevanter Substanzen berichtet werden.

Methodik

Untersucht wurden 9 gesunde männliche Probanden im Alter zwischen 20
und 28 Jahren. In jeweils 2-wöchigem Abstand wurden an je 3 aufein-
anderfolgenden Tagen verschiedene Heilwässer bzw. zum Vergleich Mar-
burger Leitungswasser in jeweils 4 Portionen getrunken, und zwar je
350 ml um 9^{00}, 13^{00}, 17^{00} und 21^{00} Uhr. Am dritten Trinktag wurden
als Nahrung, beginnend um 9^{00} Uhr, alle 4 Stunden 150 ml Vanillepudding und 50 ml handelsübliches Apfelmus verabreicht. Der Vanillepudding
war je zur Hälfte aus Vollmilch und Leitungswasser zubereitet. Jede
weitere Nahrungs- und Flüssigkeitsaufnahme sowie körperliche Belastungen waren an den Messtagen untersagt. Bei jeder Versuchsperson wurde
darüber hinaus eine Kontrolluntersuchung ohne zusätzliches Trinken
durchgeführt.

An den Messtagen wurde der 24-Stunden-Harn in 4-Std.-Portionen gesammelt und auf Volumen, Dichte, Wasserstoffionenkonzentration und
Elektrolytzusammensetzung untersucht (Ausführliche Ergebnissdarstel-
lung s. Petri 1985).

Ergebnisse

In Abbildung 1 sind die Tagesgänge des mittleren spezifischen Harnge-
wichtes und des Harn-pH unter Zufuhr eines Na-Mg-Ca-HCO_3-Säuerlings
(Wildunger Helenenquelle) und unter Leitungswasserzufuhr bzw. ohne zusätzliches Trinken dargestellt. Es zeigt sich, dass sowohl durch Heil-
wasser-, wie auch durch Leitungswasserzufuhr, das spezifische Harnge-
wicht über 24 Stunden vermindert wird. Der Tagesgang dieses Parameters
wird bei Zufuhr des mineralisierten Wassers zusätzlich abgeflacht,
d.h. einem etwas höheren spezifischen Gewicht am Tage steht eine weitere Erniedrigung in der Nacht gegenüber, so dass auch hier Werte von
unter 1010 erreicht werden.

Der Harn-pH (Abb. 1, unten) ist bei Heilwasser-Zufuhr gegenüber Leitungswasser über 24 Stunden erhöht, am Tage sogar leicht ins Alkalische verschoben. Die nächtliche Ansäuerung kann allerdings nicht vollständig
ausgeglichen werden. Durch die Erhöhung des Tagesmittelwertes wird
aber die Dauer dieser Phase verkürzt.

Zur Klärung der Frage, welche Quelleninhaltsstoffe die nächtliche Kon-
zentrationsminderung bzw. Diuresesteigerung und die pH-Anhebung bewirken, haben wir die nächtliche Änderung von Harnmenge und -pH bei Zufuhr verschiedener Quellwässer gegenüber Leitungswasser mit dem jeweiligen Gehalt an Natrium und Hydrogencarbonat verglichen (Abb. 2).
Hierbei ergibt sich eine deutliche Abhängigkeit der Diuresesteigerung
in der 4.-8. Stunde nach dem letzten Trinken vom Natrium-Gehalt des
Wassers (Korrelationskoeffizient bei Vergleich der Einzelwerte r=0,46,
p<0,01) (Gutenbrunner u. Mitarb. 1984). Die nächtliche Alkalisierung
scheint dagegen mit dem Hydrogencarbonat-Gehalt in Zusammenhang zu
stehen, obwohl die Korrelation beim Vergleich der Einzelwerte statistisch nicht zu sichern war (r=0,30).

Einen weiteren wichtigen Faktor in der Harnstein-Metaphylaxe stellt
die Ausscheidung bestimmter Ionen dar, wobei besonders im Hinblick

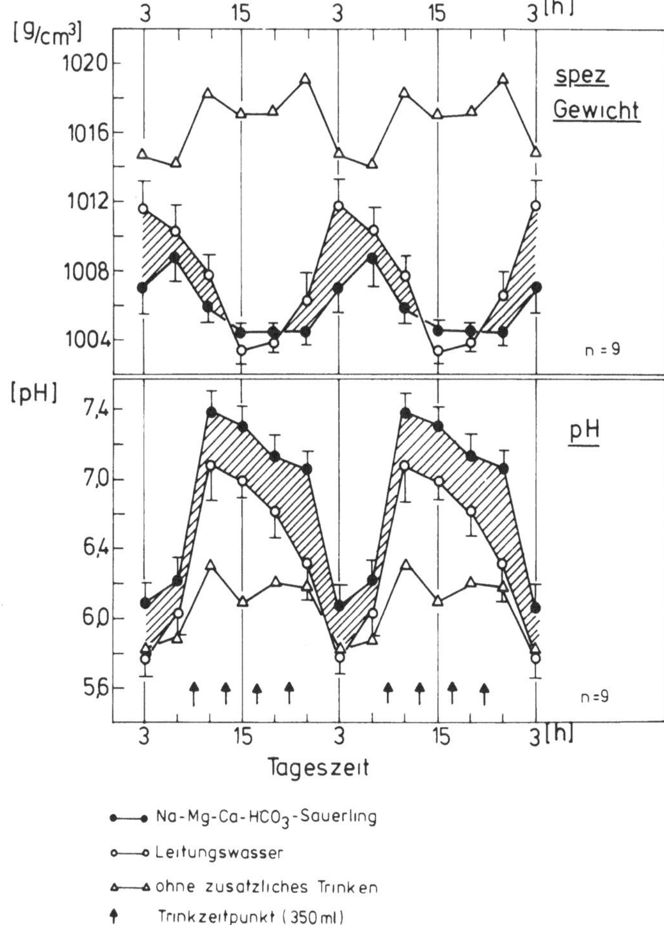

<u>Abb. 1.</u> Mittlere Tagesgänge des spezifischen Harngewichtes und des Harn-pH bei
gleichverteilter Nahrungszufuhr mit und ohne zusätzliches Trinken der angegebenen
Wässer bei gesunden Versuchspersonen (4 Stunden-Sammelperioden). Die Klammern kennzeichnen den Bereich der mittleren Fehler der Mittelwerte. Zur besseren Übersicht
sind die Tagesgänge zweimal hintereinander aufgetragen

auf die häufigen Calcium-Oxalatsteine eine erhöhte Calcium-Ausscheidung als Gefährdung, eine Erhöhung der Magnesium-Ausscheidung wegen
der Bildung eines löslichen Oxalats als Schutzfaktor angesehen werden
kann. In Abbildung 3 haben wir daher die Tagesmittelwerte der Ausscheidung dieser beiden Ionen dargestellt. Im Hinblick auf die
Phosphatsteinbildung ist im unteren Abbildungsteil die mittlere Phos-
phatausscheidung bei Zufuhr zweier Magnesium-haltiger Quellen[1] im Vergleich zu Leitungswasser aufgetragen. Die Calcium-Ausscheidung im
Harn ist demnach in beiden Fällen bei der Heilwasserzufuhr nur leicht
erhöht, wobei diese Mehrausscheidung von im Mittel 1,14 mmol/Tag nur
10,4 bzw. 12,7% der mit dem Quellwasser zusätzlich zugeführten Cal-
ciummenge ausmacht. Dieser geringfügige, nichtsignifikante Anstieg
der Calcium-Ausscheidung dürfte auf die schlechte Resorbierbarkeit
von Calcium aus dem Dünndarm und der Resorptions-Hemmung durch die
Anwesenheit von Magnesium zurückzuführen sein (Davenport 1971).

---

[1]Wildunger Helenenquelle und Rosbacher Brunnen

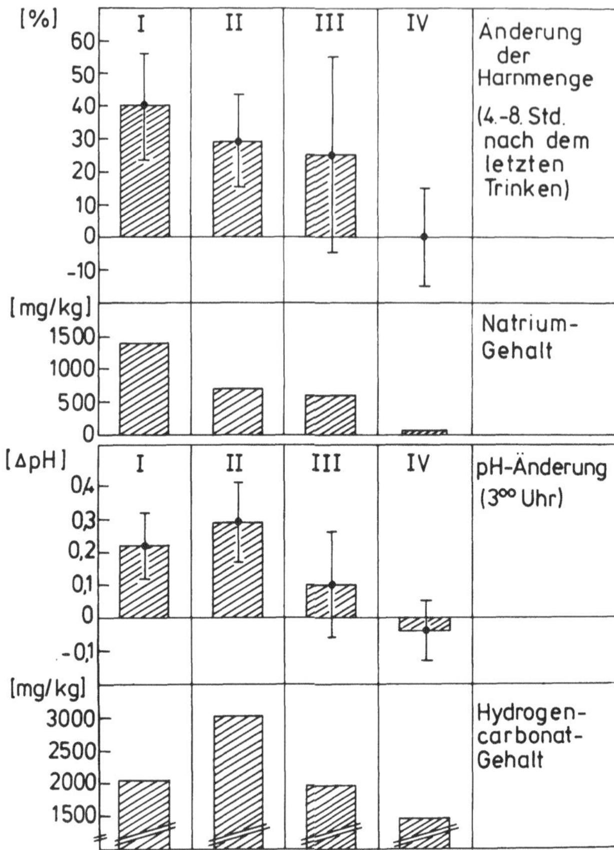

Abb. 2. Obere Bildhälfte: Mittlere prozentuale Änderung der Harnmenge in der 4.-8. Stunde nach dem letzten Trinken im intra-individuellen Vergleich von Heilwasser- und Leitungswasserzufuhr und Natrium-Gehalt des jeweiligen Wassers. Untere Bildhälfte: nächtliche pH-Änderung im Vergleich von Heilwasser- und Leitungswasserzufuhr sowie Hydrogencarbonat-Gehalt des zugeführten Quellwassers. Die Klammern kennzeichnen die Bereiche der mittleren Fehler der Mittelwerte

Die Magnesium-Ausscheidung steigt demgegenüber bei beiden Quellen im Vergleich zu Leitungswasser signifikant an, so dass der Ca/Mg-Quotient insgesamt abnimmt (Gutenbrunner 1984). Die Phosphat-Ausscheidung nimmt bei Quellzufuhr ab, wobei diese Reduktion nur für die stärker mineralisierte Quelle statistisch signifikant ist.

Zusammenfassung und Schlussfolgerungen

1. Die Untersuchung des Tagesganges der Harnausscheidungen unter kontrollierter, über 24 Stunden gleichverteilter Nahrungs- und Flüssigkeitszufuhr und zusätzlichem Trinken eines Na-Mg-Ca-HCO₃-Säuerlings am Tage bzw. im Vergleich bei zusätzlicher Leitungswasserzufuhr ergibt

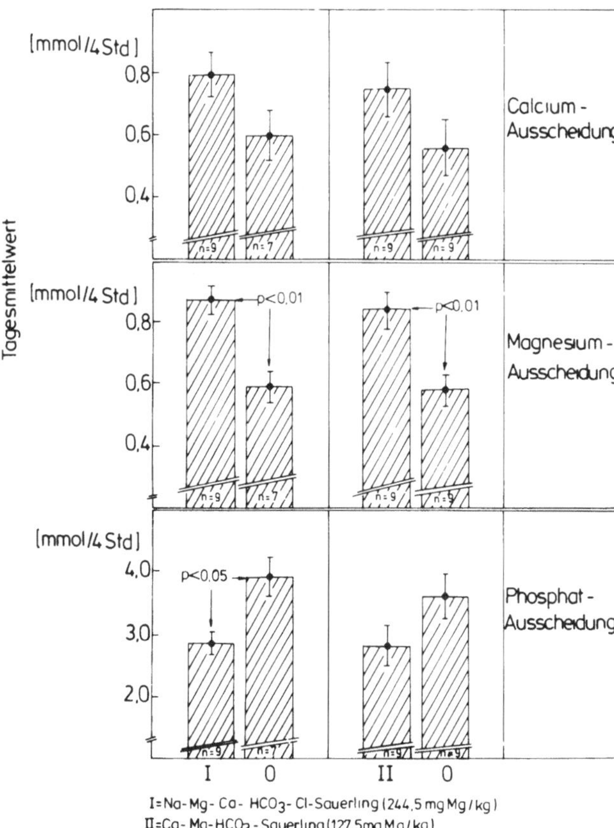

<u>Abb. 3.</u> Mittlere Tagesmittelwerte der Calcium-, Magnesium- und Phosphat-Ausscheidung unter Standardkost und zusätzlicher Zufuhr der angegebenen Wässer. Die Klammern kennzeichnen den Bereich der mittleren Fehler der Mittelwerte

beim spezifischen Gewicht am Tage unter Quellzufuhr etwas höhere Werte, die von einer Erneidrigung in der Nacht gefolgt werden.

2. Der Harn-pH wird bei Zufuhr derselben Quelle im Vergleich zu Leitungswasser über 24 Stunden in alkalischer Richtung verschoben.

3. Vergleichende Untersuchungen mit verschiedenen Heilwässern zeigen, dass die nächtliche Diuresesteigerung wesentlich vom Natrium-Gehalt des zugeführten Wassers abhängt. Die nächtliche Alkalisierung verhält sich bei starken individuellen Unterschieden eher proportional zum Hydrogencarbonat-Gehalt.

4. Bei Zufuhr Calcium- und Magnesium-haltiger Wässer steigt die Magnesium-Ausscheidung im Harn trotz geringerer Zufuhr stärker an, als die Calcium-Ausscheidung, was zu einer Erniedrigung des Ca/Mg-Quotienten führt.

Insgesamt kann die Anwendung von Heilwässern in der Harnstein-Metaphylaxe demnach als begründet angesehen werden, wobei sich die Auswahl des Wassers selbstverständlich nach der Art des Steinleidens richten muss.

Literatur

Davenport HW (1971) Physiologie der Verdauung. Schattauer-Verlag, Stuttgart-New York
Gutenbrunner C (1984) Untersuchungen zur diuretischen Wirkung von Heilwasser-Trink-
    kuren: Beeinflussung der Tagesrhythmik und adaptive Modifikationen. Arbeitsmed
    Sozialmed Präventivmed 19:233-237
Gutenbrunner C, Holtz KF, Müller B, Petri M (1984) Influence of Sodium Mineral Waters
    on the Circadian Variation of Urine Excretions. In: Reinberg A, Smolenski M and
    Laberke G (Eds.): Annual Review of Chronopharmacology. Pergamon Press, Oxford 1984,
    pp. 399-402
Hesse A, Bach D (1982) Harnsteine, Pathobiochemie und klinisch-chemische Diagnostik.
    Thieme-Verlag, Stuttgart-New York 1982
Hildebrandt G, Gutenbrunner C, Heckmann C (1983) Trinkkuren - neue Forschungsergeb-
    nisse. Heilbad und Kurort 35:34-54
Petri M (1985) Untersuchungen über den Einfluss verschiedener Heilwässer auf die
    Tagesrhythmik der Harnausscheidungen. Med. Inaug.-Diss., Marburg (in Vorber.)
Vahlensieck W (1984) Diät zur Prophylaxe von Harnsteinrezidiven. 36. Kongr. d. Dt.
    Ges. f. Urologie, Bremen
Vahlensieck W, Bach D, Hesse A (1982) Circadian Rhythm of Lithogenic Substances in
    the Urine. Urol. Res. 10:195-203

Dr. Christoph Gutenbrunner, Institut für Arbeitsphysiologie und
Rehabilitationsforschung, Ketzerbach 21 1/2, D-3550 Marburg/Lahn

Diskussionsbericht Vortrags-Nummern 44 - 50

Moderatoren: W. Vahlensieck und G. Gasser

Es wurde diskutiert, daß eine möglichst umfassende Diagnostik die
beste Basis für eine effektive Harnstein-Metaphylaxe darstellt. Bezüglich der Harnsteinanalyse wurde festgestellt, daß die chemische Analyse
zu viele Fehlermöglichkeiten beinhaltet, was sich bei kürzlichen Ring-
versuchen mit der Deutschen Gesellschaft für Biochemie erwiesen hat.
Nach Möglichkeit sollte der Infrarotspektroskopie, Polarisationsmikro-
skopie oder Röntgenspektrometrie der Vorzug gegeben werden. Dann wurde
die Problematik der Oxalsäurebestimmung angesprochen, wobei sich ergab, daß tatsächlich nach wie vor methodisch-analytische Schwierigkeiten bestehen, andererseits die Kenntnis der Oxalsäureausscheidung
aber doch erforderlich ist. Bei der Bestimmung von Urinzitrat, das als
potenter Inhibitor gilt, ist zu berücksichtigen, daß eine Vielzahl
von Faktoren zu Veränderungen führt. So kommt es bei Säuerung des
Urins aus verschiedenster Ursache zur Senkung und bei Alkalisierung
des Urins zu einem Anstieg der Zitratausscheidung. Entscheidend für
die Metaphylaxe ist zweifellos die individuelle Situation. Ob grundsätzlich Unterschiede bezüglich der Ausscheidung von Zitrat zwischen
Gesunden und Harnsteinpatienten bestehen, kann man nur durch Untersuchung unter standardisierten Bedingungen, d.h. unter Ausschluß
der bei individueller Kost durchaus variablen Ausscheidung von Zitrat
eruieren. Schließlich wurde der Einfluß von Leitungs- und Mineralwasser auf die Diurese diskutiert, wobei sich herausstellte, daß

natriumreiche Wässer zu einer Flüssigkeitsretention am Tag und zu
einer vermehrten Diurese in der Nacht führen.

Prof. Dr. W. Vahlensieck, Urologische Universitätsklinik, D-5300
Bonn-Venusberg

Moderatoren: G. Rutishauser, Basel, und H.-J. Schneider, Gießen

Die Bedeutung der Erkennung des primären Hyperparathyreoidismus im Rahmen der Harnsteinprophylaxe

M. Bressel, W. Jörger und J. Kilian

Mit der Litholapaxie und der extrakorporalen Stoßwellen-Lithotrypsie
ist die Beseitigung von Harnsteinen für den Patienten einfacher geworden. Damit ist jedoch die Harnsteinkrankheit noch nicht beseitigt.
Zur Aufgabe des Urologen gehört es, die Steinbildungsursache zu
klären, um eine erfolgreiche Rezidivprophylaxe einsetzen zu können
(Tabelle 1). Bei den Ursachen der Calcium-Steinbildung rangiert der
primäre HPT sehr weit hinten, da er nur in etwa 6% als Steinbildungsursache in Frage kommt. Entsprechend seiner Bedeutung als Stoffwechselstörung wurde er jedoch in dieser Tabelle an die erste Stelle gesetzt. Der Kranke mit primärem HPT ist nach operativer Beseitigung
der Stoffwechselstörung von der Grundkrankheit seines Steinleidens
geheilt. Dies zwingt uns, bei jedem Steinbildner nach einem primären
HPT zu suchen.

Tabelle 1. Ursachen der Calcium-Harnsteinbildung

1. primärer HPT
2. absorptive u. renale Hypercalcurie
3. renale tubuläre Azidose
4. Vit. D, Frakturen, Sarcoidose
5. bakterielle Harnstoffspaltung
6. Mangel an Lösungsvermittlern
7. Hyperoxalurie

Aus dem möglichen, großen Untersuchungsspektrum sind nur wenige Parameter notwendig, um die Diagnose "primärer Hyperparathyreoidismus"
zu stellen. Hierzu gehören Calcium, anorganisches Phosphat, Kreatinin,
Ges.-Eiweiß und Parathormon im Serum und das Calcium im 24 Std.-Urin.
Durch die intermittierende Ausschüttung von Parathormon aus einem
Epithelkörperchenadenom können zum Untersuchungszeitpunkt Normalwerte
gefunden werden. Hieraus resultiert, daß wiederholte Bestimmungen
dieser Parameter in größeren Zeitabständen notwendig sind. Der zuverlässigste Parameter beim primären HPT ist die Hypercalcämie (> 2,6
mmol/l).

Bei 94 Patienten mit operativ gesichertem primären HPT hatten 62 ständig und 30 zeitweise eine Hypercalcämie, zwei Patienten waren dauernd

normocalcämisch. Eine Hypophosphatämie (< 0,87 mmol/l) hatten ständig 17, zeitweise 55 und niemals 22 Patienten. Auch die Hyperkalkurie (> 7,5 mmol/24 Std.) ist nicht so zuverlässig wie die Hypercalcämie (43 Patienten ständig, 40 zeitweise, 11 niemals). Findet sich auch nur einmal ein Serum-Calcium-Wert über 2,6 mmol/l, dann sind Langzeit-kontrollen indiziert. Der primäre HPT ist eine biochemische Diagnose. Leider sehen wir heute Fälle mit sicherem primären HPT, bei denen die Diagnose fallengelassen wurde, weil bei der Sonographie der Halsregion oder im Computer-Tomogramm kein Epithelkörperchenadenom auffindbar war. Zu den präoperativen Methoden der Nebenschilddrüsenadenom-Lokalisation gehören neben der Sonographie und der Computer-Tomographie die Thallium-Technetium-Subtraktions-Szinitigraphie (1), die selektive Parathormonbestimmung im Halsvenenblut (2) und die Arteriographie (3). Selbst bei größerer Erfahrung mit der präoperativen Lokalisationsdiagnostik erhalten wir in 20% keinen verwertbaren Hinweis durch diese Untersuchungsmethoden.

Sie sind andererseits besonders wichtig, wenn bei dem primären Eingriff das Adenom nicht gefunden wird. Beim Ersteingriff ist nach wie vor die Erfahrung des Operateurs die wichtigste Voraussetzung für die Auffindung des Adenoms. Unsere operative Erfahrung an 261 Patienten der letzten 14 Jahre stützt sich auf 229 Patienten mit primärem, 20 mit sekundärem und 8 mit teritärem HPT. Zwei Patienten hatten eine Sarcoidose, ein Patient ein Epithelkörperchen-Carcinom und ein weiterer eine Paraneoplasie. Insgesamt wurden bei diesen 261 Patienten 270 Operationen ausgeführt (Tabelle 2).

Die Ursachenforschung bei Calcium-Harnsteinbildnern muß stets alle Möglichkeiten berücksichtigen, d.h. ein Patient mit primärem HPT kann auch gleichzeitig andere Ursachen der Steinbildung haben, die ebenfalls aufgefunden werden müssen, um eine wirksame Rezidiv-Prophylaxe durchführen zu können (Tab. 1). Von unseren 229 Patienten mit primärem HPT hatten 8 einen Nierenausgußstein, alle kombiniert mit einer ureasepositiven Proteusinfektion. Von 130 Patienten mit Nierenausgußsteinen hatten 10, d.h. 7,6% eine Doppelursache der Steinbildung (Tabelle 3).

Zur Rezidivprophylaxe wurde zunächst die Epithelkörperchenadenom-Operation ausgeführt. Anschließend wurde der ureasepositive Harninfekt durch operative Steinentfernung beseitigt, so daß die sich dann anschließende antibakterielle Chemotherapie voll wirksam werden konnte.

Ergänzend zu unserer früheren Mitteilung (4) soll noch einmal hervorgehoben werden, daß ein primärer Hyperparathyreoidismus auch bei Kindern vorkommt. Zu den von uns 1981 mitgeteilten vier Fällen kommt jetzt ein 7jähriger Junge hinzu, dem wir vor drei Tagen ein 190 mg schweres Epithelkörperchenadenom mit hoher Aktivität entfernten. Der Junge hatte in den letzten sechs Monaten 13 erbsgroße Calcium-Nierensteine beiderseits gebildet. Biochemisch hatte er eine ausgeprägte Hypercalcämie mit 3,2 mmol/l, das anorganische Phosphat lag im unteren Normbereich, zeitweise bestand eine Hyperkalkurie und der Plasma-Parathormon-Spiegel war erhöht.

Zusammenfassend ist festzustellen, daß die Harnsteinbildung beim primären HPT nach operativer Beseitigung der Nebenschilddrüsenüberfunktion sistiert. Bei einigen Patienten bestehen jedoch Zweitursachen der Steinbildung, in unserem Krankengut ausschließlich durch eine ureasepositive Proteusinfektion bedingt. Die erfolgreiche Rezidiv-Prophylaxe beinhaltet die Ausschaltung aller auffindbarer Ursachen.

Tabelle 2. Epithelkörperchen-Revisionen

	Patienten n	Operationen n
primärer HPT	229	235
sekundärer HPT	20	20
teritiärer HPT	8	8
EK-Carcinom	1	4
Paraneoplasie	1	1
Sarcoidose	2	2
	261	270

Tabelle 3. Nierenausgußsteine; n=130

Ursachen:

nur ureasepositive Keime	114 =	87,8%
ureasepositive Keime + Hyperkalkurie	2 =	1,5%
ureasepositive Keime + prim. HPT	8 =	6,1%
Cystinurie	3 =	2,3%
steril, keine Ca-P-Störung	3 =	2,3%

Literatur

1. Young AE, Gaunt JI, Croft DN, Collins REC, Wells CP, Coakley AJ (1984) Brit Med J, 286:1384-1386
2. Bressel M, Christensen P, Dorn G, Hagemann I, Josten K, Montz R (1978) Urologe A 17:29
3. Krudy AG, Doppmann JL et al. (1984) Amer Y Röntgenol 142:693-695
4. Bressel M, Schwenn S, Jörger W (1981) Verhandlungsbericht der Deutschen Gesellschaft für Urologie, XXXIII. Tagung, 262-265

Dr. M. Bressel, Urologische Abteilung, AK Harburg, Eißendorfer Pferdeweg 52, D-2100 Hamburg 90

Problematik der Metaphylaxe bei Oxalat-Steinträgern

J. Joost und A. Putz

1976 wurde an der Urologischen Klinik in Innsbruck eine Steinambulanz
eingeführt. Unter den vielen Fragen, die uns zu jener Zeit wichtig
erschienen und die wir zu beantworten versuchten, waren u.a. folgende:
ist eine unspezifische Metaphylaxe, basierend auf einem minimalen Ab-
klärungsprogramm bei Erststeinträgern ausreichend? Wie ist die Compliance und Effizienz einer zusätzlichen medikamentösen Metaphylaxe bei
Rezidivsteinträgern?

Hierzu wurde 1977 eine prospektive 5-Jahres-Studie begonnen. Es wurden 2 Patientengruppen mit je 30 Erststeinträgern und gleicher Ge-
schlechts- sowie Altersverteilung gebildet (Tabelle 1). Eine Gruppe
erhielt eine unspezifische Metaphylaxe mit mindestens 2 Liter Flüssigkeit pro Tag sowie Einschränkung der Calcium- und Oxalateinnahme. Die
zweite Gruppe erhielt keinerlei Beratung hinsichtlich Rezidivverhütung.
Eine dritte Gruppe mit 30 Rezidivsteinträgern bekam zusätzlich eine
spezifische, d.h. medikamentöse Metaphylaxe. Alle 90 Patienten wurden
urologisch und metabolisch abgeklärt. Patienten mit primärem HPT,
urodynamischen Veränderungen oder Infekten wurden nicht in die Studie
aufgenommen. Nur die Gruppe der Rezidivsteinträger und Erststeinträger

Tabelle 1.

PROSPEKTIVE 5-JAHRES-STUDIE BEI CA-OX-STEINTRÄGERN

	ERST-STEIN- TRÄGER	ERST-STEIN- TRÄGER	REZIDIV-STEIN- TRÄGER
PATIENTENZAHL:	30	30	30
DURCHSCHNITTS- ALTER:	40	39	47
METABOLISCHE STÖRUNG:	6 (20%)	4 (13,3%)	21 (70%)
		10 (17%)	
METAPHYLAXE:	KEINE	CA-OX-ARME DIÄT, 2 LITER FLÜSSIGKEIT	DIÄT, FLÜSSIGKEIT MED.: THIAZIDE ALLOPURINOL MG-OXYD

mit unspezifischer Metaphylaxe wurde halbjährlich kontrolliert. 1982/
83 wurde bei allen Patienten eine Abschlußkontrolle nach 5 Jahren
durchgeführt (Anamnese, Harn- und Blutanalyse sowie Urogramm).

Ergebnisse

Alle Steine wurden mittels Röntgendiffraktometrie untersucht und bestanden hauptsächlich aus Oxalat. Unter den 30 Rezidivsteinträgern
fanden sich 21 (70%) mit metabolischen Veränderungen wie Hypercalciurie (mehr als 250 mg/die bei Frauen, über 300 mg bei Männern), Hyperuricosurie (mehr als 800 mg), Hypocitraturie (weniger als 1 mmol)
und Hypomagnesiurie (weniger als 2.5 mmol). Die Behandlung bestand in
Thiaziden 2 x 25 mg bei der Hypercalciurie und Hypocitraturie, Allopurinol 300 mg bei Hyperuricosurie und Magnesium-Oxyd bei Hypomagnesiurie und bei fehlendem Nachweis einer Störung. Bei den Erststeinträgern fand sich eine metabolische Störung nur bei 10 (17%). Kein Unterschied ergab sich in der Rezidivhäufigkeit beider Gruppen von Erststeinträgern (Tabelle 2). Von den 3 Patienten mit Rezidiven wies einer
eine Hypercalciurie auf, die beiden anderen waren metabolisch unauffällig.

Bei den 26 kontrollierten Rezidivsteinträgern waren nach 5 Jahren nur
noch 5 Patienten, d.h. 20%, die ihre Medikamente einnahmen. Alle anderen hatten nach 2 bis 3 Jahren trotz der halbjährlichen Kontrollen
die Einnahme von sich aus abgesetzt, nicht so sehr wegen Nebenwirkungen,
sondern weil sie über diesen Zeitraum beschwerdefrei blieben. 8 Patienten wiesen innerhalb von 5 Jahren ein Rezidiv auf. Von diesen hatten
7 eine metabolische Veränderung. Unter den rezidivfreien Patienten
(n=18) waren 10 mit einer metabolischen Störung. Die Remissionsrate
(Abb. 1) lag nach 5 Jahren bei 69%. Der Kurvenverlauf stimmt gut mit
jener von Ettinger überein, der 40 Patienten über 3 Jahre behandelte
und anschließend nur kontrollierte. Nach Absetzen der Medikamente ließ
sich keine abrupte Zunahme der Rezidivrate feststellen. Die Steinabgangsrate (Steinhäufigkeit pro Patient und Jahr) betrug bei unseren
Rezidivsteinträgern in den 5 Jahren vor 1977 0,5 und anschließend 0,09.

Tabelle 2.

PROSPEKTIVE 5-JAHRES-STUDIE BEI CA-OX-STEINTRÄGERN

	ERST-STEIN-TRÄGER	ERST-STEIN-TRÄGER	REZIDIV-STEIN-TRÄGER
METAPHYLAXE:	KEINE	DIÄT, FLÜSSIGKEIT	MEDIKAMENTÖS
KONTROLLEN:	KEINE	1/2 JÄHRL.	1/2 JÄHRL.
PATIENTENZAHL NACH 5 JAHREN:	26/30	30/30	26/30
PATIENTEN MIT REZIDIV:	1 (3,8%)	2 (6,7%)	8 (31%)

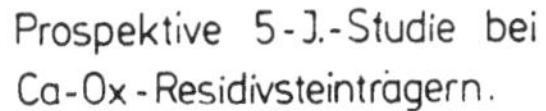

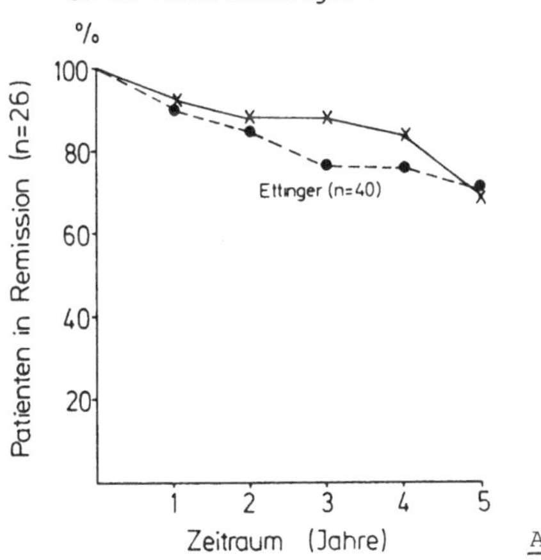

Abb. 1

Diskussion

Diese Ergebnisse zeigen, daß Patienten mit einem ersten Calcium-Oxalat-Stein nur einer minimalen Abklärung bedürfen. Wir führen derzeit eine Urinuntersuchung durch sowie die Bestimmung von Calcium, Kreatinin und Harnsäure i.S. Eine extreme Diätform ist nicht notwendig, da die behandelte und unbehandelte Gruppe keinen signifikanten Unterschied hinsichtlich der Rezidivrate aufwies. Derzeit reduzieren wir die Calcium-, Oxalat- sowie Kochsalzzufuhr und erhöhen den Anteil an Ballaststoffen (2).

Rezidivsteinträger sollten eine genaue metabolische Abklärung erhalten, da therapierbare Störungen in fast dreiviertel der Fälle vorliegen. Obwohl metabolische Veränderungen weniger häufig bei rezidivfreien Patienten gefunden werden als bei Rezidivsteinträgern, besteht kein statistisch signifikanter Unterschied. Eine medikamentöse Therapie läßt sich jedoch bei den meisten Patienten nicht länger als 2 bis 3 Jahre durchführen. Trotzdem zeigte sich in dem beobachteten Zeitraum von 5 Jahren ein deutlicher Rückgang der Steinabgangsrate. Diese Reduktion der Rezidivrate kann jedoch auch andere Ursachen haben, da eine Kontrollgruppe ohne Behandlung fehlt. Wir glaubten nämlich 1977, alle Rezidivsteinträger medikamentös behandeln zu müssen. So fand z.B. Ettinger eine Abnahme der Rezidivhäufigkeit bei Patienten über 50 Jahren. Auch der sog. Steinambulanz-Effekt mag eine Rolle gespielt haben. Derzeit behandeln wir Rezidivsteinträger neben der unspezifischen Metaphylaxe mit Medikamenten über einen Zeitraum von 2 Jahren und setzen dann die Behandlung ab, falls keine Neubildung erfolgt.

Literatur

1. Ettinger B (1979) Recurrence of nephrolithiasis. Am J Med 67:245
2. Hesse A, Joost J (im Druck) Ratgeber für Harnsteinpatienten. Hippokrates Verlag

Dr. J. Joost, Urologische Universitätsklinik, Anichstraße 35, A-6020 Innsbruck

Medikamentöse Rezidivprophylaxe – Dauertherapie oder zeitliche Begrenzung?

W. Kautzky und O. Zechner

Einleitung

Beim Harnsteinleiden ist in Abhängigkeit von den Harnsteinarten in
30-50% des Krankengutes mit mindestens einem oder mehrmaligen Wiederauftreten der Erkrankung zu rechnen. Es ist heute durch mehrere Studien belegt, daß eine gezielte medikamentöse Behandlung nachgewiesener
Stoffwechselstörungen die Rezidivhäufigkeit senkt (1,2,3).

Mit Ausnahme der vererbbaren Stoffwechselstörungen, wie der Cystinurie,
der primäre Hyperoxalurie usw. besteht jedoch Unklarheit darüber, ob
eine lebenslange Dauertherapie durchgeführt werden sollte, oder ob
eine zeitliche Begrenzung der medikamentösen Rezidivprophylaxe gerechtfertigt ist.

Ein entscheidendes Faktum, welches bei dieser Fragestellung berücksichtigt werden muß, ist das Auftreten des ersten Rezidives im unbehandelten Fall.

Bei 145 Steinpatienten konnten wir nachweisen, daß 44% aller Rezidive
innerhalb der ersten beiden Jahren nach der ersten Steinepisode auftreten (4).

Anhand eines großen Krankengutes, welches über längere Zeit beobachtet
wurde, sollen nun folgende Fragenkomplexe beantwortet werden:

1. Ist eine medikamentöse Rezidivprophylaxe bei allen Harnsteinpatienten notwendig?
2. Wenn ja - ist eine zeitliche Begrenzung indiziert?

Krankengut und Methode

Es wurden 197 Harnsteinpatienten untersucht, der Mindestbeobachtungs-
zeitraum wurde mit 5 Jahren festgelegt. Die durchschnittliche Beobach-
tungsdauer lag bei 7,6 Jahren.

In der Gruppe 1 sind jene 126 Patienten zusammengefaßt, bei denen eine
Stoffwechselstörung festgestellt wurde. Die normokalcämische Hyperkalciurie und die Hyperurikosurie waren die am häufigsten diagnostizierten Stoffwechselstörungen.

Die renale tubuläre Azidose, die primäre Hyperoxalurie, die homocygote
Cystinurie und die sekundäre Urolithiasis wurden aus dieser Untersuchung ausgeschlossen.

Davon erhielten 26 Patienten eine medikamentöse Dauertherapie während
des gesamten Beobachtungszeitraumes (Gruppe 1a), 79 Patienten eine

zeitlich begrenzten Therapie (Gruppe 1b) und 21 Patienten keine medikamentöse Therapie (Gruppe 1c).

Die Gruppe 2 bilden 71 Patienten bei denen keine Stoffwechselstörung
nachgewiesen werden konnten. Davon standen 52 Patienten unter keiner
medikamentösen Therapie (Gruppe 2a) und 19 Patienten unter einer zeitlich begrenzten Therapie (Gruppe 2b). Allen Patienten wurden allgemeine prophylaktische Maßnahmen angeraten.

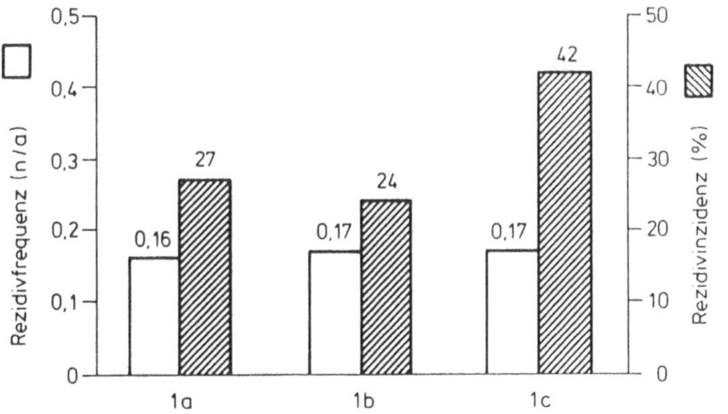

Abb. 1

Ergebnisse

Auf Abb. 1 sind nun die Ergebnisse der medikamentösen Rezidivprophylaxe bei Patienten mit Stoffwechselstörungen dargestellt.

Die Rezidivinzidenz, d.h. das Auftreten von Patienten mit Rezidiven,
ist in der Gruppe ohne medikamentöse Prophylaxe (42%) deutlich höher
als in der Gruppe mit Dauertherapie (27%) und der Gruppe mit begrenzter Therapie (24%). In der Rezidivbildungsfrequenz (d.h. Anzahl der
Harnsteinrezidive pro Patient im Beobachtungszeitraum) besteht hingegen zwischen den unbehandelten und den therapeutisierten Gruppen
kein wesentlicher Unterschied.

Bei den Patienten ohne Stoffwechselstörungen (Abb. 2) besteht zwischen
der Rezidivbildungsfrequenz in der unbehandelten und der behandelten
Gruppe mit 0,17 und 0,19 ebenfalls kein wesentlicher Unterschied. Die
Rezidivinzidenz liegt in der begrenzt therapeutisierten Gruppe mit
36% sogar etwas höher als in der nicht behandelten Gruppe mit 27%.

Wenn man nun das Rezidivbildungsverhalten bei zeitlich begrenzter
medikamentöser Metaphylaxe betrachtet (Abb. 3), konnte bei der Rezidivbildungsfrequenz in der Gruppe 1b) und 2b) während der Therapie
(0,26; 0,24) nur ein geringfügiger Unterschied zur Rezidivbildungsfrequenz nach Absetzen der Therapie (0,28; 0,33) beobachtet werden.
Die durchschnittliche Therapiedauer lag bei 2,7 Jahren. Der Beobachtungszeitraum nach Therapieende betrug durchschnittlich 4,3 Jahre.

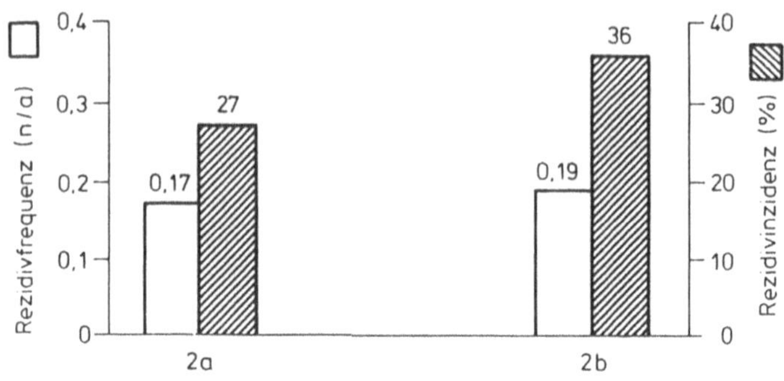

Abb. 2

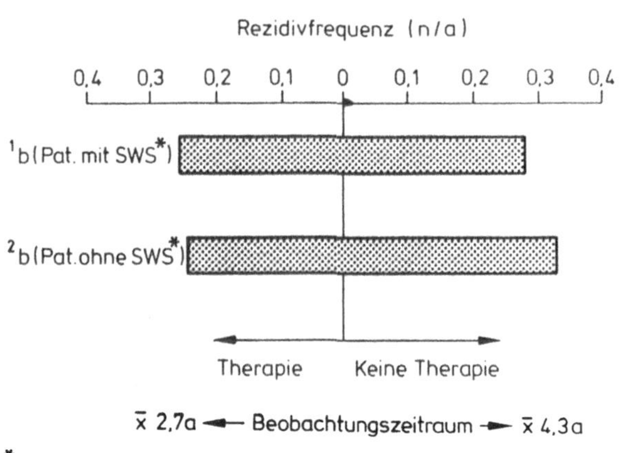

Abb. 3

Diskussion

Welche Schlußfolgerungen können aus diesen Ergebnissen gezogen werden?

1. Die medikamentöse Rezidivprophylaxe senkt die Rezidivinzidenz bei Patienten mit Stoffwechselstörungen und sollte daher durchgeführt werden.
2. Bei Patienten ohne Stoffwechselstörungen ist eine medikamentöse Metaphylaxe nicht erforderlich.
3. Eine zeitliche Begrenzung der medikamentösen Metaphylaxe ist indiziert.

Die Therapiedauer sollte bei zirka 2 Jahren liegen, da innerhalb dieser Frist die höchste Rezidivbildungswahrscheinlichkeit besteht. Davon ausgeschlossen sind selbstverständlich angeborene Stoffwechselstörungen bei denen eine lebenslange Therapie erforderlich ist. Die zeitliche Limitierung der medikamentösen Prophylaxe begründet sich nicht zuletzt aus der Tatsache, daß spontane Entwicklungen und Remissionen der normokalcämischen Hyperkalciurie und der normourikämischen Hyperurikosurie beobachtet wurden (5).

4. Bei der eingeschränkten Indikation zur medikamentösen Metaphylaxe ist auf die zunehmende Bedeutung allgemeiner prophylaktischer Maßnahmen hinzuweisen, wobei detaillierte diätische Richtlinien erarbeitet werden sollten.

Literatur

1. Coe FL (1977) Treated and untreated recurrent calcium nephrolithiasis in patients with idiopathic hypercalciuria, hyperuricosuria, or no metabolic disorder. Ann Intern Med 87:404-410
2. Pak CYC (1982) Medical Management of Nephrolithiasis. J Urol 128:1157-1164
3. Yendt ER, Guay GF, Garcia DA (1970) The use of thiazides in the prevention of renal calculi. Can Med Assoc J 102:614-620
4. Zechner O, Latal D (1981) Die Problematik der Harnsteinrezidivprophylaxe. Akt Urol 12:103-106
5. Zechner O, Tang XD (1982) Verlauf und Prognose von idiopathischer Hyperkalziurie und Hyperurikosurie beim Harnsteinleiden. In: Pathogenese und Klinik der Harnsteine Bd. 9. Gasser G, Vahlensieck W (Hrsg), Steinkopff, Darmstadt, S 82-85

Dr. W. Kautzky, Urologische Universitätsklinik Wien, Alserstrasse 4, A-1090 Wien

Die Hyperurikosurie in Diagnostik und Metaphylaxe

H. Bertermann und A. Danso

Zur Beurteilung des Umfangs der Beteiligung der Harnsäure an der Stein-
entstehung wird bei jedem Steinpatienten - unabhängig von der Steinanalyse - im Rahmen der Basisuntersuchung die Konzentration von Harnsäure im Serum und im 24h-Urin bestimmt sowie ein pH-Profil des Urins
über mindestens eine Woche registriert. Diese Parameter werden ambulant, d.h. unter häuslichen Ernährungs- und Lebensgewohnheiten bestimmt.

Material und Methode

Die Bestimmung der Harnsäure erfolgte enzymatisch mit der Uricase-
Methode (Enzuric) sowohl im Serum als auch im Urin. Der obere Normwert
für Harnsäure im Serum wurde auf 6,4 mg% unabhängig vom Geschlecht
festgesetzt, da bei diesem Wert bei einem pH von 7,4 und 37°C die Lös-
lichkeitsgrenze erreicht ist. Der obere Normwert für die Harnsäureausscheidung im Urin pro Tag und pro 1,73 m^2 Körperoberfläche wurde aufgrund der Untersuchung von 42 gesunden Kontrollpersonen auf 600 mg
(3,6 mmol) festgesetzt. Bei Nierengesunden (Kreatinin-Clearance 80-
120 ml/min/1,73 m^2) wurde der Harnsäure-Kreatinin-Quotient gebildet,
hier galt 0,45 entsprechend einem molaren Quotienten von 0,3 als
oberer Normwert. Eine *Säurestarre* des Urins wurde diagnostiziert, wenn
der Urin-pH-Wert konstant gleich oder kleiner als 5,8 betrug. Die
Steinanalyse wurde halb quantitativ chemisch (Fa. Merck) durchgeführt.

Ergebnisse

Bei 484 Harnsteinbildnern ergab die Harnsteinanalyse in 6% einen reinen
Harnsäurestein und 23% einen reinen Calciumoxalatstein. In 8% enthielten die Steine Harnsäureanteile, in 28% wurde Calciumoxalat als Mehr-
stoffkomponente gefunden. Bei 314 Patienten (65%) enthielten die analysierten Harnsteine Harnsäure und/oder Calciumoxalat.

Eine Hyperurikosurie wurde bei 102 Steinbildnern (21%) nachgewiesen. Bei
den Patienten, die monomineralische Harnsäure- oder Calciumoxalat-
Steine gebildet hatten, wurde in 48% eine Hyperurikosurie gefunden.
94 (92%) der Patienten mit einer Hyperurikosurie hatten einen Stein
gebildet, der Harnsäure und/oder Calciumoxalat enthielt, 24 (24%)
hatten eine Hyperurikämie und 9 (9%) boten eine Säurestarre des Urins.
Bei 4 gesunden Kontrollpersonen (9,5%) war eine Hyperurikosurie nachgewiesen worden.

Eine Hyperurikämie wurde bei 34 Harnsteinpatienten nachgewiesen. Von
diesen hatten 24 (71%) einen Stein gebildet, der Harnsäure und/oder
Calciumoxalat enthielt, 19 (56%) boten gleichzeitig eine Hyperurikosurie und 7 (21%) eine Säurestarre. Von den gesunden Kontrollpersonen hatte keiner eine Hyperurikämie.

Eine Säurestarre wurde bei 17 Harnsteinbildnern (3%) nachgewiesen. Alle (100%) hatten einen Harnsäure- und/oder Calciumoxalat-haltigen Stein gebildet, und 9 (53%) boten eine Hyperurikosurie. Bei einer 32-jährigen gesunden Kontrollperson wurde eine Säurestarre diagnostiziert.

Bei Patienten mit Harnsäure- und/oder Calciumoxalat-haltigen Steinen wurde in 30% eine Hyperurikosurie, in 8% eine Hyperurikämie und in 5% eine Säurestarre nachgewiesen. Die kumulative Häufung betrug 34%.

Metaphylaxe

Bei konstanter Hyperurikosurie und/oder Hyperurikämie empfehlen wir dem Harnsteinpatienten diätetische Maßnahmen (Reduktion der Aufnahme von Nahrungspurinen und Alkohol) und/oder eine Therapie mit 300 mg Allopurinol/Tag. Bei einer Säurestarre führen wir eine am pH-Profil orientierte intermittierende Alkalisierung vierteljährlich über vier Wochen durch. Die Kontrollen erfolgen zunächst nach drei Monaten, dann halbjährlich.

Die Häufigkeit der Steinepisoden konnte bei 68 Steinpatienten mit einer Hyperurikosurie, Hyperurikämie oder Säurestarre von 1,1 auf 0,09/Jahr (mittlerer Beobachtungszeitraum: 28 Monate) gesenkt werden.

Diskussion

Unsere Ergebnisse zeigen eine gegenüber gesunden Kontrollpersonen signifikante Häufung von Hyperurikosurie, Hyperurikämie und Säurestarre des Urins bei Steinpatienten, die einen Harnsäure- und/oder Calcium-oxalat-haltigen Stein gebildet haben. Die Hyperurikosurie schafft - insbesondere bei gleichzeitigem Vorliegen einer Säurestarre - die Voraussetzungen für eine Kristallisation, die auch die Bildung von Calciumoxalatsteinen begünstigen soll. Der günstige Effekt einer konsequenten Metaphylaxe läßt einen Kausalzusammenhang vermuten. Die Untersuchungen auf Hyperurikosurie, Hyperurikämie und Säurestarre können und sollten ambulant durchgeführt werden, um das Steinbildungs-risiko unter den individuellen Lebens- und Ernährungsgewohnheiten des Steinpatienten beurteilen zu können. Der Quotient von Harnsäure zu Kreatinin schließt Fehler beim Urinsammeln aus und repräsentiert einen Patienten-spezifischen Wert.

Die für eine wirkungsvolle Metaphylaxe so wichtige Compliance des Harnsteinpatienten kann verbessert werden, wenn die oft als Joch empfundene Diät- oder medikamentöse- Therapie-Empfehlung individuell gehandhabt wird.

Dr. H. Bertermann, Oberarzt der Abteilung Urologie im Klinikum der Christian-Albrechts-Universität, Kiel, Hospitalstraße 40, D-2300 Kiel

Diät zur Prophylaxe von Harnsteinrezidiven

W. Vahlensieck

Es dürfte heute unbestritten sein, daß Art und Umfang der Ernährung
eine entscheidende Rolle für die sogenannte idiopathische Harnsteinbildung spielen.

Durch eine optimierte Zufuhr von Calcium [800 mg/die entsprechend den
Empfehlungen der[1] (DGE 1980)] konnten wir innerhalb von 10 Tagen bei
vielen Steinpatienten eine deutliche Reduzierung der Calciumkonzentra-
tionen im Urin erreichen. Auch die Konzentration anderer lithogener
Substanzen im Urin kann durch eine Verminderung des entsprechenden
Konsums sichergestellt werden. Eine entscheidende Rolle spielt dabei
aber auch die Menge der Flüssigkeitszufuhr. Bei unseren Untersuchung-
en unter standardisierter Kost, d.h. einer Kost, bei der lithogene
Substanzen entsprechend den Empfehlungen der DGE zugeführt werden,
liegt die Flüssigkeitszufuhr bei 2,4 Liter pro Tag. Bei eigenen Untersuchungen des circadianen Rhythmus fanden wir, daß mit entsprechender
Nahrungszufuhr die Ausscheidung von Oxalsäure zwar ansteigt, gleichzeitig auf Grund der Zunahme des Urinvolumens durch die Flüssigkeitszufuhr aber die Konzentration sinkt. Wird in der Nacht keine Flüssigkeit zugeführt, steigt die Konzentration deutlich, obwohl zu dieser
Zeit keine Nahrung zugeführt wird. Damit entsteht das Risiko einer
Nucleation, dem durch ausreichendes abendliches Trinken oder Trinken
in der Nacht vorgebeugt werden muss.

Im Rahmen einer Diätberatung ist dann konkret darzulegen, welche
Flüssigkeiten indifferent sind und unbeschränkt zugeführt werden
können sowie bei welchen Flüssigkeiten ein begrenzter Konsum anzuraten ist. Letzteres gilt mit Sicherheit für den Konsum von Alkoholika, der zu einer vermehrten Harnsäureausscheidung führt. Dementsprechend registrierten Zechner und Scheiber (1981) sowie Zechner (1982)
in Korrelation zu steigendem Alkoholkonsum eine vermehrte Ausscheidung
von Harnsäure im Urin und eine häufigere Manifestation von urathalti-
gen Harnsteinen. Zu bedenken ist dabei aber auch, daß es nicht nur
zur Bildung von Harnsäuresteinen kommen kann, sondern daß die
vermehrte Harnsäureausscheidung auch zur Ausfällung der mit 60%
häufigsten Steinart, nämlich von Calcium-Oxalatsteinen führen kann,
sei es über eine Blockade von Inhibitoren der Calcium-Oxalatausfällung,
sei es, daß Harnsäurekristalle als Nucleator wirken. Wir registrierten
bei den Ernährungsanamnesen im eigenen Krankengut bei 53% unserer
Patienten einen täglichen Alkoholkonsum. Auch Fellström et al. (1984)
stellten fest, daß ihre Harnsteinpatienten fast doppelt soviel Alkohol konsumierten wie gesunde Kontrollpersonen. Kalkuliert man die
Dunkelziffer mit ein, wird klar, daß der Alkoholkonsum viel mehr eine
Parallele zur ansteigenden Harnsteininzidenz zeigt, als jede andere
Konsumgewohnheit.

---

[1]Deutschen Gesellschaft für Ernährung

Tabelle 1. Allgemeine Empfehlungen zur Flüssigkeitszufuhr, Kost und Lebensführung für Harnsteinbildner

---

1. *Flüssigkeitszufuhr*

    a) 2-2,5 Ltr. in 24 Stunden (gleichmäßig über den Tag verteilt) (Reduzierung bei Herz- und Kreislaufstörungen - Arzt fragen!)

    b) Unbeschränkt Leitungswasser, Früchte- und Blättertees (incl. Nieren- und Blasentees), Apfelsaft

    c) Möglichst wenig Bohnenkaffee, schwarzen Tee, Alkoholika

2. *Kost*

    a) Normale Mischkost oder vegetarische Kost

    b) nicht mehr als 100 g tierisches Eiweiß (Fisch, Fleisch) pro Tag

    c) Reduktion des Fett- und Zuckerkonsums

    d) Nicht mehr als 5 g Koch- und Tafelsalz pro Tag

3. *Lebensführung*

    a) Häufige (jedoch kleine) Mahlzeiten

    b) Weitestmögliche Vermeidung von Abführmitteln (Stuhlregulierung durch Ballaststoffe, Gleitmittel, etc.)

    c) Ausreichend körperliche Bewegung

    d) Ausreichend Erholungsphasen und Schlaf

Auch bei regelmässigem Konsum grösserer Mengen von Bohnenkaffee und schwarzem Tee ist mit einer vermehrten Harnsäureausscheidung zu rechnen, bei schwarzem Tee zusätzlich von Oxalsäure, so dass auch hier von einem Überkonsum abzuraten ist.

Dass ein Harnsteinbildungsrisiko bei der Zufuhr von 4 Tassen Kaffee innerhalb einer Stunde nicht relevant ist, zeigen die Untersuchungen von Hagmaier und Rutishauser (Vortrag 55 a), die feststellten, dass die Urinsättigung an Calcium-Oxalat auf Grund der gleichzeitigen Volumenzunahme deutlich abnahm. Eine Diätempfehlung muss also nicht auf ein Verbot von Kaffee abzielen, sondern lediglich auf die Vermeidung eines chronischen Überkonsums.

Während Leitungswasser in der Bundesrepublik Deutschland bis auf 2 kleine Regionen (Kassel und Fulda) unter 150 mg Ca/l enthält und somit der uneingeschränkte Konsum empfohlen werden kann, muss dem Konsum von Mineralwsser mit hohem Calciumgehalt besondere Aufmerksamkeit geschenkt werden. Im eigenen Krankengut registrierten wir einen regelmässigen Konsum von Mineralwasser bei rd. 60% der Harnsteinpatienten. Die Zufuhrmenge an Calcium mit dem Mineralwasser muss so kalkuliert werden, dass die Gesamtcalciumzufuhr 800 mg pro Tag möglichst nicht überschreitet. Da wir uns nach den Erhebungen der DGE aber in der Regel bereits mehr Calcium pro Tag zuführen, kann die Diätempfehlung für Bildner von calciumhaltigen Harnsteinen nur lauten, die Zufuhr von Mineralwasser mit hohem Calciumgehalt drastisch zu begrenzen (Vahlensieck 1984).

Eigene Belastungstests mit tierischem Eiweiß, nämlich mit 150 g Leber haben gezeigt, dass es am Tag nach der Belastung auch zu einer vermehrten Calciumausscheidung kommt. Noch wesentlicher erscheint uns aber die Feststellung, dass es auch zu einer anhaltend vermehrten Ausscheidung von Harnsäure kommt. Diese Beobachtung steht in Übereinklang

mit den Beobachtungen zahlreicher anderer Untersucher und stützt die
These von Robertson et al. (1978) sowie Iguchi et al. (1984) dass
eine Parallele zwischen zunehmendem Konsum an tierischem Eiweiß und
zunehmender Inzidenz des Harnsteinleidens besteht. Dazu passt, dass
auch die DGE zwischen 1950 und 1979 eine stete Zunahme des Verbrauches
an Schweinefleisch registrierte, während der Konsum an Fisch, Geflügel
und Rindfleisch in etwa gleich blieb. Iguchi et al. (1984) sahen tierexperimentell bei einem Überkonsum an Protein eine metabolische Azidose mit deutlichem Absinken des Urin-pH sowie eine Hyperkalziurie
und Hypozitraturie. Damit wurden Ergebnisse von Welshman und Mc Geown
(1976) sowie von Schwille et al. (1982) bestätigt, die bei Harnsteinpatienten unter hoher Proteinzufuhr bereits eine Verminderung der
Zitratausscheidung, d.h. eines Inhibitors der Calcium-Oxalatstein-
bildung beobachtet hatten. Im Hinblick auf alle diese Gegebenheiten
empfahl Finlayson (1981), dass Harnsteinbildner täglich nicht mehr
als 170-220 g Fleisch konsumieren sollten. Im Hinblick auf unsere
eigenen Untersuchungen möchten wir noch weiter gehen und empfehlen,
dass täglich nicht mehr als 100 g Fleisch und/oder Fisch konsumiert
werden sollten.

Zu denken ist bei diesen Diätempfehlungen auch immer daran, dass die
vermehrte Ausscheidung einer lithogenen Substanz in der Regel nicht
zur Harnsteinbildung führt, das Harnsteinrisiko aber erheblich ansteigt, wenn es zu einer Übersättigung des Urins durch verschiedene
lithogene Substanzen kommt, bei gleichzeitiger disponierender Veränderung des Urin-pH. Solche Situationen können auftreten, wenn bereits zu viel Calcium ausgeschieden wird und es gleichzeitig zu einer
stark vermehrten Ausscheidung von Oxalsäure kommt, wie wir sie bereits
bei der Zufuhr von 200 g Spinat bzw. Rhabarber beobachtet haben. Es
dürfte verständlich sein, dass es beim Zusammentreffen derartiger
Peaks der Ausscheidung von Calcium und Oxalsäure trotz eventueller
gleichzeitiger Harndilution durch eine ausreichende Flüssigkeitszufuhr zu einer Risikosituation bezüglich der Bildung von Calcium-Oxalat
kommt, die aber durch einfache Diätempfehlungen zu vermeiden ist.

Tabelle 2. Spezielle Diätempfehlung für Kalzium-Oxalatsteinbildner

Flüssigkeiten

uneingeschränkt:	Leitungswasser, Früchte- und Blättertees (incl. Nieren- und Blasentees), Fruchtsäfte
eingeschränkt:	Nicht mehr als 300 ml Milch sowie Quell- oder Tafelwasser mit mehr als 100 mg Kalzium/l pro Tag. Möglichst wenig Johannisbeersaft, Bohnenkaffee, schwarzen Tee und Alkoholika

Kost

uneingeschränkt:	Normale Mischkost, vegetarische Kost
eingeschränkt:	Nicht mehr als 100 g Fisch und/oder Fleisch, nicht mehr als 50 g Käse, Rhabarber und Spinat pro Tag

Dementsprechend haben wir für Calcium-Oxalatsteinbildner Grenzen bezüglich der Calciumzufuhr mit Milch, Käse und Mineralwasser gesetzt
und ebenso für den Konsum an tierischem Eiweiß, Rhabarber und Spinat.
Auch ein Überkonsum an Johannisbeersaft sollte wegen seiner urin-
säuernden Wirkung vermieden werden, während die Säfte von Zitrusfrüch-
ten wegen ihrer urinneutralisierenden bzw. alkalisierenden Wirkung
und der damit verbundenen Hemmung der Ausfällung von Harnsäure durch-

aus zu empfehlen sind. Butz (1982) sowie Butz et al. (1981, 1984)
haben diesen positiven Effekt durch die Verabreichung von Zitratge-
mischen eindeutig nachgewiesen.

Tabelle 3. Spezielle Diätempfehlung für Kalzium-Phosphatsteinbildner

Flüssigkeiten

    uneingeschränkt: Leitungswasser, Früchte- und Blättertees
                    (incl. Nieren- und Blasentees), Apfelsaft, Johannisbeersaft

    eingeschränkt: Möglichst wenig Säfte von Zitrusfrüchten (Apfelsine, Mandarine,
                    Pampelmuse, Zitrone) sowie von Bohnenkaffee, schwarzem Tee und
                    Alkoholika

                    Nicht mehr als täglich 300 ml Milch sowie Quell- oder Tafel-
                    wasser mit mehr als 100 mg/l Kalzium

Kost

    uneingeschränkt: Normale Mischkost, vegetarische Kost

    eingeschränkt: Nicht mehr als 100 g Fisch und/oder Fleisch sowie 50 g Käse
                    pro Tag

                    Nicht mehr als 1 Apfelsine (1-2 Mandarinen), Pampelmuse
                    oder Zitrone pro Tag

Tabelle 4. Spezielle Diätempfehlung für Harnsäure- und Zystinsteinbildner

Flüssigkeiten

    uneingeschränkt: Leitungs-, Quell- und Tafelwasser, Früchte- und Blättertees
                    (incl. Nieren- und Blasentees), Fruchtsäfte (insbesondere von
                    Apfelsine, Mandarine, Pampelmuse, Zitrone)

    eingeschränkt: Möglichst wenig Johannisbeersaft, Bohnenkaffee, schwarzen Tee,
                    Alkoholika

Kost

    uneingeschränkt: Normale Mischkost, vegetarische Kost, Zitrusfrüchte

    eingeschränkt: Nicht mehr als 100 g Fisch (Sardellen, Sardinen weniger !)
                    und/oder Fleisch (Innereien weniger !) pro Tag

Bei Calcium-Phosphatsteinen gilt bezüglich der Calciumzufuhr dasselbe
wie bei den Calcium-Oxalatsteinen, doch sind hier Flüssigkeiten bevor-
zugt, die eine urinsäuernde Wirkung haben.

Diese grundsätzlichen Diätprinzipien finden sich auch in den Diätempfehlungen für Patienten mit Harnsäuresteinen, Cystinsteinen sowie
für Patienten mit Mischsteinen.

Nach unseren Erfahrungen halten sich Harnsteinbildner und insbesondere
Harnsteinrezidivbildner durchaus an diese unkomplizierten Diätempfeh-
lungen. Dies bestätigte sich insbesondere auch bei Untersuchungen zur
Compliance der Patienten, wobei wir bei Kontrollen über 48 Wochen nach
der Diätberatung gegenüber der Ausgangssituation unter individueller
Kost vor der Diätberatung deutlich geringere Urinkonzentrationen von
Calcium, Oxalat und Harnsäure fanden, bei gleichzeitig durchschnitt-
lich ausreichendem Urinvolumen.

Tabelle 5. Spezielle Diätempfehlung für Bildner von Mischsteinen

---

Flüssigkeiten

    uneingeschränkt: Leitungswasser, Früchte- und Blättertees (incl. Nieren- und Blasentees), Apfelsaft

    eingeschränkt: Möglichst wenig Bohnenkaffee, schwarzen Tee, Alkoholika, Johannisbeersaft und Saft von Apfelsine, Mandarine, Pampelmuse und Zitrone

    Täglich nicht mehr als 300 ml Milch sowie Quell- bzw. Tafelwasser mit mehr als 100 mg/l Kalzium

Kost

    uneingeschränkt: Normale Mischkost, vegetarische Kost

    eingeschränkt: Nicht mehr als 100 g Fisch und/oder Fleisch sowie 50 g Käse pro Tag

    Nicht mehr als 1 Apfelsine, Mandarine, Pampelmuse oder Zitrone pro Tag

---

Abschliessend ist zu konstatieren, dass wir heute unsere Diätempfehlungen auf gesicherte Effektivitätsuntersuchungen stützen und dass sie knapp und für den Patienten tolerabel gehalten werden können.

Literatur

1. Butz M, Rost A, Dulce HJ (1981) Neue Aspekte zur Oxalatsteinprophylaxe: Vermehrte Zitratausscheidung im Harn durch Uralyt-U. Therapiewoche 31:1318-1320
2. Butz M (1982) Oxalatsteinprophylaxe durch Alkali-Therapie: Eine Langzeitstudie. Fortschr Urol Nephrol 20:318-323
3. Butz M, Karadzic G, Dulce HJ (1984) Prevention of calcium oxalate stones by alkaline treatment. Urol Res 12:40
4. Deutsche Gesellschaft für Ernährung e.V. (DGE). Ernährungsbericht. Frankfurt, Henrich 1980
5. Fellström B, Danielson BG, Karlström B, Lithell H, Ljunghall S, Vessby B (1984) Dietary history and dietary records in renal stone patients and controls. Urol Res 12:58
6. Finlayson B (1981) Die derzeitigen Vorstellungen über die Urolithiasis. Extr Urol 4:13-29
7. Iguchi M, Kataoka K, Khori K, Yachiku S, Kurita T (1984) Nutritional risk factors in calcium stone disease in Japan. Urol Int 39:32-35
8. Robertson WG, Peacock M, Heyburn PJ, Marshall DH (1978) The role of affluence and diet in the genesis of calcium-containing stones. Fortschr Urol Nephrol 11:5-14
9. Schwille PO, Scholz D, Schwille K, Lentschaft R, Goldberg I, Sigel A (1982) Citrate in urine and serum and associated variables in subgroups of urolithiasis. Results from an outpatient stone clinic. Nephron 31:194-202
10. Vahlensieck W (1984) Influence of water quality on urolithiasis. V. Internat Symposium Urolithiasis, Garmisch-Partenkirchen, 1.-5. April 1984
11. Welshman SG, McGeown MG (1976) Urinary citrate excretion in stone-formers and normal controls. Brit J Urol 48:7-11
12. Zechner O, Scheiber V (1981) Alcohol as an epidemiological risk in urolithiasis. In: Smith LH, Robertson WG, Finlayson B: Urolithiasis-Clinical and Basic Research, pp 309-313, New York London, Plenum Press
13. Zechner O (1982) Epidemiologische und metabolische Aspekte des Harnsäuresteinleidens. Fortschr Urol Nephrol 17:76-79

Prof. Dr. W. Vahlensieck, Urologische Universitätsklinik, Sigmund-Freud-Straße 25, D-5300 Bonn 1

Langzeitbehandlung bei infektinduzierter Urolithiasis

K.-H. Bichler, W. L. Strohmaier und I. Gaiser

Nierenbecken- bzw. Nierenbeckenausgußsteine neigen in einem hohen
Prozentsatz zum Rezidiv. Um dies zu verhindern, ist es erforderlich,
neben einer erfolgreichen Steinsanierung die Ätiologie der Harnsteinbildung abzuklären. Ursächlich sind hier vor allem chronisch rezidivierende Harnwegsinfekte und Obstruktionen im ableitenden Harntrakt,
aber auch metabolische Störungen zu nennen. Bei Obstruktionen im ableitenden Harntrakt sollte zunächst die chirurgische Beseitigung des
Harnabflußhindernisses erfolgen. Metabolische Störungen, wie z.B.
eine Hyperkalziurie oder eine renale tubuläre Azidose sollen entsprechend behandelt werden.

Da Nierenbeckensteine gehäuft auf dem Boden eines chronisch rezidivierenden Harnwegsinfektes entstehen, ist es in allen Fällen erforderlich,
eine gezielte mikrobiologische Diagnostik anzustreben. Neben den konventionellen Methoden wie Urinkultur und Resistenzbestimmung ist der
Nachweis harnstoffspaltender Aktivität im Urin im Hinblick auf die
pathognomonische Bedeutung der Urease von besonderer Wichtigkeit.

Abbildung 1 zeigt die Zusammenhänge zwischen Harnstoffspaltung und
Harnsteinentstehung. Durch die bakterielle Urease kommte es zur Spaltung von Harnstoff, Hyperammonurie und Alkalisierung des Urins. Es
entstehen Struvit-Apatit-Wolken, in denen die Kristallbildung begünstigt wird. Diese Kristalle können sich auf der Keimoberfläche ab-
lagern, innerhalb der Bakterien kommt es vorwiegend zur Ausbildung
von Apatitkristallen, die nach der Bakteriolyse als Nidus für die
Steinbildung dienen können (1).

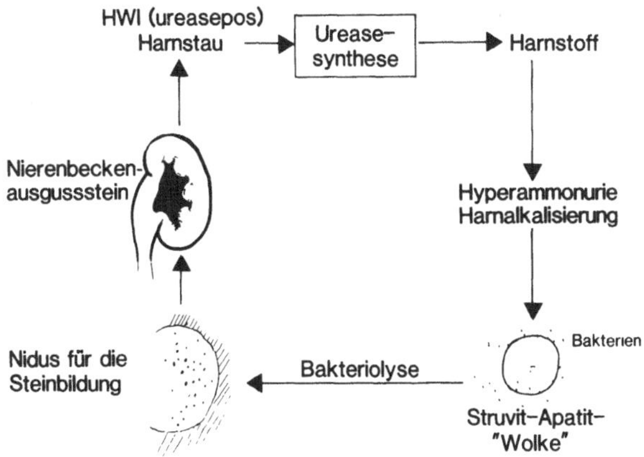

Abb. 1. Pathogenetische Bedeutung der Urease bei der Infektsteinbildung

Tabelle 1. Steinanalyse (polarisationsmikroskopisch) bei n=33 Patienten mit Nierenbeckenausgußsteinen

Struvit/Apatit	n= 20
Weddellit/Whewellit	n= 6
Mischsteine	n= 7

Ausgehend von der zentralen Bedeutung der Urease für die Infektsteinbildung wurde deshalb in Zusammenarbeit mit den Temmlerwerken (Marburg/
Lahn) ein Ureasenachweistest (Urea-Nährboden) entwickelt, der einfach
zu handhaben ist und sich in der täglichen Praxis bewährt hat. Der
Test ist so empfindlich, daß die harnstoffspaltende Aktivität auch
bei Keimzahlen unterhalb der signifikanten Bakteriurie nachweisbar
ist (1).

Anhand von 33 Patienten mit Nierenbeckenausgußsteinen, die wir in den
Jahren 1976-1983 hypothermen Operationsverfahren unterzogen haben, erläutern wir unser Konzept zur Diagnostik und Rezidivprophylaxe.

Die Steinanalyse zeigte, daß es sich überwiegend um Struvit-Apatit-
Steine handelte (Tabelle 1). Folgende metabolische Störungen waren
nachweisbar: Eine Hyperkalziurie konnte bei 8 Patienten, eine Hyperurikosurie ebenfalls in 8 Fällen nachgewiesen werden. Eine Hyperoxalurie fanden wir bei 5 Personen, eine renale tubuläre Azidose lag sechs-
mal vor.

Einen signifikanten Harnwegsinfekt fanden wir unmittelbar präoperativ
nur bei 9 Patienten (Tabelle 2). Dieser geringe Prozentsatz erklärt
sich wahrscheinlich aus der antiinfektiösen Vorbehandlung. Urease
haben wir bei 23 Patienten untersucht. Bei Infekten mit Proteus und
Pseudomonas konnte gleichzeitig auch Urease nachgewiesen werden.
Darüberhinaus war die Urease bei 4 Patienten positiv, die keine signifikante Bakteriurie zeigten. Diese Diskrepanz erklärt sich aus der
Empfindlichkeit unseres Tests, der selbst bei Keimzahlen unterhalb
der signifikanten Bakteriurie die harnstoffspaltende Aktivität erfaßt
(1).

Unsere Rezidivprophylaxemaßnahmen umfassen neben allgemeinen Richtlinien wie Diuresesteigerung und adäquate Behandlung metabolischer
Störungen bei Patienten mit Harnwegsinfekt eine konsequente antibakterielle Therapie. Bei nachgewiesenem Erreger erfolgt die Antibiotikatherapie entsprechend der Resistenzbestimmung. Konnte keine signifikante Bakteriurie, jedoch Urease nachgewiesen werden, kamen Breit-
spektrumantibiotika zur Anwendung. Ureaseinhibitoren, wie Hydroxam-
säurederivate, die in den Vereinigten Staaten und in Italien (2,3)
bereits mit Erfolg angewandt werden, stehen uns derzeit noch nicht
zur Verfügung.

Tabelle 2. Signifikanter Harnwegsinfekt und Erregerspektrum bei n=33 Patienten mit Nierenbeckenausgußsteinen

Signifikanter HWI	n= 9
davon:	
Proteus mirabilis	n= 5
Pseudomonas aerug.	n= 2
E. coli	n= 1
Staphylokokkus aureus	n= 1

In allen Fällen führten wir konsequent die Langzeitchemotherapie über
3 bis 6 Monate durch. Von den hier vorgestellten 33 Patienten waren
nach der Operation 29 steinfrei. Von diesen 29 Personen konnten wir
18 nachverfolgen. Dabei fanden wir nur in 3 Fällen ein Rezidiv.

Zusammengefaßt bleibt festzuhalten, daß neben Harnabflußbehinderungen
und metabolischen Störungen dem ureasepositiven Harnwegsinfekt bei
der Entstehung von Nierenbeckensteinen eine zentrale Bedeutung zukommt und daher eine Langzeitinfektbehandlung in allen diesen Fällen
unbedingt erforderlich ist.

<u>Literatur</u>

1. Bichler K-H, Behrendt WA, Haussmann A, Schulze HS, Harzmann R (1980) Nachweis
   harnstoffspaltender Keime im Urin bei Steinpatienten. Urol Int 35:421-426
2. Griffith DP, Klein AS (1983) Infection-induced urinary stones. In: Roth RA,
   Finlayson B (ed) Stones - Clinical Management of Urolithiasis. Williams and
   Wilkins, Baltimore London
3. Martelli A, Buli P, Brunocilla E (1982) Prevention of infected urinary stones
   by a new drug: the propionohydroxamic acid (PHA). In: Gasser G, Vahlensieck W
   (Hrsg) Pathogenese und Klinik der Harnsteine IX. Steinkopff, Darmstadt

Prof. Dr. med. K.-H. Bichler, Urologische Abteilung der Universität
Tübingen, Calwer Straße 7, D-7400 Tübingen

Diskussionsbericht Vortrags-Nummern 51 - 56

Moderatoren: G. Rutishauser und H.-J. Schneider

Die Diskussion zu den Vorträgen 51-56, an der sich neben den Vortra-
genden zusätzlich die Herren Rodeck, Hesse, Sigel und Naber beteiligten, betraf zunächst die Häufigkeit des primären Hyperparathyreoidismus, die im unausgewählten Krankengut um 1% liegen dürfte. Eine Häufigkeit von 6% (Vortrag 51) bedeutet sicher ausgewähltes Krankengut.
Es wird einmal mehr betont, dass zur Erfassung des HPT in der Regel
keine aufwendige Diagnostik notwendig ist. An vorderster Stelle steht
die Bestimmung des Serumcalciums, als dessen obere Normgrenze auch
bei Kindern 2,6 mmol/l gilt.

Bei den Vorträgen, die die Steinmetaphylaxe betrafen wurde neben der
"allgemeinen" Harnsteinprophylaxe durch erhöhte Flüssigkeitszufuhr und
Calciumrestriktion (Einschränkung von Milch und Milchprodukten) auch
auf die erhebliche Bedeutung der Gewichtsreduktion bei Übergewichtigen
hingewiesen.

Im Zusammenhang mit der Diskussion der Hyperuricosurie (Vortrag 54)
wird von Herrn Sigel postuliert, dass die Steinmorbidität in den
letzten Jahren im Gefolge zunehmender Ernährungsdisziplin zurückgegangen sei. Diese Auffassung wurde auch am internationalen Harnsteinsymposium vom April 1984 in Garmisch-Partenkirchen von verschiedener
Seite vertreten.

Herr Vahlensieck widersprach diesem Eindruck und betonte, dass 1979
in der Bundesrepublik 4% der Bevölkerung erstmals an einem Harnstein
erkrankt oder wegen eines Rezidivs behandelt werden mussten. Die
Basis jeder Metaphylaxe ist die Analyse des abgegangenen, bzw. entfernten Konkrements. Die Prophylaxe-Massnahmen sollten etwa 2 Jahre
durchgehalten werden, weil in dieser Zeit die grösste Rezidivwahr-
scheinlichkeit besteht.

Bei der infektinduzierten Urolithiasis sind als therapeutische Neue-
rung die Urease-Hemmer in Sicht. Diese Substanzen können allein oder
zusammen mit Antibiotica eingesetzt werden und hemmen die Urease-
Produktion der Bakterien und damit die Tripelphosphatsteinbildung.
Sie werden derzeit in die Klinik eingeführt. Deshalb gewinnt die
Frage der urease-positiven Erreger - und damit der Urease-Nachweis-
Test - bei der Urinbakteriologie an Bedeutung. Voraussetzung für
eine korrekte Beurteilung ist bei Infektsteinen die bakteriologische
Mituntersuchung eines Fragments des entfernten Konkrements.

Eine kurze Zusammenfassung der Vorträge schloss Herr Schneider mit
einem einschlägigen Zitat von Alken nach dem "eine chronische Behandlung wie das Harnsteinleiden einer chronischen Behandlung bedürfe",
worunter in erster Linie eine fortgesetzte Betreuung und Beratung des
Harnsteinkranken zu verstehen ist.

Prof. Dr. G. Rutishauser, Basel
Prof. Dr. H.J. Schneider, Gießen

Abschließendes Podiumsgespräch
Wertungen und Empfehlungen moderner Verfahren der Harnsteinentfernung und Harnsteinmetaphylaxe

Leitung: W. Lutzeyer, Aachen

W. Lutzeyer: Wir wollen sofort in medias res gehen, und ich möchte die
Frage an den Herrn Kollegen Schmiedt richten: Inwieweit konnte seit
Beginn der ESWL - seit Einsatz der Maschine - die Indikation erweitert
werden? Ich glaube, daß diese Frage der Indikation noch einmal besprochen werden soll, vor allen Dingen der Indikationserweiterung,
weil es zugleich eine Empfehlung für den niedergelassenen Kollegen ist.

E. Schmiedt: Anfangs haben wir lediglich 20% aller Steinträger, und
zwar Nierensteinträger, garnicht Harnleitersteinträger, mit unserer
Methode behandelt. Und wir haben dann nach und nach gesehen seit 1980,
daß man auch immer größere Steine mit diesem Verfahren behandeln kann.
Es waren dann bis Ende 1983 70%, und inzwischen sind wir bei knapp
85% aller Steinträger angekommen, wobei allerdings hier in dieser Zahl
von 85% auch die Harnleitersteine im oberen Harnleiterdrittel oder der
oberen Harnleiterhälfte einfließen.

W. Lutzeyer: Zwischenfrage: Wieviele Steine jetzt allein durch die
Maschine, nicht mit den auxiliären Maßnahmen. Wie ist die effektive
Rate nur durch die Maschine?

E. Schmiedt: Die Rate mit der Maschine allein ist 70%. Mit den auxiliären Maßnahmen zusammen, die etwa 15% ausmachen, sind es 85%, und wir
sind glücklich, daß wir die restlichen 15% noch operieren können,
denn schließlich sind wir eine operative Klinik, jedenfalls bisher
gewesen.

Eine weitere wichtige Erweiterung sind zweifellos die sog. Risikopatienten, und wir haben da die ASA-Gruppe IV insbesondere, natürlich
I, II und III sowieso, aber die ASA-Gruppe IV damit einschließen
können, und haben außer einem einzigen Todesfall bei einem Kranken,
der schon 2 Herzinfarkte und 2 Apoplexien durchgemacht hatte, keinen
Kranken verloren.

W. Lutzeyer: Ich glaube, das reicht dann. Die Frage des Risikopatienten
ist damit beantwortet, und wir sollten zu meiner 2. Frage kommen. Die
Frage der auxiliären Maßnahmen, und zwar vor und nach der ESWL. Ich
glaube, das ist eine wichtige Frage, da die mit der ESWL behandelten
Patienten zu einem bestimmten Zeitpunkt invasiv werden, nämlich dann,
wenn percutan entweder vor- oder nachher auxiliär behandelt wird.

E. Schmiedt: Das ist zweifellos richtig. Es ist sicher das Beste, wenn
man nur die ESWL anwenden muß. Aber es gibt eben Fälle, wo man, um
Steinfreiheit zu erreichen, die auxiliären Maßnahmen anführen muß.

W. Lutzeyer: Das führt zu meiner nächsten Frage, der Frage der Operation,
der zusätzlichen Operation vor - oder nachher, die ja bei diesen Methoden vergessen oder verdrängt werden kann. Und ich glaube, eines
sollte man hier sagen, daß wenn eine Institution da ist, die mit der
Extracorporalen arbeitet und mit der Percutanen, muß selbstverständlich dort die operative Besetzung so sein, daß sie jede Form eines
erweiterten Eingriffs vornehmen kann.

E. Schmiedt: Das führt natürlich dazu, daß eine gewisse Konzentration
der Steinpatienten stattfindet. Die percutanen Maßnahmen, das hat
Herr Alken ja gestern schon gesagt, die können natürlich auch an den
besser ausgestatteten Krankenhausabteilungen vorgenommen werden, aber
die ESWL eben nur an diesen Zentren, wo wir hoffen, daß demnächst
22 Zentren in der Bundesrepublik da sind, das führt dann zu gewissen
Umschichtungen verständlicherweise. Aber um nochmal auf die auxiliären Maßnahmen zurückzukommen: Wir müssen unterscheiden zwischen den
auxiliären Maßnahmen vor und nach der ESWL, und da ist bei den Maßnahmen vor der ESWL, daß z.B. bei Harnleitersteinen versucht werden
sollte, den Stein durch intraureterale Maßnahmen, wenn er nicht schon
oben in der oberen Hälfte liegt, hochzustoßen, hochzubringen, hochzu-
spülen, und das gelingt auch in einer recht beträchtlichen Anzahl von
Fällen. Ist eine Pyelonephritis mehr oder weniger akut im Gange, so
sollte die natürlich erst behandelt werden. Aber das erfordert meist
ebenso wie Koliken die Anlage einer percutanen Fistel. Anatomische
Abflußhindernisse erfordern, sofern man sich nicht primär zu einer -
was sicher besser ist - zur plastischen Korrektur entschließt, stets
die Anlage einer percutanen Nierenfistel. Bei den Eingriffen nach der
ESWL steht im Vordergrund der verzögerte Steinabgang mit Harnstauungsniere. Auch hier ist die percutane Fistel eine segensreiche Methode,
vor allen Dingen, was wir festgestellt haben, ist, daß bei einer Dilatation, bedingt durch in den Harnleiter eingeklemmte Steinpartikel,
die Peristaltik offensichtlich gestört, wenn nicht sogar aufgehoben
ist, und daß man sofort, wenn man die proximal des Steines befindlichen dilatierten Abschnitte des Harnleiters und auch des Nierenbeckens wieder tonisiert, indem man mittels percutaner Fistel für
einen Harnabfluß sorgt, daß dann auch die Steinpartikel abgehen.

W. Lutzeyer: Ich glaube, wir sollten jetzt zu dem Punkt des Problemsteins gehen. Was ist der Problemstein? Ist der Problemstein ein großer Stein, ein Ausgußstein, ist der Problemstein ein infizierter Stein, ist der Problemstein ein Stein, der die kritische Steinmasse überschreitet? Es wurde gestern etwas sehr Ketzerisches gesagt, es wurde hier gesagt in der Diskussion: Steine über 2 cm Durchmesser sind nicht mehr für die Maschine geeignet.

E. Schmiedt: Nun, es ist aber gestern auch schon klar geworden, glaube ich, daß diese Auffassung längst überholt ist, daß wir heute auch sog. Problemsteine, sprich partielle und auch totale Ausgußsteine, mit diesem Verfahren behandeln können. Sicherlich ist eine ganz wichtige Sache die, daß man den Kranken nicht vergißt bei der ganzen Angelegenheit, und es ist in manchen Fällen sicher besser, den Ausgußstein operativ zu beseitigen, wo der Kranke nach 10, 12 Tagen wieder nach Hause gehen kann, als daß man 2, 3 oder 4 Sitzungen kombiniert mit ESWL und percutanen Maßnahmen durchführen muß, und der Kranke evtl. sogar 3 Wochen im Krankenhaus bleiben muß. Das muß sicher genau abgewogen werden, denn der Patient steht ja im Mittelpunkt unseres Handelns.

W. Lutzeyer: Sind Sie derselben Meinung, Herr Alken, was den Problemstein angeht?

P. Alken: Der Problemstein ist derzeit der Stein, wo wir - verführt durch die neuen Techniken - reinfallen, und dem Patienten eigentlich nicht die Behandlung in der Zeit angedeihen lassen können, wie wir es ursprünglich vorhatten. Es schält sich jetzt erst allmählich heraus aus der Erfahrung, wo wir Probleme haben. Und diese Information weiterzugeben an die niedergelassenen Urologen, halte ich für sehr wichtig, denn die sind die ersten, die mithelfen Patienten zu verführen und nachher zu enttäuschen, denn wir versprechen den Leuten, sie werden behandelt in der Badewanne und mit einer Punktion und nachher liegen sie 60, 80 Tage in der Klinik.

W. Lutzeyer: Ich darf Ihnen mal zwei ketzerische Fragen stellen, die selbstverständlich auch das Auditorium interessieren und die herangetragen wurden. Die erste Frage an die beiden instrumentellen Herren: Glauben Sie, daß diese Verfahren einfach in Art eines Konkurrenzkampfes auch in der Praxis entwickelt werden oder durch die Praxis, daß Konkurrenzgründe für die Indikation eine Rolle spielen?

E. Schmiedt: Ich glaube, daß das nicht der Fall ist, denn wir sind froh, daß viele Kollegen draußen angesichts unserer Wartelisten die Kranken mit der percutanen Litholapaxie behandeln, und wir selbst benötigen - wie das ja schon zum Ausdruck kam - diese Verfahren als auxiliäre Maßnahmen. Ich sehe hier keine Konkurrenz zwischen diesen beiden Verfahren. Daß natürlich immer mehr Kranke im Laufe der Zeit, je mehr Maschinen dastehen, mit der ESWL behandelt werden, das liegt auf der Hand. Aber die Anzahl der percutanen, sagen wir besser auch der anderen auxiliären Maßnahmen, bleibt nach meinem Dafürhalten ebenso konstant wie auch die operativen, jedenfalls geht das aus unseren Statistiken hervor. Und ich glaube, bei Ihnen in Mainz ist das ähnlich.

P. Alken: Es sind genau die gleichen Dinge, die ich auch bestätigen kann. Prinzipiell kann man zu den percutanen Techniken sagen, aus der Literatur zusammengestellt etwa 1.700 Eingriffe mit einer Rate von ernsthaften Komplikationen von etwa 1,5%, das ist sicherlich sehr niedrig bei so einer hohen Zahl. Ich glaube auch, daß diese beiden Verfahren nicht in Konkurrenz, sondern in einer Ergänzung zueinander stehen, insbesondere jetzt noch in der Phase, wo wir von den Warte-

listen von den ESWL-Leuten Notfälle zwischendurch reinbekommen, die
dann mit einer anderen Technik behandelt werden müssen.

W. Lutzeyer: Vielen Dank. Ich bin der Meinung, daß ein Großteil der
Patienten nicht vom Arzt überwiesen wird, sondern die suchen, aufgeklärt durch die Medien, die Innovation der Technologie, die Zentren
auf und melden sich dort. Ich habe eine Reihe von Patienten, die
waren in München, sie waren in Wuppertal, sie waren überall. Und dann
kommen sie und sagen: Wann ist es bei Ihnen soweit; wie ist es denn
hier, wie ist es denn bei Ihnen, Herr Alken? Kommen die Patienten
zu Ihnen oder werden sie überwiesen?

P. Alken: Der größte Teil wird überwiesen und sucht sich wahrscheinlich
an mehreren Stellen einen Platz in der Badewanne.

W. Lutzeyer: Also an mehreren Stellen einen Platz in der Badewanne, das
ist entscheidend, und ich stelle jetzt noch eine letzte ketzerische
Frage, bevor wir rasch weitergehen: Ist es möglich, daß bei flächen-
deckender Installation der Maschinen die Steine relativ abnehmen?
Können die so schnell nachwachsen?

E. Schmiedt: Nach alldem, was wir auch heute vorgetragen gehört haben,
von Herrn Vahlensieck usw., glaube ich das nicht, sondern wir haben
ja bereits innerhalb der ersten 3 Monate eine ganz beträchtliche Rezidivquote an Steinen, und auch diese Kranken sind ja dann besonders
dankbar, wenn sie sich nicht einem offenen operativen Eingriff unterziehen müssen. Ich glaube nicht, daß die Steine abnehmen, denn die
Steinkrankheit ist ja nicht zuletzt auch, wie wir auch heute wieder
gehört haben, eine Wohlstandskrankheit - und der Wohlstand ist vorläufig jedenfalls noch nicht rückläufig, wann das der Fall sein wird,
das wissen wir allerdings noch nicht.

W. Lutzeyer: Das kann sehr bald der Fall sein. Die Frage der Schrittmacherpatienten ist gestern angeklungen, wie ist es mit den Herzschrittmacherpatienten?

E. Schmiedt: Die Sache ist sicherlich problematisch. Ich möchte darauf
hinweisen, daß es 15-17 verschiedene Herzschrittmachermodelle gibt,
die keineswegs alle gleich arbeiten und gleich unempfindlich sind,
und daß hier, bislang jedenfalls, größte Vorsicht am Platze ist. Im
Moment sind Untersuchungen im Gange, einen Herzschrittmacher zu entwickeln, der diesen Störungen durch die ESWL nicht teilhaftig wird.

W. Lutzeyer: Eine wesentliche Frage ist die Frage der Anästhesie. Sie
ist gestern angesprochen worden, das will der Patient wissen: Bekommt
er jedes Mal eine neue oder genügt die peridurale Langzeitanästhesie?

E. Schmiedt: Was die Anästhesie anbelangt: Unsere Anästhesisten benutzen
in ca. 70% die Periduralanästhesie, weil sie relativ leicht zu betreiben ist.

P. Alken: Die Peridurale auch. Das ist eine Frage, wie lange der Anästhe-
sist den Katheter liegen lassen will, 3 Tage oder 8 Tage.

W. Lutzeyer: Herr Eisenberger sagt, 3 Tage mindestens, einverstanden?

E. Schmiedt: Ja, man kann es auch länger machen, das hat den Vorteil,
daß gleichzeitig eine Spasmolyse dadurch entsteht, und der Spontanabgang der Steinpartikel nach ESWL eben leichter möglich ist.

W. Lutzeyer: Die nächste Frage: Was sind die Voraussetzungen für den un-
gehinderten Spontanabgang?

E. Schmiedt: Nun ja, auch das wurde ja bereits gestern hier erwähnt.
Es müssen vor allen Dingen die anatomischen evtl. Harnabflußhinder-
nisse in Betracht gezogen werden. Sind sie vorhanden, dann müssen sie
auf irgend eine Art und Weise behandelt werden. Man weiß ja, daß man
heute auch schon Ureterabgangsstenosen durch Ureteromia interna an
dem Ureterabgang beseitigen kann oder aber auch durch Ballondilatation.
Aber das ist sicher die wesentliche Kontraindikation, die heute noch
da ist. Eine relative Kontraindikation sind auch nicht Schatten geben-
de Steine, denn manchmal müssen ja Harnsäuresteine, insbesondere,
wenn sie einen Kalkmantel haben, erstmal zertrümmert werden, damit
die alkalisierende Behandlung angreifen kann.

W. Lutzeyer: Herr Alken, sind Sie anderer Ansicht?

P. Alken: Der Spielraum der percutanen Eingriffe ist etwas größer, weil
wir ja einen großen Kanal zum Abgang der Konkremente schaffen, und
es gibt Patienten, die mit einem 3. Rezidiv nach Voroperation kommen
mit diskreten Abflußstörungen, wo man nicht genau weiß, woher kommt
der Stein, durch die diskrete Abflußstörung oder durch etwas anderes?
Bei diesen kann man schon mal versuchen, sie percutan zu sanieren und
sie damit zu einer Rezidivprophylaxe setzen, ohne daß man die diskrete
Enge korrigiert.

W. Lutzeyer: Vielen Dank. Weitere Frage: Die Komplikationen? Sind diese
Komplikationen, die angegeben werden, nach der Stoßwelle lediglich
die Hämatome, perirenal, intrarenal?

E. Schmiedt: Bei uns wird jeder Kranke, der einer ESWL unterzogen wurde,
anschließend in den nächsten 2-3 Tagen einer Ultraschalluntersuchung
unterzogen, und da kann man sehr gut feststellen, ob ein subkapsuläres
Hämatom sich entwickelt hat oder nicht. Aber ich möchte auf eines
vielleicht noch hinweisen, und das sind Gerinnungsstörungen. Wir
müssen aufpassen, daß Kranke mit Gerinnungsstörungen, und vor allen
Dingen natürlich solche, die auch eine Antikoagulantienbehandlung
haben, zunächst ausgeschlossen werden, und erst, falls man die Antikoagulantien absetzen kann, einer Behandlung zugeführt werden, denn
wir haben einmal erlebt in einem solchen Fall, daß sich da ein Schaden im Rückenmark entwickelt hat, und da gewisse Lähmungserscheinun-
gen aufgetreten sind, die von den Neurologen auf die Gerinnungsstörungen zurückgeführt werden.

P. Alken: Ich möchte zur ESWL gerade noch sagen: Es gibt Fieberschübe,
die manche Patienten danach haben, bis 39° und mehr unter Umständen.
Das ist zwar keine direkte Komplikation aber man sollte da antibiotisch recht freizügig sein.

W. Lutzeyer: Das war die Frage, die gestern angeschnitten wurde, die
Antibiotikaprophylaxe, weil der Steinkern evtl. oder in der Regel
eben doch Bakterien enthält oder aus Bakterien bestehen kann. Abschließend noch an Sie beide ganz kurz: Wie stellen Sie sich denn die
Zusammenarbeit mit dem niedergelassenen Kollegen vor?

E. Schmiedt: Die Zusammenarbeit mit den niedergelassenen Kollegen und
auch den entsprechenden - darf ich das mal so sagen - niedergelassenen
Krankenhausabteilungen, die um uns rundherum sind, ist ein dringendes
Erfordernis allein schon deshalb, weil uns ja garnicht genügend
Betten auch mal bei komplizierten Fällen zur Verfügung stehen. Und
wir werden das so machen, daß wir die betreffenden Kollegen, die in
Betracht kommen, und auch die Krankenhausmitarbeiter in den einzelnen
Abteilungen zu uns bitten, und ihnen hier an Ort und Stelle einmal
das Verfahren verdeutlichen, und das wir zum anderen ihnen insbeson-
dere so in einer Art Kurs sagen, worauf es ankommt in der postopera-

tiven Phase. Wir werden Ihnen vor allen Dingen eines sagen: Wenn Sie nicht zurecht kommen, bitte überweisen Sie uns den Kranken sofort zurück, denn auch die Nachbehandlung ist eine Erfahrungssache, die große Erfahrung erfordert, weil jeder Fall wieder ein bißchen anders ist.

P. Alken: Noch zwei Punkte sind wichtig: Anbindung der Patienten an die Urologen. Wir kriegen Patienten zur Stoßwelle von Internisten und niedergelassenen Praktikern, also Nichturologen. Dann können unter Umständen Probleme auftauchen. Steine, wir haben das beobachtet, die nach 3,4 Monaten noch immer in irgendeiner Kelchgruppe liegen, nicht abgehen. Die müssen weiter kontrolliert werden.

E. Schmiedt: Ein Problem ist nur noch - wenn ich das hier mit einem Wort sagen darf - nochmals der Patient, der dort bleiben will, wo er ja eben behandelt worden ist. Aber wir werden, das können Sie versichert sein, alles daran setzen, daß die Patienten dann zu Ihnen zurücküberwiesen werden.

W. Lutzeyer: Ich glaube, das war eine sehr wichtige Frage und Antwort für die Kollegen. Herr Hohenfellner sagte mir gestern abend: Kannst Du überhaupt verstehen, daß aus dem Auditorium nach dem Round-table überhaupt keine Frage kam, die müssen doch fragen! Ich sagte: Ich kann das psychologisch durchaus nachfühlen, das ist eine völlig neue Methode, die Ihr macht, die kennt der urologische Kollege nicht, und diese Hemmschwelle ist nun einmal da, und ich glaube sicher, daß der Unterschied zu einer manuellen Methode, wie z.B. der percutanen, die andere Technologie ist, die eingesetzt wird. Und das zweite ist die Percutane, die zwar praktisch instrumentell, aber von der Erfahrung, von dem Können des Operateurs abhängt. Ich glaube, diese Hemmschwelle ist nicht ganz überwunden worden. Ich möchte jetzt zu den percutanen Methoden kommen.

P. Alken: Es überlegt sich hier natürlich heutzutage mancher, welche Geräte soll er sich noch kaufen, und ich glaube, daß man mit dem percutanen Instrumentarium unter Umständen etwas zurückhaltend sein soll. Das nochmal neu zu erlernen, ist vielleicht ein bißchen schwierig. Ureterorenoskopie lohnt sich, glaube ich. Hier kann man ohne Verfügbarkeit der Stoßwellen schon etwas unternehmen, obwohl einem die Steine unter Umständen während der Ureterorenoskopie nach oben hin in den oberen Harntrakt abwandern und man den Patienten dann in das nächste Stoßwellenzentrum schicken muß oder aber ihn percutan behandeln muß. Die Anschaffungskosten dieser Geräte, das kennen die meisten von Ihnen, liegen so um die 20.000 DM. Man kann das auch hochschrauben auf 40.000 DM, wenn man flexible Instrumente dazu hat, das muß nicht unbedingt sein. Training und Erlernbarkeit, das wird jetzt nicht anders sein als früher mit der transurethralen Prostataresektion, diese Dinge sind als endoskopische Techniken erlernbar. Ich würde aber jedem, der sich mit dieser Methode vertraut machen will, empfehlen, an eine Klinik zu gehen, wo das gemacht wird. Und dort entweder mehrfach oder über einen längeren Zeitraum zu hospitieren, um hinter die Kulissen schauen zu können, und nicht nur immer die Zahlen von den Dias ablesen zu müssen.

Ein wichtiger Punkt noch: Die innerklinische Organisation, percutane Nephrolithotomie, und von beiden kann man sagen, daß sie leicht 1-2 Stunden dauern können. Man muß räumliche Voraussetzungen dort haben, die Röntgen-Abteilung muß zur Verfügung stehen, Durchleuchtungskette, und man wird absorbiert von diesen Techniken, von denen meist nur der Patient sehr viel profitiert.

W. Lutzeyer: Vielen Dank, die nächste Frage geht weiter: Percutane Technik mit und ohne die Einrichtung der Stoßwelle.

P. Alken: Percutane Nephrostomie, percutane Nephrolithotomie und Ureterorenoskopie sind Dinge, die an allen Zentren, die Stoßwellen zur Verfügung haben, gelehrt und beherrscht werden müssen. Auch dort, wo man die Stoßwelle nicht hat, ist die percutane Nephrostomie sicherlich wichtig, die braucht jeder heutzutage; Ureterorenoskopie - wie gesagt - ist eine Möglichkeit, den eigenen Behandlungsspielraum zu erweitern, die percutane Nephrolithotomie ist sicherlich nicht unbedingt an jedem Krankenhaus nötig.

W. Lutzeyer: Vielen Dank. Wesentlich ist die nächste Frage: Der Rezidivstein.

P. Alken: Ich glaube, es gibt spezielle Rezidivrisiken, mit denen wir heutzutage rechnen müssen bei diesen Eingriffen, das sind Reststeine und Infekte, sowohl bei der ESWL als auch bei der percutanen. Wenn wir Steine zurücklassen, Steinstaub, und diese Patienten haben z.B. während dieser Eingriffe Temperaturen gehabt, und es sind, wie Herr Chaussy gestern gesagt hat, Infekte, die vorher mal bestanden und plötzlich wieder zum Aufflackern kommen, dann müssen wir auch sehr vorsichtig sein, daß diese Leute nicht allmählich einen Ausgußstein entwickeln. Speziell bei den ureterorenoskopischen Maßnahmen geht es darum, zu schauen, daß sich nicht langfristig durch diese Bougierungen, die dort an sehr empfindlichen Harnleiter gemacht werden, Strikturen entwickeln, Harnabflußstörungen und dann wieder Steine. Das muß kontrolliert werden.

W. Lutzeyer: Vielen Dank, die letzte Frage die sich daraus ergibt: Das ist die spezielle Nachsorge. Auf die Frage der Nachsorge muß man doch ganz großen Wert legen. Was geschieht mit den Patienten?

P. Alken: Die Sonographie ist die einfachste Methode, um herauszubekommen, sind noch Reststeine da oder sind noch Stauungen beim im Harnleiter gelegenen Stein. Das Röntgen, um beim längeren fehlenden Abgang von Konkrementen durch Stauung, diese Situation genauestens zu verifizieren. Die Urinkultur ist sicherlich sehr wichtig: Die Metaphylaxe, die Steinanalyse. Wir sollten nicht vergessen, daß ganz egal, wo ein Stein sitzt, und auch wo ein Reststein sitzt, dieser Stein so gefährlich werden kann, daß er dem Patienten unter Umständen eine Sepsis bringt. Wir sollten also eine Metaphylaxe, eine Nachsorge, so wie wir das immer mit den Steinpatienten gemacht haben, weiter betreiben.

R. Hautmann: Die Problematik der Metaphylaxe sieht man schon in der Zeitverteilung dieser Podiumsdiskussion. Alle schauen auf die ESWL, auf die percutanen Techniken. Das hat die Kooperationsbereitschaft für die Metaphylaxe der Patienten erheblich eingeschränkt. Das ist keine Kritik an diesen idealen operativen Verfahren, aber es ist eine Tatsache, mit der sich eben die Metaphylaxe im Augenblick herumplagen muß. Man muß das formulieren.

W. Lutzeyer: Glauben Sie - eine Zwischenfrage - daß der Patient sagt: Wenn ich einen Stein habe, gehe ich wieder unter die Maschine. Warum hier Metaphylaxe machen?

R. Hautmann: Mindestens ein Drittel der Patienten hat diesen Standpunkt und sagt: Es ist für mich einfach, so zu leben, wie ich es möchte, und dann gehe ich wieder zum Rohr oder zur Wanne, anstatt Langzeitmaßnahmen von unangenehmen Medikamenten oder Diäten oder Diuresemaßnahmen einzuhalten. Das sind keine Einzelfälle, sondern schätzungs-

weise 1/3 bis 1/4 der Patienten. Das muß man zur Kenntnis nehmen und
darauf muß man sich einstellen.

W. Lutzeyer: Kennen Sie den Problem-Oxalatstein. Es wurde ja heute morgen auch dieser Stein diskutiert.

R. Hautmann: Wir haben heute morgen gehört von Herrn Jost: 70% metabolische Störungen, in anderen Untersuchungsgruppen nur 60, in anderen 95.
Das ist nicht eine Frage der intensiven Suche, sondern ist lediglich
eine Frage, wo man die Linie zieht, was eine metabolische Störung ist
oder nicht. Wir haben gesehen, wie schwierig das ist, Oxalat zu messen oder auch Zitrat, und was man eben noch als einen normalen Wert
ansieht oder schon als einen pathologischen. Das ist die Frage, wie
hoch der Prozentsatz ausfällt, in dem man behandelbare Störungen findet. Er liegt aber sicherlich minimal zwischen 50 und maximal bei 95%
metabolischer Störungen, die man finden kann.

W. Lutzeyer: Vielen Dank, ich glaube, wir sollten die Fragen der differenzierten Diagnostik aussparen. Es wurde von der Diät sehr viel
gesprochen, Herr Hautmann, was halten Sie davon?

R. Hautmann: Die Diät ist ein von dem Patienten sehr häufig angesproche-
ner Punkt, wo wir ebenfalls uns darauf einstellen müssen, daß wir etwas anbieten können, denn die Patienten wünschen, daß sie wissen, daß
das bei gewissen Steinen eine Bedeutung hat. Es hat keine Bedeutung
beim Zystinstein, da wäre die Diät eine proteinarme und proteinfreie
Diät, das ist versucht worden. Das endet in cerebraler Mangelentwick-
lung bei Kindern oder Minderleistung bei Erwachsenen. Beim Zystinstein
ist also Diät im Grunde kontraindiziert. Klar indiziert ist sie beim
Harnsäurestein, dazu gibt es wenig zu sagen, es ist ein bekanntes
Phänomen. Schwierig ist sie bei den calciumhaltigen Steinen, da wo
sie am nötigsten wäre. Sie hat derzeit keine feste Rolle. Wir kennen
die Resorptionsverhältnisse z.B. des Oxalates nur mangelhaft. Auch
beim Calcium und anderen Substanzen, die interessant sind, haben wir
keine sicheren Informationen. Und so wäre es wünschenswert, daß wir
Kenntnisse haben, Diäten anbieten können, und es sind auch intensive
Untersuchungen im Gange, aber derzeit ist die Diät eine rein adjunktive
Maßnahme.

W. Lutzeyer: Abschließend 2 Fragen gekoppelt: Was halten Sie von der
allgemeinen und speziellen Prophylaxe?

R. Hautmann: Die allgemeine Prophylaxe bringt die Rezidivhäufigkeit von
etwa 50% auf 20-30%, also auf die Hälfte herunter, und die spezielle
Prophylaxe, die aufwendige Diagnostik zur Voraussetzung hat und die
auch mühevoll ist für den Urologen wie für den Patienten, kann dann
die Rezidivhäufigkeit auf einen Wert um 10% absenken, darunter kann
man nicht gelangen.

W. Lutzeyer: Vielen Dank. Ich glaube, wir müssen nun Schluß machen,
sonst gibt es Ärger. Ich möchte gar keine Zusammenfassung geben, son-
sondern ich glaube, daß Sie die einzelnen Punkte so verstanden haben,
wie sie von uns gegeben worden sind. Ich möchte hier noch einmal
Herrn Schmiedt, Herrn Alken und Herrn Hautmann für ihre Mitarbeit
danken.

III. Hauptthema: Zystitis der Frau

Pathogenese und Behandlung rezidivierender Harnwegsinfekte bei Frauen

T. A. Stamey

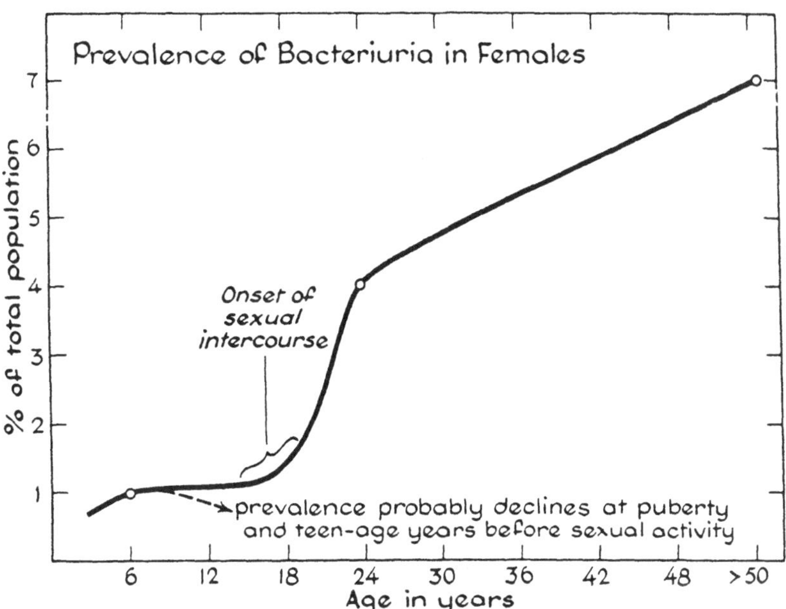

2. Klassifizierung der Harnwegsinfekte (1)

A. Erste Infektion
   "Pansensitive" Bakterien
   Etwa 29% treten innerhalb von 1 1/2 Jahren erneut auf.

B. Ungelöste ("unresolved") Bakteriurie

Ursachen der ungelösten ("unresolved") Bakteriurie in der Reihenfolge
ihrer Bedeutung:

1. Bakterielle Resistenz im Hinblick auf die ausgewählten Therapeutika.

2. Entwicklung von Resistenzen der ursprünglich sensiblen Bakterien.

3. Bakteriurie, die durch zwei unterschiedliche Bakterienspezies verursacht wird, die unterschiedliche Sensibilitäten haben.

4. Rasche Reinfektionen mit einem neuen, resistenten Stamm zu Beginn
   der Therapie des ursprünglich sensiblen Erregers.

5. Niereninsuffizienz.

6. Papillennekrose bei Analgetikaabusus.

7. Riesenausgußsteine, in denen die "kritische Masse" der sensiblen
   Bakterien zu groß für eine antibiotische Unterdrückung ist.

C. Ursachen recurrierender Bakteriurie:

a) bakterielle Persistenz

Korrigierbare urologische Anomalien, die bakterielle Persistenz und
rekurrierende Harnwegsinfekte verursachen:

1. Infektsteine

2. Chronisch-bakterielle Prostatitis

3. Unilaterale, infizierte, atrophische Niere

4. Vesikovaginale und vesikointestinale Fisteln

5. Ureterduplikation und ektope Ureteren

6. Fremdkörper

7. Urethradivertikel und infizierte paraurethrale Drüsen

8. Unilaterale Markschwammniere

9. Nichtrefluierende, normal erscheinende, infizierte Ureterstümpfe
   nach Nephrektomie

10. Infizierte Urachuszyste

11. Infizierte kommunizierende Zysten der Nierenkelche

12. Papillennekrose in einem einzelnen Kelch

13. Paravesikaler Abszeß in Bartholinischen Drüsen?

b) Reinfektionen — 99% oder mehr aller Patienten mit rekurrierenden
Bakteriurien haben Reinfektionen.

3. Renale Versus-Blasenbakteriurie (2)

Lokalisationsergebnisse der Harnwegsinfekte bei 95 Frauen und 26 Männern mit Bakteriurie:

Zahlen und Geschlecht	Blase	Unilaterale renale Bakteriurie	Bilaterale renale Bakteriurie
95 Frauen	38 (40%)	27 (28%)	30 (32%)
26 Männer	16 (62%)	6 (26%)	4 (15%)

Demnach sind ungefähr 50% aller bakteriurischen Episoden auf die Blase
beschränkt; bei den übrigen 50% sind die Nieren involviert. Die Hälfte
dieser oberen Harnwegsinfekte betrifft nur eine Niere.

<u>4. Die Art der urethralen Bakterien wird durch die vaginalen Erreger-typen bestimmt</u> (1, 3)

Methode:

Fraktionierte Kulturen des unteren Harntraktes der Frau

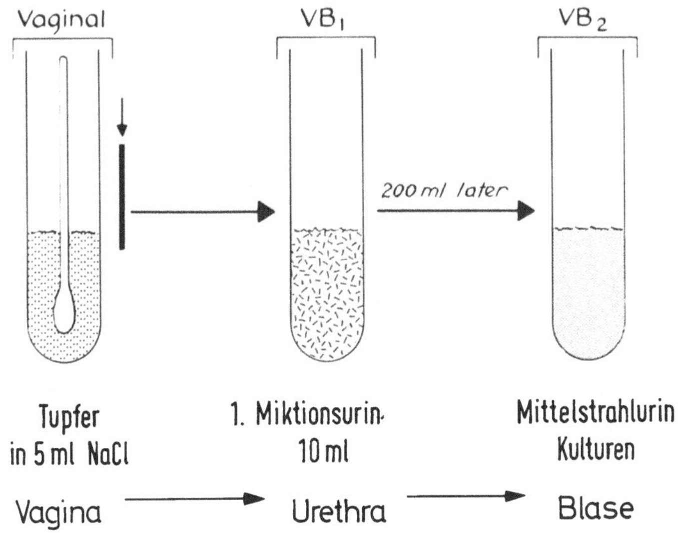

Man beachte das Beispiel von K.S. auf der folgenden Seite:
Die Ergebnisse der urethralen Kulturen reflektieren die Erregerspek-tren der vaginalen Kolonisierung.

<u>5. Vor einer Bakteriurie wurd die Vagina stets mit dem Erreger kolo-nisiert, der später für den Harnwegsinfekt verantwortlich ist</u>

Man beachte 1., daß sowohl der 04 Bakteriurie eine Kolonisierung der Vagina und Urethra mit dem 04 *E. coli* vorausging, als auch 2., daß die rezidivierenden Bakteriurien aufhören, nachdem die vaginalen Erreger verschwunden sind.

In der nachfolgenden Abbildung sind bei einer 29 Jahre alten weißen, verheirateten Frau 8 Harnwegsinfekte während einer 27-monatigen Ver-laufsbeobachtung dargestellt. Jeder Harnwegsinfekt wurde mit einer ausgetesteten 10-tägigen antibiotischen Therapie geheilt. Man beachte, daß jede Harnwegsinfektion (außer der zweiten 06 *E. coli*-Infektion) eine vaginale Kolonisierung mit dem verantwortlichen Erreger voraus-ging. Ebenfalls bemerkenswert ist, daß die darauffolgende Infektion mit einem *07 E. coli*-Keim wegen der kontinuierlichen vaginalen Koloni-sation mit diesen *075 E. coli* auftritt. (K bedeutet Klebsiella, die einzige nicht *E. coli*-Infektion; NT = nicht-typisierbarer Erreger)

Bakteriologischer Verlauf rezidivierender Bakteriurie bei einer 29 jährig. Frau

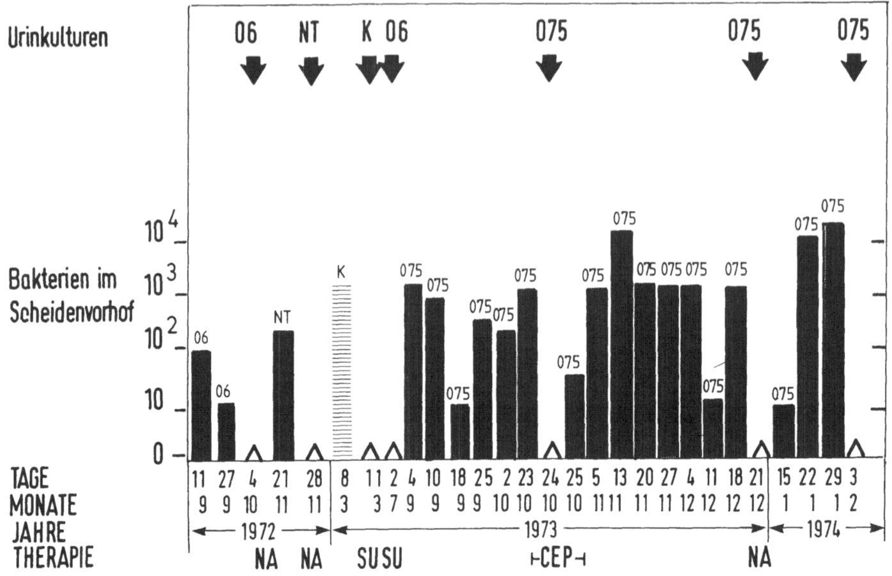

<u>6. Eine vaginale Kolonisierung mit *E. coli* Keimen, anderen Entero-
bakteriaceae und Enterokokken ist pathologisch im Vergleich zu den
Befunden bei freiwilligen Kontrollpersonen</u> (4, 5)

Mittlere prozentuale Kolonisierungsraten von Enterobakteriaceae, Enterokokken und Pseudomonase aeruginosa bei 20 Kontroll-Frauen (200
Introituskulturen), die nie Harnwegsinfekte haben, im Vergleich zu der
mittleren prozentualen Kolonisationsrate bei 9 Frauen (198 Kulturen),
die rezidivierende Harnwegsinfekte haben.

Bakterien	Kontroll-gruppe	rezidivierende Harnwegsinfekte	P-Wert
Escherichia coli	22.5 ± 18.5	53.5 ± 27.3	0.001
Enterokokken	16.5 ± 21.6	47.0 ± 33.3	0.003
Proteus mirabilis	3.0 ± 9.8	11.6 ± 17.5	0.08
Klebsiella	2.0 ± 4.1	8.9 ± 9.7	0.02
Enterobacter	0.0	5.5 ± 12.6	0.09
P. aeruginosa	0.0	1.2 ± 2.8	0.10
Alle gram-negativen Erreger der oben genannten Spezies	24.0 ± 19.0	56.1 ± 12.6	0.0003

Nicht nur die Kolonisierungsrate dieser pathologischen Bakterien ist
signifikant größer bei Frauen mit rezidivierenden Infektionen; sondern
auch die Dichte der Erreger auf der Vaginalschleimhaut.

Zahl der Escherichia coli, Enterokokken und aller gram-negativen Keime
(E. coli, Proteus mirabilis, Klebsiella, Enterobacter und Pseudomonas
aeruginosa), die im Bereich des Introitus der Vagina bei 200 Kulturen
von gesunden Frauen (Kontrolle) im Vergleich zu 198 Kulturen von Frauen
mit rezidivierenden Harnwegsinfekten gefunden wurde:

Bakterien pro ml	Kontrollgruppe	rezidivierende Harnwegsinfekte
	% Kulturen	% Kulturen
E. coli:		
0	77.5	44.9
1-99	13.0	17.8
100-999	4.0	10.1
1.000-9.999	5.0	13.6
10.000 und mehr	0.5	13.6
Enterokokken:		
0	83.5	52.0
1-99	6.0	5.6
100-999	6.5	9.6
1.000-9.999	4.0	20.2
10.000 und mehr	0	12.6
Alle Gram-negative:		
0	76.0	43.4
1-99	15.5	18.2
100-999	3.0	10.6
1.000-9.999	5.0	13.6
10.000 und mehr	0.5	14.2

Bei Frauen mit rezidivierenden Harnwegsinfekten verweilen die potentiell pathogenen Bakterien viel länger als bei gesunden Frauen, die
keine Harnwegsinfekte bekommen (Kontrolle), auf der Vaginalschleimhaut.

Mittlere Dauer der längsten konsekutiven Kolonisierungen mit Escherichia
coli, Enterokokken und alle Gram-negativen:

Bakterien	Kontrollgruppe	rezidivierende Harnwegsinfekte
	Wochen/Kulturen	Wochen/Kulturen
E. coli	1.8/1.8	7.8/5.1
Enterokokken	2.0/2.0	7.9/5.0
alle Gram-negativen	1.8/1.8	7.9/5.2

7. Was ist die biologische Ursache für das Auftreten pathogener Bakterien auf der Vaginalschleimhaut (6 - 8)

Über einen Zeitraum von nahezu 10 Jahren haben wir in Stanford eine Reihe von Faktoren analysiert, die einen Einfluß auf die Kolonisierung der Bakterien auf der Vaginalschleimhautoberfläche haben könnten.

Schleimhaut-pH, vaginale Oestrogenkonzentration, vaginaler Glykogengehalt, vaginale Leukozyten, die Präsenz oder Abwesenheit normaler Bakterien wie Laktobakterien sind nicht unterschiedlich bei Frauen, die eine Anfälligkeit oder eine Resistenz im Hinblick auf Harnwegsinfekte hatten.

Bakterielle Adherenz

1974 haben wir begonnen das Adherenzverhalten von E. coli-Bakterien an gewaschenen Vaginalepithelzellen zu studieren. Von 20 Patienten (mittleres Alter 36 Jahre), die mindestens 3 dokumentierte Harnwegsinfekte gehabt haben, wurden Vaginalepithelien entnommen, gewaschen und in ihrem Adherenzverhalten gegen 06 E. coli verglichen, mit solchen gewaschenen Vaginalepithelzellen, die 20 freiwilligen Frauen entnommen worden waren, die keine Harnwegsinfekte haben (mittleres Alter 29 Jahre). Die Zellen der Kontrollpersonen hatten $19,4 \pm 9,5$ E. coli pro Zelle, während die Zellen der infektanfälligen Frauen $42,6 \pm 25$ Bakterien pro Zelle ($p = 0,001$) aufwiesen.

Diese Beobachtungen stellen die ersten und bis heute noch die einzigen biologischen Unterschiede dar, wenn man Frauen, die unter Harnwegsinfekten leiden, mit solchen, die nie Harnwegsinfekte haben, vergleicht. Diese Daten wurden von verschiedenen anderen Arbeitsgruppen bestätigt, einschließlich Winberg's Gruppe in Stockholm. Seine publizierten Abbildungen über Untersuchungen an kleinen Mädchen sind nahezu deckungsgleich mit der oben gezeigten Abbildung.

Anthony Schaeffer von der Northwestern University in Chicago hat die erhöhte Adherenz von Bakterien an Vaginalepithelzellen bei Frauen, die für Harnwegsinfekte anfällig sind, bestätigt. Er hat darüberhinaus nachweisen können, daß Zellen der Mundschleimhaut dieser Patienten ebenfalls eine erhöhte Bakterienadherenz im Vergleich zu einem Kontrollkollektiv aufweisen. Diese Daten lassen vermuten, daß die erhöhte Anzahl der Adherenzrezeptoren in mehr als einer Schleimhautoberfläche nachweisbar sind und daß sie demnach Ausdruck einer genetischen Anlage sein können.

8. Prophylaktische Veränderung von Reinfektionen (1, 9)

Solange nicht mehr über die Rezeptoren an den Epithelzellen des Urogenitaltrakes und über die Pili (Fimbrien) der Bakterien, die an diesen Rezeptoren haften, bekannt ist, bleibt für die Klinik als einzige wirkungsvolle Maßnahme die prophylaktische Vermeidung des nächsten Reinfektes.

Eine erfolgreiche Prophylaxe hängt ab von:

A. Der Anerkennung der Tatsache, daß die grundsätzliche Ursache der Reinfektion biologischer Natur ist und daß sie nicht durch mechanische oder chirurgisch korrigierbare Faktoren bedingt ist.

B. Der Einsicht, daß die erfolgreiche Anwendung antibiotischer Substanzen von der Kenntnis über ihren Effekt auf die Darmflora abhängt.

C. Die Kenntnis, daß für eine adäquate Prophylaxe nur eine Tablette
   pro Abend nötig ist; eine Dosierung, die einen Bruchteil dessen bedeutet, was gewöhnlich als Tagesdosis bei einer Behandlung eines
   Harnweginfektes empfohlen wird.

Antibiotische Substanzen, die eine Resistenz in der Darmflora verursachen, bewirken auch eine Resistenzbildung der vaginalen Flora, die
dann wiederum eine Harnwegsinfektion mit einem resistenten Keim verursacht. Sulfonamide, Tetracycline, Ampicillin, Amoxicilline verursachen alle bei sonst sensiblen E. coli Keimen des unteres Darmtraktes
eine Resistenzbildung oder Verdrängung mit überwiegend pathogener Flora (Ampicillin verursacht z.B. eine Zunahme der Klebsiellabakterien).
Alle diese und andere antibiotischen Substanzen, die einen solchen
Nebeneffekt auf die Darmflora haben, dürfen *nicht* als prophylaktische
Substanz gegeben werden. Die negativen Auswirkungen von Sulfonamiden
und Ampicillin auf die Darmflora ist in den folgenden Tabellen aufgezeigt.

Sulfonamidwirkung auf Escherichia coli des Darmes

Medikament	Prozent resistente Bakterien					
	vor	während	nach Wochen			
			1	2	3	4
Sulphamethoxydiazine	1.0	77	27	11	1	0
Sulphamethaxazole (350 mg/Tag)						
Sulphisoxazole						
Krankenhauspat. (50-200 mg/kg/Tag)	10	95				
Poliklinik-Patient (50-200 mg/kg/Tag)	10	66				
Sulphadimidine (1/4-1.0 mg/Tag)		66	kontinuierlicher Prophylaxe			

Ampicillin-Wirkung auf die fekalen Escherichia coli

	% der Kulturen, die resistente E. coli zeigen		
	vor	während	nach
1g/Tag x 10 Tage	0%	17%	12%
Zahl der positiven Kulturen	(0/25)	(1/5)1	(2/16)

Ampicillin-Wirkung auf die fekale Enterobacteriacae außer Escherichia coli

	% der Kulturen, die resistente Keime zeigen		
	vor	während	nach
1g/Tag x 10 Tage	20%	83%	63%
Zahl der positiven Kulturen	(5/25)	(5/6)	(10/16)

Vergleichbare Veränderungen wie bei den Bakterien des Rektums findet man im Hinblick auf die Bakterien der Vaginalschleimhaut von infektanfälligen Frauen.

9. Fünf für die Prophylaxe nützliche antibiotische Substanzen, die einen minimalen Nebeneffekt auf die Darmflora haben (1)

1. Trimethoprim - Sulfamethoxazole

2. Nitrofurantoin

3. Cephalexin

4. Cinoxacin

5. Trimethoprim

A. *Trimethoprim-Sulfamethoxazole (TMP-SMX)* 1973, als TMP-SMX zum ersten Mal in den USA angeboten wurde, haben wir festgestellt, daß die abendliche prophylaktische Dosis von 40 mg TMP und 200 mg SMX (eine halbe normale Tablette) in der Lage ist, nicht nur die rezidivierenden Infektionen zu verhindern, sondern auch erstaunlich gut die vaginale Mucosa von pathogenen Keimen reinigt.

Aus der Beobachtung, daß andere antibiotische Substanzen nicht in der Lage sind pathogene Erreger auf der Vaginalschleimhaut zu beseitigen, haben wir geschlossen, daß TMP (aber nicht SMX) durch die Vaginalwand diffundiert und im Vaginalsekret in höherer Konzentration als im Serum konzentriert wird:

Konzentration von TMP und SMX im Serum und im Vaginalsekret bei 7 Patienten

Dosierung	TMP			SMX		
	Serum	Vaginal	Ratio V/S	Serum	Vaginal	Ratio V/S
Volle Dosis	2.72	4.84	1.8	83	0.41	0.005
Prophylaktische Dosis	0.39	0.64	1.6	13	0.05	0.004

TMP = Trimethoprim, SMX = Sulfamethoxazole, V/S = Verhältnis der vaginalen Konzentration zur Serumkonzentration

Ferner ist zu sagen, daß während der prophylaktischen Gabe bei 70% der Patienten E. coli und andere Enterobakteriaceae komplett aus dem fekalen Reservoir verschwinden, wie man durch monatliche Rektumkulturen nachweisen kann.

Demnach ist die Effektivität der TMP/SMX-Prophylaxe durch drei verschiedene biologische Effekte verursacht: Diffusion in das Vaginalsekret, wodurch hier die pathologische Keimkolonisation verhindert wird, Verschwinden der pathogenen Bakterien aus dem Darmreservoir bei 70% der Patienten, und die Urinkonzentration von TMP/SMX für den Fall, daß Bakterien dennoch in die Blase gelangt sind.

B. Die *Nitrofurantoinprophylaxe* hängt ausschließlich von ihrer Urinkonzentration ab, da sie keinen Effekt auf die Darmflora und auf die vaginale Bakterienkolonisation hat. Da Darmresistenzen selten auftreten (etwa 2%), bleiben die vaginalen E. coli sensibel gegen Furantoin und werden, sobald sie die Blase erreichen, stets durch eine prophylaktische Dosis bzw. der dadurch erzielten Urinkonzentration abgetötet.

Die Gabe von 50 mg Nitrofurantoin pro Abend ist eine adäquate Prophylaxe.

C. *Cephalexinprophylaxe*. 250 mg pro Abend gegeben, hat einen ähnlichen
Effekt wie die Nitrofurantoinprophylaxe, insofern als keine fekalen
Resistenzen von E. coli-Bakterien erzeugt werden und insofern als Cephalexin nicht in das Vaginalsekret diffundiert. Die Wirkung beruht
darauf, daß adäquate Urinkonzentrationen zu dem Zeitpunkt vorliegen,
wenn sensible Bakterien in die Blase gelangen.

D. *Cinoxacinprophylaxe* ist durch die geringe Rate fekaler Resistenzbil-
dungen und durch adäquate Urinkonzentrationen bei Keimascensionen wirksam.

E. *Trimethoprimprophylaxe* hat den gleichen Vorteil wie TMP/SMX. Sie ist
sehr nützlich bei Patienten mit Sulfonamidallergie.

Abschließend soll betont werden, daß die abendliche Prophylaxe bei
allen Frauen mit Reinfektionen unterschiedlichen Alters wirksam ist.
Bei denen, die sexuell aktiv sind, kann eine Einzeldosis-Prophylaxe,
die unmittelbar nach dem Koitus eingenommen wird, hilfreich sein. Eine
solche Therapie kann die Gesamtdosis der Antibiotika bei den Frauen
reduzieren, die nicht zu sehr sexuell aktiv sind. Alle Patienten sollten die Blase vor der postkoitalen Prophylaxe entleeren, um die Konzentration der antibiotischen Substanz im Blasenurin zu erhöhen.

10. Spezielle Probleme, die bei Patienten auftreten, die das Risiko
einer erhöhten Morbidität und/oder pyelonephritischen Narbenbildung
haben (10)

A. Kinder im Alter unter 4 Jahren mit höhergradigem Reflux und Harnwegsinfekt.

B. Infektionen durch harnstoffspaltende Bakterien, die Ausgußsteine
   hervorrufen.

C. Kongenitale Harnwegsanomalien, die sekundär infizieren.

D. Infektionen bei Harnwegsobstruktionen.

E. Analgetikanephropathien mit Obstruktionen durch Papillennekrosen.

F. Diabetes, besonders mit emphysematöser Pyelonephritis.

G. Rückenmarksverletzungen mit hyperaktiven Blasen.

H. Schwangerschaften

I. Akute bakterielle Prostatitis.

Akute Pyelonephritis, perirenaler Abszeß, Gram-negative Sepsis verursachen signifikante Morbidität und gesundheitliches Risiko zusätzlich
zu den oben genannten Faktoren.

*Wichtigste Erkenntnise, die zu einer erfolgreichen Behandlung von Harnwegsinfektionen
bei Frauen geführt haben (10)*

1. Größere Genauigkeit in der Diagnose durch die Erkenntnis der Einschränkung des 100.000 Bakterien/ml Konzeptes.

- Rolle der suprapubischen Nadelaspiration der Blase und der urethralen Katheterisierung.

- Prophylaxe nach urethraler Katheterisierung.

2. Rekurrierende Infekte, selbst solche, die pyelonephritische Narben erzeugen, sind Reinfektionen.

3. Die Erkenntnis, daß die eigentliche Ursache der Harnwegsinfektanfälligkeit ein biologischer und kein mechanischer oder chirurgisch korrigierbarer Defekt ist.

- Erhöhte bakterielle Adherenz an Epithelzellen (Vagina und Urethra).

4. Darmreservoir: Die Wirkung antibiotischer Substanzen auf die Darmflora bestimmt Erfolg und Fehlschlag der Prophylaxe.

5. Effektivität der Prophylaxe – fast 100% effektiv, wenn eine Tablette als abendliche Dosis gegeben wird.

6. Erkennung der Ursache bei bakterieller Persistenz.

- Fehlen von bakterieller Persistenz in der Niere.

7. Antibiotische Substanzen mit:

- weiterem Spektrum

- weniger Effekt auf die Darmflora

- vorteilhafte Diffusionspharmakogenetik

8. Besseres Verständnis des natürlichen Krankheitsverlaufes.

- Erkennung der Patienten, die ein Risiko haben.

Literatur

1. Stamey TA (1980) Pathogenesis and treatment of urinary tract infections. The Williams and Wilkins Co., Baltimore
2. Stamey TA, Govan DE, Palmer JM (1965) The localization and treatment of urinary tract infections: The role of bactericidal urine levels as opposed to serum levels. Medicine 44:1
3. Stamey TA, Timothy M, Millar M, Mihara G (1971) Recurrent urinary infections in adult women. The role of introital enterobacteria. Calif Med 115:1
4. Stamey TA, Sexton CC (1975) The role of vaginal colonization with Enterobacteriaceae in recurrent urinary infections. J Urol 113:214
5. Schaeffer AJ, Stamey TA (1977) Studies of introital colonization in women with recurrent urinary infections; IX. The role of antimicrobial therapy. J Urol 118:221
6. Fowler JE, Stamey TA (1977) Studies of introital colonization in women with recurrent urinary infections; VII. The role of bacterial adherence. J Urol 117:472
7. Kallenius G, Winberg J (1978) Bacterial adherence to periurethral epithelial cells in girls prone to urinary-tract infections. Lancet 2:540
8. Schaeffer AJ, Jones JM, Dunn JK (1981) Association of *in vitro Escherichia coli* adherence to vaginal and buccal epithelial cells with susceptibility of women to recurrent urinary tract infections. N Eng J Med 304:1062
9. Stamey TA, Condy M, Mihara G (1977) Prophylactic efficacy of nitrofurantoin macrocrystals and trimethoprim-sulfamethoxazole in urinary infections. N Eng J Med 296:780
10. Shortliffe LMD, Stamey TA (1985) Infections of the urinary tract: Introduction and general principles. In Walsh PC, Gittes RF, Perlmutter AD, Stamey TA (eds), Campbell's Urology, Fifth Edition, Philadelphia, Chap. 14

Prof. Dr. T.A.M.D. Stamey, Division of Urology, Stanford University of Medicine, Stanford, California 94305, USA

Zur Pathogenese, Diagnostik und Therapie der Zystitis aus bakteriologischer Sicht

P. Naumann und S. Reifferscheid

Erregerspektrum und Pathogenese

Alle Überlegungen zur Pathogenese, zur Diagnostik und Therapie der
Cystitis haben als gemeinsame Basis die Frage nach dem kausalen Agens.
Neben den in den letzten Jahren zunehmenden Infektionen mit Chlamydia
trachomatis und Mykoplasmen sind in prinzipieller und konstanter Inzidenz die gram-negativen Keime der Darmflora seit Jahrzehnten die häufigsten Erreger der Harnwegsinfektionen. Tabelle 1 zeigt die prozentuale Erregerverteilung aus 1.643 kulturell positiven Urinproben mit
signifikanter Leukozyturie und Bakteriurie während des ersten Halbjahres 1984. Diese Zahlen aus dem Düsseldorfer Institut stehen in
grundsätzlicher Übereinstimmung mit entsprechenden Zusammenstellungen
aus den Jahren 1964 (Hamburg) und 1976 (11, 12). Sie dokumentieren,
daß unverändert seit zwei Jahrzehnten E. coli mit etwa 50% dominiert.
Als nächsthäufiger Darmkeim folgen die Enterokokken mit 14,6%, vielfach jedoch in Mischflora mit den gram-negativen Stäbchenbakterien und
damit ganz offensichtlich als sehr häufige Kontamination. Rückläufig
ist im eigenen Untersuchungsgut der Nachweis von Klebsiella-Entero-
bacter, während B. proteus (8,2%) und Pseudomonas aeruginosa (7%) in
den letzten 20 Jahren eine nahezu konstante Bedeutung haben. Unverändert niedrig liegt während des gleichen Zeitraums das Vorkommen von
Staphylococcus aureus (1,6%), von koagulase-negativen Staphylokokken
(1,2%) sowie von B-Streptokokken. Deutlich angestiegen ist die Inzidenz von Hefen, die wir mit ursächlicher Bedeutung in 7% — und damit
ebenso häufig wie Ps. aeruginosa — bei Harnwegsinfektionen nachweisen
konnten. Mit diesen Befunden, wie sie für 1982 in grundsätzlich glei-

Tabelle 1. Prozentuale Häufigkeitsverteilung der Erreger von Harnwegsinfekten
in 1.643 kulturell positiven Urinproben mit signifikanter Leukozyturie und
Bakteriurie vom 1. Jan. bis 30. Juni 1984

Erreger	prozentuale Häufigkeit	
E. coli	52,0%	
Klebsiella-Enterobacter	6,4%	
Proteus mirabilis	6,6%	Faecalflora
Indol-pos. Proteus spp.	1,6%	81,2%
Enterokokken	14,6%	
Pseudomonas aeruginosa	7,0%	
Staph. aureus Koagulase-pos.	1,6%	
Koagulase-neg. Staphylokokken	1,2%	
haem. Streptokokken der Gruppe B	0,8%	
Hefen	7,0%	
Sonstige (Citrobacter, Serratia, Acinetobacter)	1,2%	

cher Größenordnung auch von Grünenberg aus London mitgeteilt wurden
(3), hat die Darmflora ihre ätiopathogene Bedeutung über 20 Jahre unverändert behalten. Wie schon in den Jahren 1964 und 1976 stellt sie
auch 1984 zu über 80% das Erregerkontingent der Harnwegsinfektion.

Damit bestätigt sich erneut wieder die Rolle der bakteriellen Besiedlung von Perineal- und Periurethral-Region, die Pfau und Sacks (13)
als einen Spiegel der Darmflora — zugleich aber auch des Körperpflege-
standards bezeichnen. Schon 1964 wiesen ja die Befunde von Sanford
(16) auf die Bedeutung der perinealen Mikroökologie hin, nach denen
bei gesunden, sauberen Frauen mit hohem Anspruch an die Körperhygiene
Bakteriurien nur in 1% auftraten, dagegen in 6% bei unsauberen Frauen
mit geringem Hygienebewußtsein. Stamey und Mitarb. konnten 1971 erstmals beweisen, daß eine Kolonisation (oder Kontamination) des Introitus
vaginae mit Enterobakterien die betreffenden Frauen für Harnwegsinfekte
prädestiniert (20). Sehr überzeugend dokumentierten dann Winberg und
Bollgren (24) die Rolle der periurethralen Flora bei Mädchen mit Neigung zu häufigen Harnwegsinfekten. Fast immer war der spätere, serolo-
gisch definierte Cystitis-Erreger zuvor schon in der Flora der Harn-
röhrenumgebung nachweisbar. Ganz konsequent ließ sich daher auch durch
regelmäßige lokale Anwendung antiseptischer Salben eine Reduktion der
Periurethralbesiedlung und damit auch der Reinfektionsfrequenz bei
Mädchen mit rekurrierenden Harnwegsinfekten realisieren.

Pfau und Sacks konnten 1981 mit ihren Untersuchungen belegen, daß in
der bakteriellen Flora von Introitus vaginae, von Vagina und Urethra
bei gesunden Frauen Laktobazillen und Staphylokokken vorherrschen,
bei Patientinnen mit wiederholten Harnwegsinfekten dagegen E. coli (13).
Diese Befunde erklären die häufige Beobachtung über den offensichtlich
engen Zusammenhang zwischen gehäuften Harnwegsinfektionen junger Frauen
und ihrer sexuellen Aktivität. So konnte Höffler (6) die Reinfektionsfrequenz dieser Patientinnen durch eine präventive postcoitale Applikation von z.B. Nitrofurantoin deutlich senken. Da es nach den Erfahrungen von E. Schmiedt und seinem Mitarbeiterkreis (18) auch unter hor-
moneller Kontrazeption bei vielen Frauen zu einer Veränderung der physiologischen Flora der Scheide und ihrer Besiedlung durch Enterobakterien kommen kann, könnte auch die Pille einen bahnenden Effekt für
Harnwegsinfektionen haben.

Diese Beobachtungen definieren klar die Rolle des Darmes als Erreger-
reservoir für die Harnwegsinfektionen und lassen keinen Zweifel, daß
das "Rezidiv" in der Mehrzahl der Fälle eine echte Reinfektion mit
körpereigener Flora ist.

Dabei erfolgt die Adhaesion der Erreger an das Urogenitalepithel über
verschiedene extrazelluläre Strukturen der Bakterien, wie Fimbrien und
Pili, deren adhesive Potenz die jeweilige Virulenz der harnwegspathogenen Keime bewirkt (1). Auf der Seite des Patienten agieren dann das
Uromucoid sowie spezifische Glykosphingolipide als Rezeptoren der Uro-
epithelialzelle und bestimmen mit ihrer unterschiedlichen Rezeptivität
die individuelle Empfänglichkeit des Wirts (17, 23). Die Summe dieser
Eigenschaften prägt bei vorgegebener "epithelialer Disposition" die
Infektionsbereitschaft des Organsystems Harnwege, ermöglicht aszendie-
rend den Infekt bzw. Reinfekt aus der unmittelbaren Nachbarschaft
(Perineum, Periurethralregion), wobei die Patientin selbst als ihre
eigene Infektionsquelle agiert.

Diagnostik

Entscheidende Voraussetzung der Erregerdiagnose und damit auch einer
gezielten Therapie ist die bakteriologische Untersuchung des kontamina-
tionsfrei und vor Therapiebeginn gewonnenen Urins — und zwar sowohl

mikroskopisch als auch kulturell. Unter sorgfältiger Technik ist hierzu der Mittelstrahlurin beim Mann durchaus geeignet. Bei der Frau dagegen erreicht die Kontaminationsquote mit der Mittelstrahltechnik bis zu 50%, so daß hier nur der negative, also sterile Kulturbefund verwertbar ist. Da die Blasenpunktion als diagnostische Methode des ärztlichen Alltags keine breite Akzeptanz gefunden hat, erbitten wir Bakteriologen die Uringewinnung bei Frauen mittels Einmalkatheter. In Übereinstimmung mit Haschek (4) halten wir das Risiko der iatrogenen Infektion durch einen diagnostischen Katheterismus — besonders in der erfahrenen Hand des Urologen — für ungleich geringer als die Belastung durch eine inadaequate und ineffektive Therapie auf der Basis einer falschen Diagnose.

Hier bringt auch die Verwendung der weit verbreiteten Eintauchnährböden keine überzeugenden Vorteile. Ich erachte diese Systeme zwar als große Hilfe für den jeweiligen Hersteller, dagegen als wenig hilfreich für die präzise Diagnostik einer Harnwegsinfektion, insbesondere bei den oft niedrigen Keimzahlen, wie sie — durchaus auch mit ursächlicher Bedeutung — bis zu 50% bei Patientinnen mit akutem Urethralsyndrom sowie nach bereits begonnener Therapie gefunden werden (4, 21). Die nur relative Bedeutung dieser Uricult-Verfahren als Screening für eine halbquantitative Keimzahlschätzung kann den Nachteil des Fehlens eines mikroskopischen Grampräparates vom Urinsediment nicht kompensieren. Die bakteriologische Urinuntersuchung ist mit dem Kulturansatz vom Originalurin eindeuting schneller und durch die mikroskopische Diagnose des Leitkeims sowie der Leukozyturie wesentlich sicherer als mit einem Eintauchtest.

Neben der reinen Erregerdiagnose hat zugleich auch die differentialdiagnostische Abgrenzung zwischen renaler und unkomplizierter vesikaler Infektion weitreichende therapeutische Bedeutung. Ureterenkatheterismus und Blasen-Auswaschtest nach Fairley sind als diagnostische Routinemethoden nicht geeignet. Eher praktikabel ist der Nachweis der antikörperbeladenen Bakterien mittels Immunfluoreszenz. Dieser Test hat allerdings erhebliche Unsicherheiten im Kindesalter und führt bei noch kurzer Erkrankungsdauer sowie bei Infektionen durch muköse Pseudomonas-Stämme zu falsch negativen, bei Tumoren und Steinen dagegen sowie bei hämorrhagischer und chronischer Cystitis mit Penetration in tiefere Gewebsschichten zu falsch positiven Resultaten. Mit dieser Einschränkung und bei kritischer Bewertung kann er jedoch zur Unterscheidung zwischen parenchymatöser und reiner Hohlrauminfektion nützlich sein (2, 10). Wichtig und unerläßlich aber bleibt trotz aller modernen Tests die gründliche klinische Untersuchung und die subtile Erhebung der Anamnese. Sie ermöglicht in einer Vielzahl der Fälle eine Lokalisierung der Infektion und damit die Entscheidung über das weitere therapeutische Handeln.

Therapie

Zur Frage "Serumspiegel versus Urinspiegel" bei der Behandlung der Harnwegsinfektion existieren zahlreiche kontroverse Befunde und Meinungen, die seit 25 Jahren mit der Leidenschaftlichkeit eines Glaubenskampfes diskutiert werden. Aus dieser Diskussion resultiert heute langsam die Erkenntnis, daß die kompromißlose Ablehnung einer Serumwirkung den pathophysiologischen und klinischen Realitäten ebenso wenig gerecht wird wie eine Unterschätzung der antibakteriellen Urinspiegel. Eine differenziertere Betrachtung setzt sich durch, die nicht nur die Lokalisation der Infektion, sondern neben dem Erreger auch ihr jeweiliges Stadium im individuellen Therapieplan berücksichtigt. Als brauchbare Hilfe hat sich die pragmatische Unterteilung in drei Gruppen bewährt und auch klinische Akzeptanz gefunden. Tabelle 2 (wegen der didaktischen Prägnanz in englischer Sprache dargestellt) macht deutlich,

Tabelle 2. The different groups of urinary tract infections (UTI)

Group 1	
Acute, uncomplicated (lumen) UTI without involvement of renal parenchyma	Can be treated by urine levels
Group 2	
Acute and chronic pyelonephritis with involvement of renal parenchyma	Should be treated by urine and serum levels
Group 3	
Chronic relapsing pyelonephritis with multiple pretreatments and/or complicating factors	Must be treated by serum and tissue levels

daß für die Patienten der Gruppe 1 ein kurativer Effekt in der Regel allein durch antibakterielle Urinspiegel im Lumen der ableitenden Harnwege erreichbar ist. Bei Patienten der Gruppe 2 mit schon nachweisbarer Parenchymbeteiligung können z.T. auch reine Urinspiegel noch therapeutisch effektiv sein. Für andere Patienten dieser Gruppe sind jedoch antibakterielle Wirkstoffspiegel auch im Gewebe zur Sanierung ihrer Infektion erforderlich. Eine eindeutige Unterscheidung der jeweiligen therapeutischen Notwendigkeit ist hier nur selten möglich, so daß Patienten der Gruppe 2 am besten mit Substanzen behandelt werden, die über antibakterielle Serumspiegel auch Infektionsherde im Parenchym erreichen. Für die meisten Antibiotika dieser Art sind wegen der renalen Elimination in antibakteriell aktiver Form zugleich auch hohe Harnspiegel realisiert. Für die Patienten der Gruppe 3 mit chronisch rezidivierenden sowie komplizierten Infektionen ist eine Kurativtherapie nur mit hohen Plasma- und Gewebsspiegeln möglich. Daß auch damit nicht in allen Fällen eine dauerhafte Sanierung der Infektion erreicht wird, ist eine immer wieder enttäuschende Erfahrung unseres ärztlichen Alltags.

Für die in den letzten Jahren auch im deutschen Schrifttum (5, 7) propagierte Kurzzeit- oder Einmaltherapie sind naturgemäß allein die akuten, unkomplizierten Hohlrauminfektionen, also die Patienten der Gruppe 1 geeignet, bei denen nur die Schleimhaut der Blase beteiligt ist. Mit dieser Einschränkung bestehen auch aus bakteriologischer Sicht kaum grundsätzliche Einwände gegen eine Eindosen-Behandlung, zumal aus den bisher vorliegenden Studien Heilungsraten berichtet wurden (5, 7), die nach Einmaltherapie doch höher waren als die auch ohne Antibiotika zu erwartende Quote von Spontanheilungen. Diese wurden 1972 von Mabek (8) für die unkomplizierte Bakteriurie mit etwa 70% angegeben, lagen jedoch 1981 in der Studie von Stamm et al. (22) für Patientinnen mit Urethralsyndrom nach Placebogabe bei 40 bis 50% und noch niedriger bei den von Rugendorff und Mitarb. (15) nur mit Tee behandelten Patientinnen. Entscheidend ist allerdings auch für die "Eindosen-Therapie", daß das verabreichte Antibiotikum dem ursächlichen Erreger und seiner jeweiligen Antibiotika-Empfindlichkeit adaequat ist. Für E. coli als die häufigste Ursache der Cystitis lag die Quote der Stämme mit Ampicillin-Resistenz im eigenen Untersuchungsmaterial während des ersten Halbjahres 1984 immerhin bei 34,5%. Gegen Tetracycline waren 36% und gegen Cotrimoxazol knapp 30% der harnwegspathogenen Coli-Stämme resistent (Tabelle 3). Damit sind Anzüchtung und Resistenzbestimmung der Erreger auch für die Einmalbehandlung, die wie jede optimale Chemotherapie gezielt erfolgen solle, wichtige Voraussetzungen des therapeutischen Erfolges.

Tabelle 3. Resistenz der häufigsten Erreger von Harnwegsinfektionen gegen die wichtigsten Antibiotika und Chemotherapeutika (1. Halbjahr 1984)

Erreger	n	Ampicillin % resistent	Tetra. % resistent	Cefazolin % resistent	Genta. % resistent	TMP-SMZ % resistent	Nalidix-S. % resistent	Nitrofur. % resistent
E. coli	854	34,5	36,2	9,9	1,3	29,2	5,2	10,9
Enterokokken	241	0	59,3	100	49,4	50,2	–	2,9
Proteus mirab.	108	10,2	98,1	7,4	–	13,9	0,9	75,9
Klebs./ Enterob.	105	–	42,9	53,3	12,4	49,5	8,6	28,6

Nicht zum Armentarium der Einmaltherapie gehören das Gentamicin und
die anderen Aminoglykoside sowie die neuen Cephalosporine der vierten
Generation, die sich zwar durch eine besondere Aktivität gegen gramnegative Problemkeime auszeichnen, jedoch eine weitgehende oder komplette Unwirksamkeit gegen Staphylokokken und Enterokokken haben. Eine
verbreitete Behandlung der reinen Hohlrauminfektion, wie der Coli-
Cystitis, mit diesen Präparaten, die ihre eigentliche Indikation bei
Infektionen durch Problemkeime speziell im Hospitalmilieu haben, könnte sehr schnell zur Selektion Aminoglykosid- und Cephalosporin-resi-
stenter Erregerpopulationen führen. Hier besteht die Gefahr, daß Patienten mit schweren und Aminoglykosid-behandlungsbedürftigen Infektionen, jedoch bereits induzierter oder selektierter Erregerresistenz
zur stationären Aufnahme kommen – und uns nun der Rückgriff auf ein
Notfallantibiotikum in vitaler Indikation nicht mehr möglich ist.

Präzis der gleiche Einwand gilt in aller Schärfe auch den 1982 von
Redjeb und Mitarb. aus Tunesien mitgeteilten Versuchen, Harnwegsinfektionen mit der homöopathischen Dosierung von nur 10 mg Ampicillin
pro Tag zu behandeln (14). Hier sollen die im Urin resultierenden sub-
inhibitorischen Wirkstoffspiegel über eine Filamentbildung und Reduzierung der Adhaesiv-Eigenschaften der Erreger zu deren Eliminierung
führen. Abgesehen von der fragwürdigen Methodik dieser Arbeit bleibt
bei diesem therapeutischen Konzept unberücksichtigt, daß subinhibitori-
sche Antibiotika-Spiegel eine besonders schnelle Resistenzinduktion
und Selektion resistenter Erreger bewirken. Grundsätzlich gilt ja auch
heute noch die klassische Definition der antibakteriellen Chemotherapie als einem "Konzentrationsgeschehen am Wirkungsort", das uns vor
die Aufgabe stellt, am Ort des entzündlichen Prozesses, also am Ort
der gewünschten Wirkung, die Konzentrationen des von uns gewählten
Antibiotikums zu realisieren, die für den ursächlichen Erreger sicher
antibakteriell wirksam sind. Hier bleibt es einfach unverständlich,
warum – unter dem Gebot der größtmöglichen Sicherheit für den Patienten – anstatt einer Tagesdosis von nur 10 mg nicht auch 500 oder 1000 mg
Ampicillin verabreicht werden können.

In einem Artikel der Deutschen Medizinischen Wochenschrift 1984 haben
Münch und Lüthy (9) aus Zürich geschrieben, daß "durch eine Verlagerung
von der bakterien-orientierten Therapie hin zu syndrom-orientierten
Maßnahmen die Therapie der Harnwegsinfektionen sich deutlich habe ver-
einfachen lassen". Ich darf mein Referat mit der Feststellung schließen,
daß "bakterien-orientierte" und "syndrom-orientierte" Maßnahmen weder
etwas Gegensätzliches sind noch je als Alternativen zu verstehen waren.
Nicht das "Entweder-Oder", sondern die sinnvolle Ergänzung und das Miteinander syndrom- und bakterien-orientierten Handelns sind die ratio-

nale Basis einer dann auch effektiven Chemotherapie, mit der wir unseren Patienten meinen, de facto aber einen Erreger behandeln.

Literatur

1. Bruce AW, Chan RC, Pinkerton D, Morales A, Chadwick P (1983) Adherence of gramnegative uropathogens to human uroepithelial cells. J of Urology 130:293-299
2. Giamarellou, Helen (1984) Antibody-coated bacteria in urine: when, where and why? Leading article. J Antimicrob Chemoth 13:95-99
3. Grüneberg RN (1984) Antibiotic sensitivities of urinary pathogens, 1971 - 82. J Antimibrob Chemoth 14:17-23
4. Haschek H (1984) Bakterielle Infektionen des Harntraktes. Aktuelles zur Genese, Diagnostik und Therapie. Diagnostica Dialog Boehringer Mannheim 30.:5-9
5. Hussain Z, Burchardt P, Biernat V, Bürger H (1981) Einmaltherapie mit Gentamicin und gleichzeitiger Lokalisation von Harnwegsinfekten. Dtsch med Wschr 106:1420-1423
6. Höffler D (1977) persönl. Mitteilung 21. März 1977
7. Kleinschmidt K, Weißbach L, Bode H-U, Tümmers H, Wegner G (1983) Einmaltherapie der akuten Zystitis der Frau. Dtsch med Wschr 108:1837-1840
8. Mabeck CE (1972) Treatment of uncomplicated urinary tract infection in nonpregnant women. Postgrad Med J 48:69-75
9. Münch R, Lüthy R (1984) Rationale und rationelle Antibiotikatherapie in Praxis und Ambulatorium. Dtsch med Wschr 109:834-840
10. Naumann G, Nimmich W, Budde E, Straube E (1981) Zur Methodik des Nachweises antikörperbeladener Bakterien im Urin. Dtsch med Wschr 106:1418-1419
11. Naumann P (1964) Bakteriologische Aspekte der Pyelonephritis. Dtsch Med J 15:434-437
12. Naumann P (1978) The value of antibiotic levels in tissue and in urine in the treatment of urinary tract infections. J Antimicrob Chemoth 4:9-17
13. Pfau A, Sacks Th (1981) The bacterial flora of the vaginal vestibule, urethra and vagina in premenopausal women with recurrent urinary tract infections. J of Urology 126:630-634
14. Redjeb SB, Slim A, Horchani A, Zmerelli A, Boujnah A, Lorian V (1982) Effects of ten milligrams of ampicillin per day an urinary tract infection. Antimicrob. Ag and Chemother 22:1084-1086
15. Rugendorff EW, Naber K, Späth A, Stürmer K, Dietlein G, Ahrens Th: Antibakterielle Behandlung von unkomplizierten Harnwegsinfekten mit einem neuen Cephalosporin: Cefroxadin (CGP 9000) (im Druck)
16. Sanford JP (1964) Hospital-acquired urinary tract infections. Ann intern Med 60:903
17. Schaeffer AJ, Jones JM, Dünn JK (1981) Association of in vitro Escherichia coli adherence to vaginal and buccal epithelial cells with susceptibility of women to recurrent urinary-tract infections. New Engl J Med 304:1062-1066
18. Schmiedt E: pers. Mitteilung 7.7.1984
19. Slack R (1984) Review of bacterial resistance - a challenge to the treatment of urinary infection. J of Antimicrob Chemoth 13, Suppl B:1-7
20. Stamey TA, Timothy M, Miller M, Mihara G (1971) Recurrent urinary infections in adult women. The role introital enterobacteria. Calif Med 115:1-5
21. Stamm WE, Wagner KF, Amsel R (1980) Causes of the acute urethral syndrome in women. New Engl J Med 303:409-415
22. Stamm WE, Running K, McKevitt M, Counts GM, Turck M, Holmes KK (1981) Treatment of the acute urethral syndrome. New Engl J Med 304:956-958
23. Svanbord Edén C, Hagberg L, Leffler H, Lomberg H (1982) Recent progress in the understanding of the role of bacterial adhesion in the pathogenesis of urinary tract infection. Infection 10:327-332
24. Winberg J, Bollgren I (1976) The periurethral flora - a key to the unknown pathogenesis of recurrent urinary tract infections. In: Kienitz M, Knothe H, Losse H, Naumann P, Schönfeld H (eds) Pyelonephritis, Hahnenklee-Symposium 1976. Editiones Roche Basel

Prof. Dr. P. Naumann, Dr. S. Reifferscheid, Institut für Medizinische Mikrobiologie und Virologie der Universität, D-4000 Düsseldorf

Gynäkologisches Koreferat

H. A. Hirsch

1. Definition

Die folgenden Ausführungen beschränken sich auf Harnwegsinfektionen
in der Schwangerschaft. Da die Lokalisierung von Harnwegsinfektionen
bei der Frau und insbesondere in der Schwangerschaft schwierig und aufwendig ist, wird nicht versucht, zwischen Infektionen, die auf die
Blase beschränkt sind, und solchen mit Nierenbeteiligung zu unterscheiden. Man weiß, daß etwa nur 50% aller bakteriurischen Episoden
allein die Blase betreffen; bei den übrigen 50% sind die Nieren beteiligt (17). Bei 25% der bakteriurischen Schwangeren finden sich Veränderungen im intravenösen Urogramm, die auf eine Nierenerkrankung hin-
deuten.

2. Häufigkeit

Die Häufigkeit von Harnwegsinfektionen bei Frauen nimmt im Laufe des
Lebens zu: Bei Schulmädchen beträgt sie 1,2%, bei 30 - 40-jährigen Frau-
en etwa 5% und bei über 60-jährigen 10 - 15% (8). Spontan auftretende
Harnwegsinfektionenen scheinen sich im wesentlichen auf eine ganz bestimmte Gruppe von bakteriuriegefährdeten Frauen zu beschränken. Bei
ihnen besteht eine biologische Prädisposition, die in der besonderen
Bakterienadhärenz an den Vaginalzellen ihren Ausdruck findet (5). Etwa
25% dieses Pools haben zu einem gegebenen Zeitpunkt jeweils eine Bakteriurie. Von diesen 25% verlieren spontan oder mit Behandlung etwa
ein Viertel pro Jahr ihre Bakteriurie. Die gleiche Anzahl pro Jahr
wird jedoch aus diesem Pool wieder bakteriurisch, so daß eine konstante Bakteriurieprävalenz von 25% des Pools resultiert (1, 11). Die
Größe des Pools beträgt bei Schulkindern 5%. Bei Erwachsenen ist sie
entsprechend größer.

Die Bakteriuriehäufigkeit bei schwangeren Erstgebärenden unter dem
21. Lebensjahr beträgt somit 2%, bei Multiparen über dem 35. Lebensjahr 8 - 10% (8). Daraus ergibt sich eine durchschnittliche Bakteriuriehäufigkeit von 3 - 8%, die neben Alter und Parität auch von sozioökono-
mischen Faktoren abhängt.

3. Prädisponierende Faktoren für Harnwegsinfektionen in der Gravidität

In der Schwangerschaft treten physiologische Veränderungen auf, die
die Harnwegsinfektion begünstigen (Tabelle 1). Diese Veränderungen
sind bereits ab der 8. Schwangerschaftswoche und bis 12 Wochen post
partum nachweisbar (Literatur bei 3, 7).

3.1 Niere

In der Schwangerschaft ist die Nierendurchblutung und das Glomerulusfiltrat um 30 - 50% gesteigert. Außerdem werden Glucose, Eiweiß und Aminosäuren ausgeschieden. Durch den erhöhten Nährstoffgehalt bestehen
für aszendierende Bakterien im Urin besonders günstige Wachstumsbe-
dingungen. Die Urinausscheidung ist um 25% erhöht.

Tabelle 1. Physiologische Veränderungen in der
Schwangerschaft (nach 3)

Niere

- Nierendurchblutung ⎫
- Glomerulusfiltrat   ⎭   30 - 50% erhöht
- Glukosurie
- Proteinurie
- Aminosäurenausscheidung

Ableitende Harnwege

- Dilatation führt zu Urostase

3.2 Dilatation von Nierenbecken und Ureter

Durch Dilatation des Nierenhohlraumsystems und der Ureteren kommt es
zur relativen Urostase, die ebenfalls die Harnwegsinfektion begünstigt
(Literatur bei 15). Die Dilatation ist einerseits hormonell durch das
Progesteron bedingt, andererseits ist eine mechanische Komponente nicht
auszuschließen, worauf auch die Bevorzugung der rechten Seite hinweist
(gefüllter Ovarialvenenplexus rechts, Schutz des Ureters durch das
Sigma links). Die Behandlung von vorzeitigen Wehen mit Betamimetika
zur Tokolyse setzt ebenfalls den Tonus der ableitenden Harnwege herab
(13).

Aus den obengenannten Gründen sind schwangere Frauen auch durch den
Katheterismus besonders gefährdet. Während ein regelrecht ausgeführter
Einmalkatheterismus der Harnblase bei Nichtschwangeren in etwa 1% eine
Bakteriurie erzeugt, steigt die Infektionshäufigkeit bei Schwangeren,
die unter der Geburt katheterisiert wurden, bis auf 20% (8).

4. Folgen der Bakteriurie für Mutter und Kind

4.1 Akute Pyelonephritis

Bei 20 - 40% der bakteriurischen Frauen entwickelt sich im Laufe der
Schwangerschaft eine klinisch manifeste akute Pyelonephritis. 75% dieser Bakteriurien sind bereits im ersten Schwangerschaftsdrittel nachweisbar. Abbildung 1 zeigt, wie sich routinemäßiges Screening der
Schwangeren im ersten Schwangerschaftsdrittel auswirkt (18). Nimmt
man eine mittlere Bakteriuriehäufigkeit von 5% an, so finden sich bei
1.000 Graviden 50 Frauen mit Bakteriurien. Bei durchschnittlich 15 von
ihnen entsteht im Laufe der Schwangerschaft eine akute Pyelonephritis.

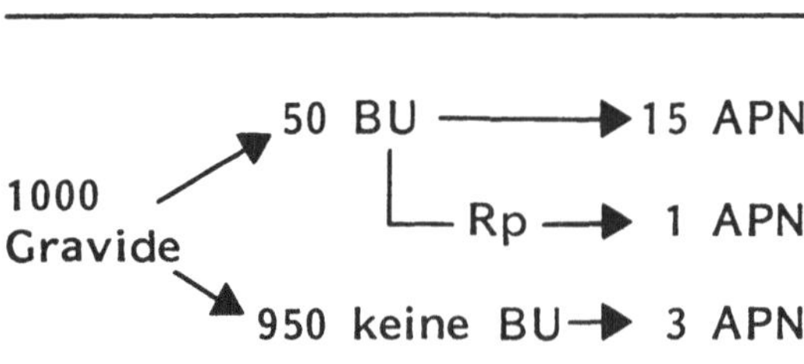

Abb. 1. Verhütung akuter Pyelonephritiden in der Schwangerschaft durch Erfassung und Behandlung asymptomatischer Bakteriurien (nach 18).
BU = Bakteriurie, APN = akute
Pyelonephritis

Durch routinemäßiges Screening und die Behandlung von asymptomatischen
Bakteriurien läßt sich die Anzahl der akuten Pyelonephritiden von 15
auf 1 reduzieren. Von den 950 nichtbakteriurischen Schwangeren im
ersten Trimester entstehen im Laufe der Schwangerschaft noch etwa 3 - 5
akute Pyelonephritiden, die sich durch eine 2. Screeninguntersuchung
im 3. Trimester ebenfalls zum großen Teil vermeiden lassen.

4.2 Frühgeburten

Verschiedene Untersucher fanden, daß die Häufigkeit von Frühgeburten
bei bakteriurischen Schwangeren um das Zwei- bis Vierfache erhöht ist
(Literatur bei 4, 9, 14, 20). Außerdem fand man einen erhöhten Prozentsatz von Kindern mit niedrigem Geburtsgewicht (small for date). Daraus
resultiert eine erhöhte perinatale Mortalität. Diese Komplikationen
wurden vor allem bei Bakteriurien aufgrund einer Niereninfektion gefunden. Da diese Ergebnisse von manchen Untersuchern nicht bestätigt
werden konnten, sind sie heute noch nicht endgültig beurteilbar.

4.3 Postpartale Endometritis

Sie ist bei bakteriurischen Schwangeren um das Zehn- bis Zwanzigfache
erhöht (14).

4.4 Neugeborenensepsis

Bei 50% von Kindern mit Neugeborenensepsis wurde eine asymptomatische
Bakteriurie der Mutter festgestellt (14).

5. Behandlung

Bei der Behandlung der Harnwegsinfektion in der Schwangerschaft ist
zwischen einer asymptomatischen Bakteriurie und einer klinisch manifesten Infektion zu unterscheiden.

5.1 Asymptomatische Bakteriurie

Im Gegensatz zu Nichtschwangeren muß wegen der obengenannten Folgen
für Mutter und Kind die asymptomatische Bakteriurie in der Schwangerschaft antibiotisch behandelt werden. Dazu hat sich eine 7 - 10-tägige
Therapie mit einem Breitspektrumpenizillin oder -cephalosporin, mit
einem Sulfonamid oder mit Nitrofurantoin als adäquat erwiesen. Mit
einer längeren Behandlungsdauer kann die Erfolgsquote nicht wesentlich
verbessert werden (12, 20). Neuere Untersuchungen zeigten, daß auch
mit einer Einmalbehandlung mit 3 g Amoxicillin, 4 g Ampicillin, 2 g
Sulfisoxazol oder 3 g Cephalexin etwa zwei Drittel der Bakteriurien
beseitigt werden können (2, 6). Beim Rest handelt es sich, wie auch
bei den Therapieversagern nach 7 Tagen Behandlung, vorwiegend um Bakteriurien mit Nierenbeteiligung. Somit eignet sich sowohl die 7-tägige
Kurzzeit- als auch die Einmalbehandlung zur Erkennung derjenigen
Schwangeren, die aufgrund ihrer Nierenerkrankung besonders komplika-
tionsgefährdet sind.

5.2 Klinisch manifeste Infektion/Pyelonephritis

Bei klinisch manifesten Infektionen werden Behandlungszeiträume von
7 - 10 Tagen bis zu 4 - 6 Wochen empfohlen (3, 14). Eine Behandlungsdauer von 7 - 14 Tagen dürfte die breiteste Zustimmung finden (14).

Beim Ansprechen auf die Therapie sollte die Patientin nach 18 - 36 Stunden entfiebert und die Urinkultur nach 2 - 3 Tagen negativ sein.

Bei häufigen Rezidiven von klinisch manifesten Infektionen ist eine Langzeitbehandlung z.B. mit Nitrofurantoin, 100 mg/Tag, zu empfehlen (21).

5.3 Antibiotika in der Schwangerschaft

Zum Schutz gegen Schadensersatzansprüche wird auf den Beipackzetteln der Antibiotika vieler Firmen von einer Behandlung in der Schwangerschaft gewarnt. Tatsächlich sind jedoch nur bei wenigen Antibiotika Schäden in der Schwangerschaft nachgewiesen oder mit einiger Wahrscheinlichkeit zu erwarten (Literatur bei 4, 16). Aufgrund einiger kasuistischer Meldungen nimmt man an, daß Pyrimethamin und Tetracycline bei Verabreichung in den ersten 12 Schwangerschaftswochen Mißbildungen verursachen können.

Im weiteren Verlauf der Schwangerschaft führen Tetracycline zu Verfärbung und Fehlbildungen der Zähne und zu einer reversiblen Wachstumshemmung der langen Röhrenknochen. Nach Überdosierung von Tetracyclinen wurden Leberschäden, in wenigen Fällen auch mit Todesfolge beobachtet.

Aminoglycoside können wie bei der Mutter so auch beim Kind zu Störungen der Gehörnerven führen. Langwirkende Sulfonamide sollten präpartal nicht verabreicht werden, da sie durch die Plazenta auf den Fet übertreten und sich postpartal noch in erheblichen Konzentrationen im kindlichen Kreislauf befinden können. Durch Verdrängung von Bilirubin aus der Eiweißbindung können sie die Entstehung eines Ikterus und evtl. eines Kernikterus begünstigen.

Nitrofurantoin kann bei Patienten mit dem seltenen Enzymdefekt Glukose-6-Phosphatdehydrogenase-Mangel, der bei Negern und Mittelmeeranrainern vorkommt, Hämolyse und somit beim Feten intrauterin eine Anämie sowie beim Neugeborenen eine Hyperbilirubinämie hervorrufen.

5.3 Urologische Maßnahmen

Beim Harnstau durch Konkremente oder andere Abflußhindernisse, die nicht durch physiologische Veränderungen bedingt sind, sind auch in der Schwangerschaft urologische Maßnahmen zur Beseitigung des Abflußhindernisses erforderlich. Sie gehen manchmal mit einer Pyelonephritis einher oder können eine solche vortäuschen (19). In diesen Situationen ist auch die Anfertigung eines intravenösen Urogramms gerechtfertigt.

6. Zusammenfassung

Durch die vorwiegend hormonell bedingten physiologischen Veränderungen von Niere und Harnwegen sind schwangere Frauen besonders für Harnwegsinfektionen prädisponiert. Sogenannte asymptomatische Bakteriurien kommen bei 3 - 8% der Schwangeren vor. In dieser Gruppe treten fast alle akuten Pyelonephritiden in der Schwangerschaft auf. Sie lassen sich durch routinemäßige Erfassung und Behandlung der Bakteriurie zu 90% vermeiden. Durch eine Bolustherapie oder eine Kurzzeitbehandlung von einigen Tagen mit Breitspektrum-Penicillinen, Cephalosporinen oder Sulfonamiden werden etwa zwei Drittel der Bakteriurien beseitigt. Bei den übrigen besteht häufig eine Niereninfektion, die einer längeren Behandlung oder einer Dauersuppressionstherapie bedarf. In dieser

Gruppe treten auch andere Schwangerschaftskomplikationen (Frühgeburten, erhöhte perinatale Mortalität der Kinder und postpartale Endometritis) vermehrt auf. In der Schwangerschaft sollten Tetracycline, Aminoglycoside und – präpartal – langwirkende Sulfonamide nicht verwendet werden. Urologische Maßnahmen sind vor allem bei nichtphysiologisch bedingten Abflußstörungen der Harnwege erforderlich.

Literatur

1. Asscher WA, Chick S, Radford N, Waters WE, Sussman M, Evans JS, McLachlan MSF, Williams JE (1973) Natural history of asymptomatic bacteriuria (ASB) in non-pregnant women. In: Brumfitt W, Asscher AW (eds) Urinary tract infection. Proceedings of the Second National Symposium, London, March 1972. Oxford University Press, London New York Toronto, p 51-60
2. Campbell-Brown M, McFadyen IR (1983) Bacteriuria in pregnancy treated with a single doses of cephalexin. Brit J Obstet Gynec 90:1054-1059
3. Davidson JM, Lindheimer MD (1978) Renal disease in pregnant women. Clin Obstetrics and Gynecology, Harper & Row, Hagerstown New York San Francisco London, p 411-427
4. Decker K, Hirsch HA (1972) Harnweginfektionen in der Schwangerschaft. Nieren- und Hochdruckskrankh 1:63-69
5. Fowler JE, Stamey PA (1977) Studies of introital colonization in women with recurrent urinary infections VII. The role of bacterial adhaerence. J Urol 117: 472-473
6. Harris E, Gilstrap LC, Pretty A (1982) Single-dose antimicrobial therapy for asymptomatic bacteriuria during pregnancy. Obstet Gynecol 59:546-548
7. Heintz R, Brass H (1982) Physiologie der Nieren in der Schwangerschaft. In: Kremling H, Lutzeyer W, Heintz R (Hrsg) Gynäkologische Urologie und Nephrologie, 2. Auflage. Urban & Schwarzenberg, München Wien Baltimore, S 319-336
8. Kaye D (1982) Urinary tract infections. In: Monif GRG (ed) Infectious diseases in obstetrics and gynecology, Second Edition. Harper & Row, Philadelphia, p 390-405
9. Kremling H (1981) Die Pyelonephritis in der Schwangerschaft. Med Klin 76:392-394
10. Kremling H (1982) Schwangerschaft und Harnsteine. In: Kremling H, Lutzeyer W, Heintz R (Hrsg) Gynäkologische Urologie und Nephrologie. Urban & Schwarzenberg, München Wien Baltimore, S 337-342
11. Kunin CM (1970) The natural history of recurrent bacteriuria in school girls. N Engl J Med 282:1443-1448
12. Leveno KJ, Harris RE, Gilstrap LC, Shalley PJ, Cunningham FG (1981) Bladder versus renal bacteriuria during pregnancy: Recurrence after treatment. Am J Obstet Gynecol 15:403-406
13. Michailow MC, Felix W (1975) Pyelonephritis gravidarum. VII. Akadem. Tagung deutschprechender Hochschullehrer in der Gynäkologie und Geburtshilfe, München 1975
14. Monif GRG (1982) Urinary tract infections in pregnancy. In: Monif GRG (ed) Infectious diseases in obstetrics and gynecology, Second Edition. Harper & Row, Philadelphia, p 405-414
15. Petri E, Klippel KF (1983) Urologische Probleme in der Schwangerschaft. In: Petri E (Hrsg) Gynäkologische Urologie. Thieme, Stuttgart New York, S 173-194
16. Schwarz RH (1981) Considerations of antibiotic therapy during pregnancy. Obstet Gynecol 58:95-99
17. Stamey TA, Govan DE, Palmer JM (1965) The localization and treatment of urinary tract infections: The role of bactericidal urin levels as opposed to serum levels. Medicine 44:1-36
18. Stamm WE (1984) Prevention of urinary tract infections. Amer J Med 76 (5A):148-154
19. Vainberg ZS, Gimpelson YE (1972) Die Urolithiase bei Schwangeren. Urol i Nefrol 37:51 (referiert in: Berichte ges Gynäkol Geburtsh 107 (1973/74) 431)
20. Whalley PJ, Cunningham FG (1977) Short-term versus continuous antimicrobial therapy for asymptomatic bacteriuria in pregnancy. Obstet Gynecol 49:262-265

21. Williams JD, Reeves DS, Donie AP, Franklin ISN, Leigh DA, Brumfitt W (1968)
    The treatment of bacteriuria in pregnancy. In: O'Grady F, Brumfitt W (eds)
    Urinary tract infection. Proceedings of the First National Symposium London,
    1968. Oxford University Press, London New York Toronto, p 160-169

Prof. Dr. Hans A. Hirsch, Universitäts-Frauenklinik, Schleichstraße 2-4,
D-7400 Tübingen-1

Psychosomatische Aspekte der Zystitis der Frau

P. Diederichs

I. Einleitend möchte ich einige allgemeinere Bemerkungen zur Psychosomatik der Miktion darstellen. Physiologische Funktionen wie das
Urinieren sind mit bestimmten psychischen Qualitäten verbunden, die
Ausdruckscharakter haben. In der Miktion können sich aggressive, gel-
tungsorientierte und Hingabe-Impulse symbolisch darstellen. Die aggressive Seite des Urethralen entsteht durch die Willküreinschränkung
bei der Sauberkeitserziehung. Diese aggressive Komponente kommt auch
in der Vulgärsprache zum Ausdruck, z.B. in dem Ausspruch "jemanden an-
pinkeln wollen". Die Geltungsseite ("im hohen Bogen pinkeln") gilt
eher für den Mann. Bei den Frauen symbolisiert die Miktion häufiger
den Gefühlsbereich des sich "Vertrauensvoll-verströmen-lassens"
(Schultz-Hencke 1951). Das Einbeziehen der Aggressions-, Geltungs-
und Hingabeseite des Urethralen bietet gute Ansatzmöglichkeiten für
das klinische Verständnis und die Erforschung psychosomatischer Zusammenhänge bei funktionellen Miktionsstörungen. Darüber hinaus hat
die Schleimhaut der Harnröhre analog zu der des Mundes, der Vagina
oder des Afters erogenen Charakter. Masturbationspraktiken an der
Harnröhre sind daher nicht ungewöhnlich.

Methodisch befriedigende Untersuchungen über die psychosomatischen
Aspekte der Zystitis liegen noch nicht vor. Die Zystitis ist sozusa-
gen "psychosomatisches Neuland". Wie man aus der Häufigkeit der Artikel in den urologischen Fachzeitschriften und allgemeinärztlichen Fort-
bildungsjournalen über Harnwegsinfekte entnehmen kann, muß es sich um
eine häufige urologische Erkrankung, besonders bei jüngeren Frauen,
handeln. Auch der kürzlich publizierte Selbsterfahrungsbericht einer
Engländerin (Kilmartin 1982) und die Gründung eines "Urinary Infection
Club" in London als Selbsthilfegruppe zeugen von einer beträchtlichen
Verbreitung und einem mit dieser urologischen Erkrankung verbundenen
starken Leidensdruck.

II. Im folgenden möchte ich über die Ergebnisse aus einer tiefenpsy-
chologisch orientierten Untersuchung an 50 Frauen berichten, die mir
seit 1979 wegen einer nicht organisch bedingten Miktionsstörung zum
einen aus den urologischen Polikliniken zweier Universitätsklinika
und zum anderen von niedergelassenen Berliner Urologen überwiesen worden waren. Zu dieser Gruppe gehören sowohl Frauen mit einer sog. Reizblase (80%), bei denen also kein bakterieller Befund nachgewiesen wer-

den konnte, als auch Frauen mit rezidivierenden Urethrozystitiden (20%). Nach meiner klinischen Erfahrung sind beide Patientengruppen nicht immer vom Verlauf der urologischen Symptomatik her klar unterscheidbar, da bei ein und derselben Frau die Miktionsstörung mit und ohne Bakterienbefall auftreten kann. Da sich darüber hinaus auch psychopathologische Gemeinsamkeiten zwischen beiden Gruppen andeuten, können die hier vorwiegend an Reizblasen-Patientinnen gefundenen Ergebnisse auch Hinweise für die Psychosomatik der Zystitis geben. Frauen mit der eben aufgezeigten Miktionsstörung sind charakterisiert durch innere Unruhe, häufige Spannungssymptome wie z.B. migräneartige Kopfschmerzen, phobische Ängste, Sexualstörungen, Selbstwertregulationsstörungen, Beziehungsstörungen auf dem Hintergrund einer Distanz-Nähe-Problematik und durch eine hysterisch-zwanghafte Persönlichkeitsstruktur (Diederichs 1983). Die Charakteristika sind nicht als ein spezifisches Persönlichkeitsprofil dieser miktionsgestörten Frauen zu verstehen.

Unser wichtigster psychosomatischer Befund besteht darin, daß bei vielen Frauen mit dem urologischen Leitsymptom einer Reizblase die durch eine narzißtische Kränkung, insbesondere im Beziehungsbereich, entstandene Enttäuschungswut abgewehrt wird. Hierzu ein kurzes Fallbeispiel:

Eine 35-jährige, nicht verheiratete, beruflich erfolgreiche Frau wurde wegen häufigen Wasserlassens und quälender krampfartiger Schmerzen in der Blase in unsere Psychosomatische Ambulanz überwiesen. Sie war bis zu diesem Zeitpunkt nie ernsthaft krank gewesen. Anfangs traten diese intensiven Beschwerden nur während und nach der Miktion, zum Zeitpunkt der Überweisung auch unabhängig vom Wasserlassen auf. Sie beschrieb die Schmerzen: "... als ob mir jemand Säure in die Blase gekippt hätte; es brennt den ganzen Tag, egal was ich mache, ob ich ruhig bin oder mich mit Sockenstricken entspanne, ich bekomme mich nicht mehr in den Griff!" Die zu diesem Zeitpunkt verzweifelt und resigniert wirkende Frau hatte die verschiedensten Fachärzte aufgesucht. Während der Weihnachtsfeiertage begab sie sich sogar in stationäre urologische Diagnostik und Behandlung, ohne daß ein organpathologischer Befund erhoben werden konnte. Sowohl Bougieren der Harnröhre als auch die Gabe von Antibiotika — zwischenzeitlich waren Bakterien nachgewiesen worden — und muskelrelaxierenden urologischen Medikamenten halfen ihr nicht weiter. Die psychologische Exploration ergab, daß die urologische Symptomatik im zeitlichen Zusammenhang stand mit dem vor 3 Monaten unternommenen halbherzigen Versuch, sich von ihrem langjährigen Partner, einem 8 Jahre älteren geschiedenen erfolgreichen Geschäftsmann, zu trennen. Ihr Trennungswunsch war die Reaktion auf eine enorme narzißtische Kränkung durch diesen Freund: Er hatte noch eine Beziehung zu seiner Sekretärin aufgenommen und sich trotz des Drängens der Patientin nicht zwischen beiden Frauen entscheiden können.

In dem urologischen Symptom manifestierte sich zum einen ihre Enttäuschungswut (s. die aggressive Seite des Urethralen) und zum anderen ihre Hingabeproblematik bzw. ihre Schwierigkeit, sich "vertrauensvoll verströmen" zu lassen. Letztlich hatte die Patientin die früheren Angebote des Partners zur Heirat abgeschlagen. Die urologische Symptomatik besserte sich während der stationären Psychotherapie jeweils dann, wenn sie sowohl die Liebe und Bewunderung als auch ihren Enttäuschungshaß auf diesen Mann erleben und verbalisieren konnte, insbesondere dann, wenn sie über den Verlust des Partners weinte.

Schon Christoffel (1964) hatte darauf hingewiesen, daß der Harn an die Stelle der Tränen treten kann. Aber nicht nur die Trennung von wichtigen Bezugspersonen, sondern auch das Eingehen einer neuen Beziehung kann die urologische Symptomatik auslösen. Gerade letzteres scheint mir nach meinem bisherigen klinischen Eindruck für Frauen mit rezidivierenden Zystitiden charakteristisch zu sein. In einer explorativen Pilot-Studie an 30 Frauen mit Zystitiden (Illek 1984) zeigte sich, daß etwa die Hälfte die urologischen Beschwerden nach "plötzlicher Nähe" mit dem Partner entwickelte. Hierbei handelte es sich um den Einzug in eine gemeinsame Wohnung, gemeinsamen Urlaub oder längeren

Besuch bei dem in einer anderen Stadt lebenden Partner. Damit stellt sich die Frage nach der Sexualität als pathogenen Faktor für die Zystitis. Die sexuelle Aktivität — wie sie auch der Begriff der "Flitterwochen-Zystitis" impliziert — sollte meiner Meinung nach nicht überschätzt werden. Sicherlich gibt es eine Reihe von Frauen, die ihre Zystitis relativ genau 36 Stunden nach dem Geschlechtsverkehr entwickeln. Bei den von mir genauer explorierten Frauen zeigte sich kein regelhafter Zusammenhang zur Koitusfrequenz. Auch in der o.g. Studie (Illek 1984) haben über die Hälfte der 30 befragten Frauen keine Abhängigkeit von der sexuellen Aktivität feststellen können. Eine sich bei mir in psychotherapeutischer Behandlung befindende Studentin konnte präzise angeben, daß ihre erste Blasenentzündung zu dem Zeitpunkt auftrat, als sie sich entschlossen hatte, mit ihrem Freund endlich zusammenzuziehen. Ihre sexuelle Beziehung bezeichnete sie bis dahin als sehr befriedigend. Eine andere Patientin bemerkte, daß sie die zystitischen Beschwerden schon vor der Abfahrt zum Wochenendbesuch bei ihrem in einer anderen Stadt lebenden Freund spürte.

Sollte der Geschlechtsverkehr eine bedeutende Rolle bei der Pathogenese der Zystitis spielen, müßte die Häufigkeit dieser urologischen Erkrankung zum Zeitpunkt der Kohabitarche (zwischen 16 und 17 Jahren) größer sein. Wie aus der Prävalenzkurve von Bakteriurien bei Frauen (Stamey 1984) zu ersehen ist, liegt ein steiler Anstieg zwischen dem 18. und 24. Lebensjahr vor, also in der Zeit, in der die ersten Beziehungen "ausprobiert" werden. Schon Kass (1981) wies darauf hin, daß ein Prozent aller Schülerinnen an einem Harnwegsinfekt leidet. Mit dem Alter steigt der Prozentsatz an Infektionen jedes Jahr um ein Prozent an, also unabhängig vom Zeitpunkt des ersten Geschlechtsverkehrs und bleibt dann bei ca. 6% konstant.

Nach unserer klinischen Erfahrung spielt nicht die sexuelle Aktivität an sich eine Rolle, sondern die Persönlichkeit des Partners. Dabei machten wir die Beobachtung, daß Frauen mit rezidivierenden Zystitiden dazu neigen, den zwischenmenschlichen und sexuellen Bereich zu spalten: Während ihre Sexualität mit denjenigen Partnern, die sie lieben und von denen sie fasziniert sind, unbefriedigend bleibt, ist sie unkompliziert mit Männern, bei denen sie weniger emotional engagiert sind. Diese zunächst widersprüchlich wirkende Beobachtung wird verständlicher, wenn man bedenkt, daß bei dem geliebten Partner eine stärkere gefühlsmäßige Abhängigkeit droht. Sich auf der körperlich-sexuellen Ebene einzulassen bedeutet dann, sich dem anderen hinzugeben und noch weitergehender auszuliefern.

Einige wörtliche Zitate der betroffenen Frauen über ihre Partnerbeziehungen sollen diese Überlegungen plastischer machen (aus Illek 1984):

"Es (die Blasenentzündung) ist immer aufgetreten, wenn eine neue Beziehung begann in Siutationen, in denen ich mich sehr für jemanden öffnete, ihm sehr weit entgegen kam".
"Ich war frisch verliebt, habe mich voll darauf eingelassen, was ich sonst nie konnte. Die Blasenentzündung hat mich sehr geärgert, denn sonst bekomme ich sie eigentlich eher, wenn ich mich selbst sehr zurücknehme. Vielleicht habe ich in dieser Zeit auch Angst unterdrückt."
"Ich war das erste Mal am Stück mit meinem Freund zusammen. Das bedeutet, sich Tag und Nacht sehen, mit allem, was damit daranhängt. So vertraut waren wir auch wieder nicht. Das erste Mal, sich so dicht auf der Pelle zu hocken, war toll und aufregend. Ich war aber total angespannt und unsicher".
"Es war wieder der Wechsel des Partners. Die Beziehungen liefen eine zeitlang parallel. Wir wollten zusammen verreisen (mit dem neuen Freund). Auf der Autofahrt zu ihm, da erinnere ich mich genau, daß ich am gleichen Tag schon Schmerzen und Blut im Urin hatte. Das kam wirklich aus dem Nichts; da war ich weder erkältet noch

unterkühlt noch sonst was. Ich hatte aber das Gefühl, ob das richtig ist, was ich da mache und was auf mich zukommt.... Es war wieder eine Situation, wo ich unsicher und nicht vertraut war."

Der entscheidende Faktor ist also aus psychosomatischer Sicht nicht die sexuelle Aktivität an sich, sondern eine Nähe-Distanz-Problematik, die auf dem Hintergrund einer Hingabestörung dieser Frauen zu sehen ist: Hingabe ist mit Angst vor der Selbstaufgabe gekoppelt. Eine Patientin verbalisierte diesen Umstand bei der Beschreibung ihrer urologischen Symptomatik folgendermaßen: "Ich ziehe dauernd da unten zusammen; es läuft ständig, aber ich habe das Gefühl, daß ich etwas nicht laufen lassen kann". Zu der Distanz-Nähe-Problematik der Frauen mit Zystitis paßt, daß sie zwar häufig stabile aber "verdünnte" Beziehungen haben, d.h. daß der Partner z.B. in einer anderen Stadt wohnt oder beide Partner in verschiedenen Wohngemeinschaften leben. In unserer Berliner Klientel überwiegen die differenzierten und introspektionsfähigen Frauen, die vorwiegend aus der Mittelschicht stammen und einen emanzipatorischen Anspruch haben. Vordergründig wirken sie eher selbstbewußt und autonom, so daß die darunterliegende Selbstwertregulationsstörung, bzw. die Hingabe-Angst, nicht ohne weiteres zu erkennen ist. Gerade die Genitalschleimhäute sind wichtige Kontaktgrenzen. Körpersprachlich gesehen, signalisiert die Zystitis eine beginnende "Grenzverletzung" zwischen beiden Partnern.

Nun entwickeln nicht alle Frauen mit Distanz-Nähe-Problemen eine Miktionsstörung bzw. Zystitis. Es müssen also disponierende Faktoren von organischer Seite hinzukommen. Ich möchte in diesem Zusammenhang daran erinnern, daß der Begriff "psychosomatisch" nicht mit "psychogen" gleichzusetzen ist, sondern er impliziert vielmehr ein komplexes multifaktorielles interdependentes Geschehen von organischen, psychologischen und soziologischen Faktoren.

Stamey (1984) hat über einen Zeitraum von nahezu 10 Jahren eine Reihe von Parametern analysiert, die einen Einfluß auf die Kolonisierung der Bakterien auf der Vaginalschleimhautoberfläche haben könnten (z.B. Schleimhaut-pH, vaginale Oestrogenkonzentration, vaginaler Glykogengehalt, vaginale Leukozyten oder die Präsenz bzw. Abwesenheit normaler Bakterien), da die in der Urethra und Blase gefundenen Bakterien immer aus der Vagina stammen sollen. Der einzige biologische Unterschied zwischen Frauen mit Harnwegsinfekten und Frauen ohne Harnwegsinfekt war der einer unterschiedlichen Bakterienadhärenz. Frauen mit rezidivierenden Zystitiden zeigen auf der Vaginalschleimhaut eine erhöhte Bakterienadhärenz. Auch Huland und Mitarbeiter (1984) haben in ihrem interessanten Überblick über die Ätiologie von Harnwegsinfekten betont, daß die Anfälligkeit für rezidivierende Harnwegsinfekte weder ein anatomisches, urodynamisches noch mechanisches, mithin kein operatives Problem, sondern ein biologisch-immunologisches Problem ist. Wir würden hinzufügen: Ein biologisch-psychoimmunologisches Problem. Der Abwehrmechanismus der Blasenschleimhaut bzw. der Vaginalschleimhaut kann offenbar durch die oben aufgezeigte Beziehungsproblematik verändert werden, wobei die einzelnen pathophysiologischen intermediären Prozesse noch ungeklärt sind, ebenso wie das Phänomen der lokalen Immunschwäche.

Zusammenfassend kann nach unseren bisherigen klinischen Beobachtungen und den ersten Untersuchungen (Diederichs 1983, Günthert 1984, Illek 1984) vermutet werden, daß bei der Pathogenese der Zystitis der Frau psychosomatische Faktoren eine Rolle spielen. Im Sinne einer multifaktoriellen Genese müssen dabei zusammentreffen:

1. eine organische Disposition (z.B. erhöhte Bakterienadhärenz der Vaginalschleimhaut),
2. ein psychodynamisches Problem (Beziehungsängste) und

3. eine bestimmte soziologische Struktur, welche Frauen mehr Autonomie
   und Freiheit in der Partnerwahl ermöglicht.

III. Abschließend möchte ich noch einige Bemerkungen zu therapeutischen und interaktionellen Aspekten bei Frauen mit Miktionsstörungen
machen. Schon Menninger (1941) hat auf den potentiell masochistischen
oder selbstbestrafenden Aspekt urologischer Symptome hingewiesen.
Deshalb empfiehlt sich aus psychosomatischer Sicht eine Zurückhaltung
im Hinblick auf operative Eingriffe bzw. eine invasive Diagnostik:
Häufiges Bougieren der Harnröhre oder Katheterisieren ebenso wie die
Harnröhrenschlitzung können die ohnehin labilisierte körperliche In-
tegrität erneut verletzen und zur iatrogenen Chronifizierung beitragen.

Während sonst analytisch orientierte, d.h. konfliktaufdeckende psycho-
therapeutische Maßnahmen bei psychosomatisch erkrankten Patienten nur
bei einem geringen Teil indiziert sind, scheinen mir gerade für Frauen
mit Zystitis analytische Verfahren angezeigt, da diese Frauen nach unserer Erfahrung differenziert und introspektiv sind und darüber hinaus
über ein gutes Ich-Niveau verfügen. Die Bearbeitung des Distanz-Nähe
Konfliktes läßt sich nur in einem längerdauernden einzelpsychothera-
peutischen Prozeß grundlegend aufarbeiten.

Literatur

Christoffel A (1964) Enuresis. In: Federn P-Meng H (Hrsg) Psychoanalyse und Alltag.
  Huber, Bern
Diederichs P (1983) Zur Psychosomatik der Miktionsstörungen. Habilitationsschrift
  Berlin
Günthert EA (1984) Psychosomatische Aspekte der Zystitis der Frau aus der Sicht des
  niedergelassenen Urologen. Vortrag gehalten auf dem 36. Kongreß der Deutschen Ge-
  sellschaft für Urologen in Bremen
Huland R et al. (1984) Über die Ätiologie von Harnwegsinfekten. DMW 109:1370-1374
Illek S (1984) ... auf die Blase geschlagen? Empirische Untersuchung zum Zusammen-
  hang zwischen Beziehungserleben und rezidivierenden Harnwegsinfekten bei Frauen.
  Unveröffentlichte Diplomarbeit. Psychologisches Institut der FU Berlin
Kass E (1981) New diagnostic and therapeutic aspects in urinary tract infection.
  Vortrag gehalten in der Medizinischen Klinik des Universitätsklinikum Steglitz
  der FU Berlin
Kilmartin A (1982) Blasenentzündung. Zystitis - Urethritis. Ehrenwirth, München
Menninger KA (1941) Some observations on the psychological factors in urination
  and geneto-urinary afflictions. Psycho-anal Rev 18:117-129
Schultz-Hencke H (1951) Lehrbuch der analytischen Psychotherapie. Thieme, Stuttgart
Stamey TA (1984) Pathogenese und Behandlung rezidivierender Harnwegsinfekte bei
  Frauen. Vortrag gehalten auf dem 36. Kongreß der Deutschen Gesellschaft für Uro-
  logie in Bremen

Prof. Dr. P. Diederichs, Universitätsklinikum Steglitz, Hindenburgdamm 30, D-1000 Berlin 45

Entstehung und Rezidiv der Zystitis der Frau

Moderatoren: H. Klosterhalfen, Hamburg, und H. Frohmüller, Würzburg

Die Bedeutung lokaler Abwehrmechanismen bei der Entstehung der Zystitis

G. Riedasch, E. Ritz und K. Möhring

Die menschlichen Schleimhäute stehen in enger Beziehung zur Außenwelt
und sind zwangsläufig der ständigen Konfrontation mit Erregern bzw.
deren Toxinen ausgesetzt. Die Oberflächen des Respirations-, des Ga-
strointestinal- sowie des Urogenitaltraktes zeigen anatomisch histologische Gemeinsamkeiten, die erklären, daß bakterielle Infektionen
nach einem ähnlichen Prinzip erkannt und abgewehrt werden.

Mechanische Schutzmechanismen

Als lokale Defensmechanismen des Urotraktes konnten die physicochemi-
schen Eigenschaften einer speziellen Glycokalyx erkannt werden, welche
die Adhärenz und die Kolonisation von Bakterien verhindert (8). Wird
diese Oberflächenschicht durch Bakterientoxine zerstört, kommt es zur
Anlagerung und Einschluß der Bakterien in das Zytoplasma oberflächlicher Epithelzellen (2). Durch Zerreißung der Glycokalyx und des Epi-
thelverbandes, z.B. durch Blasenfremdkörper wird die Invasion bzw. die
Penetration von Infekterregern entscheidend begünstigt (Abb. 1 und 2).

Bakterienadhärenz

Voraussetzung für die bakterielle Besiedlung von Mukosaoberflächen
scheint, daß besondere Strukturen der Bakterienwand, sogenannte Fimbrien oder Pili in Wechselwirkung treten mit lectinähnlichen Oberflä-
chenstrukturen der Schleimhautepithelien (6). Im Prinzip können bei
uropathogenen E. coli 2 Arten von Haftstrukturen identifiziert werden:

1. Manose sensitive Pili, d.h. Pili, die mit Kohlehydratseitenketten
   in Wechselwirkung treten. Diese Pili sind im Chromosom fest codiert
   und werden von der Mutterzelle auf die Tochterzelle weiter vererbt.
   Sie treten in Wechselwirkung mit einem im distalen Tubulus sessilen
   Glycoprotein, dem sogenannten TAMM HORSFALL-Protein (7).

2. Manose insensitive Pili. Diese sind in der Regel plasmid-codiert,
   d.h. sie können infektiös von einem Bakterium auf das andere übertragen werden. Ein Typ dieser Pili tritt in Wechselwirkung mit einem
   Gangliosid, welches der Blutgruppe P analog ist (1). Diese sogenannte P-Fimbrien wurden als wesentliche Haftstrukturen für ascendierende
   Harnwegsinfekte nachgewiesen (4).

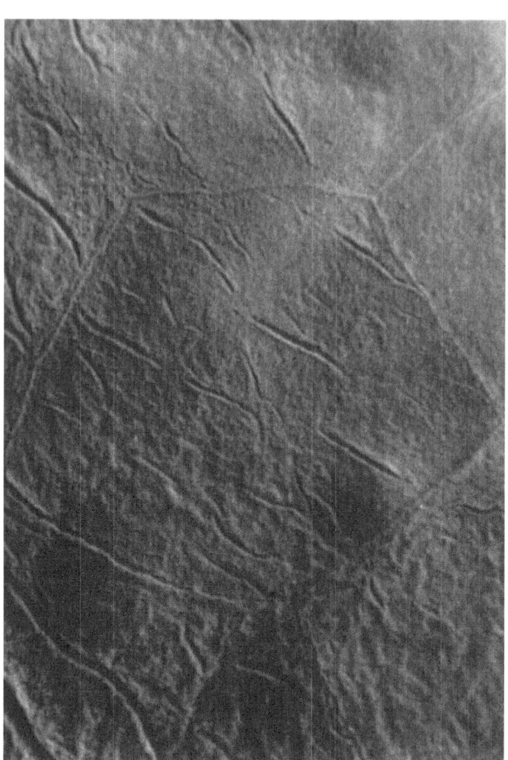

Abb. 1. Rasterelektronenmikroskopie der Schleimhaut einer normalen Rattenblase. Die polygonalen Uroepithelzellen haben eine intakte, glatte Außenwand und normale Grenzflächen zu benachbarten Zellen (Vergrößerung: 624 x)

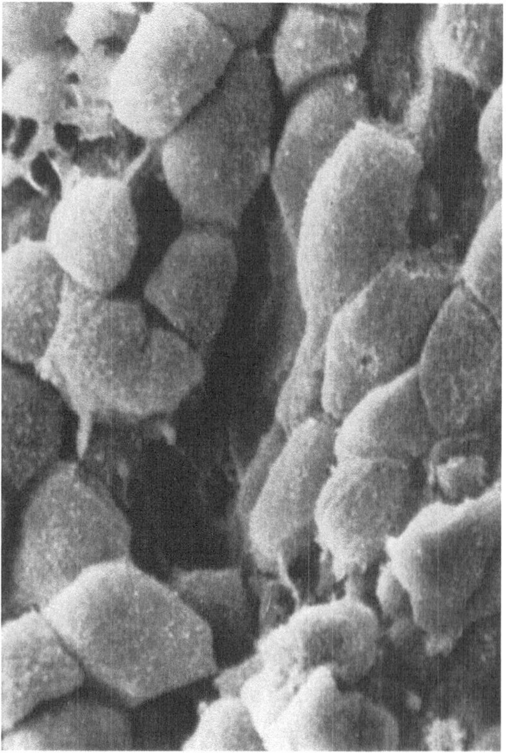

Abb. 2. Rasterelektronenmikroskopie der Blasenmukosa mit entzündlichen Destruktionen und Tiefenerosionen nach Fremdkörperimplantation (Vergrößerung: 564 x)

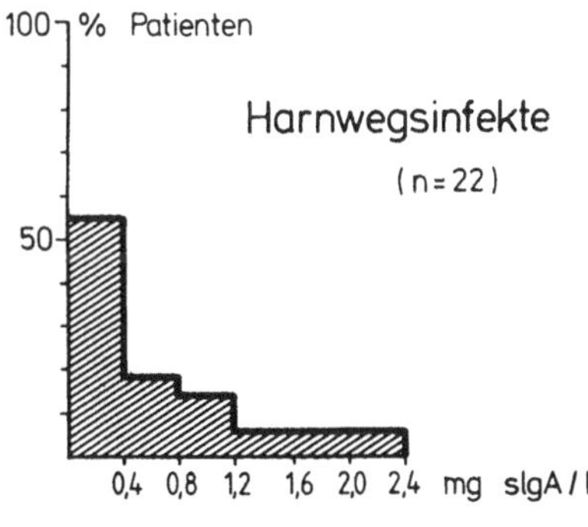

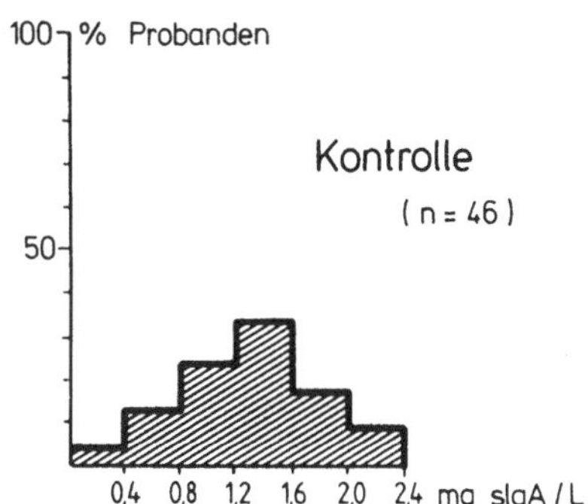

Abb. 3. Histogramme der sIgA-Konzentration im Urin bei Frauen mit rezidivierenden Harnwegsinfekten und der Kontrollgruppe, bezogen auf mg/l

Immunologische Abwehrmechanismen

Das auch der untere Harntrakt, ähnlich wie der Respirations- und Intestinal-Trakt durchaus zur lokalen Immunantwort fähig ist, mag die Kasuistik eines 14-jährigen Patienten bestätigen, bei dem ein Draht als Fremdkörper in die Blase verbracht, eine erosive Zystitis und ein auf die unteren Harnwege beschränkten Harnwegsinfekt hervorgerufen hat. In der Blasenschleimhaut konnten immunhistologisch fluoreszierende Plasmazellen nachgewiesen werden, die für die Antikörperbildung auf den Bakterien beim sogenannten Antibody-Coating-Phänomen verantwortlich sind. Diese z.T. unspezifische passive Adsorbtion von Immunglobulinen an der Bakterienoberfläche ist für die Infektabwehr der Blase bedeutungslos, da z.B. eine Obsonierung der Bakterien wegen des Fehlens von Komplement im Urin nicht möglich ist (3).

Die Schlüsselrolle bei der Abwehr von Schleimhautinfekten spielt das sogenannte sekretorische IgA. Plasmazellen in der Submukosa produzieren IgA, welches bei der Passage durch die Mukosazellen mit einer sekretorischen Komponente auf die Schleimhäute übertritt und die bakteriellen Haftstrukturen blockiert. Das sekretorische IgA ist ein wichtiger Teil des sogenannten Mukosablocks und verhindert u.a. die Bakterienadhäsion und führt zu einer Beeinträchtigung der Bakterienmotilität (12). Aus Untersuchungen von Tomasi wissen wir, daß in externen Sekreten, speziell im menschlichen Harn sIgA auch bei gesunden Frauen in beträchtlichen Mengen vorliegt (13). Wir legten uns daher die Frage vor, ob Individuen mit rezidivierenden Harnwegsinfekten nicht vielleicht niederere Spiegel dieses protektiv wirkenden sekretorischen Immunglobulins aufwiesen (9). Mittels Elisa wurden bei 22 Frauen mit rezidivierenden Harnwegsinfekten und 46 gesunden Kontrollfrauen das sekretorische IgA im Urin gemessen. In einem Histogramm wiesen 22 Frauen mit rezidivierenden Harnwegsinfekten im Vergleich zu den Kontrollpersonen signifikante niedere Konzentrationen dieses sekretorischen IgA's auf (Abb. 3).

Es liegt also die Vermutung nahe, daß die niedrigeren Immunglobulin-spiegel im Urin einen Faktor darstellen, welcher zu Harnwegsinfekten prädisponiert.

Dies ist in sofern sehr suggestiv, als bereits früher Rossen zeigen konnte, daß bei experimentellen Infektionen mit Influenzaviren hohe IgA-Spiegel im Nasenspülwasser gleichzeitig auftraten mit Influenza-Antikörpern. Da es dabei selten zum Auftreten von katarrhalischen Symptomen kam, muß man eine Schutzfunktion des IgA auf Schleimhäuten annehmen (10). Auch im Nasenspülwasser von Frauen mit rezidivierenden Harnwegsinfekten konnten wir geringere sIgA-Spiegel messen, was auf eine Abwehrschwäche der Mukosa derartiger Patienten hinweist. Interessanterweise konnten wir auch bei Kindern dieser Frauen mit gleichfalls rezidivierenden Harnwegsinfekten ebenfalls niedere sIgA-Spiegel im Urin feststellen, sodaß eine genetische Disposition diskutiert werden muß.

Trotz der bisher erforschten Abwehrmechanismen der Blase ist es derzeit unklar, ob die Anfälligkeit für rezidivierenden Zystitiden auf eine genetisch bedingte besondere Adhäsivität der Colonflora an entsprechenden Strukturen des Uroepithels oder auf eine eventuell vererbbare defekte lokale Immunantwort zurückzuführen ist. Wahrscheinlich ist, daß im Einzelfall eine nicht zu differenzierende Kombination dieser Faktoren für das Zustandekommen rezidivierender Infektionen des unteren Urotraktes verantwortlich zu machen ist.

Literatur

1. Evans G, Silver RP, Evans DJ Jr, Chase DG, Gorbach SL (1975) Plasmid-controlled colonization factor associated with virulence in E. coli enterotoxigenic for humans. Infect Immun 12:656-667
2. Fukushi Y, Orikasa S, Kagayama M (1979) An electron microscopic study of the interaction between vesical epithelium and E. coli. Ivest Urol 17:61-68
3. Jungfer H, Rother K (1973) Immunologische Aspekte der Pyelonephritis. Therapiewoche 23:230
4. Källenius G, Möllby R, Svenson SB, Helin I, Hultberg H, Cedergen B, Winberg J (1981) Occurrence of P-fimbrinted E. coli in urinary tract infections. Lancet II:1369-1372
5. Kaufman DB, Katz R, McIntosh RM (1970) Secretory IgA in urinary tract infections. Brit med J 4:463-465
6. Ofek I, Beachey EH (1978) Mannose binding and epithelial cell adherence of E. coli. Infect Immun 22:247-254
7. Ørskov I, Ferencz A, Ørskov F (1980) Tamm Horsefall protein or uromucoid is the normal urinary slime that traps type I fimbriated E. coli. Lancet April:887
8. Parsons CL, Grennspan G, Moore SW, Mulholland SG (1977) Role of surface mucin in primary antibacterial defense of bladder. Urology 9:48-52
9. Riedasch G, Heck P, Rauterberg E, Ritz E (1983) Does low urinary sIgA predispose to urinary tract infection? Kidney international 23:759-763
10. Rossen RD, Butler WT, Waldmann RH, Alford RH, Hornick RB, Togo Y, Kasel JA (1970) The proteins in nasal secretions II. A longitudinal study of IgA and neutralising antibody levels in nasal washings from men infected with influenca virus. JAMA 211:1157-1161
11. Salit IE, Gotschlick EC (1977) Type I E. coli pili: characterization of binding to monkey kidney cells. J Exp Med 146:1182-1194
12. Svanborg Eden C (1978) Attachment of E. coli to human urinary tract epithelial cells. Scand J Inf Dis Suppl 15
13. Tomasi TB (1976) The immune system of secretion. Prentice Hall, Englewood Cliffs NY

Priv.-Doz. Dr. Riedasch, Urologische Abteilung Chirurgisches Zentrum der Universität Heidelberg, Im Neuenheimer Feld 110, D-6900 Heidelberg

Urothel und Glykokalyx der Harnblase. Chemie – aktuelle klinische Aspekte

R. Friedrichs, H. Rübben, H. W. Stuhlsatz und W. Lutzeyer

Einleitung

Es wird aufgrund unspezifischer histochemischer Färbetechniken vermutet, daß die Glykokalyx des Urothels aus Glykosaminoglykanen besteht
(1, 2, 3, 17, 20, 24). Im Tierexperiment ist belegt, daß eine wesentliche Bakterienadhärenz an die intakte Blasenmukosa nicht beobachtet
wird (2, 3, 17). Entfernt man die Glykokalyx selektiv durch die intravesikale Instillation von Salzsäure (0,3 M - 0,6 M über 30 - 60 sec.),
findet sich neben einer signifikant erhöhten Bakterienadhärenz auch
eine vermehrte Kristallaggregation an das geschädigte Urothel (4).
Aus diesem Grund werden den histochemisch in Glykokalyx und Urothel
vermuteten Makromolekülen protektive Eigenschaften zugeschrieben. Im
Widerspruch hierzu stehen Ergebnisse, nach denen ebenfalls aufgrund
histochemischer Färbetechniken vermehrt Glykosaminoglykane bei der experimentell erzeugten Zystitis der Ratte in allen Schichten des Urothels gefunden werden (5). Es liegen bislang nur wenige chemisch-ana-
lytische Beschreibungen der Strukturen in Glykokalyx und Urothel vor
(6). Ziel dieser Untersuchung ist eine erste chemische Analyse von
Glykokalyx, Urothel und Urin auf den Gehalt an Glykosaminoglykanen.

Material und Methoden

Von Blasen frisch geschlachteter Schweine werden getrennt analysiert:

1. die Glykokalyx nach selektiver Ablösung mit Salzsäure,
2. Urothel und Glykokalyx nach mechanischer Ablösung,
3. die Blasenwand ohne Urothel und Glykokalyx.

Die Glykokalyx von 50 Blasen wird mit 0,4 M Salzsäure in 40 Sekunden
abgelöst, eine sofortige Neutralisation mit K_2HPO_4-Puffer schließt
sich an (2, 3). Nach Elution mit 10%igem Äthanol an Bio-Gel P-2 erfolgt die Ionenaustauschchromatographie an Dowex 1X2 mit NaCl (0,15 M,
0,5 M, 1,5 M und 3,0 M) (7 - 9, 11). Glykokalyx und Urothel werden von
50 Blasen abgeschabt und zusammen analysiert. Bindegewebe ließ sich
lichtmikroskopisch ausschließen. Nach Proteolyse mit Papain erfolgt
die Glykosaminoglykanbestimmung wie beschrieben (7 - 9).

Infektfreier 24-Stunden-Urin von gesunden Probanden und Patienten mit
fortgeschrittenen Blasen- und Prostatakarzinomen wird auf ein Volumen
von 250 ml eingeengt und auf Bio-Gel P-2-Säulen aufgetragen (10 - 12).
Die an der Front eluierten Fraktionen werden wiederum eingeengt und an
Dowex 1X2-Säulen mit NaCl aufsteigender Molarität eluiert (11).

Die Glykokalyx der etablierten Blasentumorzellinien HT 1197 und HT 1376
wird mit 0,25% Trypsin abgelöst; ca. 6×10^7 Zellen jeder Linie werden
analysiert (8).

*Mit Unterstützung des Ministers für Wissenschaft und Forschung des Landes Nordrhein-
Westfalen

Die Bestimmung der Glykosaminoglykane in allen untersuchten Proben wird quantitativ in Form der Bausteinanalyse (Hexosamin- bzw. Uronsäurebestimmung) und qualitativ (Dünnschichtchromatographie vor und nach enzymatischem Abbau) vorgenommen (7 - 9).

Ergebnisse

In Tabelle 1 sind die Ergebnisse der deskriptiven Hexosaminanalyse von Glykokalyx, Urothel und Blasenwand nach Ionenaustauschchromatographie dargestellt. Die Werte der 0,15 M- und 0,5 M-Eluate entsprechen Glykoproteinen, die Werte der 1,5 M- und 3,0-Eluate entsprechen Glykosaminoglykanen. Für die Glykokalyx sowie für Glykokalyx und Urothel sind jeweils der Hexosaminwert im gesamten Untersuchungsmaterial angegeben. Die Glykoproteine weisen in diesen beiden Gruppen eine zehnfach höhere Konzentration auf als die Glykosaminoglykane. Diese wurden als Heparansulfat charakterisiert.

Tabelle 2 beschreibt die Konzentration der Glykosaminoglykane in der Glykokalyx der urothelialen Tumorzellinien HT 1197 und HT 1376 (deskriptive Analyse). Die Konzentration liegt um den Faktor 6 bzw. 8 höher als in der Glykokalyx des Schweins.

Tabelle 1. Ergebnisse der Hexosaminbestimmung in μmol/g Trockengewicht

	0,15 M 0,5 M	1,5 M 3,0 M
Glykokalyx	1,2	0,1
Urothel und Glykokalyx	10,6	1,1
Blasenwand	8,1	3,8

Tabelle 2. Konzentration von Glykosaminoglykanen der Zellinien HT 1197 und HT 1376 (3,0 M Eluat, Angabe in μmol Hexosamin/g Trockengewicht

	HT 1197	HT 1376
Heparansulfat	0,3	0,3
Sonstige Glykosaminoglykane	0,5	0,3

Tabelle 3. Konzentration der Glykosaminoglykane im 24-Stunden-Urin angegeben in μmol Uronsäure/mmol Kreatinin

	Zahl	$\bar{x} \pm s$	
Gesunde Probanden	n = 6	3,3 ± 2,4	
Blasenkarzinom	n = 7	2,5 ± 1,4	p = 0,45
Prostatakarzinom	n = 11	2,4 ± 1,4	p = 0,31

In Tabelle 3 ist die Glykosaminoglykanausscheidung im Harn gesunder
Probanden sowie Patienten mit fortgeschrittenen Blasen- und Prostatakarzinomen angegeben. Obwohl der Mittelwert der Normalgruppe leicht
erhöht ist, läßt sich keine statistische Signifikanz ableiten.

Diskussion

Löst man die Glykokalyx mit Salzsäure selektiv ab, regeneriert sie
sich innerhalb von 24 - 48 Stunden spontan (2, 3, 24). Die intravesikale Instillation von Heparin verhindert nach Säureexposition eine
Bakterienadhärenz (13, 14). Die protektive Wirkung von Heparin auf
das Urothel ist auch elektronenmikroskopisch bestätigt (15). Carbenol-
oxon schützt Kaninchen nach intramuskulärer Injektion vor einer Bakterienadhärenz (16). Die Ausprägung der Glykokalyx scheint hormonellen
Einflüssen zu unterliegen. Ovarektomierte Kaninchen vermögen nur eine
sehr dünne Glykokalyx auszubilden und zeigen im Vergleich zu Kontroll-
gruppen eine erhöhte Bakterienadhärenz an das Urothel (17).

Histochemisch ist eine Differenzierung der angefärbten Strukturen in
Urothel und Glykokalyx nicht möglich. Die Farbstoffe kolloidales Eisen
und Alcian Blau lagern sich aufgrund ihrer positiven Ladung nicht-se-
lektiv an negative Gruppen von Glykosaminoglykanen, sauren Glykoproteinen und DNA an (18). Glykosaminoglykane bestehen aus Ketten identischer Disaccharid-Einheiten, die jeweils einen Hexosamin- und einen
Uronsäurebaustein enthalten. Die Disaccharidketten sitzen einem Core-
protein auf und werden in dieser Verbindung als Proteoglykan bezeichnet (19). Glykoproteine besitzen hingegen keinen periodischen Aufbau,
es finden sich keine Sulfatgruppen und ein niedriger Uronsäuregehalt
(8, 19).

Im Gegensatz zur Literatur (2, 3, 13, 17, 24) finden sich aufgrund
der eigenen Untersuchungen in Glykokalyx und Urothel nur Spuren von
Glykosaminoglykanen. In der Dünnschichtchromatographie läßt sich dieser Glykosaminoglykananteil als Heparansulfat charakterisieren. Glykoproteine sind in einer deutlich höheren Konzentration nachweisbar,
das Verhältnis Glykosaminoglykane/Glykoproteine beträgt ungefähr 1 : 10.
Die Substitutionstherapie mit einem glykosaminoglykanähnlichen Makro-
molekül, dem Natriumpentosanpolysulfat, erscheint deshalb nicht kausal,
zumal Resorption und Exkretion nach oraler Medikation noch nicht ausreichend geklärt sind (24). Im Bindegewebe der Harnblasenwand findet
sich erwartungsgemäß ein erhöhter Glykosaminoglykangehalt. Die Glykokalyx urothelialer Karzinome weist ein qualitativ und quantitativ ver-
ändertes Glykosaminoglykanmuster auf. Offensichtlich besitzen Glykosaminoglykane eine Bedeutung bei der Tumorentstehung und scheinen
nicht die Entstehung eines Blasentumors zu verhindern (20). Die Veränderungen an der Glykokalyx sind im 24-Sunden-Urin von Patienten mit
fortgeschrittenem multilokulären Blasentumoren quantitativ nicht zu
erfassen. Für Patienten mit Blasentumoren ist sowohl eine Erniedrigung
als auch eine Erhöhung des Glykosaminoglykangehaltes im Urin beschrieben (20 - 22). Die Ergebnisse beruhen auf verschiedenen Methoden, wobei
die auch von uns angewandte Methode der Gelfiltration an Bio-Gel P-2
am zuverlässigsten erscheint (12). Veränderungen der Glykosaminoglykan-
Verteilung im Rahmen der Zystitis sind in Gewebe und Urin nur schwer
zu erfassen, da Bakterien selbst Glykosaminoglykane bilden oder abbauen können (8). Patienten mit infizierten Ausgußsteinen besitzen im
Vergleich zu einem Normalkollektiv erniedrigte Werte (23). Histochemische Hinweise auf eine vermehrte Glykosaminoglykanbildung im Urothel
sind am ehesten durch eine Bakterienanfärbung zu erklären (5).

Schlußfolgerungen

Erstmals wurden durch eine chemische Analyse Glykosaminoglykane in Glykokalyx, Urothel und Blasenwand des Schweins bestimmt. Glykosaminoglykane spielen bei der Infektabwehr des Urothels wahrscheinlich nur eine untergeordnete Rolle, da in der normalen Schleimhaut der Harnblase Glykosaminoglykane nur in Spuren nachzuweisen sind, im Gegensatz zu Glykoproteinen, die in hohen Konzentrationen gefunden werden.

Frau A. Kniprath und Frau U. Schröder übernahmen dankenswerterweise die Durchführung der Analysen.

Literatur

1. Levin S, Richter WR (1975) Ultrastructure of cell surface coat (glycocalyx) in rat urinary bladder epithelium. Cell Tissue Res 158:281-283
2. Parsons CL, Greenspan C, Moore SW, Mulholland SG (1977) Role of surface mucin in primary antibacterial defense of bladder. Urology 9:48-52
3. Parsons CL, Mulholland SG (1978) Bladder surface mucin - its antibacterial effect against various bacterial species. Am J Pathol 93:423-432
4. Gill WB, Jones KW, Ruggiero KJ (1982) Protective effects of heparin and other sulfated glycosaminoglycans on crystal adhesion to injured urothelium. J Urol 127:152-154
5. Kuwahara M, Tokiwa M, Orikasa S (1982) Bacterial infection and acid mucopolysaccharides in epithelium of rat urinary bladder. Urol Res 10:93-96
6. Callahan HJ, Fritz R, Cooper HS, Mulholland SG (1982) Isolation and preliminary characterization of a high molecular weight glycoprotein from rabbit bladder mucosa. American Urological Association, 77th Annual Meeting, Abstract No 519
7. Rübben H, Friedrichs R, Stuhlsatz HW, Cosma S, Lutzeyer W (1983) Quantitative analysis of glycosaminoglycans in urothelium and bladder wall of calf. Urology 22:655-657
8. Rübben H, Friedrichs R, Stuhlsatz HW, Lutzeyer W (1984) Glykosaminoglykane in Harnblasenkarzinomen. In: Bichler KH, Harzmann R (Hrsg) Das Harnblasenkarzinom - Epidemiologie, Pathogenese, Früherkennung. Springer, Berlin, S 160-185
9. Friedrichs R, Rübben H, Lutzeyer W (1983) Prostatic glycosaminoglycans in patients with benign prostatic hyperplasia and prostatic carcinoma. American Urological Association, 78th Annual Meeting, Abstract No. 81
10. Hurst RE, Settine JM, Lorincz AE (1976) A method for quantitative determination of urinary glycosaminoglycans. Clinica Chimica Acta 70:427-432
11. Stuhlsatz HW, Akyol T (1980) Keratansulfatausscheidung im Harn gesunder Kinder. Fresenius Z anal Chem 301:100-101
12. Thorne ID, Resnick MI (1984) A methodology for the characterization of urinary glycosaminoglycans. J Urol 131:995-999
13. Hanno PM, Parsons CL, Shrom SH, Fritz R, Mulholland SG (1978) The protective effect of heparin in experimental bladder infection. J Surg Res 25:324-329
14. Chang SY, Gill WB, Vermeulen CW (1983) Providone-iodine bladder injury in rats and protection with heparin. J Urol 130:382-385
15. Chin JL, Sharpe JR (1983) The anti-adherence effect of heparin: a visual analysis. Urol Res 11:173-179
16. Mooreville M, Fritz RW, Mulholland SG (1983) Enhancement of the bladder defense mechanism by an exogenous agent. J Urol 130:607-609
17. Mulholland SG, Qureshi SM, Fritz RW, Silverman H (1982) Effect of hormonal deprivation on the bladder defense mechanism. J Urol 127:1010-1013
18. Scott JE, Quintarelle G, Dellovo M (1964) The chemical and histochemical properties of Alcian blue. I. The mechanism of Alcian blue staining. Histochemie 4:73-78
19. Silbert JE (1982) Structure and metabolism of proteoglycans and glycosaminoglycans. J Invest Dermatol 79:31s-37s
20. Parsons CL, Dillard J (1983) The diminished excretion of urinary glycosaminoglycans in patients with bladder carcinoma. American Urological Association, 78th Annual Meeting, Abstract No 147

21. Hennessey PT, Hurst RE, Hemstree III GP, Cutter G (1981) Urinary glycosamino-
    glycan excretion as a biological marker in patients with bladder carcinoma.
    Cancer Res 3868-3874
22. Bichler KH, Korn S (1984) Glykosaminoglykan-Diagnostik bei Blasenkarzinomen. In:
    Bichler KH, Harzmann R (Hrsg) Das Harnblasenkarzinom - Epidemiologie, Pathogenese,
    Früherkennung. Springer, Berlin, S 157-159
23. Bichler KH, Korn S (1981) GAG-Ausscheidung bei Patienten mit Urolithiasis.
    Fortschr Urol Nephrol 17:203-206
24. Parsons CL, Schmidt JD, Pollen JJ (1983) Successful treatment of interstitial
    cystitis with sodium pentosanpolysulfate. J Urol 130:51-53

Dr. R. Friedrichs, Abteilung Urologie der RWTH Aachen, Pauwelsstraße 1,
D-5100 Aachen

Zystitisdisposition durch weibliche Harnröhrenanomalien

A. Hak-Hagir

Die anatomisch 3,5 bis 4 cm lange, 8 bis 12 cm aufdehnbare weibliche
Harnröhre, mit ihrem spaltenförmigen, sagital gestellten, vulvären
Ostium ist gegen ascendierende Keime einer leicht überwindbaren Ab-
wehrmöglichkeit ausgesetzt.

Neben ringförmiger, jedoch seltener Stenosen der Harnröhrenmündung
sind die rudimentären, ostiumnahen polypösen (Abb. 1) oder faltenför-
migen Vulvaschleimhautreste, sowie verkürzte Harnröhren, weitere, als
anomalisch bezeichenbare Veränderungen, die weibliche Zystitiden begünstigen.

Wegen rezidivierenden Harnwegsinfekten bei 22 Patientinnen im Alter
von 6 bis 47 Jahren, bei zystoskopisch und urographisch unauffälliger
Blase und oberen Harnwege, nach Ausschluß von Reflux, wurden histologisch nachweisbare, ostiumnahe Vulvaschleimhautreste abgetragen und
die Harnröhrenmündung modelliert.

18 Patientinnen waren bei postoperativen Kontrollen bis zu fünf Jahren
ohne zusätzliche Therapie infekt- und beschwerdefrei.

Wegen wiederholter Zystitiden bei 4 Patientinnen dieser Gruppe, sowie
16 weiteren Frauen im Alter von 17 bis 48 Jahren, mit unauffälligen
Ostien und Harnröhrenlumen wurde die Urethralänge als Zystitisursache
in Betracht gezogen. Die Harnröhrenmessungen wurden in Steinschnittlage mit einem Nelaton-Katheter, Charr. 16 der Firma Rüsch, bei 5 ml
mit physiologischer Kochsalzlösung gefülltem Ballon durchgeführt (Abb.
2). Nach Markierung des Katheters am oberen Winkel der Harnröhrenmündung, unter Zug einer Kocherklemme, äußerte sich bei 17 Patientinnen
eine verkürzte Harnröhre bis zu 2,7 cm im Vergleich zu 9 Frauen ohne
Zystitisanamnese und normaler Urethralänge.

Die Zystitisdispositionen durch diese Anomalien sind wie folgt erklär-
bar:

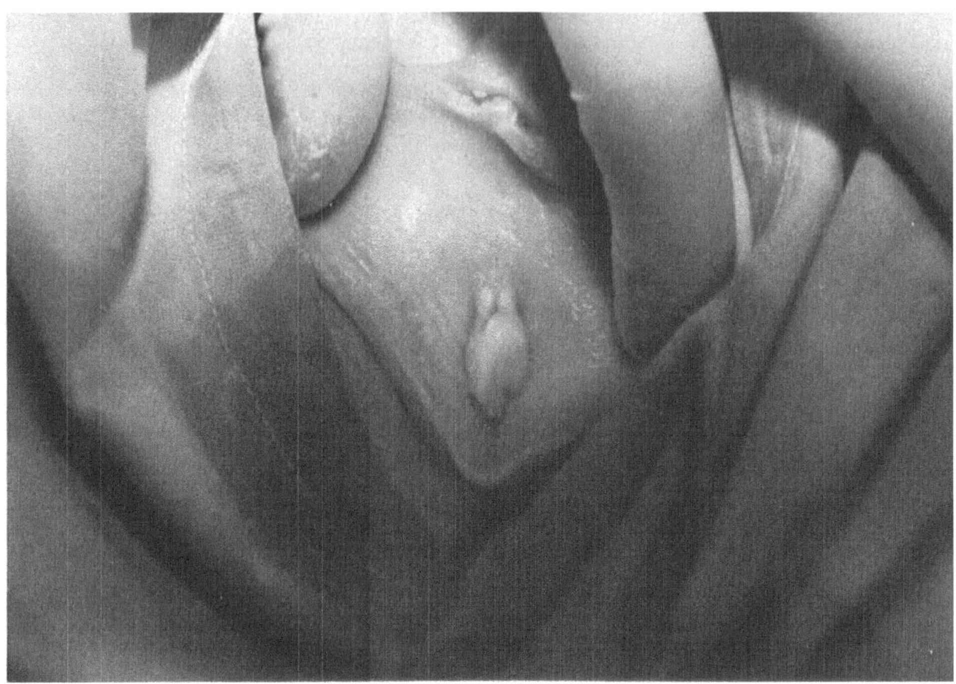

Abb. 1. Ostiumnahe, polypöse Vulvaschleimhautreste

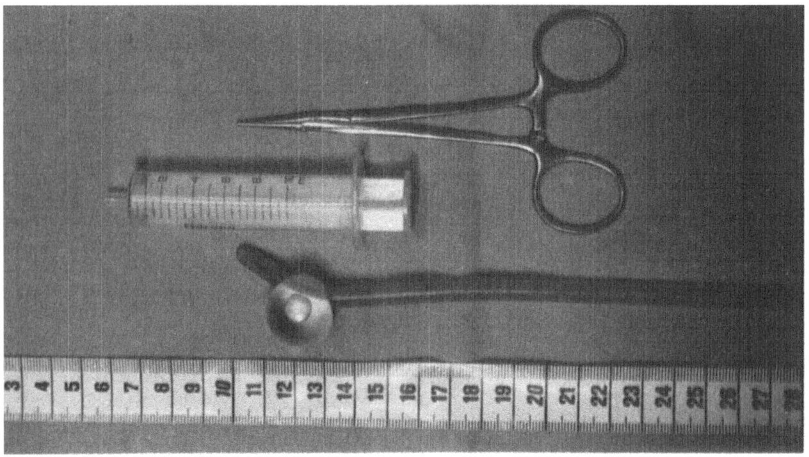

Abb. 2. Instrumentarium zur weiblichen Harnröhrenmessung

1. Die Vulvaschleimhautreste erleichtern einerseits den angesiedelten Keimen den Zutritt in die Harnröhre und bieten andererseits gegen den Urinstrahl eine Schutzmöglichkeit.

2. Nach Entstehung des Saugmechanismus der entleerten und sich erneut langsam füllenden Blase, können die Keime die kürzere Harnröhre

passieren, bevor sie durch den darauffolgenden Urinstrahl ausgespült werden.

Neben operativer Abtragung der rudimentären Schleimhäute, äußerte sich
Sexualhygiene, wie häufige Reinigung der Vulva zur Reduktion der angesiedelten Keime, sowie Entleerung der Blase unmittelbar nach dem Coitus
bei unseren Patientinnen als wirkungsvolle Maßnahmen. Trinken von
reichlicher Flüssigkeit zur Steigerung der Miktionsfrequenz und Vermeidung der Keimpassage gewinnt bei kürzeren Harnröhren weiterhin an
prophylaktischer Bedeutung.

Zusammenfassung

Die rudimentären, ostiumnahen Vulvaschleimhautreste sowie kurze weibliche Harnröhren sind zystitisprädisponierende Anomalien, wobei neben
Ostiummodellage die Sexualhygiene als therapeutische und prophylaktische Möglichkeit empfohlen werden kann.

Prim. Dr. A. Hak-Hagir, Leiter der Urologischen Schwerpunktabteilung
des A.Ö.Krankenhauses, A-3830 Waidhofen an der Thaya

Vergleich der Symptomatik von Harnwegsinfekten der Frau mit den Ergebnissen des bakteriologischen Lokalisationstests von Fairley

R. Busch und H. Huland

Es ist heute noch Lehrbuchmeinung, daß Flankenschmerzen und Fieber im
Zusammenhang mit einer signifikanten Bakteriurie der Diagnose einer
akuten Pyelonephritis entspricht. Die Auswertung von 725 lokalisierten
Harnwegsinfekten veranlaßte uns, diese elementare Aussage anzuzweifeln.
Dieses möchte icht im Einzelnen begründen.

Ausgangspunkt hierfür sind die Ergebnisse unserer prospektiven Untersuchungen an 201 Patientinnen, die uns wegen nicht obstruktiver, rezidivierender Harnwegsinfekte, d.h. mehr als 3 Infekte pro Jahr in die
Poliklinik überwiesen worden waren. 76 dieser Patientinnen sind jünger
als 16 Jahre. Die mittlere Verlaufsbeobachtungszeit des Gesamtkollektivs beträgt 4 Jahre, die der hier berücksichtigten Patienten mindestens 2 Jahre (Tabelle 1).

Tabelle 1. Prospektive Studie/rezidivierender Harnwegsinfekte

Zahl der Patientinnen	201 (100%)	
Alter	153 (76%) jünger	als 16 Jahre
	48 (24%) älter	
mittlere Verlaufsbeobachtung	4 Jahre	
Kontrolluntersuchungen	4 - 6 wöchentlich	
	unabhängig von der klinischen Symptomatik	

Tabelle 2

Symptomatik	Zahl der vesikalen Bakteriurie
Asymptomatisch	390 (67,1%)
Symptome der unteren Harnwege (Miktionsbeschwerden, Enuresis)	152 (26,2%)
Gemischte Symptome (Miktionsbeschwerden mit Flankenschmerz, Miktionsbeschwerden mit Fieber	18 (3,1%)
Symptome der oberen Harnwege (Flankenschmerz, Fieber)	21 (3,6%)
Gesamt	581 (100%)

Das besondere unserer Studie ist, daß wir unabhängig von der Symptomatik in regelmäßigen Intervallen von 4 - 6 Wochen Urinkulturen untersucht haben. Von so insgesamt über 4000 dokumentierten Harnwegsinfekten haben wir 725 mit dem von uns schon häufiger vorgestellten Blasenauswaschtest nach Fairley lokalisiert. Wie bereits an anderer Stelle dargestellt, ist hierdurch die präzise Unterscheidung vesikaler und supravesikaler Bakteriurien möglich. Parallel zu den Urinuntersuchungen haben wir die jeweilige klinische Symptomatik protokolliert. In Tabelle 2 sind die Ergebnisse der Keimlokalisationen sowie die dazugehörenden klinischen Angaben in der Gegenüberstellung dargestellt.

Zunächst zu den Harnwegsinfekten, die wir als vesikale Bakteriurien, d.h. als Zystitiden identifizieren konnten. Hier sind 2/3 klinisch asymptomatisch verlaufen. Typische Symptome der unteren Harnwege, wie z.B. Miktionsbeschwerden traten bei 1/4 der Patienten auf.

3% der Patienten gaben hier eine gemischte Symptomatik von unteren und oberen Harnwegen mit zusätzlich Flankenschmerz und Fieber an, während 3,5% der Patienten nur Flankenschmerz und Fieber während ihrer vesikalen Bakteriurie verspürten.

Noch überraschter waren wir bei der Analyse der von uns als supravesikal lokalisierten Bakteriurien, also bei den Patienten mit nachgewiesenen oberen Harnwegsinfekten oder akuter Pyelonephritis (Tabelle 3). Auch hier verliefen knapp 60% der Harnwegsinfekte asymptomatisch. 18% hatten ausschließlich Symptome des unteren Harntraktes mit Miktionsbeschwerden oder Enuresis, 9% aber auch hier gemischte Beschwerden und lediglich 14,6% vornehmlich Flankenschmerz und Fieber.

Konzentrieren wir uns nochmals auf die Leitsymptome Flankenschmerz und Fieber:

In der Tabelle 4 sind 73 Episoden mit signifikantem Keimnachweis aufgeführt, die mit Flankenschmerz und Fieber einhergingen und zu denen wir auswertbare lokalisationsdiagnostische Ergebnisse hatten. Zu unserer eigenen Überraschung haben wir feststellen müssen, daß nur in der Hälfte der Verläufe mit Symptomatik von Flankenschmerz und Fieber eine supravesikale Bakteriurie nachzuweisen war und zur anderen Hälfte lediglich eine Zystitis bestand.

Akzeptiert man diese Daten, so bedeutet dies, daß uns die Symptomatik Flankenschmerz und Fieber keine sichere Auskunft zur Diagnose einer Pyelonephritis geben kann. Wir müssen uns hier überlegen, warum auch

Tabelle 3

Symptomatik	Zahl der supravesikalen Bakteriurien
Asymptomatisch	83 (57,6%)
Symptome der unteren Harnwege (Miktionsbeschwerden, Enuresis)	27 (18,7%)
Gemischte Symptome (Miktionsbeschwerden mit Flankenschmerz, Miktionsbeschwerden mit Fieber)	13 (9,1%)
Symptome der oberen Harnwege (Flankenschmerz, Fieber)	21 (14,6%)
Gesamt	144 (100%)

Tabelle 4

Ergebnisse des Fairley-Tests	Zahl der HWI mit Symptomatik der oberen Harnwege
Zahl der vesikalen Bakteriurien	39 (53,4 %)
Zahl der supravesikalen Bakteriurien	34 (46,6%)
Gesamt	73 (100%)

bei vesikaler Bakteriurie solche Symptome entstehen können. Wir selbst
haben hierzu noch keine eigenen Daten. Am wahrscheinlichsten erscheint
hier die Erklärung, daß dieses durch besonders virulente Keime, wie
z.B. die sogenannten p-fimbriated E. coli bedingt wird. Wie die Daten
der Stockholmergruppe um Källenius und Winberg hierzu zeigen, sind
diese in 91% der Harnwegsinfekte mit Fieber und Flankenschmerz nachweisbar.

Dr. R. Busch, Urologische Universitätsklinik Eppendorf, Martinistraße 52, D-2000 Hamburg 20

Natürlicher Krankheitsverlauf rezidivierender Harnwegsinfekte bei Frauen: Langzeitbeobachtungen an 201 Patientinnen

H. Huland und R. Busch

Wir betreuen seit nunmehr 10 Jahren Patienten mit Harnwegsinfekten.
201 dieser 213 Patientinnen (= 94%) haben rezidivierende, d.h. stets
neu aszendierende Infekte. Es handelt sich ausschließlich um Mädchen.
Diese Patientinnen haben wir, wie bereits von Dr. Busch ausgeführt,
alle mindestens 2, maximal 10 Jahren, im Mittel 4 Jahre prospektiv be-

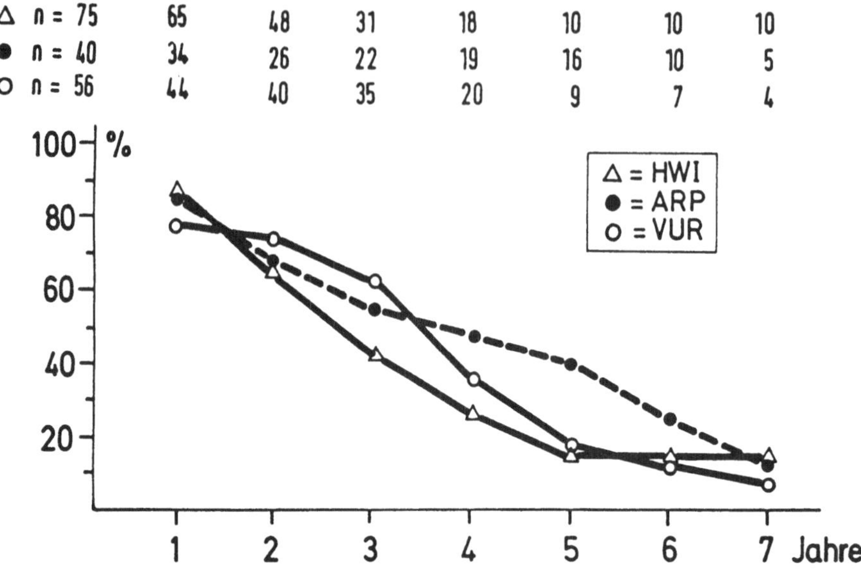

Abb. 1

treut, wobei wir unabhängig von der Symptomatik alle 4 bis 6 Wochen
den Harn bakteriologisch überprüft haben und viele der nachgewiesenen
Harnwegsinfekte, nämlich 725, nach der Methode von Fairley lokalisiert
haben. Da Symptome allein, wie wir gerade gehört haben, keinen sicheren Rückschluß zulassen, ob die Nieren beim Harnwegsinfekt beteiligt
sind oder nicht, liegt der besondere Wert dieser Studie in der eindeutigen Infektlokalisation. Da ferner 60% aller Infekte asymptomatisch
sind, war es wichtig, regelmäßige Urinkontrollen durchzuführen.

Anhand der erhobenen Befunde wollen wir folgende Fragen über den natürlichen Verlauf von rezidivierenden Harnwegsinfekten beantworten:

1. Nimmt die Anfälligkeit für stets neue Harnwegsinfekte im Laufe der
   Zeit zu oder ab?

2. Läßt sich die Anfälligkeit durch operative Eingriffe, wie die Antirefluxplastik oder Urethromie interna beeinflussen?

3. Können aus rezidivierenden Blaseninfekten chronische Niereninfekte
   werden?

In Abbildung 1 ist die Harnwegsinfektanfälligkeit von 3 Patientenkollektiven, nämlich von Mädchen mit ausschließlichen Harnwegsinfekten, von
solchen mit zusätzlichem vesiko-ureteralen Reflex und von solchen, nach
Antirefluxplastik dargestellt. Im Laufe der Zeit nimmt bei all diesen
Mädchen die Harnwegsinfektanfälligkeit in gleicher Weise ab, so daß
nach 6 bis 8 Jahren nur noch 20% des Gesamtkollektivs rezidivierende
Infekte haben. Bei den übrigen 80% ist es zu einem Sistieren der Harnwegsinfektanfälligkeit gekommen. Eine analoge Beobachtung haben wir
nach Urethrotomia interna gemacht, die nach unseren Erfahrungen den
natürlichen Verlauf der Harnwegsinfektanfälligkeit nicht ändert.

Im Hinblick auf die Frage, ob aus Blaseninfekten chronische Niereninfekte werden können, haben wir die Infektlokalisationspatienten der
diesbezüglich höchsten Risikogruppe, d.h. der 57 Patientinnen mit

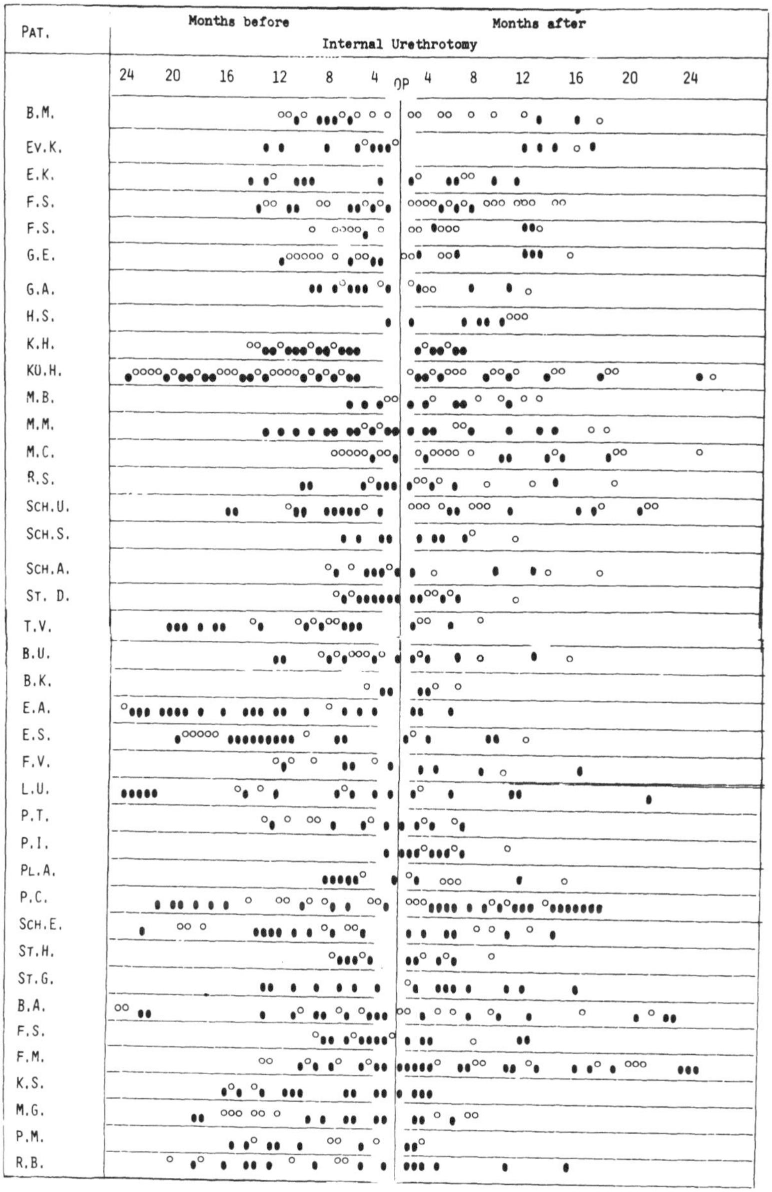

Abb. 2

pyelonephritischen Narben ausgewertet. Bei diesen 57 Patientinnen haben wir in knapp 60% wechselnde Bakteriurien, d.h. mal ist die Blase,
mal ist die Niere beteiligt. Dieser Wechsel ändert sich im Laufe der
Zeit nicht. In 36% fanden wir ausschließlich Blasenbakteriurien ohne
je eine Nierenbeteiligung, und nur bei 2 dieser Patientinnen haben wir
ausschließlich Niereninfekte vorgefunden, eine Voraussetzung zu der
Annahme, daß eine chronische Niereninfektion mit Keimstreuung aus der
Niere besteht. Auch bei diesen beiden Patientinnen bestand von vorn
herein eine supravesikale Bakteriurie. In keinem Fall hatte sich also
eine Niereninfektion aus einer Blaseninfektion entwickelt, wie dies
häufig mitgeteilt wird.

Ich möchte zusammenfassen:

1. Bei 80% aller Frauen mit rezidivierenden Harnwegsinfekten kommt es
   zu einem Stillstand der Infektanfälligkeit.

2. Der natürliche Verlauf der Harnwegsinfektanfälligkeit wird nicht
   durch die Präsenz oder Beseitigung eines vesiko-ureteralen Refluxes
   oder durch eine Urethrotomia interna beeinflußt.

3. Aus Blaseninfekten werden so gut wie nie ausschließlich Niereninfekte.

Prof. Dr. H. Huland, Urologische Universitätsklinik Eppendorf,
Martinistraße 52, D-2000 Hamburg 20

Urodynamische Untersuchungen bei rezidivierender Zystitis der Frau

J. Hannappel, R. Gerlach, W. Schäfer und W. Lutzeyer

Bei der Ätiologie der rezidivierenden Zystitis kann zwischen immunolo-
gisch bakteriologischen Faktoren einerseits und mechanisch urodynamischen Faktoren andererseits unterschieden werden. Häufig bestehen
Wechselwirkungen zwischen diesen beiden Mechanismen, so daß es für
den Untersucher schwierig ist zu entscheiden, was Ursache und was
Folge der pathologischen Veränderungen ist.

In einer retrospektiven Studie wurden die urodynamischen Akten von
748 Patientinnen durchgesehen, die seit 1981 in der Abteilung Urologie
der RWTH Aachen untersucht worden sind. Durch diese Auswertung sollte
geklärt werden, wie hoch der Prozentsatz der Patientinnen in unserem
Krankengut ist, die wegen rezidivierender Blaseninfekte urodynamisch
untersucht wurden und welche Befunde erhoben werden konnten.

1981 sind 174, 1982 sind 168, 1983 sind 253 und im ersten Halbjahr 1984
sind 153 weibliche Patienten zystometriert und urethrometriert worden.
Bei durchschnittlich 14,5%, d.h. bei 109 Patientinnen, war die rezidivierende Blaseninfektion Haupt- oder Begleitindikation der Messung.
In der Altersverteilung dieser 109 Patientinnen liegt das Maximum zwischen 30 und 40 Jahren.

Anamnestisch stehen neben der rezidivierenden Zystitis bei der hier
untersuchten Patientengruppe relative Harninkontinenz, vesikoureteraler
Reflux und Enuresis nocturna im Vordergrund (Abb. 1), wobei in der
Mehrzahl der Fälle die relative Harninkontinenz und die Enuresis noc-
turna sekundär als Folge des rezidivierenden Infektes aufgetreten sind.
Bei den Patientinnen mit vesikoureteralem Reflux ist anhand unserer
Unterlagen nicht zu entscheiden, ob Infekt oder Reflux das primäre
Symptom ist.

Die erhobenen urodynamischen Befunde können in drei große Gruppen
klassifiziert werden (Abb. 2):

Abb. 1

URODYNAMIK BEI REZ. ZYSTITIS DER FRAU	
ZUSÄTZLICHE KLINISCHE BEFUNDE	
REL. HARNINKONTINENZ	15,6%
VESIKOURETERALER REFLUX	9,2%
ENURESIS NOCTURNA	8,3%
NEUROL. GRUNDERKRANKUNG	7,3%
DESZENSUS	5,5%
DIABETES MELLITUS	2,8%
Z.n. HYSTEREKTOMIE	12,0%
Z.n. INKONTINENZ-OP.	8,3%
Z.n. ANTIREFLUXPLASTIK	4,6%
Z.n. MEATO/URETHROTOMIE	2,8%

109 PATIENTINNEN

URODYNAMIK BEI REZ. ZYSTITIS DER FRAU	
URODYNAMISCHE BEFUNDE (109 PATIENTINNEN)	
RESTHARN (>50 ml)	11,9%
MOT. SCHWACHER DETRUSOR	10,1%
BLASENKAPAZITÄT >700 ml	7,3%
BLASENKAPAZITÄT <250 ml	9,2%
INSTABILE BLASE	31,2%
MAX. VERSCHLUSSDRUCK >100 cmH$_2$O	19,3%
INFRAVESIKALE OBSTRUKTION	11,9%
DETRUSOR-SPHINKTER-DYSSYNERGIE	7,3%
INSTABILE URETHRA	(4,6%)

Abb. 2

1. Die Gruppe der Patientinnen mit motorisch schwachem Detrusor. Das heißt: Trotz niedrigem Auslaßwiderstand des Blasenhalses in der Miktionsphase wird kein ausreichender Harnfluß erreicht. Eine häufige Ursache dieser motorischen Detrusorschwäche ist die chronisch überdehnte Blase mit Volumina teilweise weit über 700 ml.

2. In der zweiten Gruppe steht die motorische Instabilität der Blasenmuskulatur im Vordergrund. Die Urge-Blasen sind häufig gekennzeichnet durch einen erhöhten Harnröhrenverschlußdruck. Wahrscheinlich liegt hier insofern ein Trainingseffekt vor, als die häufigen Druckanstiege der Urge-Blase zu reflektorischen Kontraktionen des Sphinkters führen.

3. Der erhöhte Harnröhrenverschlußdruck der instabilen Blase leitet über zur dritten Befundgruppe: Patientinnen mit funktioneller infravesikaler Obstruktion (Abb. 3). Der urodynamische Befund ist gekennzeichnet durch niedrigen oder wechselnd niedrigen Harnfluß trotz

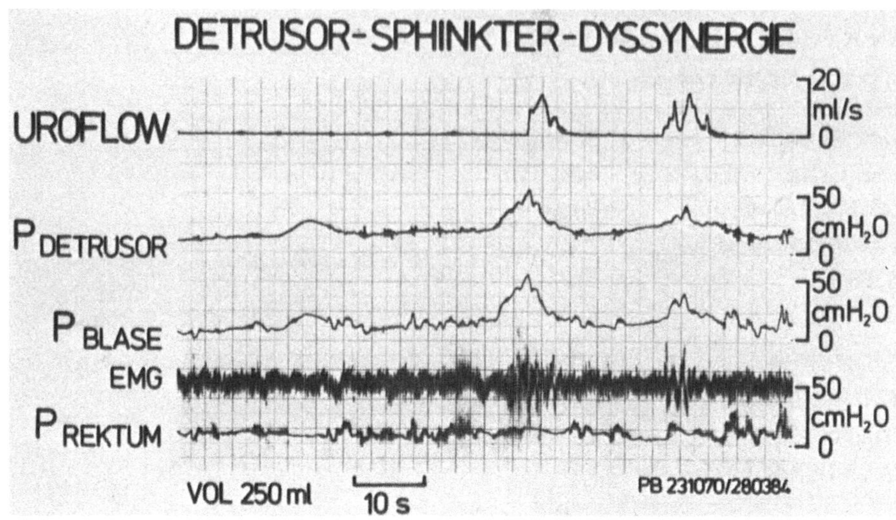

Abb. 3

kräftiger Detrusorkontraktion. Wahrscheinlich würde die instabile Urethra häufiger diagnostiziert werden, wenn routinemäßig die Stabilität des Blasensphinkters überprüft würde. Dazu ist allerdings eine besondere Meßtechnik erforderlich.

Zusätzlich zur direkten Infekttherapie setzen wir in der ersten Befundgruppe unterstützend folgende Maßnahmen ein:

- häufige und sorgfältige Blasenentleerungen,
- u.U. unter Zuhilfenahme der Bauchpresse,
- medikamentös cholinerge Substanzen,
- in seltenen Fällen, besonders bei überdehnten Blasen, regelmäßiger Selbstkatheterismus.

In der zweiten Gruppe (Blaseninstabilität) steht in unserem Therapieschema ganz die Behandlung mit beta-2-adrenergen Substanzen im Vordergrund, etwa Clenbuterol, das über die Stimulation beta-inhibitorischer Rezeptoren zu einer verbesserten Ruhigstellung der Blasenmuskulatur führt.

Die dritte Gruppe (funktionelle infravesikale Obstruktion) wird therapiert mit dem alpha-Blocker Dibenzyran, unter Umständen in Kombination mit einer Substanz, die die quergestreifte Muskulatur relaxiert.

Zusammenfassend hat unsere Auswertung ergeben, daß bei etwa 2/3 der Patientinnen mit rezidivierender Zystitis ein pathologischer urodynamischer Befund nachzuweisen ist. Eine gezielte Therapie kann somit die Ursache oder die Folge der rezidivierenden Zystitis beseitigen helfen.

Priv.-Doz. Dr. J. Hannappel, Urologische Abteilung der Medizinischen Einrichtungen der RWTH Aachen, Pauwelsstraße, D-5100 Aachen

Rezidivierende Zystiden der Frau als Folge einer diabetischen autonomen Neuropathie

S. Alloussi, G.J. Mast, B. Kopper und L. Prediger

Die autonome diabetische Neuropathie kann grundsätzlich alle Funktionen
des sympatischen und parasympatischen Nervensystems beeinträchtigen.
Sie ist eine häufige Komplikation des Diabetes mellitus. Ihre Inzidenz
ist von der Stoffwechsellage weitgehend unabhängig. Die Pathogenese
der autonomen diabetischen Neuropathie ist bis jetzt nicht eindeutig
geklärt. Die Manifestation an einzelnen Abschnitten des autonomen
Nervensystems mit Beeinträchtigung selektiver Organfunktionen führt
zu mannigfachen klinischen Bildern.

Die sacrale autonome diabetische Neuropathie ist eine der häufigsten
Manifestationsformen der autonomen diabetischen Neuropathie. Sie geht
oft mit einer Blasenentleerungsstörung einher.

Booth et al. (1) konnten zeigen, daß die simultane urodynamische Untersuchung mit videographischer Aufzeichnung eine der sichersten Untersuchungsmethoden zur Diagnostik der sacralen autonomen Neuropathie
ist.

Patientengut und Ergebnisse

Bei 11 Diabetikern mit funktioneller Blasenentleerungsstörung ohne organische Veränderungen konnten wir durch die kombinierte urodynamische
Untersuchungen mit videographischer Aufzeichnung im wesentlichen 2 Typen der Blasenentleerungsstörung infolge einer autonomen diabetischen
Neuropathie beobachten:

1. Eine Detrusorhyperreflexie und
2. eine Hyporeflexie bis Arreflexie des Harnblasendetrusors.

Tabelle 1. Zusammenfassende Darstellung des klinischen Befundes von 6
diabetischen Patientinnen mit sacraler, autonomer, diabetischer Neuropathie
und Blasenentleerungsstörung vom hyporeflexiven Typ

n	HWI	RH	Reflux	v.D.
		n = 6		
1	+	+	+	+
2	+	+	+	+
3	+	+	+	+
4	+	+	∅	∅
5	+	+	∅	∅
6	+	+	∅	∅

HWI = Harnwegsinfektion; RH = Restharn; Reflux = vesico-renaler Reflux;
v.D. = verminderte Dehnbarkeit des Detrusors

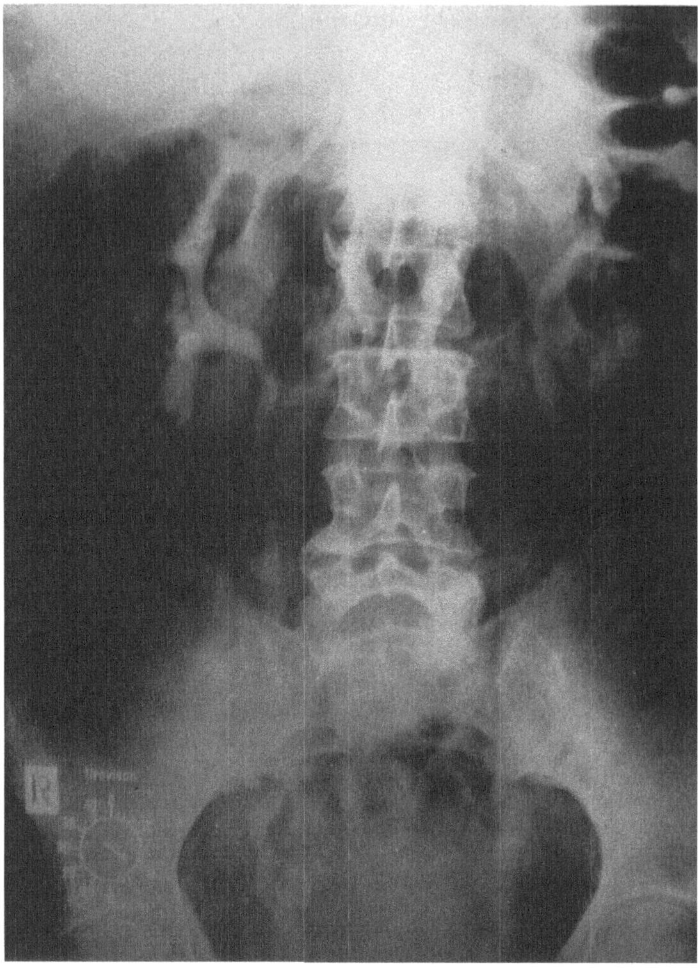

<u>Abb. 1a.</u> IV-Pyelogramm der 46-jährigen Patientin mit sacraler autonomer diabetischer Neuropathie vor der Behandlung. Stauungsnieren beidseits

Die hyperreflexive Form ist gekennzeichnet durch die Symptome einer motorischen und sensorischen Urgency, d.h. Pollakisurie, Nykturie und imperativer Harndrang. Die Blasenentleerung erfolgt bei dieser Form jedoch immer vollständig, so daß Harnwegsinfekte nicht auftreten.

Beim hyporeflexiven Typ kann die Dehnbarkeit der Harnblase normal oder vermindert sein.

Bei der hyporeflexiven und arreflexiven Form ist die Harnblasenentleerung meist unvollständig, so daß der Restharn zu chronischen, oft therapieresistenten Harnwegsinfekten führt.

Bei 6 diabetischen Patientinnen (Tabelle 1), die uns wegen chronischen Harnwegsinfekten und erschwerter Miktion vorgestellt wurden, fanden wir als Ursache der Harnwegsinfektion eine Restharnbildung infolge einer gestörten Detrusorkontraktion. Urodynamisch konnten wir bei 3 dieser 6 Patientinnen eine deutlich verminderte Dehnbarkeit der Harn-

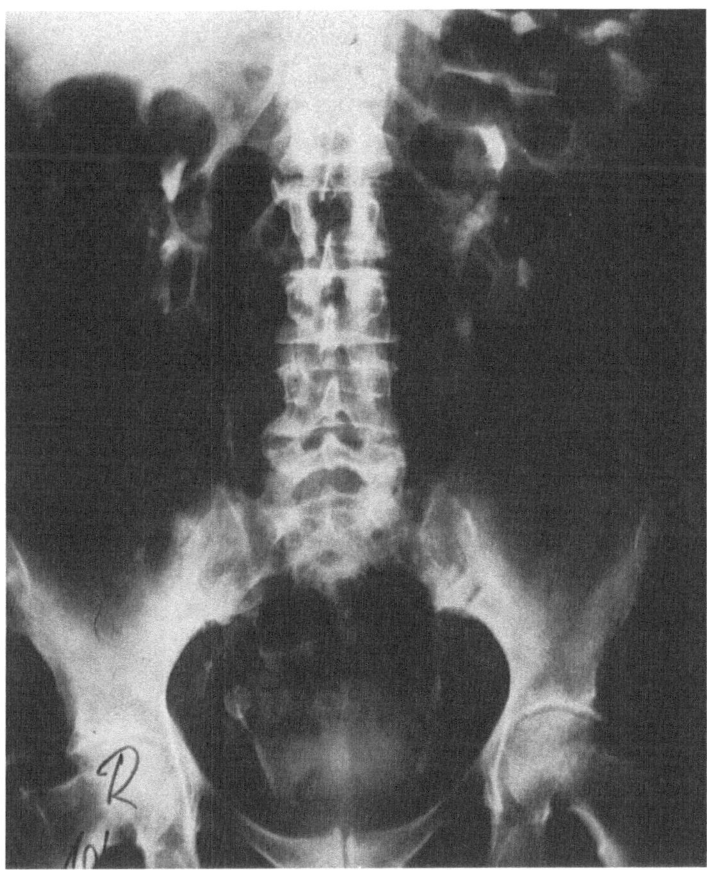

Abb. 1b. IV-Pyelogramm der 46-jährigen Patientin nach der Behandlung.
Normalisierung des Befundes

blase und gleichzeitig einen beidseitigen vesico-renalen Reflux nachweisen. Im IV-Pyelogramm fanden sich bei diesen Patientinnen ferner
beidseitige Stauungsnieren.

Kasuistik

Befund: 46-jährige Patientin mit sacraler autonomer diabetischer Neuropathie und Blasenentleerungsstörung.

Symptomatik: Rezidivierende Harnwegsinfekte, Restharnbildung bei unef-
fektiver Miktion, Stauungsnieren bds. mit erhöhtem Kreatininwert
(2,4 mg %) (Abb. 1a).

Urodynamischer Befund: Verminderte Dehnbarkeit der Blase; Blasenkapazität
350 ml; unkoordinierte, uneffektive Miktion mit Restharnbildung von
140 ml (Abb. 2a).

Videographischer Befund: Vesico-renaler Reflux bei einer Blasenfüllung von
200 ml (Abb. 2b).

P 100 cm H₂O
F
R
U
350 ml
FV 350 ml
MV 160 ml
RU 140 ml
C
V 500 ml
DP
F 40 ml/sec
BP
RP
V + F
0

Abb. 2a

PR 1
VO
FL
DI 1
19:12
HH

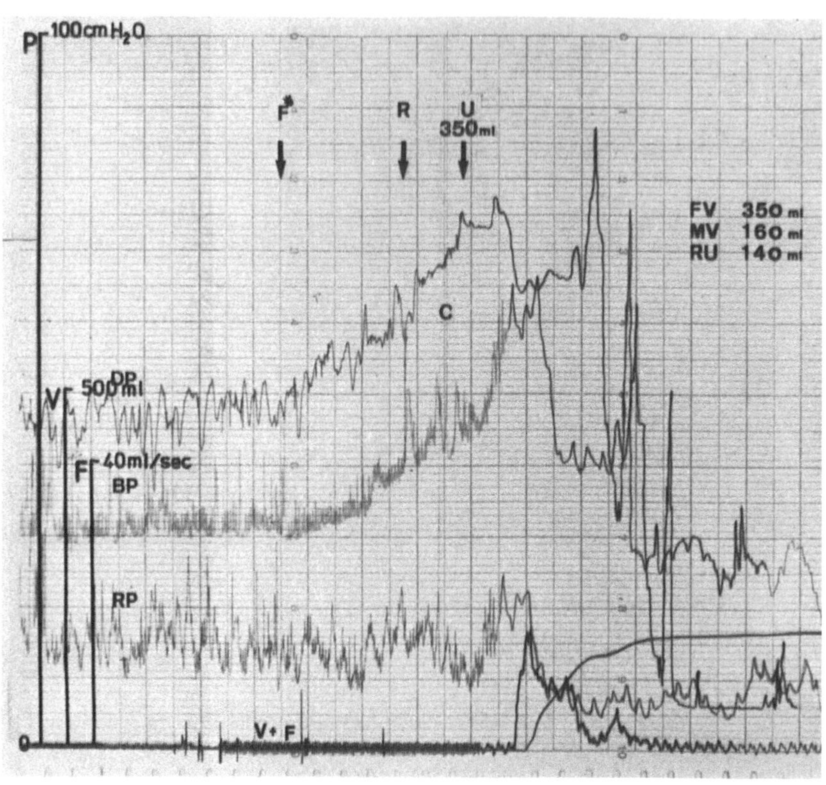

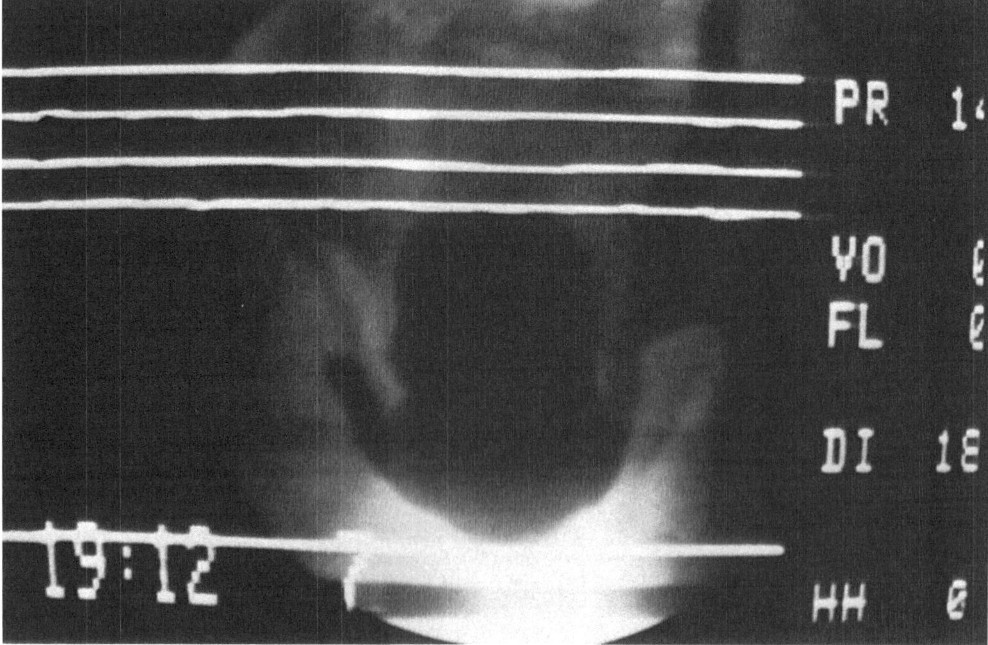

Abb. 2b

Therapie

Die Therapie der Blasenentleerungsstörung bei diabetischer Neuropathie liegt zunächst in einer exakten Einstellung des Diabetes und einer antibiotischen Therapie. Unterstützende Maßnahmen sind:

1. Entlastung der Harnblase mit einem suprapubischen Zystofixkatheter oder intermittierender Einmalkatheterismus.

2. Tonisierung der Harnblase durch Gabe von Cholinergica und Verminderung des Auslaßwiderstandes durch Alpharezeptorenblocker.

3. Physiotherapeutische Maßnahme wie Blasentraining und Miktion nach der Uhr.

Durch die Kombination dieser Maßnahmen konnten wir bei 5 Patientinnen eine erhebliche Verbesserung der Miktion mit Rückbildung der patholo-gisch-morphologischen Befunde erzielen (Abb. 1b), bei einer Patientin führte diese Therapie zu keinem Erfolg. Hier mußten wir eine suprapubische Dauerharnableitung vornehmen.

Literatur

1. Booth CU, Harrison MJG, Green JF (1984) Evaluation of screening tests for detecting sacral autonomic neuropathy in diabetes mellitus. Brit J Urol 50:31-34
2. Bradley WE (1978) Autonomic neuropathy and the genito-urinary system. J Urol 119:299-302
3. Clements RS Jr (1982) Pathogenesis of diabetic neuropathy. New York State J Med 864-871

Dr. S. Alloussi, Urologische Klinik der Universität des Saarlandes, D-665 Homburg-Saar

---

◄ Abb. 2a. Urodynamischer Kurvenverlauf einer 46-jährigen Patientin mit sacraler autonomer diabetischer Neuropathie und Blasenentleerungsstörung vom hyporeflexiven Typ. Auffällig ist die verminderte Dehnbarkeit der Harnblase während der Füllung. Bei Blasenfüllung von 200 ml kam es zu beidseitigem vesico-renalem Reflux. Die Entleerungsphase erfolgt unvollständig mit unkoordinierter Detrusorkontraktion.
BP = Blasendruck; RP = Rectumdruck; DP = Differenzdruck zwischen BP und RP; FV = Füllungsvolumen; F = Harnfluß; MV = Miktionsvolumen; RU = Restharn; F* = Beginn der Blasenfüllung; C = Husten; R = Reflux

Abb. 2b. Morphologie der Harnblase der 46-jährigen Patientin mit sacraler autonomer diabetischer Neuropathie bei Blasenfüllung von 200 ml mit vesico-renalem Reflux beidseits

Distale Harnröhrenstenose bei der Frau als Ursache rezidivierender Zystiden

J. Haselberger, W. Flühr, L. Knebel und G. Ludwig

Vieles spricht dafür, daß die distale weibliche Harnröhrenstenose einen kausalen Faktor in der Pathogenese rezidivierender unterer Harnwegsinfekte und beim Urethralsyndrom darstellt.

Wir wollten nun anhand einer ausführlichen Nachuntersuchung den Wert der internen Urethrotomie nach Otis bei der distalen Harnröhrenstenose der Frau überprüfen.

Zunächst haben wir, um die Schwankungsbreite der normalen weiblichen Harnröhrenweite festzustellen, bei 100 asymptomatischen Frauen zwischen 20 und 70 Jahren eine Harnröhrenkalibrierung mit Bougies-a'-boule vorgenommen.

Das Ergebnis ist in der Tabelle 1 aufgelistet: nur 43 hatten eine nach allgemeinen bisherigen Maßstäben normalweite Harnröhre zwischen Charr. 28 und 30. In 30% war das Hanröhrenlumen zwischen 25 und 27 Charr. und immerhin noch 23% hatten ein Harnröhrenlumen von nur 22 bis 24 Charr. 4% hatten sogar ein Harnröhrenlumen von 18 bis 21 Charr., ohne jemals Beschwerden oder rezidivierende Harnwegsinfekte gehabt zu haben.

Diese prozentuale Verteilung war in allen Altergruppen gleich (Tabelle 1).

Von den zwischen 1979 und 1983 in der Urologischen Universitätsklinik Mannheim wegen einer distalen Harnröhrenstenose urethrotomierten Frauen konnten 97 nachuntersucht werden.

In allen Fällen war eine Otis-Urethrotomie bis Charr. 33 mit anschließender Aufbougierung der geschlitzten Harnröhre mit Hegarstiften bis Charr. 36 vorgenommen worden (Tabelle 2).

Tabelle 1. Harnröhrenweiten von 100 asymptomatischen
Frauen zwischen 20 und 70 Jahren

43%	Ch. 28 – 30
30%	Ch. 25 – 27
23%	Ch. 22 – 24
4%	Ch. 18 – 21

Tabelle 2. Interne Urethrotomie und Harnröhrenbougierung

n = 97 Frauen zwischen 20 und 76 Jahren

Otis-Urethrotomie bis Ch. 33

Bougierung mit Hegarstiften bis Ch. 36

Tabelle 3. Nachuntersuchung

> alle 97 urethrotomierten Frauen
  hatten eine HR-Weite von Ch. 24 bis Ch. 30

> der maximale Uroflow betrug 25 - 27,7 ml/sec.

Tabelle 4. Mittlerer und maximaler Umfang nach Urethrotomie
in Relation zur HR-Weite

HR-Weite in Charriere	Mittlerer Flow in ml/sec.	Maximaler Flow in ml/sec.
24	9,5	26,5
26	14,9	27,7
28	12,2	24,9
30	12,5	25,0

Tabelle 5. Veränderung des Beschwerdebildes durch die Urethrotomie

	gebessert	unverändert	verschlechtert
Rezidiv HWI 64/97	39	16	9
Pollakisurie 56/97	31	17	8
Dysurie 34/97	12	18	4

Diese Patientinnen wurden einbestellt und nach ihren Beschwerden vor
und nach der Harnröhrenschlitzung befragt und durch Nachkalibrierung
und Uroflow-Messung nachuntersucht.

Alle 97 urethrotomierten Frauen zeigten bei der Nachkalibrierung eine
Harnröhrenweite von mindestens 24 Charr.

Der maximale Uroflow betrug bei allen 25 bis 27,7 ml/sec. (Tabelle 3).

Setzte man den mittleren und den maximalen Uroflow nach der Urethrotomie in Relation zur Harnröhrenweite, so zeigte sich *kein* Unterschied
der Flußwerte zwischen Charr. 24 und Charr. 30-Harnröhrenweite. Die
einzelnen Daten sind in Tabelle 4 aufgelistet.

Sehr wichtig erschien uns die Veränderung des Beschwerdebildes durch
die Urethrotomie:

64 von 97 der urethrotomierten Frauen hatten zuvor rezidivierende Harnwegsinfekte gehabt. Bei 39 Frauen wurden diese durch die Urethrotomie
in Frequenz und Intensität gebessert. 16 blieben unverändert und immerhin 9 zeigten eine Verschlechterung durch die Harnröhrenschlitzung in
Bezug auf die Häufigkeit und Intensität rezidivierender Harnwegsinfekte.

Ähnlich war das Bild auch bei den Pollakisurien, wo 31 von 56 eine
Besserung, 17 von 56 keine Beeinflussung und immerhin in 8 Fällen eine

Tabelle 6. Inkontinenz vor und nach Urethrotomie

vorher: 52/97	nachher: 43/97

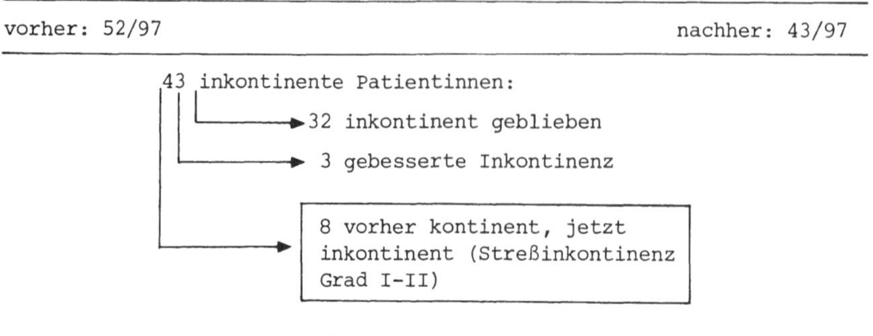

Tabelle 7. Sind die Patientinnen mit dem OP-Ergebnis zufrieden?

Ja: 61/97	Nein: 36/97

Verschlechterung angaben. Auch die Dysurien wurden zwar in 1/3 der Fälle gebessert, jedoch in knapp 15% durch die Urethrotomie verschlechtert (Tabelle 5).

Besonders wichtig war natürlich die Kontinenzsituation vor und nach Urethrotomie.

43 aller 97 geschlitzten Patientinnen wiesen nach der Urethrotomie eine Inkontinenz auf. 32 dieser 43 Patientinnen war auch vorher inkontinent gewesen, 3 hatten eine vorher eben schon bestandene jetzt jedoch gebesserte Inkontinenz, aber 8 der 43 Patientinnen waren vor der Schlitzung kontinent gewesen und nun wohl durch die Schlitzung inkontinent. Allerdings handelt es sich hierbei jeweils nur um eine Streßinkontinenz I. bis II. Grades (Tabelle 6).

Schließlich stellten wir den Patientinnen noch die einfache Frage, ob sie mit dem Operationsergebnis zufrieden seien:

61 von 97 bejahten dies, während 36 von 97, also etwa mehr als 1/3 mit dem Operationsergebnis unzufrieden waren (Tabelle 7).

Die Ergebnisse unserer Untersuchung sind vielschichtig und nicht immer eindeutig interpretierbar. Sie lassen unseres Erachtens jedoch folgende Schlüsse zu:

1. Die normale Weite der weiblichen Harnröhre schwankt zwischen 22 und 30 Charr.

2. Es besteht kein Unterschied im Uroflow zwischen 24 bis 30 Charr.-Harnröhrenweite.

3. Die Indikation zur Urethrotomie kann nicht allein aus der Harnröhrenweite gestellt werden.

4. Rezidivierende Harnwegsinfekte und Pollakisurien werden durch die Urethrotomie in ca. 60% verbessert, in ca. 15% verschlechtert.

5. Es kann durch die Urethrotomie in ca. 8% eine Streßinkontinenz Grad I bis II induziert werden.

Hieraus läßt sich folgendes Resumée ziehen:

Die distale Harnröhrenstenose der Frau scheint ein kausaler Faktor in der Pathogenese rezidivierender unterer Harnwege und beim Urethralsyndrom zu sein.

Die klinische Dignität ist jedoch für den Einzelfall nicht vorhersehbar.

Dr. J. Haselberger, Urologische Klinik des Städtischen Krankenhauses Frankfurt a.M.-Höchst, Gotenstraße 6-8, D-6230 Frankfurt a.M.-Höchst

Weibliche Harnröhrendivertikel als Ursache von zystitischen Beschwerden

H. E. Reichert, H. R. Osterhage und H. Frohmüller

Eine seltene Ursache der häufigen zystitischen Beschwerden der Frauen sind Divertikel der weiblichen Harnröhre. Umgekehrt sind längere Zeit bestehende zystitische Beschwerden Leitsymptom eines Divertikels.

Es werden 10 Fälle berichtet, die in den letzten Jahren beobachtet wurden.

Je eine Patientin klagte lediglich über lokale Mißempfindungen in Verbindung mit einem von ihr selbst ertasteten kleinen Tumor sowie gelblichen Urethralflor. Alle übrigen Frauen hatten sich wegen chronischer Zystitiden und erheblicher Dysurie in ärztliche Behandlung begeben. Zusätzlich wies eine Patientin einen putriden Urethralflor auf. In einem Fall hatte eine Makrohämaturie bestanden. Bei dieser sowie einer weiteren Patientin fand sich im Divertikel ein Stein. Bei einer weiteren Patientin perforierten 2 Divertikelsteine noch vor Diagnose des Divertikels in die Vagina, als Folge davon bestand eine Urethra-Vaginalfistel mit Inkontinenz.

2 Patientinnen klagten über unfreiwilligen Urinverlust nach der Miktion infolge Reservoirwirkung des Divertikels. Der Urinverlust einer Patientin war stark bewegungsabhängig und so ausgeprägt, daß sie mit der Diagnose Streßkontinenz vorgestellt wurde.

Von anderen Autoren beschriebene Malginome oder Endometrioseherde wurden nicht beobachtet.

Die Zeit vom Auftreten der Beschwerden bis zur Diagnose des Divertikels betrug meist mehrere Jahre, in einem Fall 10 Jahre.

Als diagnostische Methoden zum Nachweis bzw. Ausschluß eines Harnröhrendivertikels fanden Verwendung:

- die Urethrozystoskopie

- die vaginale Untersuchung (mit Katheterisierung der Harnröhre)

- das Miktionszystourethrogramm

- die Urethrographie mit dem Doppelballonkatheter

- das Urethradruckprofil

- die Ultraschalluntersuchung

Distal gelegene Divertikel von entsprechender Größe sind - wie im Dia -
bereits anläßlich der Inspektion des äußeren Genitales im Rahmen der
Urethrozystoskopie oder vaginalen Untersuchung zu erkennen.

Die meist zur Vagina hin gelegenen Harnröhrendivertikel sind oft der
vaginalen Untersuchung zugänglich. Man findet einen Tumor mit meist
entzündlich veränderter Umgebung im Bereich der vorderen Vaginalwand.
Ist das Divertikel jedoch klein, von uncharakteristischer Lage oder
während der Untersuchung leer und reizlos, kann es übersehen werden.

Übersehen werden kann eine kleine, in Schleimhauttälern gelegene Diver-
tikelmündung auch mit der Urethroskopie, die ansonsten gut über Lage
und Größe eines Divertikels Auskunft gibt.

Das Miktionszystourethrogramm hat im Rahmen der Abklärung rezidivierender zystitischer und somit differentialdiagnostisch zum Harnröhrendivertikel in Frage kommender Krankheitsbilder seinen festen Platz, sodaß sich ein Divertikel als Zufallsbefund anläßlich dieser Untersuchung darstellen kann. Das Miktionszysturethrogramm zeigt Ausmaß und
Verhalten des Divertikels während der Miktion.

Die sicherste Methode, ein Harnröhrendivertikel nachzuweisen und seine
gesamte Ausdehnung zur Darstellung zu bringen, ist die Urethrographie
mit Hilfe des Doppelballonkatheters.

Um die exakte Lage eines Divertikels, insbesondere seine Beziehung zum
Kontinenzapparat der weiblichen Harnröhre festzustellen, ist das
Urethradruckprofil geeignet.

Die Diagnostik eines Harnröhrendivertikels mittels Ultraschalluntersuchung stellt eine Rarität dar und kann in ihrer Aussage keine der vorgenannten Untersuchungen ersetzen.

Die Divertikel aller Patientinnen wurden von vaginal reseziert.

Postoperativ waren die Patientinnen beschwerdefrei.

Als alternative Methode bei distal gelegenen Divertikeln ist die Spaltung der distalen Urethra einschließlich des Divertikels zur Vagina
hin vom Meatus bis zum Divertikeleingang möglich, bei dieser Methode
resultiert eine Hypospadie.

Zystitiden und zystitische Beschwerden der Frauen sind häufig, insbesondere im Falle längerer Zeit therapie-refraktärer Fälle ist an die
seltenen Harnröhrendivertikel als Ursache zu denken und gezielt nach
ihnen zu fahnden.

Dr. H.E. Reichert, Urologische Klinik und Poliklinik der Universität,
Josef-Schneider-Straße 2, D-8700 Würzburg

Die Blasenausgangsstarre der Frau

U. Seppelt und A. Beyer

Die als Blasenausgangsstarre, Blasenhalsstarre, Blasenhalsstenose, Bla-
senhalsenge, Sphinktersklerose oder chronische Harnretention der Frau
bezeichnete Erkrankung ist charakterisiert durch eine Erhöhung des Bla-
senauslaßwiderstandes am sogenannten Sphinkter internus und kann alle
Folgen der bei Männern bekannten subvesikalen Harnabflußstörungen aufweisen.

Die Zahl von 51 Patientinnen in den letzten 15 Jahren zeigt, daß es
sich um eine seltene Erkrankung handelt. Das Prädilektionsalter lag
in der siebenten und achten Lebensdekade.

Anamnese

Die Zahl vorausgegangener gynäkologischer und urologischer Eingriffe
war mit 84,3% auffallend hoch. Rezidivierende Harninfekte fanden sich
in 70,6%. 94,1% der Patientinnen hatten irgendwann im Laufe ihres Lebens aus verschiedensten Gründen eine Dauerkathetereinlage hinter sich.
Die Symptomendauer bis zum operativen Eingriff schwankte zwischen einem
Monat und 5 Jahren und betrug durchschnittlich 1 Jahr.

Symptomatik

Das häufigste Symptom war die Dysurie (90,1%), gefolgt von Harnverhalt
(41,1%), Hämaturie (31,3%), Überlaufinkontinenz (10,7%), reduziertem
Allgemeinzustand mit muskulärer Adynamie (13,7%) und 2 Patientinnen
(3,9%) waren wegen sogenannter Unterbauchtumoren bereits gynäkologi-
scherseits pelviskopiert worden.

Diagnostik

Labordiagnostisch lag in 64,7% ein Harninfekt vor. 21,5% der Patientinnen hatte eine Erhöhung der harnpflichtigen Substanzen. Röntgenologisch waren neben dem obligatorischen Nachweis von Restharn pyelonephritische Veränderungen in 27,5% und eine supravesikale Dilatation, also
Blasenentleerungsstörungen Grad III, in 9,8% zu beobachten.

Endoskopisch fand sich eine Balkenblase in 96%, während Veränderungen
am Blasenauslaß selbst auffallend diskret waren. Nur bei 50,9% konnte
eine Ring- oder Kragenbildung beobachtet werden. Flowmetrisch fanden
sich erniedrigte Harnflußraten nur bei 17 von 22 untersuchten Frauen
(85%). Im Urethradruckprofil war kein reproduzierbarer Befund zu erheben. Der präoperativ am Blasenauslaß beobachtete Druckanstieg in
Abbildung 1, welcher postoperativ verschwand, war eine Rarität.

Therapie

Reseziert wurde am Blasen-Urethra-Übergang mit etwa 4 - 5mm langem Ge-
websstreifen. Es wurde entweder zirkulär der gesamte Auslaß reseziert

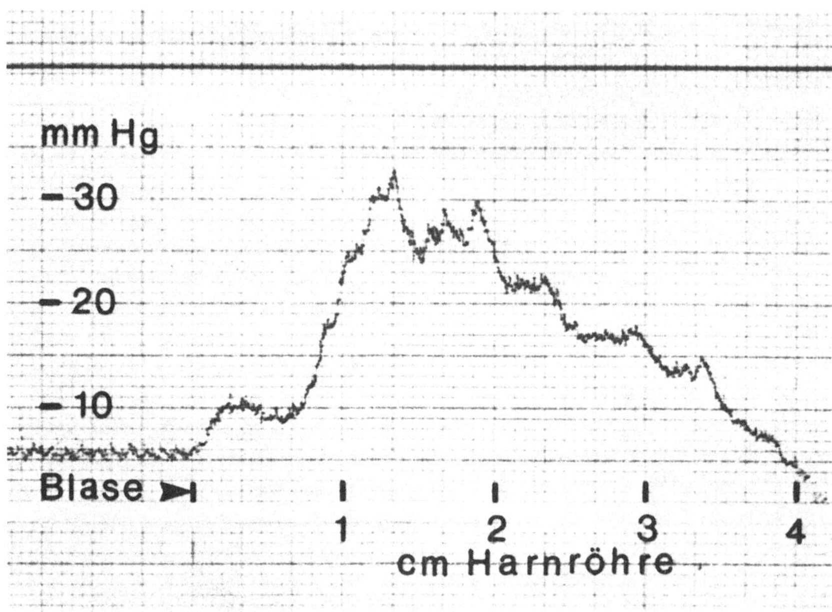

Abb. 1. Urethradruckprofil bei Blasenausgangsstarre der Frau. Der blasenauslaßnahe Druckanstieg ist eine Rarität

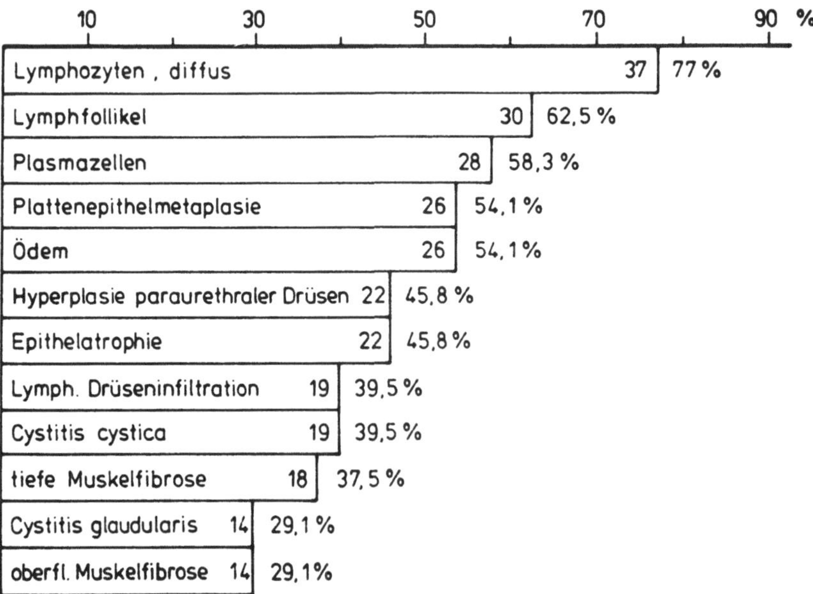

Abb. 2. Histologie der Blasenausgangsstarre der Frau

oder nur circumskript die endoskopisch zu lokalisierende Sklerose. 12,7% der Patientinnen waren komplett restharnfrei. 68,6% hatten einen tolerablen Restharn bis 90 ml. 8 weitere (15,7%) hatten dagegen einen

Restharn von 100 - 300 ml. Von diesen blieben 4 dennoch infektfrei, während die restlichen 4 wegen einer muskulär dekompensierten Blase mit einer Dauerableitung versorgt werden mußten. Es fiel auf, daß operativ eine Reduzierung des Restharns nicht mehr zu erzielen war, wenn bereits 2 Resektionen erfolgt waren.

Histologie

Das Ergebnis der histologischen Nachuntersuchung zeigt Abbildung 2. Die detaillierten Einzelergebnisse lassen sich als eine entzündliche periacinöse lymphozelluläre Infiltration mit Muskelfibrose zusammenfassen.

Diskussion

Die Diagnose der anerkannt seltenen Blasenausgangsstarre (5, 8) ist durch das Fehlen eines obligaten Symptoms erschwert. Wenn hier nur Patientinnen mit Restharn vorgestellt wurden, so wird auch über erfolgreiche Resektionen bei rezidivierenden Zystitiden ohne Restharn, also Blasenentleerungsstörungen Grad I, berichtet (13). Balkenblasen fanden sich ebenfalls nicht immer (2, 5, 14). Veränderungen am Blasenhals sind endoskopisch schwer nachzuweisen (1, 2, 6, 11, 13). Auch die Uroflowmetrie und die Urethraprofilometrie boten nicht immer reproduzierbare Ergebnisse (5, 7). Zystitiden bei Restharn, nach Auschluß neurologischer Erkrankungen (14), ohne offensichtliche Harnröhrenveränderungen sind verdächtig auf eine Blasenausgangsstarre (3). Therapeutisch werden Dilatation, Urethrotomie, Elektroresektion, Cold-Punch Resektion und die YV-Plastik mit verschiedenen Erfolgs- und Komplikationsraten angegeben (1, 4, 8, 9). Die eigenen transurethralen Resektate zeigten histologisch keine wesentlichen neuen Merkmale, die zur Klärung der Ätiologie hätten beitragen können (2, 7, 10, 13, 14)

Aus der Sicht dieser Ergebnisse ist die Blasenausgangsstarre der Frau trotz unklarer Ätiologie eine Erkrankung, die durch wohldosierte Elektroresektion am Blasenauslaß therapeutisch gut zu beeinflussen ist.

Literatur

1. Bonnin NJ (1969) Thoughts on sphincteric function and comments on management of bladder outlet obstruction in the female. Br J Urol 41:465-473
2. Corrin B, Mayor D, Moore T (1963) The pathology of bladder neck obstruction in the female patient. J Urol 90:434-439
3. Davis DM (1956) The relationship between urethral resistance and chronic urinary tract disease in women. J Urol 76:270-275
4. Delaere KP, Debruyne FM, Moonen WA (1983) Bladder neck incision in the female: a hazardous procedure? Br J Urol 55:283-286
5. Diokno AC, Hollander JB, Bennet CJ (1984) Bladder neck obstruction in women: a real entity. J Urol 132:294-298
6. Emmet JL, Hutchis SPR, McDonald JR (1950) The treatment of urinary retention in women by transurethral resection. J Urol 63:1031-1042
7. Essenhigh DM, Ardran GM, Cope V (1968) A study of the bladder outlet in lower urinary tract infections in women. Br J Urol 40:268-277
8. Fox M, Jarvis GJ, Henry L (1975) Idiopathic chronic urinary retention in the female. Br J Urol 47:797-803
9. Leary FJ, Greene LF (1964) Postoperative contracture of the vesical neck. IV. Contractures resulting from resection of the vesical neck in women. J Urol 91: 364-367
10. Matz M, Kunze P (1981) Zur sogenannten hypertrophischen weiblichen Blasenhalsobstruktion. Z Urol Nephrol 74:275-281

11. Mauermayer W (1981) Die Resektion bei Entleerungsstörungen der weiblichen Harn-
    blase. In: Mauermayer W (Hrsg) Transurethrale Resektionen. Springer, Berlin
    Heidelberg New York, S 374-379
12. Moore T (1975) The female prostate updated. Eur Urol 1:32-35
13. Nelson NM, Barnes RW, Hadley HL, Berman RT (1957) Transurethral resection of the
    bladder neck in the female. J Urol 77:198-213
14. Roberts M, Smith P (1968) Non-malignant obstruction of the female urethra. Br
    J Urol 40:694-702

Priv.-Doz. Dr. U. Seppelt, Abteilung Urologie im Klinikum der Universität Kiel, Hospitalstraße 40, D-2300 Kiel 1

Entstehung und Rezidiv der Zystitis der Frau

Moderatoren: H. Haschek, Wien, und R. Nagel, Berlin

Die postcoitale „Urethritis" der Frau

K. Bandhauer

Das Urethralsyndrom der Frau ist gekennzeichnet durch entzündliche Miktionssymptome wie Pollakisurie, Dysurie und eine Urge-Symptomatik verbunden mit urethralen und vaginalen Spasmen. Ätiologisch können diesem Beschwerdebild morphologische Ursachen wie Harnröhrenverengungen, Harnrohrendivertikel und kurze, tief im Vestibulum vaginae mündende Harnröhren oder funktionelle Veränderungen zugrunde liegen, wie sie von Lipsky sowie Kaplan und Mitarbeiter als urethrale Sphinkterspasmen, Beckenbodenhyperaktivität, Detrusorhyperaktivität oder externer Sphinkter-Dyssynergie beschrieben wurden. Bei jungen Frauen treten diese entzündlichen, verschieden lang dauernden Symptome häufig im unmittelbaren Anschluß an einen Coitus auf und führen zu psychischen Belastungen der partnerschaftlichen Beziehungen.

Krankengut

41 Patientinnen im Alter zwischen 18 bis 27 Jahren wurden wegen rezidivierenden, scheinbar entzündlichen Miktionssymptomen, die regelmäßig im Anschluß an einen Coitus auftraten, urologisch untersucht.

Folgende diagnostische Maßnahmen wurden eingesetzt:
Anamnese, klinische Untersuchung mit genauem Lokalstatus, Harnbefund, Harn- und Vaginalbakteriologie, i.v. Pyelogramm, Urethrogramm, Urethrocystoskopie mit Restharnmessung und bei 20 Patientinnen wurde eine urodynamische Abklärung mit Blasendruckmessung und Beckenboden-EMG vorgenommen.

Bei 16 Patientinnen konnten folgende morphologische Veränderungen festgestellt werden: Meatusstenose 6, Harnröhrendivertikel 3, postgonorrhoische Harnröhrenstriktur 1 und eine weniger als 3 cm lange im Vestibulum mündende Harnröhre in 6 Fällen. In 7 Fällen (Harnröhrendivertikel 3, Harnröhrenstriktur 1, Meatusstenose 3) war ein signifikanter Harnwegsinfekt mit positiver Bakteriologie und Leukocyturie nachweisbar.

25 Patientinnen wiesen keine morphologischen Veränderungen im Bereich des Harntrakts oder des inneren Genitales auf. Die bei 20 Patientinnen durchgeführte urodynamische Abklärung ergab nur in 2 Fällen eine leichte Detrusorinstabilität. Die Harnbakteriologie und die Abstrichuntersuchung vom Meatus und aus der Vagina dieser Patientinnen ergab keine Hinweise auf einen fluoriden Infekt.

Therapiemaßnahmen

Die Meatusstenose und die Harnröhrenstriktur wurden einer periodischen
Dilatation der Harnröhre zugeführt. Die 3 Harnröhrendivertikel wurden
transvaginal entfernt. Bei den übrigen 31 Patientinnen wurden nach verschiedenen nicht wirksamen Therapiemaßnahmen aufgrund vorgängiger Einzelbeobachtungen eine einmalige Dosis von Trimethoprim (160 mg)/Sul-
famethoxazol (800 mg) unmittelbar nach dem Coitus verordnet.

Therapieergebnisse

Die Harnröhrendilatation führte bei allen Patientinnen zumindest temporär zur Beschwerdefreiheit. In 3 Fällen waren wiederholte Dilatationen notwendig. Nach Divertikulektomie trat ebenfalls vollständige
Beschwerdefreiheit ein. Die Therapie mit Trimethoprim/Sulfamethoxazol
zeigte bei den 6 Patientinnen mit kurzer Harnröhre keinen Effekt. Dagegen sprachen von den 25 Patientinnen ohne morphologische Veränderungen 19 auf eine einmalige postcoitale Trimethoprim/Sulfamethoxazolgabe
sofort an und blieben unter diesem Behandlungsregime über einen Beobachtungszeitraum von 1 - 4 Jahren beschwerdefrei.

Diskussion

Die Harnröhre der Frau ist auf ihrer gesamten Länge von 3,5 - 4 cm in
die Adventitia der Vagina eingebettet und damit vaginalen Traumen fast
unmittelbar ausgesetzt, was sich besonders bei morphologischen Veränderungen wie Harnröhrenstrikturen oder Harnröhrendivertikel auswirken
kann. Postcoitale "urethritische" Beschwerden erfordern deshalb eine
eingehende Abklärung des unteren Harntrakts. Die Korrektur dieser morphologischen Veränderungen führt dann auch meist zu Beschwerdefreiheit.
Schwer therapierbar sind dagegen die Fälle ohne morphologische Veränderungen, ohne nachweisbaren Infekt und ohne urodynamische Störungen.
Eine spezifische Therapie ist bisher nicht möglich. Erstaunlich ist
die Beobachtung, daß die Symptome nach einer einmaligen postcoitalen
Gabe von Trimethoprim/Sulfamethoxazol in zahlreichen Fällen völlig ab-
klangen. Auch Stamey machte eine ähnliche Beobachtung, da er einen mitunter dramatischen Erfolg durch orale Chemotherapie beim Urethralsyndrom beobachten konnte. Eine Erklärung dieses Therapieerfolgs können
wir nicht anbieten und die Überlegung, daß durch das Chemotherapeutikum
ein durch das Trauma induzierter Infekt abgefangen wird, muß als rein
spekulativ angesehen werden.

Literatur

Altman BL (1976) Treatment of urethral syndrome with Triamcinolone acetonide. J Urol
  116:583
Carson CC, Segura JW, Osborne DM (1980) Evaluation and treatment of the female
  urethral syndrome. J Urol 124:609
Kaplan WE, Firlit CF, Schoenberg HW (1980) The female urethral syndrom: External
  sphincter spasm as etiology. J Urol 124:48
Lipsky H (1977) Urodynamic assessment of women with urethral syndrome. Europ Urol
  3:202
Stamey TA (1972) Urinary infections. Williams & Wilkins Co., Baltimore

Prof. Dr. K. Bandhauer, Klinik für Urologie, Kantonsspital St. Gallen,
CH-St. Gallen

Psychosomatische Aspekte der Zystitis der Frau aus der Sicht des niedergelassenen Urologen

E.-A. Günthert

Das infektfreie Intervall bei Frauen mit chronisch rezidivierender
Urethro-Zystitis bedeutet nicht das Fehlen von Bakterien, sondern viel-
mehr das normale Funktionieren des Abwehrmechanismus. Diese 1966 von
Cox, Lacy und Hinmann formulierte Feststellung habe ich schon 1975 beim
Urologenkongreß in Düsseldorf zitiert. Damals berichtete ich über vergleichende bakteriologische Untersuchungen von Katheterurin und Vaginalabstrich an 457 Frauen, die wegen zystitischer Beschwerden in die
Sprechstunde gekommen waren. Obwohl 97% der untersuchten Frauen eine
massive Fehlbesiedelung der Scheide hatten, konnten nur bei 54% auch
Erreger im Katheterurin nachgewiesen werden. Bei den verbleibenden 46%
der Vergleichsstudie, bei denen der Katheterurin steril blieb, ist davon auszugehen, daß ein intakter Abwehrmechanismus die Entstehung einer
Zystitis verhinderte. Als Ursache der Beschwerden wurde eine Urethritis
angenommen.

Die Frage nach dem Abwehrmechanismus hat nichts an Aktualität verloren.
Sein organ-physiologisches Funktionieren konnte bis heute nicht befriedigend erklärt werden. Daß es sich dabei um ein zentrales und viel-
schichtiges Geschehen handelt steht außer Zweifel. Unsere Bemühungen,
dem Abwehrmechanismus auf die Spur zu kommen, sind jedoch unzureichend,
solange wir nur nach materiell greifbaren, organbezogenen Erklärungen
suchen und dabei materiell nicht greifbare, z.B. psychische Faktoren,
vernachlässigen. Auch Cox spricht in seinen Überlegungen von "host-
susceptibility" der "Bakterienempfänglichkeit" und verweist damit — vielleicht unbewußt — auf einen materiell nicht greifbaren Faktor.

Auf diese materiell nicht greifbaren psychischen Faktoren bei der Entstehung der Urethro-Zystitis möchte ich im Folgenden eingehen und
stütze mich dabei auf vieljährige Erfahrungen in meiner psychosomatisch ausgerichteten urologischen Praxis.

Bei Patientinnen, die einmal im Jahr oder seltener mit einem akuten Infekt des unteren Harntraktes in meine Sprechstunde kommen, gehe ich
schnell zur Tagesordnung über. Ich behandle gezielt zwischen ein und fünf
Tagen. Auf die Wichtigkeit der bakteriologischen Simultanuntersuchung
und Behandlung der Scheide soll hier nochmals hingewiesen werden.

Die chronisch rezidivierende Urethro-Zystitis dagegen — also Auftreten
von Beschwerden in kurzen Zeitabständen — ist für mich immer Anlaß zu
einer ausführlichen biographischen Anamnese. Zwei Fallbeispiele sollen
dies stellvertretend verdeutlichen.

Eine 30-jährige Lehrerin leidet, solange sie sich zurückerinnern kann,
an chronisch rezidivierenden "Blasenentzündungen". Die Beschwerden
treten besonders im Zusammenhang mit dem Geschlechtsverkehr auf. Die
biographische Anamnese ergibt, daß die Patientin als 11 - 14-jährige
von ihrem Bruder als Masturbationspartnerin benützt und darüber hinaus
unter Androhung von Gewalt an seine Freunde vermittelt wurde. Im therapeutischen Gespräch erinnert sich die Patientin besonders an die un-
sagbare Angst schwanger zu werden. Sie lernt verstehen, daß im Hinblick
auf ihre Kindheitserlebnisse Sexualität mit Angst und Schmerzen verbunden ist, und daß sie, um den Geschlechtsverkehr abwehren zu können,
ein schmerzhaftes Symptom im Urogenital-Bereich entwickeln muß.

Eine 40-jährige Frau leidet seit ihrer Verheiratung vor 12 Jahren an chronisch rezidivierenden Urethro-Zystitiden. Während der infektfreien Intervalle bestehen die Symptome einer sogenannten "Reizblase". Die biographische Anamnese ergibt, daß die Patientin in ihrer Kindheit zwischen dem 11. und 14. Lebensjahr — also während der Pubertät — von ihrem Vater massiv sexuell belästigt wurde. Die Patientin leidet heute neben Scheidentrockenheit unter Anorgasmie, erlebt den Geschlechtsverkehr ohne Lustgewinn und empfindet die "ehelichen Pflichten" als überaus lästig. Die negative "Vater-Imago" wird von der Patientin stellvertretend auf alle Männer und damit auch auf den Ehemann übertragen. Ihre Abwehr drückt die Patientin durch die Symptome einer sogenannten Reizblase sowie die ausgeprägte Anfälligkeit für Urethro-Zystitiden aus.

Die beiden Fallberichte können als Beispiele für geläufige psychsomatische Grundsätze angesehen werden.

1. Viele Menschen können besser mit ihrem Symptom oder ihrem Kranksein umgehen als mit ihrem Konflikt.

2. Krankheit kann als Ausdruckssymptom eines Kindheits-Traumas verstanden werden.

3. Krankheit kann als Vorwandsymptom dienen, um den aufmerksamen Arzt auf Konflikte oder psychische Traumen hinzuweisen.

Als weitere Beispiele für ursächliche Hintergrundkonflikte bei der rezidivierenden Urethro-Zystitis sind eine Hingabe-Problematik sowie eine Störung in der Partnerbeziehung anzuführen.

Bei Frauen mit häufig rezidivierender Urethro-Zystitis findet sich aus meiner Erfahrung sehr oft eine psychisch auffällige biographische Anamnese. Auffallend oft ergibt sich auch bei diesen Frauen, daß sie als Kind — oft bis zur Menarche — Bettnässerin waren. Das Offenlegen der psychischen Konflikte und das Verständlichmachen der sich daraus ergebenden psychosomatischen Zusammenhänge ermöglicht der Patientin wichtige Einsichten und Erkenntnisse. Diese führen dann ihrerseits zu einer verantwortlichen Beteiligung und einem ebenso verantwortlichen Interesse an ihrem Krankwerden, ihrem Kranksein, Krankbleiben und natürlich auch an ihrem Gesundwerden.

Das aktive Beteiligtsein, die Mitverantwortung und das Nachdenken über das Krankheitsgeschehen in einem so komplexen Körperbereich können durchaus therapeutischen Effekt haben. Das Teilhaben am eigenen Kranksein nimmt der Patientin ihre bis dahin erlebte Hilflosigkeit. Dazu vermittelt das Buch "Blasenentzündung" von Angela Kilmartin[1] wichtige Hinweise auf eine vernünftige Hygiene im Urogenitalbereich und gibt mit dem vorgeschlagenen Selbsthilfeprogramm der Patientin gute und brauchbare Ratschläge für den akuten Anfall. Ebenso bedeutet die Präsenz und die Aufmerksamkeit des Arztes Zuwendung, Ernstgenommenwerden und Angenommensein, deren therapeutische Wirkung ebenfalls nicht unterschätzt werden darf.

Zusammenfassend kann bei Frauen mit häufig rezidivierender Urethro-Zystitis sehr oft eine psychisch auffällige biographische Anamnese erhoben werden. Dabei spielen vier psychosomatisch relevante Problemstellungen und deren Entsprechungen eine vornehmliche Rolle.

---

[1] Angela Kilmartin: Blasenentzündung. Zystitis-Urethritis. Anleitung zur Selbsthilfe. Ehrenwirth Beratungsbuch, München 1982

1. Scheidentrockenheit kann auf eine gestörte Partnerbeziehung hinweisen.

2. Postcoitale Urethro-Zystitis kann auf einer prägenitalen Störung
   beruhen, die zu einer Hingabe-Problematik führt.

3. Anorgasmie kann den Ablauf der Lustphysiologie stören und dadurch
   Verspannungen im Bereich des kleinen Beckens auslösen.
   Typische Krankheitsbilder: Die Symptome der sogenannten Reizblase;
   die chronisch rezidivierende Urethro-Zystitis.

4. Bettnässen bis zur Menarche und länger kann auf eine frühkindliche
   Störung zurückzuführen sein, die sich später in Form rezidivierender
   Urethro-Zystitiden darstellt.

Neben den herkömmlichen Behandlungsformen ist es wichtig, die Patientin mitverantwortlich an ihrem Kranksein zu beteiligen. Dabei kann das
therapeutische Gespräch Einsichten über psychosomatische Zusammenhänge
vermitteln. Sie ermöglichen der Patientin, besser mit ihrer Krankheit
und ihrem Kranksein umzugehen. Auf diese Weise kann es gelingen, unter
Anwendung des erwähnten Selbsthilfeprogramms, die Infektabwehr zu stabilisieren und damit die Rezidivneigung zu senken.

Dr. E.-A. Günthert, Leopoldstraße 58, D-8000 München 40

Genese und Therapie rezidivierender banaler Harnwegsinfekte bei Frauen vor der Menopause

H. W. Reichelt

Die wiederholt auftretende, akute Blasenentzündung der sexuell aktiven
Frau ist leider keine seltene Diagnose in der täglichen urologischen
Praxis. Wahrscheinlich begünstigt die relative Kürze der weiblichen
Harnröhre die Aszension harnpathogener Keime. Im anatomischen Bau der
weiblichen Urethra dürfte auch die einfachste und plausibelste Erklärung liegen, weshalb Frauen wesentlich häufiger einen "unkomplizierten"
Harnwegsinfekt erleiden als Männer. Die Besiedlung der Region der Harnröhrenmündung im Vestibulum der Scheide mit Darmkeimen und saprophytä-
ren Hautbakterien stellt nach Stamey (21, 22, 23), Köllermann (12),
Kunin (13, 14), Pfau (18) und anderen (4, 13, 20) die Quelle rezidivierender sogeannnter "banaler" Harnwegsinfekte der Frau dar. Die In-
vasionsmodalitäten und die Migrationsweise der Bakterien sind aber bis
heute trotz intensiver Untersuchungen auf diesem Gebiet nicht geklärt
(3, 4, 25, 26).

Wir haben den Versuch unternommen, nach praxisüblichen, bakteriologischen Testungen den Weg zu finden, die häufig rezidivierenden, weiblichen Harnwegsinfektionen erfolgreich zu behandeln. Die Patientinnen,
die wir in diese Studie aufgenommen haben, waren bereits gynäkologisch
und urologisch untersucht und mehrfach vorbehandelt. Zum Nachweis oder
Ausschluß einer eventuellen Nierenbeteiligung wurden keine Untersuchungen vorgenommen. Lediglich das "klassische" (klinische) Bild der
akuten-wiederholt auftretenden Harnblasenentzündung mit dysurischen

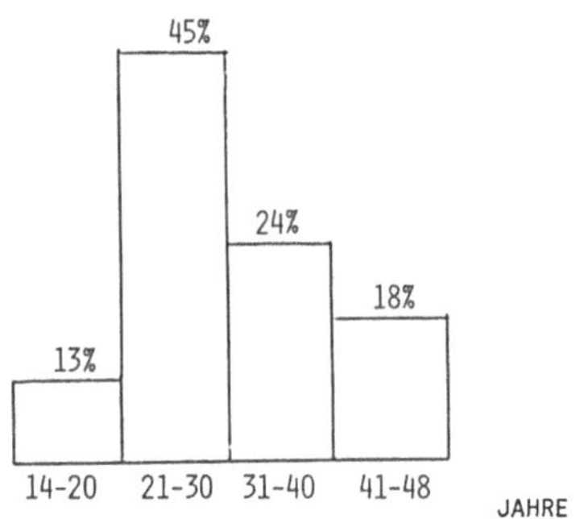

Abb. 1. Zystitis

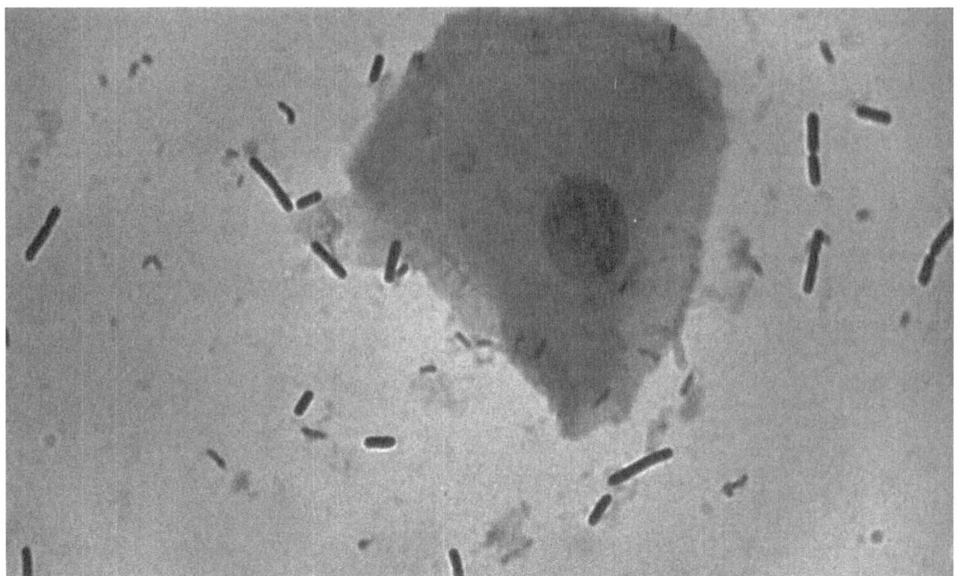

<u>Abb. 2.</u> Scheiden-Reinheitsgrad I (DÖDERLEIN'sche Stäbchen, Scheidenepithelien)

Beschwerden aber ohne Flankenschmerzen und Fieber war Angelpunkt unserer bakteriologischen Untersuchungen und der konsekutiven Behandlung.

Wir sind von der Annahme ausgegangen, daß

1. das Vorhandensein harnpathogener Keime in der Periurethralregion einer Bakteriurie (24) mit zystitischen Beschwerden vorausgeht und daß

2. der Geschlechtsverkehr (5, 13, 15, 22) oder Manipulationen (e.g. Masturbation) in dieser Region die Aszension der Keime in die Blase begünstigt oder durch "milk back" Mechanismen überhaupt bewirkt.

Von Februar 1979 bis Februar 1983 haben wir bei 150 ambulanten Patientinnen zwischen dem 15. und 48. Lebensjahr (Abb. 1), bei denen rezidi-

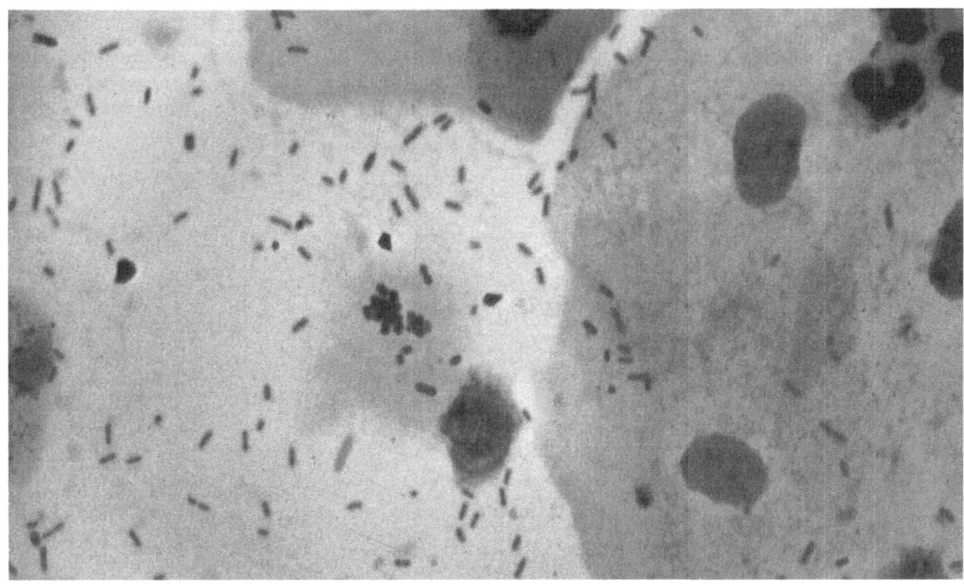

Abb. 3. Scheiden-Reinheitsgrad II (Epithelien, Bakterien, vereinzelt DÖDERLEIN'sche Stäbchen)

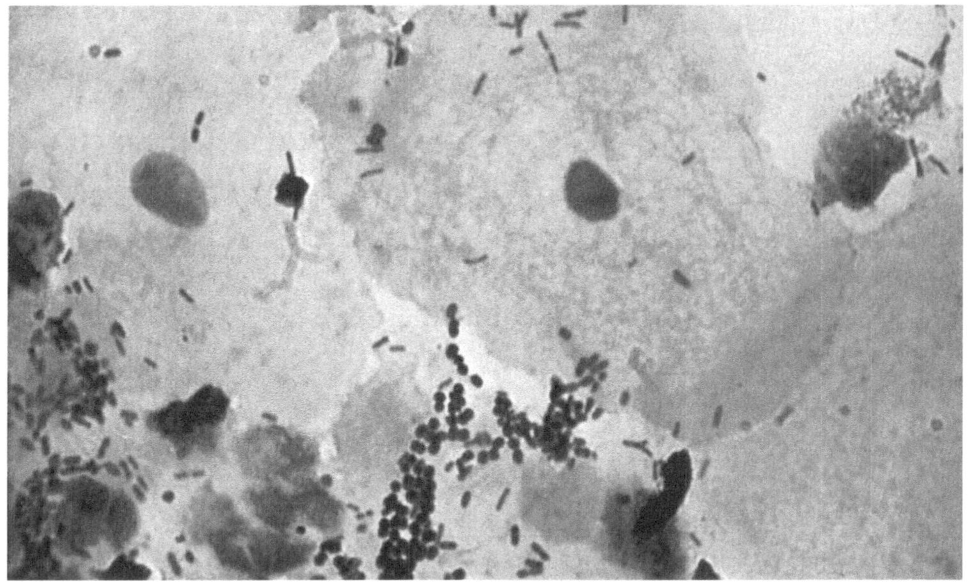

Abb. 4. Scheiden-Reinheitsgrad III (Epithelien, Leukozyten, Bakterien in Haufen)

vierende Harnwegsinfekte (p.d. 4 Episoden/Jahr) bekannt waren, folgende bakteriologische Untersuchungen angestellt:

1. Der Harn wurde mittels Einmalkatheterismus steril abgenommen.

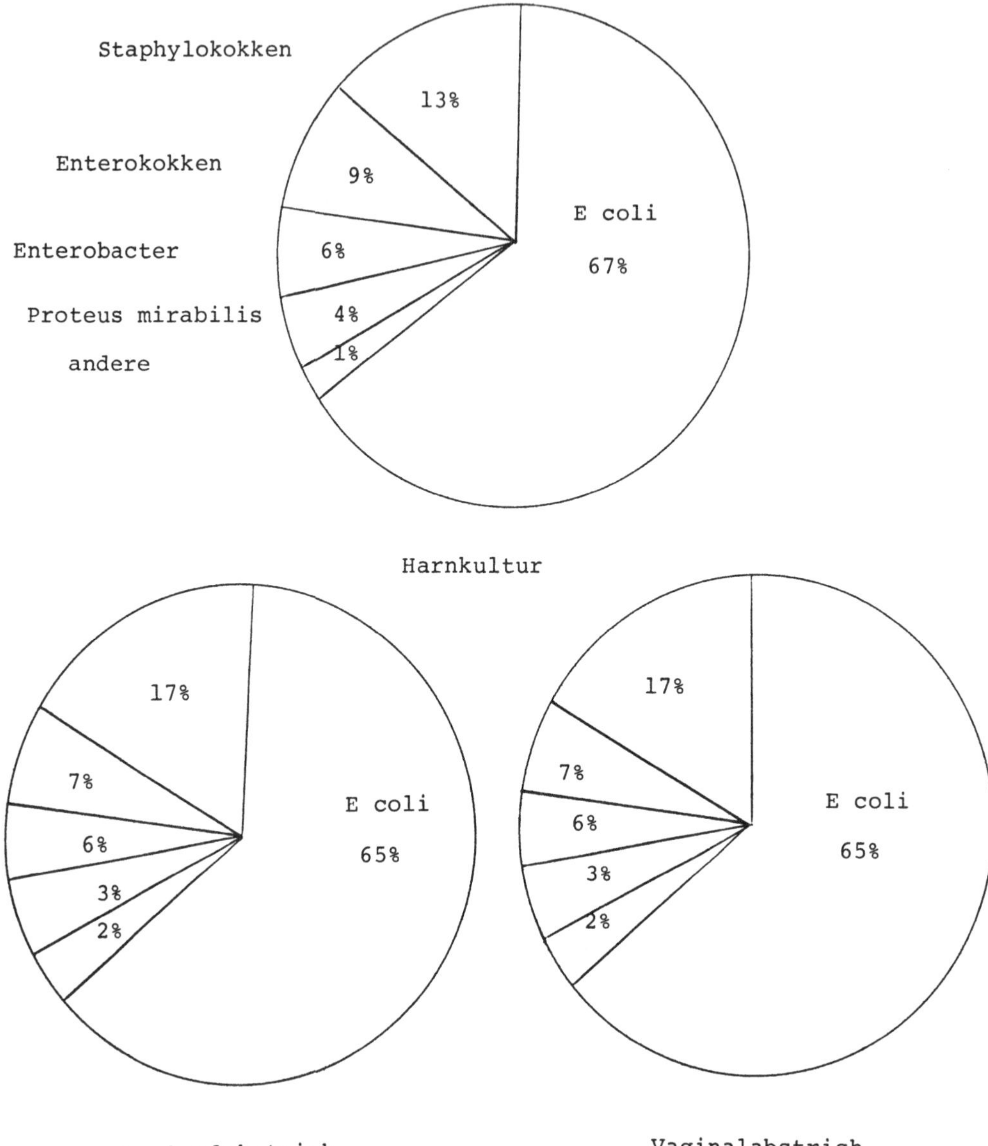

Abb. 5. Konkordanz zwischen Keimen der Harnkultur und periurethraler/vaginaler Keimbesiedlung

2. Ein Abstrich aus der Periurethralregion und

3. ein Abstrich aus der Scheide wurden mittels Transpocult zur bakteriologischen Untersuchung gebracht.

Alle Abstriche wurden nach Gram gefärbt (auch zum Ausschluß einer unerkannten Gonorrhoe). Die Keime wurden auf Plattenagar überimpft, kultiviert und auf ihre Sensibilität geprüft.

Tabelle 1. Lokale Antibiotika (Austria Codex 1983/84)

Amphotericin B 10 mg: Ampho-Moronal Ovula Salbe auch mykostatisch

Thyrothricin 4 mg: Colpothricetten Vaginaltabletten

Tetracyclin: Fluorex Vaginolen

Tetracyclin + Amphotericin: Mysteclin Ovual Salbe

Natamycin 25 mg: Primafucin Vaginaltabletten

Oxytetracyclin 100 mg + Polymycin B 10 mg: Terramycin Vaginaltabletten mit Polymycin

---

Auffallend war, daß keine dieser Patientinnen mit der Diagnose "rezidiverende" Zystitis einen Scheiden-Reinheitsgrad I (Abb. 2) aufwies, sondern häufig einen Reinheitsgrad II, meist aber III (Abb. 3 und 4) hatten.

Die hohe Übereinstimmung (Abb. 5) zwischen Keimen, die aus dem Harn und den Abstrichen kultiviert werden konnten, deckt sich durchaus mit den Ergebnissen früherer Untersucher (12, 13, 18, 22).

Da die Patientinnen unserer Studie durchwegs vorbehandelt waren, ist das Keimspektrum erwartungsgemäß etwas anders als bei Frauen mit akuter nicht/oder noch nicht rezidivierender Harnblasenentzündung (3, 11, 14). Die von uns identifizierten Keime wiesen auch stets ein identes Resistenzmuster auf. Die häufig gemachte Beobachtung, daß trotz testgerechter Behandlung eine Reinfektion mit dem gleichen Keim auftreten kann, muß daher zu der Annahme führen, daß das Keimreservoir durch die Behandlung (insbesondere bei nur harngängigen antimikrobiellen Substanzen) unbeeinflußt bleibt.

Anhand unserer Untersuchungen haben wir eine antibakterielle (u.U. nicht testgerechte) Therapie des Harnwegsinfektes eingeleitet, aber auch gleichzeitig die Scheide als Infektionsquelle mit lokalen antibakteriellen Maßnahmen (wenn möglich: testgerecht) behandelt.

Die Lokalbehandlung der Scheide gestaltet sich schwierig, da es nur eine beschränkte Anzahl lokal wirksamer Antibiotika gibt (Tabelle 1). Daher muß man unter Umständen mit Antiseptika wie Polyvinylpyrrolidon (Betaisodona) oder organische Quecksilberverbindungen (Merfen) das Auslangen finden. Nach Sanierung der Scheide sollte mit Milchsäurepräparaten versucht werden, das physiologisch saure Milieu der Scheide wiederherzustellen. Selbstverständlich wurden alle Patientinnen hinsichtlich der möglichen Keimaszension unterrichtet und in Sexualhygiene unterwiesen (18, 22, 25).

Erwartungsgemäß war die Harnkultur nach der Behandlung steril und die subjektiven Beschwerden verschwunden, die Vaginalabstriche ließen aber in mehr als 35% eine Persistenz der Keime erkennen. Bei diesen Patientinnen wurden mehrmals intravaginale, desinfizierende Behandlungen durchgeführt.

Mit den oben erwähnten Maßnahmen ist es uns gelungen, bei 109 (= 73%) von 150 Patientinnen die Reinfektion mindestens über 1 Jahr zu verhindern. Bei den übrigen Patientinnen haben wir zu einer Langzeitprophylaxe mit einem Chemotherapeutikum geraten (7, 14, 15, 22, 25).

Das Ziel unserer Untersuchungen war es, mit einfachen Methoden wie Harnkultur und Genitalabstriche harnpathogene Keime nachzuweisen und auf ihre Sensibilität zu prüfen. Dementsprechend waren wir bemüht,

die Harnwegsinfektion zu kurieren und die Scheide als vermutete Keim-
quelle trocken zu legen.

Zusammenfassend glauben wir, daß bei der sogenannten "banalen" rezidivierenden Zystitis der sexuell aktiven Frau bei normalen gynäkologi-
schen[1] und urologischen Befunden die Scheide *das* natürliche Keimreservoir darstellt. Rezidivierende Harnwegsinfektionen, die durch eine pathologische Scheidenflora verursacht werden, müssen daher unbedingt
mit einer gezielten, die Infektionsquelle ausschaltenden Behandlung
kuriert werden. Um den Erfolg einer solchen Therapie zu sichern, sollten auch der (die) Geschlechtspartner in den Untersuchungs- und Behand-
lungsplan einbezogen werden.

Literatur

1. Asscher AW (1980) "Pathogenesis of ascending infection" in The Challange of
   Urinary Tract Infections. Academic Press, London Toronty Sydney
2. Asscher AW, Sussman M, Waters WE, Evans JAS, Campbell, Evans KT, Williams, JE
   (1969) The clinical significance of asymptomatic bacteriuria in the non pregnant
   women. J Infect 120:17
3. Cattell WR, Charlton CAC, McSherry A, Frey JK, O'Grady (1973) The localization
   of urinary tract infection and its relationship to relapse, reinfection and
   treatment. Oxford University Press
4. Bran JL, Levison ME, Kaye D (1972) Entrance of bacteria into female urinary
   bladder. N Engl J Med 286:626
5. Buckley RM Jr, McGuckin M, Mac Gregor RR (1973) Urine bacterial counts after
   sexual intercourse. N Engl J Med 298:321
6. Busch R, Huland H (1984) Correlation of symptoms and result of direct bacterial
   localisation in patients with urinary tract infection. J Urol 132:282
7. Brumfitt W, Hamilton-Miller JMF, Gorgon RA, Cooper J, Smith GW (1983) Long-term
   prophylaxis of urinary infection in women. J Urol 130:1110
8. Fairley KF (1972) The routine determination of the site of infection in the investigation of patients with urinary tract infection. In: Renal Infection and
   Renal Scarring, Kincaid-Smith P, Fairley KF (eds). Melbourne Mercedes Publishing
   Co
9. Harding GKM, Ronald AR (1974) A controlled study of antimicrobial prophylaxis
   of recurrent urinary infections in women. N Engl J Med 291:597
10. Huland H, Köllermann M, Burckardt P, Scherf H, Klosterhalfen H (1978) Der Wert
    direkter bakteriologischer Lokalisationsmethoden für die Behandlung von Harn-
    wegsinfekionen. Urologe A 17:371
11. Kasanen A, Toivanen P, Sourander L, Kaarsalo E, Aantaa S (1974) Trimethoprim in
    the treatment and long term control of urinary tract infection. Scand J Infect
    Dis 6:91
12. Köllermann MW, Scherf H (1977) Untersuchungen über die periurethrale Darmkeim-
    besiedelung bei urologisch gesunden Probanden und Patientinnen mit rezidivieren-
    den Harnwegsinfekten. Verh Dtsch Ges Urol 28:56
13. Kunin CM (1978) Sexual intercourse and urinary infection. N Engl J Med 298:336
14. Kunin CM (1979) Detection, prevention and management of urinary tract infection,
    3rd Ed. Lea & Febiger, Philadelphia
15. Lyon RP, Marshall S (1971) Postcoital water flush in the prevention of urinary
    tract infection. J.A.M.A. 218:1828
16. Marple CD (1941) The frequency and character of urinary tract infections in a
    unselected group of women. Ann Intern Med 14:2220
17. McCabe WR (1975) Pyelonephritis: Pathogenesis and unsolved problems in gram ne-
    gative bacterial infections and mode of endotoxin actions. Pathophysical, immuno-
    logical and clinical aspects, Urbaschek B, Urbaschek R, Netter E (eds). Springer,
    Wien

---

[1]Gering vermehrtes Scheidensekret ohne makroskopisch erkennbare Entzündungszeichen
wird von den meisten Frauenärzten als "normal" bezeichnet!

18. Pfau A, Sacks T (1981) The bacterial flora of the vaginal vestibule, urethra and vagina in premenopausal women with recurrent urinary tract infections. J Urol

19. Riedasch G, Schneider E, Ritz E (1977) Zur Diagnostik der Lokalisation von Harnwegsinfektionen unter besonderer Berücksichtigung des Antibody Coating-Tests. SM 2:6

20. Ritzerfeld W (1969) Die normale und pathologische Flora des Genitaltraktes. Gynäkologe 2:2

21. Stamey TA (1972) Urinary infections. The Williams & Wilkins Co. Baltimore

22. Stamey TA (1980) Role of sexual intercourse in recurrent bacteriuria. The Williams & Wilkins Co, Baltimore, pp 170

23. Stamey TA, Timothy M, Miller M (1977) Recurrent urinary infections in adult women. The role of introital enterobacteria. Calif Med 115:1

24. Stamey TA, Mihara G (1976) Studies of introital colonisation in women with recurrent urinary infection. The inhibitory activity of normal vaginal fluid in Proteus mirabilis and Pseudomonas aeruginosa. J Urol 115:4

25. Stille W (1984) Infektionen des Harntraktes, Stille W, Schilling A (Hrsg). W. Zuckerschwerdt, München Bern Wien

26. Thomas V, Shelokov LA, Forland M (1974) Antibody coated bateria in the urine and the site of urinary tract infection. N Engl Med 290:588

27. Vosti KL (1975) Recurrent urinary tract infection (Prevention by prophylactic antibiotics after sexual intercourse. J.A.M.A. 231:934

28. Winberg J, Bergström T, Lincoln K, Lidin-Janson G (1973) Treatment trials in urinary tract infection (UTI) with species reference to the effects of antimicrobials on the fecal and periurethral flora! Clin Nephrol 1:142

Dr. H. Reichelt, Urologische Abteilung, Allgemeine Poliklinik der Stadt Wien, Mariannengasse 10, A-1090 Wien

Neue Aspekte urothelialer Plattenepithelmetaplasien: Erscheinungsformen, Wertigkeit und klinische Bedeutung

S. C. Müller, J. W. Thüroff und H.-J. Rumpelt

Bei 50 - 70% aller geschlechtsreifen Frauen finden sich im Trigonum der Harnblase zum Teil inselartig angeordnete *nichtverhornende* Plattenepithelmetaplasien des Urothels (1), die östrogenabhängig sind, da sie erst nach der Menarche auftreten und zyklusabhängige Unterschiede aufweisen (2, 3). Manche Untersucher bringen sie mit der chronisch abakteriellen Reizblase in Verbindung, denn bei entsprechenden Patientinnen zeigte die trigonale Blasenwand ausgeprägt chronisch entzündliche Veränderungen (4).

Normale Urotheldeckzellen sind untereinander über den sogenannten "junctional complex" lückenlos verbunden.
Diese Interzellularverbindung ist wasserdicht und verhindert ein Eindringen von Urin in die Interzellularspalten (5) (Abb. 1).

Der spezielle Aufbau der leicht gefalteten, luminalen Plasmamembran erlaubt ebenso wie die lockeren Interzellularverbindungen tieferer Schichten eine Dehnung des Urothels bei Blasenfüllung.

Metaplastisches Plattenepithel dagegen besitzt nur in den tieferen Schichten vermehrt punktförmige Interzellularkontakte, während die Zellen der höheren Schichten mehr oder weniger locker aufeinander

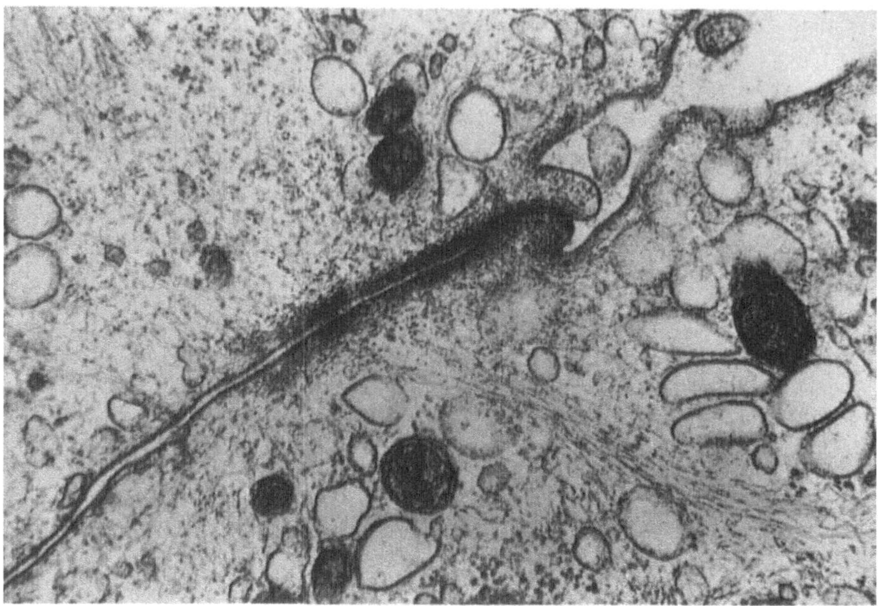

Abb. 1. Interzellularverbindungen ("tight junction") zweier Urothel-Deckzellen im Längsschnitt. Die luminalen Urothelzellen sind auf diese Weise untereinander lückenlos und "wasserdicht" verbunden. (Elektronenmikroskopische Aufnahme)

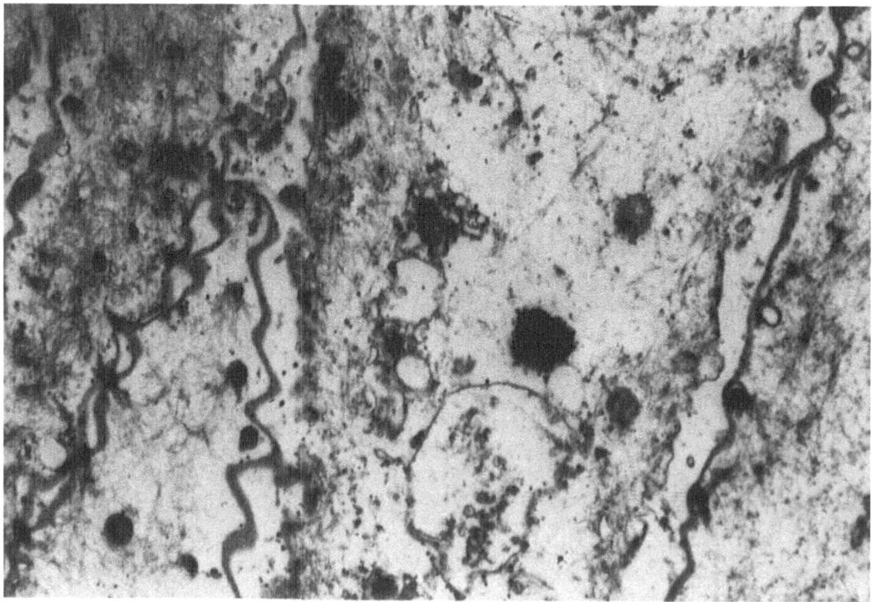

Abb. 2. Oberflächliche Zellschichten von nicht verhornenden Plattenepithel liegen nur locker aufeinander. Interzellularkontakte sind kaum noch vorhanden, so daß Urin leicht in die Interzellularspalten eindringen kann. (Elektronenmikroskopische Aufnahme)

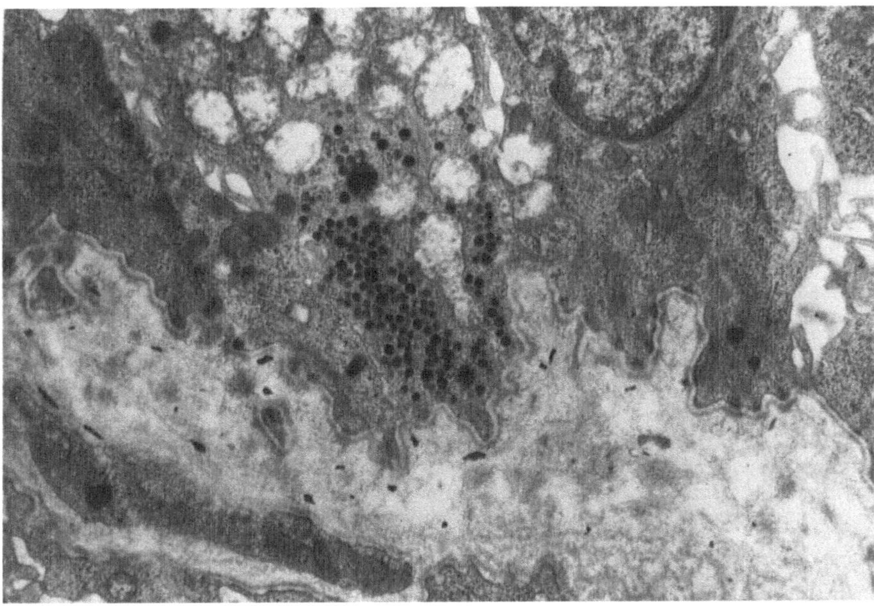

Abb. 3. Bei allen Formen plattenepithelialer Metaplasie des Urothels fanden wir
vereinzelt granulierte Zellen der Basalschicht. Sie entsprechen den Merkel-Zellen
der Haut und ihre Bedeutung ist in beiden Fällen noch unklar. (Elektronenmikroskopische Aufnahme)

liegen (Abb. 2). Diese völlig andere Charakteristik des Plattenepithels
bietet einen schlechteren Schutz gegen den Urin und könnte zu einer
chronisch interstitiellen Entzündung prädisponieren (6).

7 Patienten unserer Klinik, bei denen wegen einer sogenannten interstitiellen Zystitis eine Harnableitungsoperation durchgeführt worden
war, hatten alle schon Jahre vor der Operation bioptisch gesicherte
schwere Plattenepithelmetaplasien des Urothels.

Auch Colonaugmentationszystoplastiken, die gerade bei der interstitiellen Zystitis das Problem der kleinen Kapazität lösen sollten, haben
bei dieser Erkrankung schlechtere Ergebnisse, denn die Harndrangsympto-
me sind postoperativ oft unverändert stark vorhanden. Da das Trigonum
bei diesem Verfahren in situ belassen wird, kommt ihm wohl eine Schlüs-
selfunktion in der Übermittlung des Harndranggefühles zu.

Eine ganz andere Form der Metaplasie ist die *verhornende* Plattenepithelmetaplasie des Urothels oder auch Leukoplakie, wie wir sie bei zwei
Frauen fanden. Bisher betrachtete man die sehr seltene Leukoplakie als
eine Reaktion des Urothels auf chronisch mechanische bzw. infektiöse
Reize und obstruktive Erkrankungen. Alle diese Ursachen konnten wir
bei diesen Frauen nicht finden und trotz langdauernder antibiotischer
Therapie besserte sich weder der zystoskopische Befund noch die klinische Symptomatik der "Reizblase". Auf dem Boden einer Leukoplakie kann
sich in ca. 10 - 20% der Fälle ein invasiv wachsendes Plattenepithel-
karzinom entwickeln. Deshalb wird sie von vielen als Präkanzerose gewertet und oft sogar die prophylaktische Zystektomie empfohlen (7, 8).

Da sulfatierte Polyanionen zumindest bei der sogenannten interstitiellen Zystitis auch von uns mit gutem Erfolg eingesetzt werden, haben
wir auch diese Patientinnen mit 400 mg Natriumpentosanpolysulfat pro
Tag 6 Monate lang behandelt.

Sowohl die zystoskopische Kontrolle 6 Monate nach Therapie, als auch die Kontrollbiopsie bestätigte die Wirksamkeit der Therapie.

Die elektronenmikroskopische Untersuchung urothelialer Plattenepithelmetaplasien zeigte sowohl bei diesen zwei Patientinnen mit Leukoplakie, als auch in allen anderen Fällen der auf das Trigonum begrenzten nichtverhornenden Metaplasie granulierte Zellen der Basalschicht (Abb. 3).

Diese Zellen sind mit den sogenannten Merkel-Zellen der Haut vollkommen identisch. Ihre Bedeutung ist – auch was die Haut betrifft – völlig unklar.

Das gemeinsame Auftreten dieser Zellen bei allen Formen der weiblichen urothelialen Plattenepithelmetaplasie läßt vermuten, daß einzelne Zellen des trigonalen Grenzgebietes, deren Ursprung unbekannt ist, in Abhängigkeit vom Östrogenspiegel für die Ausbildung metaplastischen Epithels verantwortlich sind.

Plattenepithelien sind möglicherweise ein Schwachpunkt im urothelialen Abwehrsystem gegen aggressive Substanzen des Urins und erklären gleichzeitig auftretende chronisch entzündliche Veränderungen des Interstitiums sowie die entsprechende klinische Symptomatik.

Eine Progredienz bis hin zur klassisch interstitiellen Zystitis bzw. malignen Entartung ist – eine gewisse individuelle Prädisposition vorausgesetzt – nicht auszuschließen.

Die Regeneration oder Verstärkung der oberflächlichen Mucinschicht des Urothels durch orale Medikation mit Natriumpentosanpolysulfat erweist sich als wirkungsvolle Therapie, um eine Progredienz des chronisch interstitiellen Entzündungsprozesses aufzuhalten.

Literatur

1. Long ED, Shepherd RT (1983) The incidence and significance of vaginal metaplasia of the bladder trigone in adult women. Brit J Urol 55:189-194
2. Packham DA (1971) The epithelial lining of the female trigone and urethra. Brit J Urol 43:201-205
3. Tyler JE (1962) Stratified squamous epithelium in the vesical trigone and urethra: Findings correlated with the menstrual cycle and age. Am J Anat 111:319-335
4. Henry L, Fox M (1971) Histological findings in pseudomembranous trigonitis. J Clin Pathol 24:605-608 (1971)
5. Eldrup J, Thorup J, Nielsen SL, Hald T, Haiman B (1983) Permeability and ultrastructure of human bladder epithelium. Brit J Urol 55:488-492
6. Davis R, Hunt AC (1981) Surface topography of the female bladder trigone. J Clin Path 34:308-313
7. Reece WR, Koontz WW (1975) Leukoplakia of the urinary tract: a review. J Urol 114:165-171
8. Morgan RJ, Cameron KM (1980) Vesical leukoplakia. Brit J Urol 52:96

Dr. S.C. Müller, Urologische Universitätsklinik, Langenbeckstraße 1, D-6500 Mainz

Morphologische und endokrinologische Befunde bei der sogenannten Trigonitis

S. H. Flüchter, K.-H. Bichler, P. A. König und R. Harzmann

Ein Teil der geschlechtsreifen Frauen mit dysurischen Miktionsbeschwerden, imperativem Harndrang, Pollakisurie und diffusen Schmerzen in der
Harnblasengegend bieten bei sterilem Urin eine zystoskopisch charakteristische, grauweißlich zottige Auflockerung der Schleimhaut des Trigonums und der proximalen Urethra mit landkartenartiger, scharfer Abgrenzung zum normalen Urothel. Andererseits wird dieser endoskopische
Befund auch bei prae- und postmenopausalen Frauen ohne Beschwerden
beobachtet, nicht jedoch bei praemenarchen Mädchen (3, 7, 10, 11).

Histologisch finden sich eine Verbreiterung des Epithels und eine Me-
taplasie des Übergangsepithels zum nicht verhornenden Plattenepithel.
Das Epithel wölbt sich basalwärts in Form papillomatös endophytischer
Komplexe vor, wobei die papillomatöse Komponente auch ein stärkeres
Ausmaß erreichen kann. Ein infiltratives Wachstum findet sich nicht.
Die obersten Zellagen sind abgeflacht und bieten das Bild der Parakera-
tose. Das subepitheliale Stroma zeigt eine lockere entzündliche Infiltration durch Rundzellen, daneben dilatierte Gefäße und ein geringes
Stromaödem (Abb. 1). Elektronenmikroskopisch finden sich Zellen mit
großem ovalem Kern und lockerer Chromatinverteilung. Das Zytoplasma
ist aufgelockert und zeigt eine mäßige Glykogeneinlagerung. In den Rand-
bezirken besitzen die Zellen, wie beim Plattenepithel typisch, Desmosomen mit Tonofilamenten (Abb. 2). Sideri u.a. beschreiben in diesem Zusammenhang das Auftreten von engen und klaffenden Verbindungen (tight
and gap junction) in den trigonalen Plattenepithelzellverbänden (8).
Aufgrund dieser Befunde wird eine unterschiedliche Durchlässigkeit für
Urin oder andere reizende Substanzen diskutiert (8). Da das Urothel
wasserundurchlässig ist, könnte bei einem Teil der Frauen mit trigonaler Plattenepithelmetaplasie eine vermehrte Penetrationsfähigkeit für
gewisse Reizstoffe die Schmerzsymptomatik im Sinne einer Reizblase erklären.

Als im Vordergrund stehender, die dysurischen Beschwerden erklärender
Befund findet sich somit die papillär endophytische Plattenepithelmetaplasie. Von untergeordneter Bedeutung sind offensichtlich die geringen entzündlichen Stromaveränderungen. Auffallend sind neben der
Zellmonomorphie das Fehlen von Kerndysplasien und der Glykogenreich-
tum (3).

Die Beschränkung dieser Veränderungen auf Trigonum und hintere Harnröhre sind Ausdruck dessen, daß diese Strukturen einen anderen embryo-
logischen Ursprung haben als die übrigen Anteile der Harnblase. Zur
Embryologie des Trigonums existieren verschiedene Theorien. Nach
Hamilton (2) ist das Trigonum ein Derivat des geschlechtshormonsensi-
tiven Wolff'schen Gangsystems. Streitz u.a. (9) dagegen vertreten die
Ansicht, daß das Epithel des ebenfalls hormonabhängigen Urogential-
sinus in den Teil der Blase eingewandert sei, der aus dem Wolff'schen
Gangderivat gebildet ist. Die Beschränkung der Metaplasie auf den Tri-
gonumbereich, die Bevorzugung des weiblichen Geschlechts, die von v.
Rütte (6) beschriebenen trigonalen Epithelveränderungen während des
Menstruationszyklus, die Trigonumepithelatrophie bei postmenopausalen
Frauen (8) sowie der Nachweis von Östrogenrezeptoren in Trigonum und
Harnröhre der Frau (1, 4) waren Anlaß, bei diesem endoskopischen Befund

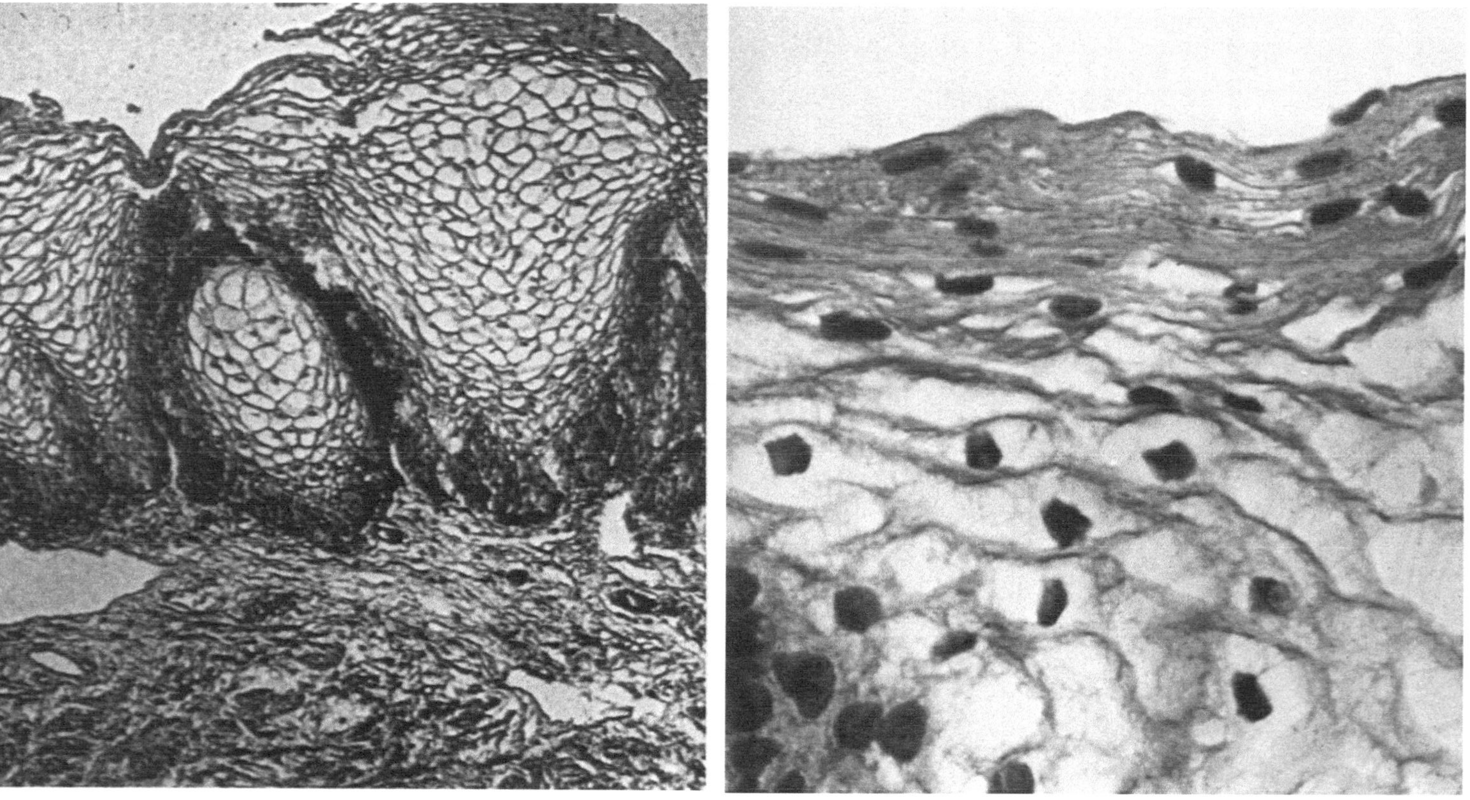

<u>Abb. 1.</u> Histologischer Befund der trigonalen Plattenepithelmetaplasie: Es findet sich eine Verbreiterung des Epithels und eine Metaplasie des Übergangsepithels zum nicht verhornenden Plattenepithel. Basalwärts wölbt sich das Epithel in Form von papillomatös endophytischer Komplexe vor. Ein infiltratives Wachstum fehlt

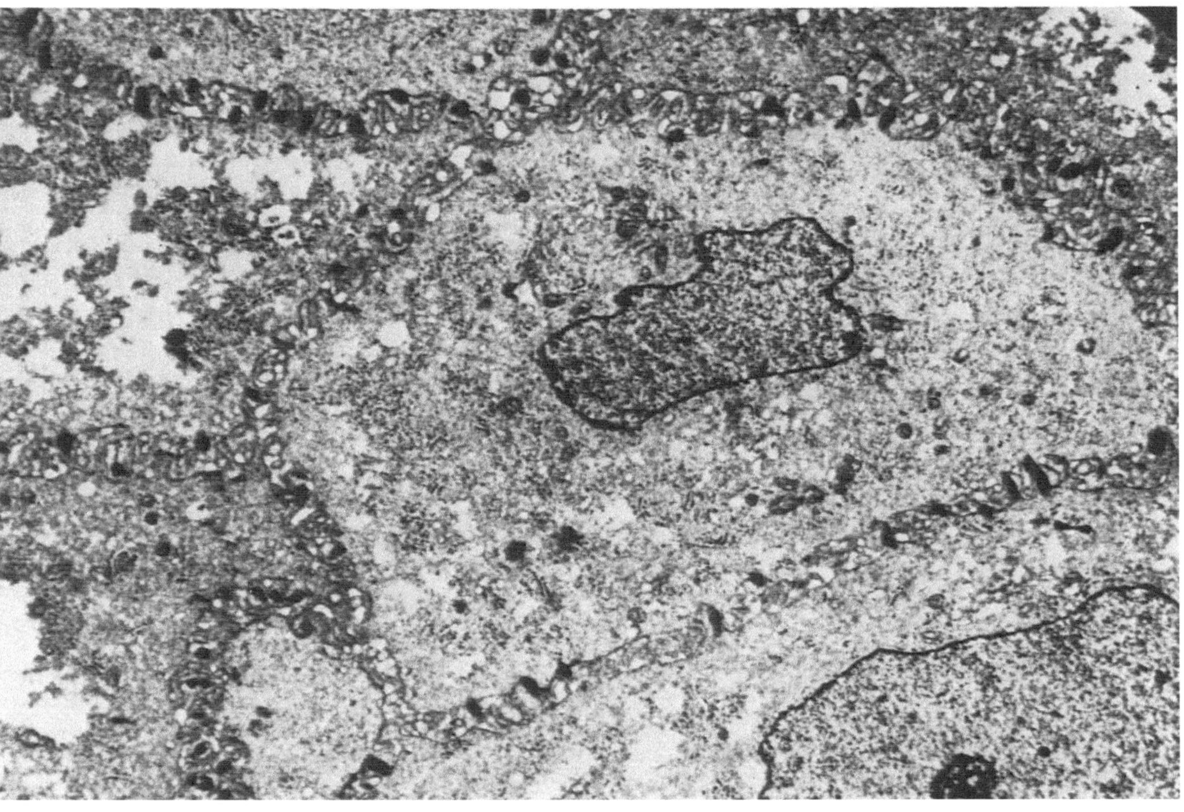

Abb. 2. Elektronenmikroskopischer Befund der Plattenepithelmetaplasie: Die Zellen zeigen einen großen ovalen Kern mit lockerer Chromatinverteilung. Das Zytoplasma läßt eine mäßige Glykogeneinlagerung erkennen. Zwischen benachbarten Zellen bestehen als Zeichen plattenepithelialer Differenzierung Desmosomen mit Tonofilamenten

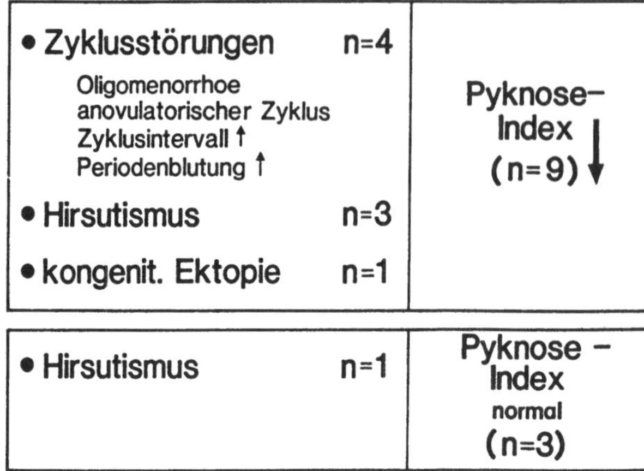

Abb. 3. Bei 9 Frauen mit erniedrigtem und grenzwertigem karyopyknotischen Index der Scheidenschleimhaut fand sich eine Zunahme gynäkologischer Befunde

der Frage nachzugehen, ob eine Korrelation zwischen den beklagten zystischen Beschwerden und einer hormonellen Dysfunktion oder einem Hormonmangel besteht.

Patientengut und Methodik

12 Patientinnen im Alter von 20 - 41 Jahren mit endoskopisch und histologisch nachweisbarer Plattenepithelmetaplasie erhielten zusätzlich zur urologischen Untersuchung Kontrollen von Serum-LH, -FSH, -Prolaktin, -Östrogen, -Progesteron sowie den 17-Ketosteroiden im Urin. Darüber hinaus wurde der karyopyknotische Index der Scheidenschleimhaut bestimmt und in Abhängigkeit vom Menstruationszyklus bewertet. Zusätzlich wurden die Patienten gynäkologisch untersucht. 11 Frauen erhielten eine Östrogensubstitution in Form von lokalen Dienoestrol-Ortho-Scheideneinlagen. In mehreren Fällen wurde zusätzlich eine orale oder intramuskuläre Östrogensubstitution durchgeführt.

Ergebnisse

Sämtliche Hormonparameter waren normal. Bei 9 der 12 Frauen fand sich ein deutlich erniedrigter bzw. grenzwertiger karyopyknotischer Index der Scheidenschleimhaut. Bei diesen 9 Frauen fiel eine Zunahme gynäkologischer Befunde wie geringer Hirsutismus und Zyklusstörungen auf (Abb. 3). 4 der 9 Frauen nahmen regelmäßig Antikonzeptiva mit niedrigem Östrogengehalt. Unter Hormonsubstitution zeigte sich bei allen Frauen mit erniedrigtem karyopyknotischem Index eine regelrechte Proliferation des Scheidenepithels mit entsprechendem Anstieg des Pyknose-Indexes. Urologischerseits konnten 7 der 9 Frauen mit erniedrigtem Pyknose-Index nachuntersucht werden. 3 waren beschwerdefrei, 4 gaben eine deutliche Besserung an. Bei 2 Patienten mit primär normalem Pyknose-Index ließ sich nur in einem Fall eine Besserung erzielen. Endoskopisch fand sich unverändert die trigonale Epithelmetaplasie. Auf eine erneute Biopsie wurde verzichtet.

Diskussion

Die klinische Relevanz der trigonalen Plattenepithelmetaplasie, d.h. der Bezug zur sogenannten Reizblase, sollte differenziert beurteilt werden, da dieser Befund — wie Serienuntersuchungen von Wiener u.a.

(11), Widran u.a. (10) und Schubert u.a. (7) sowie eigene klinische Erfahrungen gezeigt haben, bei einem Großteil der Frauen ohne Reizblasensymptomatik gefunden wird. Allerdings sollten bei klinischen Beschwerden nach Ausschluß anderer morphologischer und infektiöser Befunde ein lokaler Östrogenmangel oder eine hormonelle Dysfunktion ursächlich diskutiert werden. Hinweise darauf fanden sich in der hier vorgestellten Studie bei 9 von 12 Patientinnen in einem erniedrigten karyopyknotischen Index, nicht jedoch in Veränderungen des Hormonstatus. Ein Großteil dieser 9 Patientinnnen ließ die Zeichen eines Hirsutismus erkennen oder klagte über Zyklusstörungen. Bemerkenswert erscheint auch die Tatsache, daß 4 der 9 Patientinnen Antikonzeptiva der neuen Generation nahmen, die zur Senkung des kardiovaskulären Risikos nur einen geringen Östrogenanteil (0,03 mg/die) aufweisen. Die vorgestellten Ergebnisse lassen es sinnvoll erscheinen, bei Frauen mit endoskopisch nachweisbarer Plattenepithelmetaplasie vom vaginalen Typ (5) und den oben beschriebenen Beschwerden eine Östrogensubstitution zu erwägen, zumal in einigen Fällen eine deutliche Besserung der Beschwerden erreicht werden konnte. Ursächlich muß eine günstigere Proliferation der triognalen Plattenepithelmetaplasie diskutiert werden, die möglicherweise zu einer Protektion des Trigonums gegen Reizstoffe des Urins führt.

Literatur

1. Batra SC, Iosif CS (1983) Female urethra: A target for Estrogen Action. J Urol 129:418
2. Hamilton WJ (1966) Human embryology. W Heffer, Cambridge
3. Haumer M, Bichler K-H, Harzmann R (1978) Urethralsyndrom und Trigonitis. Gemeinsame Tagung der Österreichischen Gesellschaft für Urologie und der Bayrischen Urologenvereinigung, Salzburg 17-19.5.
4. Iosif CS, Batra S, Ek A, Astedt B (1981) Estrogen receptors in the human female lower urinary tract. Am J Obstet Gynecol 141:817
5. Koss LG (1975) Tumors of the urinary bladder. In: Atlas of Tumor Pathology. Washington, DC: Armed Forces Institute of Pathology, 2nd series, fasc 11
6. v. Rütte B (1970) Die Reizblase der Frau. Enke, Stuttgart
7. Schubert GE, Pavkovic M, Kirchhoff L (1981) Metaplastische und proliferative Prozesse der Blasenschleimhaut im höheren Lebensalter. Urologe A 20:196
8. Sideri M, De Virgiliis G, Rainoldi R, Ferrari A, Remotti G (1983) Junctional pattern in the squamous metaplasia of the female trigone. A freeze-fracture study. J Urol 129:280
9. Streitz SM (1963) Squamous epithelium in the female trigone. J Urol 90:62
10. Widran J, Sanchez R, Gruhn J (1974) Squamous metaplasia of the bladder: A study of 450 patients. J Urol 112:479
11. Wiener DP, Koss LG, Sablay B, Freed SZ (1979) The prevalence and significance of Brunn's nests, cystitis cystica and squamous metaplasia in normal bladders. J Urol 122:317

Priv.-Doz. Dr. S.H. Flüchter, Urologische Universitätsklinik, Calwerstraße 7, D-7400 Tübingen 1

Keimspektrum und Resistenzsituation bei Harnwegsinfekten, Verlaufsbeobachtung über 10 Jahre

W. Rössler, H. Palmtag, H. P. Geissen und L. Röhl

Viele akut eintretende Harnwegsinfektionen müssen behandelt werden, ohne daß Erreger und Empfindlichkeit bekannt sind. Die Kenntnis der klinikspezifischen Keime und ihr Resistenzverhalten ist deshalb selbst für die Behandlung von sogenannten unkomplizierten Harnwegsinfektionen wesentliche Voraussetzung, um möglichst frühzeitig eine gezielte Behandlung mit hoher Trefferquote einleiten zu können. In Folgendem berichten wir über eine Analyse von 930 Patienten, die zwischen 1972 und 1982 in unserer Abteilung untersucht wurden.

Material und Methode

Analysiert wurden 930 Patienten, die zwischen 1972 und 1982 wegen des Verdachts auf ein Blasenkarzinom erstmals in unserer Klinik behandelt werden mußten. Die hierbei erzielte Selektion ist als durchaus typisch für urologische Kliniken zu bezeichnen. Es fand sich in 351 Fällen eine Harnwegsinfektion. Analysiert wurde das Keimspektrum und das Resistenzverhalten der jeweiligen Erreger, eine Unterteilung in komplizierte und unkomplizierte Harnwegsinfekte erfolgte nicht. Der Zeitraum zwischen 1972 bis 1976 wurde dem Zeitraum 1977 bis 1982 gegenübergestellt.

Ergebnisse

Häufigste Erreger über dem Zeitraum 1972 bis 1976 bei 360 Patienten (Tabelle 1) war E. coli mit 11,9% gefolgt von Klebsiellen mit 10,3% sowie Pseudomonas mit 9,2% und Proteus mit 8,1%. Enterokokken und Staphylokokken spielten mit 2,8% bzw. 0,3% nur eine untergeordnete Rolle in diesem Zeitabschnitt. Im Zeitraum 1977 bis 1982 wurden 570 Patienten untersucht (Tabelle 2). Auch hier war E. coli mit 10,6% häufigster Keim aller Infekte, wiederum gefolgt von Klebsiellen und Pseudomonas mit 5,3 und 5,6%. Ähnliche Verhältnisse zeigten sich bei Proteusinfekten. Hier war ein Rückgang von 8,1 auf 3,8% zu verzeichnen. Enterokokken und Staphylokokken zeigten eine deutliche Zunahme auf 6,5 bzw. 3,7%. Sie spielten somit weiterhin nur eine untergeordnete Rolle, zeigten jedoch insgesamt die deutlichste Zunahme aller untersuchten Keime. Somit ergibt sich folgende Keimspektrumveränderung in den verglichenen Zeitabschnitten (s. Tabelle 3).

Tabelle 1. Erregerhäufigkeit 1972 – 1976 bei 360 Patienten		
E. coli	11,9%	(n = 43)
Klebsiella	10,3%	(n = 37)
Pseudomonas	9,2%	(n = 33)
Proteus	8,1%	(n = 29)
Enterokokken	2,8%	(n = 10)
Staphylokokken	0,3%	(n = 1)

Tabelle 2. Erregerhäufigkeit 1977 – 1972 bei 570 Patienten		
E. coli	10,6%	(n = 62)
Klebsiella	5,3%	(n = 31)
Pseudomonas	5,6%	(n = 33)
Proteus	3,8%	(n = 22)
Enterokokken	6,5%	(n = 37)
Staphylokokken	3,7%	(n = 21)

Tabelle 3. Keimspektrumveränderung 1972 - 1976/1977 - 1982

	Faktor
E. coli	- 0,9
Klebsiella	- 5,1
Pseudomonas	- 6,1
Proteus	- 0,5
Enterokokken	+ 2,3
Staphylokokken	+ 12,3

Tabelle 4. Ansprechbarkeit von Staph. aureus, E. coli und Proteus

Tabelle 5. Ansprechbarkeit von Klebsiella pneumonia, Pseudomonas und Enterokokken

RESISTENZSITUATION

STAPH. AUREUS

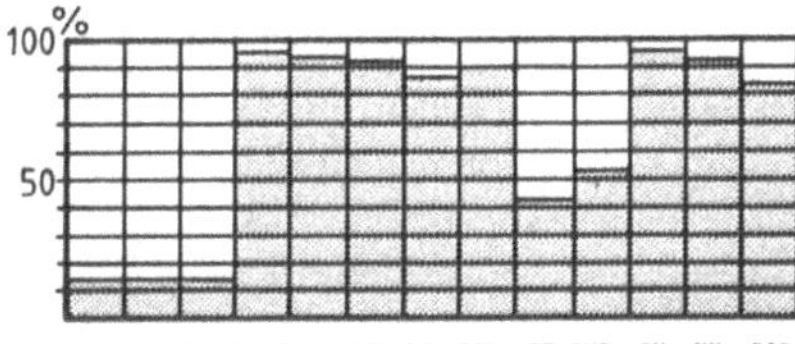

E. COLI

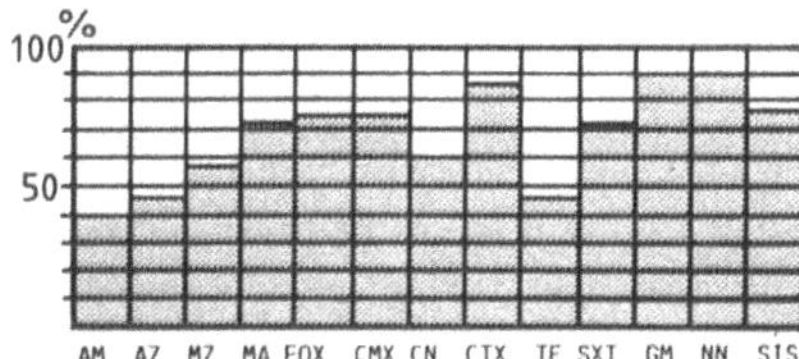

PROTEUS

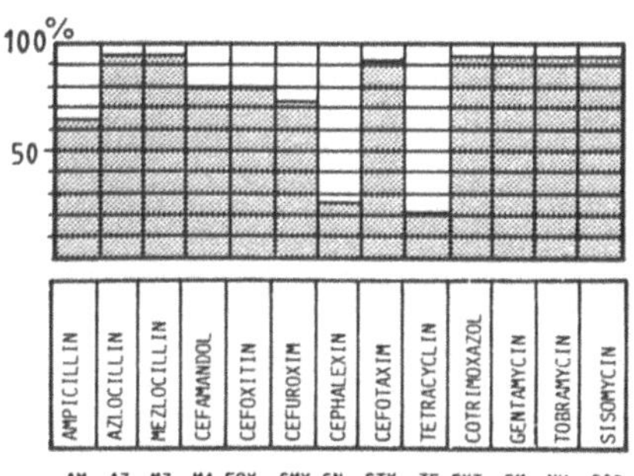

RESISTENZSITUATION

KLEBSIELLA PN.

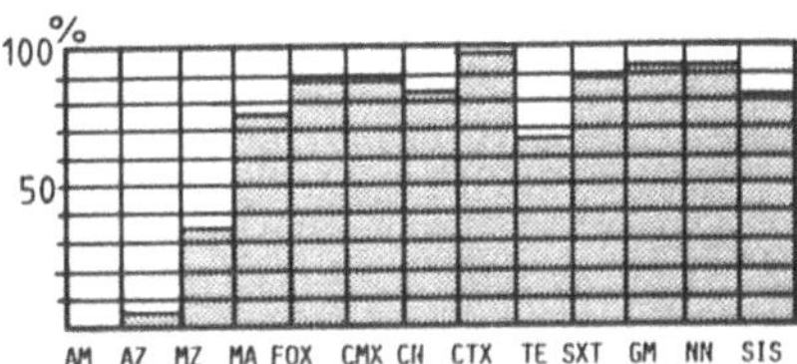

PSEUDOMONAS

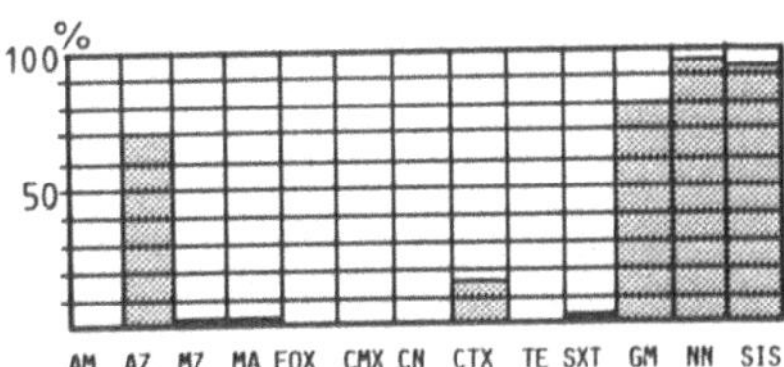

ENTEROKOKKEN

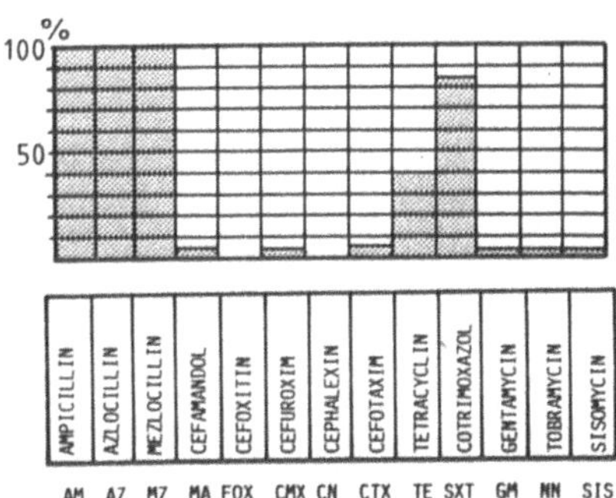

Die Infektionsrate mit E. coli und Proteus blieb ungefähr gleich. Klebsiellen- und Pseudomonas-Infektionen zeigten einen geringen Rückgang, während Enterokokken und insbesondere Staphylokokken eine deutliche Zunahme aufwiesen.

Die Resistenzssituation der einzelnen Keime entwickelte sich ebenfalls recht unterschiedlich. Bei Enterokokken liegt eine Resistenz auf Cephalosporine vor, Staphylokokken zeigten sich vornehmlich gegenüber Penicillin resistent und waren nur in ca. 50% auf Trimethoprim-Sulfametoxazol-Kombinationen empfindlich. Proteus zeigte gute Ansprechbarkeit auf Cotrimoxazol-Präparate, Penicilline und Cephalosporine. Probleme ergaben sich bei Pseudomonasstämmen, die zunehmend gegenüber Penicillin-Abkömmlingen resistent wurden. Sie weisen vor allen Dingen eine Sensibilität auf Tobramycin und Pseudomonas-spezifische Cephalosporinabkömmlinge auf (Tabelle 4 und 5).

Diskussion

Es läßt sich feststellen, daß in dem von uns untersuchten Zeitraum zwischen 1972 und 1982 ein deutlicher Erregerwechsel festzustellen war. Dieser kennzeichnete sich vor allem dadurch aus, daß Staphylokokken und Enterokokken wieder häufiger als pathogene Keime im Harntrakt nachweisbar waren. Gleichzeitig zeigte sich ein Zurückweichen der klassischen Problemkeime wie Klebsiellen- und Proteusarten. Die Zunahme der Enterokokken läßt sich vermutlich auf einen vermehrten Einsatz moderner, für diese Keime nicht wirksamer Cephalosporine zurückführen. Die Zunahme dieser Keime dürfte jedoch auch dadurch bedingt sein, daß in den früher üblichen Urikultverfahren der Nachweis von Enterokokken äußerst schwierig war. Die Zunahme bzw. die Selektion bei Staphylokokken dürfte am ehesten durch die häufige Applikation von Trimetoprim-Sulfamethoxazolkombinationen in der Urologie zurückzuführen sein.

Aufgrund eigener Erfahrungen halten wir bei der Behandlung von Harnwegsinfekten zur Erhöhung der Trefferquote klinisch-spezifische bakteriologische Bulletins in regelmäßigen zeitlichen Abständen für notwendig.

Dr. W. Rößler, Urologische Abteilung des Chirurgischen Zentrums der Universität Heidelberg, Im Neuenheimer Feld 110, D-6900 Heidelberg

Diskussionsbericht Vortrags-Nummern 68 – 76

Moderatoren: H. Haschek, R. Nagel

Da aus zeitlichen Gründen keine Diskussion abgehalten werden konnte, nachstehend die Schlußzusammenfassung durch den Moderator Haschek.

Aus den Voträgen wird deutlich, wie wichtig nach wie vor eine gezielte subtile Anamnese in der Diagnostik der Zystitis der Frau ist. Damit können vor allem psychosomatische Störungen erfaßt werden (72). Alle pathologischen Veränderungen an der Urethra bedeuten eine Disposition für vesikale Infektionen wie distale Harnröhrenstenose (68), Urethradivertikel (69), Blasenausgangsstarre der Frau (70). Bemerkenswert der relativ hohe Anteil an faßbaren anatomischen Störungen bei der postkoitalen "Urethritis" (71). Weitgehende Übereinstimmung der vaginalen Bakterienflora mit den Erregern bei rezidivierenden Harnwegsinfektionen bei Frauen vor der Menopause bestätigen den Entstehungsmechanismus der postkoitalen Zystitis. Antibakterielle Maßnahmen zur Sanierung der vaginalen Infektion werden im Gegensatz zu Stamey positiv bewertet (73). Neue Aspekte trigonaler Plattenepithelmetaplasien, morphologische und endokrinologische Befunde bei Trigonitis sind in Übereinstimmung der Keimblattabhängigkeit in Analogie zu Vagina und Uterus (74, 75). Zunahme der Enterokokken, wahrscheinlich durch breite Anwendung von Cephalosporinen ergab ein Vergleich der Erregerverteilung in den letzten 10 Jahren (76).

Prof. Dr. Haschek, Allgemeine Poliklinik der Stadt Wien, Urologische Abteilung, Mariannengasse 10, A-1090 Wien

Besondere Infektionen der Harnblase

Moderatoren: A. Hofstetter, Lübeck, und P. Brühl, Bonn

Zystitis Emphysematosa

R. Harzmann, S. H. Flüchter und K.-H. Bichler

Abgesehen vom Gasbrand sind Gasansammlungen im Gewebe extrem selten.
Aus urologischer Sicht interessieren hier neben der Pneumatatosis
cystoides intestini (12) vor allem die durch Trichomonaden oder Haemo-
philus vaginalis verursachte Pneumatosis vaginae bzw. uteri (9) und
das Pneumonephrogramm bzw. die Pyelonephritis emphysematosa (6). Dieses
auch unter den Begriffen renales Emphysem oder Pneumonephritis beschrie-

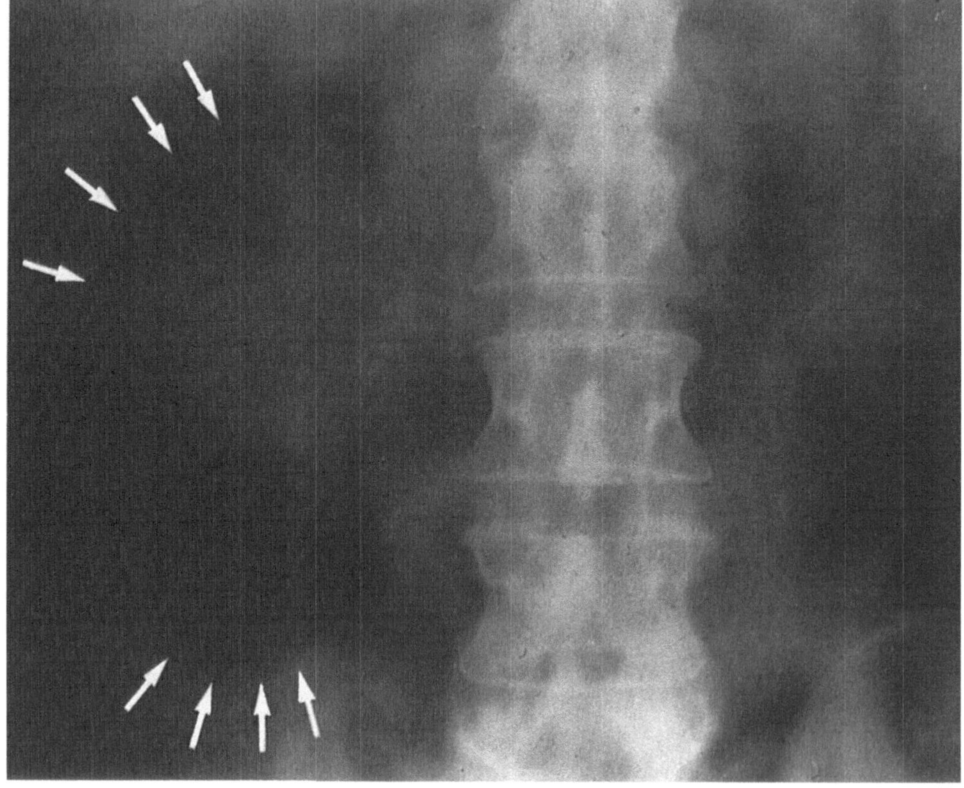

Abb. 1. Nierenleerschicht bei Pneumonephrogramm bzw. Pyelonephritis emphysematosa

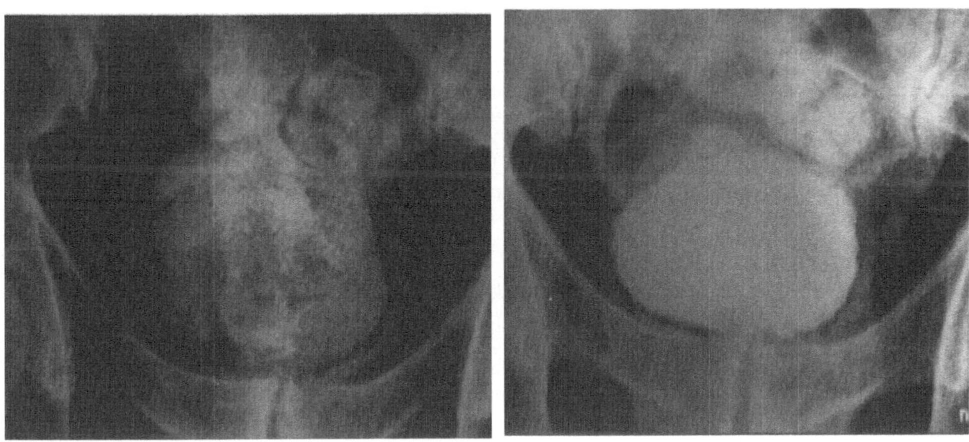

Abb. 2. Leeraufnahme und Zystogramm bei Cystitis emphysematosa: Typische Luftsichel im Harnblasenwandniveau

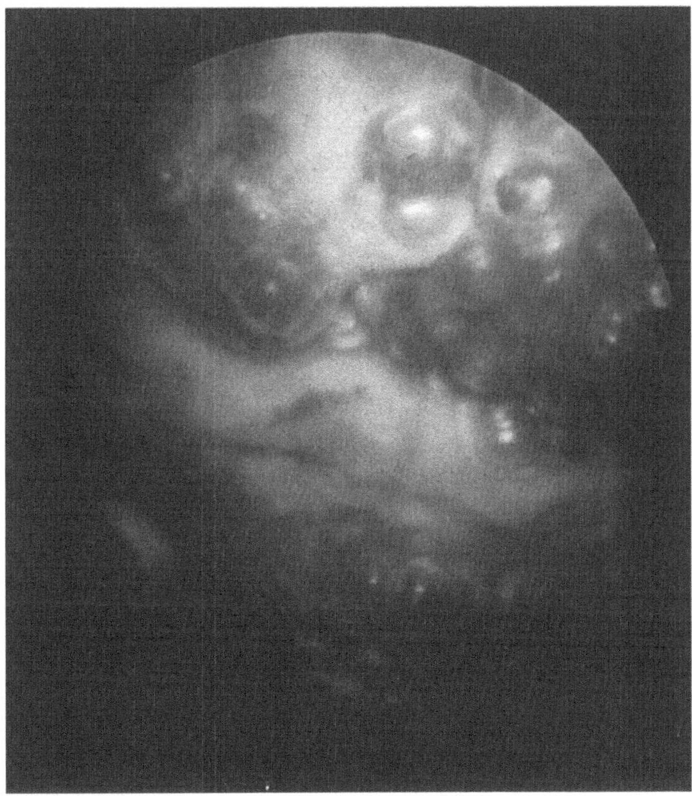

Abb. 3. Endoskopischer Befund bei Cystitis emphysematosa: Typische intraurotheliale Luftblasen

bene Krankheitsbild wurde in der Literatur mehrfach beschrieben und findet sich überwiegend (87%) bei Patienten mit schlecht eingestelltem Diabetes. Klinisch steht im Vordergrund eine gramnegative Sepsis mit einer Mortalitätsrate von 75% bei konservativer und von 32% bei kombiniert operativ-antibiotischer Therapie. Bakteriologisch fanden sich bei den bisher publizierten 55 Fällen (6) in 71% der Fälle E. coli, in 19% Mischinfekte, daneben Klebsiella pneumoniae, Aerobacter aerogenes und Proteus mirabilis, in keinem Fall jedoch Clostridien. Abbildung 1 zeigt den typischen Röntgenbefund des Pneumonephrogramms bei einer 61 Jahre alten Diabetikerin.

Gegenüber diesem dramatischen Krankheitsbild ist die Zystitis emphysematosa kaum bekannt. Bisher wurden 36 Fälle unter den Synonyma Zystitis pneumatica, Zystitis bullosa und primäre Pneumaturie beschrieben (1, 2, 3, 5, 7, 8, 9, 10, 11, 13). Grundsätzlich kann die Erkrankung in allen Lebensabschnitten, also auch im Säuglingsalter vorkommen. Der jüngste Patient war 13 Wochen, der älteste 83 Jahre alt (9). Der Altersschnitt liegt bei 61,6 Jahren, so daß die Zystitis emphysematosa als Erkrankung des älteren Menschen aufzufassen ist. Frauen erkranken häufiger als Männer (2 : 1). Histologisch finden sich Gasblasen intraurothelial, in der Lamina propria und in oberflächlichen oder tiefen Anteilen der Muskulatur.

Das Krankheitsbild ist von der Symptomatik her charakteristisch durch eine Pneumaturie bei typischen Zystitis-Beschwerden. Häufigste Ursache einer Luftansammlung in der Harnblase und einer daraus resultierenden Pneumaturie ist jedoch nicht die Zystitis emphysematosa, sondern die Situation nach endoskopischer Instrumentation und vor allem bei vesikointestinalen Fisteln (Morbus Crohn, Divertikulitis u.a.). Diese Faktoren sollten demnach in der Diagnostik der Pneumaturie zunächst Beachtung finden.

Als Ursache der Gasbildung im Gewebe wird in erster Linie die Fermentation der Gewebeglucose zu CO_2 und Wasserstoff diskutiert. Da nahezu ausschließlich Patienten mit schlecht eingestelltem Diabetes an diesem Krankheitsbild erkranken, liegt dieser kausalpathogenetisch auch für die Pyelonephritis emphysematosa diskutierte Zusammenhang auf der Hand. Andererseits kann die Gasbildung im Gewebe auch durch Harnblasenwandnekrosen bei Anwesenheit gasbildender Keime ausgelöst werden. Das Keimspektrum umfaßt dabei E. Coli als häufigsten Keim, daneben Streptokokken, Pneumokokken, Pseudomonas, Klebsiellen, Candida und — in bisher einem Fall — auch Clostridium perfringens (13). Von Burell (1) wurde die Zystitis emphysematosa bereits 1936 tierexperimentell durch Glucoseinfusionen nach chemischer Zystitis durch $AgNO_3$ bei zusätzlicher Instillation von E. coli in das Harnblasenlumen induziert. Abbildung 2 zeigt den charakteristischen Röntgenbefund der Harnblase von einem der beiden eigenen Fallbeobachtungen. Der endoskopische Befund (Abb. 3) ist typisch und zeigt die klassische intraurotheliale Luftansammlung als wesentlichen Befund. Hinzu kommt das klassische Bild der hämorrhagischen Zystitis.

Differentialdiagnostisch kommen endoskopisch in Betracht die Zystitis cystica, die Zystitis glandularis, die Zystitis follicularis und die hämorrhagische Zystitis. Die Bilharziose der Harnblase kann endoskopisch nur dann Schwierigkeiten bereiten, wenn zu den feinfleckigen Verkalkungen massive hämorrhagische Veränderungen hinzukommen. Während die Zystitis cystica eine besondere entzündliche Reaktionsform des Urothels darstellt, ist die Zystitis follicularis als Folge einer chronischen Irritation zu verstehen. Die Zystitis glandularis entspricht einer drüsigen Metaplasie des Urothels, die als Präkanzerose aufzufassen ist und bei der Harnblasenekstrophie besonders beachtet werden sollte (4).

Ganz im Gegensatz zur Pyelonephritis emphysematosa bzw. zum Pneumonephrogramm sind dramatische Verläufe der Zystitis emphysematosa die Ausnahme, weswegen auch die Therapie unproblematisch ist. Neben der gezielten antibiotischen Behandlung sind vorrangig die optimale Einstellung des Diabetes m. und die Beseitigung von Nekrosen sowie von Obstruktionen. Im Einzelfall muß die transurethrale Resektion der pathologisch veränderten Harnblasenwandabschnitte durchgeführt werden.

Literatur

1. Burell NL (1936) Cystitis emphysematosa: Case report and review of the literature. J Urol 36:690-693
2. Burns RA (1943) Cystitis emphysematosa: a case report. J Urol 49:808-814
3. Dahm FJ, Knecht K, Luchtrath H (1984) Cystitis emphysematosa seu pneumatica seu bullosa. Urologe B 24:215-217
4. Harzmann R, Schubert GE, Bichler K-H (1984) Harnblasenekstrophie und Karzinomentstehung. Akt Urol 15:116-121
5. Hueper W (1926) Cystitis emphysematosa. Amer J Path 2:159-165
6. Michaeli J, Mogle P, Perlberg S, Heiman S, Caine M (1984) Empyhsematous Pyelonephritis. J Urol 131:203-208
7. Mills RG (1930) Cystitis emphysematosa. I. Report of cases in men. J Urol 23: 289-306
8. Singh ChR, Lytle WF (1983) Cystitis emphysematosa caused by candida albicans. J Urol 130:1171-1173
9. Suanric D (1975) Cystitis emphysematosa. Fortschr Röntgenstr 122:550-553
10. Teasley GH (1949) Cystitis emphysematosa: case report with a review of literature. J Urol 62:48-51
11. Wells HG (1938) Report of seven cases of cystitis emphysematosa. J Urol 39:391-397
12. Wening JV (1983) Pneumatosis cystoides intestinalis - eine seltene Erkrankung unklarer Genese. Klinikarzt 12:842-844
13. West TE, Holley HP, Lauer AD (1981) Emphysematous cystitis due to clostridum perfringens. JAMA 246:363-364

Prof. Dr. R. Harzmann, Urologische Abteilung der Universitätskliniken, Calwer Straße 7, D-7400 Tübingen

Harnwegsinfektionen durch Anaerobier und andere unkonventionelle Erreger

H. H. Kühne und U. Ullmann

Ein Alltagsproblem der Urologie ist die Diskrepanz zwischen steriler Urinkultur und klinisch eindeutigen Symptomen einer Harnwegsinfektion. Dieser Sachverhalt wird auch als sterile Leukozyturie bezeichnet.

Bei Harnwegsinfektionen wird der Urin in aller Regel mit konventionellen Kulturverfahren auf schnellwachsende aerobe Bakterien untersucht. Schon seltener werden Corynebakterien und Pilze der Candidagruppe gefunden.

Tabelle 1. Anaerobierinfektion - NN 74 J.

Klin. Diagnose	Zystitis fibrinosa
Mikrobiol. Diagnose:	Bifidobacterium breve $> 10^5$/ml (Blasenpunktionsurin)
Bisheriges Schrifttum:	2 Fälle bei HWI H. Sep. Hieng, La Presse Médicale 12, 1080 (1983)

Tabelle 2. Gezielte Untersuchungen auf Anaerobier (Blasenpunktionsurin)
bei Harnwegsinfektionen - 1984

Patienten	n	positiv
Frauen	12	1 Bacteroides sp. 2 Propionibacterium
Männer	4	1 Peptostreptococcus

Außer diesen konventionellen aeroben Erregern können bei Harnwegsinfektionen auch anaerobe Mikroorganismen und als sog. abakterielle Infektionen auch Mykoplasmen und Chlamydien eine Rolle spielen.

Die Bedeutung von strikten Anaerobiern ist noch nicht ausreichend untersucht. Anaerobier wie auch Mykoplasmen sind ebenso wie die konventionellen Erreger Bestandteil der normalen Flora des Menschen.

Unter welchen Bedingungen sie zu Erregern von Harnwegsinfektionen werden, ist nur lückenhaft bekannt.

Bei einem 74-jährigen Patienten mit Diabetes mellitus bestand seit
8 Wochen die klinische Symptomatik einer Zystitis; trotz Leukozyturie
und der zystoskopischen Diagnose einer Zystitis firinosa blieben mehrfach durchgeführte mikrobiologische Kontrollen einschließlich Anrei-
cherungsverfahren und Untersuchung auf Mykoplasmen steril. Eine suprapubisch gewonnene Urinprobe schließlich wurde auch unter strikt anero-
ben Bedinungen untersucht und erbrachte dabei die Keimzahl von $>10^5$/ml
Urin eines schlanken grampositiven Stäbchenbakteriums, das als *Bifidobacterium breve* typisiert wurde. Nach gezielter Behandlung mit Amoxicillin
war der Patient beschwerdefrei. Eine Reinfektion trat nicht auf. Vor
kurzem wurden erstmals auch aus dem französischen Schrifttum zwei Harnwegsinfektionen durch *Bifidobacterium* mitgeteilt (H. Sep. Hiang, La
Presse Médicale 12:1080, 1983) (Tabelle 1).

Einzelne Untersucher berichten über Isolierungen von klassischen Bakterien, die unter den üblichen aeroben Bedingungen selbst bei Verwendung anspruchsvoller Nährböden nicht anzüchtbar waren. So konnte beispielsweise in London, Kopenhagen und Essen eine CO_2-bedürftige E. coli-
Mutante bei Harnwegsinfektionen isoliert werden.

Bei gezielter Untersuchung auf Anaerobier wurden bei 2 von 12 Frauen
Bacteroides sp. bzw. Propionibacterium im Blasenpunktionsurin nachge-
wiesen. Einer von 4 untersuchten Männern hatte im Blasenpunktionsurin
Peptostreptococcus (Tabelle 2).

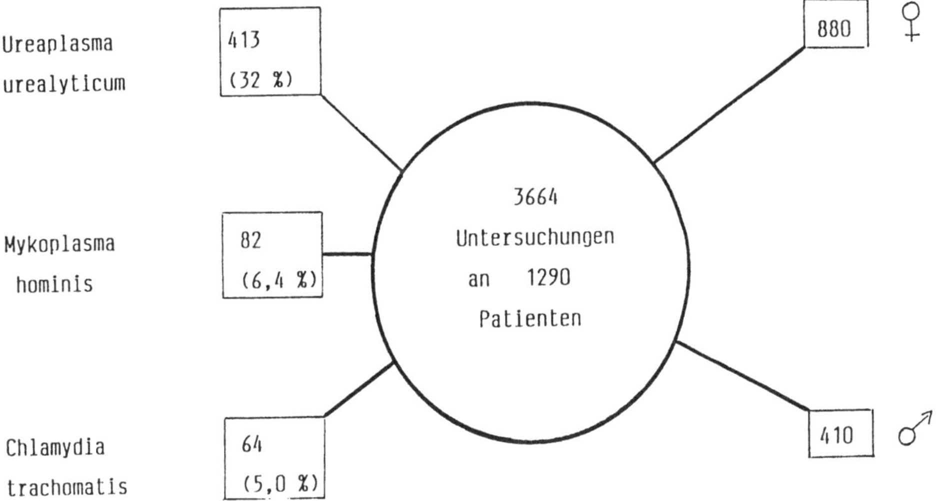

Abb. 1. Urethro-Zystitis / Urethralsyndrom Urethro-Adnexitis. Isolierung "unkonventioneller" bakterieller Erreger (Urin, Harnröhre, Vagina, Ejakulat) 1982 - Juli 1984

Mykoplasmen, vor allem U. urealyticum und M. hominis, sowie C. trachomatis gehören zu den häufigsten durch Geschlechtsverkehr übertragenen Keimen.

Sie sind die Erreger der nichtgonorrhoischen Urethritis (NGU), dem sog. "sterilen Ausfluß" und der postgnorrhoischen Urethritis (PGU), dem persistierenden Ausfluß nach Behandlung einer GO.

Die Bedeutung dieser Erreger geht aber meist über die Harnröhre hinaus.

Unter der Symptomatik einer Urethro-Zystitis bzw. Urethro-Adnexitis wurden von Januar 1982 bis Juli 1984 3664 Untersuchungen auf unkonventionelle bakterielle Erreger in Urin, Ejakulat, Harnröhren- und Vaginalabstrich durchgeführt.

413mal wurden Ureaplasma urealyticum, 82mal Mykoplasma hominis und 64mal Chlamydia trachomatis isoliert (Abb. 1).

Frauen wiesen mehr Mykoplasmen auf als Männer: im Urin 20,7% gegenüber 13,2%, im Vaginalabstrich 35% gegenüber 26,6% im Harnröhrenabstrich der Männer.

Der Chlamydiennachweis war in 2 1/2 Jahren 64mal positiv, die Geschlechterverteilung mit 4,8% bei Frauen bzw. 5,3% bei Männern erwartungsgemäß nahezu gleich.

Überraschend war bei Frauen in 38,5% nicht der Cervixabstrich, sondern lediglich der Harnröhrenabstrich positiv. Auf ihn sollte daher bei der Chlamydiendiagnostik nicht verzichtet werden.

Anhand unserer Daten wurden klassische Bakterien bei 75%, sog. atypische Erreger bei 25% urogenitaler Infektionen isoliert.

Die mikrobiologische Diagnostik einer Harnwegsinfektion sollte daher wie folgt durchgeführt werden:

1. Zunächst Untersuchung auf sog. konventionelle Erreger
2. Bei negativem Resultat, jedoch weiter bestehender klinischer Symptomatik, sollte unbedingt auf nichtkonventionelle Bakterien, wie Anaerobier, Mykoplasmen und Chlamydien weiter untersucht werden.

Dr. H.H. Kühne, Klinik Waldwiese, Hamburger Chaussee 72, D-2300 Kiel

Wechselwirkung von Protozoen- und Myzetosporen-Infektionen bei Frauen und Männern

G. Wabrosch, É. Toth und G. Szolnoki

Heutzutage spielen bei der Entstehung von rezidivierenden urogenitalen Entzündungen außer den bakteriellen Infektionen sowohl bei Frauen als auch Männern die Protozoen- und Myzetosporeninfektionen eine immer größere Rolle.

Wir analysierten in unserer Arbeit 1568 urogenitale entzündliche Fälle.

Die Krankheitserreger wurden mit Routin- und Speziallaboruntersuchungen nachgewiesen.

Im Pathomechanismus und natürlich auch der Behandlung der rezidivierenden Urethro-Zystitiden und Trigonitiden kann unter anderem die Zusammensetzung der vaginalen mikrobiologischen Flora des Scheideneinganges der Sexualpartner mit der Infektion in Zusammenhang gebracht werden.

Es wurden exakte Laboruntersuchungen ausgeführt, um festzustellen, welche Wirkung die Häufigkeit der infektiösen Erkrankungen der Vaginalflora und des Urotraktes der Frau auf die entstandenen Krankheiten in den vergangenen 10 Jahren hatte.

Einer ähnlichen Analyse wurde die mikrobiologische Flora der jeweiligen Urotrakte der Frauen und Männer und deren Wirkung aufeinander unterzogen.

Methode:

Harn, Harnsediment, Vaginalsekret, Eichelabdruck, Inhalt des Vorhautsackes, native spezielle Färbung. Fallweise ähnliche Laboruntersuchungen des Prostataexprimats. Selektive Kulturen.

In den segmentierten Diagrammen präsentieren wir das Häufigkeitsauftreten der von uns untersuchten Krankheitserreger. Es ist auffallend, daß die bei Männern und Frauen vorkommende Trichomonas vaginalis und hefebedingten urogenitalen Infektionen eine hohe Befallsquote darstellen. Ferner ist auch zu entnehmen, daß das Vorkommen der Sproßpilze bei den urologischen stationären Kranken, der Trichomonaden hingegen bei den ambulanten Patienten häufiger war. Einige früher häufig vorkommende sonstige Krankheitserreger, wie Neisseria gonorrhoeae, Mycobacterium tuberculosis, wurden bei den urogenitalen Untersuchungen seltener nachgewiesen.

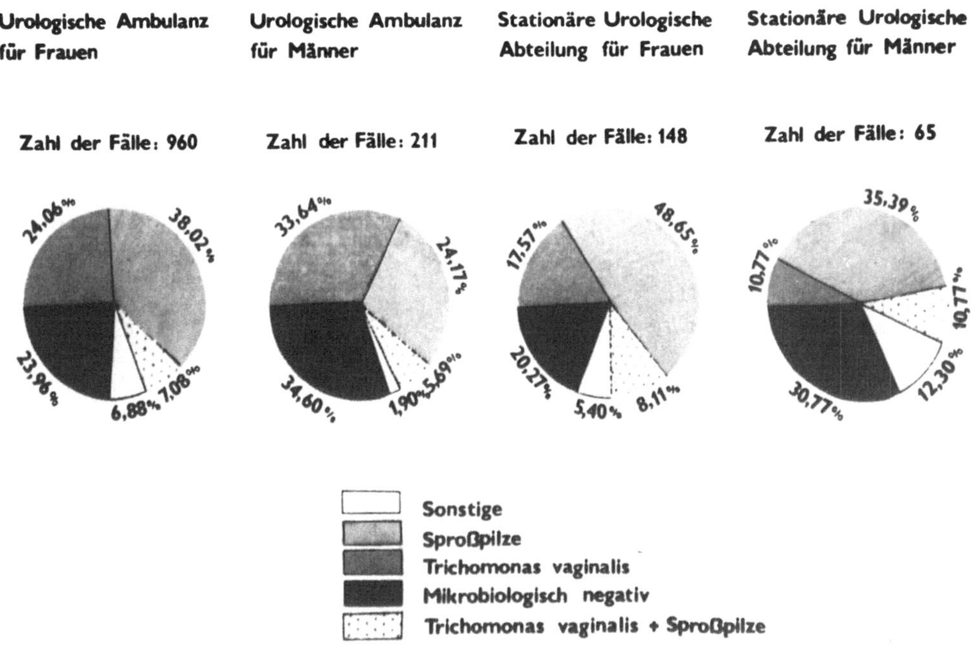

Abb. 1

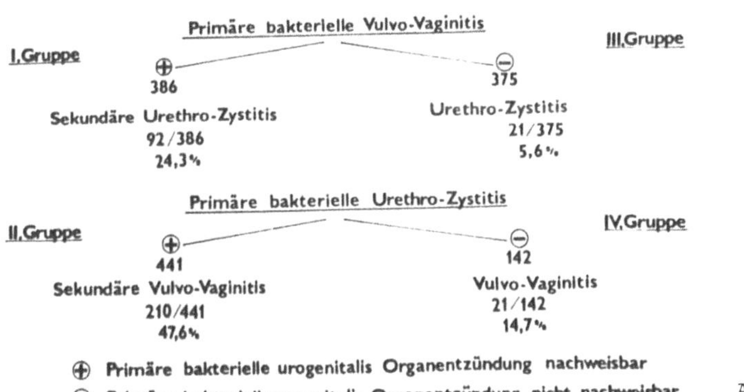

Abb. 2

Abbildung 2 zeigt die durch Bakterien hervorgerufenen jeweiligen urologischen Krankheitsbilder (Urethro-Zystitis, Vulvo-Vaginitis) und deren Wirkungen bei den verschiedenen Geschlechtern.

Konklusionen:

a) Bei Frauen, bei denen eine primäre bakterielle Vulvo-Vaginitis vorkam, entstand in 24,3% eine bakterielle Urethro-Zystitis (Gruppe I).

b) Die, welche zuerst eine bakterielle Urethro-Zystitis hatten, bekamen beinahe in jedem zweiten Fall eine bakterielle Vulvo-Vaginitis (Gruppe II).

UROGENITALE TRICHOMONIASE UND SPROSSPILZ-
MYKOSEN INFEKTIONEN BEI DEN SEXUALPARTERN

Klinische Diagnose $\female \to \male$		$\male \to \female$
Verhältnis von Tr. v. und Sp. Mykosen		
Urogenitale	111 → 81	44 → 39
Trichomoniase	/73,00%/	/88,55%/
Urogenitale	103 → 41	75 → 27
Sprosspilzmykose	/40,00%/	/36,00%/

Abb. 3

c) Bei denen, die keine Vulvo-Vaginitis hatten, kamen Urethro-Zystitiden nur in 5,6% vor. Es trat also mit der Vulvo-Vaginitis 5mal
häufiger eine Urethro-Zystitis auf (Gruppe III).

d) Bei Frauen, die keine Urethro-Zystitis hatten, kam auch die bakterielle Vulvo-Vaginitis in geringerer Anzahl, nämlich bei 14% vor
(Gruppe IV).

Die bakteriellen Infektionen des Urogenitaltraktes haben bei den Se-
xualpartnern eher einen auto- als einen heteroinfektiösen Charakter.
Demgegenüber bedeutet eine Protozoen-Infektion eine größere Gefahr für
den Sexualpartner.

Urogenitale Trichomoniasis

Bei 579 nicht ausgewählten Frauen mit Urethro-Zystitis war bei 83 (14%)
die Vulvo-Vaginitis *trichomonadenbedingt*. 111 mit Trichomoniasis Protozoen infizierte Frauen übertrugen die Infektion auf 81 Männer (73%).
Von 44 an urogenitaler Trichomoniasis leidenden Männern wurde die
Flagellaten-Infektion in 39 Fällen (88,5%) auf den Sexualpartner übertragen. In unserem untersuchten Protozoen Krankengut übertragen in
einer größeren Zahl Männer die Infektion auf Frauen, als Frauen auf
Männer.

Urogenitale Sproßpilzmykose

Von den 579 Urethro-Zystitiden waren 193 (33,3%) *sproßpilzbedingt*. Von
103 sproßpilzerkrankten Frauen übertrugen 41 (40%) die Myzetosporen-
Infektion auf ihre männlichen Partner. Gleichzeitig entwickelte sich
nach einer urogenitalen Sproßpilzinfektion von 75 Männern bei 27 (36%)
Frauen eine Sproßpilz-Urethro-Zystitis. Somit ergibt sich ein ungefähr
gleiches Verhältnis.

Diese Beobachtungen lenken die Aufmerksamkeit besonders auf die Bedeutung der Protozoen- und Myzetosporen-Infektionen. Von den beiden Krank-
heitserregern sind die Myzetosporen die größere Gefahr für den menschlichen Organismus.

Zusammenfassend ist zu unseren Untersuchungsergebnissen zu sagen, daß

1. gegenwärtig die urogenitalen Protozoen- und mykotischen Krankheitsbilder öfter vorkommen und deren Häufigkeit durch vermehrten Sexual-
verkehr nachweislich noch erhöht wird,

2. die Invasion von Myzetosporen-Krankheitserregern gefährdet immer
häufiger auch den menschlichen Organismus (Organmykosen). Sie können
sich sogar generalisiert ausbreiten und bei geschwächter konstitu-
tioneller Resistenz zur Septikämie sowie zum Tod führen.

Prof. Dr. G. Wabrosch, Urologische Abteilung des János-Krankenhauses,
Diósárok utca 1, H-1125 Budapest

Die abakterielle Zystitis der Frau

A. Hofstetter, A. Friesen, A. Schilling, H. Metz und E. Keiditsch

Die abakterielle Zystitis der Frau stellt eines der großen Probleme
der urologischen Praxis dar, da mögliche Verursacher nur schwer iden-
tifizierbar sind, der Pathogenitätsnachweis kaum geführt werden kann
und die Abgrenzung von pseudozystitischen Erkrankungen meist schwierig
ist.

Davon abgesehen ist zu bedenken, daß der Erregernachweis allein weder
eine Entzündung, noch deren ursächliche Noxe beweist.

Welche Keime werden nun als mögliche Erreger einer abakteriellen Zystitis diskutiert?

Tabelle 1. Mögliche Erreger einer abakteriellen Zystitis

Mykoplasmen (Ureaplasmen)

Chlamydien

Hefen

Trichomonaden

Viren

Tabelle 2. Pathogenetische Kausalitätskriterien

Keimzahlen aus K- bzw. Punktions-Urin: $> 10^3/ml$

Urinsediment: a) nativ: > 5 Leukos/Gf/400-fach

                   > 5 Erys/Gf/400-fach

                   keine Bakterien

          b) gefärbt: Leukos, Lymphos, Plasmazellen

                   keine Bakterien
                   (Leukozyten-Monotonie)

Blasenwand-Biopsie: verschiedene Formen der Zystitis

Tabelle 3. Nachweis der Erreger der abakteriellen Zystitis

Mykoplasmen (Ureaplasmen)	- Kultur (Spezialnährböden)	(P)
Chlamydien	- Zellkultur (McCoy-Zellen)	(MI)
Hefen	- Methylenblaupräparat, Pilz- nährböden	(P)
Trichomonaden	- Phasenkontrast-, u. Dunkelfeldmikroskopie	(P)
Viren	- Zellkulturen	(MI)

P = in Praxis durchführbar; MI = Mikrobiolog. Institut
erforderlich

Tabelle 4a. Therapie bei abakterieller Zystitis

Keimart	Medikament	Dosierung
M. hominis	Tetracyclin-HCl Minocyclin	2 x 500 mg/die 10 Tage 2 x 100 mg/die 10 Tage
U. urealyticum	Doxycyclin Erythromycin	2 x 100 mg/die 10 Tage 2 x 500 mg/die 10 Tage
Chlamydia trach.	- dito -	- dito -

Tabelle 4b. Therapie der abakteriellen Zystitis

Keimart	Medikament	Dosierung
Hefen	evtl. Ampho- tericin-B-Inst. 5-Fluor-Cytosin, Nystatin	Einsatz nur unter strenger Indikationsstellung
Trichomonaden	Tinidazol Nimorazol	2 g (Einzeittherapie) 3 x 1g / 1 Tag
Herpes-Viren	Acyclovir	15 mg/kg/die über 5 Tage

Dies sind im wesentlichen aus der Gruppe der Mykoplasmen die Ureaplasmen, dann die Chlamydien, Hefen, Trichomonaden und unter Umständen
auch Viren, vor allem der Herpes-Gruppe (Tabelle 1). Pathogenetische
Bedeutung ist anzunehmen, wenn aus dem Katheter- oder Blasenpunktionsurin die eben erwähnten Keime in Reinkultur angezüchtet werden können.
Dabei sind bereits Keimzahlen von mehr als 10^3 pro ml Urin pathogene-
tisch bedeutsam (Tabelle 2).

Im Urinsediment finden sich gewöhnlich mehr als 5 Erythrozyten und
Leukozyten pro Gesichtsfeld bei 400-facher Vergrößerung, bei negativem
Bakteriennachweis. Im gefärbten Sediment-Präparat kann man neben den
zahlreichen Leukozyten vereinzelte Plasmazellen und Lymphozyten erkennen. Zur Sedimentfärbung verwendet man am besten eine Methylenblau-
und Gramfärbung.

Quadrantenbiopsien bzw. gezielte Biopsien aus der Blasenwand müssen
die Diagnose Zystitis bestätigen.

Hierbei findet man bei Mykoplasmen- und Chlamydien-Infektionen meist
chronisch entzündliche Veränderungen. Die Biopsie ist in diesen Fällen
auch deswegen von Bedeutung, da sich hinter einer sogenannten chronischen, abakteriellen Zystitis eine Tuberkulose oder Bilharziose verbergen kann. Wie der Erreger-Nachweis im einzelnen zu führen ist, können Sie der Tabelle 3 entnehmen. Was die Therapie betrifft, so möchte
ich auf die Tabellen 4a und 4b verweisen. Wichtig hierbei ist, daß
die Therapiedauer nicht weniger als 10 Tage beträgt und daß gleichzeitig immer eine Partnerbehandlung erfolgt. Kontrolluntersuchungen sind
nach mindestens 2-wöchigem therapiefreien Intervall indiziert.

Ich hoffe, mit diesen kurzen Ausführungen die Problematik der abakteriellen Zystitis aufgezeigt und einige brauchbare Hinweise für die
Praxis gegeben zu haben. Ich bin mir jedoch bewußt, daß nur eine gut
mikrobiologisch ausgerüstete Praxis und die enge Kooperation mit einem
entsprechenden mikrobiologischen Institut die Voraussetzungen bieten,
die Probleme der abakteriellen Zystitis auch in der Praxis bewältigen
zu können.

Prof. Dr. A. Hofstetter, Med. Universität zu Lübeck, Klinik für Urologie,
Ratzeburger Allee 160, D-2400 Lübeck 1

Der Stellenwert von Chlamydia Trachomatis und Ureaplasma Urealyticum bei der „abakteriellen" Zystitis der Frau

W. Weidner, H. G. Schiefer, H. Ebner und C. F. Rothauge

Einleitung

Das quälende Beschwerdebild der Zystitis der Frau stellt bei fehlender
signifikanter Bakteriurie ein diagnostisches Problem dar. In jüngster
Zeit ist dabei mikrobiologisch das Augenmerk auf drei Ursachen gerichtet worden: 1. die "low-count bacterial infection", d.h. Nachweis von
Erregern von Harnwegsinfektionen in nicht signifikanten Keimzahlen
(2, 3); 2. Chlamydieninfektionen (3); 3. Mycoplasmeninfektionen der
unteren Harnwege (4).

Eine Ursache für die häufig unklare Rolle der erhobenen mikrobiologischen Befunde ist die unscharfe Definition der unteren Harnwegsinfektionen der Frau. Insbesondere sind eindeutige Kriterien der Korrelation
zwischen Erregernachweis und leukozytärer Reaktion der Harnröhrenschleimhaut bis heute nicht allgemein akzeptiert (2).

Das Ziel der vorliegenden Untersuchung ist es, den Nachweis von Chlamydia trachomatis und Mycoplasmen bei der sogenannten "abakteriellen"
Zystitis der Frau klinisch einzuordnen.

Tabelle 1. Diagnostisches Schema

Vaginal-Cervical-Bereich	Vordere Harnröhre	K-Urin
Bakterien/Mycoplasmen/Pilze	Bakterien/Mycoplasmen/Pilze	Bakterien/Mycoplasmen/Pilze
C.trachomatis/N.gonorrhoeae	C.trachomatis	-
PAP-Färbung (Zytologie) Trichomonas vaginalis	PAP-Färbung (Zytologie) Trichomonas vaginalis	PAP-Färbung (Zytologie) Trichomonas vaginalis

Patienten, Methodik

Patientinnen: Seit 1980 wurden in einer prospektiven Studie bisher 150 Frauen (Alter: 17 bis 59 Jahre) mit der Symptomatik einer "abakteriellen" Zystitis untersucht. Kriterien für die Aufnahme in die Studie waren: 1. typische Zystitissymptomatik, 2. fehlende signifikante Bakteriurie im Katheterurin ($< 10^4$ KbE/ml), 3. fehlende Pyurie im Katheterurin (< 5 Leukozyten/Sediment bei 400-facher Vergrößerung).

Untersuchungstechnik: Die Diagnostik umfaßte den vaginal-cervikalen Bereich, die vordere Harnröhre sowie eine erneute Analyse des Katheterurins (Tabelle 1). In diesem Zusammenhang soll nur auf die mikrobiologische Diagnostik der vorderen Harnröhre eingegangen werden. Analog zum vaginal-cervikalen Bereich wurde mit einem Tupfer ein Abstrich aus der vorderen Harnröhre entnommen, der in ein geeignetes Transportmedium mit 2 ml Volumen überimpft wurde. Bakterien, Mycoplasmen und Pilze wurden aus diesem Medium nach bekannten Kriterien isoliert und ihre Keimzahl nach Umrechnung unter Berücksichtigung des Verdünnungsfaktors bestimmt. Zusätzlich wurde ein Abstrich auf Chlamydia trachomatis untersucht. Abgeschlossen wurde die Diagnostik durch einen erneuten Abstrich zur zytologischen Analyse des "Urethralsmears" auf: 1. Zellbild, 2. Nachweis von Leukozyten, 3. Nachweis von Trichomonas vaginalis.

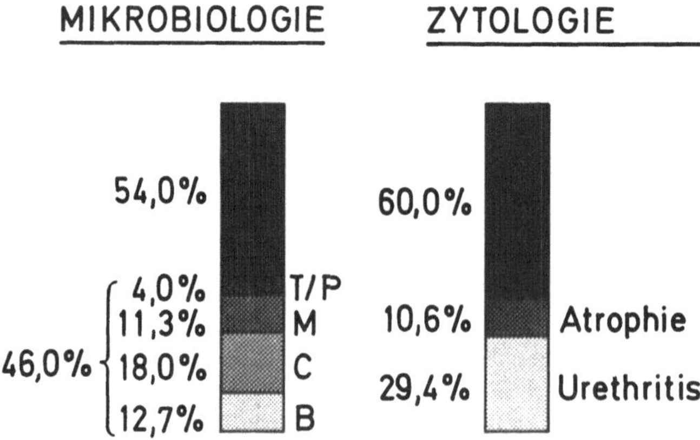

Abb. 1. *Mikrobiologie:* schwarz - kein Erregernachweis; T/P - Nachweis von Trichomonas vaginalis (T) bzw. signifikante Erregerzahlen von Pilzen (P); M - Nachweis von Mycoplasmen in Erregerzahlen von 10^3 KbE/ml; C - Nachweis von Chlamydia trachomatis; B - Nachweis von typischen Erregern von Harnwegsinfektionen in einer Keimzahl zwischen $10^2 - 10^4$ KbE/ml. *Zytologie:* schwarz - unauffällige Harnröhrenzytologie

Tabelle 2. Nachweis von Bakterien ($10^2 - 10^4$ KbE/ml)

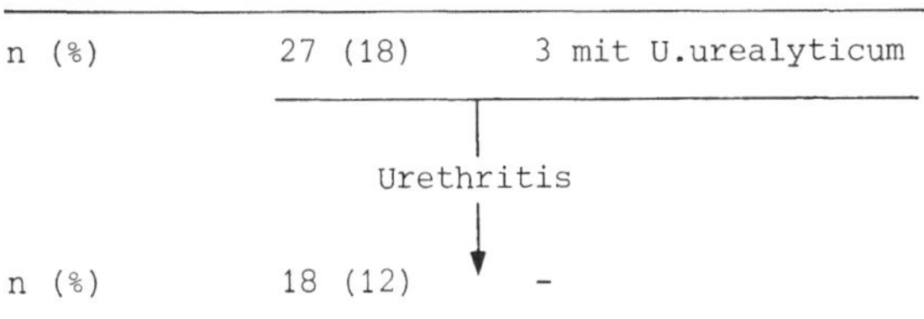

	Erregernachweis	E.coli	St.faecalis	andere grampositive B.
n (%)	19 (12,7)	16 (10,7)	1 (0,7)	2 (1,3)
		Urethritis		
n (%)	12 (8)	12 (8)	–	–

Tabelle 3. Nachweis von Chlamydia trachomatis

n (%)	27 (18)	3 mit U.urealyticum
	Urethritis	
n (%)	18 (12)	–

Mikrobiologische Diagnostik: Die semiquantitative Erregerbestimmung, insbesondere die quantitative Mycoplasmenbestimmung, sowie der Nachweis von Chlamydia trachomatis wurden bereits ausführlich beschrieben (1, 6).

Bewertung des Erregernachweises: Bei fehlender signifikanter Bakteriurie ($\leqslant 10^4$ KbE/ml K-Urin) wurde von einer "low bacterial count"-Zystitis gesprochen, wenn im Harnröhrenabstrich $10^2 - 10^4$ KbE/ml Bakterien oder Pilze nachgewiesen werden konnten (2). Ein Mycoplasmennachweis mit einer Keimzahl von $\geqslant 10^3$ KbE/ml wurde als pathognomonisch angesehen (4). Als Erregernachweis wurde die Anzüchtung von Chlamydia trachomatis bzw. der zytologische Nachweis von Trichomonas vaginalis bewertet.
Eine Urethritis sahen wir dann als gegeben an, wenn im Harnröhrenabstrich nach Papanicoloaoufärbung $\geqslant 10$ Granulozyten pro Gesichtsfeld bei 1000facher Vergrößerung bei zytologischer Musterung von 5 unausgewählten Blickfeldern und eine zusätzliche Dissoziation der Harnröhrenschleimhaut nachzuweisen waren (5). Zusätzlich wurde eine Harnröhrenatrophie bewertet.

Ergebnisse

Abbildung 1 zeigt die mikrobiologischen und zytologischen Befunde der Harnröhrendiagnostik als Diagramme gegenübergestellt. 54% der Harnröhrenabstriche waren mikrobiologisch und 60% zytologisch unauffällig.

"low bacterial count infection": Der Nachweis von Bakterien ist in Tabelle 2 wiedergegeben. Wichtigster Befund war, daß in 16 von 19 Fällen Coli-Bakterien nachgewiesen werden konnten. Eine leukozytäre Reaktion, d.h. der Nachweis einer Urethritis, war jedoch nur bei 12 der Patientinnen mit Coli-Infektionen zu führen, d.h. nur in 8% bestand eine Urethritis.

Nachweis von Chlamydia trachomatis: Der Erregernachweis von Chlamydia trachomatis ist in Tabelle 3 wiedergegeben. Bei 27 Patientinnen bestand eine Chlamydieninfektion, davon dreimal als Mischinfektion mit Ureaplasma urealyticum. Bei 18 Patientinnen, d.h. bei 12% der Frauen mit unklarer Zystitis und Chlamydiennachweis, war zytologisch eine Urethritis nachzuweisen.

Tabelle 4. Nachweis von Mycoplasmen ($\geq 10^3$ KbE/ml)

	Mycoplasmen	U. urealyticum	M.hominis
n (%)	17 (11,3)	12 (8)	5 (3,3)
		Urethritis	
n (%)	4 (2,7)	3 (2)	1 (0,7)

Tabelle 5. Urethritisnachweis und Erregerdifferenzierung bei 60 oder 150 untersuchten Patientinnen

n	(%)	Mikrobiologie
12	(8)	E. coli
6	(4)	Pilze (4x), Trichomonas vaginalis (2x)
18	(12)	C.trachomatis
4	(2,7)	Mycoplasmen
4	(2,7)	Keine Erreger
16	(10,6)	Harnröhrenatrophie

Nachweis von Mycoplasmen: Der Nachweis von Mycoplasmen in Keimzahlen von $\geq 10^3$ KbE/ml ist in Tabelle 4 wiedergegeben. In der Mehrzahl der Fälle bestand eine Infektion mit Ureaplasma urealyticum. Zeichen einer Urethritis fanden sich nur bei 4 Patientinnen (2,7%).

Urethritisnachweis und Erregerdifferenzierung im Gesamt-Patientengut (Tabelle 5): Bei insgesamt 60 der 150 Frauen (40%) konnte zytologisch eine Urethritis nachgewiesen werden. Dabei bestand in 12 Fällen (8%) eine E. coli-Infektion in niedrigen Keimzahlen, in 6 Fällen (4%) eine Pilz- (4x) bzw. Trichomonaden- (2x) Infektion, bei 4 Patientinnen (2,7%) konnten keine Erreger nachgewiesen werden. Bei 16 Patientinnen (10,6%) bestand zytologisch eine Harnröhrenatrophie.

Eine "abakterielle" untere Harnwegsinfektion war bei 22 Patientinnen zu sichern, wobei 18 Patientinnen (12%) unter einer Infektion der Harnröhre mit Chlamydia trachomatis bei gleichzeitigem Vorliegen einer Urethritis litten. Bei 4 Patientinnen (2,7%) bestand eine Mycoplasmenurethritis.

Diskussion

Unsere Studie bestätigt Ergebnisse von Stamm und Mitarbeiter (3), daß Chlamydia trachomatis der wesentliche Erreger der unteren Harnwegsinfektion der Frau ist, wenn zuvor eine signifikante Bakteriurie ausgeschlossen worden ist. Nach unseren Befunden kann ohne granulozytäre Reaktion der Harnröhre in 18%, bei Vorliegen einer granulozytären Reaktion bei 12% der Frauen mit einer derartigen Infektion gerechnet werden. Dabei muß die fehlende leukozytäre Reaktion in der Harnröhre der

Frau im Einzelfall nicht gegen die ätiologische Bedeutung des Erregers sprechen, da uns die Klinik der Urethritis des Mannes gelehrt hat, daß Chlamydieninfektionen zeitweilig klinisch inapparent und ohne reaktive Schleimhautveränderungen verlaufen können.

Die Problematik der Mycoplasmeninfektion der weiblichen Harnröhre ist nach den vorliegenden Untersuchungen nicht eindeutig zu klären. Auffällig ist die geringe Zahl der Patientinnen mit hohen Mycoplasmenzahlen bei gleichzeitiger granulozytärer Mitreaktion der Harnröhre. Diese Befunde entsprechen Untersuchungen der bereits erwähnten Arbeitsgruppe um Stamm (4). Diese Untersucher haben nur bei Infektionen mit Ureaplasma urealyticum, jedoch nicht bei Nachweis von Mycoplasmen hominis eine granulozytäre Reaktion nachgewiesen.

Literatur

1. Brunner H, Weidner W, Schiefer HG (1983) Studies on the role of Ureaplasma urealyticum and Mycoplasma hominis in prostatitis. J Infect Dis 147:807
2. Komaroff AL (1984) Acute dysuria in women. New Engl J Med 310:368
3. Stamm WE, Wagner KF, Amsel R, Alexander RE, Turck M, Counts GW, Holmes KK (1980) Causes of the acute urethral syndrome in women. New Engl J Med 303:409
4. Stamm WE, Running K, Hale J, Holmes KK (1983) Etiologic role of mycoplasma hominis and ureaplasma urealyticum in women with the acute urethral syndrome. Sex transm Dis 10 (Suppl):318
5. Wallin J, Thompson SE, Zaidi A, Wong K-H (1980) Urethritis in women attending a STD clinic. In: 3rd Int Meeting on Sex Transm Dis, pp 32, Abstractbook, Antwerpen
6. Weidner W, Schiefer HG, Krauss H, Engstfeld J (1982) Untersuchungen zur Ätiologie der nicht-gonorrhoischen Urethritis. Dt med Wschr 107:1227

Prof. Dr. W. Weidner, Urologische Klinik der Justus-Liebig-Universität Gießen, Klinikstraße 29, D-6300 Gießen

Diagnostik und Therapie der abakteriellen Infektionen in der Praxis

F. H. Reinecke

Seit 1979 können wir in Hamburg die Chlamydien und Mykoplasmeninfektionen in einem von uns iniziertem Speziallabor diagnostizieren. Es hat aber längere Zeit gedauert, bis wir uns selbst von der Pathogenität und der Häufigkeit dieser Infektionen überzeugt haben.

Die von den Patienten angegebenen Beschwerden werden unterschiedlich stark empfunden. Manchmal sind es nur Mißempfindungen in der Harnröhre. Als Zeichen für das Vorliegen einer Infektion findet man immer vermehrt Leukozyten im Harnröhrenabstrich, im Ejakulat, im Exprimat oder auch im Primärurin. Nur unsere bakteriologischen Methoden in der Praxis versagen um den Erreger nachzuweisen. Der Erregernachweis ist insofern wichtig, da spätestens bei einer Reinfektion mit dem gleichen Keim die Infektquelle bei dem teilweise völlig beschwerdefreien Partner zu suchen ist.

Es ist bekannt und läßt sich auch an meinem Klientel nachweisen, daß
diese Infektion wie die klassischen Geschlechtskrankheiten in über 60%
beim Verkehr auf den Partner übertragen werden. Viele unserer Patienten, die ohne Erregernachweis auf gut Glück mit Tetracyclin behandelt
werden, sind nur vorübergehend beschwerdefrei, da sie sich nach Absetzen des Antibiotikums bei dem nicht mitbehandelten Partner reinfi-
zieren.

Verbesserungswürdig ist in diesem Zusammenhang die Zusammenarbeit mit
den Gynäkologen. Nur wenige Gynäkologen betreiben eine subtile mikrobiologische Diagnostik, wie wir sie zur Ausschaltung der Infektquellen
für unsere Patienten fordern müssen. Meist kommt der Patient von selbst
auf die Idee, seine Frau oder Partnerin mitzubringen, da von gyn. Seite
ein pathologischer Infekt nicht feststellbar war. Der dann bei der
Frau zu findende und häufig ohne große Entzündungszeichen vorhandene
Mykoplasmenbefall ist die Ursache für die rez. Beschwerden beim Partner
und muß behandelt werden.

Die genaue mikrobiologische Diagnostik, die ich anfangs im Rahmen der
Partnerdiagnostik auch bei Frauen in meiner Praxis durchgeführt habe,
hat sich natürlich herumgesprochen. Aus diesem Grunde nimmt die Zahl
der Frauen, die zur Fluordiagnostik kommen, ständig zu. Über 50% dieser Patientinnen haben Mykoplasmeninfektionen, und nur bei 12% finde
ich Candidamykosen vor. Ich glaube, daß diese Patienten eine negative
Auswahl der Patienten darstellen, die beim Gynäkologen unzureichend
diagnostiziert und deshalb falsch und ohne Effekt behandelt wurden.

Die Therapie der Infektionen bedingt durch Mykoplasmen und Chlamydien
ist problemlos, da fast immer eine Infektsanierung mit Tetracyclinen
oder Erythromycin gelingt. Schwierig wird es nur bei Patienten mit
häufig wechselnden Partnern. Offensichtlich haben diese Patienten die
auf jeden neuen Partner mit einem neuen Infekt reagieren, eine besondere Partnerwahl oder eine besondere Anfälligkeit für derartige Infektionen.

Nun noch 3 Worte zu den Patienten mit Beschwerden ohne Nachweis eines
Infektes. Mit den uns heute zur Verfügung stehenden Mitteln läßt sich
mit ziemlicher Sicherheit ausschließen, ob die Beschwerden eine infektiöse Ursache haben oder nicht. Patienten ohne Nachweis für das Vorhandensein eines Infektes sollten nicht antibiotisch behandelt werden,
und doch kann man es eigenartigerweise immer wieder beobachten. Sind
auch andere organische Ursachen für die Beschwerden ausgeschlossen,
sollte man sich die Mühe machen, dem Patienten mal etwas länger zuzu-
hören. Wie Sie alle wissen, ist die Urologie eine Fundgrube für psychosomatische Störungen. Wir können eigentlich glücklich darüber sein,
daß die Psychosomatiker unsere urologischen Patienten noch nicht im
vollen Umfang entdeckt haben. Ich kann nur jedem raten, das eigene Ohr
für solche psychosomatischen Störungen zu trainieren. Wenn man es gelernt hat, ein offenes Ohr für die Probleme der Patienten zu haben,
ist man immer wieder überrascht, wie schnell die Probleme, die zu den
Beschwerden führen, erkannt werden. Die Schwierigkeit besteht nur darin,
daß die Probleme nicht so schnell beseitigt werden können.

Dr. F.H. Reinecke, Hamburger Straße 208, D-2000 Hamburg 76

Diskussionsbericht Vortrags-Nummern 77 - 79

Moderator: A. Hofstetter

Der Beitrag von R. Harzmann und Mitarbeiter unterstreicht die Vermutung,
daß die Cystitis emphysematosa als Ausdruck einer allgemeinen Abwehrschwäche zu werten ist und somit auch häufiger vorkommt als dies in der
Literatur beschrieben wurde.
Für die Therapie gilt daher eine rechtzeitige und testgerechte antibakterielle Behandlung sowie die Beseitigung der resistenzmindernden
Faktoren, d.h. im Falle des Diabetes mellitus, der relativ häufig zusammen mit einer Cystitis emphysematosa vorkommen soll, eine korrekte
Einstellung.

Ebenfalls als Zeichen der Resistenzminderung sind die von Kühne und
Mitarbeiter vorgestellten Harnwegsinfektionen durch Anaerobier zu werten, wenngleich hier die Inzidenz nur 1,3% beträgt. Trotzdem sollte
bei Harnwegsinfektionen mit negativem kulturellem Befund bei Bakteriennachweis im Sediment an Anaerobier gedacht werden. Dies unterstreicht
die Notwendigkeit in der Praxis das Sediment zu untersuchen, und zwar
sollte dies durch den Arzt selbst erfolgen.

Der Beitrag der Kollegen aus Budapest hebt die Bedeutung von Trichomonas vaginalis- und Hefen-Infektionen hervor; Erreger, die bei uns z.Zt.
als Verursacher von Harnwegsinfektionen nur eine untergeordnete Rolle
spielen. Neben dem hohen Prozentsatz des Vorkommens von Trichomonas
vaginalis und Hefen, war besonders interessant, daß diese Keime bei
Männern und Frauen im gleich hohen Prozentsatz gefunden wurden. Dies
wäre neben hoher Promiskuität, durch mangelhafte therapeutische Möglichkeiten zu erklären.

Prof. Dr. A. Hofstetter, Urologische Klinik der MHL, Ratzeburger
Alle 1600, D-2400 Lübeck 1

Diskussionsbericht Vortrags-Nummern 80 - 82

Moderator: P. Brühl

Die Mitteilung der Arbeitsgruppe Hofstetter weist auf die Bedeutung
von Chlamydia trachomatis bei sog. abakterieller Zystitis der Frau als
Folge einer aszendierten Infektion hin. Es handelt sich um sexuell
übertragbare Erreger, die in der Gewebekultur nachgewiesen werden können. Auch der Direktnachweis, wobei das Patientenmaterial mit mono-
clonalen Antikörpern beschichtet und mit dem Flureszensmikroskop mi-
kroskopiert wird, ist aufwendig und dem Speziallabor vorbehalten. Bei

Zystitis ohne Bakteriurie ist auch an Trichomonaden zu denken. Die Phasenkontrastmikroskopie des Sediments einer noch körperwarmen Harnprobe ist einfach.

Die Bedeutung der Partneruntersuchung und -behandlung unterstreichen die Ausführungen der Arbeitsgruppe Weidner, die ebenfalls die pathogene Bedeutung von C. trachomatis bei der "abakteriellen" Zystitis der Frau herausstellt. Bei laboratoriumsmedizinischen Schwierigkeiten des Nachweises in Klinik und Praxis sollte man bei Verdacht auf Chlamydia bzw. Ureaplasma-Infektion eine spezifische ex juvantibus — Therapie mit Doxyclin-Monohydrat (Vibramycin) (10 Tage 200 mg einmal täglich; auch beim Partner!) durchführen.

F.H. Reinecke unterstreicht ebenfalls die Bedeutung der Mitbehandlung des häufig beschwerdefreien Partners, der gerade bei Reinfektionen als Infektquelle fungiert. Er konnte durch gezielte Anamnesen in über 60% der von ihm beobachteten abakteriellen Infektionen den sexuellen Übertragungsmodus bestätigen.

Prof. Dr. P. Brühl, Urologische Universitätsklinik, Venusberg, D-5300 Bonn

Einmaltherapie der Zystitis

Einmaltherapie und Reinfektionsprophylaxe der akuten bakteriellen Zystitis der Frau (Podiumsgespräch)

Leitung: K. G. Naber, Straubing

Teilnehmer: H.W. Asbach, Krefeld; P. Burchardt, Langen-Debstedt; H.-J. Schneider, Gießen; W. Weidner, Gießen; L. Weißbach, Bonn

K.G. Naber: Bei der Therapie unkomplizierter Harnwegsinfektionen konnte von zahlreichen Autoren gezeigt werden, daß die Kurzzeittherapie bis zu 3 Tagen (z.B. Irvani et al. 1983) und die Einmaldosierung (z.B. Charlton et al. 1976, Bailey et al. 1976, 1978, Rubin et al. 1980, Russ et al. 1980, Asbach et al. 1981, Savard et al. 1982, Brumfitt et al. 1982, Abbas et al. 1983) gleich gute Ergebnisse ergibt wie die Therapie mit konventioneller Dauer über 5 - 10 Tage. Zur oralen Einmaltherapie wurden dabei am häufigsten Amoxicillin 3 g (1,5 bis 6g) und Trimethoprim (TMP)-Sulfamethoxazol (SMZ) in einer Dosierung von TMP 320 mg (160 bis 480 mg) und SMZ 1600 mg (800 bis 2400 mg), entspricht 2 (1 - 3) Tabletten forte, verabreicht. Harbord und Gruneberg (1981) fanden keinen Unterschied, ob TMP alleine (400 mg), TMP/SMZ (320/1600 mg) oder Amoxicillin (3g) eingesetzt wurden. Bei der parenteralen Therapie kamen Cephalosporine i.v., z.B. 1 g Cefotaxim (Helm et al. 1983), oder Aminoglykoside i.m., z.B. Gentamycin 1,5 mg/kg (Hussain et al. 1981) oder Netilmicin 300 mg (Prát et al. 1984), zur Anwendung.

In zwei eigenen Untersuchungen in Zusammenarbeit mit niedergelassenen Urologen (K. Stürmer, Dingolfing; D. Schmidt-Bachaly, Calw) und Allgemeinärzten (P. Buczowsky, St.Englmar; J. Hartmuth, Rattenberg; J. Klappenberger, Bogen; H. Lange, Regensburg; J. Lichte, Hunderdorf; St. Riedl, Mitterfels) wurden prospektiv randomisiert in der ersten Studie 39 Patientinnen mit 1 g Cefotaxim i.v. (bakteriologischer Erfolg 90%) bzw. 41 Patientinnen mit 1 g Cotrimazin oral (bakteriologischer Erfolg 73%) und in der zweiten Studie 28 Patientinnen mit 100 mg Ofloxacin oral (bakteriologischer Erfolg 89%) bzw. 33 Patientinnen mit 1 g Cotrimazin oral (bakteriologischer Erfolg 85%) behandelt. Die Unterschiede waren statistisch nicht signifikant (p > 0.05). Im zweiten Kollektiv fanden wir bei 12% der Patientinnen antikörperbeladene Bakterien (ACB) im Urin (Naumann et al. 1981).

K.G. Naber: Herr Asbach, welche Routineuntersuchungen führen Sie bei Ihren Patienten durch, bevor Sie sich zur Einmaltherapie entscheiden?

H.W. Asbach: Wesentliche Voraussetzung für die sinnvolle Anwendung der antibiotischen Einmaltherapie ist die richtige Patienten-Auswahl. Anwendbar ist dieses Therapiekonzept ausschließlich auf weibliche Patienten mit einer bakteriellen Entzündung des unteren Harntraktes und ohne anamnestische oder klinische Hinweise auf eine Störung von Harntransport oder Entleerung. Nicht geeignet ist die Einmaltherapie darüberhinaus für Frauen, die wegen Zystitiden bereits vergeblich antibiotisch behandelt worden sind, bei Diabetikerinnen sowie bei stärkerer

Abwehrschwäche. Ob eine Schwangerschaft grundsätzlich als Ausschluß-
kriterium anzusehen ist, darüber herrscht derzeit noch keine Einigkeit.

Als Routineuntersuchung für die Praxis würde ich folgendes vorschlagen:
Anamnese zur Eruierung möglicher Ausschlußkriterien; klinische Untersuchung; Teststreifenanalyse des Urins auf pH > 7, Leukozyturie, Erythrozyturie, Glukosurie und Proteinurie. Eine Harnkultur vor geplanter Einmaltherapie halte ich nicht für unbedingt erforderlich.

Im Rahmen unserer Studie wurden 60 Frauen im Alter zwischen 19 und
55 Jahren mit erstmaliger oder wiederholter akuter Zystitis mittels
Einmaltherapie behandelt. Bei allen Frauen bestand im K-Urin eine signifikante Bakteriurie von >10^5 KBE/ml. E. coli-Infektionen dominierten
mit ca. 80%, gefolgt von Proteus mirabilis, Enterokokken sowie gelegentlich auch Staphylokokken; nur in 2 Fällen lag eine Mischinfektion
vor.

Die antibiotische Einmaltherapie erfolgt in 3 Gruppen zu je 20 Patient-
tinnen mit 2 Forte-Tabletten Cotrimoxazol, 3 Tabletten (je 625 mg)
Amoxicillin/Clavulansäure oder 2 Tabletten (je 400 mg) Norfloxacin.
Bei der Nachuntersuchung 5 bis 7 Tage nach Therapie waren 52 Frauen
(87%) beschwerdefrei mit unauffälligem Harnstatus und steriler Kultur.
Versagt hatte die Einmaltherapie sowohl klinisch als auch bakteriolo-
gisch in 8 Fällen. Ursachen waren Keimresistenz (n = 5), Glukosurie
(n = 2) und Blasenentleerungsstörung mit Restharn (n = 1). Wesentliche
Voraussetzungen für das ökologisch und ökonomisch interessante Konzept
der Einmaltherapie sind die Beachtung der Ausschlußkriterien sowie die
Nachkontrolle mit weiterführender Diagnostik bei Therapieversagern
(Non-Responder).

K.G. Naber: Herr Lüthy hat 1983 bei einem Hearing vor der Bundesärztekammer gemeint, die Einmaltherapie könne alleine aufgrund der klinischen Symptome eingeleitet werden. Herr Weidner wie häufig sehen Sie
abakterielle Infektionen mit ähnlicher Symptomatik?

W. Weidner: Sogenannte abakterielle Infektionen bei klassischer Zystitissymptomatik sollen insbesondere bei jüngeren Frauen vorkommen. Nach
den Untersuchungen von Stamm et al. (1980) wissen wir, daß trotz fehlender signifikanter Bakteriurie neben E. coli-Infektionen in Keimzahlen von unter 10^4 koloniebildenden Einheiten/ml insbesondere Chlamydieninfektionen für die Symptomatik angeschuldigt werden müssen. Dabei
isolierten die Autoren je nach Definition des Krankheitsbildes zwischen
20 und 31% bzw. in 26% (mit Pyurie) der Fälle Chlamydia trachomatis
(Stamm et al. 1980). Unsere Isolierungsraten mit 18% bzw. 12% liegen
bei diesen Patientinnen geringfügig tiefer (Weidner et al. 1984). An
eine Chlamydieninfektion sollte zusätzlich klinisch immer dann gedacht
werden, wenn beim Sexualpartner der betroffenen Frau eine Urethritis
vorliegt. Hier muß in 30 - 65% mit einer urogenitalen Chlamydieninfektion der Frau gerechnet werden (Westrom et al. 1982), wobei bei jeder
vierten Patientin der Erreger aus der Harnröhre isoliert werden kann
(Westrom et al. 1982). Das gleiche Infektionsrisiko liegt bei der pu-
rulenten Cervicitis vor, bei der in bis zu 50% Chlamydia trachomatis
aus dem Urogenitaltrakt isoliert wird (Brunham et al. 1984).

Unseres Erachtens ist die Bedeutung von Ureaplasma urealyticum auch
in Erregerzahlen von über 10^3 koloniebildenden Einheiten/ml nicht eindeutig einzuordnen, da sowohl Patientinnen mit einer Pyurie wie auch
ohne Pyurie derartige Erregerzahlen aufweisen (Weidner et al. 1984,
Stamm et al. 1983). Andere Erreger wie Mycoplasma hominis oder auch
Candida species erscheinen derzeit in ihrer Bedeutung ungeklärt oder
keine klinische Rolle zu spielen (Weidner et al. 1984, Stamm et al.
1983).

K.G. Naber: Herr Schneider, welche Untersuchungen führen Sie routinemäßig durch und zu welchen Ergebnissen kommen Sie mit der Einmaltherapie?

H.-J. Schneider: Die akute Zystitis der Frau äußert sich zumeist mit typischen Symptomen, die mit großer Sicherheit auf die Diagnose hinweisen. Dazu gehören Pollakisurie, Nykturie, Schmerzen bei der Miktion
und suprasymphysärer Schmerz. Temperaturen über 38°C und Klopfschmerz
im Bereich der Nierenlager sprechen gegen eine unkomplizierte Zystitis
und für eine Mitbeteiligung der Nieren. Die Untersuchung des Mittelstrahlurins (Katheterurin nur bei ausgewählten Fällen, z.B. starkem
Fluor vaginalis) erfolgt mit einem Teststreifen und quantitativer Bestimmung der Leukozyten und Eryhtrozyten sowie sofortigem Anlegen einer
Harnkultur auf Eintauchnährböden.

Angeregt durch positive Mitteilung im Schrifttum der letzten Jahre
(Baily et al. 1979, Fang et al. 1978, Hussain und Burchardt 1981, Rubin
et al. 1980, Rugendorff et al. 1983, Stille 1983, Wetzel und Stille
1981, Wiedemann 1983) haben wir in Zusammenarbeit mit E.W. Rugendorff
(Gießen) und W. Seibke (Marburg) je 30 Frauen wegen einer akuten unkomplizierten Zystitis mit jeweils 2 Tabletten Cefadroxil (2 g), Cotrimoxazol (2 Forte-Tabletten) oder Norfloxacin (800 mg) behandelt.

Zu klinischen Beurteilung diente ein Score, wobei die Summe der Ein-
zelsymptome pro Patient durch die Anzahl der Symptome dividiert wird.
Weiterhin gehörten zur Beurteilung Leukozyturie, Eryhtrozyturie, Proteinurie und das Ergebnis der Harnkultur. Die Nachuntersuchung erfolgte
am 3. bis 5. und 7. bis 10. Tage nach der Therapie. Das Behandlungsergebnis war bei klinischer und bakteriologischer Beurteilung bei allen
drei Präparaten in 90% der Fälle gut.

Die Einmaltherapie der unkomplizierten bakteriellen Zystitis der Frau
ist effektiv, nebenwirkungsarm, mit hoher Compliance, ökonomisch und
zur Differentialdiagnostik bei Harnwegsinfektionen mit Nierenbeteiligung geeignet.

K.G. Naber: Von verschiedenen Autoren werden Untersuchungen zur "Lokalisation" der Harnwegsinfektion gefordert. Herr Burchardt, welche Verfahren führen Sie durch und welche halten Sie für notwendig bzw. praktikabel?

P. Burchardt: Die Lokalisation von Harnwegsinfektionen (HWI) gelingt gerade bei Kindern lediglich durch die klinische Symptomatik. Nach unseren Erfahrungen haben jedoch Frauen mit einer sogenannten Zystitis zu
etwa einem Drittel renale Bakteriurien (Hussain et al. 1981). An weiteren diagnostischen Maßnahmen stehen dann der Blasenkatheterismus oder
gar die Blasenpunktion im Vordergrund. Dadurch können jedoch obere und
untere HWI nicht unterschieden werden.

Supravesicale HWI lassen sich relativ einfach mit dem sogenannten Blasenauswaschtest von Fairley et al. (1967) diagnostizieren, bei dem mittels Katheterspülung der Blase und dem Nachweis steriler Spülflüssig-
keit anschließend Harn aus beiden Nieren untersucht werden kann. Genauer ist der Ureterkatheterismus nach Stamey (1980). Er ist gut stan-
dartisiert, jedoch für den Patienten unbequem und vor allem zeitraubend.
Deshalb bleibt er wissenschaftlichen Fragestellungen vorbehalten. Nur
selten besteht eine klinische Indikation zur Seitenlokalisation wie
z.B. bei einseitig chronisch infizierter Niere.

Die Fluoreszenz von Antikörpern auf Bakterienhüllen (ABC) nach Thomas
et al. (1974) schien zunächst diese Untersuchungen überflüssig zu machen, indem angenommen wurde, daß bei Erwachsenen antikörperbeladene
Bakterien nur von parenchymatösen Entzündungen stammen. Das stimmt
leider nicht immer. Sicher trifft es bei Kindern nicht zu. Ebenso kann

sich bei längeren Infektionen diese Antikörperbildung ändern. Beim
Mann stören prostatische Infektionen den Wert der Lokalisation.

Wir hatten zunächst mit der ACB-Testung versucht, unkomplizierte HWI
der Frau in obere und untere Infektionen zu trennen (Burchardt et al.
1983). In der Tat fanden wir eine Korrelation zwischen der Antikörper-
beladung und der Effektivität einer Einmaltherapie, so daß die Anamnese
von Fang et al. (1978) bestätigt wurde, mit einer Einmalbehandlung relativ einfach obere und untere HWI zu sortieren.

K.G. Naber: Ist der ACB-Test nur von akademischem Interesse oder würden
Sie den urologischen Kollegen empfehlen, diesen Test auch routinemäßig
in ihrer Praxis durchzuführen?

P. Burchardt: Der ACB-Test ist sicher von akademischem Interesse. Das bedeutet aber nicht, daß er keine Bedeutung in der Differenzierung von
HWI hat. Diese Untersuchung sollte aber besonderen Fragestellungen vorbehalten sein. Klinische Symptomatik, sorgfältige Urinabnahme oder eine
probatorische Einmalbehandlung haben in diesem Rahmen größere Bedeutung.

K.G. Naber: Herr Weissbach, wie häufig muß man mit Therapieversagern der
Einmaltherapie rechnen, selbst wenn man die Patientinnen sorgfältig
aussucht und was machen Sie dann mit solchen Patientinnen?

L. Weißbach: Ist die Infektion auf den unteren Harntrakt beschränkt, so
kann sie bei 75 bis 95% der Patientinnen durch Einmalgabe eines Antibiotikums bzw. Chemotherapeutikums geheilt werden (Asbach et al. 1981,
Fang et al. 1978, Gruneberg und Brumfitt 1967, Rubin et al. 1980,
Bailey 1981, Hussain et al. 1981, Ronald et al. 1976, Williams und
Smith 1970). Von der Einmaltherapie sollte man die Frauen ausschließen,
die Temperaturen über 38°C haben, deren Nierenlager klopfschmerzhaft
ist, die rezidivierende Episoden einer akuten Zystitis bereits vorher
hatten und solche, die schwanger sind.

Wir können aus unserer Arbeitsgruppe (L. Weissbach, H.-U. Bode, H.
Tümmers, G. Wegner, Bonn) über Erfahrungen an 183 Patientinnen mit
den Symptomen einer akuten Zystitis berichten. Diese multizentrische
Studie wurde randomisiert durchgeführt. 5 Gruppen mit jeweils 25 bis
34 Frauen erhielten ein Antibiotikum. Die Mißerfolgsraten lagen mit
Ciprofloxacin (500 mg) bei 7%, mit Gentamycin (120 mg) bei 20%, mit
Pipemidsäure (800 mg) bei 27%, mit Trimethoprim (320 mg)-Sulfamethoxa-
zol (1600 mg) bei 38% und mit Amoxicillin (3 g) bei 39%. Eine Kontrollgruppe wurde nur mit Spasmo-Urgenin behandelt und zeigte Mißerfolge
in 76%.

Die Frage nach den Therapieverfahren macht es notwendig, Kriterien zur
Beurteilung des Ergebnisses einer Einmaltherapie festzulegen. In die
Therapieversager gehen zwei Gruppen von Patientinnen ein: 1. Solche,
die nicht auf die Behandlung ansprechen und eine persistierende Infektion haben; 2. solche, bei denen der Urin nach 1 Woche keimfrei ist,
die jedoch nach 3 bis 6 Wochen wieder den Primärkeim haben (Rezidiv)
oder einen neuen Keim aufweisen (Reinfektion).

Nach den Ergebnissen der Spasmo-Urgenin-Gruppe kann in 28% der Fälle
mit einer Spontanheilung gerechnet werden. In den antibiotisch behandelten Gruppen war der primäre Mißerfolg (persistierende Infektion)
unter Ciprofloxacin mit 7% am geringsten und unter der Kombination
Trimethoprim/Sulfamethoxazol mit 38% am höchsten. Bei weiteren 10 bis
20% der Patienten kommt es zusätzlich zu einem Rezidiv oder zur Reinfektion.

Unser Untersuchungsprogramm zur Abklärung der urologischen Ursache umfaßte Harnröhrenkalibrierung und Endoskopie, Ausscheidungsurogramm und
evtl. Miktioncystourethrographie. Unter den 24 Frauen mit persistieren-

der Infektion hatten 11 keine erkennbare urologische Ursache (46%).
In 13 Fällen erhielten wir mit den genannten Maßnahmen den Hinweis auf
eine urologische Ursache. Bei den 11 Frauen mit einem Rezidiv oder eine
Reinfektion waren die Befunde 6 mal unauffällig und 5 mal bestanden
urologische Ursachen in Form von Meatusstenosen, einer Craurosis vul-
vae, einer Ren mobilis und einem Nierenkelchstein.

Es ergeben sich für uns diese Schlußfolgerungen:
Schließt man anamnestisch bekannte Uropathien, Schwangerschaften und
Patienten mit Temperaturen über 38°C aus, dann ist die Einmaltherapie
je nach Wahl der Substanz in 70 bis 90% der Fälle erfolgreich. Persistiert die Infektion oder tritt sie innerhalb von 3 bis 6 Wochen erneut
auf, so ist eine Ursachenabklärung durch den Urologen erforderlich.

K.G. Naber: Meine Damen und Herren, wir fünf Untersuchergruppen haben
mindestens 10 verschiedene Chemotherapeutika in unterschiedlicher Dosierung zur Anwendung gebracht, wobei in der Regel ähnlich gute Ergebnisse erzielt wurden. Es erhebt sich die Frage, ob mit einer unspezifischen Therapie, d.h. Wärme, Spasmolytika und Tee, evtl. gleich gute
Erfolge zu verzeichnen sind.

H.-J. Schneider: Vergleichsuntersuchungen zwischen antibakterieller Chemotherapie und ungezielten Behandlungsformen sowie entsprechende Ver-
laufsbeobachtungen zeigen, daß die Spontanheilungsrate von unkomplizierten Harnwegsinfektionen zwar hoch ist, daß aber mit der ungezielten Behandlung keineswegs ähnlich rasche und hohe Erfolgsraten erreichbar sind. Stamm et al. (1981) beobachteten bei Patientinnen mit akutem
Urethralsyndrom nach Placebogabe nur bei 15 von 30 Beschwerdefreiheit,
demgegenüber aber bei 28 von 32 Frauen nach Behandlung mit Doxycyclin.

Auch Redjeb et al. (1982) konnten nachweisen, daß bereits minimale An-
tibiotikagaben (z.B. täglich 10 mg Ampicillin) bei 80% der Patientinnen
mit unkomplizierten Harnwegsinfektionen die Pyurie und Bakteriurie beseitigt, wohingegen bei Frauen mit lediglich reichlicher Flüssigkeitszufuhr keine Keimzahl- und Leukozytenzahlverminderung im Urin festzustellen war.

Rugendorff et al. (1984) konnten bei Patientinnen mit akuter bakterieller Zystitis, die entweder mit einem Tee oder mit einem Cephalosporin-
präparat behandelt wurden, bereits nach drei Tagen signifikant bessere
Ergebnisse bezüglich Beschwerdefreiheit, Verminderung bzw. Verschwinden
der Bakteriurie, Proteinurie, Leukozyt- und Erythrozyturie in der Che-
motherapiegruppe beobachten.

K.G. Naber: Für die Reinfektionsprophylaxe werden insbesondere Trimethoprim allein oder in Kombination mit Sulfonamiden z.B. Cotrimoxazol und
Nitrofurantoin eingesetzt. Herr Weidner, Sie haben eine Studie mit
Trimethoprim in 2 Dosierungen und Cotrimoxazol bei derartigen Patientinnen durchgeführt. Können Sie kurz über Ihre Erfahrungen berichten?

W. Weidner: Zur Rezidivprophylaxe wurde in einer prospektiven "Doppel-
Blind-Studie" an 5 Urologischen Kliniken (W. Weidner, Gießen; P. Carl,
Deggendorf; H.-U. Eickenberg, Bielefeld; H. Gölz, Weiterstadt; W. Meyer,
Darmstadt; L. Weissbach, Bonn) Trimethoprim in einer Dosierung von 50
mg/Tag (T50) bzw. 100 mg/Tag (T100) im Vergleich mit Cotrimoxazol in
einer Dosierung von 40 mg Trimethoprim/200 mg Sulfamethoxazol (TMS)
bei rezidivierenden unkomplizierten Harnwegsinfektionen der Frau angewendet.

114 Patientinnen wurden in die Studie eingebracht. Voraussetzung war
der Nachweis von mindestens drei symptomatisch rezidivierenden unkomplizierten Harnwegsinfektionen in der Anamnese. Im Mittel waren in den
letzten 12 Monaten bei den Patientinnen 4,46 Harnwegsinfektionen nach-

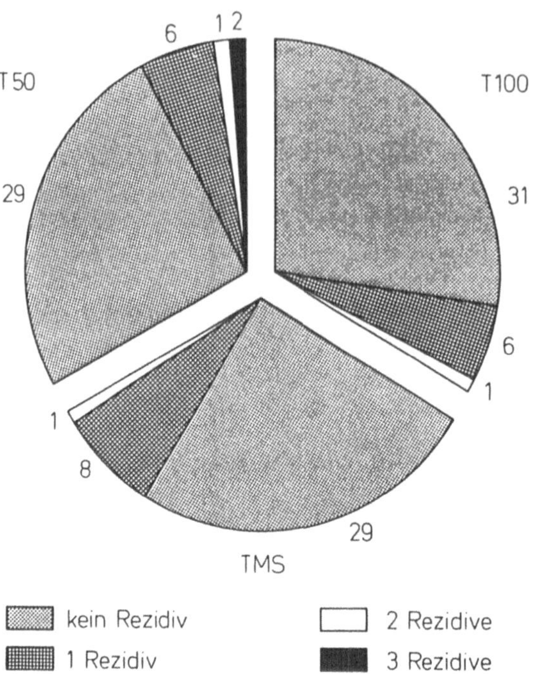

Abb. 1. Anzahl Erst- und Mehrfachrezidive je Gruppe (Prophylaxe und Nachbeobachtungsphase) n = 114

gewiesen worden. Es handelte sich in 68% um Infektionen mit E. coli. Trimethoprimempfindlichkeit war Voraussetzung.

Nach Behandlung der akuten Harnwegsinfektionen und fehlender signifikanter Bakteriurie wurde 3 Monate abends mit je 50 mg Trimethoprim, 100 mg Trimethoprim bzw. entsprechender Dosis Cotrimoxazol oral behandelt. Anschließend erfolgte eine dreimonatige Nachbeobachtung, so daß insgesamt 6 Monate überblickt wurden.

Wichtigstes Therapieergebnis war, daß 89 der Patientinnen (78%) nach Ausbehandlung der akuten Infektion über den Zeitraum der Beobachtung von 6 Monaten kein Rezidiv erlitten. Die Infektionen rezidivierten bei 25 Patientinnen (22%), wobei die Zahl der Erst- und Mehrfach-Rezidive pro Gruppe sich nicht signifikant unterschied (Abb. 1).

Aus der Studie kann u.E. geschlossen werden, daß bereits die abendliche Gabe von Trimethoprim in einer Dosis von 50 mg zu einer ausreichenden Rezidivprophylaxe führt. Der Effekt entspricht den aus der Literatur bekannten Daten für 100 mg Trimethoprim bzw. Cotrimoxazol (Stamm et al. 1980).

K.G. Naber: Meine Damen und Herren, in aller Kürze haben wir Ihnen unser Konzept (Tabelle 1) zur Behandlung der akuten Zystitis vorgestellt. Die Spontanheilungsraten bzw. die Erfolge mit unspezifischen Maßnahmen sind beträchtlich. Die Erfolgsraten der antibakteriellen Chemotherapie liegen aber mit 80 bis 90% deutlich höher, so daß es zur antibakteriellen Chemotherapie keine vernünftige Alternative gibt. Die Einmaltherapie hat sich bewährt, wenn eine sorgfältige Patientenauswahl und Konrolluntersuchungen erfolgen. Bei Therapieversagern, Rückfällen oder häufigen Reinfektionen empfiehlt sich eine ausführliche urologische Diagnostik. Ergeben sich dabei pathologische Befunde, so ist die Wiederherstellung der Urodynamik oberstes Behandlungsziel. Finden sich keine urologische Komplikationen, dann ist bei häufigen Rezidiven eine Reinfektionsprophylaxe anzuraten.

Tabelle 1. Einmaltherapie nach Reinfektionsprophylaxe der akuten bakteriellen Zystitis der Frau

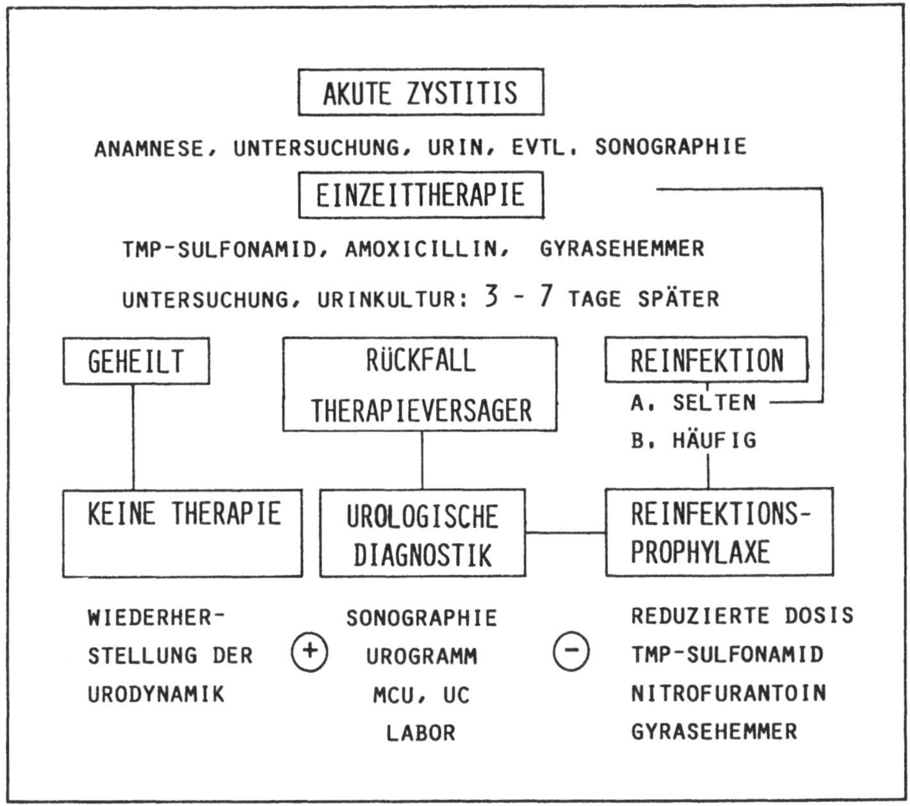

Literatur

1. Asbach HW, Poggendorff G, Stryer J, Melekos M (1981) Orale Ultrakurzbehandlung bakterieller Harnwegsinfektionen mit Amoxicillin. Therapiewoche 31:7919-7922
2. Abbas AMA, Goel PK, Smaling AP, Davey A, Ancill RJ (1983) A comparative trial of amoxillin 3g bd and conventional amoxycillin therapy in the treatment of urinary tract infection in a general practice population. J Antimicr Chemother 11:593-596
3. Baily RR, Abbott GD (1976) Treatment of urinary-tract infections with a single dose of amoxycillin. N Heal Med J 84:324
4. Bailey RR, Abbott GD (1978) Treatment of urinary tract infection with a single dose of trimethoprim-sulfamethoxazole. Can med Ass J 118:551-552
5. Bailey RR, Ross R (1979) Single dose antibacterial treatment for uncomplicated UTI's. Drugs 17:219-221
6. Bailey RR (1981) Harnwegsinfektionen-Behandlung mit antibiotischer Einzeldosis. Therapiewoche 31:7866-7871
7. Brumfitt W, Hamilton-Miller JMT, Franklin INS, Anderson FM, Brown CM (1982) Conventional and two-dose amoxycillin treatment of bacteriuria in pregnancy and recurrent bacteriuria: a camparative study. J Antimicr Chemother 10:239-248
8. Brunham RC, Paavonen J, Stevens CE, Kiviat N, Kuo ChCh, Critchlow C, Homes KK (1984) Mucopurulent cervicitis - the ignored counterpart in women of urethritis in men. New Engl J Med 311:1-6
9. Bruchardt P, Hussain Z, Biernat V, Bürger H (1983) Einmaltherapie von Harnwegsinfekten der Frau. Münch Med Wschr 125,10:199-200

10. Charlton CAC, Crowther A, Davies JG, Dines J, Haward MWA, Mann PG, Rye S (1976) Three-day and ten-day chemotherapy for urinary tract infections in general practice. Brit Med J i:124-126
11. Fairley KF, Brud AG, Brown RB, Harbersberger P (1967) Simpe test to determine the site of urinary tract infection. Lancet 2:427
12. Fang LST, Talkoff-Rubin NE, Rubin RH (1978) Efficacy of single-dosis and conventional amoxycillin therapy in urinary tract infection localized by the antibody coated bacteria technic. New Engl J Med 298:413-416
13. Gruneberg RN, Brumfitt W (1967) Single dose treatment of acute urinary tract infection. Brit med J 3:649
14. Harbord RB, Gruneberg RN (1981) Treatment of urinary tract infection with a single dose of amoxycillin, co-trimoxazole, or trimethoprim. Br Med J 283:1301-1302
15. Helm EB, Busch W, Herzog U, Schoeppe B, Stille W (1983) Einzeittherapie mit Cefotaxim bei 'akuten Harnwegsinfektionen. In: Stille W (Hrsg) Kurzzeittherapie von Harnwegsinfektionen. W. Zuschschwerdt Verlag, München Bern Wien, S 93-101
16. Hussain Z, Burchardt P, Biernat V, Bürger H (1981) Einmaltherapie mit Gentamycin und gleichzeitige Lokalisation von Harnwegsinfekten. Dtsch med Wschr 106:1420-1423
17. Hussain Z, Burchardt P (1981) Therapie unkomplizierter Harnwegsinfekte bei Frauen. Dtsch med Wschr 106:1466-1467
18. Irvani A, Pryor ND, Richard GA (1983) Treatment of urinary tract infections with varying regiments of sultisoxazole. J Urol 130:484-487
19. Naumann G, Nimmich N, Budde E, Straube E (1981) Zur Methodik des Nachweises antikörperbeladener Bakterien im Urin. Dtsch med Wschr 106:1418-1419
20. Prát V, Horščičková M, Matoušovic K, Liška M, Hnátek J, Milotová Z (1984) Single-dose treatment with netilmicin for different clinical forms of urinary tract infections. Infection 12:99-101
21. Redjeb SB, Slim A, Horchani A, Zmerelli S, Boujnah A, Lorian V (1982) Effects of ten milligrams of Ampicillin per day on urinary tract infections. Antimicr Agents Chemother 22:1084-1086
22. Ronald AR, Boutros P, Mortada H (1976) Bacteriuria localization and response to single-dose therapy in women. J Amer med Ass 235:1854
23. Rubin RH, Fang LST, Jones SR, Munford RS, Slepack JM, Varga PA, Onheiber L, Hall Cl, Tolkoff-Rubin NE (1980) Single-dose amoxicillin therapy for urinary tract infection. J Amer med Ass 244:561-564
24. Rugendorff EW, Seibke W, Schneider H-J (1983) Single-dose cefadroxil therapy for acute uncomplicated urinary tract infection. 13th International Congress of Chemotherapy, Vienna, 28. Aug. - 2. Sept. 1983
25. Rugendorff EW, Naber K, Spaeth A, Stürmer K, Dietlein G, Ahrens Th (1984) Antibakterielle Behandlung von unkomplizierten Harnwegsinfektionen mit einem neuen Cephalosporin: Cefroxadin (CGP 9000). Therapiewoche 34:5101-5108
26. Russ GR, Mathew TH, Con A (1980) Single day or single dose treatment of urinary tract infection with co-trimoxazole. J Med 10:604-607
27. Savard Fenton M, Fenton BW, Reller LB, Lauter BA, Byyny RL (1982) Single-dose amoxicillin therapy with follow-up urine culture. Effective initial management for acute uncomplicated urinary tract infections. Am J Med 73:808-813
28. Stille W (Hrsg) Kurzzeittherapie von Harnwegsinfektionen. W. Zuckschwerdt Verlag, München (1983)
29. Stamey TA (1980) Pathogenesis and Treatment of Urinary Tract Infections. Verlag Williams & Wilkins, Baltimore London, S 20-28
30. Stamm WE, Counts GW, Wagner KF, Martin D, Gregory D, Mekevitt M, Turck M, Holmes KK (1980) Antimicrobial prophylaxis of recurrent urinary tract infections. Ann Int Med 92, 720-775 (1980)
31. Stamm WE, Wagner KF, Amsel R, Alexander ER, Turck M, Counts GW, Holmes KK (1980) Causes of the acute urethral syndrome in women. New Engl J Med 303, 409-415
32. Stamm WE, Running K, Muckevitt M, Counts GW, Turck M, Holmes KK (1981) Treatment of the acute urethral syndrome. N Engl Med 304:956-958
33. Stamm WE, Running K, Hale J, Holmes KK (1983) Etiologic role of mycoplasma hominis and ureaplasma urealyticum in women with the acute urethral syndrome. Sex transm dis 10:318-322

34. Thomas V, Shelokov A, Forland M (1974) Antibody-coated bacteria in the urine and the site of urinary tract infection. N Engl J Med 290:588
35. Weidner W, Schiefer H-G, Ebner H, Rothauge CF (1984) Der Stellenwert von C. trachomatis und U. realyticum bei der abakteriellen Zystitis der Frau. XXXVI. Kongreß Deutsche Gesellschaft für Urologie, Bremen, 1984
36. Westrom L, Mårdh PA (1982) Genital chlamydial infections in the female. In: Mårdh LPA, Holmes KK, Oriel JD, Pilot P, Schachter J (eds) Chlamydial Infections. Elsevier Biomedical Press, Amsterdam New York Oxford, S 121–139
37. Wetzel H, Stille W (1981) Einzeittherapie von Harnwegsinfektionen mit Amoxicillin bzw. Co-Trimoxazol. Eine randomisierte Studie. Med Welt 32:1753–1756
38. Wiedemann B (1983) Theoretische Überlegungen zur Einmaldosierung in der Therapie von Infektionskrankheiten. In: Stille W (Hrsg) Kurzzeittherapie von Harnwegsinfektionen. W. Zuchschwerdt Verlag, München, S 8–13
39. Williams JD, Smith EK (1970) Single-dose therapy with streptomycin and sulfametopyrazine for bacteriuria during pregnancy. Brit med J 4:651

Prof. Dr. K.G. Naber, Urologische Klinik, Elisabeth-Krankenhaus Straubing, Schulgasse 20, D-8440 Straubing

Therapie der Zystitis

Moderatoren: H. Marberger, Innsbruck, und P. Burchardt, Langen

Die Therapie der interstitiellen Zystitis

S. C. Müller und J. W. Thüroff

Die interstitielle Zystitis wurde bisher mit vielen Medikamenten behandelt, deren Wirkung jedoch individuell sehr unterschiedlich und auf
Dauer meistens enttäuschend war (1). Parsons berichtete 1983 über einen
80%igen Erfolg mit oral verabreichtem Natriumpentosanpolysulfat, allerdings gemessen an subjektiven Parametern wie Dysurie und Pollakisurie
(2).

Er konnte im Tierexperiment nachweisen, daß das normale Urothel von
einer Schicht sulfatierter Proteoglykane überzogen ist, die von ihm
als GAG-Schicht bezeichnet für eine unspezifische Antiadhärenzwirkung
verantwortlich ist.

Die elektrophysikalischen Eigenschaften dieser Schutzschicht verhindern
das Eindringen des Urins in tiefere Zellschichten, was eine mögliche
Ursache der chronisch interstitiellen Entzündung sein könnte (Abb. 1).

In die Blase instilliertes Heparin bzw. verwandte semisynthetische Polyanionen wie Natriumpentosanpolysulfat können diese Oberflächenschicht
ersetzen.

In einer prospektiven Studie konnten wir aus dem umfangreichen Formenkreis der chronischen Reizblase 19 Patienten herausziehen – zwei davon
waren Männer – deren typische Symptomatik sich nicht durch ein Urethral-
divertikel, durch vesikoureteralen Reflux bzw. rezidivierende bakterielle Infekte oder Östrogenmangel erklären ließ.

Neben der klassischen klinischen Symptomatik hatten alle Patienten eine
bioptisch gesicherte, mehr oder weniger stark ausgeprägte, chronisch

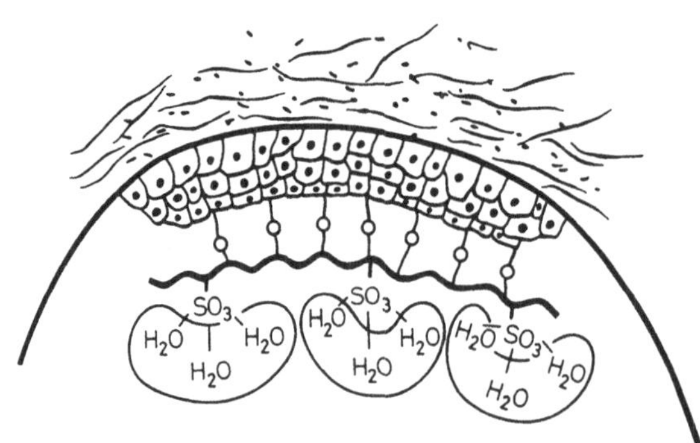

Abb. 1. Schematische Darstellung
der oberflächlichen Mucinschicht
des Urothels, die über elektro-
physikalisch hydrophile Eigenschaften eine unspezifische Antiadhärenzwirkung nicht nur gegen Bakterien besitzt

I N T E R S T I T I E L L E   Z Y S T I T I S

          Follow up   >   6 Monate

Patienten: n = 10

          gebessert: 5

          unverändert: 2

          Therapieversager: 3

<u>Abb. 2.</u> Therapieergebnisse von 10 Patienten mit chronisch interstitieller Urozystitis, die länger als 6 Monate mit Na-Pentosanpolysulfat behandelt wurden. In diese summarische Wertung gehen sowohl objektiv urodynamisch gemessene Parameter, als auch subjektives Empfinden der Patienten mit ein. 2 der Therapieversager befanden sich bereits im Stadium der etablierten Schrumpfblase

interstitielle Urozystitis. 14 Patienten wurden vor Therapiebeginn urodynamisch untersucht und alle mit 300 bzw. später mit 400 mg Natriumpentosanpolysulfat pro Tag behandelt.

In der Gesamtzahl unserer urodynamisch abgeklärten Patientinnen mit Harninkontinenz, ist in über 30% der Fälle eine Harndrangsymptomatik für den unwillkürlichen Urinabgang verantwortlich und man kann annehmen, daß sich in diesem Patientengut eventuell Fälle früher Stadien der interstitiellen Zystitis verbergen.

Die urodynamische Analyse der 14 Patienten mit dem klinischen Verdacht einer interstitiellen Zystitis erklärte das Problem der reduzierten Blasenkapazität meistens durch einen hypersensitiven Füllungsblock, d.h. schon bei kleinen Füllungsvolumina wurde die weitere Blasendehnung subjektiv durch den eintretenden Harndrang blockiert, ohne daß dafür ein intravesikaler Druckanstieg verantwortlich gemacht werden kann.

Fallen in Narkose sensorische Reize weg, so haben diese Patientinnen durchaus eine normale Blasenkapazität.

Spätstadien der interstitiellen Zystitis haben sowohl funktionell als auch anatomisch einen hyperbaren Füllungsblock, d.h. die Blasenwandfibrose verhindert eine weitere Füllung der Blase.

In beiden Stadien sieht man häufig submukös petechiale Blutungen, die bislang als beweisend für die interstitielle Zystitis galten. Wahrscheinlich sind sie jedoch Folge einer geschädigten, atrophen Schleimhaut und wurden von uns auch schon bei Dehnung von Schrumpfblasen anderer Genese beobachtet, z.B. bei der bestrahlten Blase.

10 Patienten wurden länger als 6 Monate mit Natrium-Pentosanpolysulfat therapiert.

Davon sind fünf deutlich gebessert, zwei unverändert und drei müssen als Therapieversager gelten (Abb. 2).

Zwei der Therapieversager befanden sich aber schon im Endstadium der Erkrankung, d.h. die etablierte Fibrose erwies sich als therapieresistent.

Drei der fünf urodynamischen nachuntersuchten Patienten zeigten eine objektiv meßbare Zunahme der Blasenkapazität von 35 bis über 100%, wobei eine höhere Toleranzschwelle der sensorischen Harndrangsymptomatik verantwortlich war.

Abhängig vom Schweregrad der Erkrankung ließ sich die verbliebene anatomische Kapazität der Blase nun voll nutzen.

Auch das subjektive Empfinden war deutlich gebessert.

Bisher wurde die Diagnose der interstitiellen Zystitis eigentlich erst im Spätstadium der Erkrankung gestellt und dann ist es sicherlich für eine konservative Therapie bereits zu spät, denn eine etablierte Fibrose läßt sich mit Medikamenten nicht bessern.

Sollte sich mit Hilfe der Urodynamik der sensorische Füllungsblock als objektivierbares Kriterium zur Frühdiagnose der Erkrankung erweisen, bietet die Therapie mit sulfatierten Proteoglykanen möglicherweise ein erfolgversprechendes Konzept, um das nicht mehr zu beeinflussende Endstadium der Blasenwandfibrose zu verhindern.

Literatur

1. Walsh A (1978) Interstitial cystitis. In: Harrison JH et al. (eds) Campbell's Urology, Kap 19, Band 1. W.B. Saunders & Co, Philadelphia, S 693
2. Parsons CL, Schmidt JD, Pohlen JJ (1983) Successful treatment of interstitial cystitis with Sodium Pentosanpolysulfate. J Urol 130:51

Dr. S.C. Müller, Urologische Universitätsklinik Mainz, Langenbeckstraße 1, D-6500 Mainz

Zur Behandlung der interstitiellen Zystitis durch hydrostatische Ballondilatation und adjuvante Gabe von Pentosanpolysulfaten

M. Beer und F.J. Marx

Die interstitielle Zystitis ist ein Krankheitsbild ungeklärter Ätiologie, das bis heute weder klinisch noch pathologisch eindeutig zu definieren ist. In Tabelle 1 sind die wesentlichen pathologischen, pathophysiologischen und klinischen Kriterien zusammengefaßt.

Schwere Verlaufsformen der interstitiellen Zystitis mit Blasenschrumpfung treten in etwa 10% der Erkrankungsfälle auf. Urodynamisch liegt eine "Low Compliance Bladder" vor, die durch Fibrosierung im Bereich der Blasenmuskulatur bedingt ist. Dieser Gruppe galt das Hauptinteresse unserer Bemühungen.

Therapie der interstitiellen Zystitis

In Tabelle 2 sind die gängigen Behandlungsprinzipien zusammengefaßt.

Für Patienten mit ausgeprägter Blasenschrumpfung stehen oft nur invasive offene operative Palliationsmaßnahmen, wie Blasenerweiterungsplastiken und supravesikale Harnableitungen zur Verfügung. Aus theoretisch-pathophysiologischen Überlegungen favorisierten wir eine kom-

Tabelle 1. Charakteristik der interstitiellen Zystitis

Weder klinisch noch pathohistologisch eindeutige Kriterien!

1.0 Path. Anatomie

 - Blasenwandverdickung

 - Schleimhautabflachung (bis Ulzeration)

 - Submucöses Ödem

 - Submucöse zelluläre Infiltration
   (Lymphozyten, Eosinophile)

 - Muscularis-Ödem

2.0 Pathophysiologie

Störung der epithelialen Schutzfunktion
("Antiadhärenz-Aktivität") gegen Urinaggression?

3.0 Klinik

"Irritable Bladder in irritable Patients" (Walsh 1978)

Subprapubischer Schmerz

Pollakisurie, Nykturie

Neg. Urinsediment, neg. Urinkultur

Urodynamik: Sensorischer Urge

         Low compliance bladder

Endoskopie: Frühstadium: Keine Veränderungen oder
                  geringe Hypervaskularisation

        Spätstadien: Mucosa-"cracking" bei Distension

                  Ulcera

biniere Therapie mit einer primären Blasendistension gemäß des von
Helmstein (1) beschriebenen Verfahrens und einer adjuvanten Medikation
von Pentosanpolysulfaten. Die Anregung zur medikamentösen Therapie ist
den 1983 von Parsons (2) publizierten Behandlungserfolgen bei inter-
stitieller Zystitis entnommen. Die mechanische Sprengung fibrosierter
Bezirke wird bei der Behandlung von Kontrakturen durch Mobilisation
in Narkose in der Traumatologie mit Erfolg praktiziert. Patienten mit
maximalen Blasenfüllvolumina unter Narkosebedingungen < 150 ml wurden
kombiniert therapiert; Patienten mit größeren Blasenfüllvolumina und
Patienten, die eine Dilatationstherapie ablehnten, erhielten eine alleinige medikamentöse orale Therapie mit 2 × 200 mg Natriumpentosanpolysulfat per die.

In Anlehnung an das von Helmstein beschriebene Verfahren wurde unter
Zuhilfeanahme eines Präservativs und eines Katheters ein Distensions-
katheter konstruiert. Unter permanenter Messung des intravesikalen
Drucks über ein Statham-Barometer wurde die Blase nach Erreichen der
"Compliance-Schwelle" für 30 Minuten dilatiert. Durch manuelle Volu-
menregulation über eine Spritze konnte der Dilatationsdruck dem regelmäßig gemessenen systolischen Blutdruck laufend angepaßt werden. Röntgenologisch konnten Blasenformveränderungen frühzeitig erkannt und
Rupturen vermieden werden.

Tabelle 2. Therapieansätze bei der interstitiellen Zystitis

"Cause unknown, diagnosis difficult, treatment
temporary and palliative" (Pool 1969)

1.0 Systemisch

Steroide, Antiphlogistika

Antihistaminika

Immunsuppressiva

Pentosanpolysulfate

2.0 Lokal

Tur (Ulzera)

Blasendehnung

Instillation (Ag-Nitrat)

Intramurale Injektionen (Orgotein, DMSO)

3.0 Operative Maßnahmen

Neurochirurgische Eingriffe
(z.B. selective sacrale Neurektomie)

Enterocystoplastiken

Supravesikale Harnableitung

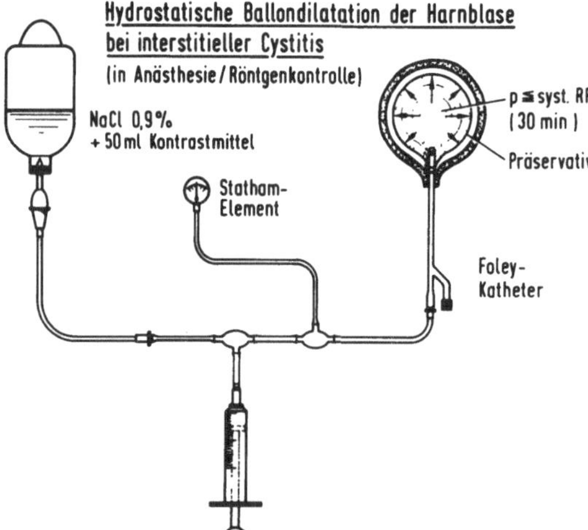

Abb. 1. Modifiziertes Distensions-
modell nach Helmstein

Ergebnisse

Durch alleinige Pentosanpolysulfat-Medikation konnte nur in einem
Fall ein sicherer Therapieerfolg erzielt werden, der durch Auslaßver-
suche reproduzierbar war (s. Tabelle 3).

Die Resultate der kombiniert behandelten Patienten waren ermutigend.
Nach Dilatation der Blase, die wegen der geringen Compliance in einem

Tabelle 3. Interstitielle Zystitis - Eigenes Krankengut.
Monotherapie mit Pentosanpolysulfaten

	Alter	Anamnesedauer Vorbehandlung	Therapie-dauer	Resultat	Bewer-tung
W.O. w.	48	5 Jahre	7 Monate	- Miktionsfrequenz normalisiert - Urgefefühl unverändert - Auslaßversuch: Zunahme der Nykturie	+
S.I. w.	41	3 Jahre Orgotein Inj.v.Lokalanästh.	3 Monate	- Keine Besserung - Sehr starke psycho-somat. Komponente	Ø
S.S. w.	52	6 Jahre Corticoide Instillationen Orgotein	6 Monate	- Besserung von Miktions-frequenz und suprapubi-schen Schmerzen	(+)
P.H. w.	51	12 Jahre	4 Monate	- Besserung der Miktions-frequenz - Zunahme der suprapubi-schen Schmerzen	?
V.G.	42	10 Jahre Instillation	8 Monate	- Nur geringe Besserung der Miktionsfrequenz → Vaginale Blutung	Ø

Tabelle 4. Interstitielle Zystitis - Eigenes Krankengut.
Hydrostatische Ballondilatation. Adjuvant: Pentosanpolysulfat

	Alter	Anamnesedauer Vorbehandlung Funktionelle Kapazität (Miktionsvolumen)	Ballon-dilatation in Narkose	Therapie-dauer Polysulfat	Resultat	Bewer-tung
G.B. w.	15	8 Jahre Instillationen Orgotein 80 ML	1. 140 → 250 ML 2. 150 → 270 ML	8 Monate	- Sistieren der Schmerzen - Steigerung des Miktionsvolumens auf 170 ML	+
M.M. w.	26	5 Jahre Instillationen Orgotein 80 ML	200 → 350 ML	5 Monate	- Besserung der Schmerzen - Steigerung des Miktionsvolumens auf 100-190 ML	+
H.C. w.	82	5 Jahre Instillationen 50 - 60 ML	180 → 250 ML	3 Monate	- Besserung der Schmerzen - Steigerung des Miktionsvolumens auf 200 ML	+

Fall in mehreren Sitzungen erfolgen mußte, kam es jeweils zu eindeutigen bleibenden klinischen Besserungen. Die suprapubischen Schmerzen waren spätestens 1 - 2 Tage nach Dilatation verschwunden und die Nykturiehäufigkeit konnte entscheidend verringert werden. Die Miktionsvolumina waren in allen Fällen signifikant auf etwa 60 bis 80% des postdilatatorischen Maximalvolumens im Beobachtungszeitraum bleibend gesteigert. Hunner'sche Ulcera waren in einem Fall vorübergehend zum Verschwinden gebracht worden.

Unter Narkosebedingungen entsprach das posttherapeutisch bestimmbare zystomanometrische Ergebnis qualitativ der prätherapeutisch bestimmbaren "Low Compliance-Bladder". Allerdings wurde der Schwellenwert des Druckanstiegs bei restharnfreier Blasenentleerung erst bei Füllungsvolumina erreicht, die im Mittel 15% unter dem postdilatatorischen Maximalvolumen lagen.

Zusammenfassung

- Das Konzept einer Kombinationsbehandlung der interstitiellen Zystitis im Stadium der "Low Compliance" durch (wiederholte) hydrostatische Ballondilatation und adjuvante Gaben von Pentosanpolysulfaten ist aus theoretischen Überlegungen heraus naheliegend.

- Die ersten Ergebnisse mit dieser Therapie sind ermutigend.

- Die alleinige Gabe von Pentosanolpolysulfaten ist möglicherweise nur in Anfangsstadien sinnvoll.

Literatur

1. Helmstein K (1972) Treatment of bladder carcinoma by hydrostatic pressure technique. Br J Urol 44:434-450
2. Parsons CL, Schmidt JD, Pollen JJ (1983) Successful treatment of interstitial cystitis with sodium pentosanpolysulfate. J Urol 130:51-53

Dr. M. Beer, Urologische Klinik und Poliklinik der LMU München, Klinikum Großhadern, Marchioninistraße 15, D-8000 München 70

Behandlung der Strahlenzystitis mit Natriumpentosanpolysulfat

R.-H. Ringert, U. Lohmann und R. Hartung

Die Strahlentherapie maligner Tumoren des kleinen Beckens allein oder als Teil eines multimodalen Behandlungskonzeptes bewirkt abhängig von den Bestrahlungsbedingungen eine Mitschädigung der benachbarten Organe. Urologische Komplikationen als Behandlungsfolge nach der Therapie mit ionisierenden Strahlen sind insbesondere aus älteren Behandlungsserien bekannt (2, 4, 7, 8). Tumoren des inneren weiblichen Genitale, aber auch das Prostatakarzinom, das Blasenkarzinom und selten das Rektumkarzinom zählen zu den malignen Erkrankungen, bei denen die Strahlen-

therapie Teil des Behandlungsplanes ist. Neue Dosimetrieverfahren und
andere Strahlenquellen bewirken eine Einschränkung der Strahlenschäden
an Rektum und Harnblase, dennoch zeigen auch neue Veröffentlichungen
eine nicht geringe Rate an Strahlenzystitiden (6, 9, 11, 12).

Strahlenschäden der Harnblase

Postaktinische Veränderungen der Harnblase werden in primäre, sekundäre
und tertiäre Schäden unterschieden (7, 10, 11). Das primäre Erythem
tritt etwa 24 Stunden nach der Strahlentherapie, das sekundäre Erythem
3 - 4 Wochen nach Strahlentherapie auf. Diese frühen Veränderungen der
Blase gehen patho-histologisch mit einem Ödem, einer Hyperämie und einer
Desquamation des Epithels einher. Tertiäre Schäden sind Spätschäden,
die frühestens 1 Jahr, zumeist 2 - 10 Jahre nach Abschluß der Strahlentherapie beobachtet werden. Bei ausgeprägten Formen werden Ulzerationen
mit Inkrustationen der Blasenschleimhaut gesehen. Das Bindegewebe der
Blasenwand zeigt eine Hyalinisierung mit exzessiver Ablagerung von Kollagen und einer interstitiellen, arteriolokapillaren Fibrose (1, 7).
Daneben treten Gefäßläsionen ähnlich denen der Entarteriitis obliterans
auf (1, 8, 10). Die tertiären Strahlenschäden der Harnblase werden nach
dem endoskopischen Bild in 4 Stadien eingeteilt (10):

Tabelle 1.

Stadium I	Teleangiektasien, Atrophie der Schleimhaut
Stadium II	Teleangiektasien, Blutungen der Schleimhaut
Stadium III	Blasenschleimhautulzera, Inkrustationen, Pseudo-Tumorbildung
Stadium IV	Fistelbildung (Rektum, Vagina)

Die Strahlenzystitis tritt mit den klinischen Zeichen der Strangurie,
Pollakisurie, Urge-Inkontinenz und gelegentlich Makrohämaturie auf.
Die Beschwerden werden in manchen Fällen so lästig, daß allein aus die-
sen Gründen eine supravesikale Harnableitung notwendig wird (8, 9).

Natriumpentosanpolysulfat

Die Blasenschleimhaut weist eine lumenwärts gerichtete Schutzschicht
gegen die im Urin befindlichen Stoffe auf. Diese Schutzschicht besteht
im wesentlichen aus einer asymmetrischen Plasmamembran, an die eine
Mukopolysaccharidschicht gebunden ist und den Interzellularverbindungen
der oberflächlichen Urothelzellen, die mit "Tight junctions" verschlossen sind (5).

Ausgehend von Untersuchungen zur Bakterienadhärenz an die Blasenschleimhaut erkannte Parsons (13), daß die elektrophysikalischen, hydrophilen
Eigenschaften der Mukopolysaccharide die Plasmamembran schützen. Nach
Entfernung dieser Schutzschicht kann Heparin als Ersatz dieser Schicht
wirken, wenn es in die Blase instilliert wird. Das synthetische Natriumpentosanpolysulfat hat bei geringer Heparin-ähnlicher Wirkung eine vergleichbare Wirkung auf die Bakterienadhärenz (13). Bei der Behandlung
von Patienten mit einer interstitiellen Zystitis wurden von Parsons
et al. (14) ausgesprochen ermutigende Ergebnisse, gemessen im subjektiven Ansprechen auf eine Natriumpentosanpolysulfat-Therapie, berichtet
(14). Das oral zugeführte Natriumpentosanpolysulfat wird zu 4 - 7% im
Urin ausgeschieden. Parsons postuliert (13, 14), daß Natriumpentosan-

polysulfat eine Oberflächen-Schutzschicht bildet, die dem geschädigten
Urothel die Gelegenheit zur Regeneration bietet. Neben diesen Oberflä-
chen-Wirkungen besitzt Natriumpentosanpolysulfat auch antiinflammatori-
sche Wirkungen und beeinflußt den Lipidstoffwechsel und das Gerinnungssystem.

Patientengut und Ergebnisse

Nach den ermutigenden Ergebnissen der Behandlung von Patienten mit in-
terstitieller Zystitis (14) sind wir in einer Pilotstudie der Frage
nachgegangen, ob die Symptomatologie tertiärer Strahlenschäden der Blase durch die orale Therapie mit 400 mg Natriumpentosanpolysulfat gebessert wird und ob sich eine objektive Besserung, gemessen im Miktions-
intervall, der Blasenkapazität und dem endoskopischen Bild der Blasenschleimhaut, zeigt.

Insgesamt wurden 10 Patienten behandelt. Natriumpentosanpolysulfat
wurde täglich in einer Dosierung von 2 x 200 mg oral gegeben. 3 Männer
und 7 Frauen wurden in diese Pilotstudie aufgenommen.

Vor Beginn der Therapie wurde ein Harnwegsinfekt ausgeschlossen. Eine
ultrasonografische Untersuchung des kleinen Beckens und der Nieren,
eine Computertomografie des Abdomens und bei Frauen eine gynäkologische Untersuchung gingen der Therapie voraus. Vor der Befragung durch
den behandelnden Arzt wurde von den Patienten ein Fragebogen zur Mik-
tionshäufigkeit, den Schmerzen, der Kontinenz ausgefüllt. Eine Urethrozystoskopie mit Quadrantenbiopsie und eine Blasenkapazitätsbestimmung
gingen der Therapie voraus.

Tabelle 2. Einschlußkriterien zur Pilotstudie

- Unauffälliges Ultrasonogramm des kleinen Beckens

- Unauffälliges Computertomogramm des Abdomens

- Kein Harnwegsinfekt

- Kein Urothelkarzinom bei der Blasen-PE

Ein Mann zeigte ein Rezidiv eines Urothelkarzinoms und entfällt für
die Gesamtbeurteilung der medikamentösen Behandlung.

Zwei Männer mit erheblichen Strahlenveränderungen der Harnblase zeigten
subjektive Besserungen unter der Behandlung mit Natriumpentosanpolysulfat. Wegen eines malignen Lymphoms standen sie jedoch zusätzlich
unter einer Therapie mit Cyclophosphamid. Trotz MESNA-Therapie und der
Gabe von Natriumpentosanpolysulfat kam es bei jedem Zytostatika-Kurs
erneut zu einer erheblichen Verschlechterung der Blasensymptome.

7 Frauen mit Spätschäden der Harnblase nach Strahlentherapie eines Ge-
bärmutterhalskarzinoms wurden behandelt.

Dreimal wurde ein Stadium III, viermal ein Stadium II der Strahlenblase
beobachtet. Die mittlere Behandlungszeit dieser Frauen mit Natriumpentosanpolysulfat beträgt 12 Monate.

Bei 2 Frauen wurde das Medikament abgesetzt, einmal wegen gastrointesti-
naler Nebenwirkungen, einmal wurde die Medikation wegen Wirkungslosig-
keit nach 3 Monaten beendet.

2 Frauen mit einer Strahlenzystitis im Stadium II zeigten subjektiv
und objektiv ein Ansprechen auf die Therapie mit Beschwerdefreiheit

und Zunahme der Blasenkapazität und endoskopisch nahezu Normalisierung der Veränderungen.

Eine subjektive Besserung der Beschwerden allein, ohne daß objektiv sich Besserungen zeigten, berichteten 3 Frauen. Keinerlei Ansprechen auf die Therapie berichteten insgesamt 2 Frauen.

Bei 2 Frauen mit einem Blasenulkus wurde durch die mehrmonatige orale Therapie mit Natriumpentosanpolysulfat keine Änderung des endoskopischen Befundes erzielt. Eine Patientin berichtete jedoch über eine subjektiv erhebliche Besserung mit nahezu normalen Miktionsintervallen nach Therapie.

Diskussion

Urologische Spätkomplikationen treten nach der Strahlentherapie maligner Tumoren des kleinen Beckens bei 3 - 5% der Patienten auf. Die Anzahl der frühen Schäden, die erhebliche Beschwerden bereiten, jedoch recht gut durch symptomatische Therapie beherrschbar sind, liegt weitaus höher (6, 8).

Bei der Strahlenblase als Spätschäden ist die symptomatische Behandlung mit Spasmolytika oder eine lokale Instillations-Behandlung mit Antibiotika/Lokalanästhetika häufig ohne ausreichenden Erfolg. Ulzerationen der Blasenschleimhaut und Inkrustationen werden durch transurethrale Resektion angegangen (8). Blutungen werden transurethral koaguliert. Vor der Injektion von Cortison in die Blasenwand warnte Hohenfellner (8). Die intramurale Orgotein-Injektion in die Strahlenveränderungen der Blasenwand (3, 9, 12) hat neue Wege bei der Behandlung von Strahlenblasen insbesondere im Stadium III eröffnet.

Die Ergebnisse, die bei der Behandlung der interstitiellen Zystitis mit Natriumpentosanpolysulfat erreicht werden (14), ließen sich bei der Strahlenzystitis nicht in gleicher Weise erzielen. Die Entwicklung einer interstitiellen Zystitis bis hin zu einer Schrumpfblase dauert über Jahre. Der Verlauf des Strahlenschadens einer Blase ähnelt dem Verlauf der interstitiellen Zystitis. Es ist fraglich, ob ähnliche oder vergleichbare pathologische Veränderungen ablaufen.

Bei Frauen mit Strahlenveränderungen der Harnblase im Stadium II fand sich ein gutes Ansprechen auf die Langzeitmedikation mit Natriumpentosanpolysulfat. Dieser Befund der offenen Pilotstudie ist jedoch durch eine Doppelblindstudie zu kontrollieren. Eine Doppelblindstudie zur Behandlung der interstitiellen Zystitis von Parsons ergab vergleichbare Ergebnisse zur offenen Studie. Ob sich die therapeutische Wirksamkeit aus dem von Parsons (13) beschriebenen Oberflächenschutz erklären läßt, oder ob es sich um eine allgemeine antientzündliche Wirkung des Medikamentes handelt, ist offen.

Wir verordnen Natriumpentosanpolysulfat bei Strahlenspätschäden der Blase im Stadium II. Bei Strahlenulzera ist durch die zusätzliche Orgotein-Injektion in die Blasenwand eine Besserung erreichbar (3, 12), wie sich bei 2 unserer Patienten bestätigte.

Literatur

1. Altman KI (1983) The effect of ionizing radiations on connective tissue. In: Lett JT, Ehmann UK, Cox AB (eds) Advances in radiation biology, Vol 10. Academic Press, New York, pp 237
2. Dean R, Lytton B (1978) Urologic complications of pelvic irradiation. J Urol 119:64

3. Edsmyr F, Menander-Huber KB (1981) Orgotein efficacy in ameliorating side effects due to radiation therapy. Eur J Rheuma Inflamm 4:228
4. Eisenberger F, Schneider E, Carl P, Leonhardt A, Wieland W (1978) Radiogene Veränderungen am Harntrakt 1 Jahr nach kombinierter Radium-Supervolt-Therapie des weiblichen Genitalkarzinoms. Verh Ber Dtsch Ges Urol, 28. Tgg, pp 87
5. Eldrup J, Thorup J, Nielsen SL, Hald T, Hainau B (1983) Permeability and ultrastructure of human bladder epithelium. Brit J Urol 55:488
6. Flanigan RC, Patterson J, Mendiondo OA, Gee WF, Lucas BA, McRoberts JW (1983) Complications associated with preoperative radiation therapy and iodine-125 brachytherapy for localized prostatic carcinoma. Urology 22:123
7. Gowing NFC (1960) Pathological changes in the bladder following irradiation. Brit J Radiol 33:484
8. Hohenfellner R, Wegehaupt K (1963) Urologische Komplikationen als Bestrahlungsfolge des Kollum-Karzinoms. Strahlentherapie 122:362
9. Köller A, Pflüger H (1983) Urologische Spätkomplikationen nach kurativer gynäkologisch-radiologischer Karzinomtherapie. Akt Urol 14:27
10. Kremling H, Lutzeyer W, Heintz R (1982) Gynäkologische Urologie und Nephrologie. Urban und Schwarzenberg, München, pp 298-304
11. Kucera H, Wagner G, Weghaupt K (1984) Komplikationen der präoperativen high-dose-Iridium-192-Vorbestrahlung beim Gebärmutterhalskarzinom. Onkologie 7:244
12. Marberger H, Huber W, Menander-Huber KB, Bartsch G (1981) Orgotein: A new drug for the treatment of radiation cystitis. Eur J Rheumatol Inflamm 4:244
13. Parsons CL (1982) Prevention of urinary tract infection by the exogenous glycosaminoglycan sodium pentosanpolysulfate. J Urol 127:167
14. Parsons CL, Schmidt JD, Pollen JJ (1983) Successful treatment of interstitial cystitis with sodium pentosanpolysulfate. J Urol 130:51

Priv.-Doz. Dr. R.-H. Ringert, Urologische Universitätsklinik, Hufelandstraße 55, D-4300 Essen 1

Indikation zur internen Urethrotomie bei rezidivierenden Zystitiden

W. Heckl, H. R. Osterhage und H. Frohmüller

Distale Urethrastenosen können die Ursache rezidivierender Urethro-Zystitiden der Frau sein. Die Diagnose stützt sich auf die Urethrakalibrierung mittels Bougies à boule, wobei die Werte des Harnröhrenkalibers in Abhängigkeit vom Habitus durchaus unterschiedlich sein können. Neben der Harnröhrenweite erscheint die Änderung des Harnröhrenlumens für die Diagnose wichtig.

Die Therapie der distalen Urethrastenose bei rezidivierenden Harnwegsinfekten der Frau besteht im allgemeinen in einer internen Urethrotomie, wobei über die Lokalisation der Incision und die angestrebte Dilatation unterschiedliche Meinungen vorliegen.

Inwieweit die interne Urethrotomie bei rezidivierenden Zystitiden und Urethritiden der Frau zum gewünschten Erfolg führt, soll anhand der eigenen Untersuchungsergebnisse dargestellt werden.

In der Urologischen Universitätsklinik Würzburg wurden innerhalb von 4 Jahren von Anfang 1979 bis Ende 1983 617 Frauen wegen zystitischer

Beschwerden behandelt. Nur in 93 Fällen lag eine distale Urethraver-
engung vor, die durch eine interne Urethrotomie mit dem Otis-Urethrotom
behandelt wurde. In allen Fällen wurde in der 12 Uhr-Position schrittweise bis Charr. 40 - 45 urethrotomiert. Der eingelegte Katheter wurde
nach 48 Stunden entfernt.

Von den 93 Patientinnen, von denen die jüngste 16 und die älteste 73
Jahre alt war, standen die meisten im 2. und 4. Lebensjahrzehnt. Anamnestisch waren bei den meisten Patientinnen 3 zystitische Episoden bekannt. In allen Fällen war die vorangegangene konservative Behandlung,
oft ambulant über Jahre, erfolglos gewesen.

Die durch Kalibrierung ermittelte relative distale Urethrastenose lag
bei 65 Patientinnen zwischen 18 und 23 Charriére. In 10 Fällen war die
Urethra auf 15 - 17 Charriére stenosiert. In 18 Fällen wies die Urethra
ein Kaliber von 24 - 26 Charriére auf. Eine postoperative Harninkontinenz oder excessive Makrohämaturie wurde in diesem Zeitraum nicht beobachtet. In den folgenden 6 Monaten bis maximal 5 Jahre nach der internen Urethrotomie blieben von den 93 Patientinnen 46 beschwerdefrei.
35 Patientinnen berichteten über gelegentlich auftretende dysurische
Beschwerden. Diese Episoden hatten jedoch an Häufigkeit deutlich abgenommen.

In 12 Fällen war es durch die interne Urethrotomie zu keiner Besserung
gekommen. Bei diesen 12 Patientinnen wurde in 11 Fällen ein bakterieller Harnwegsinfekt durch E. coli und in einem Fall durch Proteus mirabilis nachgewiesen. Eine erneute Kalibrierung der Harnröhre dieser Patientinnen ergab eine freie Durchgängigkeit bis Charriére 30. Ähnlich
den Ergebnissen von Immergut und Gilbert sowie Farrar und Mitarbeiter
konnte im vorgestellten Krankengut mittels der internen Urethrotomie
in ca. 50% der Fälle ein gutes Ergebnis erzielt werden.

Von den vorgenannten Autoren wurde die Urethra mit dem Otis-Urethrotom
in einer anderen Position incidiert, nähmlich bei 2 und 10 Uhr (Immergut)
bzw. 3, 12 und 9 Uhr (Farrar). Unsere Ergebnisse mit 87% Beschwerdefreiheit bzw. Besserung der Beschwerden sind mit den Ergebnissen von Hole,
Moormann und Faul vergleichbar, die ebenfalls in 80% Besserung beobachteten.

Zusammenfassend ist festzustellen, daß bei rezidivierenden Zystourethri-
tiden der Frau in nur etwa 12% eine distale Urethrastenose vorliegt und
die Indiaktion zur internen Urethrotomie gerechtfertigt erscheint. Diese stellt dann jedoch eine einfache und sichere Methode dar, die in
einem hohen Prozentsatz zu einer Beseitigung oder zumindest zu einer
Besserung der Beschwerden führen kann. Aufgrund unserer Ergebnisse können wir uns der Meinung Farrars anschließen, daß bei der internen Urethrotomie mit dem Otis-Urethrotom bis 40 - 45 Charriére eine Harninkontinenz nicht zu erwarten ist.

Literatur

Farrar DJ, Green NA, Ashken MA (1973) An evaluation of otis urethrotomy in female
   patients with recurrent urinary tract infections. Brit J Urol 45:610-615
Farrar DJ, Green NA, Ashken MH (1980) An evaluation of otis urethrotomy in female
   patients with recurrent urinary tract infections. A review after 6 years. Brit J
   Urol 52:68
Immergut MA, Gilberg EC (1973) The clinical response of women to internal urethrotomy.
   J Urol 109:90-91

Dr. W. Heckl, Urologische Klinik und Poliklinik der Universität,
Josef-Schneider-Straße 2, D-8700 Würzburg

Immunstimulation oder Vakzination bei chronischen Infekten des unteren Harntraktes

G. Riedasch, K. Möhring und D. Braun

Durch Untersuchungen von Tomasi, Darwish und anderen wurde bewiesen, daß auch die Schleimhäute des unteren Harntraktes zur lokalen Immunabwehr befähigt sind. Danach war es nur folgerichtig, diese bei der Therapie rezidivierender Harnwegsinfekte auszunutzen (1, 12). Nach einer lokalen und systemischen Immunisierung mittels E. coli O-Antigenen hatte Uehling erste Therapieerfolge bei der experimentellen Rattenzystitis (13). Auch nach Applikation von formalinbehandelten E. coli in die Rattenvagina war im Blasenurin eine vermehrte lokale Antikörperproduktion meßbar (7). Andere Autoren experimentierten mit einer peroral verabreichten Antipili-Vakzine, die insbesondere ascendierende Pyelonephritiden verhindern sollte (6, 11) oder mit dem Dipeptid Bestatin, dem eine ähnlich protektive Wirkung bei der experimentellen Pyelonephritis zugesprochen wurde (10).

Humurale und zelluläre Immunstimulation

Da die Zystitis der Frau eine Erkrankung der Schleimhaut darstellt, erscheint es sinnvoll, aus bisher bekannten Mechanismen der Schleimhäute Methoden zur Immunisierung abzuleiten. Wie Atemwege und Gastrointestinaltrakt ist der Urotrakt mit sIgA-produzierenden, lymphoiden Gewebe, respektive Plasmazellen gut ausgerüstet (5). Am Beispiel der Peyer'schen Plaques des Dünndarms sind Afferenzen und Efferenzen des lokalen Immunsystems in Abbildung 1 dargestellt. Nach Aktivierung an Kontaktstellen gelangen B-Zellen in die mesenterialen Lymphknoten, in die Lymphe des Ductus thoracicus und als Plasmablasten in den Blutkreislauf. Von dort besiedeln sie die Lamina propria der Schleimhäute, u.a. die des unteren Harntraktes. Diese "homing" genannte Besiedlung

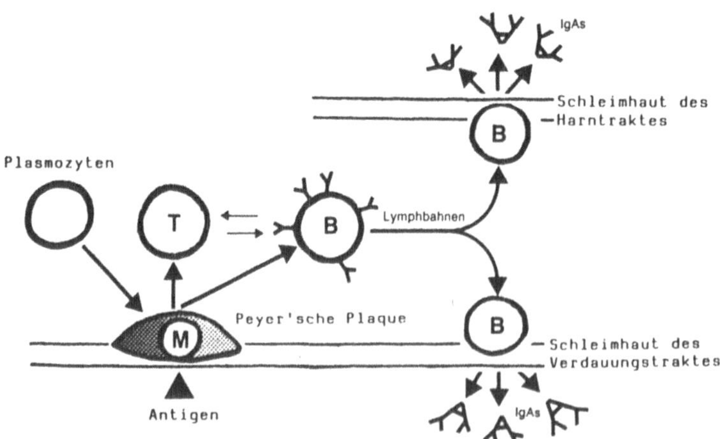

<u>Abb. 1.</u> Prinzip des "homing" und Bildung von sekretorischem IgA (IgA's) nach Aktivierung der Peyer'schen Plaques (z.B. mit Urovac)

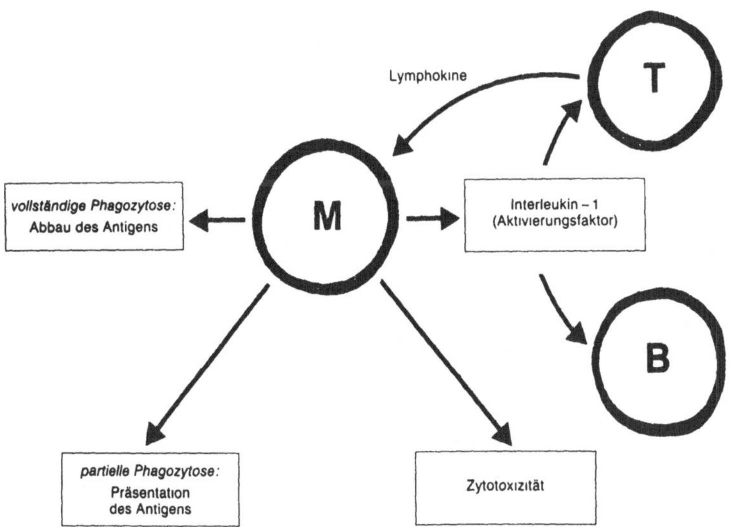

__Abb. 2.__ Die zelluläre Immunantwort durch Makrophagenstimulation und Aktivierung der T-Zellen (z.B. mit Bestatin)

__Tabelle 1.__

VAKZINE	UROVAC

Inaktivierte Urotrakt-Bakterien:

E. coli	(7 Stämme)
Proteus mirabilis	(1 Stamm)
Proteus morganii	(1 Stamm)
Klebsiella pneumoniae	(1 Stamm)
Streptococcus faecalis	(2 Stämme)

Medikation:	3 Impfungen (i.m.) 14-tägig
slgA im Urin:	vor 1. Impfung und 5, 10, 15 und 20 Wochen nach 1. Impfung

führt zur Produktion von sekretorischen IgA nach Durchtritt des IgA's durch die Mukosa (3, 4). Das "homing" über die Peyer'schen Plaques erklärt, warum eine orale Immunisierung gegen Erreger von Harnwegsinfekten durchaus möglich ist. Auf klassische Weise kann eine Immunisierung gegen uropathogene Keime und damit eine Protektion gegen Harnwegsinfekte durch Vakzination erzeugt werden (2).

Luminale, peroral applizierte Antigene können jedoch auch eine Aktivierung von T-Zellen auslösen (Abb. 2). Letztere können ihrerseits B-Zellen zu vermehrter Produktion von Antikörpern oder Lymphokininen aktivieren. Dies trägt zu unspezischer Resistenz bei und kann Phagozytose und zytotoxische und eventuell auch suppressive Wirkungen ausüben (4). Auf unspezifischem Wege ist eine Makrophagenstimulation auch mittels eines oral applizierbaren Dipeptids zu erreichen, daß sich unter dem Namen BESTATIN in klinischer Erprobung befindet (10).

Tabelle 2.

Immunmodulator -stimulator	BESTATIN

Dipeptid (Streptomyces olivoreticuli)
- Leucinaminopeptidase - Inhibitor

Medikation: jeden 2.Tag 40 mg/m^2

sIgA im Urin: vor Therapiebeginn und 3, 6,
                 und 20 Wochen nach Therapiebeginn

Patientengut und Methodik

Ziel einer Studie war es, die protektive Wirkung der parenteralen Vakzine "Urovac" im Vergleich zu "Bestatin" zu prüfen. Erstere enthält eine relevante Mischung von abgeschwächten uropathogenen Keimen, die in 2-wöchentlichen Intervallen 3x appliziert wurden (Tabelle 2). Bestatin wurde in einer Dosis von 40 mg/m^2 jeweils ein über den anderen Tag per os gegeben, wobei durch die alternierende Gabe eine optimale Stimulierung der Makrophagen gesichert ist. Vor Eintritt in die Studie waren bei allen Patienten mindestens 3 Infekte des unteren Harntraktes pro 1/4 Jahr gesichert, initial erfolgreich therapiert und Anomalien des Urotraktes ausgeschlossen bzw. korrigiert worden. Als Prüfgröße galt unter Therapie die Inzidenz der Infektrezidive bei 3 - 4-wöchentlichen Kontrollperioden nach Vakzination bzw. Bestatin. Interkurrente Infekte wurden gegebenenfalls durch Kurzzeittherapie behandelt. Als immunologische Prüfgröße wurde die Konzentration von sekretorischem IgA in mg/Kreatinin im Urin mittels der Elisa-Methode gemessen (8).

Untersuchungsergebnisse

Erwartungsgemäß war unter der Immunstimulation mit Bestatin nur ein leichter Anstieg des sIgA's zu beobachten, was auf eine diskrete humurale Immunantwort schließen läßt (Abb. 3). Dem gegenüber war nach der 3. Vakzination mit Urovac ein signifikanter sIgA-Anstieg erkennbar. Die sIgA-Konzentration ging jedoch im Verlauf von 15 Wochen bis nahezu auf den Ausgangswert zurück.

Die klinischen Ergebnisse (Tabelle 3) zeigten, daß unter der Therapie mit Bestatin nur 2 von 10 Patientinnen rezidivfrei wurden, bei 3 weiteren die Rezidivhäufigkeit abgenommen hatte, die Hälfte aber auf die Therapie nicht ansprach. Die Vakzinierung hatte bei 1/4 der 20 Patientinnen keinen Einfluß auf die Rezidivhäufigkeit. 12 Patientinnen waren infektfrei, bei 3 Patientinnen traten Infekte weniger häufig auf.

Tabelle 3. Ergebnisse der Pilotstudie Bestatin/Urovac über 6 Monate

	n Patienten	∅ Rezidiv	n Rezidive reduziert	n Rezidive konstant
BESTATIN	10	2	3	5
UROVAC	20	12	3	5

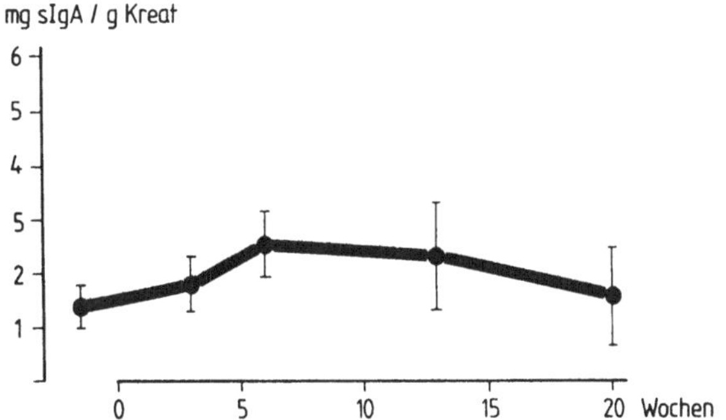

Abb. 3. Die sIgA Konzentration bezogen auf g/Kreatinin im Urin nach Immunstimulation mit Bestatin und Vakzination mit Urovac

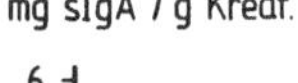

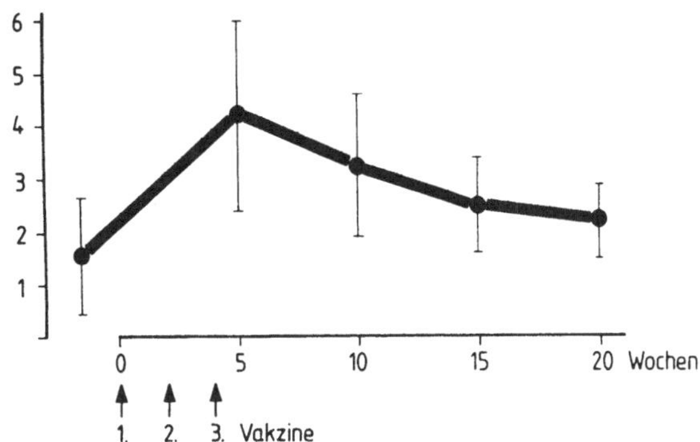

Diskussion

Der Versuch, durch unspezifische Immunstimulation des zellulären Abwehrsystems mittels Bestatin die Rezidivhäufigkeit von Blaseninfekten zu reduzieren, führte in unserer Pilotstudie nicht zu befriedigenden Ergebnissen. Da unser Patientengut vorwiegend (zu 80%) aus Kindern bestand, ist unter Annahme eines rascheren Abbaus von Bestatin im Kindesalter eine relative Unterdosierung und damit insuffiziente Immunstimulationen als Erklärung möglich. Die protektive Wirkung von Bestatin gegen Harnwegsinfekte im Erwachsenenalter scheint nach vorläufigen Ergebnissen nämlich deutlich besser. Andererseits ist auch aus theoretischen Überlegungen bei Infekten der Blase eine Stimulation humuraler Immunmechanismen erfolgversprechend. Parallel mit dem Nachweis gesteigerter sIgA-Urinspiegel gelang durch wiederholte parenterale Vakzination eine eindeutige Heilung bzw. Reduzierung der Rezidivhäufigkeit. Ob die längerfristige perorale direkte Stimulation von Peyer'schen Plaques mittels lebender, abgeschwächter Erreger oder deren Antigenstrukturen eine stärkere und anhaltendere humurale Immunwirkung hat, bleibt noch zu erforschen.

Literatur

1. Darwish ME, Staubitz WJ, Scheuller EF, Rubin MI, Neter E (1968) Antibody response of dogs to experimental infection of bladder pouch. Invest Urol 6:1
2. Furth van R (1981) Possibilities and limitations of vaccination. Infection 9: 50-59
3. Gebbers JO, Laissue JA (1984) Das intestinale Immunsystem. Teil I: Funktionelle Aspekte. Med Prax 79 Nr I:32-40
4. Gebbers JO, Laissue JA (1984) Das intestinale Immunsystem. Teil II: Zelluläre Aspekte. Med Prax 79 Nr 2:23-30
5. Holmgren J, Smith JW (1975) Immunological aspects of urinary tract infections. Progr Allergy 18:289
6. Mattsby-Baltzer I, Hanson LA, Olling S, Kaijser B (1982) Experimental E. coli ascending pyelonephritis in rats: Active peroral immunization with live E. coli. Infect Immun 35:647-653
7. Jensen J, Uehling DT, Kim K, Seagren-Rasmussen K, Balish E (1984) Enhanced immune response in the urinary tract of the rat following vaginal immunization. J Urol 132:164-166
8. Riedasch G, Heck P, Rauterberg E, Ritz E (1983) Does low urinary sIgA predispose to urinary tract infection? Kidney international 23:759-763
9. Rowley D (1979) Die klinische Bedeutung der lokalen Immunität. Krankenhausarzt 52:101-108
10. Schorlemmer HU, Bosslet K, Sedlecek HH (1983) Ability of the immunomodulating depeptide Bestatin to activate cytotoxic mononuclear phagocytes. Cancer Research 43:4148-4153
11. Smith JW, Wagner S, Swenson RM (1981) Lokale immune response to E. coli pili in experimental pyelonephritis. Infect Immun 31:17-20
12. Tomasi TB jr, Bienenstock J (1968) Secretory immunoglobulins. Adv Immun 9:1-96
13. Uehling DT, Wolf L (1969) Enhancement of the bladder defense mechanisms by immunization. Invest Urol 6:520-526
14. Waldman RH, Ganguly R (1979) Lokale Immunisierung. Krankenhausarzt 52:162-177

Priv.-Doz. Dr. G. Riedasch, Urologische Abteilung des Chirurgischen Zentrums, Universität Heidelberg, Im Neuenheimer Feld 110, D-6900 Heidelberg 1

Therapie und Prophylaxe der chronisch rezidivierenden Zystitis der Frau mit dem Immunmodulator Bestatin

R. Hofmann, A. Lehmer, E. Weidmann und W. Schütz

Bestatin stellt ein Stoffwechselprodukt von Streptomyces olivoreticuli dar. Bestatin führt zu einer Stimulation der zellulären Immunität und Aktivierung der Makrophagen und NK-Zellen. Bestatin besitzt selbst keine zytostatische oder antibakterielle Wirkung und steigert nicht die Antikörperproduktion im Sinne einer polyclonalen Aktivierung (1 - 3).

In einer Pilotstudie wurde die Wirkung von Bestatin bei Patienten mit chronisch rezidivierenden Infekten — Zystitis, Prostatitis und chronisch bakterieller Nebenhodenentzündung — untersucht.

Material und Methodik

NK-Zellen wurden durch Dichtegradientenzentrifugation über einen Fikoll-Hypaque-Gradienten gewonnen. Mit Hilfe eines 51-Cr-release-Testes wurde die zytotoxische Aktivität gegen K-562-Zellen bestimmt. Zusätzlich wurden in vitro NK-Zellen mit Fibroblasten β-Interferon (500 IU/ml) für 16 Stunden in RMPI inkubiert und anschließend die Aktivität bestimmt.

Effektor: Zielzellverhältnis (K 562) 50 : 1 bzw. 100 : 1

$$\%\text{Aktivität} = \frac{\text{exp. release - spont. release}}{\text{max. release - spont. release}} \cdot 100$$

Phagocytierende Granulocyten wurden mit opsonisierten Candida albicans-Zellen (5×10^7/ml) inkubiert. Candida : Granulocyten 100 : 1. Die Chemolumineszenz wurde mit Hilfe des Gerätes Biolumat 1251 LKB als Counts/Minute über einen 20-Minuten-Zeitraum gemessen.

Patienten

1. Patienten mit chronisch rezidivierender Zystitis/Urethritis (>6 Rezidive/Jahr) ohne anatomische Veränderungen (n = 16).

2. Patienten mit chronisch rezidivierender Zystitis/Urethritis mit Harnröhrenenge (männlich 3, weiblich 1).

3. Patienten mit chronisch bakterieller Prostatitis (n = 6).

4. Patienten mit chronisch bakterieller Nebenhodenentzündung (n = 5).

Die Keimbestimmung erfolgte bei Frauen mit Hilfe einer Einmalkatheterisierung sowie Harnröhren- und Vaginalabstrich, bei Männern durch Gewinnung von Mittelstrahlurin. Bei Männern mit chronischer Prostatitis oder Nebenhodenentzündung erfolgte zusätzlich die Untersuchung des Ejakulates und des Prostatasekretes nach manueller Palpation. Nach antibiotischer Therapie des akuten Infektes erfolgte als Rezidivprophylaxe die Gabe von Bestatin 60 mg p. o. jeden 2. Tag über 3 Monate. Unter der Therapie wurden nach 1 Woche, 1, 2 und 3 Monaten Urin, Serumwerte und Blutbild untersucht.

Ergebnisse

Bei 75% (17/20) aller behandelten Frauen ohne Anhalt für subvesikales Abflußhindernis oder anatomische Veränderungen der Urogenitalorgane trat im Behandlungszeitraum von 3 Monaten kein erneuter Infekt auf. Bei 3 Patientinnen kam es unter Bestatin-Behandlung zum Auftreten einer akuten Zystitis. 1 Patientin mit distaler ringförmiger Harnröhrenenge wies die gleiche Rezidivrate wie vor Therapie auf. Bei 3 Patienten mit Harnröhrenengen und chronischer Urethritis konnte eine erneute Bakteriurie nicht verhindert werden.

Bei Patienten mit chronisch bakterieller Prostatitis und chronisch bakterieller Nebenhodenentzündung konnte weder durch alleinige antibiotische Therapie, alleinige Bestatin-Gabe, noch durch Kombination beider Therapieformen, Keimfreiheit erzielt werden.

Nebenwirkungen traten in 7 Fällen bei 31 Behandelten auf. Sämtliche Nebenwirkungen waren leichter Art, sodaß in allen Fällen zunächst die Therapie fortgesetzt werden konnte. Lediglich bei 1 Patienten wurden wegen Schwindelanfällen die Bestatin-Gabe abgebrochen.

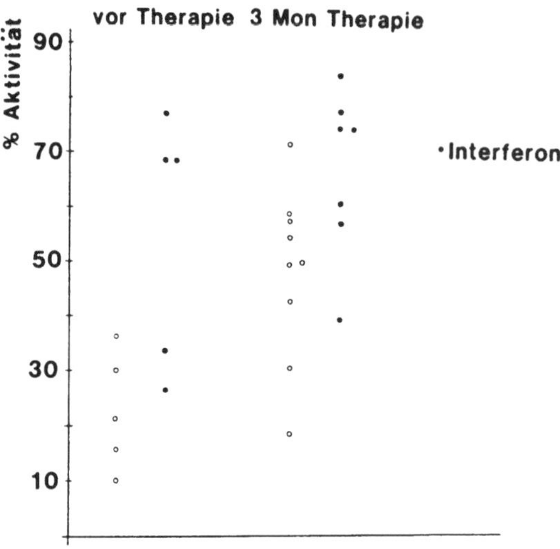

Abb. 1. Spontane Aktivität und in vitro Interferonstimulation von NK-Zellen bei Patienten vor und nach 3 Monaten mit Bestatin 60 mg po. jeden 2. Tag

Vor und nach 3-monatiger Therapie mit Bestatin wurde die Aktivität von NK-Zellen gemessen. Bestatin führte zu einer signifikanten Stimulation der Lymphozyten. In vitro war nach Bestatin mit Interferon nur noch eine geringe Stimulation möglich (Abb. 1). Phagocytierende Granulocyten wurden ebenfalls in ihrer Aktivität gesteigert.

Diskussion

In einer Pilotstudie an Patienten mit chronisch rezidivierenden Infekten konnte gezeigt werden, daß Rezidivfreiheit bei nahezu allen Patienten mit banaler Zystitis auftrat. Alle Patienten mit Harnobstruktion (Urethrastenosen) wurden nicht infektfrei oder wiesen ein Neuauftreten des Infektes auf. Ebenso wiesen alle Patienten mit chronischer Prostatitis oder Nebenhodenentzündung nach Therapie einen positiven Keimbefund auf.

Die Wirkung von Bestatin auf molekularer Basis ist unklar. Eine Stimulation der Phagocytoseaktivität von Granulocyten, die bei bakteriellen Infekten die erste Stufe der immunologischen Abwehr darstellen, und eine Aktivierung der NK-Zellen konnte nachgewiesen werden.

Zur Prüfung der klinischen Wirksamkeit als Rezidivprophylaxe ist eine einjährige randomisierte Studie mit Bestatin an Patienten mit chronisch rezidivierender Zystitis geplant.

Literatur

1. Jarstrand C, Blomgren H (1982) Increased granulocyte phagocytosis after oral administration of bestatin, a new immunomodulator
2. Müller WEG, Zahn RK, Arendes J, Munsch N, Umezawa H (1979) Activation of DNA metabolism in T-cells by bestatin. Biochem Pharmacol 28:3131-3137
3. Umezawa H, Ishuzuka M, Aoyagi T, Takeuchi T (1976) Enhancement of delayed type hypersensitivity by bestatin, an inhibitor of aminopeptidase B and leucine aminopeptidase. J Antibiot 29:857-859

Dr. R. Hofmann, Urologische Klinik und Poliklinik der Technischen Universität, Ismaningerstraße 22, D-8000 München 80

Nichtsteroidale Antiphlogistika in der Urologie

A. Baumüller und K. Esders

Nichtsteroidale Antiphlogistika sind in letzter Zeit wieder in den Blickpunkt des Interesses gerückt worden. Durch mehrere Rückrufe von seiten des Bundesgesundheitsamtes in Berlin, welche im Herbst letzten Jahres in der Fach- und zum Teil auch in der Boulevardpresse für erhebliche Unruhe sorgten, haben diese Präparate eine erneute, sehr fragwürdige Popularität erlangt.

Der Einsatz dieser nichtsteroidalen Antiphlogistika hat sich im klinischen Alltag seit langem als nützlich erwiesen, besonders in der Rheumatologie. Doch auch bei Erkrankungen des Urogenitaltraktes, speziell nach Traumen sowie nach Operationen, aber auch bei rezidivierenden Entzündungen, zum Beispiel im Bereich des äußeren Genitales sowie als adjuvante Therapie bei Harnleiterkoliken kommen diese Präparate relativ häufig zum Einsatz.

Dabei weisen diese Substanzen jedoch zum Teil recht schwerwiegende unerwünschte Nebenwirkungen auf, wobei besonders auf mögliche hepato- oder nephrotoxische Effekte zu achten ist. Ebenso stellen gastrointestinale Irritationen, Anämie, Agranulozytosen und Sensibilisierung relativ häufig beobachtete Nebenwirkungen dar. Auch sind Interaktionen mit anderen Medikamenten beschrieben und sollten deshalb unbedingt bei einer eventuellen Verabreichung ins Kalkül gezogen werden.

Die Wirkung der zur Auswahl stehenden Stoffklassen und Präparate wird fast ausschließlich über eine Hemmung der Prostaglandinsynthese vermittelt. Sie unterscheiden sich aber zum Teil recht erheblich hinsichtlich ihrer Pharmakologie und der Häufigkeit des Auftretens von unerwünschten Wirkungen.

Deshalb ist bei ihrem Einsatz die Relation von Nutzen und Risiko abzuwägen, also auch, ob ein Erfolg bei bestimmten Erkrankungen tatsächlich als erwiesen angesehen werden kann und somit auf diese Präparate zurückgegriffen werden darf.

Bereits im Mittelalter war die Weidenrinde als medizinisch-wirksame Substanz bekannt und wurde erstmals im Jahre 1763 von Referent Edmund Stone erwähnt. Mit zunehmender Verbreitung wurden jedoch auch die unerwünschten Nebenwirkungen bekannt. Es muß hinzugefügt werden, daß mittlerweile das Oxyphenbutazon als wesentlich gefährlicher eingestuft wird und vonseiten des BGA ein Rückruf für dieses Medikament erwogen wird.

Stellen die oben aufgeführten Nebenwirkungen wie Hepatotoxizität, Nephrotoxizität, gastrointestinale Irritationen sowie Anämie und Agranulozytose noch allgemein bekannte unerwünschte Nebeneffekte dar, so sind bereits Störungen der Fertilität des Mannes den wenigsten Kollegen bekannt. Ebenso darf eine Wechselwirkung mit anderen Medikamenten, welche z.B. zu einer verlängerten Gerinnzeit führen kann, nicht unterschätzt werden. Aufgrund des relativ geringen Wissensstandes in Bezug auf eine Therapie mit diesen Substanzen im Harntrakt, muß die Liste der möglichen Nebenwirkungen jedoch unvollständig bleiben.

Welche Schlußfolgerungen sind nun aus den hier kurz angerissenen Untersuchungen zu ziehen?

Azetylsalizylsäure und Phenylbutazon sollten heutzutage nicht mehr bei Erkrankungen des Urogenitaltraktes eingesetzt werden. Diflunisal, Flubiprofen und Perioxicam stellen sicherlich interessante Substanzen dar, sollten vorläufig jedoch nur mit Vorbehalt für eine antiphlogistische Therapie benützt werden. Peroxicam stellt sich als ein Präparat mit guter Verträglichkeit dar. Bei rheumatischen Indikationen ist es gut wirksam, über einen möglichen Effekt bei urologischen Erkrankungen schon vor dem 5. bis 7. Tag existieren jedoch noch keine Untersuchungen. Indomethacin sollte wegen seiner hohen Nebenwirkungsrate nicht bei Erkrankungen des Urogenitaltraktes eingesetzt werden. Diclofenac stellt zwar eine interessante Substanz dar, ist aber für Erkrankungen in unserem Fachgebiet noch nicht ausreichend genug getestet, so daß ein breiter Einsatz erst erfolgen sollte, wenn gesichert ist, daß es mindestens genauso wirksam ist, wie Indomethacin und Oxyphenbutazon, aber nicht mit deren Nebenwirkungen behaftet ist.

Die antiphlogistische Therapie in der Urologie kann jedoch derzeit bedenkenlos mit dem Präparat Aescin erfolgen. Das Oxyphenbutazon ist durch eine ganz neue Meldung vonseiten des BGA in Berlin über in England beobachtete Nebenwirkungen mittlerweile auch nicht mehr als unbedenklich einzustufen und sollte daher eigentlich ebenfalls in die Liste der nicht mehr zu verwendenden Substanzen genommen werden.

Zum Abschluß meiner Therapieempfehlung möchte ich noch einmal zusammenfassend darauf hinweisen, daß es heutzutage über eine zwingende Notwendigkeit einer adjuvanten antiphlogistischen Therapie im Urogential trakt sehr unterschiedliche Auffassungen gibt und daß es deshalb jedem Kollegen bewußt sein sollte, daß vor einer Verabreichung solch differenter und mit Nebenwirkungen behafteter Medikamente eine strenge Indikationsstellung zu erfolgen hat.

Priv.-Doz. Dr. A. Baumüller, Klinik für Urologie der Medizinischen Hochschule Lübeck, Ratzeburger Allee 160, D-2400 Lübeck 1

IV. Hauptthema: Die Pyeloplastik im Kindesalter

Moderatoren: A. Sigel, Erlangen, und K. M. Schrott, Erlangen

Grundlagen und Voraussetzungen der Pyeloplastik im Kindesalter

A. Sigel

I. Chirurgische Pathologie

Das Primäre ist eine tatsächliche Obstruktion des pyeloureteralen
Obergangs. Sie ist intrinsisch angelegt, meistens als hypoplastisches
Segment, das sich einengt, abwinkelt und erst sekundäre durch Ver-
ziehungen und Vernarbungen extrinsisch in Mitleidenschaft gerät.
Auch Kollisionen mit atypisch verlaufenden Gefäßen haben sekundäre
Bedeutung (25%).

Der inhärente Strukturfehler der Übergangszone reicht histologisch
oft weiter nach distal als der Sitz der Obstruktion (1). Juxtasteno-
tische Hypoplasie ist auch mit dem Auge oft zu erkennen. Die Strukturfehler bestehen in einem zuviel an Kollagen und zuwenig an glatter
Muskulatur, diese außerdem ungeordnet. Die Histologie darüber wurde
schon vor längerer Zeit erarbeitet (2).

Was die Gestalt des erweiterten Pyelons betrifft, so sind zwei Varianten zu unterscheiden. Die Zentrifugalkraft des größer werdenden Volumens trägt den caudalen Ansatz des Harnleiters nach medial in erhöhte
Position. Eine Minderheit von Fällen behält ihn aber an normal tiefer
Stelle, eingebunden von Briden des Hilus, die wahrscheinlich zurückgehen aufinkomplette Rückbildung der ursprünglich zahlreichen Urnieren-
Venen (Abb. 1) (3).

Jede obstruktiv bedingte Volumenszunahmen des Nierenhohlsystems (NHS)
im Kindesalter setzt reaktiv einen begrenzten Wachstumsprozess der
ganzen Niere in Gang, der mehr ist als pure Dilatation. Die ganze
Niere wird parenchymal größer, der Gefäßbaum in die Länge und Breite
gezogen, alles unter fortwirkend formativer Führung des NHS, des
Derivates der Ureterknospe. Je zwei Schritte der obstruktiven Cirrhose werden so von einem Schritt der Kompensation verlangsamt. Deshalb sehen wir alle chronisch obstruierten Kindernieren mit beträchtlich vergrößerten Längen- und Breitenmaßen. Die Maße sind bei distalem
Ansatz der Obstruktion größer als bei proximalen, wahrscheinlich weil
distaler Ansatz den Harnleiter als Pufferzone benützt, was bei der
Ureterabgangsstenose entfällt (3,4). Auf Dauer ist die innere Aushöh-
lung die stärkere Kraft. Infektion stört das reaktive Wachstum der
Niere. Diese Art eines obstruktiv induzierten Wachstums gibt es nur
im Wachstumsalter, nicht begrenzt auf urologische Hohlorgane, sondern
zu sehen auch an obstruierten Organen des Gastro-Intestinaltraktes,
des Neuralrohres, des Kreislaufsystems.

Tabelle 1. Grundlagen und Voraussetzungen der Pyeloplastik

1. Urodynamik des normalen Harntransportes - Bolus-Prinzip

2. Urodynamik des permanent obstruierten pyeloureteralen Übergangs

3. Reaktive Nephropathie des obstruierten pyeloureteralen Übergangs

4. Intermittierende Obstruktion des pyeloureteralen Übergangs

5. Nicht-obstruktive Erweiterung des Nierenbeckenkelchsystems

6. Erweiterte Diagnostik und die abgeleitete operative Indikation

7. Unterschiede zwischen Erwachsenen und Kindern

8. Kriterien der postoperativen Beurteilung

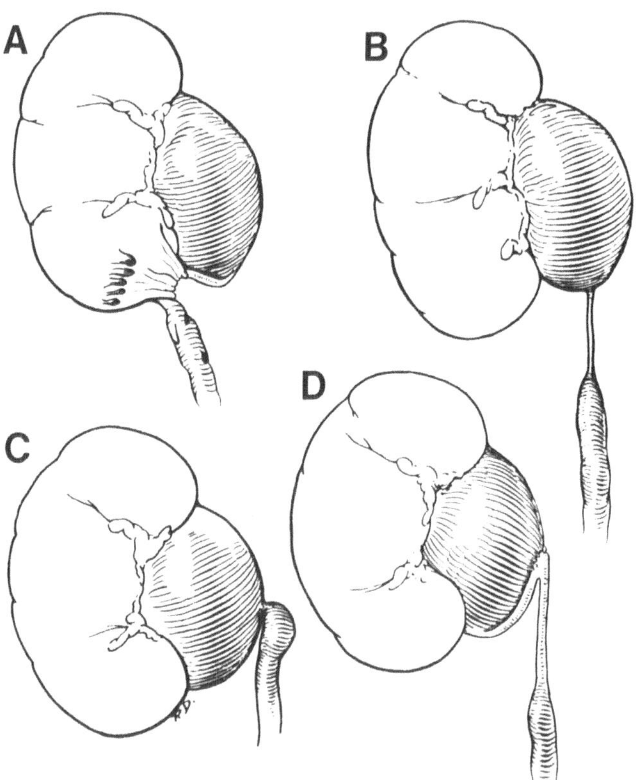

Abb. 1a-d. Die verschiedenen Deformationen des stenosierten Ureterabgangs

Die mehrschichtige Wand des Nierenbeckenkelchsystems, auch die mehr-schichtige netzhafte Gefäßversorgung sind die Muttersubstanz der Volumenszunahme, der reaktiven Verschwielungen, der kompensatorisch muskulären Hypertrophie und auch unserer plastischen Taktiken (4). Anatomisch ist eine spezielle Übergangsstruktur nicht vorhanden (5). Die verdickte Wand des obstruierten Pyelons kennt jeder Operateur. Wo die Verdickung fehlt, fehlt auch die Obstruktion (s.u.).

Tabelle 2. Assoziationspathologien bei kong. Stenosen des Ureterabgangs (n= 92
Urolog. Klinik Univ. Erlangen-Nürnberg 1973-1983)

I. *Harntrakt*	
Relative Ureterabgangsstenose d. Gegenseite	12
Infravesikale Obstruktionen (Meatusstenose, Harnröhrenringe u. -Klappen)	20
Vesikoureteraler Reflux	8
Hypo- od. Dysplasien d. ipsi- od. kontralat. Niere	5
Nierenaplasie kontralat.	2
Hufeisennieren	
II. *Fehlbildungen anderer Organsysteme*	
(Herzfehler, Bauchspalten, Stoffwechselerkr., etc)	12

Über Assoziations-Pathologie s. Tab. 2 u. Lit.St. Nr. 20 u. 21.

II. Normale Urodynamik

Grundlage des Harntransportes ist das Bolus-Prinzip, myogen geleitet.
Schrittmacher sollen sich in den Kelchzonen befinden (6). Das vegeta-
tive Nervensystem hat nur modulierende Bedeutung. Die Kelchhälse ver-
schließen sich während der Pyelonkontraktion, diese geht dann segment-
haft weiter von cranial nach kaudal (7). Vermehrtes Flüssigkeitsange-
bot über eine erhöhte Diurese ändert kaum den Binnendruck, steigert
aber die Frequenz der Peristaltik und vergrößert den Bolus. Umgekehrt
findet das Gleiche in der Verminderung statt, wenn die Diurese zeitweise zurückgeht. Die Kapazität des Nierenhohlsystems beträgt normalerweise 6-12 ml, des Einzelbolus 2-3 ml. 3-6 peristaltische Aktionen
starten pro Minute (8).

III. Obstruktive Urodynamik

Die Obstruktion des pyeloureteralen Übergangs verursacht funktionell
eine Dyssynergie eben an diesem Übergang. Tonometrische und elektro-
myographische Untersuchungen geben darüber Auskunft (8). Die peristaltische Aktivität nimmt in den Kelchzonen zu, am pyeloureteralen Übergang nimmt sie ab, beides unkoordiniert. Die Druckamplitude und das
Bolus-Volumen werden kleiner (9,10). Um den erhöhten Widerstand zu
überwinden, benötigt die glatte Muskelzelle ein größeres Dehnungspotential. Dieses ist nur zu erreichen durch Erweiterung des NBKS und
zusätzlich kompensatorische glatt-muskuläre Hypertrophie. Das abnorme
Dehnungspotential und mithin die Kontraktion der überforderten Muskelzelle hat sich aber erschöpft, bevor das Pyelon entleert ist. Erhöhtes
Volumen des NHS und Restharn sind dann Beides in einem, Zeichen der
Dekompensation wie pathophysiologisches Erfordernis, nicht anders wie
unten an der obstruierten Harnblase. Je höhergradig die angeborene
Obstruktion, um so voluminöser notwendig das Hohlraumsystem. Deshalb
sind Hydronephrosen im Säuglingsalter oft schon weiter fortgeschritten
als später manifest gewordene, besonders bei Doppelseitigkeit. Die
reaktive Dyssynergie mindert die Zahl der effektiven Überleitungen.
Der zugehörige gesunde Harnleiter unterhalb bleibt abnorm passiv.
Darüber informiert die Chromocystoskopie. Kommt Infektion dazu, dann
leidet die peristaltische Qualität zusätzlich, aber auch die Fähigkeit,
mittels Hohlraumerweiterung teilweise auszugleichen (9,10). In unge-

fähr 9% aller Kinder-Fälle von obstruiertem pyeloureteralem Übergang
ist zusätzlich die vesikorenale Refluxkrankheit vorhanden (11). Im
Krankheitswert überwiegt dann fürs erste die obere Erkrankung gegenüber der unteren.

IV. Obstruktive Nephropathie

Anfänglich mag der Druck im Nierenhohlsystem erhöht sein, später geht
chronische Harnobstruktion ohne erhöhten Binnendruck einher (8,9,10).
Anfänglich mag auch, wie bei der akuten Obstruktion, der Harn umge-
leitet werden nach pyelolymphär, nach pyelotubulär und pyelovenös
(turn over). Auch kommt anfänglich eine Polyurie zustande, weil das
zuerst geschädigte tubuläre System mit verminderter Rückresorption
antwortet. Tubuläre Funktionseinschränkung und Abflachung der Papillen und Pyramiden stehen vorläufig im Vordergrund. Der partiell umge-
leitete Harn und formal unbekannte Faktoren rufen dann aber eine vasale Reaktion hervor, welche der obstruktiven Nephropathie ihren Stem-
pel aufdrückt und sie zur vasalen Schrumpfniere macht, graduell abhängig vom Grade der Übergangseinengung und fakultativ begleitender
Harninfektion. Zuerst entsteht ein Spasmus der zuführenden glomerulären Kapillaren, hinterher dann dessen Fixierung und damit die
bleibende Minderung der Durchblutung und Minderung der glomerulären
Filtration (12). Konform damit entsteht eine adaptive Fibrose des
gesamten arteriellen Gefäßbaums (13). Das Lumen der A. Renalis hat
dann nur noch Stricknadelformat. Die Nieren-Durchblutung geht um 40-
90% zurück. Das fibrogene Agens des sinusal umgeleiteten Harnstroms
spielt seine nachteilige Rolle. Eine vorausgehende oder bleibende
Thrombose des venösen in sich vielfach kommunizierenden renalen Gefäß-
baumes hängt ab vom Infektionsgrad. Die Nierenrinde verschmälert sich
in progressiven Fällen bis zum völligen Schwund jeglichen Parenchyms
als pyramidal gestaltete Attrappe (12). Ein Stillstand des Abbaus
ist indessen in jeder Defektphase möglich, jedoch kaum eine Besserung,
weil die Minderung der vasalen Lumina nicht rückbildungsfähig ist.
Planigraphie gibt als einfachstes Auskunft. Bei Kindern ist Progression die Regel, bei Erwachsenen nur in der Hälfte der Fälle (9). Die
arterielle Einengung der obstruktiven Nephropathie bringt es mit sich,
daß Kontrastmittel wie Nukleide die Niere verlangsamt passieren und
verspätet ausgeschieden werden, was die diagnostische Taktik beeinflußt.

Die Gestalt des Hilus renalis hat Einfluß auf den Zeitfaktor der Cirrhose. Ein beidseits offener Hilus renalis erleichtert ein extrasinu-
sales Ausweichen für einige Zeit, und umgekehrt verhindert ein beidseits tiefstehender bzw. fehlender Hilus diesen partiellen Ausgleich.
Es gibt keine zentraler, kürzer und direkter angreifende Harn-Obstruk-
tion als diejenige des pelviureteralen Übergangs. Nur die tuberkulöse
Exclusion der Kelchhälse verhält sich noch aggressiver.

V. Intermittierende Hydronephrose

Intermittierend obstruieren jene Nieren, deren pyeloureteraler Übergang nur gering obstruiert ist, nur soviel, daß die muskulären Kompen-
sationsmechanismen des NBKS mit einer geringen Erweiterung funktionell
noch ausgleichen (Abb. 2). Kommt es jedoch zu einem akut stark vermehrten Angebot an Harn, was jeder Kreislauf zustande bringen kann,
dann dekompensiert der Übergang. Der akute Charakter dieser Obstruktion bedingt obendrein noch obstruktive Polyurie. Wenn die Harnflut
nachläßt, gewinnt das Pyelon nach Stunden oder Tagen seine vorherige
Leistungsfähigkeit wieder zurück - bis zum nächsten Mal. Da die Obstruktion jeweils nur begrenzte Zeit anhält, bleibt die obstruktive

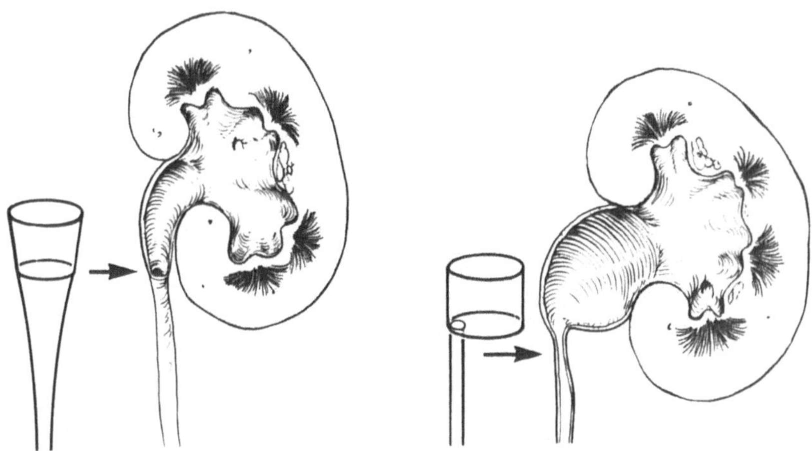

<u>Abb. 2a,b.</u> Die Formation des pyeloureteralen Übergangs, die intermittierend ob-
struiert. *a* Normaler pyeoloureteraler Übergang, *b* gefährdeter pyeolouretraler
Übergang. (W.R. Smart 1979)

Nephropathie gering oder ganz aus. Was diesen "gefährdeten" pyeloureteralen Übergängen fehlt, ist die Reservefunktion. Die intermittierende kurzfristige Obstruktion unterscheidet sich also in ihren Folgen
grundsätzlich von der permanenten. Ihr Krankheitswert steigt mit der
Zahl der temporären Dekompensationen und sie bestimmt die operative
Indikation. Hierher gehören auch jene Fälle, die, entgegen dem präoperativen radiologischen und sonographischen Befund, am freigelegten
Organ die erwartete Hydronephrose nicht mehr erkennen lassen, weil
zwischenzeitlich das außergewöhnliche Harnangebot sich normalisierte.
Die präoperativ vorausgegangene 12-16 stündige Flüssigkeitskarenz
mag mitgewirkt haben. Experimentelle Flüssigkeits-Perfusion am freigelegten Organ mit Manometrie (Whitakertest) muß dann die Operations-
bedürftigkeit belegen (1).

Man muß überdies fragen, ob nicht jede temporär schmerzhafte Hydronephrose verdächtig ist, eine intermittierende zu sein, denn die
dauerhafte Obstruktion macht in der Regel keinen Schmerz, schon gar
nicht kolikhaften. Literarisch erscheint die intermittierende (oder
occulte resp. border-line) Hydronephrose auffällig unterbewertet (14,
15).

VI. Nicht obstruktive Erweiterung des Nierenhohlsystems

Wenig gemeint ist die reine Pyelektasie mit normaler Kelchstruktur.
Diese Kombination hat noch nie als krankhaft gegolten. Erklärt ist
sie bis heute nicht. Gemessen an den Regeln der Muskelphysiologie
könnte es eine von Haus aus geschwächte Muskulatur des Pyelons sein,
die ein erhöhtes Dehnungspotential zur funktionstüchtigen Peristaltik
benötigt, was eben ein größeres Volumen voraussetzt. Die geordnete
Kelchstruktur verhindert, daß eine obstruktive Nephropathie zustande
kommt.

Gemeint ist hier vordergründig die sog. nicht obstruktive Erweiterung
des ganzen Nierenbeckenkelchsystems, die, wie isolierte Erweiterung
des Nierenbeckens, renal unschädlich sein und überwiegend es auch
bleiben soll, obgleich das NBKS mehr Harn enthält als normal und
länger darin verweilt als normal (6) (Abb. 3). Die Mitteilungen

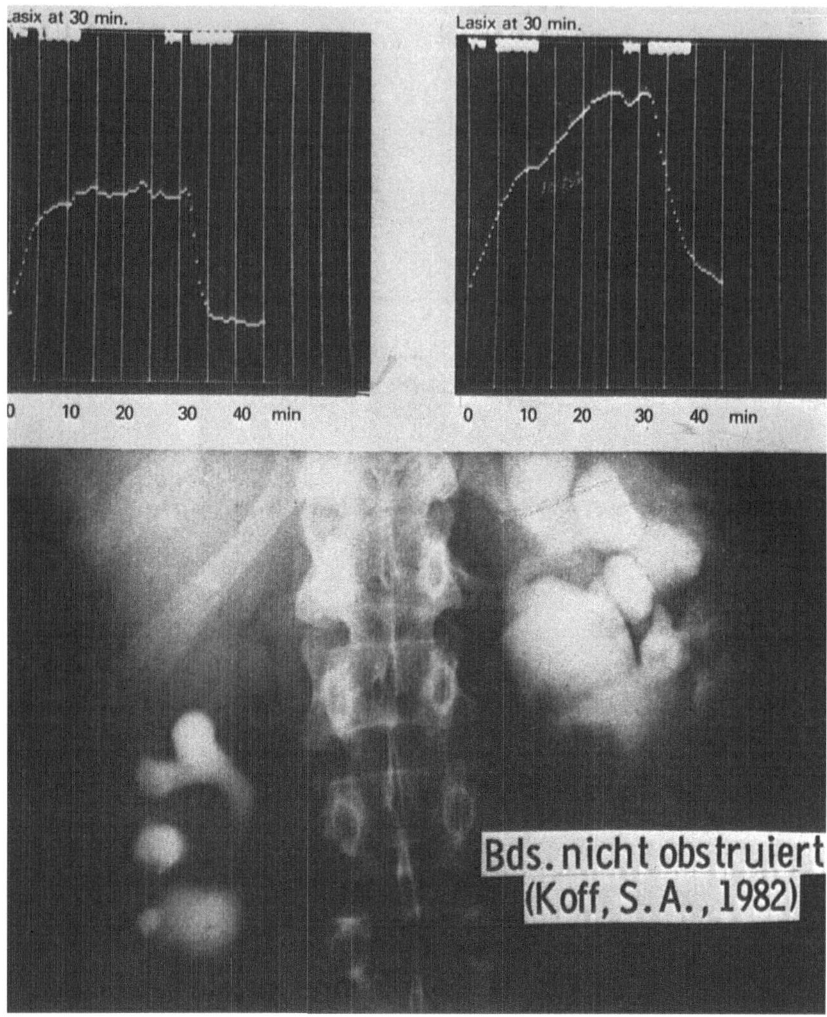

<u>Abb. 3.</u> Erweiterung des NBKS ohne reele Obstruktion und ohne viel Funktionsminderung: Differenzierung nur mittels Auswasch-Taktik

stützen sich auf die Auswaschtaktik mittels eingebrachten Kontrast-mittels oder Nukleiden und deren provozierter Diurese (s.u.). Demnach sollen viele Hydronephrosen, deren obstruktiver Charakter mittels her-kömmlicher Diagnostik außer Zweifel schien, in Wirklichkeit geringen Krankheitswert besitzen. So erklärt sich auch mancher intraoperative Befund einer leichten Sondierbarkeit des Übergangs. Bei Kindern indes-sen kommt diese Situation selten vor. Fast immer treffen wir bei Kin-dern tatsächlich Obstruktionen an. Der klinische Hintergrund ist darin zu sehen, daß wir möglicherweise bisher die Indikation zur Pye-loplastik (bei Erwachsenen) unbegründet oft gestellt haben. 1/5 aller Fälle soll es sein (8).

VII. Erweiterte Diagnostik und die daraus abgeleitete operative Indikation

Der neuerdings erst stärker bewußt gewordene Gegensatz zwischen obstruktiver und nicht-obstruktiver Erweiterung des Nierenhohlsystems war der Grund, die bisherige Diagnostik mittels Ultraschall und Ausscheidungsurographie als ungenügend zu erkennen. Der Gegensatz entstand zum Teil aus mangelhafter zeitlicher Anpassung der AUR an die verspätete Passage des Kontrastmittels bei tatsächlicher Obstruktion. Frühzeitiger Kontrastmitteleffekt in einem erweiterten Nierenhohlsystem galt schon immer als Zweifel am obstruktiven Charakter. Die Auswaschidee mittels kurzfristig osmotisch wirkender Diuretika liefert oft eine schnelle und prompte Klärung. Bei fehlender Obstruktion wäscht die einsetzende Diurese das Kontrastmittel oder das Nukleid rasch aus, weil eben urodynamische Mehrbelastung physiologisch verkraftet wird. Bei vorhandener Obstruktion ist das Gegenteil der Fall (Abb. 4) (8,16). Große Nierenhohlsysteme jedoch brauchen auch ohne Obstruktion ihre Zeit, um sich zu entleeren. Und weiter versagt die Auswaschprobe, wenn die Niere zu akuter osmotischer Diurese gar nicht mehr imstande ist, was allerdings krasse akute Obstruktion oder schon hochgradigen definitiven Nierenfunktionsverlust voraussetzt. Problematisch zu erkennen indessen sind auch die Grenzfälle, die partiellen Obstruktionen, die sich mittelgradig verlangsamt entleeren (Abb. 4). Hier klärt manchmal erst der Perfusionstest auf, oder die erst am freigelegten Organ vorgenommene Perfusion des Nierenhohlsystems. Die perkutan ausgeführte perfundierende Belastung nach Whitaker ist allerdings nicht oft angezeigt. Sie besteht im Nachweis eines deutlichen Druckanstieges bei tatsächlicher Obstruktion, während eine fehlende die perfundierte Flüssigkeit ohne oder mit minimaler Druckerhöhung weiterleitet (9,10). Das unbekannte Ausmaß der Reabsorption und feh-

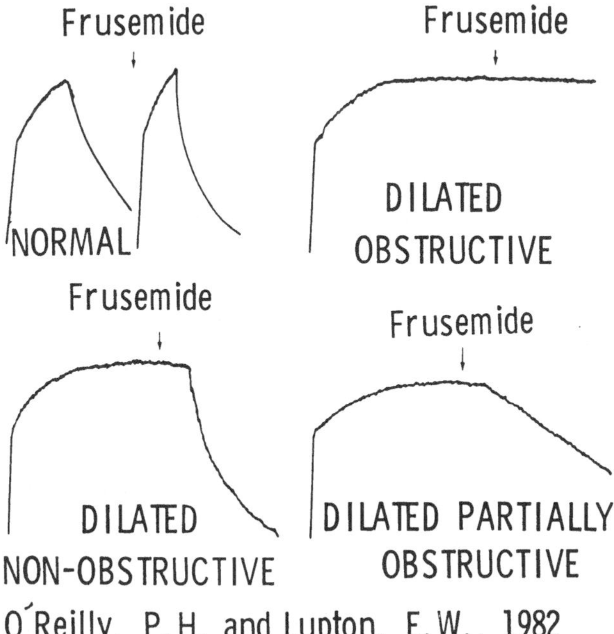

Abb. 4. Auswasch-Scintigraphie mittels eines Diuretikums. (O'Reilly and Lupton 1982)

lender Druckanstieg in infizierten Systemen setzen Fragezeichen hinter
den Perfusionstest. Erwiesene Obstruktion ergibt dann die klare Indikation zur Desobstruktion, mithin zur Pyeloplastik. Eine Grauzone
bleibt.

Zu erweiterter Diagnostik gehört auch die jetzt überall in Gang ge-
kommene Sonographie intrafötal, also bei der werdenden Mutter. Es
ist jedoch kaum möglich, dort zu differenzieren zwischen Ureterabgangsstenose und multizystischer Dysplasie. Außerdem sind eine Reihe
von intrafötal sonographisch nachgewiesenen Erweiterungen der Harnwege
passagerer Natur (17). Mithin hat ein einmalig sonographisch pathologischer Befund nur vorläufigen Wert und verpflichtet zu kurzfristiger
Kontrolle. Ausdrücklich aber: Eine Indikation zu intrauteriner Intervention ist nicht vorhanden, wohl aber zu zeitlich vorverlegter post-
nataler Desobstruktion (18,19). Damit stimmt überein, daß der Gipfel
der Morbidität und der Operationsfrequenz in das erste Lebensjahr
fällt (20,21).

VIII. Unterschiedliche Genese zwischen Kindern und Erwachsenen?

Die angeborene pyeloureterale Obstruktion muß spätembryonal entstanden sein, zu erschließen, weil Dysplasie, Kennzeichen der frühembryo-
nalen Entstehung, an der originären Hydronephrose nicht beteiligt ist.
Obwohl das intrinsische Moment an der Stenose nie fehlt, ist dennoch
denkbar, daß sie das muskuläre Derangement extrinsich induziert durch
gestörte Rückbildung der zahlreichen Nierenvenen zur singulären Vena
renalis der Nachniere. Wer will, kann in der Stenose der Harnleiter-
mündung eine Parallele der Abgangsstenose erkennen, zumal da auch die
untere in der nicht obstruktiven Gestalt vorkommt. Beides in einem,
obere und untere Obstruktion gibt es nur selten. Eine gemeinsame
Embryopathie kann man auch dort sehen, wo vesikorenaler Reflux und
Abgangsstenose in einem vorkommen (Abb. 5). Die Begründung: Trigonum
und Harnleiter samt Nierenhohlsystem entstammen gemeinsam der störan-
fälligen Ureterknospe. Bei Erwachsenen sehen wir diese doppelte Erkrankung selten, dies deshalb, weil der Reflux in der Mehrheit der
Fälle im Laufe der Jahre bis zur Adoleszenz spontan ausheilt, unabhängig davon, wieviel Nachteile zwischenzeitlich daraus entstanden
sind.

Weiter ist die Frage zu beantworten, ob die Abgangspathologie des Erwachsenen eine aus der Kindheit persistierende oder eine später erst
entstandene ist. Hat sie von Anfang an persistiert, muß der Krankheitswert vergleichsweise niedrig und die Obstruktion geringgradig gewesen
sein, denn im Falle der Progression wäre längst das Parenchym zur
bindegewebigen pyramidalen Ruine geschwunden. In der Regel handelt
es sich bei der Erwachsenenform um eine noch gut funktionierende
Niere, mithin hat sich ein Defektgleichgewicht eingestellt (22). Deutliche Hinweise zur Genese der Erwachsenenform gibt das Durchschnittsalter der Erwachsenenmorbidität. Es liegt zwischen 20 und 35 Jahren
(23). Daraus läßt sich schließen, daß die Morbidität der Erwachsenen
Ausdruck einer protrahierten angeborenen Anlage ist, Ausdruck einer
von Anfang an bestehenden, lange Zeit kompensierten diskreten Obstruktion. Kollision des pyeloureteralen Übergangs mit aberrierenden inte-
gralen Nierengefäßen, bei Erwachsenen viel häufiger als bei Kindern
(23), hat Teil an der Erwachsenen-Genese und ist zu erklären mit ab-
nehmender Gleitfähigkeit zwischen Gefäßen und Pyelon. Insgesamt liegt
also nahe, eine völlig neu erworbene Erwachsenenform als unwahrschein-
lich anzusehen. Unser gesichertes Wissen darüber ist jedoch noch gering. Daß die primäre Ektomie-Rate bei Erwachsenen doppelt so hoch
ist wie bei Kindern (21,23), geht zurück auf höheren Verschwielungs-

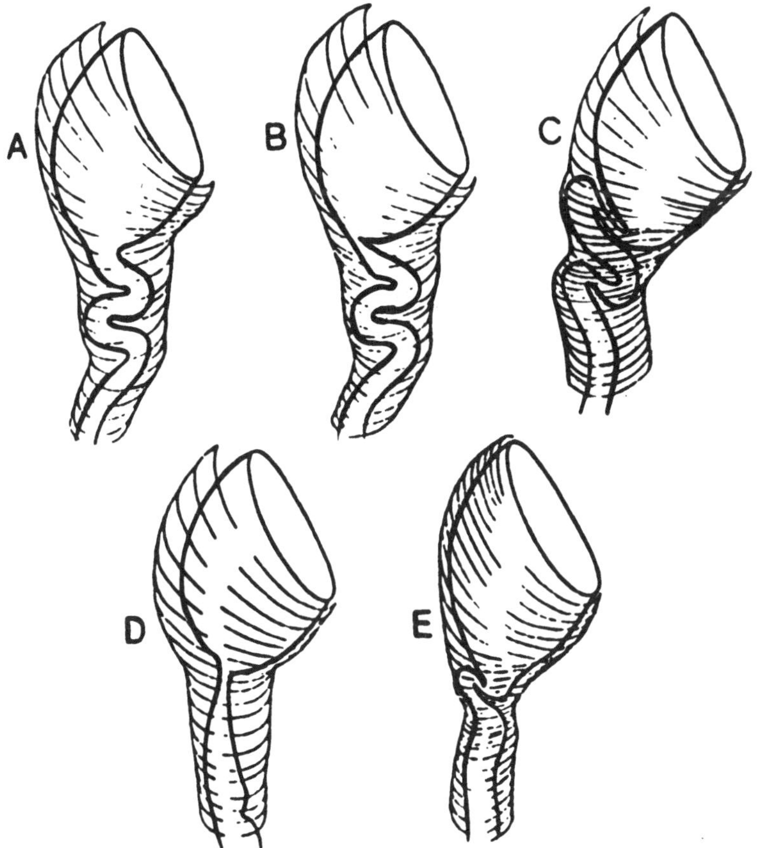

<u>Abb. 5a-e.</u> Die Kombination aus Obstruktion des pyelouretralen Übergangs und vesico-
renalem Reflux. *a* Korkzieherhaft, nur Antireflux-OP, *b* zusätzlich diskrete Obstruktion, probatorisch nur Antireflux oder nur Pyeloplastik, *c* Kinks und Obstruktion -
Pyeloplastik, *d* isolierte refluxive Stenose, *e* fixierte und obstruierte Kinks, beide
Male Pyeloplastik angezeigt. (Maizels, Smith, and Firlit, J. Urol. *131*:726, 1984)

grad, höhere Infektionsrate, möglicherweise auch auf ein geringeres
Engagement als wir es Kindern zuwenden.

IX. Kriterien der postoperativen Bewertung

Die Ausscheidungsurographie, einige Monate postoperativ, zeigt in
rund der Hälfte der operierten Fälle eine Besserung, ersichtlich in
der schnelleren Passage des kontrastmittelhaltigen Harns über die
Neuanastomose, ersichtlich auch im verkleinerten Pyelon und verkleiner-
tem Kelchsystem. Die Szintigraphie alleine gibt nur wenig bessere Auskunft, jedoch erscheint die Furosemid-Diurese wesentlich vorteilhafter
als ante operationem. Dies gilt für gut 80% der operierten Fälle (24).
Prä- und postoperative Szintigraphie + Auswaschtest muß mithin jetzt
als Standardregel gelten. Die Urodynamik zu verbessern oder wahrscheinlich zu normalisieren, ist erreichbar, vorausgesetzt, die glatte Muskulatur des Nierenhohlsystems hat nicht definitiv und vor allem nicht
infektiös Schaden gelitten.

Eine wesentliche Besserung der Nierenfunktion kann auch bei bester
Plastik nicht erwartet werden, sind doch die vasalen Fibrosen defini-

tiv (13). Verschmächtigtes Parenchym kann nicht neu entstehen. Arterielle Kollateralen existieren nicht. Insofern hat der Zeitfaktor der Operation große Bedeutung. Die Zeit arbeitet gegen die obstruierte Niere des Kindes.

Literatur

 1. Hanna MK (1984) Intraoperative Definition of ureteropelvi junction stenosis. Urology XXIII, S. 541-542
 2. Notely RC (1968) Electron microscopy of the upper ureter and pelviureteric obstruction. Brit J Urol 40:52
 3. Grauhan M (1938) Die allgemeinen und die umschriebenen Erweiterungen des Nierenbeckens, des Kelchsystems und des Harnleiters. Z Urol 32:161
 4. Sigel A, Chlepas S (1977) Pelvi-ureteric obstruction S. 125-136 in Surgical Pediatric Urology, Ed. Eckstein HB, Hohenfellner R and Williams DJ, Thieme, Stuttgart
 5. Kench P (1982) A morphometric studie of the pelviureteric junction and review of the Pathogenesis of upper ureteric obstruction. Austr Pathology 14:309-312
 6. Hannapel J (1983) Motorik des Harntrakts. Physiol Grundlagen und Pharmakologie. Verlag J. Stippak, Aachen
 7. Kill F, Kjekshus M (1967) The physiology of ureter and renal pelvis. Proc 3rd Int Congr Nephrol Washington, Vol 2, p 321. Basel New York: Karger
 8. O'Rheily PH, Gosling JA (1982) Ed: Idiopathic Hydronephrosis, Springer-Verlag
 9. Bratt GG, Aurell M, Erlandson E, Nilson AE, Nilson S (1982) Intrapelvic Pressure and Urinary flow in obstructed an non obstructed human Kidneys. J Urol (Balt) 127:1136-1142
10. Mortensen J, Jurhuus JE, Möller CF, Laursen H, Jensen FT (1983) The pressure volume relation ship of the renal pelvis in total obstruction in Pigs. Urol Research 11:251-253
11. Maizels S, Smith CK, Firlit CF (1984) The management of children with vesicourethral reflux and ureteropelvic junction obstruction. J Urol 131:722-726
12. Sigel A (1979) Desobstruktive Natrium- und Wasserdiurese, ein Schlüssel zur Pathophysiologie und Klinik der bilateralen obstruktiven Nephropathie. Urol Internat 34:237-259
13. Zollinger HU (1981) Patholog Anatomie, Band II, 5. Auflage - Niere. S. 80-151, Thieme
14. Malek RS (1983) Intermittent Hydronephrosis: The occult uretero pelvic Obstruction. J Urol (Balt) 130:863-866
15. Smart WR (1979) Surgical correction of Hydronephrosis. Vol 3, Chapter 66 in Campbells Urology, Saunders, Philadelphia
16. Koff SA, Shore RM (1983) Diagnostic Radionucleide urography. Urol Radiology 5:189-195
17. Altwein JE: Fetale Harntrakt-Mißbildungen. s. diesen Band S. 433 Vortrag Nr. 105
18. Diament NJ, Fine RN, Ehrlich N, Kangarloo H (1983) Fetal Hydronephrosis: Problems in Diagnosis and Management. J Pediatr (St. Louis) 103:435-440
19. Mandell J, Kinard HW, Mittelstaedt CA, Seeds JW (1984) Prenatal Diagnosis of unilateral Hydronephrosis with carly postnatal Reconstruction. J Urol (Balt) 132:303-307
20. Juskuwiensky S, Moscovici J, Boussiou F, Vaysse P, Guitard J (1983) Le syndrome de là junction pyélo-urétérale chez l'enfant. J d'Urologie (Paris) 89:173-182
21. Schrott KM, Schott G: Methoden u. Spätergebnisse nach Pyeloplastik im Kindesalter. s. diesen Band S. 405
22. Kinn AC (1983) Renal function in idiopathic hydronephrosis. Scand J Urol Nephrol 17:169-174
23. Lowe FC, Marshall FR (1984) Urethropelvic junction obstruction in adults. Urology XXIII, 331-334
24. Bratt CG (1983) Late results for pyeloplastic hydronephrosis in adult. Scand Urol Nephrol 17:329-335

Prof. A. Sigel, Urologische Universitätsklinik, Niendorfstraße 15, D-8520 Erlangen

Der verengte pyeloureterale Übergang, Diagnostik (V), Op.-Verfahren (VI) und Ergebnisse (VII), einschließlich Hufeisenniere

K. M. Schrott und G. Schott

Diagnostik

Zunehmende Bedeutung gewinnt die Sonographie vom pränatalen Screening
bis ins Greisenalter. Es ist eine nichtbelastende Suchmethode und besonders wertvoll für die postoperative Verlaufskontrolle. Die Inf.-
AUR ist und bleibt die wichtigste Untersuchung, da sie sowohl morphologische Bilder liefert als auch Rückschlüsse auf die Funktion erlaubt (Spätaufnahmen, evtl. pyeloureteralen Übergang herausdrehen!).
Die seitenvergleichende Isotopen-Clearance ist hilfreich für die Indikation: Pyeloplastik oder Nephrektomie. Bei normalem kontralatera-
lem Organ sollten hydronephrotische Ruinen mit einem Funktionswert
von unter 20% entfernt werden, bei Kindern fallweise auch weniger. In
Grenzfällen testen wir durch perkutane Fistelung die Erholungsfähigkeit und messen die seitengetrennte Kreatinin-Clearance. Die Isotopennephrographie mit Lasix-Washout differenziert (leider nicht immer)
zwischen Weitstellung des Pyelons ohne/oder mit Obstruktion. Statt
rascher Ausschwemmung im exkretorischen Abfall sehen wir einen weiteren Anstieg (Koff 1980). Im Kindesalter sollte mittels MCU eine ko-
existente infravesicale Obstruktion (ca. 20%) und ein assoziierter
VUR-Reflux (bis 10%) ausgeschlossen werden. Die graduelle Reihenfolge
von Routine- und ergänzenden Untersuchungen zeigt die Tabelle 1.

Tabelle 1. Diagnostik

Routineuntersuchung

1. Ultraschall - Screening, Verlaufskontrolle ev. Diurese-Sonographie
        (Parenchymrest, Weitstellung d. NHS, Pyelon-∅)

2. Inf.-AUR - *wichtigste Unters., da Morphologie + Funktion*
        (Nierengewebe: Pyelokaliektasie; urograph. Verzögerung)

Ergänzende Untersuchung

3. a) seitenvergleich. Isotopen-Clearance - Funktionswert
   b) ING mit Lasix-Washout (10 mC Te 99 + 0,3 mg/kg Lasix) -
        Diff. zwischen Weitstellung *ohne oder mit Obstruktion*

4. perkutane Fistelung - antegrade Pyelographie (Abgangs-, Münd. Stenose)
        - Kreat. Clear. nach Desobstruktion
        - Whitaker-Test (< 12 cm)

5. retrograde Ureteropyelographie - präop. Beurteil. des Hl. nebst
        unteren Harnwegen, fallweise

6. Angio - selten; bei Fusionsanomalien, Hypertonie

7. MCU - bei Kindern (Infekt mit infravesik. Obstruktion,
        assoziierter vur-Reflux bis 10%)

Op-Verfahren

Unser Ziel ist die Organerhaltung, die Protektion vor weiterem stau-
ungsbedingtem Parenchymschwund. Wir plädieren für eine individuell,
dem Situs angepaßte plastische Lösung, die bei geringstem Trauma und
Risiko an Stelle der Ureterabgangsstenose einen weiten Trichter an
der tiefsten Stelle ohne abrupten Übergang schafft. Wir bevorzugen
hierzu bei Säuglingen und Kleinkindern den pararektalen extraperi-
tonealen Zugang, bei Schulkindern und Erwachsenen die lumbale Freilegung. Unabhängig von der Methode, sollte jede Pyeloplastik die in
Tab. 2 aufgeführten Postulate erfüllen.

Tabelle 2. Postulate der Pyeloplastik

1. Schaffung eines trichterförmigen pyeloureteralen Abganges an der
   tiefsten Stelle = dependierend ohne sog. Spornbildung

2. Gerader spannungsfreier HL-Verlauf ohne Torsion u. Kompression;
   ggf. Nephropexie

3. Resektion eines stark überschüssigen windkesselartig sich aufblähenden
   Pyelons; nicht zu radikal, da spontane Reduktion

4. Atraumatische OP: Weitgehende Erhaltung d. ureteralen u. pelvischen
   Blutversorgung; feine Nahtreihe ohne urinöses Fisteln
   (Fibrose!); Readaption d. peripelvinen Fettes u. der
   Gerota'schen Faszie

5. Sichere u. ausreichende Drainagen

Aus der Vielzahl der Operationsverfahren und ihrer Modifikationen
wählen wir nur die Repräsentativen aus, die historisch einen plastischen Urtyp darstellen und auch breitere Anwendung finden. Hierzu
unterscheiden wir Operationen ohne und mit Resektion der Stenose
(Tab. 3). Wir sollten universelle und individuelle Verfahren kennen
um jede Situation zu beherrschen, beispielsweise bei tiefem Ureterabgang eine Läppchenplastik, bei häufigerem hohem Ureterabgang eine
YV-Foley-Plastik oder bei meist vorhandenem stärker überschüssigem
Pyelon eine sogenannte dismembered-Pyeloplastik (letztere deshalb in
ca. 80%).

Tabelle 3. Pyeloplastik OP-Verfahren

I. *ohne Resektion* der Stenose (die Kontinuität erhaltend)
   ="non dismembered types"

   1. YV-Plastik nach Foley
   2. a) schräge Lappenplastik nach Culp, de Weerd
      b) vertikale Lappenplastik nach Scardino
      c) Spirallappenplastik nach Karcher, Patel
   3. Intubations-(Ureterotomie-) Plastik nach Davis

II. *mit Resektion* der Stenose (die Kontinuität unterbrechend)
    ="dismembered types"

   1. dismembered Foley-Plastik
   2. Pyeloplastik nach Anderson-Hynes

Tabelle 4. Historische Entwicklung der "non dismembered" Pyeloplastik

---

1892 *Fenger:* Längsinzision u. Quernaht
       (wie Heineke - Mikulicz Pyloroplastik)

   Finney-Pyloroplastik u. -Pyeloplastik: "Curved lateral anastomosis"

1923 *Schwyzer's* anteriore YV-Plastik: mit Inzisionen in 1 Ebene

1937 *Foley's* YV-Plastik: mit Inzisionen in 2 Ebenen

Tabelle 5. YV-Plastik nach Foley (1937)

Technik: Anteriore + posteriore V-förmige Inzision
         am Nierenbecken mit dependierendem Lappen
         u. zugewandt spatuliertem Ureter.

Vorteil: *Erhaltung der Kontinuität,* günstige Blutversorgung;
         geringe Torsionsgefahr; dependierender trichterförmiger Abgang.

Nachteil: *Keine Reduktion der Pyeloektasie* (bulbing sack).
         Mißverhältnis zwischen breiter Lappenbasis u. spatuliertem,
         kranial stenosivem Ureter, folglich bds. *"Ohren bzw. Quasten".*
         Kein idealer Trichter bei zu hohem Ureterabgang u. zu großem
         Pyelon, (deshalb Variationen mit Y-Inzision am Pyelon, um
         V-Lappen an der Basis zu erhalten oder "kaudale Resektion"
         nach Deutike-Bischoff).

Indikation: Für mäßig bis mittelgradige Hydronephrose mit medialisiertem bis
         hohem Ureterabgang.

Tabelle 6. Lappenplastik nach Culp-de Weerd (1951)

Technik: *Schräg* aus dem Bauch des Pyelons von der posterioren zur
         anterioren Ebene entnommener *zungenförmiger Lappen* mit breiter
         Basis zum pyelouretralen Übergang (dependierend, hilär öffnend
         zur Gefäßversorgung) u. Überlänge für das spatulierte stenosive
         Harnleitersegment.

Vorteil: *Erhaltung der Kontinuität u. Blutversorgung.*
         Resektion überschüssiger Pyelonanteile möglich.

Nachteil: *Bei Rotation* relativ kurzer Lappen *Verwerfung* bzw. Falte an der
         Basis. Diese kann invertieren, sich narbig fixieren u. den
         trichterförmigen Abgang relativ einengen (deshalb Splint).

Indikation: Nur bei pyelouretralen Stenosen mit tiefem Abgang (also Winkel
         über 90°) u. ausreichend ausladendem Pyelon, entsprechend dem zu
         überbrückenden stenotischen Segment

Populärer sind Verfahren mit Resektion der Stenose, bereits 1886 von
Trendelenburg als hohe Sporndurchtrennung mit terminaler End-zu-End
Anastomose ausgeführt. 1897 beschrieb der Franzose Bazy die End-zu-
Seit-Anastomose zwischen der dependierenden Lippe als tiefstem Punkt
des subtotal resezierten Pyelons und dem schräg zugeschnittenen Harnleiter. Er ist damit der Vater des späteren Anderson-Hynes-Konzeptes.
Dieses unterscheidet sich von der bereits früher angewandten dis-
membered-Foley-Y-Plastik, (bei der mit umgekehrt V-förmiger Incision
aus dem Pyelon eine dependierende Lippe herausgeklappt wird für die
rautenförmige Neuanastomose des zugewandt spatulierten Harnleiters,

Tabelle 7. Vertikale Lappenplastik nach Scardino - Prince (1953)

Technik:	Vertikale Lappenentnahme aus der posterioren (oder anterioren) Ebene des überschüssigen Pyelons, heruntergeklappt die indizierte pyeloureterale Stenose erweiternd.
Vorteil:	Der vergrößerte pyeloureterale Übergang ist mehr am Hilus u. trichterförmig.
Nachteil:	Die Lappenbasis öffnet sich nicht hilär, sondern zur gegenüberliegenden Nierenbeckenwand, deshalb geringer vaskularisiert. Die Länge des Lappens aus nur einer Ebene ist limitiert.
Indikation:	Eine *Spezialität for "box shaped pelvis"* mit pyeloureteralem Winkel von 90° u. ausreichender Distanz des Abganges vom Hilus für die Lappenbasis.

Tabelle 8. Spirallappenplastik (Karcher, Patel 1972)

Technik:	Entnahme eines langen Spirallappens aus einem sackartigen Pyelon "wie beim Schälen eines Apfels".
Vorteil:	*Breite* posteriore (oder anteriore) *hiläre Lappenbasis* (gut vaskularisiert) u. *nur minimale Rotation* des lappens, da aus dem gegenüberliegenden Bauch des Pyelons herausgeklappt, deshalb keine Verwerfung u. dependierender Abgang. Bildung rel. langer Lappen bis über 5 cm zur Überbrückung langstreckiger Ureterstenosen mit gleichzeitig pelvischer Reduktion.
Nachteile:	*Nicht geeignet bei hoher Insertion u. Siphonschleife.* Bei zu langen Spirallappen mit Mißverhältnis zur Basis Nekrosegefahr (evtl. Abheilen durch Intubation).
Indikation:	Nur bei bereits dependierendem Abgang; für kurze bis langstreckige Stenosen, abhängig vom Grad der Pyeloektasie zur Materialgewinnung.

Tabelle 9. Ureterotomie-Intubationsplastik nach Davis (1943)

Historische Entwicklung:

1923 Marion (kompl. Längsspalten u. Schienen der Stenose)

1927 Kairis + Perlman (Tierversuche üb. zirkuläre Regeneration d. Hl + klinische Anwendung)

1936 Bonini - Alleman (longitudinale Inzision nur bis zur Mukosa, wie Weber - Ramstedt)

Technik:	*Längsschlitzen u. Schienen des stenotischen Segmentes* (Charr. 10-14 üb. 6 Wo.), zusätzlich Nephrostomie. Lockere Adaptionsnähte zur Lagefixierung d. Splints. Mukosa wächst in 6 Tg. herum; Muskularis regeneriert erst in 5-6 Wo. zu 90%. Rest ist Narbe.
Vorteil:	Einfache OP auch für schwierige Situationen (z.B. Rezidiv)
Nachteil:	Gefahr bei block. Drainage - Urinome; Katheterinkrust., Infekt., Restenosierung. *Postoperativum langwierig u. teuer.*
Indikation:	Für dependierende kurze bis lange Stenosen, bes. bei zu kleinem od. verbrauchtem Pyelon mit intrarenaler Hydronephrotisierung.

nur durch Resektion des darüber überschüssigen Pyelons zur Beseitigung
des windkesselartigen Totraums. Siehe hierzu Tab. 10 und Tab. 11.

Tabelle 10. Dismembered Foley-Y-Plastik

Technik:	V-förmige (umgekehrt kaudalwärts) Inzision anterior u. posterior am Pyelon mit dependierender Lippe für den spatulierten Ureter *mit Resektion d. stenotischen Segmentes*. Keine radikale pelvische Reduktion.
Vorteil:	Bei zu hoher Insertion, Siphonschleife bessere Adaption d. Anastomose ohne "Ohren".
Nachteil:	Bei stark ausladendem Pyelon Gefahr des abrupten Überganges u. Obstruktion wie bei Laschenventil
Indikation:	Alle mäßig bis mittelgradigen Hydronephrosen.

Tabelle 11. Pyeloplastik nach Anderson-Hynes (1949)

Technik:	Prinzipiell gleich mit dismembered-Y-Foley-Plastik, ergänzt dch. radikale Reduktion d. überschüssigen Pyelons. Die *Inzision für den dependierenden Abgang variiert vom schrägen Anschnitt bis zur V-förmigen Lippe*, um eine abrupte Transition zu vermeiden.
Vorteil:	*Universelle Technik* mit trichterförmiger Anastomose an tiefster Stelle für fast alle Situationen. Die Resektion d. überschüssigen Pyelons darüber verhilft zu linearer Kontur u. *beseitigt Totraum* (kein Windkessel).
Nachteil:	Wegen Unterbrechung der Kontinuität u. Blutversorgung Überbrückung längerer Defekte (z.B. allein mit dependierender Lippe zu riskant). Deshalb bei Spannung Mobilisation u. Nephropexie mit größerem operativem Zugang notwendig.
Indikation:	Universelles Verfahren selbst für hochgradige Hydronephrosen. (Bei Kindern m. Wachstumsausgleich zu radikale pelvische Reduktion vermeiden!)

Schienung: In den meisten Fällen verwenden wir eine versenkte Harnleiter-
schiene für vier bis sechs Wochen ohne Nephrostomie (transurethraler
Katheter für drei bis fünf Tage). Nur bei Knaben unter zwei Jahren
verzichten wir auf jeglichen Splint oder wir legen einen Gil-Vernet-
Katheter ein. Ein versenkter ureteraler Stent hat folgende Vorteile:
1. Er vermeidet die Knickbildung an der pyeloureteralen Anastomose.
2. Er schützt gegen externe und interne Obstruktion wie Wundödem und
Blutklumpen. 3. Er verhindert die Verklebung und narbige Synechie
gegenüberliegender Nahtreihen. Zudem wird durch den Reflux über die
versenkte Schiene in der Phase der Abheilung die Anastomose bougiert
oder zumindest weit gehalten.

Eine Nephrostomie ist notwendig: 1. bei Risikofällen, wie Einzelniere mit
hochgradiger Hydronephrose oder Infektion; 2. bei nicht möglichem
Versenken eines Stent in Folge Spasmus oder zusätzlicher terminaler
Stenose; 3. als operationstechnische Notwendigkeit wie bei der
"Intubated Ureterotomy" nach Davis.

Falls bei Nierenfistel die pyeloureterale Anastomose nicht durch einen
versenkten Splint oder nach außen geleiteten Gil-Vernet-Katheter ge-
schützt ist, belasten wir sofort die Pyeloplastik durch Ableiten der

Tabelle 12. Fehler bei Pyeloplastik (und Abhilfe)

1. *hohe Spornbildung* = abrupte Transition - Ventileffekt (depend. Trichter)
2. *überlange Lappen* od. depend. *Lippen* - "Spitzen verhungern"!
                 Zipfelretraktion (breite Lappenbasis)
3. *Torsion* bei Neuanastomose (Fadenmarkierung)
4. Anastomose *unter Spannung* (Mobilisieren, Pexie)
5. *überschüssige Ureterlänge* - Knickbildung
6. *Anastomose noch im hypoplast. HL-Segment*
   (Spatulieren bis weit in norm. Hl-Kaliber; ev. Mobilisieren + Pexie)
7. *untere Polkompression* (Lateralpexie)
8. *"reitender" Ureter* an aberr. Gefäß (Umstellungsplastik + Pexie) oder an
   geraffter Kante der Gerota (antimesoureterale Lyse)

Nephrostomie gegen einen Widerstand von 20 cm Wassersäule, dies zur
Vermeidung von Inversion, Synechie, Knickbildung mit narbiger Fixa-
tion. Die folgende Tab. 12 zeigt die wichtigsten *Fehlerquellen* für das
Mißlingen einer Nierenbeckenplastik und gibt Hinweise zur Vermeidung.

Ergebnisse nach Pyeloplastik im Kindesalter

In Erlangen wurden von 1970-1983 144 Kinder im Alter von 12 Tagen bis
15 Jahren wegen ein- oder beidseitiger originärer Hydronephrosen operiert, bei Knaben nur etwas häufiger als bei Mädchen. 17(= 12%) wurden primär nephrektomiert. Bei 92 Kindern mit mindestens 6 Monaten
bis 10 Jahren Verlauf wurde ausgewertet und zwar insgesamt 96 Plastiken: 49 links, 39 rechts und 4 beidseits.

Die *Leitsymptome* (Tab. 13) waren bei Schulkindern bis zur Adoleszenz
Flankenschmerzen, bei Kleinkindern HWI ohne oder mit Fieber - ausgelöst durch zusätzliche infravesikale Obstruktion. Letzteres gilt auch
für Säuglinge, bei denen allerdings über 60% der Hydronephrosen bei
einer Routineuntersuchung getastet oder sonographisch entdeckt wurden.

Als *Assoziationspathologien* (Tab. 14) fanden wir überdies: relative Ab-
gangsstenosen der Gegenseite, Nierendys- bis aplasien, vur-Reflux und
viermal Hufeisennieren. Das gemeinsame Auftreten mit Herzfehlern oder
im Rahmen von Syndromen ist bekannt. Eine sekundäre Steinbildung lag
in 7,6% vor, in 2% eine Hypertonie.

Als *Ursachen der Ureterabgangspathologie* wurden intraoperativ exploriert:
in 82% ein hypoplastisches Segment als intrinsische Stenose, bei 25%
aberrierende Gefäße, bei 15% ein hoher Ureterabgang.

Von den 96 Nierenbeckenplastiken wurden *80% mit Resektion der Stenose* und
nur *20% mit Erhaltung der Kontinuität* ausgeführt (Tab. 15). Siebenmal war
eine operative Revision wegen Restenosierung nötig, bei zweien sogar
zweimal. Nur einmal wurde sekundär nephrektomiert.

Zur *Beurteilung der Operationsresultate* wurde die Urographie mit Grad der
Weitstellung, Parenchymverlust und verzögerter Darstellung herangezogen und in 5 Stadien von normal bis zur hochgradigen Hydrozirrhose
eingeteilt (Abb. 1); teils ergänzt durch seitenvergleichende Isotopen-
clearance.

Tabelle 13. Leitsymptome bei originären Ureterabgangsstenosen

	Säugling 0-1 J. n=13	Kleinkind 2-6 J. n=26	Schulkind 7-12 J. n=41	-Adoleszent 13-15 J. n=12
HWI mit und ohne Fieber	6(46,2%)	21(80,8%)	12(29,3%	2(16,7%)
Flanken- schmerzen	0	4(15,4%)	24(58,5%)	7(58,3%)
Bauch- schmerzen	0	4(15,4%)	7(17,1%)	1(8,3%)
Erbrechen	0	1(3,8%)	6(14,6%)	3(25,0%)
Hämaturie Mikro-Makro	0	2(7,7%)	9(22,0%)	1(8,3%)
Hydronephrose palpabel	6(46,2%)	1(3,8%)	1(2,4%)	0
Zufallsbe- fund bei Durchunters.	8(61,5%)	3(11,5%)	6(14,6%)	2(16,7%)

Tabelle 14. Assoziationspathologien bei kong. Ureterabgangsstenosen (n=92)

Harntrakt

Relative Ureterabgangsstenose der Gegenseite	12
Infravesicale Obstruktionen (Meatusstenose, Harnröhrenringe u. -klappen)	20
Vesicoureteraler Reflux	8
Hypo- oder Dysplasien der ipsi- oder kontralat. Niere	5
Nierenaplasie kontralat.	2
Hufeisennieren	4

Fehlbildungen anderer Organsysteme

(Herzfehler, Bauspalten, Stoffwechselerkrankungen etc.)	12

Präoperativ wies mehr als 2/3 über mittel- bis hochgradige Hydronephrosen auf (Abb. 2a,b). Postoperativ verschiebt sich die globale Verteilung auf mäßig- bis mittelgradig, 15% wurden sogar normal wie die
gesunde Gegenseite - teils ein Effekt der besseren Erholung mit
Wachstumsausgleich im Kindesalter.

Die Abb. 3a,b zeigt die weitgehende Normalisierung einer mäßig- bis
mittelgradigen Pyelokaliektasie (Grad 2-3) durch Pyeloplastik. Bei
schweren Graden ist jedoch nur mit einer urodynamischen Reparatur auf
Defektniveau um ca. 2 Grade zu rechnen. Der Parenchymverlust bleibt,
zumindest bei Älteren. Es kommt darauf an, die Progredienz der Harn-
stauungsschwundniere abzustellen. Die *Ergebnisse* werden immer etwas subjektiv gefärbt wiedergegeben. Wir haben ähnlich wie Williams folgende
Notenskala aufgestellt und danach geurteilt: sehr gut (also normali-

Tabelle 15. Operationsverfahren (n=96)

Pyeloplastik mit Kontinuitätsresektion		77 (80,2%) Nierenbecken
Mod. Anderson-Hynes	34	
Sog. dismembered Foley	42	
Ureterocalicostomie	1	
Pyeloplastik ohne Kontinuitätsresektion		19 (19,8%) Nierenbecken
Läppchenplastiken n. Culp de Weerd bzw. Scardino Prince	10	
Spirallappenplastik n. Patel	3	
Orig. non dismembered Foley	4	
Fengerplastik	2	

Stadieneinteilung der Hydronephrosen

G_1 = Pyelon + Kelchgr. + Parenchym normal

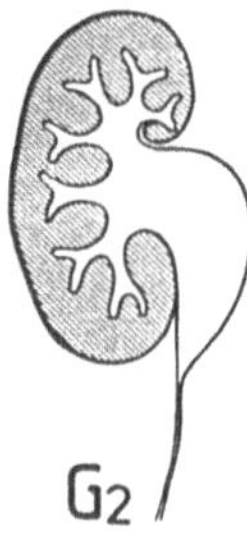

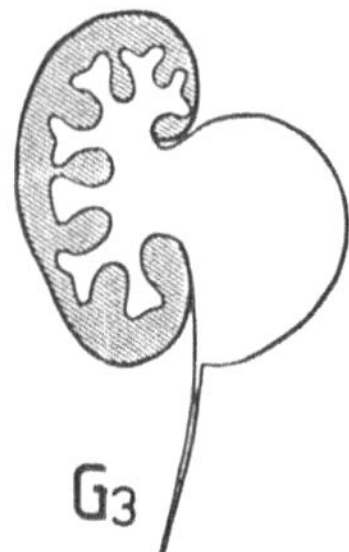

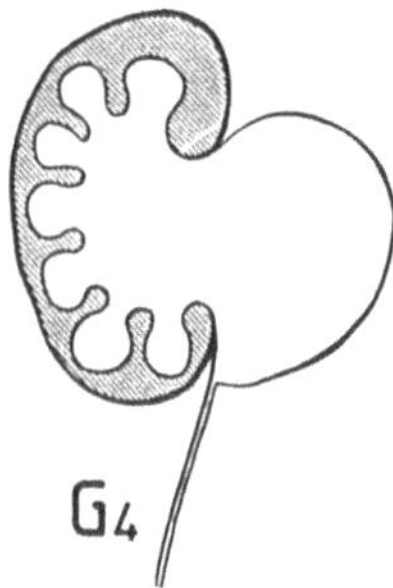

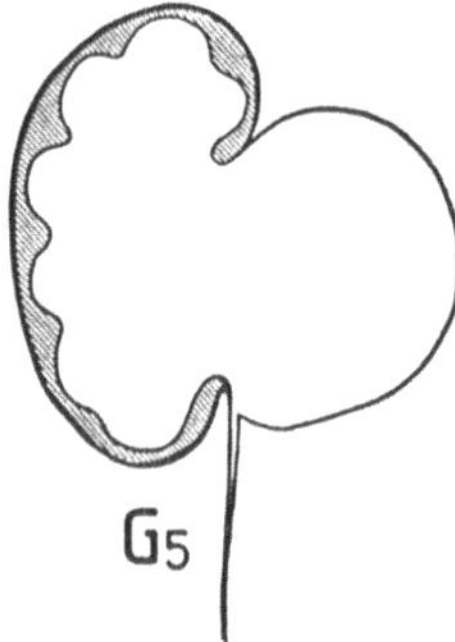

Kelche gering dilatiert u. verplumpt Kelchform konkav Parenchymsaum normal	Kelche mittelgradig erweitert Kelchform überwiegend konkav Parenchymsaum fast normal	Kelche hochgradig dilatiert Kelchform überwiegend konvex Parenchymsaum reduziert	Kelche grob dilatiert Kelchform weitgehend verstrichen Parenchymsaum stark reduziert evtl. röntgenologisch "stumm"

Abb. 1

siert oder um mindestens 3 Grade besser) sind 20%; gut (gleich 2 Grade besser) sind 32%; befriedigend (um 1 Grad besser) sind 34%; unbefriedigend (d.h. unverändert) bleiben 8% und schließlich nur 4% zeigen eine Verschlechterung.

Vergleichen wir die Resultate zwischen "dismembered" und "non-dismembered-types", so schneidet unter Berücksichtigung der Ausgangsverteilung und graduellen Verschiebung die Pyeloplastik mit Resektion des stenotischen Segmentes im wörtlichen Sinne deutlich besser ab.

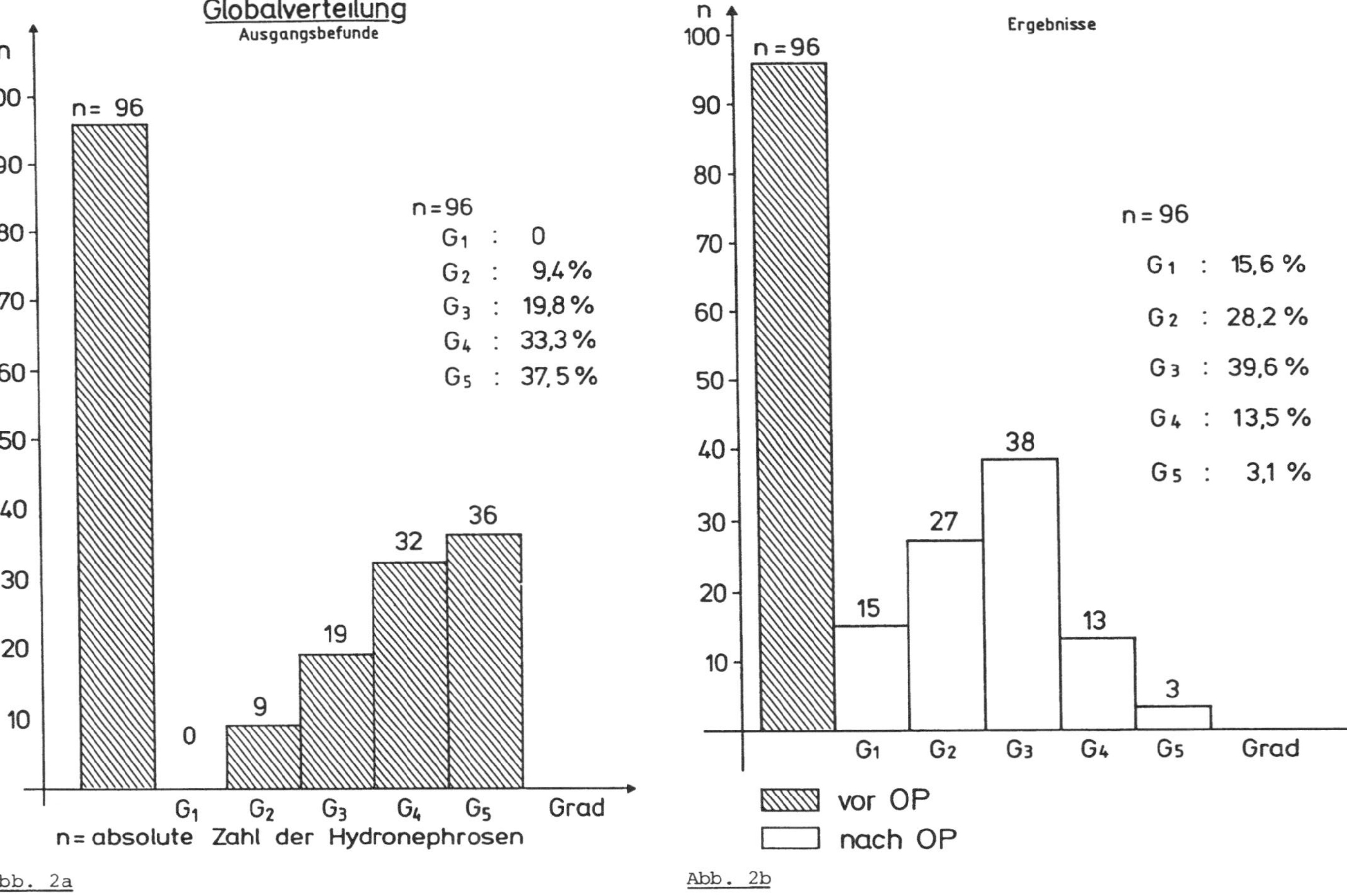

Globalverteilung
Ausgangsbefunde
n
100
90
80
70
60
50
40
30
20
10
n= 96
0
9
19
32
36
G1 G2 G3 G4 G5 Grad
n=96
G1 : 0
G2 : 9,4 %
G3 : 19,8 %
G4 : 33,3 %
G5 : 37,5 %
n= absolute Zahl der Hydronephrosen
Abb. 2a
n
100
90
80
70
60
50
40
30
20
10
n=96
15
27
38
13
3
G1 G2 G3 G4 G5 Grad
Ergebnisse
n=96
G1 : 15,6 %
G2 : 28,2 %
G3 : 39,6 %
G4 : 13,5 %
G5 : 3,1 %
vor OP
nach OP
Abb. 2b

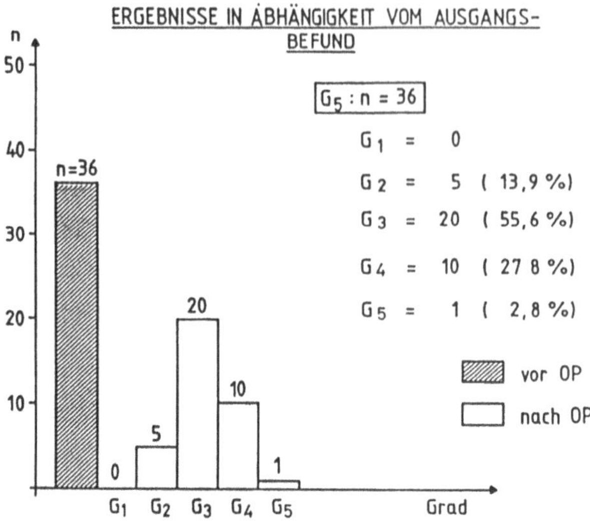

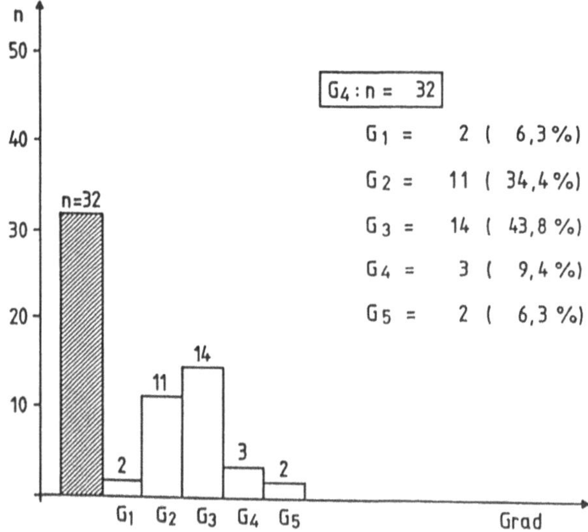

Abb. 3a

Die klare universelle Technik ist ein unbestrittener Vorteil der dismembered Foley- oder Anderson-Hynes-Plastik.

Wegen der fortgeschrittenen Zeit sind nur wenige Worte zur *Korrektur der
Hufeisenniere* möglich.

Hauptursache für ihre Morbidität in Bezug auf Hydronephrotisierung,
Infektion und Sekundärsteinbildung in 20-40% ist der hohe Ureterabgang oder abrupte Übergang des über die Brücke verlaufenden Ureters,
kombiniert mit einer intrinsischen Enge.

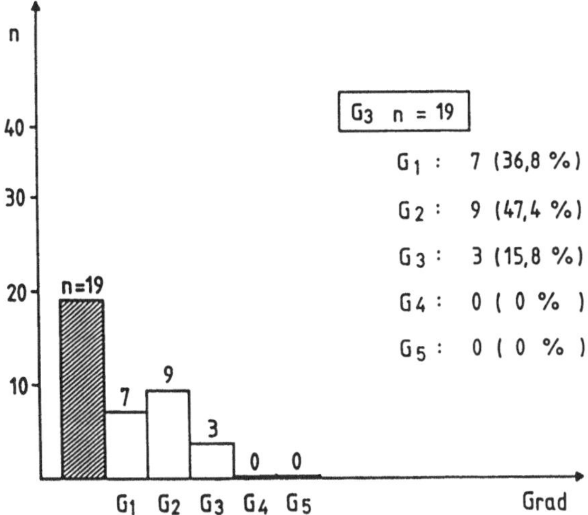

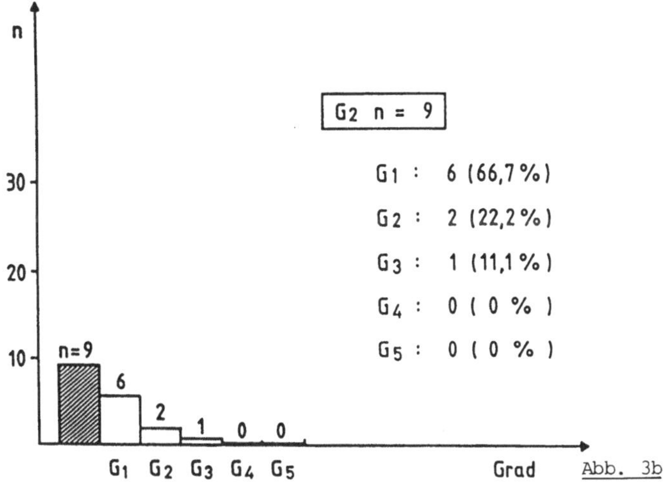

Abb. 3b

Brückendurchtrennung ist meist schädlich wegen fixierender Gefäße und
sinnlos, da sich die eishokeyschlägerartigen Nierenhälften beim Versuch einer dorsalen Rotation steil aufstellen und trotz lateraler
Pexie wieder umkippen. Um eine erneute hohe Spornbildung vor der
Brücke und eine narbige Synechie durch abdominale Kompression nebst
Spannung zu vermeiden, haben wir die besten Erfahrungen mit der klassischen non-dismembered YV-Plastik gesammelt.

(Die beiden folgenden Dias zeigen diese erfolgreiche Strategie:
OP nach Foley jeweils ohne Isthmusdurchtrennung.)

Literatur

Anderson JC, Hynes W (1949) Retrocaval ureter. A case diagnosed pre-operatively and treated successfully by a plastic operation. Brit J Urol 21:209-214

Culp OS, DeWeerd JH (1951) A pelvic flap operation for certain types of uretero pelvic obstruction: Preliminary report. Proc Staff Meet, Mayo Clin 26:483-388

A pelvic flap operation for certain types of ureteropelvic obstruction: Observations after two years' experience. J Urol 71 (1954) 523-529

Davis DM (1943) Intubated ureterotomy. A new operation for ureteral and ureteropelvic stricture. Surg Gyn Obst 76:513-523

Foley FEB (1937) A new plastik operation for stricture at the uretero-pelvic junction. J Urol 38:643-672

Koff SA, Thrall JH, Keyes JW Jr (1980) Assessment of hydroureteronephrosis in children using diuretic radionuclide urography. J Urol 123:531-534

Patel VJ (1979) Eine neue Spirallappenplastik für kurze, lange und sehr lange Nierenbeckenausgangsstenosen. Verhandlungsbericht d. D. Gesell. f. Urol. 31. Tagung, 281-282. Springer-Verlag, Berlin Heidelberg New York 1980

Scardino PL, Prince CL (1953) Vertical flap ureteropelvioplasty; preliminary report. Southern Med J 46:325

Prof. Dr. K.M. Schrott, Urologische Universitätsklinik, Maximiliansplatz, D-8520 Erlangen

Unsere Erfahrungen mit Nierenbeckenplastiken im Kindesalter

V. Szokoly und J. Pinter

Im Falle der mitgeborenen oder erworbenen -Stenose des pyelo-ureteralen (pu) Überganges kann die entstandene Nierenbecken- und Kelcherweiterung auch zur allgemeinen Vernichtung der Nierensubstanz führen.

Zwischen unseren Fällen im Kindesalter kam die Hydronephrose bei Jungen und an der linken Seite öfters vor. Beiderseitige Veränderungen wurden aber auch beobachtet. Die Symptome der Nierenbeckenerweiterung, gegenüber den chronischen Veränderungen im Erwachsenenalter, sind akut im Kindesalter. Bei Säuglingen kommen oft Erbrechen, Fieber, Pyurie und tastbare Bauchterime vor. Die Hämaturie nach kleinen Trauma ist ein charakteristisches Symptom. Der Schmerz kann auch krampfartig sein. Die Nierenbeckenerweiterung kann auch mit anderen Entwicklungsanomalien, oder mit Urolithiasis einhergehen.

Die in allen Lebensaltern durchführbare intravenöse Urographie halten wir für die wichtigste Untersuchung in der Diagnostik. Die Spät- und Schichtaufnahmen sind von Bedeutung. Die Urographie mit Furosemid und die Anwendung des Bildverstärkers informiert über die funktionellen Entleerungsverhältnissen. Von retrograder Pyelographie und perkutaner anterograder Pyelographie kann höchstens bei Stummniere- und nur unmittelbar vor der Operation die Rede sein. In gewissen Fällen erleichtert die Angiographie die Operationsplanung, z.B. bei akzessorischen Polarterie die Ausführung von Ureter-Anteposition. Ein Refluxzystogramm wird hauptsächlich in Infektionsfällen und bei Mädchen benötigt. Die Sonographie ist auch für intrauterine Diagnose

geeignet, die weist auch bei Stummnieren auf das Mass der Erweiterung
und auf die Parenchymdicke hin. Mit Isotopmethoden lässt sich die
vorhandene Nierenfunktion beurteilen.

Bei den meisten Harnstauungsnieren haben wir eine echte organische
Stenose des pyeloureterales Überganges und Ureters als Ursache der
Entleerungsstörungen beobachtet.

Die histologische Untersuchung hat in fast allen Fällen die Zeichen
von chronischer Entzündung und Fibrose nachgewiesen.

Im Krankengut unserer Klinik wurden bei 25 Kindern (0-16jährig) 28
plastische Operationen, bei 3 Kindern beiderseitige Operationen vorgenommen.

Von unseren 28 Operationen haben wir bei 23 Kranken Anderson-Hynes-
Plastik, bei zwei Fällen Lappenplastik, bei drei Kranken andere
Plastiken angewendet.

Unsere Eingriffe haben wir in Seitenlage, aus Lumbotomie, retroperitoneal durchgeführt. Die vordere, subkostale, extraperitoneale, oder
transperitoneale Freilegung haben wir nicht angewendet.

Primäre Nephrektomie haben wir nur bei Sacknieren und/oder bei gefährlicher Infektion (Pyonephros, septischer Zustand) unternommen.

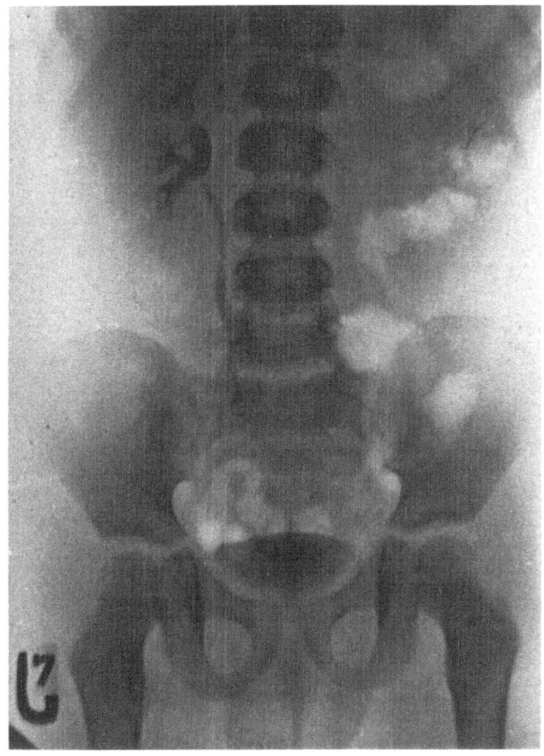

Abb. 1. 3jähriger Knabe. IV. Urographie: linksseitige stumme Niere,
akute Pyelonephritis

Wir trachten nicht eine ausgiebige Pyelumresektion im Kindesalter
durchzuführen, wir gaben auf die extrarenalen Kelchen besonders acht.
Die pyelo-ureterale Anastomose wird sehr sorgfältig und mit feiner
Technik angelegt, immer mit Knotennähten und wir nähen mit 5/0 cat-
gut. In der Frage der Nephrostomie und Pyelostomie sowie das Schienen
von Ureter sind in der Literatur verschiedene Standpunkte vertreten.
Wegen der vorübergehenden Funktionsstörung und der Ödemneigung der
Anastomose und die Kinking-Neigung des Harnleiters legen wir immer
eine Nephrostomie an und schienen wir den Ureter auf die Dauer von
6-8 Tagen.

Wir halten die gute Wunddrainage für sehr wichtig, die wir auch dann
behalten wenn keine Wundsekretion gibt. Als frühe Operationskomplika-
tion haben wir Urinfistel, Blutung, Fieber (Pyelonephritis, Wundinfektion), als Spätkomplikationen persistierende Urininfektion, Steinbildung, Restenose beobachtet.

Aus unseren interessanten Fällen: bei einem Kind mit Hufeisenniere,
bei drei Kindern mit Solitärniere, bei einem Kind mit Stummniere
haben wir die Nierenbeckenplastik mit Erfolg durchgeführt (Abb. 1,2).
Bei zwei Kindern - neben Pyelonephritis abscedens - kam die plastische Operation im septischen Zustand an die Reihe. Bei zwei Kindern
wurde in 3-5 Jahren nach der Anderson-Hynes-Plastik eine neuere
Stenose der pyeloureteralen Grenze mit Steinbildung beobachtet. Die
sekundäre plastische Lösung, das Anlegen der neue Anastomose nach
der Resektion der pyeloureteralen Grenze war bei beiden zwei Kranken
erfolgreich.

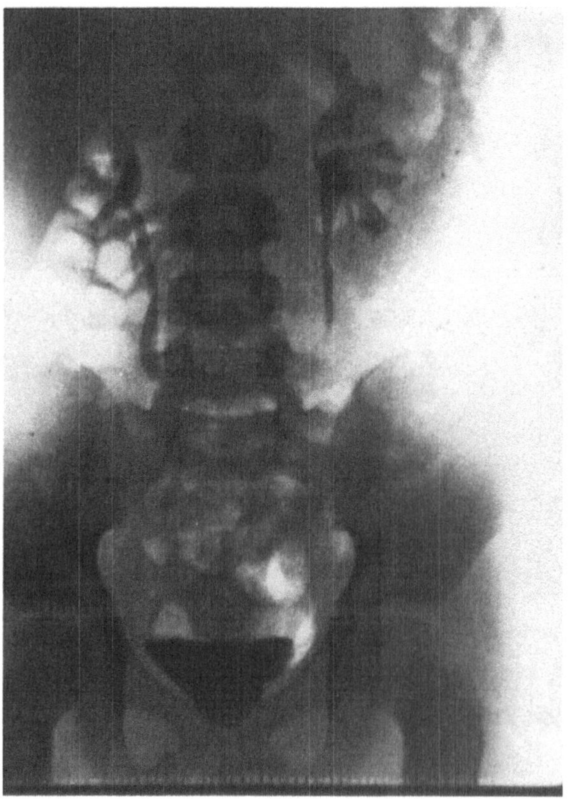

Abb. 2. Kontroll-Urographie nach
Anderson-Hynes Operation. Gute
Nierenfunktion, trichterförmiger
Übergang, freie Urinpassage

In der Nachbehandlung wurde die langzeitige und wechselnde, möglichst gezielte antibiotische Behandlung angewendet. Intravenöse Kontroll-Urographie haben wir in den 3-6 Monaten nach der Operation angefertigt. Da die Entstehung einer Restenose auch nach 2-5 Jahren vorkommen kann, lohnt es sich in jedem 2.-3. Jahr eine Kontroll-Urographie durchzuführen.

Zum Schluss möchten wir nach Literaturangaben und unseren bisherigen Erfahrungen betonen, dass, die Ergebnisse der Anderson-Hynes Operationen - nach klinischen, laboratorischen und Röntgenuntersuchungen - zu 80 Prozent sich als gut erwiesen. Nach einer in entsprechender Zeit und richtigen Indikation durchgeführten Korrektion waren wir niemals gezwungen bei Säuglingen oder im Kindesalter sekundäre Nephrektomie durchzuführen. Bei gewissen Kranken konnte aber die vollständige anatomische Regression auch nach Jahren nicht erreicht werden.

Dr. V. Szokoly, Urologische Klinik der Medizinischen Universität Debrecen 4012, PBO. 29., Ungarn

Plastische Operationen am pyeloureteralen Übergang bei Kranken mit nur einer Niere

J. Milewski, A. Borowka, Z. Wolski und J. Zieba

Die durch subpelvines Abflußhindernis am pyeloureteralen Übergang verursachte Hydronephrose betrifft gewöhnlich eine der beiden Nieren, meistens die linke Niere. Eine beiderseitige Hydronephrose kommt vereinzelt vor. Ausnahmsweise selten tritt sie bei Kranken mit nur einer Niere auf.

In der Urologischen Klinik der Medizinischen Akademie in Warschau wurden von 1973 bis 1983 acht Kinder (fünf Mädchen, drei Jungen) mit nur einer Niere wegen Hydronephrose infolge eines Abflußhindernisses am pyeloureteralen Übergang operiert.

Das jüngste Kind war zwei, das älteste siebzehn Jahre alt. Bei vier Kindern wurde kongenitales Fehlen der Niere festgestellt. Bei einem Mädchen lag eine Dysplasie in Form von ren multicysticus der gegenüberliegenden Niere vor. Die Ursache dieser war bei zwei Kindern hypoplasio renis mit Hypertonie der Arterien, verursacht durch Verengung der Nierenarterie. Die Ursache der Nephrektomie beim dritten Kind war eine infizierte Hydronephrose mit stark zerstörtem Nierenparenchym.

Die Ursachen der Agenesie der der Hydronephrose gegenüberliegenden Niere zeigt Tabelle 1.

Es muß betont werden, daß bei diesen drei Kindern mit Nephrektomie in dieser Zeit keine Anomalie der Niere und Harnwege der anderen Seite vorlag. Zum Entstehen der Hydronephrose der einzigen Niere kam es bei ihnen vier oder fünf Jahre nach der Operation. Alle Kinder wurden operiert. Während der Operation wurde festgestellt, daß die Ursache

Tabelle 1. Ursachen des Fehlens der zweiten Niere bei den operierten Kindern

	Anzahl der Kranken
kongenitales Fehlen der Niere	4
vorangegangene Nephrektomie	3
polyzystische Degeneration dysplastischen Typs einer der Nieren	1
gesamt	8

der Hydronephrose in sieben Fällen eine angeborene Stenose des pyeloureteralen Übergangs war, in einem Fall beklemmte ein zusätzliches,
den unteren Nierenteil versorgendes Arteriengefäß den subpelvinen Abschnitt des Harnleiters. Alle Kinder wurden am pyeloureteralen Übergang plastisch operiert (Methode Hynes-Anderson). Bei dem letztgenannten Kind wurde die Modellierung der pyeloureteralen Anastemose nach
Verlegung des Harnleiters auf die andere Seite des Gefäßes durchgeführt. Die pyeloureteralen Anastomosen bei drei Kindern modellierte
man auf Cumings-Malecot-Katheter. Zehn bis zwanzig Tage nach der Operation wurde dieser entfernt. Während der letzten fünf Operationen
wurde der Katheter weder in der Niere noch im Harngang gelassen. In
einem dieser Fälle kam es am fünften Tag nach der Operation zum Harnabfluß durch die Operationswunde. Das zwang uns zum Einführen eines
Katheters von der Harnblasenseite in das Nierenbecken. Der Katheter
wurde nach siebzehn Tagen entfernt. Der Operationsverlauf bei den übrigen Kindern war unkompliziert. Sechs Kinder hatten eine sterile
Aussaat des Harns und bedurften keiner antibakteriellen Behandlung.
Bei einem Kind wurde eine Infektion der Harnwege durch E. coli festgestellt und bei einem zweiten Kind durch proteus mirabilis. Diese
zwei Kinder wurden bis zur Entlassung antibakteriell behandelt bis
Sterilität festgestellt wurde. Bei allen Kindern zeigten die Kontrollurographien nach einem Jahr eine gute Abscheidung, normalen Abfluß
des Harns aus der Niere in die Harnblase und eine deutliche Verringerung beziehungsweise ein gänzliches Zurückgehen des erweiterten Nierenbeckenkelchsystems. Keines dieser Kinder hat Harnweginfektionen.
Spätere Kontrollen fielen zufriedenstellend aus. Als Beleg zwei Fälle:

Fall 1: Mädchen P.M., acht Jahre (Anamnese 1495/83), Aufnahme wegen Bauchschmerzen.
Das Ausscheidungsurogramm zeigte eine gute Funktion der veränderten Hydronephrose
der rechten Niere. Die linke Seite zeigte keine Harnausscheidung (Abbildung 1).
Die Ultrasonographie des linken Retroperitonealraumes zeigte an Stelle der linken
Niere ein multizystiges Gebilde mit spärlichen peripheren Zellfragmenten. Eine
Ureterographie der linken Seite zeigte komplettes Verwachsen im oberen Abschnitt
des linken Harnleiters. Das Mädchen wurde an der rechten Niere operiert (Methode
Hynes-Anderson), ohne Modellierung der Anastomose auf dem Katheter und ohne Nierenfistelung. Der Operationsverlauf war unkompliziert. Das Kind verließ die Klinik
neun Tage nach der Operation ohne Infizierung der Harnwege. Nach drei Monaten kam
das Kind wieder in die Klinik, um an der linken Seite operiert zu werden. Eine Einbildurographie zeigte eine gute pyeloureterale Anastomose (Abbildung 2). Während
der linksseitigen Lumbotomie wurde an Stelle der Niere ein multizystisches Gebilde
mit einem Ausmaß von 3 x 5 x 4 cm vorgefunden - verbunden mit einem normal aussehenden Harnleiter. Dieses Gebilde wurde entfernt.

Die histopathologischen Untersuchungen wiesen eine multizystische Degeneration der
Niere dysplastischen Typs (ren multicysticus) nach. Der Operationsverlauf war komplikationslos. Es entstand keine Harnweginfektion. Das Kind hat keine Beschwerden
und entwickelt sich normal.

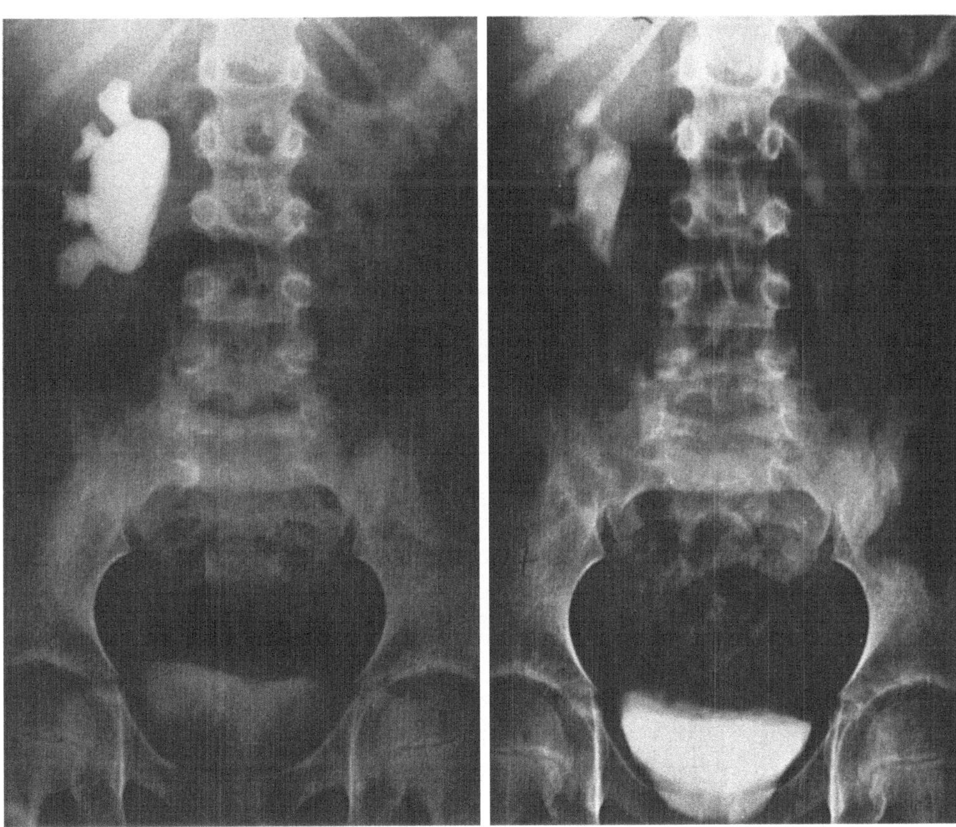

Abb. 1   Abb. 2

Fall II: Der Kranke S.J., 15 Jahre (Anamnese 1007/80), Aufnahme wegen stumpfer
Schmerzen in der linken Lendenseite. Die Urographie (Abbildung 3) zeigte keinen
rechtsseitigen Harnabfluß sowie eine bedeutende Erweiterung des Nierenbeckenkelchsystems der linken Seite. Erst vier Stunden nach Einnahme des Kontrastmittels
wurde Kontrasturin in der Harnblase festgestellt. Der linke Harnabflußweg erschien
auf keiner urographischen Aufnahme. Eine Zystoskopie zeigte das Fehlen des rechten
Harnabflußweges. Während der Operation erwies es sich, daß eine zweite, den unteren
Nierenteil versorgende Arterie den oberen Teil des Harnweges hinten beklemmte. Der
verengte Abschnitt des Harnleiters samt überflüssigem Nierenbecken wurden entfernt.
Der Harnleiter wurde aus dem Bereich der Arterie verlegt. Es erfolgte eine pyeloureterale Anastomose - Methode Hynes-Anderson - mit Nierenfistel mit Cumings-Malecot-
Katheter. Nach einundzwanzig Tagen wurde der Katheter entfernt. Der postoperative
Verlauf war unkompliziert. Der Kranke wurde fünfundzwanzig Tage nach der Operation
entlassen. Die Harnaussaat war steril. Die Kontrollurographie zwei Jahre nach der
Operation zeigte eine gute Harnausscheidung der Niere (Abbildung 4). Der Kontrast-
harn floß ungehindert aus der Niere in die Harnblase. Das vor der Operation erweiterte Nierenbeckenkelchsystem war deutlich kleiner als vor der Operation.

Ein Abflußhindernis am pyeloureteralen Übergang ist ein Fehler, der
bei ungefähr drei Prozent der in unserer Klinik operierten Kinder
festgestellt wurde. Kinder mit Hydronephrosen der einzigen Niere bilden vier Prozent der in unserer Klinik wegen Pyeloureteralstenose
operierten Kinder. Das Komplikationsrisiko nach plastischen Operationen am pyeloureteralen Übergang einer einzigen Niere ist selbstverständlich das gleiche wie bei Bewahrung der Niere der anderen Seite.

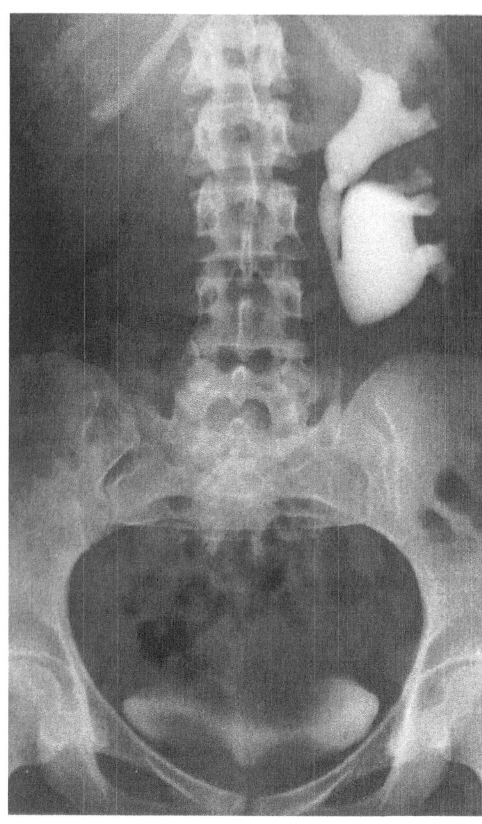

Abb. 3

Die Folgen der postoperativen Komplikationen bei Kindern mit nur einer
einzigen Niere sind viel gefährlicher, da sie das Leben der Kinder
bedrohen können. Darum müssen plastische Operationen am pyeloureterale-
len Übergang bei Kindern mit Fehlen der gegenüberliegenden Niere risikolos und mit größter Vorsicht durchgeführt werden. Die in unserer
Klinik meistdurchgeführte Operation bei Pyeloureteralstenose ist die
pyeloureterale plastische Operation nach Hynes-Anderson. Diese Methode
wurde bei allen Kindern mit Hydronephrose der einzigen Niere angewendet. Die Operationsresultate waren nach Jahren zufriedenstellend.
Manchmal drang anfangs der postoperativen Periode Harn in den Raum
um die Niere. Das begünstigt das Entstehen fibröser, harter Gewebe
und kann in der späteren postoperativen Periode zu wiederholter Stenose des pyelorureteralen Übergangs führen. Das Anlegen einer Nierenfistel und die Modellierung der pyeloureteralen Anstomose mittels
eines Katheters beugt der Harnansammlung in der Niere vor und verringert die Gefahr des Durchdringens des Harns in den Raum rings um
die Niere.

Allerdings trägt dieses Verfahren das Risiko einer Harnweginfektion
mit Spitalmikroben und ermöglicht das Entstehen von Nierensteinen.
Aus diesem Grund ist die Indikation zur Nierenfistelung und Modellierung der pyeloureteralen Anastomose bei Kranken mit nur einer Niere
von großer Bedeutung und besonders bei Kindern mit nur einer Niere
zu erwägen.

Eine temporäre Nierenfistelung legten wir nur bei den Kindern nicht
an, bei denen an der Dichtigkeit und Durchgängigkeit der Anastomose

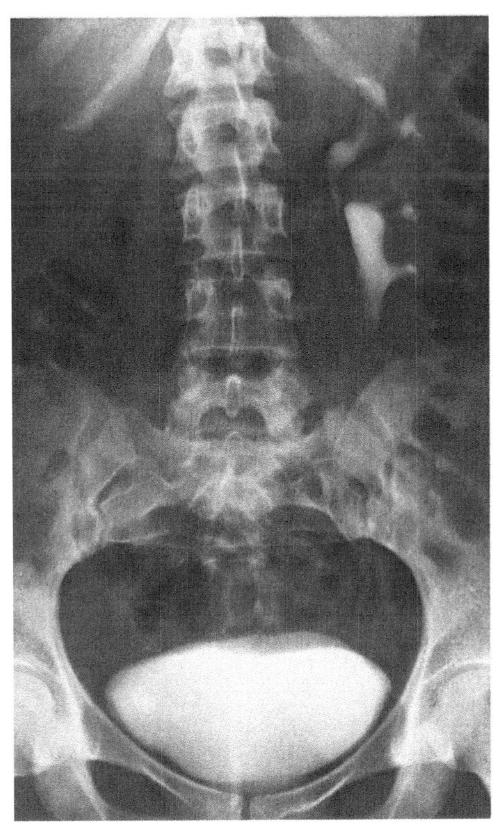

ben: Der Harndruck im Nierenbecken wird durch perkutane Nierenbecken-
punktion gemessen. Bei Kranken mit nur einer Niere erscheint uns diese
Probe zu gefährlich.

Dr. J. Milewski, Klinika Urologiczna, ul. Lindleya 4,
Warschau/Polen

Nephrostomie mittels eines angepaßten T-Drains bei der Pyeloplastik nach Anderson Hynes

R. J. Scholtmeijer und L. S. Y. Fung Kon Jin

Bei der Nierenbeckenplastik wird oft ein Nephrostomie-Drain, mit oder
ohne Uretersplint verwendet.

Trotz gleicher Spätresultate werden bei der Nierenbeckenplastik mit
Nephrostomie-Drain weniger Urinome gesehen (Homsy et al, Vihma und
Parkkulainen). Da wir in einigen Fällen ohne Nephrostomie-Drain
schlechte Erfahrungen machten, verwandten wir seit 1979 immer ein
Nephrostomie-Drain. Bis 1983 wurden 43 Nierenbeckenplastiken nach
Anderson-Hynes durchgeführt. Dabei wurde ein angepasstes T-Drain zur
Nephrostomie verwandt, von der Anwendung eines Uretersplintes wurde
abgesehen.

Die Schenkel eines 3 mm dicken T-Drains wurden stark gekürzt, ein
2 mm breiter Streifen aus dem Querteil entfernt und zwei dreieckförmige Stückchen am Kreuzpunkt ausgeschnitten (Abb. 1). Das Drain wurde
mit Hilfe einer abgestumpften Redonnadel vom Nierenbecken aus durch
das Nierengewebe geführt.

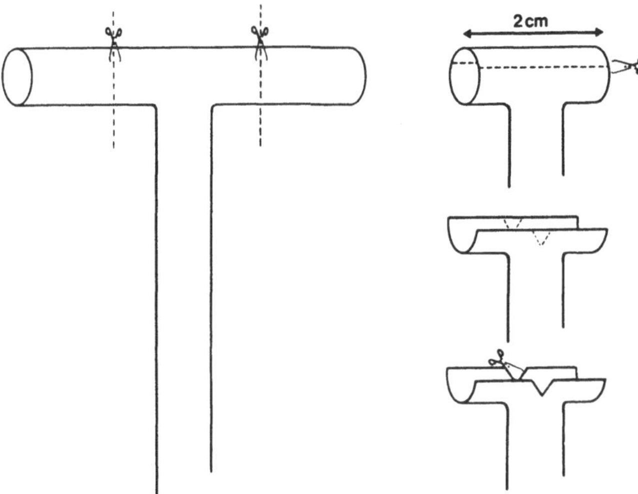

<u>Abb. 1.</u> Präparation des T-Drains

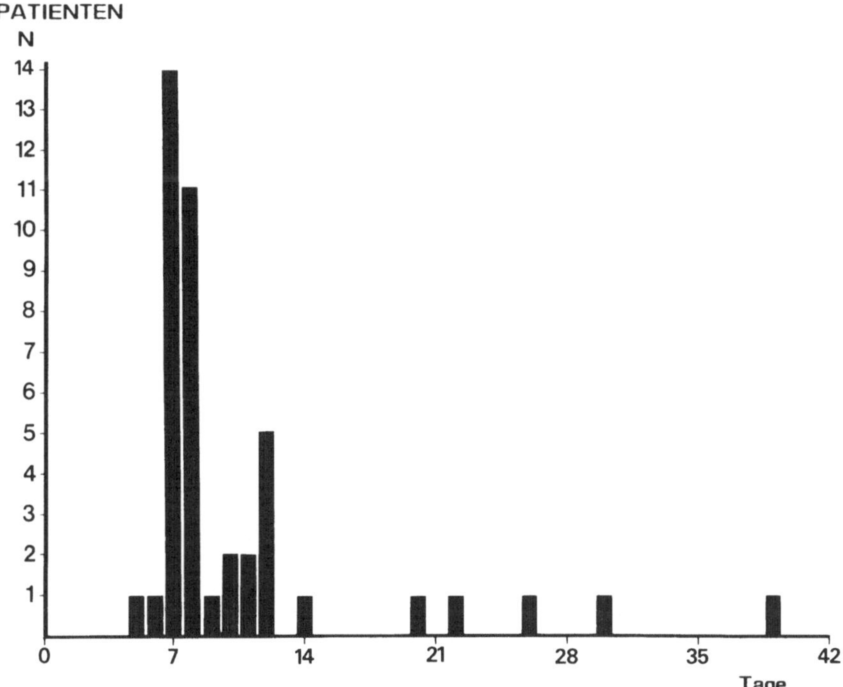

Abb. 2. Zeitpunkt der Entfernung des T-Drains

Bei der Pyelumplastik kann der Harnabfluss über die Anastomose postoperativ durch Oedem behindert werden. Das Nephrostomie-Drain hat sich
für eine gute Drainage während dieser Periode besonders bewährt. Gewöhnlich bessert sich die Harnpassage nach 7-8 Tagen so, dass das
Nephrostomie-Drain entfernt werden kann. Mittels einer Methylenblau-
lösung kann ein guter Abfluss einfach geprüft werden. Hierzu werden
5 cc des Farbstoffes via dem Drain ins Pyelum gebracht, worauf das Drain
während zwei Stunden abgeklemmt wird. Sollte der spontan abgeführte Harn
sich blau färben, so ist der Durchgang ausreichend und kann das Drain
entfernt werden, vorausgesetzt, der Druck im Nierenbecken bleibt unter
20 cm H_2O. Im Falle einer negativen Blauprobe muss die Untersuchung
jeden zweiten Tag wiederholt werden. Meistens kann das Drain nach 7
oder 8 Tagen entfernt werden (s. Abb. 2).

Das Urogramm am nächsten Tag zeigte in 41 der 43 Fälle eine gute
Durchgängigkeit der Anastomose. Nur in 4 Fällen wurde ein geringfügi-
ges Harnextravasat beobachtet. Niemals jedoch entwickelte sich ein
Urinom Die meisten Kinder konnten innerhalb von 10 Tagen nach der
Operation aus dem Krankenhaus entlassen werden.

Die längere Observation während 9 Monate bis 5 Jahre ergibt sehr ermutigende Spätresultate. In 32 Fällen unserer Serie zeigte das postoperative Urogramm nach 6-18 Monaten eine Normalisierung oder eine
Abnahme der Dilatation des Nierenbeckens, in 33 Fällen wurde eine
gute Durchgängigkeit der Anastomose beobachtet. Fünf Nieren zeigten
keine Änderung. In drei Nieren wurde eine Zunahme der Dilatation gefunden, in einem dieser Fälle zeigte der Nierenscan nach 6 Monaten
eine Besserung der Funktion und des Abflusses. In drei Fällen erfolgte keine urographische Kontrolle, in einem dieser Fälle zeigte der
Nierenscan eine gute Funktion.

Tabelle 1. Befund der Nierenscan 3-12 Monate postoperativ: 28 Patienten
() = Abflussstörung

^{99m}Tc DTPA-SCAN (28 Patienten)							
Praeoperativ			Postoperativ Funktion				
			<20%	20-30%	31-40%	41-50%	51-60%
Funktion der hydronephrotischen Niere							
<20%	11	(9)	O	2	3	6	
20-30%	1	(1)			1		
31-40%	4	(4)			4		
41-50%	7	(7)				3	4 (1)
51-60%	5	(4)				2	3

Bei 28 Patienten mit einer einseitigen Hydronephrose wurde sowohl
praeoperativ als auch postoperativ ein DTPA Nierenscan durchgeführt.
In 23 Fällen wurde eine mehr oder weniger gestörte Funktion der hydronephrotischen Niere gefunden, die sich aber in 16 Fällen postoperativ
nach 3 bis 12 Monaten deutlich besserte. Nur bei einem Patient wurde
noch eine Abflussstörung beobachtet (s. Tabelle 1).

Zusammenfassung

Das angepasste T-Drain hat sich als Nephrostomie-Drain gut bewährt.
Die postoperativen Komplikationen sind kaum nennenswert. In den
meisten Fällen kann das Drain am 7. oder 8. Tag entfernt werden, und
können die Kinder innerhalb von 10 Tagen nach der Operation aus dem
Krankenhaus entlassen werden.

Der röntgenologische Befund zeigt in 80% der Fälle eine Abnahme der
Hydronephrose, oder eine Normalisierung der Niere.

Der Nierenscan zeigt eine Besserung der Nierenfunktion in 70% der
Fälle.

Literatur

Homsy Y, Simard J, Debs C, Laberge I, Perreault G (1980) Pyeloplasty: to divert or
    not divert? Urology XVI: 577-583
Vihma Y, Parkkulainen KV (1983) Pelviureteric obstruction in children. Z Kinder-
    chir 38:43-47

Prof. Dr. R.J. Scholtmeijer, Sophia Kinderziekenhuis, Gordelweg 160,
NL-3038 GE Rotterdam

Pyeloplastik pränatal diagnostizierter, subpelviner Harnleiterstenosen

P. Brühl

Die Ultraschalldiagnostik in der Geburtshilfe erweitert heute wesentlich das Feld pränatal erkennbarer fötaler Mißbildungen vor allem
der Niere und Harnwege. Bei gesichertem Gestationsalter kann beim
Foet in der 12.-13. Schwangerschaftswoche von Urinproduktion ausgegangen werden. Foetale Nieren können bei Stauung schon in der 14.
Schwangerschaftswoche gut erkennbar sein. Eine subpelvine Stenose
tritt in 30 Prozent der Fälle bds. auf.

Die Abb. 1 zeigt eine entsprechende Situation in der 28. Schwangerschaftswoche. Die Wirbelsäule des Foeten ist bei 3 Uhr als hyper-
reflexibler Bereich dargestellt. Die Abb. 2 zeigt die Situation in
der 35. Schwangerschaftswoche im gleichen Maßstab. Links ist im Rumpfquerschnitt die Wirbelsäule bei 9 Uhr erkennbar. Es ergibt sich eine
mäßiggradige präpartale Stauungszunahme.

Selten ist die bds. subpelvine Stenose so ausgeprägt, daß der Harntransport so gestört ist, daß die Blase nicht gefüllt - also nicht
dargestellt wird und somit bei fehlender Harnausscheidung ein Oligo-
hydramnion besteht. Fehlende renale Harnausschüttung hätte also unmittelbare Rückwirkung auf das Fruchtwasser. Entleert der Foet vor

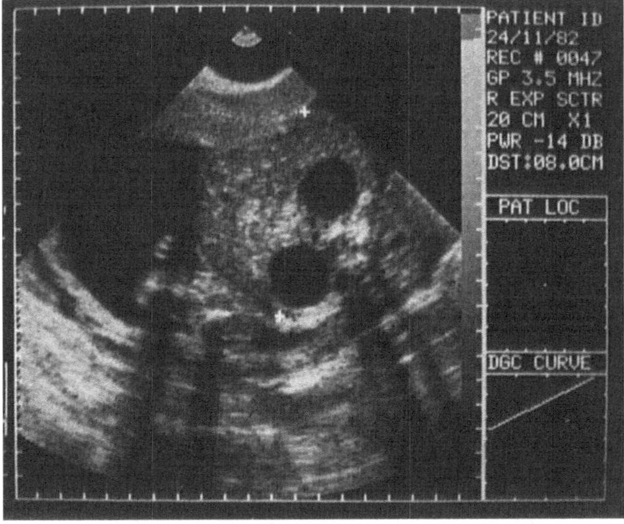

Abb. 1. 28. Schwangerschaftswoche. Bds. subpelvine Stenose mit Nierenbeckenkelchektasie (Univ. Frauenklinik, Abtlg. f. pränatale Diagnostik u. Therapie, Bonn)

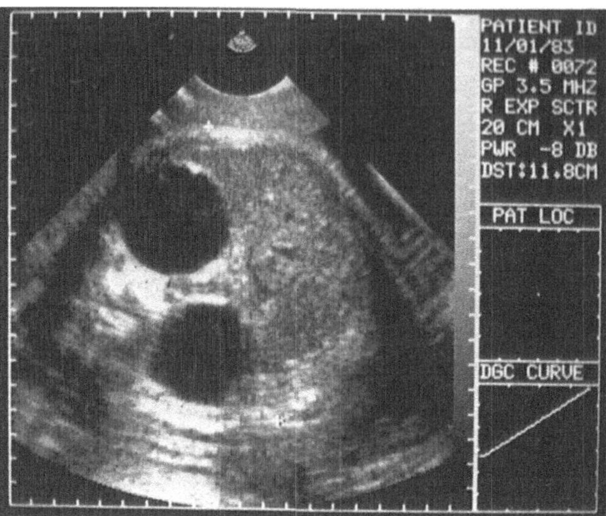

Abb. 2. 35. Schwangerschaftswoche. Bds. subpelvine Harnleiterstenose. Gleicher Fall mit mäßiggradiger präpartaler Stauungszunahme (Rumpfquerschnitt)

der 20. Woche keinen Urin, so liegt er "trocken" und hat keine Chance. Die Differenzierung einer obstruktionsbedingten Nierenveränderung mit ausgeprägter Nierenbeckenkelchektasie auf Grund einer subpelvinen Harnleiterstenose von einer dysplastischen Degeneration bei multizystischen Nieren vom Typ Potter II A ist wichtig. Die kongenitale subpelvine Stenose führt in aller Regel nicht zu einer signifikanten Oligohydramnie. Somit ist ein sofortiges "Fetal-Treatment-Programm" zur notfallmäßigen Entlastung des gestauten Harntrakts im allgemeinen nicht erforderlich. Die plastische Korrektur der subpelvinen Stenose ist eine Operation von aufgeschobener Dringlichkeit. Im optimalen Fall kommen die Säuglinge dann im Neugeborenen- bzw. frühen Säuglingsalter zur Operation, wenn ein Eingriff unter elektiven Bedingungen ohne Gefährdung vitaler Funktionen problemlos ist. Bei extremer Ektasie mit Rückwirkung auf die pulmonale respiratorische Funktionsleistung kann mit ein- bzw. doppelseitiger perkutaner renaler Punktionsdrainage die Zeit bis zur Operation problemlos überbrückt werden. Die Kinder kommen dann so früh wie möglich nach Erreichen eines ausreichenden Reifegrades zur Operation.

Die Neugeborenen-Urologie erweist sich am Beispiel der subpelvinen Harnleiterstenose als Nahtstelle und Prüfstein für die interdisziplinäre Zusammenarbeit zwischen Geburtshelfer, der die pränatale Diagnostik übernimmt, Neonatologie, problemorientierter Anästhesie und Operateur.

Zusammenfassung

Die pränatal diagnostizierte, einseitige subpelvine Harnleiterstenose führt nicht zur Oligohydramnie. Pränatale intrauterine Maßnahmen am gestauten System des Foeten sind nicht erforderlich. Doppelseitige subpelvine Harnleiterstenosen sind differential-diagnostisch von einer dysplastischen Degeneration bei multizystischen Nieren vom Typ Potter II A abzugrenzen. Fehlendes Fruchtwasser bzw. die Oligohydramnie sind wichtige differentialdiagnostische Entscheidungshilfen, da sie bei bds. Nierenbeckenkelchektasie durch subpelvine Harnleiterstenosen nicht auftreten. Pränatale Maßnahmen sind dabei *auch* nicht erforderlich. Urologische Maßnahmen können in solchen Fällen postpartal ge

plant werden, wobei bedacht werden muß, daß Urogramme vor der 2.
Lebenswoche wegen zu flauer Ausscheidung des Kontrastmittels wenig
hilfreich sind. Bis zu diesem Zeitpunkt hat man in der Regel nichts
versäumt. Die unmittelbar postpartale, perkutane Punktionsdrainage
zur Entlastung gestauter Hohlsysteme kann wegen respiratorischer Insuffizienz dann erforderlich werden, wenn eine unmittelbare Korrektur
wegen Gefährdung vitaler Funktionen noch nicht sinnvoll erscheint.

Literatur

Golbus MS, Harrison MR, Filly RA, Callen PW, Katz M (1982) In utereo treatment of
    urinary tract obstruction. Am J Obstet Gynecol 142:4
Harrison MR, Golbus MS, Filly RA, Callan PW et al. (1982) Management of the Fetus
    with congenital Hydronephrosis. Journal of Pediatric Surgery 17:6
McFadyen IR (1984) Obstruction of the fetal urinary tract: a role for surgical in-
    tervention in utero? British Medical Journal 288

Prof. Dr. P. Brühl, Urologische Universitätsklinik, Abt. Kinderurologie,
D-5300 Bonn 1 - Venusberg

Percutane Nephrostomie als operationsverzögernder Eingriff im Säuglingsalter

R. Harzmann, S. H. Flüchter und K.-H. Bichler

Die zunehmend routinemäßig durchgeführte Ultraschalluntersuchung des
Feten führt zu einer sehr frühen Erfassung der unterschiedlichsten
Fehlbildungen des kindlichen Harntraktes. Daraus ergibt sich im Einzelfall, daß der mit der Kinderurologie befaßte Urologe der Frage
gegenüber gestellt wird, ob beispielsweise eine ausgeprägte Harnleiterabgangsstenose unmittelbar nach der Geburt des Kindes operiert
werden sollte oder nicht. Da die sofort postpartal durchgeführte
Nierenbeckenplastik bei extremer Hydronephrose zu einem abrupten
Druckabfall im Hohlsystem führt, ist als alternativer operationsver-
zögernder Eingriff die percutane Nierenfistel zu diskutieren. Dieser
auch im Säuglingsalter denkbar einfache, unkomplizierte Eingriff ermöglicht es, die Niere protrahiert zu entlasten und damit Probleme
durch eine überschießende Diurese klein zu halten. Darüberhinaus
können Neugeborene mit hohem Narkoserisiko adäquat auf die Nierenbeckenplastik vorbereitet werden. Schließlich bietet die percutane
Nierenfistel die Möglichkeit, die Erholungsfähigkeit des Organs zu
überprüfen und dient damit als Entscheidungshilfe für oder gegen eine
Nephrektomie oder Plastik als Primäreingriff.

Der Nutzen dieses bei extremer Hydronephrose des Neugeborenen indizierten Verfahrens kann allerdings erst dann ausgeschöpft werden,
wenn verschiedene technische und therapeutische Details beachtet
werden. Angesprochen sind hier die Punktionstechnik selbst, Punktionskontrollverfahren wie Ultraschall und Röntgen, Punktions- und Drai-
nagesysteme, Fixationshilfen sowie das Problem der Inkrustationsprophylaxe bzw. der Katheterverweildauer.

Die Punktion sollte - in Lumbalschnitt- oder in Bauchlage - in jedem Fall transrenal erfolgen. Die direkte Punktion des Nierenbeckens (1) gewährleistet keine ausreichende Lagestabilität des Schlauchsystems und sollte daher vermieden werden (3,4).

Zu den Punktionskontrollverfahren ist grundsätzlich festzustellen, daß zwar auch die Punktion unter Röntgenkontrolle möglich, dem ultraschallkontrollierten Vorgehen jedoch nicht nur aus strahlenschutztechnischen Gründen weit unterlegen ist. Schallköpfe mit zentraler Perforation erleichtern den Eingriff wesentlich und bieten darüberhinaus größtmöglichen Schutz vor Fehlpunktionen. Probleme liegen darin, daß die Mehrzahl der perforierten Schallköpfe aufgrund ihrer Abmessungen für das Säuglingsalter ungeeignet sind. Zu empfehlen ist die Verwendung entsprechender, bis zu 6 cm breiter Schallköpfe[1] (*Abb. 1*). Die neuen Miniaturschallköpfe (2) eignen sich zwar in besonderer Weise für die Neugeborenenuntersuchung, verfügen jedoch nicht über die uns für die Punktion wichtig erscheinende zentrale Bohrung. Im Einzelfall bietet die Verwendung einer künstlichen Wasservorlaufstrecke aus ölvernetztem Polystyrol (als Decubituskissen im Handel) gerade für die Untersuchung Neugeborener Vorteile. Mit dieser Technik gelingt es, den Abstand zwischen Schallkopf und Niere zu vergrößern, damit die Beurteilbarkeit der Bauchdeckenstrukturen zu erleichtern und gleichzeitig eine eine verbesserte Detaildarstellung zu erreichen (*Abb. 2*).

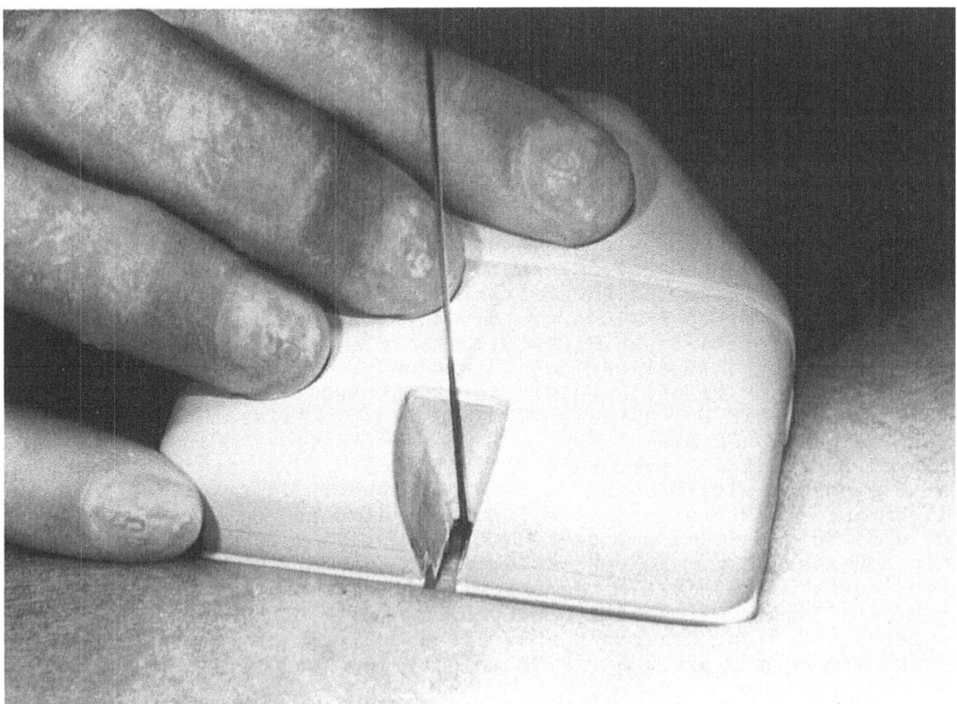

Abb. 1. Für das Säuglingsalter geeigneter Schallkopf mit zentraler Bohrung

---

[1]Toshiba Medical Systems, Essen

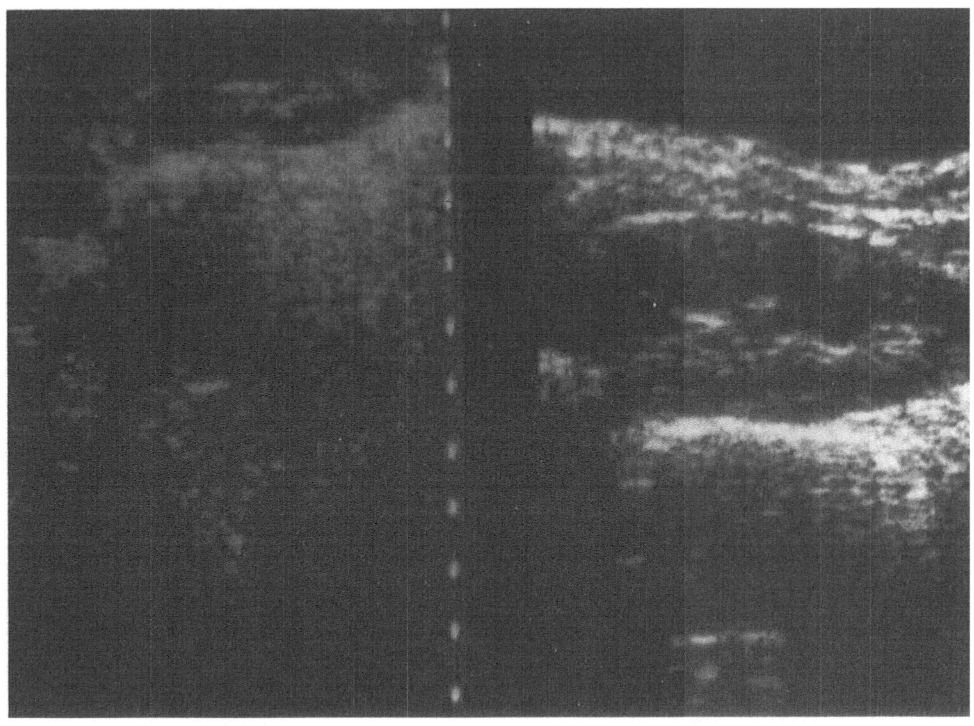

Abb. 2. Wasservorlaufstrecke mit Hilfe von ölvernetztem Polystyrol: Ultraschallbefund
der Niere ohne (links) und mit (rechts) Anwendung der Wasservorlauftechnik

Hinsichtlich der *Punktions- bzw. Drainage-Systeme* bestehen Produktunter-
schiede, die Beachtung verdienen. Ultraschallreflex und Kaliberstärke
der von den verschiedenen Herstellern angebotenen Nadelsysteme sind
nahezu identisch. Unterschiede bestehen jedoch in Material und Ab-
messung der Ableitungssysteme. Grundsätzlich sind kaliberschwache,
d.h. 6 Charr. oder besser 5 Charr. starke Fistelkatheter[2] mit geringer
Inkrustationsneigung und ausreichender Verbindungsfestigkeit zu bevorzugen, wobei Polyaethylenschläuche eine auch für das Säuglingsalter günstige lokale Verträglichkeit bei nur geringer Inkrustationsneigung zeigen.

Von Interesse ist weiterhin die Frage der Fixation der Nierenfistelkatheter. Üblicherweise erfolgt sie mit Hilfe einer Hautnaht. Da jedoch dabei häufig Infektionen des Punktionskanals resultieren, sind
Fixationshilfen wie Schlaufenkatheter und auf der Haut aufliegende
Fixationsscheiben, sogenannte Discs (3,4), zu diskutieren. Schlaufenkatheter haben sich für das Erwachsenenalter bewährt, sind jedoch für
das Säuglingsalter nicht zu empfehlen, da unbeabsichtigte Dislokationen zu einer erheblichen Verletzung des winzigen Organs führen können.
Demgegenüber gewährleisten Discs eine suffiziente, hautschonende
Fixation des Fistelkatheters außerhalb des Punktionskanals.

Inkrustationsprophylaxe und *Katheterverweildauer* sind dann wesentliche Gesichtspunkte, wenn eine längerfristige Ableitung bei extrem gestautem Hohlsystem notwendig wird. Die in diesen Fällen typische kräftige

---

[2] Angiomed, Karlsruhe

Diurese und das niedrige spezifische Uringewicht machen die Schlauch-
inkrustation zu einem seltenen Ereignis, so daß eine Ansäuerung des
Urins - wie sie beim Erwachsenen sinnvoll ist - unterbleiben kann.
Grundsätzlich sollte aber die Katheterverweildauer nicht mehr als
6 Wochen betragen, da sonst Verschlüsse der Katheterperforationen
durch Kristalle und Fibrinniederschläge zu befürchten sind. *Abbildung 3*
zeigt den rasterelektronischen Befund eines 6 Wochen in situ belas-
senen 6 Charr. Polyaethylenkatheters.

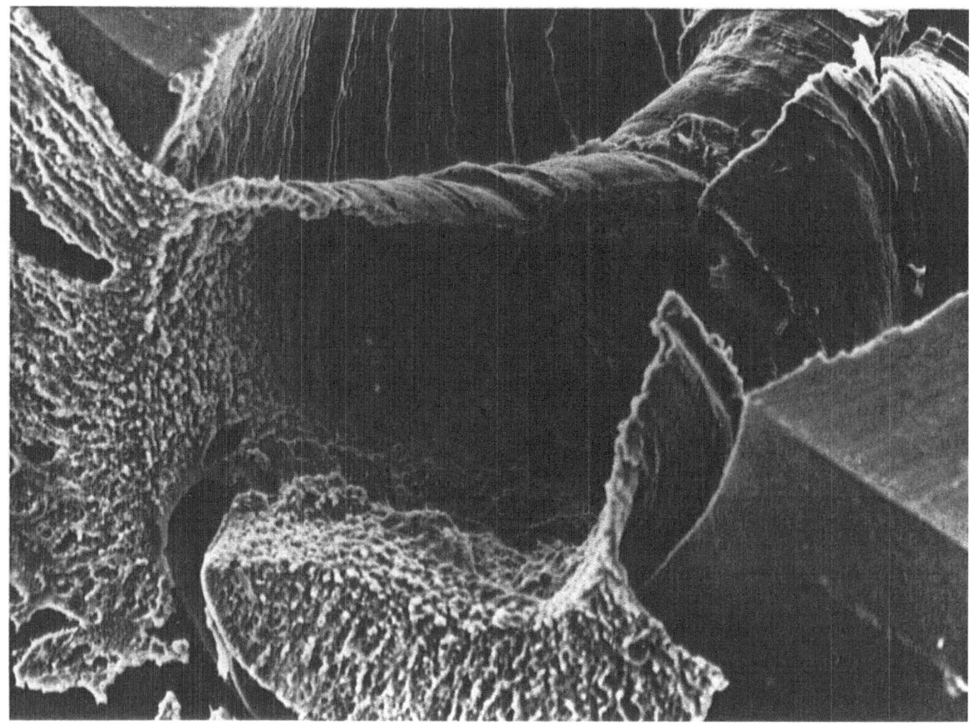

Abb. 3. Rasterelektronenmikroskopischer Befund eines 6 Charr. Polyaethylen- Nieren-
fistelkatheters nach 6 Wochen Liegedauer: Fibrinniederschläge an den Schlauchper-
forationen

Generell bleibt die operationsverzögernde percutane Nierenfistel bei
Hydronephrosen infolge Harnleiterabgangsstenose des Neugeborenen ausschließlich Fällen mit extremen Hydronephrosen vorbehalten und ist
damit ein relativ seltener Eingriff. Im Einzelfall kann dieses Vorgehen bei Beachtung der genannten Details jedoch für die weitere
Therapie des Neugeborenen wesentliche Vorteile bieten.

Literatur

Brühl P (1978) Perkutane antegrade Nierenbeckenpunktionsfistel als Noteingriff bei
    Harnstauungsniere. Geburtshilfe Frauenheilk 38:963-967
Hartung R, Meyer-Schwickerath M, Kröpfl D (1984) Sonographische Nierensteinlokali-
    sation mit Minischallköpfen. Akt Urol 15:138-142

Harzmann R (1983) Möglichkeiten von Ultraschalldiagnostik und ultraschallgesteuerter Therapie in der Urologie. In: Ultraschalldiagnostik 82 (Eds R Ch Otto und FX Jahn). G Thieme Stuttgart New York, pp 17-29
Harzmann R (1984) Punktionssystem-Entwicklungen für die ultraschallgesteuerte percutane Nephrostomie. Verh Dtsch Ges Urol 35:494-498

Prof. Dr. R. Harzmann, Urologische Abteilung der Universitätskliniken, Calwer Straße 7, D-7400 Tübingen

Fetale Harntraktsmißbildungen: Resumee eines interdisziplinären Arbeitsgespräches

J. E. Altwein, W. D. Jonatha und J. Leititis

Nach den derzeitig gültigen Mutterschaftsrichtlinien sollen in der 16. bis 20. und in der 32. bis 36. Schwangerschaftswoche je eine Ultraschalluntersuchung zur Beurteilung der Schwangerschaft vorgenommen werden. In Österreich erfolgt die präpartale Ultraschalldiagnostik bereits zwischen der 8. und 12. Schwangerschaftswoche. Gegenwärtig gelingt sonographisch eine klare Darstellung anatomischer Details des Feten, d.h. neben der Körperumrißform werden Strukturbilder von Organen produziert, die nicht nur Grundlage für die geburtshilflich-relevante Meßebeneneinstellung (Biometrie) sind, sondern auch als Schlüssel für die Mißbildungsdiagnostik erscheinen (Hansmann et al., 1984). Damit wurden auch Mißbildungen des fetalen Harntraktes vor der Geburt aufgedeckt. Die möglichen Konsequenzen der vorgeburtlichen Diagnostik wurden in einem Arbeitsgespräch zwischen Pädiatern, Genetikern, Pathologen, Geburtshelfern, Kinderchirurgen und Urologen vom 20. bis 22. Februar 1984 auf der Reisensburg bei Ulm erörtert. Die urolgisch bedeutsamen Ergebnisse seien nachstehend erläutert:

1. Die fetale Niere kann bei etwa 75% aller Feten bereits in der 14. Schwangerschaftswoche dargestellt werden, aber eine diagnostische Parenchymdarstellung gelingt nicht.

Selbst in der 22. Schwangerschaftswoche erscheint die Parenchymdiagnose unsicher, so daß beispielsweise die Kriterien von Stuck (1982) zur Unterscheidung einer multizystischen Niere von der subpelvinen Stenose wie Interphasen zwischen den Zysten, randständiger Zystensitz, oder fehlender Nierensinus zu diesem frühen Zeitpunkt nicht anwendbar sind. Schließlich gibt es noch den von Felson und Cussen (1975) beobachteten hydronephrotischen Typ der multizystischen Niere, der eine subpelvine Stenose simuliert.

2. Sonographisch sollten pathologische Abweichungen in 3 Ebenen wiedergegeben werden: Horizontalschnitt, Sagittal- und prävertebraler Frontalschnitt.

3. Videoaufzeichnungen vermeiden die interdisziplinäre Diskussion in Gegenwart der Schwangeren.

4. Zum Zeitpunkt des 1. Ultraschall-Screening kommt der Einschätzung
   der Fruchtwassermenge große Bedeutung zu; Oligohydramnie und
   Fehlen beider Nieren sind mit der Diagnose Potter-Syndrom vereinbar.

5. Renale Malformationen können Elemente eines Syndroms (etwa Meckel-
   Gruber) sein, das die Prognose bestimmt. Dies unterstreicht die
   Rolle der fetalen Nierendiagnostik. Allerdings sollte eine Klärung
   vor der 24. SSW abgeschlossen sein.

6. Uni- und bilaterale Harnstauungsnieren treten in bis zu 20% der
   Feten transitorisch auf. Muskuläre Unreife, übervolle Blase oder
   Reflux werden diskutiert.

7. Die pränatale Diagnose ist bezüglich des Harntraktes nur bei 25
   bis 40% mit der postnatalen Diagnose deckungsgleich.

Tabelle 1. Zuverlässigkeit der pränatalen Ultraschalldiagnostik bei Harntrakts-
mißbildungen

Zuverlässigkeit des pränatalen US bei Harntraktsmißbildungen 2.82-9.84				
	N Literatur (- 9.83)	pränatale Trefferquote	N eig. Krankengut (-9.84)	pränatale Trefferquote
Harnröhrenklappe	17	3	2	1
Multizystische Nierendysplasie	14	7	6	3
subpelvine Stenose	12	2	6	2
Polyzystische Nierendegeneration	11	8+)	1	0
Prune belly	8	2	3	3
Ureterozele	4	1	1	0
prim. Megaureter	2	1	4	0
refluxiver Megaureter +/-Megazystis	3	0	1	1
Total	71	24	24	10

+) Familiar bekannt

8. Die Auffassungen über eine Interruptio beim Prune belly-Syndrom
   blieben kontrovers.

Obwohl die sonographischen Kriterien einer großen Blase, doppelseitiger Harnleiterdilatation, kleiner Nieren und Oligohydronie eindeutig
zu sein scheinen, wird im Schrifttum eine Trefferquote z.T. von nur
25% berichtet.

9. Die pränatale Intervention besonders zur Entlastung bilateraler
   Hydronephrosen etwa bei einer Urethralklappe kommt in Hinblick
   auf den Funktionserhalt zur Verhinderung obstruktionsbedingter
   Parenchymdysplasien zu spät. Bellinger (1982) fand bei einem Feten,
   der in der 18. Woche abortierte, Harnröhrenklappen und bereits zu
   diesem Zeitpunkt eine ausgeprägte Nierendysplasie mit primitiven
   Gangsystemen. Es sollte aber zumindestens vom Geburtshelfer beispielsweise die festgestellte bilaterale Hydronephrose an den nachbehandelnden Pädiater oder Urologen weitergegeben werden, damit

Tabelle 2. Harnröhrenklappen beim Feten; die Diagnose wurde erst im dritten Trimenom vermutet

Harnröhrenklappen beim Feten						
BWK, UFK Ulm (3.82-9.84)						
Pat.	Diagnose/ SSW	Definitve Diagnose	Entbindung/ SSW	Apgar	Therapie/ Zeit	Kontrolle/ Intervall
Ro	Harnröhren-klappe/30	Harnröhren-klappe	Sectio/37 BEL	8/9/10	Klappenre-sektion/ 24.Tag	Ektasie bds. Emmett I re. 0 li./5 Mon.
Ku	Hydronephro-se bds./33	Harnröhren-klappe	Spontan/ 39	7/9/10	Klappenre-sektion/ 6. Tag	Emmett I-II bds.

Tabelle 3. Prune-belly-Syndrom beim Feten

Prune belly-Syndrom beim Feten						
UFK Ulm (3.82-9.84)						
Patient	SSW	Definitive Diagnose	Entbindung/ SSW	Agpar	Therapie/ Zeit	Kontrolle/ Intervall
Ei	28	Prune belly	Ext. Interruptio 28	∅	∅	⊞
Kl	24	Prune belly	Interruptio 24	∅	∅	⊞
Mu	28	Prune belly	Sectio (Gemini)/32	1/1/3	∅	⊞ 1.Tag

nicht erst etwa die Urosepsis zum Aufdecken des Krankheitsbildes führt.

10. Die Nierenfunktion kann bislang pränatal nicht gemessen werden; der Lasixtest von Wladimiroff und der Lasix-Provokationstest (Heim et al., 1983) dienen nur dem Nachweis der aktiven Harnproduktion bzw. der Klärung einer Obstruktion (Abb. 1).

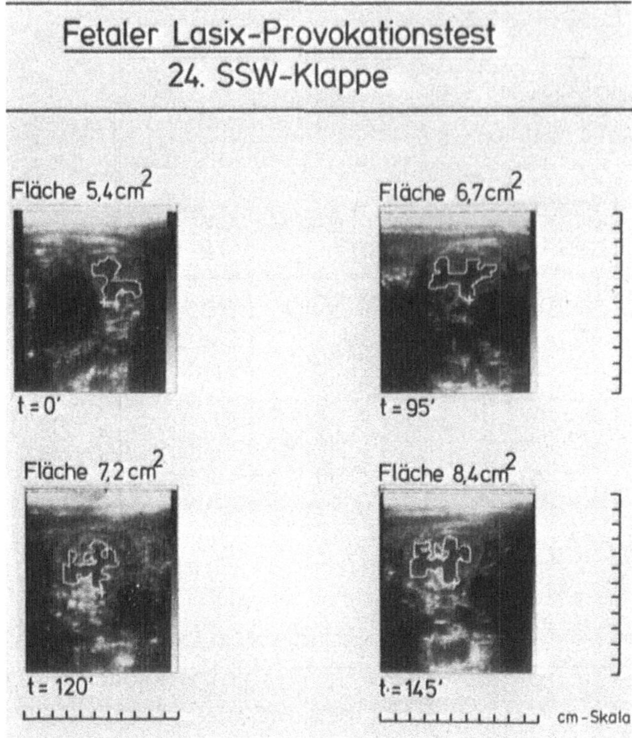

Abb. 1

Insgesamt ergab sich als Schlußfolgerung, daß aus rein urologischer Indikation eine Interruptio nur selten notwendig ist. Auf der anderen Seite fehlen Hinweise, daß eine Obstruktionsbeseitigung in utero die Nieren- oder auch Lungenfunktion zu bessern vermag. Somit ist ein abwartendes Verhalten bis zur Austragung des Kindes zu befürworten.

Literatur

Bellinger MF (1982) Dial Ped Urol 5:6
Felson B, Cussen LJ (1975) Semin Roentgen 10:113
Hansmann M, Hackeloer B-J (1984) Dtsch Ärztebl 81:907
Heim K, Altwein JE, Jonatha W, Basting R (1983) Gynäkologe 16:238
Wladimiroff JW (1975) Br J Obstet Gynecol 82:221

Prof. Dr. J.E. Altwein, Urologische Abteilung, Bundeswehrkrankenhaus Ulm, Oberer Eselsberg 40, D-7900 Ulm

Kryptorchismus und paratestikuläre Mißbildungen. Eine prospektive Studie

S. Perovic, Z. Krstic und B. Talic

Der Zusammenhang der paratestikulären Missbildungen mit dem Kryptorchismus stellt ein Problem dar, das erst in den letzten Jahren im
Mittelpunkt der Interesse gerückt worden ist. Mit Ausnahme von einigen vereinzelten Fällen, wurden in der bisherigen Literatur nur zwei
prospektive Studien veröffentlicht (1,2). Unsere Studie ist eigentlich parallel und unabhängig von der Studie von Heath et al. zustan-
degekommen.

Das Ziel unserer prospektiven Studie war es, die Häufigkeit und Art
der paratestikulären Missbildungen im Kryptorchismus festzustellen,
sowie die Ergebnisse mit der aus normal intraskrotal gelegter Hoden
bestandenen Kontrollgruppe zu vergleichen.

Material und Methodik

Es wurden zwei Gruppen der Patienten untersucht. Die erste Gruppe
stellten 164 Patienten dar, die der chirurgischen Behandlung der
nichtdeszendierten Hoden unterzogen worden waren. Dabei wurden alle
an der Kinderchirurgischen Universitäts-Klinik in Belgrad in 1983
von zwei Operateuren operierten Patienten in Betracht gezogen. Aus
der Studie wurden jedenfalls die Patienten mit Anorchie (3%) sowie
die Fälle mit der sekundären Hodenretraktion nach der Hernieplastik
oder erfolglosen Orchiopexie ausgeschlossen. Alle Patienten wurden
intraoperativ sorgfältig untersucht und die notwendigen Angaben nach
dem im voraus angefertigten Protokoll einheitlich registriert. Wenn
der komplette Hodensack vorhanden war, waren dann der Hoden, Nebenhoden und Samenstrang für die Exploration zugänglich. In den Fällen
mit inkomplettem Hodensack wurden die Hodenhüllen eröffnet, um die
Exploration durchführen zu können. In zweifelhaften Fällen wurde die
optische Vergrösserung - das Mikroskop - benutzt. Bei den Patienten
mit deutlich festgestellter paratestikulärer Missbildung wurde die
histologische Untersuchung des Hodens und Nebenhodens gemacht. Die
Hoden waren als nichtdeszendiert bzw. retiniert angesehen, wenn sie
entlang der normalen Linie der Deszendierung gelegt wurden, während
die Hoden ausserhalb dieser Linie als ektopisch gekennzeichnet
wurden. Als ektopische wurden auch die auf der superfitialen ingui-
nalen Faszie gelegten Hoden eingerechnet. Die Lage der nichtdeszendierten Hoden zeigt die Tab. 2. In bezug auf die Seite des nichtdeszendierten Hodens, waren beide Seiten gleichmässig vertreten, (39:
32%), während bilaterales Auftreten in 29% der Fälle zu bezeichnen
war. Alle Patienten wurden mittels identischer Operationstechnik
operiert (3,4).

Die zweite bzw. Kontrollgruppe stellten 78 Patienten mit normal intra-
scrotal gelegten Hoden dar, die von denselben Operateuren während der
Operation der kompletten Leistenhernien und Hydrozelen exploriert
worden waren.

438

Tabelle 1. Häufigkeit der paratestikulären Missbildungen im Kryptorchismus -
164 Fälle

Paratestikuläre Missbildungen	No
A. 1. Komplette epididymo-testikuläre Separation	
a. Totale Form	2
b. Relative Form	49
B. 1. Fehlen des Nebenhodens	1
2. Nebenhodenkopfatresie	2
3. Nebenhodenkörperatresie	1
4. Nebenhodenschwanzatresie	2
5. Partielles Fehlen des Samenstrangs	1
C. 1. Komplette epididymo-testikuläre Separation (relative Form) mit Nebenhodenkörperatresie	1
2. Komplette epididymo-testikuläre Separation (relative Form) mit dem Nebenhoden in Gesalt von Samenstrang	3
3. Komplette epididymo-testikuläre Separation (relative Form) mit "Long Loop Vas"	1
Total	63 (38,4%)

Für die Testierung der Hypothese wurde X^2 Test benutzt. Das Alter der
Kinder betrug zur Zeit der Operation von 3 Monate bis 14 Jahre, das
Durchschnittsalter war 5,9 Jahre. 69% der Kinder wurde im Alter von
2 bis 8 Jahre operiert.

Ergebnisse

Die Häufigkeit und Art der paratestikulären Missbildungen ist auf der
Tab. 1 dargestellt. Diese Anomalien wurden in 3 Gruppen verteilt. Die
erste Gruppe bezieht sich auf die Verbindung des Hodens mit dem Nebenhoden, die zweite Gruppe auf die jeweilige pathologische Morphologie
des Nebenhodens und Samenstrangs, während die dritte Gruppe die Kombination beider genannter Gruppen darstellte. Alle diese Gruppen wurden durch deutliche Unterbrechung im Transport der germinativen Zellen
gekennzeichnet. Unter 164 Fällen der nichtdeszendierten Hoden wurden
63 (38,4%) Fälle der paratestikulären Fehlbildungen gefunden, die als
Ursache der opstruktiven Infertilität angesehen werden könnten. Unter
diesen Anomalien überwiegt deutlich die komplette epididymo-testikuläre Separation (36%). Das Vorhandensein irgendwelcher Kontinuität
des Hodens mit dem Samenstrang, ohne Bezug auf ihre veränderte Morphologie, war ein Maßstab dafür, diese Hoden in die Normalgruppe ein-
zurechnen, denn es fehlte evidente Ursache für die opstruktive Infertilität. Es sollte hervorgehoben werden, dass eine ideale Beziehung
und Morphologie des Hodens und Nebenhodens sehr selten gefunden
wurde, und zwar in 8% der Fälle, sonst waren sie mehr oder weniger
verändert: verlängerter und angularer Nebenhoden, sowie der Nebenhoden in Gestalt von Samenstrang, "looped Epididymis", "long loop
vas" usw. Unsere Studie zeigt signifikant grössere Häufigkeit der
paratestikulären Missbildungen in der Gruppe der Patienten mit Kryptorchismus im Vergleich zur Kontrollgruppe (38,4:3%) (Abb. 1). In
der Kontrollgruppe mit den normal intraskrotal gelegten Hoden wurden
nur Fälle der kompletten, und zwar relativen Form, epididymo-testikulären Separation gefunden.

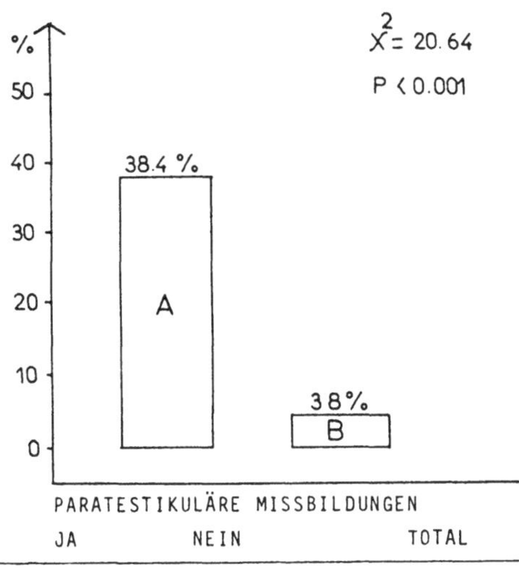

Abb. 1. Häufigkeit der Paratestikulären Missbildungen im Vergleich zur Kontrollgruppe mit normal intraskrotal gelegten Hoden

	JA	NEIN	TOTAL
A. KRYPTORCHISMUS	63	101	164
B. KONTROLLGRUPPE	3	75	78

Hinsichtlich der Lage des nichtdeszendierten Hodens (intraoperationem) kann man folgendes feststellen: je näher der Hoden zum Hodensack liegt, um so mehr die Häufigkeit der paratestikulären Missbildungen absinkt (Tab. 2.).

Tabelle 2. Häufigkeit der paratestikulären Missbildungen in Bezug auf die Lage des nichtdeszendierten Hodens

Hodenlage	No.	paratestikuläre Missbildungen
Abdominale Retention	21	15 (71,4%)
Inguinale Retention hohe	52	20 (38,5%)
Inguinale Retention niedrige	37	11 (29,7%)
Epifasziale Ektopie	45	16 (35,5%)
Supraskrotale Retention	9	1 (11,1%)
Total	164	63 (38,4%)

Aus der Analyse der Häufigkeit der paratestikulären Missbildungen in Abhängigkeit von Vorhandensein und Art der Hernie (Tab. 3, Abb. 2.) geht hervor, dass sie signifikant häufiger beim Kryptorchismus mit komplettem Hodensack auftreten, als beim Kryptorchismus mit inkomplettem oder nicht vorhandenem Hodensack (24,3%). Die Häufigkeit der paratestikulären Missbildungen hinsichtlich der Seite des Kryptorchismus zeigt auf, dass die rechte Seite doppelt weniger als die linke Seite vertreten (21:45%). Beidseitig war die Anomalie in 44% der Fälle zu beobachten.

Tabelle 3. Häufigkeit der paratestikulären Missbildungen in Bezug auf Vorhandensein und Typ der Hernie

Typ der Hernie	No	paratestikuläre Missbildungen
Kryptorchismus mit komplettem Herniesack	94	47 (50%)
Kryptorchismus mit inkomplettem Herniesack	17	5 (29,41%)
Kryptorchismus ohne Herniesack	53	11 (20,75%)
Total	164	63 (38,4%)

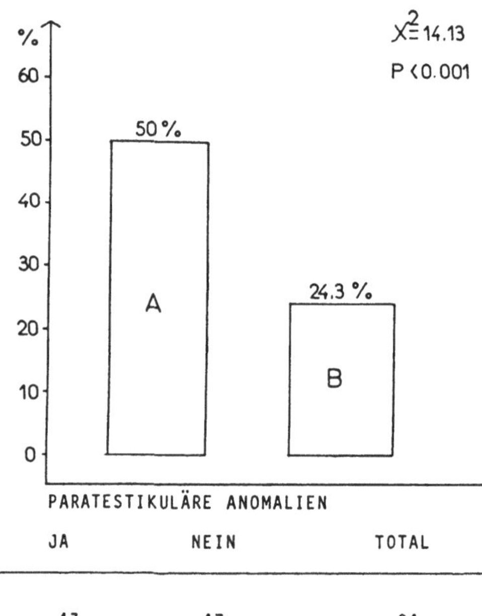

Abb. 2. Häufigkeit der paratestikulären Anomalien in Abhängigkeit von Vorhandensein und Typ der Hernie

Histologische Untersuchung bei 42 Patienten mit paratestikulären Missbildungen entdeckte nur in 12 Fällen völliges Nichtvorhandensein der Spermatogonien. In übrigen Hoden waren sie in normaler oder reduzierter Zahl vorhanden.

Was die Therapie betrifft, wurde in 22 Fällen der kompletten epididymo-testikulären Separation die epididymotestikuläre Anastomose angewandt, wobei die Biopsiestellen am Hoden und Nebenhoden benutzt wurden. In den anderen Fällen wurde nur die Missbildung registriert und bleibengelassen, um event. im späteren Alter ein chirurgisches Verfahren zur Herstellung des Samentransportes zu unternehmen.

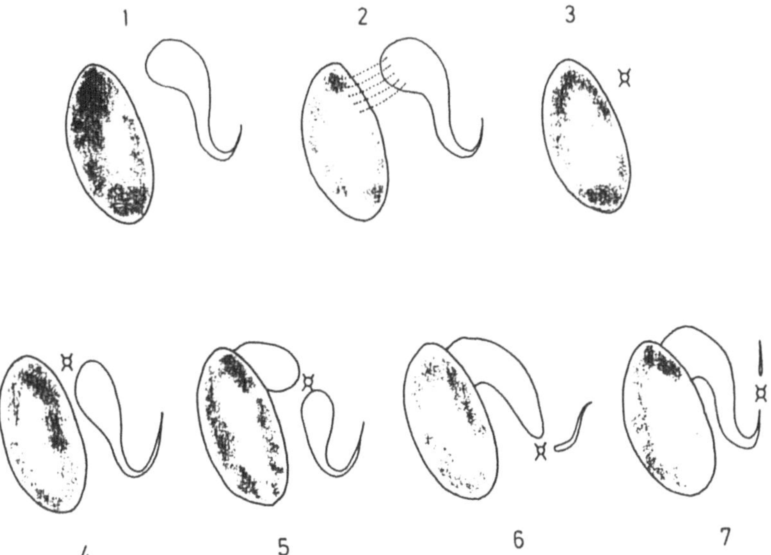

<u>Abb. 3.</u> Schematische Darstellung der paratestikulären Missbildungen. 1. Komplette
epididymo-testikuläre Separation (totale Form); 2. Komplette epididymo-testikuläre
Separation (relative Form); 3. Fehlen des Nebenhodens; 4. Nebenhodenkopfatresie;
5. Nebenhodenkörperatresie; 6. Nebenhodenschwanzatresie; 7. Partielles Fehlen des
Samenstrangs

Diskussion

Auf den Zusammenhang der paratestikulären Missbildungen und des Kryptorchismus ist in der vorliegenden Literatur nur in zwei prospektiven
Studien hingewiesen worden. In der Studie von Marchall und Shermeta
(1979) wurden 36% der Anomalien des Nebenhodens unter 42 nichtdeszen-
dierter Hoden gefunden, während Heath et al. (1984) diese Häufigkeit
in 32% der Fälle von insgesamt 118 nichtdeszendierten Hoden bezeich-
neten. In unserer prospektiven Studie wurde unter 164 nichtdeszendierten Hoden ähnliche Häufigkeit (38,4%) registriert.

Die von Marshall und Shermeta, sowie Heath und Mitarbeiter vorgeschla-
gene Verteilung der paratestikulären Missbildungen unterscheidet sich
jedoch von unserer Klassifikation. In der von ihnen vorgeschlagenen
Klassifikation sind nämlich die Missbildungen vom Nebenhoden mit einbezogen worden (verlängerter und angularer Nebenhoden, "looped Epididymis" usw); diese Missbildungen mögen die Ursache der opstruktiven
Sterilität sein, es ist aber nicht obligat. Unsere Verteilung gründet
sich nur auf solchen paratestikulären Missbildungen, die deutliche
Unterbrechung der Kontinuität des Hodens und Nebenhodens aufzeigen
und können damit als evidente Ursache der opstriktiven Sterilität angesehen werden.

Paratestikuläre Missbildungen sind von grossem Interesse, wenn sie
beidseitig vorhanden sind. In den erwähnten Studien (1,2) gibt es
keine Angaben über bilateralem Auftreten dieser Missbildungen. In
unseren Fällen des beiderseitiges Kryptorchismus, wenn die Anomalie
auf einer Seite festgelegt war, war sie auch in 44% der Fälle auf der
Gegenseite vorhanden.

Unseres Erachtens sind die enttäuschenden Ergebnisse nach der Orchiopexie hinsichtlich der Fertilität zum grossen Teil auf das Vorhanden-

sein der paratestikulären Missbildungen zurückzuführen, mit ausgeprägten histologischen Veränderungen des germinativen Epithels der nichtdeszendierten Hoden, oder ohne diese Veränderungen. Es stellt sich die Frage, ob die paratestikulären Missbildungen eine Folge der primären testikulären Schädigung darstellten oder nicht. Unsere histologischen Untersuchungen, die auf relativ kleiner Zahl der Hoden unterstützt werden, zeigten auf, dass in der überwiegenden Zahl der Hoden nicht geschädigt worden war. Unsere Ergebnisse weisen darauf hin, daß unbefriedigende Resultate nach der Orchiopexie hinsichtlich der Fertilität, ungeachtet des Alters in dem die Operation vorgenommen wurde, nicht nur die Folge der primären oder sekundären histologischen Veränderungen sein können, sondern auch der grossen Häufigkeit und Schwere der mit Kryptorchismus vergesellschafteten paratestikulären Missbildungen.

Literatur

1. Heath AL, Man WK, Eckstein HB (1984) Epididymal abnormalities associated with maldescent of the testis. J Ped Surg 19:47-49
2. Marshall FF, Shermeta WD (1979) Epididymal abnormalities associated with undescended testis. J Urol 121:341-342
3. Perovic S, Talic B (1983) Komplette epididymo-testikuläre Separation. Akt Urol 14:240-243
4. Perovic S (1983) Operative technik: Orchiofunikulopexie. Akt Urol 14:3-7

Doz. Dr. S. Perovic, Urologische Abteilung der Kinderchirurgischen Universitätsklinik, Tirsova 10, YU-11000 Belgrade

Diskussionsbericht Vortrags-Nummern 94 - 105

Moderator: A. Sigel

Die beiden Hauptvorträge (94 u. 95) haben übersichtlich die Morphologie, die Pathophysiologie und die Operationsindikation der pyeloureteralen Obstruktion dargestellt, weiter die Operationsmethoden und die Langzeitergebnisse. Details dazu und Bestätigungen kamen mehrfach. Die genetische Bedeutung der Rotationsstörung ging aus einem Vortrag hervor (96). Mikrochirurgische Operationstechnik kann bei Säuglingen vorteilhaft sein (103), jedoch bleibt optimaler Zuschnitt das erste Erfordernis. Die Operation von vorne, besonders beim Kleinkind, gibt dazu einen besseren Ausgang als der Weg von lumbal. Nach wie vor sind die Verfechter der Drainage-Plastik in der Mehrheit gegenüber den Anhängern einer drainagelosen Plastik. Was die präliminare Ableitung mittels perkutaner Nephrostomie betrifft (104), so gibt es bei Neugeborenen und Säuglingen mitunter eine Indikation. Die mittlerweile üblich gewordene pränatale Diagnostik einer Harnobstruktion oder groben Anomalie mittels Ultraschall gibt entscheidend wichtige Auskünfte, die jedoch nicht von vornherein als verbindlich und defini-

tiv gelten können. Nur wenn sie postoperativ persistieren, belegen
sie Krankheitswert. Keine Indikation besteht zu pränataler urologischer Intervention oder Interruption (105).

Prof. Dr. A. Sigel, Urologische Universitätsklinik, Niendorfstraße 15,
D-8520 Erlangen

V. Hauptthema: Renovaskuläre Hypertonie im Kindesalter

Moderatoren: M. Ziegler, Homburg/Saar, und H. Sommerkamp, Freiburg

Renale Hypertonie im Kindesalter: Klinik, Pathophysiologie, Diagnostik

M. Ziegler und G. J. Mast

In Anbetracht der Tatsache, daß der Bluthochdruck ein erheblicher
Risikofaktor darstellt und in Anbetracht der heute gesicherten Erkenntnis, daß der Bluthochdruck des Erwachsenen bei einer Vielzahl
der Fälle mit seinen Anfängen bis ins Kindes- oder Jugendalter zu-
rückreicht (9), ist einer systematischen Blutdruckkontrolle beim Kind
in der Vergangenheit sicher zu wenig Beachtung geschenkt worden. Ursachen dafür sind: mangelndes Problembewußtsein und daraus resultie-
rend eine Vernachlässigung des Problems in der pädiatrischen Praxis,
meßtechnische Schwierigkeiten und deshalb wiederum mangelnde Kenntnis bezüglich Normalwerte des Blutdruckes im Kindes- und Jugendalter.
Die Festlegung von Normalwerten ist noch dadurch erschwert, daß der
Blutdruck mit Heranwachsen des Kindes ansteigt, so daß für unterschiedliche Altersgruppen auch unterschiedliche Normalwerte gelten
müssen (9). Aus den genannten Gründen besteht eine erhebliche Unsicherheit hinsichtlich der Hochdruckhäufigkeit im Kindes- und Jugendalter.

Klinik

In einer Untersuchung an 1.805 Kindern fand Londe (10) bei 227 (12,5%)
einen labilen Hochdruck und bei 35 (1,9%) einen permanenten Hochdruck.
Die Muscatine-Studie an 4.829 Schulkindern (8) ergab bei den unter
9-jährigen nur eine geringe Hochdruckinzidenz, bei den 14- bis 18-
jährigen jedoch bereits eine Hochdruckrate von 16,7%. Ein Überwiegen
der sekundären Hypertonie gegenüber der essentiellen Hypertonie im
Kindesalter wird von den meisten Autoren hervorgehoben, wobei unter
den sekundären Hochdruckursachen die renalen zahlenmäßig führend
sind (2,7,11,14,17).

Da eine renale Hypertonie grundsätzlich kausal therapiert werden kann,
ist ihre diagnostische Abgrenzung von anderen Hypertonieformen von
therapeutischer Bedeutung. Die häufigsten Ursachen eines chirurgisch
therapierbaren renalen Hochdrucks im Kindesalter sind in Tabelle 1
aufgelistet. In einer von Londe (11) publizierten Literaturübersicht,
welche 11 Studien mit insgesamt 563 Kindern und Jugendlichen mit
Hochdruck umfaßt, ergab sich in 12% der Fälle eine renovasculäre Ursache des Hochdruckes. Bei den *Nierenarterienstenosen* in diesem Alter
handelt es sich ausschließlich um angeborene, fibromuskuläre Stenosen.

Die häufigsten Ursachen eines renalen Hochdruckes im Kindesalter sind
jedoch Erkrankungen des Nierenparenchyms. So ergab sich in der oben
bereits zitierten Literaturzusammenstellung von Londe (11) in 78% der

Tabelle 1. Chirurgisch therapierbare Ursachen einer renalen Hypertonie im Kindesalter

1. *Vaskuläre Faktoren*	2. *Renoparenchymatöse Faktoren*
Nierenarterienstenose	Pyelonephritis (Reflux)
Trauma mit Intimaläsion	USK-Upmark-Niere
Nierenvenenthrombose	Nephroplastom (Wilms-Tumor)
3. *Postrenale Faktoren*	
Harnstauung verschiedener Genese	

Fälle eine Nierenparenchymerkrankung als Ursache des Hochdruckes. Unter den renoparenchymatösen Ursachen eines Hochdruckes steht wiederum die narbige Pyelonephritis als Folge einer *Refluxnephropathie* im Vordergrund (17). Eine einseitige Refluxnephropathie führt in ca. 11% der Fälle zu einem Hochdruck (7,19), bei bilateraler Refluxnephropathie liegt die Inzidenz einer Hypertonie sogar bei 18,5%. Sind 4 und mehr Kelche befallen, so steigt die Hypertonierate auf 30% (19). Im Krankengut von Wallace et al. (19) wurde bei 12,8% der Patienten, bei denen 10 Jahre zuvor ein Reflux operiert worden war, eine Hypertonie gefunden. Dies unterstreicht die Wichtigkeit der Blutdruckkontrolle in der Langzeit-Nachsorge dieser Patienten.

Während die meisten Autoren bisher darin übereinstimmten, daß es sich bei der *Ask-Upmark-Niere* um eine kongenitale, segmentäre Hypoplasie handelt, wird derzeit auch eine erworbene Veränderung auf entzündlicher Basis diskutiert. Dagegen spricht unseres Erachtens, daß im hypoplastischen Segment keine Glomerula nachweisbar sind, Glomerula aber auch bei schwerst pyelonephritisch veränderten Nieren zumindest noch als Reste zu finden sind. Bei der Ask-Upmark-Niere resultiert die für die Hypertonie verantwortliche Hyperreninämie aus einer vermehrten Reninabgabe aus hyperplastischen, juxtaglomerulären Apparaten in den Randzonen der hypoplastischen Areale.

Auch *Wilms-Tumoren* führen in 70% der Fälle zu einem Hochdruck. Ursache für die Hypertonie ist eine erhöhte Reninbildung und -freisetzung im Tumor oder eine Kompression intrarenaler Arterien. Ein erneuter Anstieg der Plasma-Reninaktivität (PRA) nach Tumorexstirpation deutet auf reninbildende Metastasen hin (1,13,16).

Im Vordergrund der Symptomatik einer Hypertonie im Kindesalter unabhängig der jeweiligen Genese stehen Kopfschmerzen, eine periphere Fascialisparese als Folge einer Blutung in den Fascialiskanal sowie Sehstörungen. Letztere sind Folge einer Retinaläsion, Glaskörperblutung, Beeinträchtigungen der Sehbahn oder Sehrinde. Als uncharakteristische Symptomatik sind Schwindel, Übelkeit, Erbrechen, Abgeschlagenheit, Gewichtsverlust, Durst, Polyurie, Enuresis, Herzklopfen, Schweißausbrüche, Nasenbluten und Leibschmerzen zu nennen (Tab. 2) (2). Alle diese Symptome sollten an eine Hypertonie denken lassen. Anamnestische Hinweise auf rezidivierende Harnwegsinfekte sind erste Fingerzeige auf eine renale Genese der Hypertonie.

Pathophysiologie

Das Verständnis für die Diagnostik der renalen Hypertonie ergibt sich aus der Kenntnis der Pathogenese, in deren Mittelpunkt das Renin-Angiotensin-System steht. Renin wird im juxtaglomerulären Apparat des

Tabelle 2. Symptomatik der Hypertonie im Kindesalter

Kopfschmerzen	Gewichtsverlust
Facialisparese	Durst
Schlafstörungen	Polyurie
Schwindel	Enuresis
Übelkeit	Schweißausbrüche
Erbrechen	Nasenbluten
Abgeschlagenheit	Leibschmerzen

Nierenglomerulus gebildet und gespeichert. Renin ist eine Proteinase,
die aus dem in der Leber gebildeten Substrat Angiotensinogen das De-
kapeptid Angiotensin I freisetzt. Durch das Converting-Enzyme werden die
2 C-terminalen Aminosäuren des Angiotensin I abgespalten; es entsteht
das blutdrucksteigernde Octapeptid Angiotensin II. Von therapeutischer
Bedeutung ist die Tatsache, daß durch Hemmung des Converting-Enzyme
(Captopril) die Bildung von Angiotensin II verhindert wird. Eine gewisse diagnostische Bedeutung hat der Saralasin-Infusionstest erlangt.
Saralasin ist ein kompetitiver Hemmer des Angiotensin II, bei welchem
die N-terminale Aminosäure des Angiotensin II durch Sarkosin und die
C-terminale Aminosäure des Angiotensin II durch Alanin ersetzt sind
(Abb. 1). Neuere Untersuchungen haben gezeigt, daß das Converting-
Enzyme identisch ist mit Kininase II, die den Abbau der Kinine kata-
lysiert. Während der biochemische Aufbau des renalen Renin-Angiotensin-Systems, seine Regulation sowie seine wichtigsten physiologischen
und pathophysiologischen Wirkungen heute weitgehend geklärt sind,
liegt die physiologische und pathophysiologische Bedeutung des renalen Kallikrein-Kinin-Prostaglandin-Systems heute noch weniger klar
zutage. Cum grano salis stellen beide Regulationssysteme gegenregula-
torische Prinzipien dar, welche über das Bindeglied Converting-Enzym/
Kininase II eng miteinander gekoppelt sind (Abb. 2).

Die Regulation der Reninbildung und -freisetzung im juxtaglomerulären
Apparat ist komplex. Seine Bildung und Freisetzung werden beeinflußt
von hämodynamischen Faktoren wie Blutvolumen und renalem Perfusions-
druck, von der Natriumzufuhr, durch die adrenerge Innervation der

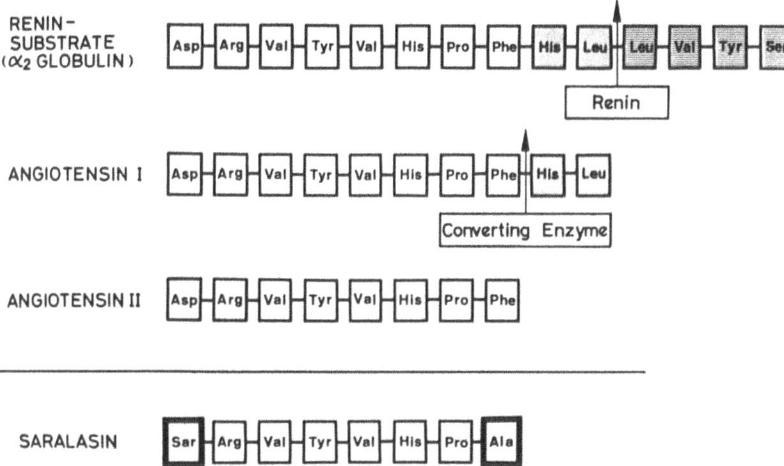

Abb. 1. Biochemischer Aufbau des Renin-Angiotensin-Systems

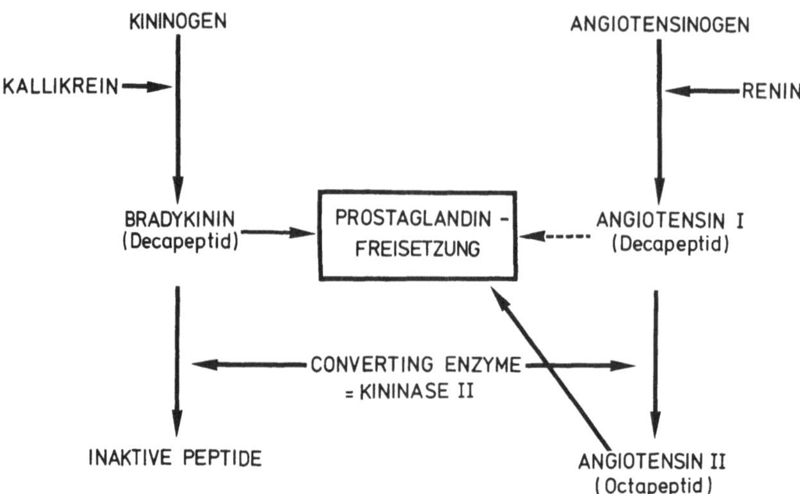

Abb. 2. Darstellung des renalen Renin-Angiotensin-Systems und des renalen Kallikrein-Kinin-Systems, ihre Interaktion und ihr Einfluß auf die Prostaglandin E_2-Freisetzung

Vasa afferentia sowie über humorale Faktoren wie Catecholamine und Angiotensin II selbst. Ferner beeinflussen zahlreiche Medikamente die Reninfreisetzung in der Niere, was für die Diagnostik von außerordentlicher Bedeutung ist. Hypovolämie oder eine Abnahme des renalen Perfusionsdrucks führen zu einer Aktivierung des Renin-Angiotensin-Systems, eine Hypervolämie, die Ausdruck einer vermehrten Natriumaufnahme sein kann, zu einer Aktivitätsabnahme. Eine intrarenale Regulation der Reninfreisetzung erfolgt über die Macula densa des distalen Tubulus, welche als natriumempfindlicher Rezeptor Änderungen des Natriummilieus in der distalen Tubulusflüssigkeit registriert. Auf diesem pathophysiologischen Hintergrund wird es verständlich, daß eine Nierenarterienstenose über eine Verminderung des renalen Perfusionsdruckes zu einer Aktivierung des Renin-Angiotensin-Systems führt. Da auch entzündliche parenchymatöse Erkrankungen der Niere zu Stenosierungen kleiner Arterien und Arteriolen führen, was wiederum eine Verminderung der Durchblutung des Glomerulus zur Folge hat, wird verständlich, daß häufig auch bei parenchymatösen Erkrankungen eine erhöhte Plasma-Reninaktivität (PRA) gefunden wird. Da vor allem bei parenchymatösen Erkrankungen auch das vasodepressorisch wirkende Kallikrein-Kinin-Prostaglandin-System beeinträchtigt wird, kann auch eine Dysregulation dieses Systems zur Entwicklung eines Hochdrucks führen.

Diagnostik

Aus der Kenntnis von Anamnese, Symptomatik und Pathogenese der renalen Hypertonie ergibt sich der diagnostische Ablauf (Tab. 3). Schwerpunkt der Basisdiagnostik sind bildgebende Verfahren wie Sonographie, Urographie und digitale Subtraktionsangiographie sowie nuklearmedizinische Untersuchungsverfahren. Ergibt die Basisdiagnostik richtungsweisende Befunde, so schließt sich die weiterführende Diagnostik an. Da nicht jede angiographisch nachgewiesene Nierenarterienstenose bzw. nicht jede morphologisch oder funktionell erkannte Nierenläsion Ursache einer Hypertonie ist, ist in jedem Fall eine weitere Klärung durch Bestimmung der Plasma-Reninaktivität erforderlich. Die Bestimmung der PRA sollte nicht nur im peripheren Venenblut unter Ruhe- und Stimulationsbedingungen erfolgen, sondern auch seitengetrennt im

Tabelle 3. Hochdruckdiagnostik bei fakultativ einseitigen Nierenerkrankungen

1. *Basisdiagnostik*	2. *Spezielle Diagnostik*
Anamnese	Arteriographie
Urinstatus	Plasma-Renin-Aktivität
Labordiagnostik	(peripher und seitengetrennt zentral)
Nierensonographie	Aldosteron
Urogramm	
Digitale Subtraktionsangiographie	
Nuklearmedizinische Untersuchungen	

Nierenvenenblut. Denn es ist heute hinreichend bekannt, daß einseitige
Nierenerkrankungen mit einer normalen peripheren PRA einhergehen können, selbst wenn eine signifikante Seitendifferenz der PRA im Nierenvenenblut besteht. Bei umschriebenen Nierenläsionen, wie z.B. umschriebenen pyelonephritischen Narben oder Segmentarterienstenosen, sollte
unter dem Gesichtspunkt der organerhaltenden Operation sogar eine Bestimmung der PRA in den Segmentvenen der Niere angestrebt werden.
Denn eine lokal erhöhte Reninfreisetzung kann durch ausschließliche
Bestimmung der PRA in der Nierenhauptvene durch Mischeffekte maskiert
sein, woraus unter Umständen falsche diagnostische Schlüsse gezogen
und therapeutische Fehlentscheidungen getroffen werden.

Ist der Quotient der PRA aus erkrankter Niere zu kontralateraler Niere
größer als 1,5, so gilt dies als Indiz für die funktionelle Wirksamkeit der nachgewiesenen Nierenläsion (12,18). Neben der Lateralisation der Nierenvenen-Reninkonzentration ist ein wertvolles zusätzliches Indiz für die funktionelle Wirksamkeit einer einseitigen Nierenläsion die Suppression der Reninfreisetzung in der kontralateralen
Niere, die bei einem Quotienten der PRA von kontralateraler Niere zu
Vena cava unterhalb der Nierenvenenmündung von kleiner als 1,3 gegeben ist (12). Die hier dargestellten praeoperativen Kriterien bezüglich des postoperativen Blutdruckverhaltens gelten beim Erwachsenen
sowohl für die renovasculäre als auch für die einseitig renoparenchy-
matöse Hypertonie sowie für den Hochdruck infolge einer Harnstauung.
Allerdings ist sowohl bei renovasculärer als auch renoparenchymatöser
Hypertonie auch bei fehlender Lateralisation der Nierenvenen-Reninkonzentration ein Operationserfolg nicht völlig ausgeschlossen. Als
Erklärung dafür sind einerseits bereits hochdruckbedingte Gefäßveränderungen in der "gesunden" kontralateralen Niere sowie eine Regu-
lationsstörung des renalen Kallikrein-Kinin-Prostaglandin-Systems zu
nennen, welches sich heute noch einer in der Klinik praktikablen
Diagnostik entzieht. Bei fortgeschrittenen Nierenerkrankungen kann
darüberhinaus eine Ausscheidungsstörung der Niere für Natrium und
Wasser die Hochdruckgenese bestimmen. Daß die oben genannten Kriterien
(Reninlateralisation bzw. Suppression) auch für den kindlichen renalen
Hochdruck gelten, konnte sowohl für Kinder mit renovaskulärem als
auch mit renoparenchymatösem Hochdruck gezeigt werden (2,3,4,5,6,7,
14,15) (Abb. 3). Allerdings ist zu beachten, daß die Normalwerte der
Plasma-Reninaktivität bei Kindern höher liegen als bei Erwachsenen.
So konnte durch die seitengetrennte Bestimmung der Plasma-Reninakti-
vität bei Kindern mit Nierenarterienstenose das postoperative Blut-
druckverhalten nach Korrektur der Stenose richtig vorausgesagt werden.
Auch bei Kindern mit segmentären Nierenläsionen hat sich das aufgrund
einer segmentalen Bestimmung der PRA in den Segmentvenen erwartete
Blutdruckverhalten nach Nierenteilresektion eingestellt. Andererseits
können überraschende Blutdrucknormalisierungen nach einseitiger
Nephrektomie oder Nierenteilresektion trotz seitengleicher Plasma-
Reninaktivität in den Nierenhauptvenen dadurch eine Erklärung finden,

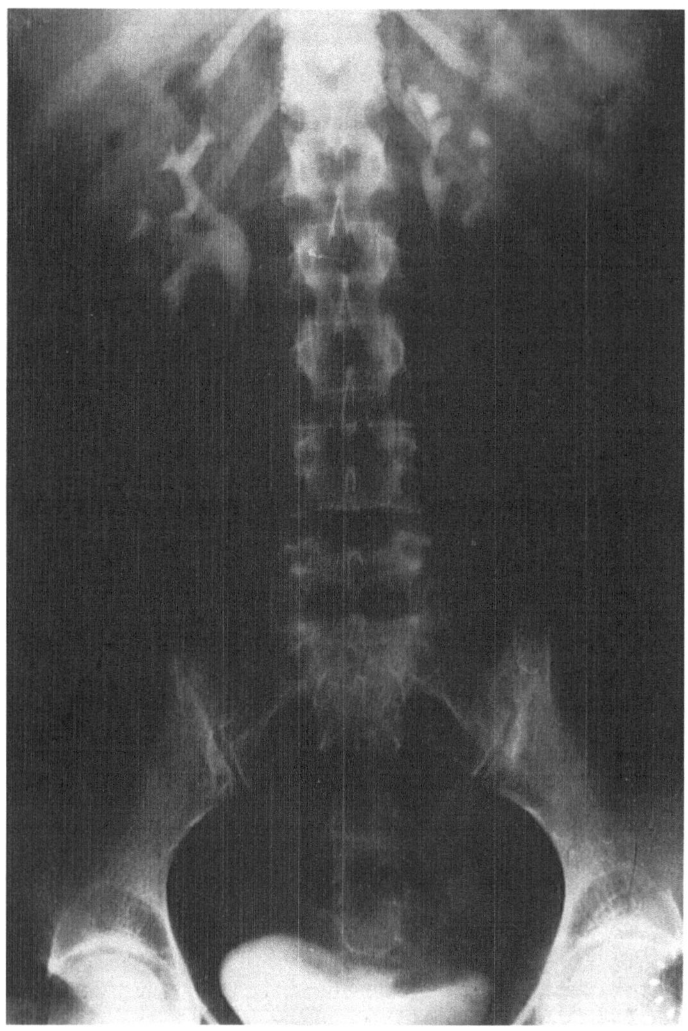

<u>Abb. 3.</u> Ausscheidungsurogramm eines 17-jährigen Mädchens mit linksseitiger reflux-
bedingter pyelonephritischer Schrumpfniere und seit Jahren bekanntem Hochdruck.
Plasma-Reninaktivität: linke Nierenvene 15,5 ng AI/ml/h, rechte Nierenvene 3,8 ng
AI/ml/h. Blutdrucknormalisierung nach linksseitiger Nephrektomie

daß eine segmentäre Hyperreninämie bei dieser Blutentnahmetechnik
maskiert war.

Bei gleichzeitiger Bestimmung von Plasma-Reninaktivität und Serum-
Aldosteronkonzentration läßt sich auch eine renale Hypertonie von
einem Hochdruck infolge eines primären Hyperaldosteronismus unterscheiden. Während beim renalen Hochdruck Plasma-Reninaktivität und
Aldosteronkonzentration im Serum erhöht sind, liegt beim CONN-Syndrom
eine Reninsuppression vor.

Zusammenfassung

Zusammenfassend kann festgestellt werden, daß ein Hochdruck im Kindesalter häufiger ist als vermutet, daß es sich in den meisten Fällen um
sekundäre Hypertonien handelt und die renale Genese der Hypertonie
zahlenmäßig weit überwiegt. Charakteristische und uncharakteristische
Symptome eines Hochdruckes, insbesondere aber anamnestische Hinweise
auf Harnwegsinfekte, sollten an eine renale Hypertonie denken lassen.
Ihre Diagnose ergibt sich aus bildgebenen Verfahren wie Sonographie,
digitale Video-Substraktionangiographie und evtl. Arteriographie,
sowie aus nuklearmedizinischen Untersuchungen. Zuverlässige Hinweise
auf eine funktionelle Wirksamkeit einer durch die oben genannten Verfahren nachgewiesenen Nierenläsion sowie eine prognostische Aussage
hinsichtlich des postoperativen Blutdruckverhaltens verspricht die
seitengetrennte Bestimmung der Plasma-Reninaktivität im Nierenvenenblut und unter Umständen die zusätzliche Bestimmung der Plasma-Reninaktivität in den Segmentvenen der Nieren.

Literatur

1. Bradley JE (1949) The effect of preoperative roentgenray therapy on arterial
   hypertension in embryoma (kidney). J Pediatr 35:710
2. Dillon MJ (1979) Recent advances in evaluation and management of childhood
   hypertension. Eur J Pediatr 132:133
3. Dillon MJ (1981) Application of study of the renin-angiotensin system to pediatric pathology. In: Hypertension in children and adolescents. Ed. by G. Gio-
   vanelly et al., Raven Press New York
4. Dillon MJ, Shah V, Barratt TM (1978) Renal vein renin measurements in children
   with hypertension. Brit Med J 2:168
5. Dillon MJ, Smellie JM (1984) Peripheral plasma renin activity, hypertension
   and renal scarring in children. Contr Nephrol 39:68, Karger, Basel
6. Gerdts KG, Shah V, Savage JM, Dillon MJ (1979) Renal vein renin measurements
   in normotensive children. J Pediatr 95:953
7. Holland NH, Kotchen T, Bhathensa D (1975) Hypertension in children with chronic
   pyelonephritis. Kidney International 8:243
8. Lauer RM, Connor WE, Leaverton PE, Reiter MA, Clarke WR (1975) Coronary heart
   disease risk factors in school children: The Muscatine study. J Pediatr 86:697
9. Loggie JMH, New MJ, Robson AM (1979) Hypertension in the pediatric patient:
   A reappraisal. J Pediatr 94:685
10. Londe S (1966) Blood pressure in children as determined office conditions.
    Clin Pediatr 5:71
11. Londe S (1978) Causes of hypertention in the young. Pediatr Clin, North Am 25:
    55
12. Marks L, Maxwell MH, Gross G, Waks U, Kaufmann JJ (1977) Angiotensin blockade
    in renovascular hypertension: A controlled prospective study. Brit J Urol 49:
    81
13. Mitchell JD, Baxter TJ, Blair-West JR, McCredie DA (1970) Renin levels in a
    nephroblastoma (Wilms' tumour). Report of a renin secreting tumour. Arch Dis
    Child 45:376
14. Savage JM, Dillon MJ, Shah V, Barratt TM (1978) Renin and blood-pressure in
    children with renal scarring and vesicoureteric reflux. Lancet 26:441
15. Siegler RL (1976) Renin-dependent hypertension in children with reflux nephro-
    pathy. Urology 2:474
16. Spergel G, Lustik B, Levy LJ, Ertel NH (1969) Studies of hypertension and carbo-
    hydrate intolerance with Wilms'tumour. Ann Intern Med 70:565
17. Still JL, Cottom D (1967) Severe hypertension in childhood. Arch Dis Childh
    42:34

18. Stockigt JR, Collins RD, Noakes CA, Schambelan M, Biglieri EG (1972) Renal vein
    renin in various forms of renal hypertension. Lancet I,1194
19. Wallace MA, Rothwell DL, Williams DI (1978) The long-term follow-up of surgical-
    ly treated vesicoureteric reflux. Brit J Urol 50:479

Priv. Doz. Dr. G. Mast, Urologische Klinik der Universität des
Saarlandes, D-6650 Homburg/Saar

Die Ask Upmark-Niere, fehlinterpretiertes Endstadium der Pyelonephritis (zwei vollständig dokumentierte Fälle)

M. Westenfelder

1929 beschrieb Erik Ask Upmark unter dem Titel "Juvenile maligne Nephrosklerose und ihr Verhältnis zur Störung in der Nierenentwicklung"
fünf Jugendliche und ein Mädchen mit renalem Hypertonus, den er auf
eine parenchymatöse Fehlbildung zurückführte (1). Diese Parenchymver-
änderungen bestanden viermal unilateral und zweimal bilateral. Sie
wurden später mit dem Begriff Ask Upmark-Niere belegt. Ausdrücke wie
segmentale Dysplasie, segmentale Hypoplasie bzw. segmentale atrophische
Nephrosklerose wurden synonym verwendet.

Ask Upmark hatte eine familiäre Häufung, eine Beziehung zu Zystennieren und eine dysplasiebedingte Disposition zu Harnwegsinfektionen beschrieben. Spätere Autoren konnten dies kaum noch nachvollziehen, zumal es sich um seltene, meist unzureichend dokumentierte Fälle handelte. Die heutige Literatur ist daher zwiespältig und beschreibt den
Zustand entweder als Hypoplasie oder aber sie rechnet ihn der Refluxnephropathie oder der Hypodysplasie zu (2,3,4,6).

Charakteristisch soll ein renaler Hypertonus bei älteren Kindern und
Jugendlichen sein, vergesellschaftet mit uni- oder bilateral verkleinerten Nieren, die mehrere, meist zwei bis drei quere Parenchymein-
ziehungen aufweisen. Sie reichen von der Kapsel bis zu den unter Umständen zystisch aufgetriebenen Kelchen. Dazwischen liegt scharf abgegrenzt völlig normales, wenn auch verschmälertes Nierenparenchym
(s. Abb. 1a und 2a).

Neben hyelinem Knorpel, der angeblich in 25% der Fälle zu beobachten
ist, findet sich charakteristischerweise eine fibroelastische Endarteriitis der Interlobärarterien und der Arteriae arcuatae mit enormer
Wandverdickung und eine Zunahme der Anzahl dieser Endarterien. Im
Gegensatz zu pyelonephritischen Narben wird eine scharfe Abgrenzung
und das Fehlen der Glomeruli beschrieben. Ferner sind die hypoplastischen Tubuli nicht mit hyalinen, sondern mit kolloidalen Zylindern
ausgefüllt. Im Interstitium sollten sich nur Lymphozyten und keine
Granulozyten finden, die sonst eher auf eine entzündliche Genese oder
eine Superinfektion hinweisen (s. Abb. 3).

Vieles deutet darauf hin, daß es sich bei der Ask Upmark-Niere dennoch um kein selbständiges Krankheitsbild, sondern die Folge einer
isolierten Gefäßanomalie oder einer bakteriellen Pyelonephritis han-

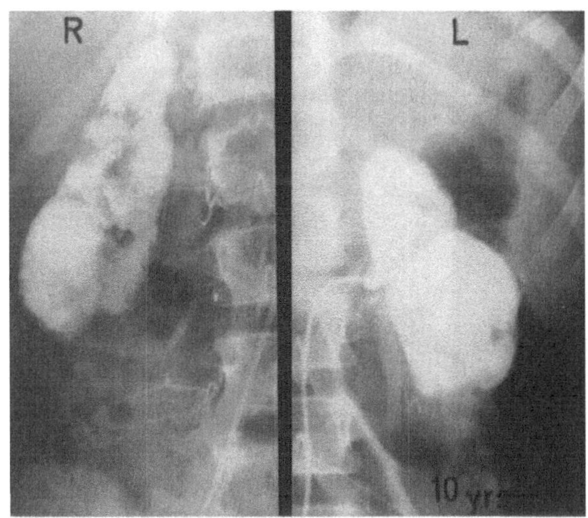

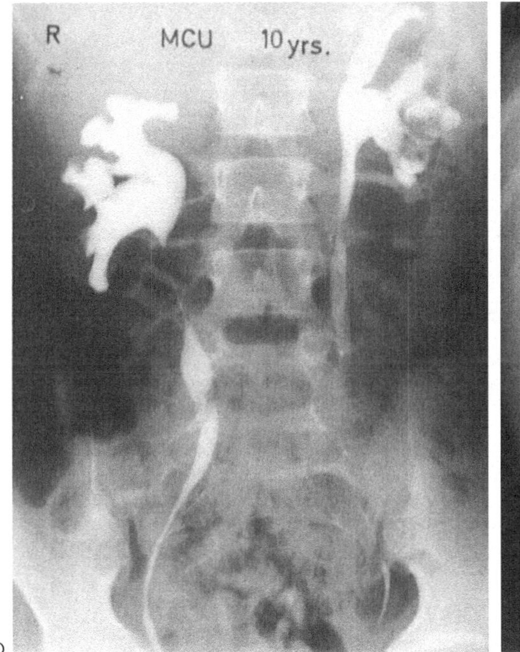

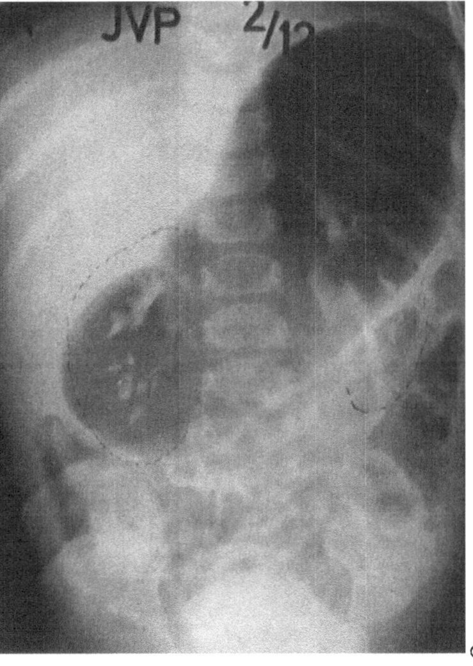

<u>Abb. 1a-c.</u> *a* Bilaterale Nierenangiographie eines 13jährigen Mädchens mit renalem Hypertonus mit "segmentaler Dysplasie Ask Upmark". Die Diagnose wurde durch Nierenpunktion verifiziert. *b* Miktionszystourethrogramm des gleichen Mädchens im 10. Lebensjahr mit bilateralem Reflux. *c* Ausscheidungsurogramm des selben Mädchens nach Urosepsis im 6. Lebensmonat. Beachte unauffällige Nierenkonturen beidseits

delt. So z.B. die stete Koinzidenz mit Harnwegsinfektion und Reflux sowie Untersuchungen vom Filmer (3,4), der nachwies, daß Infektionen eben nicht die Folge der Dysplasie sind, sondern daß, wie auch von Potter (5) und auch von Arant (2) angenommen, eine besondere Entzündungsreaktion die Ursache dieser Zustände darstellt.

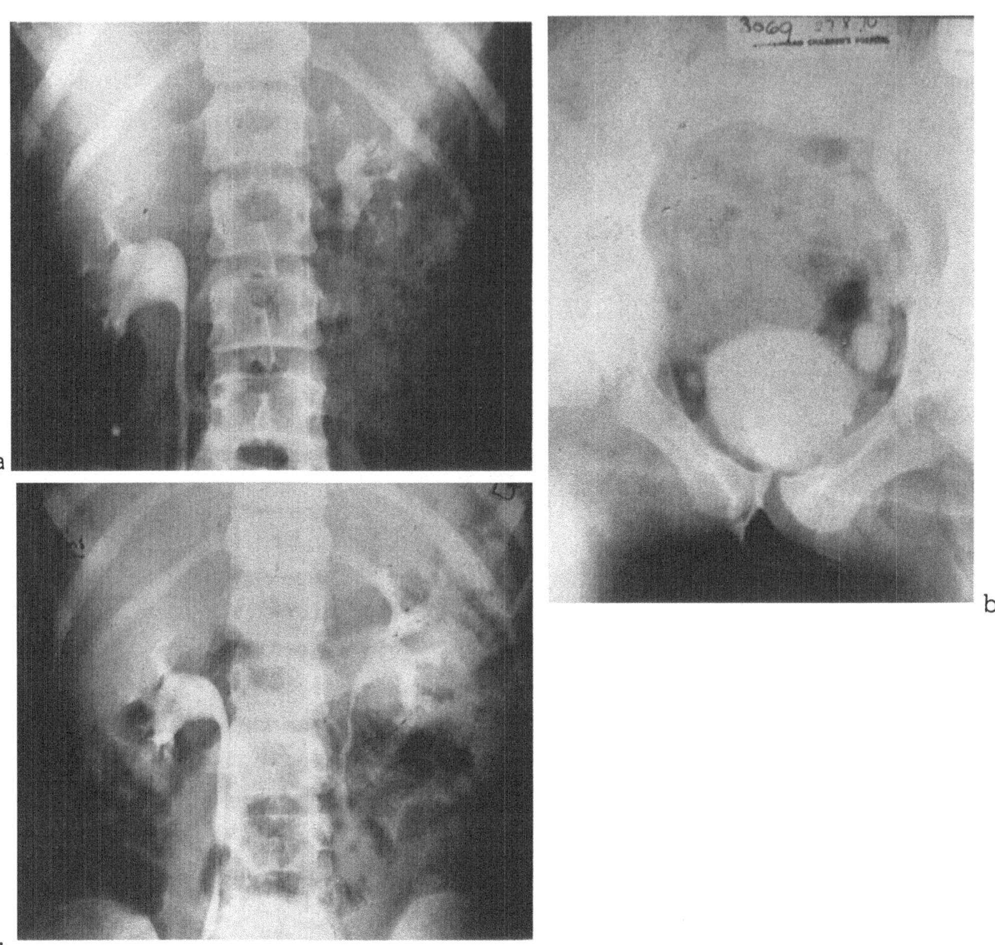

Abb. 2a-c. *a* Ausscheidungsurogramm eines 11jährigen Mädchens mit "segmentaler
Dysplasie Ask Upmark" links und renalem Hypertonus. *b* Miktionszystourethrogramm
des selben Mädchens im 5. Lebensjahr nach zweiter Attacke einer Harnwegsinfektion
mit linksseitigem vesikorenalem Reflux bei Hutch-Divertikel. *c* Ausscheidungsurogramm des selben Mädchens zur gleichen Zeit vor einer längeren Serie unbehandelter
Harnwegsinfektionen

Bei den von uns beobachteten Fällen handelt es sich um zwei Mädchen,
11 und 13 Jahre alt mit renalem Hypertonus und um den Faktor 1,7 erhöhtem Reninspiegel.

Von ihnen ließen sich frühere Ausscheidungs- und Miktionszystourethro-
gramme auffinden, die primär unauffällige Nieren beidseits zeigten
(s. Abb. 1b und 2c). Bei dem einseitig befallenen Mädchen (s. Abb. 2)
war es zwischen dem fünften und neunten Lebensjahr zu schweren Harnwegsinfektionen gekommen, die unbehandelt blieben, bei dem zweiten,
bilateral befallenem Mädchen wurde wegen einer Urosepsis im sechsten
Lebensmonat ein Urogramm angefertigt (s. Abb. 1c), später waren dann
asymptomatische Harnwegsinfektionen aufgetreten und erst im zehnten
Lebensjahr wurde das Miktionszystourethrogramm angefertigt (s. Abb.
1b), welches den bilateralen Reflux zeigte. Bei ihr folge erst neun
Jahre später eine bilaterale Ureterreimplantation, in deren Folge der

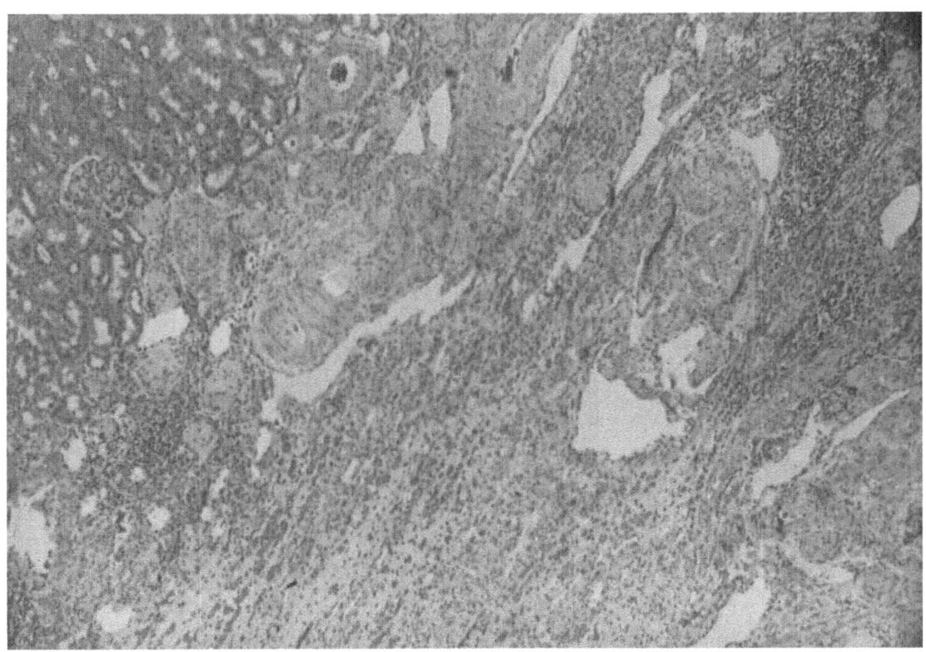

<u>Abb. 3.</u> Histologischer Befund des Mädchens der Abbildung 2 nach linksseitiger
Nephrektomie wegen renalem Hypertonus. Beachte die für die Ask Upmark typische
scharfe Abgrenzung mit dem Fehlen der Gomeruli und der Endarteriitis der Enterlo-
bärarterien mit Wandverdickung

Hypertonus für drei Jahre bis gegen Ende der ersten Schwangerschaft
verschwand. Seitdem liegt wieder ein therapiebedürftiger renaler
Hypertonus vor.

Es kann also aufgrund der Literatur und der eigenen Beobachtungen be-
zweifelt werden, daß es sich bei der Ask Upmark-Niere um ein selbständiges Krankheitsbild mit kongenitaler Fehlbildung des Nierenparenchyms handelt. Die Fälle sind meist unzureichend dokumentiert und
eine Abgrenzung zu pyelonephritischen Narben ist unmöglich. Es
empfiehlt sich also in diesen Fällen, eine pyelonephritische Genese
zu postulieren und die Therapie danach auszurichten.

Literatur

1. Ask Upmark E (1929) Über juvenile maligne Nephrosklerose und ihr Verhältnis zu
   Störungen in der Nierenentwicklung. Acta Pathol Microbiol Scand 6:383
2. Arant BS, Sotelo-Avilla C, Bernstein J (1979) Segmental hypoplasia of the kidney
   (Ask Upmark, J Pediatr) 95:931
3. Filmer RB, Taxy JB, King LR (1974) Renal dysplasia: clinicopathological study.
   Trans Amer Assoc Genitourin Surg 66:18
4. Filmer RB, Taxy JB (1976a) Cysts of the kidney, renal dysplasie and renal hypoplasia. In: Clinical pediatric urology, eds. PP Kelalis, LR King and AB Belman,
   vol. 2, p 713, Philadelphia: Saunders

5. Potter EL (1972) Normal and abnormal development of the kidney. Chicago: Year
   Book
6. Stephens FD (1973) Congenital malformations of the urinary tract. Prager Pub-
   lishers New York, p 466 und 476

Prof. Dr. M. Westenfelder, Urologische Abteilung im Zentrum
Chirurgie der Universität, Hugstetter Straße 55, D-7800 Freiburg i. Br.

Langzeitbeobachtung bei urologisch-renaler und renovaskulärer Hypertonie im Kindesalter

W. Vilmar

Einleitung

Im Rahmen dieses Diskussionsbeitrages zum Thema "Langzeitbeobachtun-
gen bei urologisch-renaler und renovasculärer Hypertonie im Kindesalter", möchte ich im folgenden von 13 Fällen im Alter von 3-18 Jahren berichten, die wir in Zusammenarbeit mit der Chirurgischen Universitätsklinik Erlangen in dem Zeitraum von 1963-1983 untersucht
haben.

Anhand von tabellarischer Übersicht möchte ich nunmehr näher auf die
Kinderfälle eingehen. Dabei können wir die Ursachen der Erkrankungen
in 3 große Gruppen unterteilen:

1. Obstruktive Zirrhose
2. Refluxive Zirrhose
3. andere vasale Ursachen

Bei der 1. Gruppe handelt es sich um einen 5 Jahre alten Jungen, der
mit einer angeborenen doppelseitigen Hydronephrose infolge Ureterabgangsstenose in unsere Sprechstunde kam. 6 Jahre nach bds. Pyeropla-
stik kam es zu einer beginnenden Hypertonie. Aufgrund der histologischen Untersuchung, die eine erheblich zirrhotische Niere mit schwerer chronischer Pyelonephritis ergab, wurde eine Nephrektomie durchgeführt. Es kam zu einer Blutdrucknormalisierung, die *keine* weitere
medikamentöse Therapie erforderlich machte.

Tabelle 1. Renovaskuläre Hypertonie im Kindesalter. Urolog. Univ.Kl. Erlangen
(1963-1983) 3-18 J)

1. *Obstruktive Cirrhose*

Alter	Prae-RR	Diagnose	Therapie
5 J	140/105	Hydronephr. bds.	Nephrekt.

Tabelle 2. Refluxive Cirrhose

Alter	Prae-RR	Diagnose	Therapie	Ergebnis
12 J	270/190	Refl. Cirrh.	Nephrekt.	
7 J	200/160	" "	"	
3 J	195/140	" "	Antirefluxpl.	
8 J	205/150	" "	Nephrekt.	
15 J	220/140	Refl. Cirrh. m. Obstrukt.	Nephrekt. bds. Transplant.	Tod in Hypertonie

Bei der Gruppe der *Refluxiven Zirrhose* konnten insgesamt 5 Fälle gefunden werden.

Bei dem 12-jährigen Mädchen, bei dem eine einseitige pyelonephritische Schrumpfniere festgestellt wurde, konnte durch die Nephrektomie und anschließender medikamentöser Behandlung der Blutdruck normalisiert werden.

Auch in den übrigen 3 Fällen von Refluxiver Zirrhose ging allensamt eine pyelonephritische Schrumpfniere mit Parenchymschwund und Ektasie der Kelchgruppen voraus. Eine Normalisierung des Blutdrucks konnte bis auf einen Fall durch die Nephrektomie erreicht werden. In dem Fall dieses 3-jährigen Jungen war eine alleinige Refluxplastik ausreichend.

In dem letzten Fall, einem 15-jährigen Jungen, handelt es sich um eine refluxive Zirrhose mit bds. Obstruktion. Obwohl eine bds. Nephrektomie mit anschließender Transplantation durchgeführt wurde, verstarb der Junge an fortbestehender Hypertonie.

In der Gruppe mit verschiedenartigen *vasalen Ursachen* konnten insgesamt 7 Fälle diagnostiziert werden.

In dem ersten Fall, einem 12-jährigen Mädchen, handelt es sich um eine *Ask-Upmark Niere* mit v-u-r Reflux bds. Bei ihr konnte durch eine ausschließlich medikamentöse Behandlung eine Normalisierung des Blutdrucks erreicht werden.

Tabelle 3. Vasale Ursachen

Alter	Prae-RR	Diagnose	Therapie
12 J	220/165	Ask-Upmark-Niere	Medik.
8 J	140/100	Segment n. Hypopl.	Nephrekt.
10 J	200/100	Nierenart.-Stenose	Saphenapl.
11 J	270/180	" " bds.	Nephrekt. + Saphena-Pl.
18 J	180/120	Fibrom-Dyspl. m. Aneurysma	Renobirenalen-Bypass
11 J	200/110	Fibrom-Hyperpl.	Saphenapl.
17 J	170/120	" "	Aorten-Bypass

Bei dieser Patientin, einem 8-jährigen Mädchen, bei der eine *einseitige segmentale Nierenhypoplasie* vorlag, trat ebenfalls eine Normalisierung des Blutdrucks durch Nephrektomie ein.

In dem Fall des 10-jährigen Jungen, bei dem eine einseitige *Nierenarterienstenose* vorlag, erbrachte nach zweimaligem erfolglosen Dotterungsversuch erst die Saphenplastik den gewünschten Therapieerfolg.

Ähnliche Verhältnisse lagen bei dem 11-jährigen Jungen vor; auch hier konnten durch eine Nephrektomie und Saphenaplastik normale Blutdruckwerte erreicht werden.

In dem folgenden Fall handelt es sich um einen 18-jährigen Patienten, bei dem durch einen Zufallsbefund eine *fibromuskuläre Dysplasie* mit Aneurysmabildung diagnostiziert wurde. (Stenose findet sich prähilär im unteren Polgefäß). Es wurde ein renobirenaler Bypass durchgeführt.

Bei den letzten beiden Fällen handelt es sich um *fibromuskuläre Hyperplasien*, die beide durch eine Saphenaplastik erfolgreich therapiert werden konnten.

(In dem Fall des 17-jährigen Jungen - ebenfalls ein Zufallsbefund - wurde ein aortorenaler Bypass durchgeführt.

Zusammenfassend kann gesagt werden, daß bis auf einen Fall bei allen übrigen Patienten eine Normalisierung des Blutdrucks erreicht werden konnte. Dabei stand in erster Linie die operative Sanierung im Vordergrund, vorzugsweise die Nephrektomie oder Saphenaplastik.

Wie aus unserer Studie erkennbar, konnte bei all diesen therapeutischen Verfahren auf eine zusätzliche medikamentöse Behandlung nicht verzichtet werden.

Zusammenfassung

Es wurden 13 Kinder nachuntersucht (8 Jungen und 5 Mädchen) im Alter zwischen 3 und 18 Jahren. Die Studie umfaßt den Zeitraum von 1963-1983. Bis auf einen Fall wurden alle operativ versorgt. In 5 Fällen handelte es sich um eine refluxive Zirrhose, wobei ein Fall allein einer Antirefluxplastik unterzogen wurde, während in den übrigen Fällen nur eine Nephrektomie die Blutdrucksenkung bewirkte. Die weitere Kasuistik: Ein Fall von obstruktiver Zirrhose, bei dem nach beidseitiger Pyeloplastik eine Hypertonie auftrat. Zwei Fälle von fibromuskulärer Hyperplasie der A. renalis, die durch eine Gefäßplastik korrigiert wurde. Zwei weitere Fälle von Nierenarterienstenose, wobei in einem Fall ein zweimaliger Dotterungsversuch keine Besserung brachte. Eine endgültige Heilung in diesem Fall brachte erst eine Gefäßplastik, während bei dem anderen Fall eine Nephrektomie notwendig war. Ein Fall von fibromuskulärer Dysplasie mit Aneurysmabildung, ein Fall von Ask-upmark-Niere und ein Fall von segmentaler Nierenhypoplasie. Therapeutisch wurde in sieben Fällen eine Nephrektomie durchgeführt, wobei in einem Fall ein Dotterungsversuch vorausging. In zwei Fällen wurde eine Bypass-Operation durchgeführt, in einem weiteren Fall eine Saphena-Plastik und in einem Fall die erwähnte Antirefluxplastik. Alle Fälle wurden zusätzlich medikamentös behandelt. Insgesamt konnten bis auf einen Fall alle operativ geheilt werden. Dieser Junge verstarb nach vorausgegangener beidseitiger Nephrektomie und Transplantation in fortbestehender Hypertonie.

Tabelle 4. Diagnosen

Obstruktive Cirrhose	n = 1
Refluxive Cirrhose (5-12 J.)	n = 5
Fibromuskuläre Hyperplasie (Media)	n = 2
Fibromuskuläre Dysplasie (Media mit und ohne Aneurysma)	n = 1
Ask-Upmark Niere	n = 1
Segmentale Nierenhypoplasie	n = 1
Nierenarterienstenose	n = 2

Tabelle 5. Therapie der renovaskulären Hypertonie im Kindesalter

Nephrektomie	n = 7 (n = 1 bds.)
Bypass-Operation	n = 2
Medikamentös ausschließlich	n = 1
Antirefluxplastik	n = 1
Dotterungsversuch	n = 1
Saphena-Plastik	n = 1

Dr. med. W. Vilmar, Krelingstraße 17, D-8500 Nürnberg 10

Experimentelle Voraussetzung für die Embolisationsbehandlung der renalen Hypertonie

J. Rassweiler, G. W. Kauffmann, G. Richter, G. Fuchs und K. Miller

Einleitung

Renale Erkrankungen sind in etwa 70% Ursache einer Hypertonie im Kindesalter (3,17,23). Dabei stehen Pyelonephritis, Glomerulonephritis, Nierenanomalien und Nierenarterienstenose im Vordergrund (3,12, 17,23). Trotz zunehmend organerhaltender Tendenz bei der Therapie der renalen Hypertonie durch gefäßchirurgische Eingriffe (6,12) oder - weniger invasiv - durch die perkutane Nierenarteriendilatation (5, 17) ist die Nephrektomie weiterhin essentieller Bestandteil der Behandlung (6,12,15,23). Hier bietet sich die Nierenembolisation als weniger invasives Verfahren zur Ausschaltung hochdruckaktiven Parenchyms an (9,16).

Die bisherigen klinischen Erfahrungen der klinischen Embolisation bei renalem Hochdruck sind unbefriedigend (Tab. 1): Nur in 30% konnte eine dauerhafte Blutdrucksenkung erzielt werden. Die Hauptprobleme der organausschaltenden Nierenembolisation sind Kollateralkreislauf und Rekanalisation: Beides führt zu einer Hypoxie anstatt der er-

Tabelle 1. Übersicht der aus der Literatur bekannten Embolisationsbehandlungen bei renaler Hypertonie. Okklusionstyp, Embolisat, Effektivität und Problematik. Indikationen waren maligne Nephrosklerose, chronische Glomerulonephritis, chronische Pyelonephritis, segmentale Hypoplasie, AV-Malformation und Eklampsie

Okklusionstyp	Embolisat	Therapie-Erfolg			Autoren	Problematik
		++	+	–		
zentral	GAW-Spirale	–	3	1	(22)	Kollateralkreislauf
(A. renalis)	Silikon-ballon	–	–	1	(11)	
peripher	Gelfoam.	6	4	4	(1,2,5,8,16)	Rekanalisation
(bis Aa. arcuatae)						Kollateralkreislauf
	Tachotyp	–	–	2	(19)	
	Bucrylate	–	–	1	(7)	Kollateralkreislauf
	Barium-sulfat	1	–	1	(9)	venöse Verschleppung
kapillär	Alkohol	2	3	–	(18)	inhomogene Vaso-
(bis Glomerulum-	(95%)					okklusion
kapillaren)	Ethibloc/ Glucose	1	–	–		
N = 30		10 (33%)	10 (33%)	10 (33%)		

++ = erfolgreich; + = verbessert; – = fehlgeschlagen

wünschten Anoxie der embolisierten Areale und damit zu hochdruckaktivem Restparenchym (1,4,13,14,20,21).

Klassifikation der therapeutischen Vasookklusion

Am Modell der *gesunden Rattenniere (Tab. 2)* konnte der Zusammenhang zwischen Okklusionstyp und dem Ausmaß der Organnekrose demonstriert werden (20).

Tabelle 2. Organausschaltende Nierenembolisation - Übersicht der Versuche an verschiedenen Tiermodellen. Unterschiedliche Okklusionsverfahren und Embolisationsvolumina

Modell	Ligatur	Gelfoam	Ethibloc	Kontrolle
gesunde Rattenniere (0.02-0.07 ml)	10	100	160	–
-Glucoseperfusion	–	–	–	10
Hochdruckniere der Ratte (0.05-0.09 ml)	13	–	32	–
-NaCl-Perfusion	–	–	–	17
-Nephrektomie	–	–	–	14
gesunde Hundeniere (4.5-6.0 ml)	–	–	15	–

Die *zentrale Okklusion* durch Nierenarterienligatur, Gianturco-Spirale
(22) oder Silikonballon (11) ist nicht in der Lage, den Einfluß bestehender Kollateralen zu unterbinden, sondern fördert eine weitere
Kollateralisation. 2 Monate nach Unterbindung der linken Nierenarterie
findet man röntgenologisch eine Schrumpfung und Verkalkung der infa-
zierten Niere, jedoch stellt sich ein über suprarenale, lienale und
lumbale Äste versorgtes Restparenchym dar.

Auch die *periphere Okklusion* mit einem Verschluß auch kleinerer Nierenarterienäste, z.B. durch Gelfoam (1,2,5,8,14,16). Tachotop (19) oder
Ivalon (4), führt wegen des Partikelcharakters der Embolisate (Gelfoam-Pulver: 10-100 µ) nur zu einer inhomogenen Vasookklusion: Das
Kapillarbett wird nicht erreicht, so daß unterembolisierte Areale verbleiben. Außerdem bedingt die meist guten Resorbierbarkeit der Substanzen eine schnelle Rekanalisation. In 20-30% beobachtet man 9
Wochen nach Gelfoamembolisation (Embolisationsvolumen 0.04-0.06 ml)
eine vollständig rekanalisierte A. renalis mit hilusnahem Restparenchym (Abb. 1).

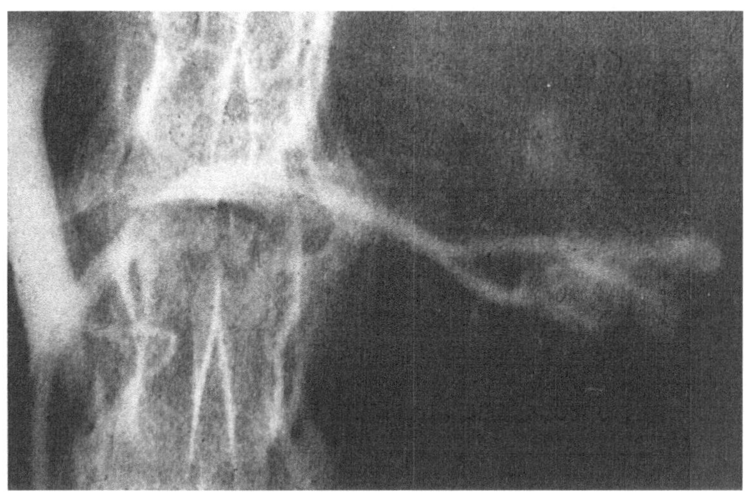

Abb. 1. Selektive Renovasographie der linken Niere 2 Monate nach Embolisation mit
0.05 ml Gelfoam-Pulver. Vollständig rekanalisierte A. renalis und zwei Aa. inter-
lobares mit Kontrastierung von hilusnahem Restparenchym

Nur die *kapilläre Embolisation* erzielt eine vollständige Organnekrose.
Als geeignetes Embolisat erwies sich Ethibloc in Kombination mit 40%-
iger Glucose: Die Substanz ist röntgendicht (120 mg J/ml), als pflanz-
liches Eiweiß (Hauptbestandteil das Maisprotein Zein) biologisch inert
und wird langsam resorbiert. Das alkohol-lösliche Zein präzipitiert
in wässrigem Milieu (z.B. Blut, Pankreasgang), wobei der Alkohol
durch das Wasser herausgelöst wird. Vorinjizierte 40%ige Glucose

verzögert wegen ihrer osmotischen Wirkung (Bindung von Wassermolekülen) die Präzipitation von Ethibloc und gewährleistet so dessen kapillären Transport (20.21). Werden 20% des erforderlichen *Embolisationsvolumens* an Glucoselösung vorinjiziert (ca. 0.02 ml), ist ein vollständiger Ausguß des gesamten arteriellen Gefäßsystems bis ins Kapillarbett gewährleistet. Histologisch findet man das Embolisat im Vas afferens und Glomerulumschlingen.

Modell der renalen Hypertonie

Wir haben nun das Konzept der kapillären Embolisation am Modell der einseitigen renalen Hypertonie nach Grollman (10) an der Ratte (two kidney - one figure 8) mit der Nirenarterienligatur und der Nephrektomie verglichen:

Bei 146 männlichen Jungtieren wurde nach Flankeninzision ein Baumwollfaden um den oberen und unteren Pol der linken Niere gelegt. Das weitere Wachstum der Niere führt zu Parenchymimpression, Perinephritis und Minderdurchblutung mit entsprechender Hochdruckentwicklung. Nach 6 Wochen hatten 76 Tiere hypertone Blutdruckwerte und konnten in die Therapiegruppen eingeteilt werden (Tab. 2). Der Blutdruck wurde mittels elektronisch gesteuerter Schwanzphletysmographie am nicht anaesthesierten Tier bestimmt.

Der Beobachtungszeitraum betrug 9 Wochen. Nephrektomie und kapilläre Embolisation bewirken beide eine signifikante Senkung des arteriellen Mitteldrucks um etwa 20 mm Hg, während Nierenarterienligatur und Kochsalzperfusion der Hochdruckniere (Kontrolle) keinen Blutdruckabfall erzielen (Tab. 3). Auch beim graduierten Therapievergleich (Kriterien von Foster und Kaufman) besteht eine äquivalente Effektivität von kapillärer Embolisation (57% erfolgreich, 21% verbessert) und Nephrektomie (50% erfolgreich, 29% verbessert) im Gegensatz zur Nierenarterienligatur (7.5% erfolgreich, 85% fehlgeschlagen).

Tabelle 3. Therapie-Ergebnisse am Modell der Hochdruckniere der Ratte nach Grollman. Beobachtungszeit 9 Wochen. Änderung des arteriellen Mitteldrucks (RRm = (RRs + 2*RRd)/3). Untersuchung auf signifikante Abweichung mit dem Differenzen-t-Test

Therapie.	N	Blutdruck (mm Hg) vorher RRm	nachher RRm	Differenz Δ RRm
Ethibloc	32	131 + 15	111 + 15	- 20 mm Hg (p<0.001)
Ligatur	13	123 + 8	127 + 7	+ 4 mm Hg (n.s.)
Nephrektomie	14	124 + 10	107 + 10	- 17 mm Hg (p<0.001)
NaCl-Perfusion	17	126 + 9	127 + 9	+ 1 mm Hg (n.s.)

Klinische Kathetertechnik der kapillären Embolisation

Eine Adaptation der kapillären Embolisation auf die klinische Kathetertechnik erfolgte im Hundeversuch (Tab. 2): Unerläßlich ist die Verwendung eines *Ballonkatheters*, der konstante Injektionsbedingungen (Blutstase, exakte Vor- und Nachinjektion 40%iger Glucose) garantiert

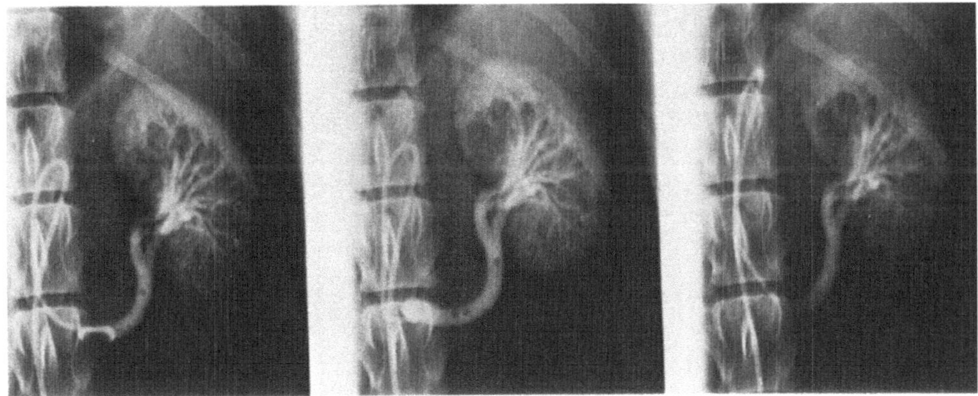

Abb. 2. Kapilläre Embolisation mit Ethibloc/Glucose einer Hundeniere. Röntgenkontrolle gegen Ende der Vasookklusion. Prall mit Embolisat gefüllte A. renalis, vollständiger Ausguß des gesamten arteriellen Gefäßsystems bis ins Kapillarbett nach Injektion von 4.5 ml Ethibloc (Vorinjektion von 1 ml 40%iger Glucose), Luftblasen vom Spritzenwechsel (1 ml), ovale Form des geblockten Ballonkatheters (*links*). Während der Nachinjektion 40%iger Glucose zum Freispülen der Katheterspitze leichtes Rutschen des Ballons in Richtung Aorta (*Mitte*). Aspiration von Embolisat um eine Überembolisation mit Dislokation des Balonkatheters und Reflux von Embolisat zu verhindern. Danach gefahrloses Entblocken des Katheters möglich (*rechts*)

und einen Reflux von Embolisat verhindert (4,8,14). Durch Nachinjektion 40%iger Glucose am Ende des Okklusionsvorganges (2-4 ml) wird die Katheterspitze freigespült, so daß dieser gefahrlos entblockt und zurückgezogen werden kann (Abb. 2). Im Hundeversuch bestätigen sich die Erfahrungen aus den Rattenmodellen: Die kapilläre Embolisation führt zu einer vollständigen Koagulationsnekrose und Resorption der okkludierten Niere, in drei Fällen ist bei der Sektion keine Niere mehr auffindbar (13).

Indikationen und Kontraindikationen

Die kapilläre Embolisation bietet sich somit als weniger invasives Verfahren bei renaler Hypertonie alternativ zur Nephrektomie an. *Indikationen* (Abb. 3a) sind in erster Linie die renovaskuläre und glomerulonephritische Schrumpfniere sowie die Nierenhypoplasie und -dysplasie (1,4,5,7,8,9,11,16,18,19,22). Spezielle Indikationen zur *superselektiven Embolisation* sind die segmentale Hypoplasie (Ask-Upmark) sowie intrarenale Nierenarterienaneurysmen und AV-Malformationen (2,4).

Kontraindikationen (Abb. 3b) sind die akute Pyelonephritis, Nephrolithiasis, Refluxnephropathie und Hydronephrose, da in diesen Fällen mit einer Abszendierung des infarzierten Organs zu rechnen ist.

Erste klinische Erfahrung

Es handelt sich um eine 16jährige Transplantationspatientin mit maligner Nephrosklerose und einem renalen Hochdruck aufgrund der linken Restniere, was sich durch seitengetrennte Reninbestimmungen sichern ließ. Nach Embolisation der linken Niere mit 4.5 ml Ethibloc (in Lo-

KAPILLÄRE EMBOLISATION BEI RENALER HYPERTONIE

| INDIKATIONEN | – renovaskuläre Schrumpfniere |

– renovaskuläre Schrumpfniere

– glomerulonephritische Schrumpfniere

– Nierenhypoplasie, -dysplasie

– Nierenamyloidose

| SUPERSELEKTIVE EMBOLISATION | – segmentäre Hypoplasie (ASK-UPMARK)

– intrarenales Nierenarterienaneurysma

– A-V-Malformation   Abb. 3a

KAPILLÄRE EMBOLISATION BEI RENALER HYPERTONIE

| KONTRAINDIKATIONEN | — akute Pyelonephritis

— Nephrolithiasis

— Refluxnephropathie

— Hydronephrose   Abb. 3b

Abb. 3a,b. *a* Indikationen der Embolisationsbehandlung bei renaler Hypertonie als weniger invasive Alternative zur Nephrektomie. *b* Kontraindikationen der organausschaltenden Nierenembolisation

kalanästhesie und Thalamonal-Praemedikation) konnte die hypertensive Medikation reduziert werden und nach 3 Wochen waren keine Medikamente mehr erforderlich (Tab. 1).

Literatur

1. Adler J, Einhorn R, McCarthy J, Goodman A, Solangi K, Varanasi U, Thelmo W (1978) Gelfoam embolization of the kidneys for treatment of malignant hypertension. Radiology 128:45–48
2. Bischoff W, Goerttler U, Pohle W (1979) Arteriovenöses Angiom der Niere: Embolisation und 2-jähriger Verlauf. Fortschr Roentgenstr 130:404–407
3. Bulla M, Yuasa M, Müller J, Günther H (1976) Renale Hypertonie im Kindesalter. Therapiewoche 26:5132–5142
4. Eisenberger F, Rassweiler J, Buck J (1981) Die Embolisationsbehandlung der Niere. Intern Welt 11:467–473
5. Elliscu EH, Haire MH, Tew FT, Newton LW (1980) Control of malignant renovascular hypertension by percutaneous transluminal angioplasty and therapeutic renal embolization. Amer J Roentgenol 134:815–817
6. Foster JH, Maxwell MH, Franklin SS, Bleifer OH, Trippel OH, Ormand CJ, DeCamp PT, Varady PD (1975) Renovascular occlusive disease. Results of operative treatment. JAMA 231:1043–1048
7. Freeny PC, Bush jr WH, Kidd R (1979) Transcatheter occlusive therapy of genitourinary abnormalities using isobutyl-2-cyanoacrylatet (Bucrylate). Amer J Roentgenol 133:647–655

8. Gang DL, Dole KB, Adelmann LS (1977) Spinal cord infarction following therapeutic renal artery embolization. JAMA 237:2841-2852
9. Goldin AR, Noude JH, Thatcher GN (1974) Therapeutic percutaneous renal infarction. Brit J Urol 46:133-135
10. Grollmann A (1944) Simplified procedure for inducing chronic renal hypertension in mammal. Proc Soc Exp Biol med 57:102-104
11. Kadir S, Marshall FF, White jr RI, Kaufman SL, Barth KH (1983) Therapeutic embolization of kidney with detachable silicone balloons. J Urol 129:11-13
12. Kaufman JJ (1979) Renal vascular hypertension: The UCLA experience. J Urol 121: 139-144
13. Kauffmann GW, Richter G, Rassweiler J, Rohrbach R (1982) New topics in embolization. Front Eur Rad 1:71-100
14. Kauffmann GW, Rohrbach R, Richter G, Rassweiler J, Sommerkamp H (1984) Der aktuelle Stand der Nierentumorembolisation: Fortschritte. Fehlschläge und Komplikationen. Urologe A 23:109-116
15. Lee CH, Neff MS, Slifhin RS, Leiter E (1978) Bilateral nephrectomy for hypertension in patients with chronic renal failure on a dialysis-program. J Urol 118:20-22
16. McCarren DH, Rubin RJ, Barnes BA, Harrington JT, Millan VG (1976) Therapeutic bilateral renal infarction in end-stage renal disease. New Engl J med 294:652
17. Mathias K, Struck E, Schindera F, Urbanyi B (1981) Percutaneous treatment of renovascular hypertension. Pediatr Radiol 11:154-156
18. Nanni GS, Hawkins jr IF, Orak JK (1983) Control of hypertension by ethanol renal ablation. Radiology 148:51-54
19. Powischer G, Wolf A, Syre G (1980) Kidney embolization with collagen flocks in malignant renal hypertension. In: Anacker H, Gulo-ta U, Rupp N (eds) percutaneous biopsy and therapeutic vascular occlusion. Int Symp München, pp 169-172. Thieme, Stuttgart - New York
20. Rassweiler J, Kauffmann GW, Rohrbach R, Richter G (1980) Kapilläre Embolisation. Teil I: Verschluß des gesamten arteriellen Gefäßsystems der gesunden Rattenniere. Fortschr. Roentgenstr. 133:644-653
21. Richter G, Rohrbach R, Kauffmann GW, Rassweiler J (1981) Kapilläre Embolisation. Teil II: Verschluß des gesamten arteriellen Gefäßsystems experimentell erzeugter Nierentumoren. Fortschr Roentgenstr 135:85-97
22. Seybold D, Lux E, Grosse-Vorholt R, Zeitler E, Gessler U (1980) Nierenarterienembolisation - eine Alternative zur Nephrektomie in der Therapie der malignen Hypertonie bei Dialysepatienten. Klin Wsch 58:699-700
23. Sigel A, Herrlinger A (1978) Die einseitig kleine Niere bei Kindern. Verh Dt Ges Urol:214-224

Dr. med. J. Rassweiler, Urologische Klinik Katharinenhospital, Kriegsbergstraße 60, D-7000 Stuttgart 1

Lokale intraarterielle Fibrinolysetherapie bei Nierenarterienembolie

C. L. A. H. Bruijnen, J. J. Cobben, A. A. Daenekindt und P. W. Boer

Die klinische Manifestation von embolischen Okklusionen der Nierenarterien und die Diagnostik und Behandlung liegen oft zeitlich ziemlich weit auseinander (5,7,9). Angenommen wird, daß eine Verbindung besteht zwischen dem Moment der Embolie und dem Anfang der Therapie, um so viel als möglich funktionsfähiges Nierenparenchym zu erhalten.

Die Symptomatologie ist oft einer Steinkolik ähnlich und gibt Veranlassung für einen Therapieverzug, speziell wenn es keine kardiovaskulären Erkrankungen gibt wie z.B. Vorhofflimmern. Im Hinblick auf die Therapie gibt es auch entgegengesetzte Meinungen (6): Embolektomie ist ein agressives Verfahren und nicht ohne beträchtliche Morbidität und Mortalität (14). Chirurgische (4,9) und konservative Behandlung mit Antikoagulantien (5) oder Streptokinase (2,16) erhalten etwa gleichviel funktionsfähiges Nierenparenchym (10). Vielleicht kann die lokale intraarterielle Lysetherapie mit Streptokinase, oder mit der mehr kostspieligen Urokinase, zum Vorteil auch bei der Wiederherstellung der Nierenperfusion benützt werden (3,6,8,12,13,15,17).

An einem Fallbericht eines 37 Jahre alten Mannes mit einer Nierenarterienembolie können wir die Schwierigkeiten der Diagnostik, des Therapieverzuges, aber auch den Effekt der intraarteriellen Fibrinolysetherapie vorführen.

Im November 1982 wurde ein 37jähriger Mann hospitalisiert wegen morgens begonnenen kolikartigen Flankenschmerzen mit Übelkeit und Erbrechen. Die Übersichtaufnahme des intravenösen Urogrammes zeigte einen für Stein verdächtigen Schatten distal in der Gegend des rechten Ureters (Abb. 1a). Urographisch ein normales Bild links, rechts keine oder kaum Ausscheidung, auch nicht nach mehreren Stunden (Abb. 1b). Im Urin 10 bis 12 Erythrozyten, Eiweiss ++. In der Überzeugung, daß es sich um eine Steinkolik handelte, wurde zunächst unter konservativen Maßnahmen abgewartet. Erst am dritten Tag wurde deutlich, daß es sich nicht um einen Stein handelte (Abb. 1c). Die Vorgeschichte des Patienten war inzwischen weiter eruiert. Es ergab sich, daß nach einer Knöchelfraktur, die 1980 anläßlich akuter vaskulärer Probleme am linken Bein begonnene Behandlung mit Antikoagulantien 1981 eingestellt worden war. Die Aortographie aus dem Jahre 1980 zeigte an den Nierenarterien keine Abnormalitäten (Abb. 1d). Eine Ursache dieser vaskulären Probleme wurde derzeit weder vom Internisten noch vom Kardiologen gefunden. Inzwischen war die Senkungsgeschwindigkeit von 5 nach 35 gestiegen, Kreatinin war 114 µmol/L., das LDH war 1750 E/L.

Das intravenöse Urogramm wurde am 5. Tag wiederholt und zeigte das gleiche Bild. Auch die Sonographie zeigte normale Nieren (Abb. 1e,f), aber die Aortographie und die selektive Arteriographie der rechten Nierenarterie einen reitenden Embolus (Abb. 2a,b). Mittels des Arteriographiekatheters wurde zuerst mit 5000 E Heparin pro Stunde begonnen und nach Aufnahme auf der Intensivstation mit 5000 E Streptokinase pro Stunde behandelt. Nach 24 Stunden zeigte die Kontrollangiographie einen gut durchgänglichen unteren Ast, in dem oberen, mittleren und unteren Ast noch Thrombus (Abb. 2c). Die Streptokinaseinfusion wurde erhöht auf 1000 E pro Stunde. Am 7. Tag zeigte Arteriographie (Abb. 2d) eine fortschreitende Lyse des Thrombus. Es entwickelte sich aber eine deutliche Haematurie und als nach 48 Stunden bei Wiederholung der Arteriographie und Aortographie (Abb. 2e,f) die grösseren Nierenarterienäste gute Durchgänglichkeit zeigten, wurde die Streptokinaseinfusion beendet und der Katheter entfernt. Angefangen wurde danach mit Heparin, 5000 E pro Stunde intravenös, und dann allmählich übergegangen auf Sintrom.

Die Szintigraphische Kontrolle mit der Gammakamera (Abb. 3c) zeigte eine kleinere rechte Niere, reduziert bis auf ungefähr ein Drittel ihrer Funktion. Sonokardiographie und Angiokardiographie gaben keine abnormalen Befunde.

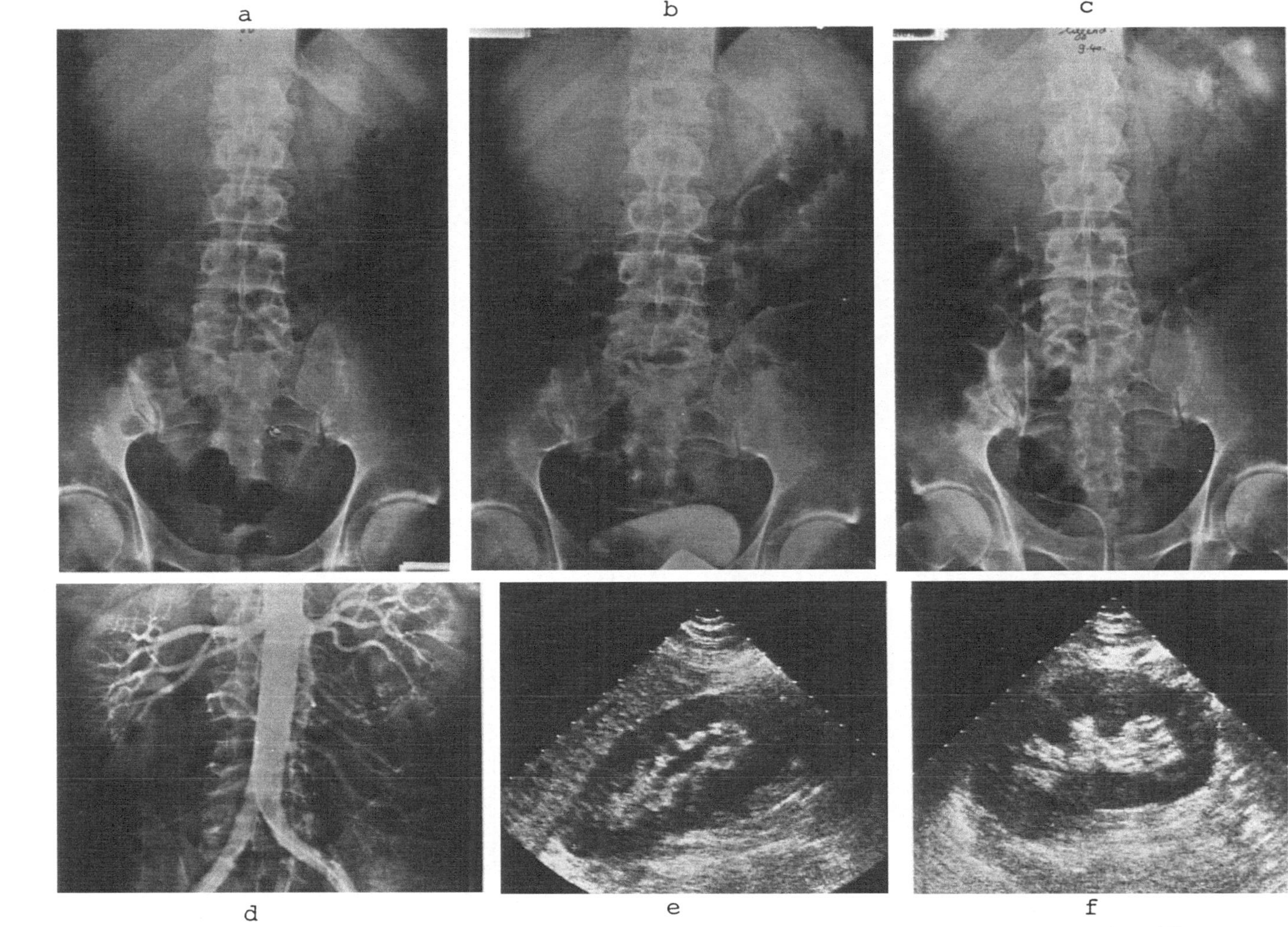

Abb. 1. Übersichtsaufnahme (a), intravenöse Urographie (b) und retrograde Sondierung (c), Aortographie 1980 (d), Sonographie, rechts (e), links (f)

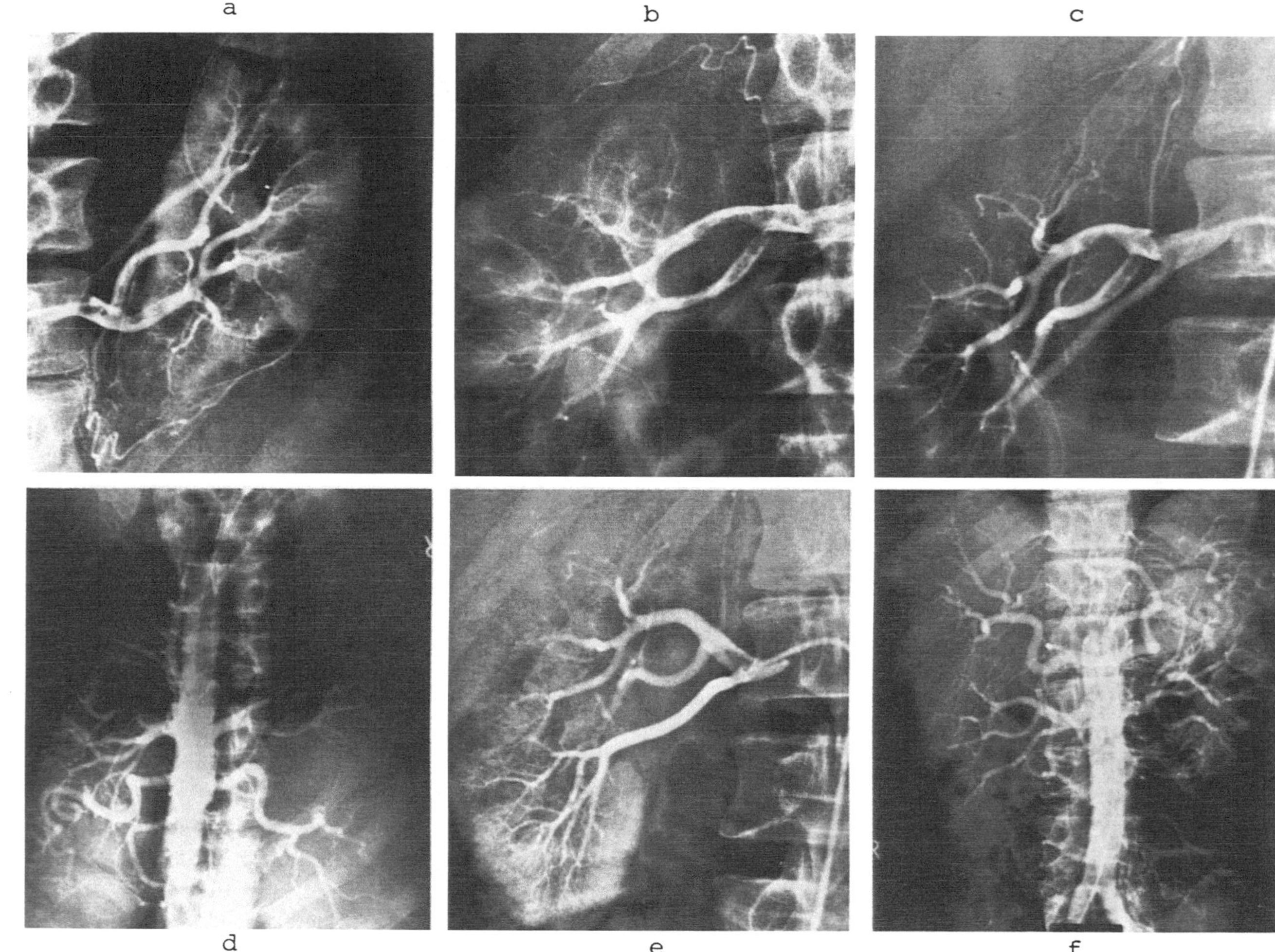

Abb. 2. Aortographie (a), Arteriographie rechts (b) beim Anfang mit Streptokinase, Aortographie nach 24 Stunden (c), nach 36 Stunden (d) und nach 48 Stunden (e), Aortographie bei Entfernung des Katheters (f)

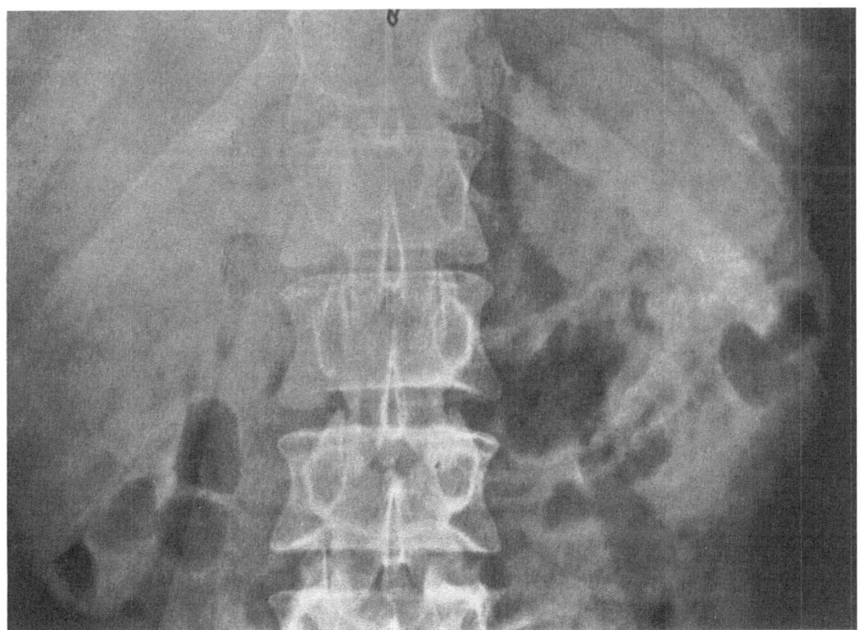

a

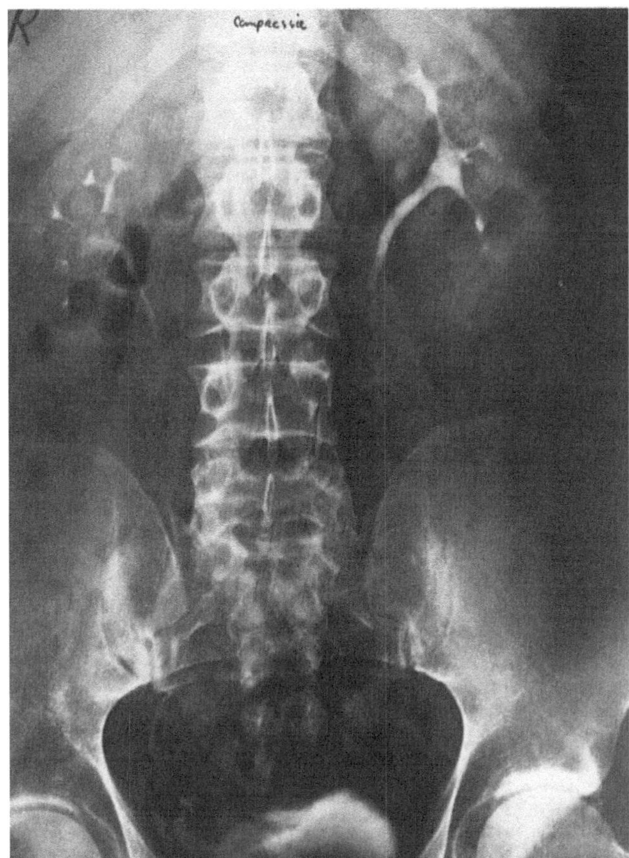

b

<u>Abb. 3a,b.</u> Legende
siehe Seite 472

SERIENSCINTIGRAPHIE/90 SEK. D.D. 19-01-83

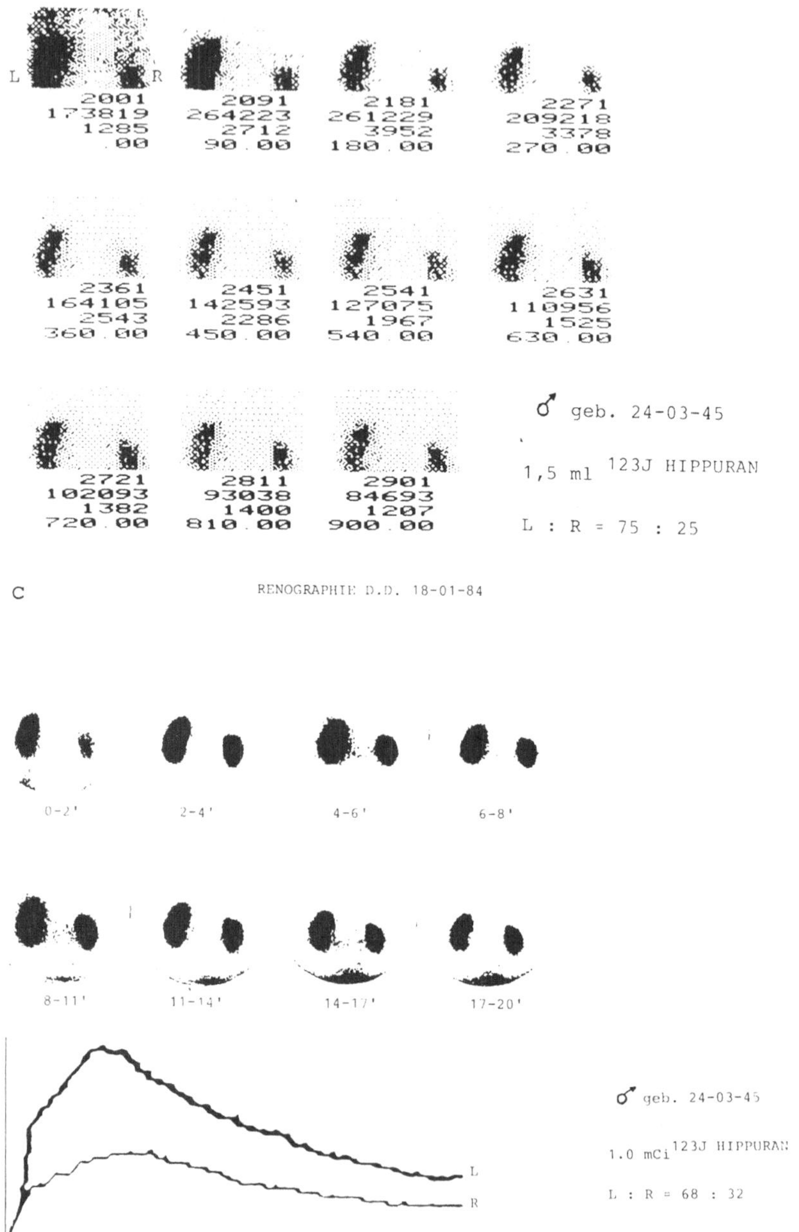

Abb. 3. Szintigraphie nach 3 Wochen (c), intravenöse Urographie nach 5 Monaten (a,b), Renographie nach 1 Jahr (d)

Auf einem intravenösen Urogramm nach 5 Monate (Abb. 3a,b) sehen wir beiderseits eine gute Funktion, linke Niere 14 x 7 cm, rechte 12 x 6 cm. Eine Renographie nach einem Jahr (Abb. 3d) zeigt das Verhältnis der Nierenfunktion der linken und rechten Niere: links 68%, rechts 32%, das heißt ungefähr eine Restfunktion der rechten Niere von 50%. Der Blutdruck, der kurzfristig am dritten Tag bis 170/100 erhöht war, war nachher immer normal. Die maximale Temperatur war 38.2°C. Kreatininverlauf: 114, 93, 77, 78 Umol/L. Kontrolluntersuchungen bei der Streptokinasetherapie sind: Thrombozytenzahl, Prothrombinzeit, partielle Thromboplastinzeit, Thrombinzeit, Fibrinogen und Fibrinogendegradationsprodukte. Die letzten Werte waren einmal schwach positiv (1,11).

Diskussion

Man kann als Therapie einsetzen: die Behandlung mit Antikoagulantien: Heparin, Sintrom, Marcumar oder Warfarin, man kann Streptokinase intravenös in grösseren Dosierungen geben mit auch grösseren Blutungsgefahren, man kann operieren, wovon die Literatur sagt, daß es keine besseren Resultate gibt.

Die selektive intraarterielle Behandlung mit Streptokinase oder Urokinase ist eine Möglichkeit zur Lyse der Thromben, wie die Bilder zeigen, auch wenn man (zu) spät zur Diagnose kommt. Es ist so möglich eine Niere zu behalten, die, wenn es z.B. eine solitäre wäre, doch noch mit das Leben vereinbar sein könnte, auch wenn man mit Verzögerung zur Diagnose kommt.

Literatur

 1. Bell WR, Meek AG (1979) Guidelines for the use of thrombolytic agents, New Engl J Med 301:1266
 2. Böttger E, Regula J, Burghard A (1971) Angiographische Befunde vor und nach Streptokinasebehandlung bei Nierenarterienembolie, Fortschr Geb Roentgenstr Nuklearmed 115:742
 3. Dotter CT, Rösch J, Seaman AJ (1974) Selective clot lysis with low-dose Streptokinase. Radiology 111:31
 4. Engelmann U, Erbel R, Günther R (1983) Intraarterielle Streptokinasetherapie bei Nierenarterienembolie. Akt Urol 14:230
 5. Fergus JN, Jones NF, Thomas ML (1969) Kidney function after renal arterial embolism. Brit Med J 4:587
 6. Fischer CP, Konnak JW, Cho KJ, Eckhauser FE, Stanley JC (1981) Renal artery embolism: therapy with intra-arterial streptokinase infusion. J Urol 125:402
 7. Foley WJ, Kraft RO (1971) Renal artery embolectomy. Arch Surg 103:748
 8. Katzen BT, van Breda A (1981) Low Dose Streptokinase in the Treatment of Arterial Occlusions. AJR 136:1171
 9. Lacombe M (1977) Surgical versus medical treatment of renal artery embolism. J Cardiovasc Surg 18:281
10. Lessman RK, Johnson SF, Coburn JW, Kaufman JJ (1978) Renal artery embolism: clinical features and long-term follow-up of 17 cases. Ann Intern Med 89:477
11. Marder VJ (1979) The use of thrombolytic agents: choice of patient, drug administration, laboratory monitoring. Ann Intern Med 90:802
12. Meyer J, Merx W, Schmitz H, Erbel R, Kiesslich T, Dörr R, Lambertz H, Bethge Ch, Krebs W, Bardos P, Minale C, Messmer BJ, Effert S (1982) Percutaneous transluminal coronary angioplasty immediately after intracoronary streptolysis of transmural myocardial infarction. Circulation 66:905
13. Temes Montes XL, Almaraz Jimenez MA, Lorenzo Aguiar MD, Martinez Ara J, Sanz Guajardo A, Miguel Alonso JL, San Martin P, Sanchez Sicilia L (1979) Renal artery thrombosis occuring in an adult with the idiopathic nephrotic syndrome: Results of local treatment with Streptokinase. Clin Nephrol 12:90

14. Moyer JD, Rao CN, Widrich WC, Olsson CA (1973) Conservatice management of renal artery embolus. J Urol 109:138
15. Rudy DC, Seigel RS, Parker TW, Woodside JR (1982) Segmental renal artery emboli treated with low-dose intra-arterial streptokinase. Urology 19:410
16. Streicher E, Würz H, Euchenhofer M, Deininger KH, Trapp P (1971) Desobliteration einer doppelseitigen Nierenarterienthrombose durch Streptokinase-Behandlung. Dtsch Med Wschr 25:1086
17. Zeumer H, Hacke W, Kolmann HL, Poeck K (1982) Lokale Fibrinolysetherapie bei Basilaris-Thrombose. Dtsch med Wschr 107:728

Dr. C.L.A.H. Bruijnen, Urologische Abteilung, Catharina Ziekenhuis, NL-5623 EJ Eindhoven

Freie Themen

Männliche Fertilitätsstörung

Moderatoren: K. Bandhauer und J. Frick

Anwendung histochemischer und enzymhistochemischer Methoden zur Klärung männlicher Fertilitätsstörungen

D. Passia, S. G. Haider, N. Hofmann und L. Weissbach

Im Gegensatz zu den zahlreichen Veröffentlichungen über die Resultate
rein morphologischer, endokrinologischer und biochemischer Untersuchungen (Literaturübersicht bei A. und E. Steinberger, 1980) liegen
nur wenige Ergebnisse zur normalen und pathologisch veränderten En-
zymzyto- und Enzymhistoarchitektur des menschlichen Hodens vor. So
können z.B. durch enzymhistochemische Nachweise bestimmte Informationen über die Entstehung und den Ablauf andrologischer Erkrankungen
gewonnen werden; derartige Differenzierungen lassen sich mit rein
histologischen Methoden nicht erfassen (Hofmann et al., 1980, 1982;
Passia et al., 1980).

Material und Methode

Zur Untersuchung gelangte Biopsiematerial von 170 Patienten (Alter zwischen 20 und
50 Jahren) mit primären Testisschäden sowie Gewebsmaterial von 7 ungeschädigten
Hoden. Die etwa reiskorngroße Gewebsprobe wurde in Rattenmuskulatur eingebettet und
dann in flüssigem Stickstoff (ca. -190°C) für 1 bis 2 Minuten schockgefroren. Die
an ca. 8 µm dicken Kryostatschnitten durchgeführten Enzymreaktionen - 4 Oxidoreduk-
tasen und 5 Hydrolasen - wurden nach den von Pearse (1972), Lojda et al. (1979),
Meijer (1970) und Meijer und Vloedman (1980) angegebenen Verfahren untersucht.

In der vorliegenden Arbeit wird nur auf die Lactat-Dehydrogenase (LDH),
die Mg^{++}- und Ca^{++}-aktivierte Adenosintriphosphatase (Mg^{++}- und Ca^{++}
-ATPase) sowie die sauren und alkalischen Phosphatasen (s. Phosph.
und alk. Phosph.) eingegangen.

Ergebnisse

Bei der enzymhistochemischen Darstellung der LDH am nicht geschädigten Hodengewebe ist eine starke Aktivitätsverteilung im basalen Compartment zu beobachten; diese schwächt sich lumenwärts - mit zunehmender Ausreifung der Geschlechtszellen - kontinuierlich ab. Die peri-
tubulär gelegenen Leydigzellkomplexe weisen eine starke Aktivität auf,
die interstitiell gelegenen Blutgefäße reagieren wesentlich schwächer
(Abb. 1). Dieses Enzymverteilungsmuster ist im Falle einer schweren

* Die Autoren danken Frau G. Berthold und Frau U. Mockenhaupt für die technische
Mitarbeit

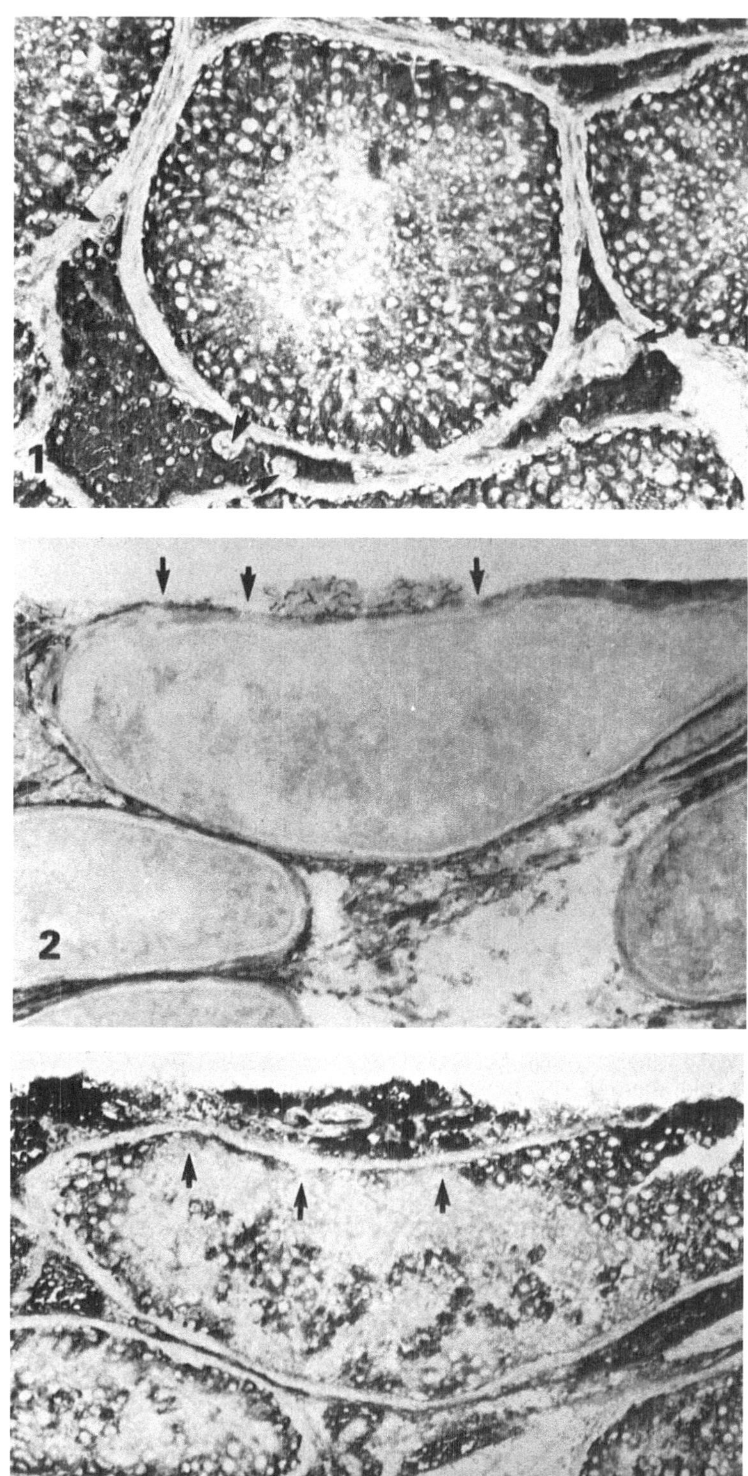

Abb. 1-3

Abb. 1. Hoden, Mensch. Lactat-Dehydrogenase. Mit Aceton vorfixierter Kryostatschnitt. Vergr.: 240fach. Normalfall. Im basalen Compartment ist eine starke Enzymaktivität nachweisbar, die mit zunehmender Zellentwicklung zum adluminalen Compartment hin abnimmt. Starke Enzymaktivität im Zytoplasma der peritubulären Leydigzellen. Die interstitiellen Blutgefäße reagieren nur sehr schwach (Pfeile)

Abb. 2. Hoden, Mensch. Ca^{++}-aktivierte Adenosintriphosphatase. Mit Formalin vorfixierter Kryostatschnitt. Vergr.: 240fach. Orchitis. Teilweise starke Ausfälle der Enzymaktivität im Bereich des boundary tissue (Pfeile). Diese Ausfälle sind korreliert mit tiefgreifenden Ausfällen der Lactat-Dehydrogenase im Sertolizellzytoplasma, die bis ins basale Compartment hineinreichen (vgl. Folgeschnitt in Abb. 3)

Abb. 3. Hoden, Mensch. Lactat-Dehydrogenase. Mit Formalin vorfixierter Kryostatschnitt. Vergr.: 240fach. Orchitis. Stellenweise tiefgreifende, bis ins basale Compartment reichende Ausfälle der Lactat-Dehydrogenase Reaktion (Pfeile). Diese sind korreliert mit Ausfällen der Adenosintriphosphatase Reaktion im boundary tissue (vgl. Abb. 2)

Spermatogenesestörung stark beeinträchtigt. Während das Vorkommen der LDH in den Leydigzellkomplexen und in den Gefäßen dem Normalbild entspricht, zeigt sich innerhalb der Tubuli seminiferi ein heterogenes Bild. Bezirke mit normaler Aktivitätsverteilung wechseln mit Sektoren ab, bei denen es zu Aktivitätsausfällen bis in das basale Compartment hinein kommt.

Das Verteilungsmuster der Mg^{++}-ATPase zeichnet sich im Normalfall dadurch aus, daß im Compartment des boundary tissue eine starke Aktivität, im Sertolizellzytoplasma, speziell um die elongierten Spermatiden herum, eine nur mäßige Aktivitätsverteilung anzutreffen ist. Beim Spermatogenesestopp ist die Aktivität im Sertolizellzytoplasma nicht mehr nachweisbar; auch der ATPase-Saum im boundary tissue stellt sich diskontinuierlich, d.h. mit Unterbrechungen dar. Einzig die Gefäße im Interstitium zeigen noch ein normales Aktivitätsverteilungsmuster.

Die Ca^{++}-ATPase bildet im Normalfall einen kontinuierlichen, stark aktiven Saum im boundary tissue. Auch die Blutgefäße reagieren stark positiv. Die Fibrozytenfortsätze, die sich um die Leydigzellen erstrecken, zeigen eine nur schwache Aktivität. Beim Krankheitsbild der Orchitis kommt es zu massiven Enzymausfällen im boundary tissue. Alle übrigen Compartments weisen gegenüber dem Normalfall eine starke Abschwächung auf (Abb. 2).[1]

Betrachtet man nun einen Folgeschnitt von diesem Gewebe, an dem die LDH-Reaktion durchgeführt wurde, so kommt es in jenen Sektoren des Sertolizellzytoplasmas zu Aktivitätsausfällen, bei denen die Ca^{++}-ATPase im boundary tissue fehlte (Abb. 3).[1]

Während die alk. Phosph. - die auch als Marker für arterielle Blutgefäße gelten - im Grenzbereich zwischen Spermatogonien im Sertolizellzytoplasma mit starker Aktivität saumförmig nachgewiesen werden können, sind auch die s. Phosph. im Normalfall mit starker Aktivität im basalen Compartment diffus verteilt. Einzig die Golgifelder der pachytänen Spermatozyten stellen sich - scharf umgrenzt - stark positiv dar. Das boundary tissue sowie das adluminale Compartment zeigen keine Aktivität.

---

[1] Diese beiden Abbildungen sind ein Beweis dafür, daß Interaktionen zwischen dem boundary tissue und den angrenzenden Sertolizellen stattfinden

Bei einem Sertoli-cell-only-Syndrom - welches durch das Fehlen aller
Geschlechtszellen charakterisiert ist - kommen die s. Phosph. mit
verstärkter Aktivität zusätzlich im adluminalen Sertolizellzytoplasma
vor. Hier können sie auch an gefriergetrockneten Kryostatschnitten
in Form von scharf begrenzten Granula - wahrscheinlich Lysosomen -
beobachtet werden.

Die Schädigungsmuster der Sertolizellasthenie[2] und der Sertolizellinsuffizienz[2] können enzymhistochemisch charakterisiert werden. Hier
soll nur auf das "Wechselspiel" der s. Phosph. und alk. Phosph. eingegangen werden. Im Falle der Sertolizellasthenie - die durch eine
Exfoliation von Geschlechtszellen gekennzeichnet ist - läßt sich eine
Abschwächung und eine Verbreiterung des Aktivitätssaumes der alk.
Phosph. beobachten. An anderen Stellen, an denen die pachytänen
Spermatozyten im Begriff sind, zu exfoliieren, bzw. exfoliiert waren,
konnte keine Aktivität mehr nachgewiesen werden. Mit zunehmender
Schädigung des Samenepithels nehmen die s. Phosph. im Sertolizellzytoplasma an Aktivität zu. Sie stellen sich ganz besonders stark
aktiv an den Grenzlinien jener Hohlräume dar, die durch den Verlust
von Geschlechtszellen des adluminalen Compartments entstanden sind,
also an jenen Stellen, die im Normalfall keine s. Phosph. enthalten.

Diskussion

Unsere enzymhistochemischen Untersuchungen zur Topographie der Enzyme in den einzelnen Compartments des ungeschädigten Hodens zeigen,
daß durch das Verhalten einiger Hydrolasen - speziell der alk. Phosph.
und s. Phosph. - ein Zusammenhang der Enzymmusteränderung mit den
einzelnen Entwicklungsstadien der Spermatogenese demonstriert werden
kann (Passia, 1983). Im pathologisch veränderten Hodenparenchym sind
z.B. erhebliche enzymhistochemische Aberrationen zu beobachten, so
daß die Stadienabhängigkeit des Enzymbildes in den meisten Fällen
aufgehoben ist. So sind beim Spermatogenesestopp beispielsweise die
LDH sowie die s. Phosph. im Sertolizellzytoplasma deutlich abgeschwächt. Die LDH, die L-Lactat in Pyruvat bzw. Pyruvat in L-Lactat
umwandeln kann, wird für den Nachweis beim Glucosestoffwechsel und
der daraus resultierenden Energieproduktion herangezogen. Wie Versuche von Boitani et al. (1982) zeigen, kann mit Hilfe des H[3]-Leucin-
Einbaues nachgewiesen werden, daß in einer Zellkultur gehaltene pachy-
täne Spermatozyten bei Zugabe von Lactat zum Kulturmedium funktions-
fähig bleiben, während die in diesem Medium gehaltenen Spermatiden
degenerieren. In Gegenwart von zugesetzten Sertolizellen bzw. bei
Pyruvatangebot überleben auch die Spermatiden in der Zellkultur. Boitani et al. (1982) folgern aus ihren Versuchen, daß die runden Spermatiden im in vitro Versuch Pyruvat benötigen, um überleben zu können.

Diese Befunde korrelieren mit den vorliegenden enzymhistochemischen
Ergebnissen. Die Abnahme bzw. der Ausfall der LDH-Aktivität im adluminalen Compartment dürfte darauf zurückzuführen sein, daß beim

---

[2]Bei den Krankheitsbildern der Varikozele und der Orchitis konnten Funktionsstörungen der Sertolizellen beobachtet werden (Literaturzusammenfassung bei: Goslar et
al., 1982; Passia et al., 1983). Diese zeigten sich als "Halteschwächen" gegenüber den in der Ausreifung befindlichen Geschlechtszellen, besonders den runden
und elongierten Spermatiden, die oftmals sowohl in Einzelzellen, als auch in Zell-
verbänden exfoliierten und dann häufig im Ejakulat dieser Patienten nachweisbar
waren. Die Autoren haben versucht, den Grad der Schädigung der Sertolizelle zu erfassen und führten für eine *leichte* Schädigung den Begriff der Sertolizellasthenie,
für eine *schwere* Schädigung den der Sertolizellinsuffizienz ein

enzymhistochemischen Nachweis der LDH dem Inkubationsmedium Na-DL-
Lactat als Substrat zugesetzt und dieses nur von den pachytänen Spermatozyten, nicht aber von den runden bzw. elongierten Spermatiden
metabolisiert wird. Möglicherweise ist dadurch der Enzymaktivitäts-
abfall vom basalen zum adluminalen Compartment (Abb. 1) zu erklären.

Bekanntlich spielt die LDH bei der "Endreaktion" der Glykolyse für
den Pyruvatstoffwechsel eine wichtige Rolle. Le Gac et al. (1982)
zeigten, daß das FSH über das c-AMP die Bildung und Absonderung von
Lactat und Pyruvat aus der Sertolizelle induziert bzw. erhöht; das
Lactat hält den ATP-Glucose-6-Phosphat- und Kreatinphosphatspiegel
in den Geschlechtszellen aufrecht. Ferner ist in der intratubulären
Flüssigkeit die LDH Konzentration mit 2mM/ml gegenüber der Blut-
Plasma Konzentration mit 4 mM/ml regionär sehr hoch.

Ein weiteres Enzym, welches ein enzymhistochemisch faßbares Kriterium
für einen Energiemangel in der Sertolizelle darstellt, ist die Mg^{++}-
ATPase. Dieses Enzym gilt als Kupplungsfaktor für die oxydative Phos-
phorylierung und ist daher für die ATP-Synthese essentiell. Beim Ausfall dieses Enzyms kommt es zu "Halteschwächen" in der Sertolizelle
(s. Fußnote bei Ergebnissen). Die traubenförmige Anordnung der elongierten Spermatiden im Zytoplasma der Sertolizellen ist nicht mehr
nachweisbar, und es tritt das Krankheitsbild des Spermatogeneseabbruchs
auf.

Die Ca^{++}-ATPase, die als Parameter für energiebedürftige Stoffwechselvorgänge in kontraktilen Elementen - also den myoiden Zellen des boundary tissue - und für die energieproduzierende mitochondriale Tätigkeit gilt (Firth, 1978), stellt sich im menschlichen boundary tissue
mit starker Aktivität dar (Passia et al., 1980). Die Aufrechterhaltung bzw. das Funktionieren der "blood-testis-barrier" sowie ein physiologischer Spermientransport hängen unter anderem von der Kontraktilität des boundary tissue ab (Dym und Fawcett, 1970; Fawcett et al.,
1970; Waites und Gladwell, 1982). Wie die vorliegenden Ergebnisse
zeigen, ist die Ca^{++}-ATPase in den myoiden Zellen des boundary tissue
lokalisiert. Die Intensität der Enzymreaktion im boundary tissue
weist auf den Grad der Kontraktilität hin, der für die Freisetzung
und den Transport der Spermien zum Rete testis hin von essentieller
Bedeutung ist.

Am Verhalten zweier Hydrolasen - nämlich der alk. und s. Phosph. -
kann man Hinweise auf die Entstehung der Sertolizellasthenie erhalten: Im nicht geschädigten Testis waren die Geschlechtszellen von
einem peripher gelegenen Aktivitätssaum alk. Phosph. umgeben; dieser
befand sich parallel zur Sertolizellmembran. Eine Reihe von Autoren
wiesen auf eine Korrelation zwischen den Transportvorgängen an der
Zellmembran und den alk. Phosph. hin (Kormano, 1967; Kormano und
Hovatta, 1972). Im Falle der Sertolizellasthenie ließ sich eine Abschwächung dieses Enzyms beobachten, gleichzeitig war jedoch eine
starke Aktivität der s. Phosph. nachzuweisen. Dieser Befund kann in
Verbindung mit elektronenmikroskopischen Ergebnissen (Holstein und
Roosen-Runge, 1981) dahingehend interpretiert werden, daß intrazel-
luäre "molekulare-skeletale" Elemente (Russel, 1979a,b), die für
die Haltefunktion der heranreifenden Geschlechtszellen wichtig sind,
durch die lytisch wirksamen s. Phosph. abgebaut werden. Diese Hypothese wird durch einen Aktivitätsanstieg der s. Phosph. sowohl im
basalen als auch im adluminalen Compartment bestätigt.

In der Tabelle 1 wird versucht, eine Korrelation andrologischer Erkrankungen zu den enzymhistochemisch festgestellten Schädigungsmustern
aufzustellen. Wir haben 170 Fälle sub- bzw. infertiler Patienten enzymhistochemisch untersucht. Die Tabelle zeigt die Häufigkeit des

Tabelle 1. Korrelation der andrologischen Krankheitsbilder zu den enzymhistochemisch festgestellten Sertolizellschäden

Art der Testisschäden	Anzahl der Fälle	Sertolizell-asthenie	Sertolizell-insuffizienz	Spermatogenese-stopp	overlap condition*	Sertoli-cell-only-Syndrom
Kryptorchismus	24	1	–	–	7	3
mit Entzündung		–	1	–	8	4
Torsion	4	1	1	–	–	–
mit Entzündung		–	–	–	2	–
Varikozele	15	4	–	–	2	1
mit Entzündung		–	1	–	6	1
Traumatische oder toxische Schäden	11	–	1	1	9	–
Angeborene Schäden	19	–	3	1	9	6
Orchitis	18	–	1	–	14	3
Postorchitische Zustände	63	–	3	5	34	21
Schäden mit unklarer Genese	16	–	5	1	7	3
Gesamtzahl	170	6	16	8	98	42
%	100	3,53	9,41	4,71	57,65	24,70

*Gleichzeitiges Auftreten der oben beschriebenen Sertolizellschäden in ein- und demselben Testis (vgl. Text)

Auftretens der Sertolizellasthenie, der Sertolizellinsuffizienz, des Spermatogeneseabbruches, der overlap condition sowie des Sertoli-cell-only-Syndroms. Sigg und Hedinger (1981) bezeichnen das von Goslar et al. (1982) als overlap condition bezeichnete Phänomen als "mixed atrophy". Das Erscheinungsbild der overlap condition wird in Übereinstimmung mit Wong et al. (1973 a,b) so definiert, daß innerhalb eines Testis Sertolizellasthenie, Sertolizellinsuffizienz, Sertoli-cell-only-Syndrom und Spermatogenesestopp anzutreffen sind. Hofmann et al. (1982) bezeichnen diesen Befund als inhomogenen Testisschaden. 82 Patienten, das sind etwa 58%, zeigten das Phänomen der overlap condition. Diese Ergebnisse stehen in Einklang mit jenen von Wong et al. (1973a,b), Sigg (1979) sowie Sigg und Hedinger (1981). Die beschriebenen Befunde zeigen, daß mit Hilfe enzymhistochemischer Nachweise zusätzlich Daten zur Diagnose bzw. Prognose testikulärer Erkrankungen erhalten werden, die zu einer erfolgversprechenden Behandlung der Sub- bzw. Infertilität angewandt werden können.

Zusammenfassung

In dieser Arbeit wird über enzymhistochemische Untersuchungen an Hodenbiopsiematerial sub- bzw. infertiler Patienten berichtet. Im pathologisch veränderten Hodenparenchym sind erhebliche enzymhistochemische Aberrationen vom normalen Enzymmuster zu beobachten. So sind z.B. beim Spermatogenesestopp die Lactat-Dehydrogenase und die sauren Phosphatasen im Sertolizellzytoplasma deutlich abgeschwächt. Mit Hilfe der Ca^{++}-aktivierten Adenosintriphosphatase, die als kontinuierlicher Saum im boundary tissue nachzuweisen ist, kann zum einen die Kontraktionsfähigkeit bzw. der Spermientransport demonstriert werden, zum anderen liefert das Enzym aber auch Hinweise über Interaktionen zwischen dem Sertolizellzytoplasma und dem angrenzenden Interstitium. Im einzelnen wird auf Halteschwächen der Sertolizellen eingegangen und versucht, diese mit Hilfe enzymhistochemischer Reaktionen näher zu charakterisieren.

Literatur

Boitani C, Palombi F, Vivarelli E, Siracusa G, Stefani M (1982) Metabolic activity of rat pachytene spermatocytes and round spermatids co-cultured with Sertoli cells. (Abstr.) In: Advance miniposters, 2nd European workshop on molecular and cellular endocrinology of the Testis, C 24 Rotterdam/Holland

Dym M, Fawcett DW (1970) The blood-testis-barrier in the rat and the physiological compartmentation of the seminiferous epithelium. Biol Reprod 3:308-326

Fawcett DW, Leak LV, Heidger PM (1970) Electron microscopic observations on the structural components of the blood-testis-barrier. J Reprod Fertil Suppl 10: 105-122

Firth JA (1978) Cytochemical approaches to the localization of specific adenosine-triphosphatases. Histochem J 10:253-269

Goslar HG, Hilscher B, Haider SG, Hofmann N, Passia D, Hilscher W (1982) Enzyme histochemical studies on the pathological changes in human Sertoli cells. J Histochem Cytochem 30(12):1268-1274

Hofmann N, Hilscher B, Kiesewetter D, Passia D, Hilscher W (1980) Kombinierte quantitativ-histologische und enzymhistochemische Untersuchungen menschlichen Testisgewebes bei Orchitis. Fortschr Fertilitätsforsch 8:386-389

Hofmann N, Hilscher B, Passia D, Hilscher W, Haider SG (1982) Histological, morphometrical and enzyme histochemical studies on varicocele orchiopathy. In: Varicocele and male infertility II. (Eds. E.W. Jecht, and E. Zeitler), Springer Verlag, Berlin (S.27-34)

Holstein AF, Roosen-Runge CE (1981) Atlas of human spermatogenesis. Grosse Verlag, Berlin

Kormano M (1967) Dye permeability and alkaline phosphatase activity of testicular capillaries in the postnatal rat. Histochemie 9, 327-338

Kormano M, Hovatta O (1972) Contractility and histochemistry of the myoid cell layer of the rat seminiferous tubules during postnatal development. Z Anat Entwickl Gesch 137:239-248

Le Gac E, Attramadal H, Horn R, Tvermyr M, Fröysa A, Hansson V (1982) Hormone (FSH and Isoproterenol) stimulation of lactate/pyruvate secretion by cultured Sertoli cells and maintenance of ATP levels in primary spermatocytes and round spermatids. (Abstr.) In: Advance miniposters, 2nd European workshop on molecular and cellular endocrinology of the Testis, C 16, Rotterdam/Holland

Lojda Z, Gossrau R, Schiebler TH (1979) Enzyme Histochemistry. A laboratory manual. Springer Verlag, Berlin

Meijer AEFH (1970) Histochemical method for the demonstration of myosin adenosine triphosphatase in muscle tissues. Histochemie 22:51-58

Meijer AEFH, Vloedman AHT (1980) The histochemical characterization of the coupling state of skeletal muscle mitochondria. Histochemie 69:217-232

Passia D· (1983) Enzymhistochemische Untersuchungen zur Orthologie und Pathologie des menschlichen Testisgewebes. Habilitationsschrift Universität Düsseldorf

Passia D, Hilscher B, Hofmann N, Hilscher W (1980) Kombinierte quantitativ histologische und enzymhistochemische Untersuchungen menschlichen Testisgewebes bei Varicocele. Fortschr Fertilitätsforsch 8:364-366

Passia D, Hofmann N, Hilscher B, Hilscher W, Haider SG (1983) Die Sertolizelle infertiler Patienten. Eine enzymhistochemische Studie. Beitr Urol 3:222-226

Pearse AGE (1972) Histochemistry, Theoretical and Applied. Vol. 1 and 2. Churchill Livingstone, Edinburgh

Russel L (1979a) Further observations on tubulobulbar complexes formed by late spermatids and Sertoli cells in the rat testis. Anat Rec 194:213-232

Russel L (1979b) Spermatid-Sertoli tubulobulbar complexes as devices for elimination of cytoplasm from the head region of late spermatids of the rat. Anat Rec 194:233-246

Sigg Chr (1979) Klassifizierung tubulärer Hodenatrophien bei Sterilitätsabklärungen. Schweiz Med Wschr 109:1284-1293

Sigg Chr, Hedinger Chr (1981) Quantitative and ultrastructural study on germinal epithelium in testicular biopsies with "mixed atrophy". andrologia 13(5):412-424

Steinberger A, Steinberger E (1980) Testicular development, structure and function. Raven Press, New York

Waites GMH, Gladwell RT (1982) Physiological significance of fluid secretion in the testis and blood-testis barrier. Phys Rev 62(2):624-671

Wong T, Straus FH, Warner NE (1973a) Testicular biopsy in the study of male infertility. I. Testicular causes of infertility. Arch Pathol 95:151-159

Wong T, Straus FH, Warner NE (1973b) Testicular biopsy in the study of male infertility. II. Posttesticular causes of infertility. Arch Pathol 95:160-164

Priv.-Doz. Dr. D. Passia, Zentrum für Anatomie, Abt. für morphologische Endokrinologie und Histochemie, Universitätsstraße 1, Geb. 2203, D-4000 Düsseldorf

Pulsatile LHRH-Applikation zur Bewertung der Hypophysengonadenachse und zur Langzeitbehandlung bei infertilen Männern

W. Aulitzky, J. Frick und G. Kunit

Spätestens seit der erfolgreichen Einführung der pulsatilen Therapie mit Gonadotropinreleasinghormon bei Frauen mit hypothalamischer Amenorrhoe ist die Bedeutung der rhythmischen Sekretion von LH und FSH wieder in den Mittelpunkt des Interesses gerückt. Während jedoch bei der Frau diese Behandlungsform zu einer klinischen Routinemethode geworden ist, sind beim infertilen Mann noch nicht einmal die physiologischen Grundlagen des komplizierten Regulationsmechanismus der Hypothalamus-Hypophysen-Gonadenachse bekannt. Erfolgreiche Therapieversuche bei Männern mit Kallmannsyndrom, sowie bei Patienten mit Oligospermie und Pubertas tarda geben eindeutige Hinweise, daß die LH-FSH-Rhythmik sowohl in der Diagnose als auch in der Therapie des unfruchtbaren Mannes eine entscheidende Rolle zu spielen scheint. So konnte in der Zwischenzeit gezeigt werden, daß Veränderungen der physiologischen und rhythmischen Freisetzung von LH und FSH zu Störungen, ja sogar zum Ausfall der Gonadenfunktion führen können.

In dieser Präsentation werden Erfahrungen einer erweiterten, endokrinen Diagnostik der Hypothalamus-Hypophysen-Gonadenachse, sowie die ersten Ergebnisse von Therapieversuchen bei Männern mit hypogonadotropem Hypogonadismus, sowie Oligospermie dargestellt.

Material und Methode

Um die Produktions- und Sekretionsreserve der Hypophyse auf mehrmalige LHRH-Stimuli zu prüfen, haben wir den LHRH-Test dahingehend abgewandelt, daß wir statt einer hohen Einmaldosis 5 kleinere Dosen von jeweils 20 µg i.v. im Abstand von 90 Minuten verabreicht haben. LH, FSH und Testosteron wurden während einer Gesamtdauer von 8 Stunden in 30-minütigen Abstand bestimmt.

Die Langzeitbehandlung bei Patienten mit Hypogonadismus und Dysspermatogenese wurden mit der Minipumpe Zyklomat teils i.v. teils subcutan durchgeführt (Abb. 1).

Ergebnisse

1. Beim endokrinologisch gesunden Mann kommt es zumindest nach den ersten 3-4 Pulsen mit LHRH zu einer zunehmenden LH-Stimulationsamplitude und es läßt sich ein eindeutig rhythmisches Sekretionsmuster erzielen (Abb. 2).
2. Bei den Patienten mit Variocele finden wir sehr unterschiedliche Abweichungen vom physiologischen Muster. Trotz der Schwierigkeit einer statistischen Auswertung scheint jedoch der Grad der Abweichung vom Normmuster mit dem Ausmaß der Spermiogenesestörung zu korrelieren. Eine endgültige Aussage ist bei dieser Patientengruppe jedoch noch nicht möglich.

486

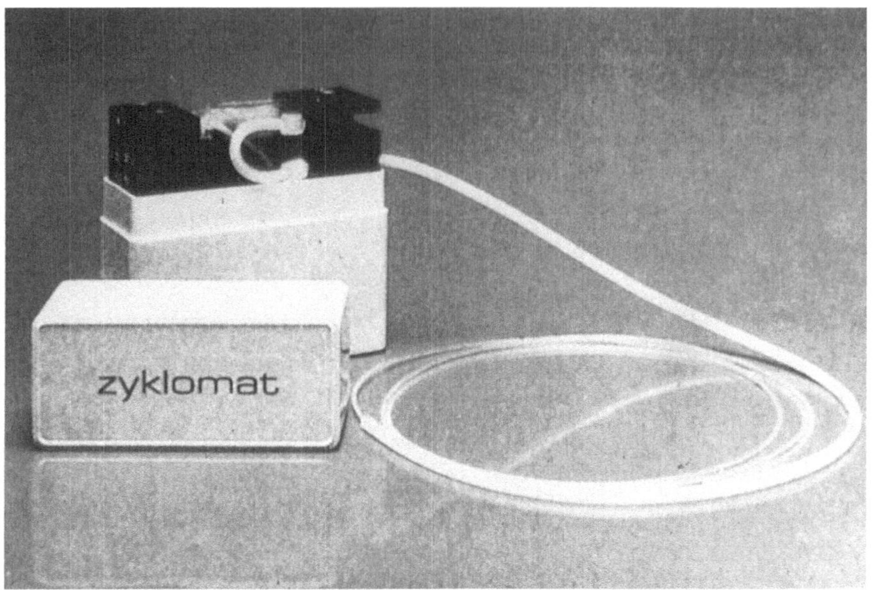

<u>Abb. 1.</u> Darstellung der Zyklomatpumpe

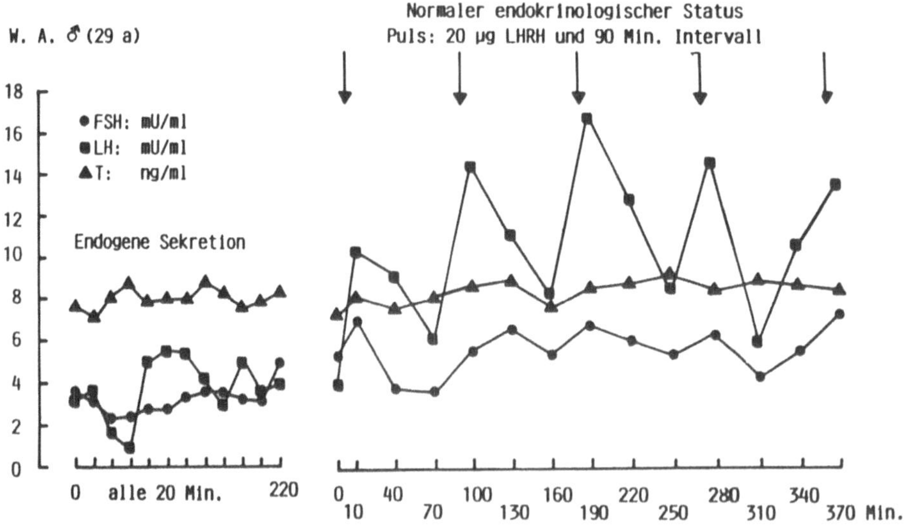

<u>Abb. 2.</u> Endokrine Profile für LH, FSH und Testosteron bei einem 29-jährigen norma-
len Mann. Der linke Teil der Abbildung zeigt die endogene Sekretion dieser Hormone
über einen Zeitraum von 220 Minuten, im rechten Teil der Abbildung sind die Hormon-
profile während der pulsatilen Applikation von LHRH dargestellt

3. Bei den Patienten mit hypogonadotropem Hypogonadismus konnte nach
   mehrmaliger LHRH-Stimulation auch bei solchen Patienten, die Basis-
   werte unter dem Meßlimit aufweisen, eine LH-Stimulation erzielt
   werden. Dies scheint ein wichtiger Hinweis bei der Auswahl zur
   entsprechenden Langzeitstimulationstherapie zu sein.

Insgesamt haben wir bisher bei 6 Männern (2 mit Pubertas tarda, 1 Pat.
mit idiopathischem hypogonadotropen Hypogonadismus und 3 Pat. mit
einer sogenannten "slow-pulsing-Oligospermie") eine pulsatile Langzeittherapie mit LHRH mittels Zyklomatpumpe durchgeführt und abgeschlossen. Derzeit befinden sich 6 weitere Patienten unter Therapie.

1. *Patienten mit Pubertas tarda*. Diese Klassifizierung wurde entsprechend
unserem Abklärungsschema mit dem Langzeit-LHRH-Test und nach entsprechender Stimulationsfähigkeit der Hypophyse getroffen. Bei guter
Stimulierbarkeit wurde eine intermittierende, pulsatile Therapie
appliziert.

Detail: In beiden Fällen handelte es sich um 18-jährige Knaben. Bei
einem Patienten wurden insgesamt 4 Behandlungszyklen von jeweils 48
Stunden Dauer mit 20 µg LHRH/Puls durchgeführt; zwischen den Therapie-
zyklen 2 Wochen Pause. Beim zweiten Patienten wurde 3 x 48 Stunden
und 2 x 72 Stunden mit jeweils 1-wöchigen Pausen eine intermittierende, pulsatile LHRH-Therapie appliziert. In beiden Fällen wird eine
normale Pubertätsentwicklung mit völlig normaler Hodengröße, Scham-
behaarung, Stimmbruch, aber schließlich auch Spermiogenese beobachtet (Abb. 3).

Sch. A. ♂ 19 a

Diagnose: Pubertas tarda
Therapie: Pulsatile LHRH-Stimulation 4 x 48^h mit ZYKLOMAT

Vor Therapiebeginn:	5 Mon. nach Therapieende:
Hypogonadismus	normale Pubertätsentwicklung
LH↓, FSH↓, Test.↓, PRL↓↑,	zunehmende Schambehaarung
E_2, Prog., HGH, T_3, ETI O.B.	Hodenvolumen normal (18 ml)
LHRH-Test↓	Spermatogenese: 6 mill/ml
Chromosomenanalyse: 46/xy	Endokriner Status: normal
Knochenalter: 14 a	
Hodenvolumen: 6 ml	

Abb. 3. 19-jähriger Patient mit Pubertas tarda, der einer pulsatilen LHRH-Therapie
unterzogen worden war

2. *Slow-Pulsing-Oligospermie*. Dieses Syndrom wurde erstmals von Wagner
beschrieben und betrifft Patienten mit ausgeprägter Oligospermie, erniedrigter LH-Pulsfrequenz, hohem FSH, sowie normalem LH. Wir haben
3 dieser Patienten mit pulsatiler LHRH-Therapie über 6 Monate betreut.

Im pulsatilen LHRH-Test zeigt sich dabei ein überschießender FSH- und
LH-Anstieg nach dem ersten LHRH-Impuls, jedoch anschließend kontinuier-
liche Abnahme der LH-FSH-Amplitude und deutliche Abnahme des LH-Peak-
Wertes.

Dieser Effekt wurde auch bei der Langzeittherapie beobachtet und FSH
konnte bei allen Patienten zumindest vorübergehend in den physiologischen Bereich abgesenkt werden. Ebenfalls wurde bei allen 3 Patienten

vorübergehend eine Verbesserung des Spermiogramms mit verbesserter
Spermiogenese und verbesserter Motilität beobachtet; ein zufrieden-
stellender Langzeiterfolg wurde jedoch noch nicht erzielt. Möglicherweise war die von uns gewählte Dosierung mit 10-20 µg LHRH intravenös
alle 120 Minuten zu hoch.

3. *Idiopathischer hypogonadotroper Hypogonadismus.* 1 Patient mit diesem Syndrom wurde von uns 8 Monate lang einer pulsatilen LHRH-Therapie zugeführt. Es konnte dabei eine fast normale Entwicklung der sekundären
Geschlechtsmerkmale erzielt werden, die Spermiogenese konnte jedoch
bis zum heutigen Tag noch nicht aktiviert werden. Weiter wurde mit
Hilfe dieser Therapie der Hormonstatus normalisiert.

Diskussion und Zusammenfassung

Zum jetzigen Zeitpunkt sind 6 weitere Patienten mit Kallmannsyndrom,
Pubertas tarda, sowie Slow-Pulsing-Oligospermie bei uns in Behandlung
und die ersten Therapieergebnisse lassen bessere Therapieerfolge er-
warten. Allerdings wird bei diesen Patienten durchwegs die subcutane
Applikation vorgezogen und die Dosierung wurde von 20 µg auf 5 µg/
Puls alle 120 Minuten reduziert.

Abschließend sei auf die erfolgreiche Anwendung dieser Therapieform
beim Kallmannsyndrom (Störung der Hypothalamusfunktion, Hypogonadismus, Hyposmie bzw. Anosmie) hingewiesen, da zusammen mit einer initialen hCG-Stimulation die pulsatile LHRH-Therapie bei diesen Patienten
die Therapie der Wahl darzustellen scheint.

Literatur

1. Aulitzky W, Frick J (1983) Evaluation der Hypothalamus-Hypophysen-Gonadenachse
   beim Mann unter Verwendung des Zyklomaten. Fortschritt der Fertilitätsforschung,
   Kongreßbericht, Grosse Verlag Berlin 636-640
2. Belchetz PE, Plant TM, Nakai Y, Keogh EJ, Knobil E (1978) Hypophyseal responses
   to continuous and intermittent delivery of hypothalamic gonadotropin releasing
   hormone (Gn-RH). Science 202:631-634
3. Frick J : unpublished data
4. Frick J, Aulitzky W (1983) Pulsatile LHRH administration to evaluate the pitui-
   tary-gonadal axis in men. Acta Endocrinologica, Suppl 256, Vol 103:76
5. Klingmüller D, Menger D, Schweikert HU (1983) Induction of puberty in patients
   with Kallmann-syndrome. Acta Endocrinologica, Suppl 253, Vol 102:31
6. Leyendecker G, Wildt L (1982) Die pulsatile Therapie mit Gonadotropin - Relea-
   sing-hormon (Gn-RH). Geburtshilfe und Frauenheilkunde, Jhg. 42, Heft 9:645-708
7. Santen RJ, Bardin CW (1973) Episodic Luteinizing Hormone Secretion in Men. J
   Clin Investigation 52:2617-2628
8. Wagner TOF (1984) Pulsatile LHRH-Therapie beim Mann. Endokrinologie-Informationen,
   Jhg. 8, No. 2:52-54, April 1984
9. Wildt L, Häusler A, Marshall G, Hutchison JS, Plant TM, Belchetz PE, Knobil E
   (1981) Frequency and Amplitude of Gonadotropin-Releasing Hormone Stimulation and
   Gonadotropin Secretion in the Rhesus Monkey. Endocrinology, Vol 109:376-385

Dr. W. Aulitzky, Urologische Abteilung der Landeskrankenanstalten
Salzburg, A-5020 Salzburg

Erektile Dysfunktion – aktuelle Aspekte der Ätiologie, Diagnostik und Therapie

H. Porst, D. Bach, W. Thon und J. E. Altwein

Einleitung

Intensive Forschungsbemühungen um das Verständnis des physiologischen
Erektionsablaufes sowie der pathophysiologischen Grundlagen von
Erektionsstörungen zeigten in jüngster Zeit, daß weit über 50% der
Erektionsstörungen eine Organpathologie zugrunde liegt. Eine Analyse
eines unselektionierten Krankengutes von über 1600 Patienten am Centre
de l'impuissance in Paris (7) kam zu dem Ergebnis, daß nur 15% der
Erektionsstörungen rein psychogenen Ursprungs waren. Bei den organisch
bedingten Erektionsstörungen waren 57% auf arterielle Gefäßveränderungen, über die Hälfte davon kombiniert mit venösen Abflußstörungen,
sowie 22% auf rein venöse Abflußstörungen zurückzuführen. In 7% der
organogenen Impotenzformen konnte eine pathologische Latenzzeit des
Bulbocavernosusreflexes nachgewiesen werden, was auf eine Läsion des
N. pudendus im Sinne einer penilen Neuropathie schließen ließ.

Auf Grund dieser neuen Erkenntnisse ist eine genaue Abklärung erektiler Funktionsstörungen unter Einsatz sämtlicher noninvasiver und
invasiver Diagnostika obligat, da sich hieraus entsprechende therapeutische Konsequenzen im Sinne eines ursachenorientierten Therapie-
programmes ergeben.

Diagnostik

Die eingehende Würdigung eines evtl. psychogenen Hintergrundes der
vorhandenen Erektionsstörungen mittels eines Questionnaires steht am
Anfang jeglicher Diagnostik. Die Labordiagnostik erfaßt neben dem
Routinelabor Veränderungen im Glucose- und Fettstoffwechsel sowie
Störungen der Hypothalamus-Hypophysen-Gonadenachse durch Bestimmung
von Testosteron, FSH, LH, Prolactin, Östradiol und schließlich noch
die Schilddrüsenparameter.

Die orientierende nichtinvasive Diagnostik (Tab. 1) beinhaltet zunächst die Erfassung der nächtlichen penilen Tumeszenzen, die an 3
konsekutiven Nächten aufgezeichnet werden. Unabhängig von der Methode
haftet allen in Tabelle 1 zitierten Verfahren der Nachteil an, daß
der Rigiditätsgrad nicht erfaßt wird, d.h., daß der Nachweis einer
entsprechenden Zirkumferenzänderung noch lange nicht das Vorhandensein einer zur vaginalen Penetration ausreichenden Erektion bedeutet.
Für die Rigiditätsmessung stehen mittlerweilen 2 externe Verfahren
(Rigidimeter, Rigiscan) zur Verfügung, deren Validität und Verläßlichkeit erst durch größere Untersuchungsreihen noch untermauert werden
muß.

Ebenfalls als Screeningmethode keineswegs aber als Beweis im Nachweis
bzw. im Ausschluß arterieller Durchblutungsstörungen ist die Doppler-
sonographie der Penisarterien anzusehen. Neben Ortung der Arterien

Tabelle 1. Diagnostisches Untersuchungsprogramm bei erektiler Dysfunktion

Diagnostik erektiler Funktionsstörungen

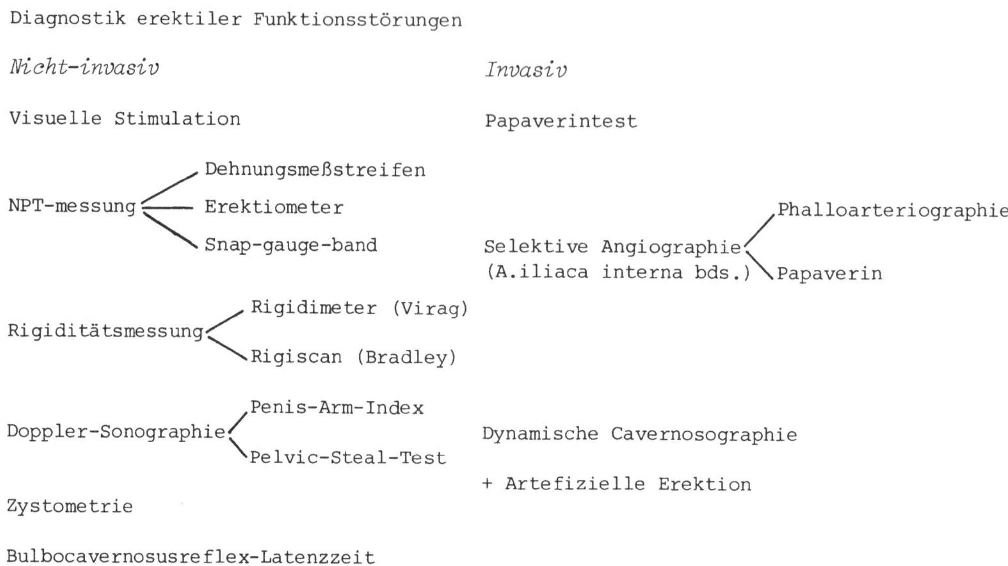

und Aufzeichnung deren Pulskurven dient insbesondere der sogenannte Penile Brachial Pressure Index (PBPI = $RR_{Systol.Penis}/RR_{Systol.Arm}$) als Beurteilungsparameter. Zum Nachweis eines sog. Pelvic steal Syndroms wird der Pelvic steal test durchgeführt, d.h., der PBPI unter definierter Belastung gemessen (z.B. Kniebeugen), wobei das Absinken um mehr als 0,15 Punkte auf dieses Syndrom hinweist.

Neurogene Störungen werden entweder durch eine Zystomanometrie (Autonomes Nervensystem) oder durch die Messung der Latenzzeit des Bulbocavernosusreflexes (N. pudendus) nachgewiesen. Beide Methoden sind insbesondere bei dem Vorhandensein weiterer neurologischer Ausfälle z.B. im Gefolge eines Diabetes mellitus, eines Alkoholabusus oder aber auch nach becken- oder abdominalchirurgischen Eingriffen unerläßlich.

Ist die noninvasive Diagnostik lediglich als Screeningmethode geeignet, so stehen die invasiven Untersuchungsmethoden wegen ihres beweisenden Charakters im Mittelpunkt des Interesses. Als Differentialdiagnostikum zur Unterscheidung psychogene-organogene Erektionsstörung hat der Papaverintest (11) in jüngster Zeit Eingang in die Diagnostik gefunden. Papaverin, direkt in den Schwellkörper injiziert, bewirkt eine Relaxation der glatten Muskulatur von Schwellkörper und Gefäßen und verursacht somit einerseits eine Steigerung der arteriellen Blutzufuhr andererseits eine Drosselung des venösen Abflusses. Beides zusammen führt zu einer Erektionsinduktion, vorausgesetzt es liegen keine pathologischen Veränderungen vor. Im Normalfall tritt die Erektion in 5-10 min. nach Erektionsbeginn ein und dauert bis zu 2 Stunden. In seltenen Fällen kommt es zu prolongierten Erektionen, die im Extremfall in einen Priapismus übergehen können und dann eine Intervention erforderlich machen.

Arterielle Gefäßveränderungen können letztendlich nur angiographisch beweisend nachgewiesen werden. Eigene jüngste Untersuchungen zeigen hierbei, daß die arterielle DSA-Technik die konventionelle Angiographietechnik auch auf dem Gebiet der Penisangiographie zu ersetzen

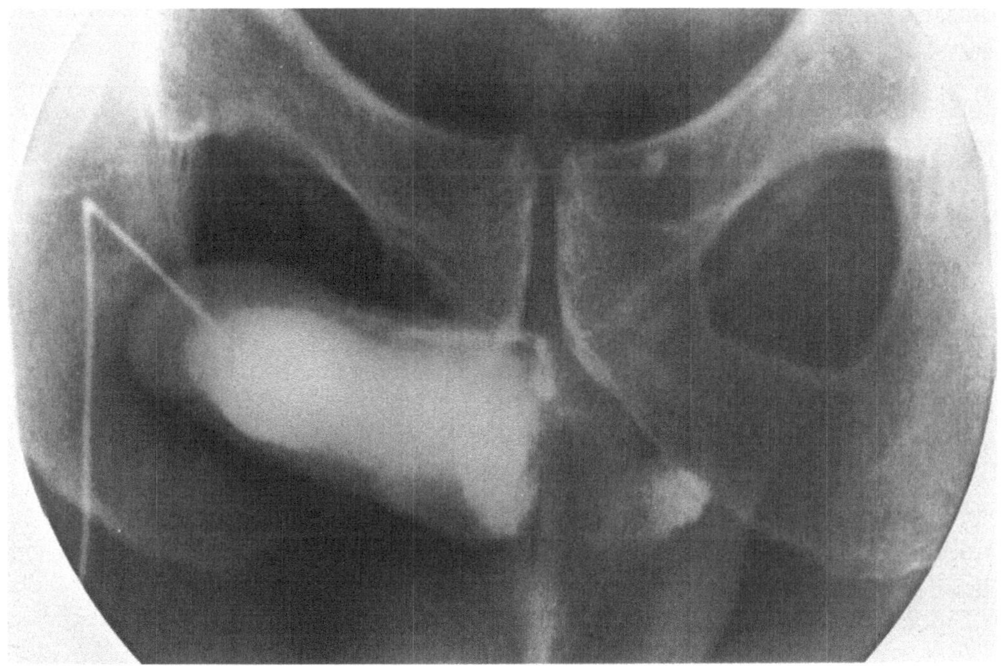

<u>Abb. 1.</u> Insuffizienz der Venae circumflexae und der tiefen Dorsalvene bei 38-jähri-
gem Patienten mit sekundärer Impotenz. Flow-rate zum Aufrechterhalten der Erektion
über 150 ml/min. Maintenance-index 1

in der Lage sein könnte. Sowohl angeborene Störungen im Sinne von
Gefäßdysplasien und Agenesien der Penisarterien als auch erworbene
arteriosklerotische Stenosen bzw. komplette Verschlüsse können dabei
Ursache einer arteriell bedingten erektilen Dysfunktion sein.

Störungen im venösen Schenkel des penilen Gefäßsystems im Sinne einer
venösen Insuffizienz werden mittels einer dynamischen Cavernosographie
mit simultaner passiver Erektion erfaßt (Abb. 1). Sowohl eigene Untersuchungen als auch Literaturangaben (5,6,8) zeigten, daß Flowwerte
von 120 ml/min. zur Erektionsinduktion und von 40-50 ml/min. zur Erek-
tionshaltung als normal anzusehen sind. Maintenanceindexwerte (rezi-
proke Wert aus obig erwähnten Parametern) bis zu 0.40 gelten dabei
ebenfalls noch als obere Normgrenze.

Therapie

Entsprechend dieser neuen diagnostischen Erkenntnisse haben sich auch
die Therapiekonzepte geändert (Tab. 2).

Bei leichteren vaskulären Störungen sowohl im Sinne einer venösen Insuffizienz als auch im Sinne einer arteriellen Durchblutungsstörung
ist der semikonservative Therapieversuch mit periodischen intracaver-
nosalen Injektionen vasoaktiver Medikamente (Papaverin, Phenoxybenza-
min) durchaus gerechtfertigt. Im Falle eines Therapiefehlschlages
oder aber bei schwereren vaskulären Störungen haben sich mehrere penile Revaskularisationsverfahren bewährt. Bei reinen venösen Insuf-
fizienzen kommen abhängig von der Lokalisation des venösen Lecks ent-

Tabelle 2. Therapiemöglichkeiten bei erektiler Dysfunktion

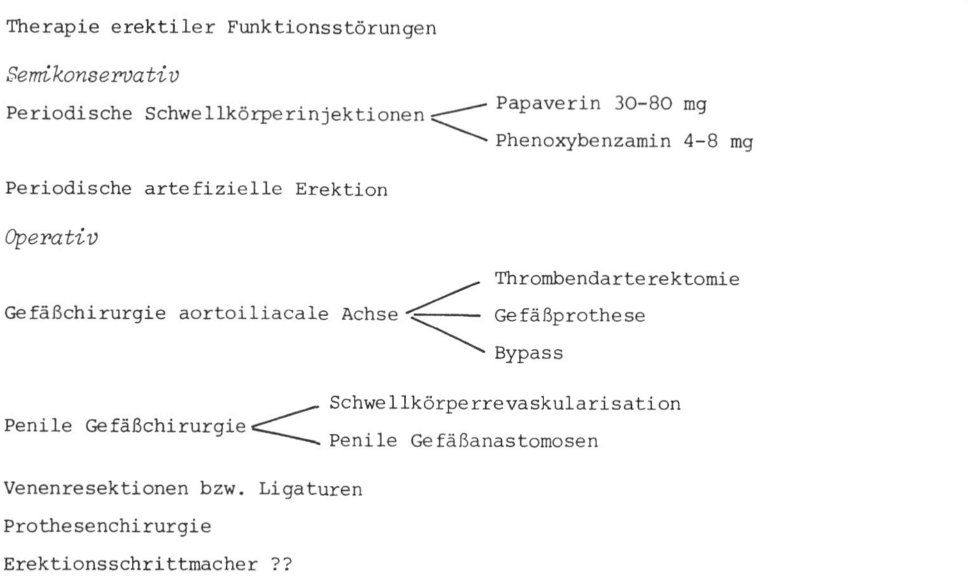

weder die alleinige Resektion insuffizienter Venen oder aber die
Arterialisation der V. dorsalis profunda mit oder ohne Ligatur bzw.
gleichzeitiger Anastomoase zum Corpus cavernosum zur Anwendung.

Arterielle Gefäßveränderungen oder gemischt venös-arteriell bedingte
Erektionsstörungen stellen eine Indikation entweder zu einer epigastri-
copenilen Anastomose nach Michal (6), zu einer Arterialisation der
Vena dorsalis profunda nach Virag (7) oder aber zu femoropenilen Ve-
neninterponaten nach Crespo (3) dar.

Die unlängst auf dem ersten Weltkongreß über Impotenz in Paris vorgestellten längerfristigen Ergebnisse (Tab. 3) geben unabhängig vom
durchgeführten Verfahren Erfolge in bis zu 90% an und rücken damit
in die Nähe der Ergebnisse der Prothesenchirurgie. Jegliche neurogene
Mitbeteiligung stellt eine Kontraindikation zur Revaskularisationschirurgie dar, wobei in diesen Fällen nur die Implantation einer
Penisprothese in Frage kommen kann.

Zusammenfassend läßt sich feststellen, daß bei längerdauernden Erektionsstörungen insbesondere bei Patienten jüngeren und mittleren
Alters eine eingehende Diagnostik unter Einsatz aller zur Verfügung
stehenden Methoden obligat sein sollte. Dies um so mehr, da sich gezeigt hat, daß vaskuläre Störungen die häufigste Ursache erektiler
Dysfunktionen sind. Attraktive neue Therapiekonzepte semikonservativer
oder operativer Natur sind heutzutage dabei in der Lage den oftmals
verzweifelten Patienten eine echte ursachenorientierte Alternative
zur Prothesenchirurgie bzw. zur Resignation zu bieten.

Tabelle 3. Ergebnisse der penilen Revaskularisationschirurgie bei vaskulärer erektiler Dysfunktion

Ergebnisse der Revaskularisationschirurgie

Autor	Jahr	Fallzahl	Verfahren	Follow-up	Erfolge
Bleyn	1984	15	Epigastrico-cavernosale Anastomose	> 1 Jahr	73%
Crespo	1984	174	Femoro-peniler Venenbypass	1-5 Jahre	90%
Degni	1984	27	Fem.cav. Venenbypass		55%
		13	Fem.pen. Venenbypass	> 1 Jahr	50%
		30	Arter. V. dors. prof.		85%
L'Hermite	1984	22	Saphenainterponat 1.,A.fem.-Corp.cav. 2.,A.epig.-Corp.cav.	??	86%
Michal	1984	64	Epig-pen. Anastomose	1-7 Jahre	71%
Virag	1984	82	Arter. V. dors. prof.	1-7 Jahre	74%
Wespes	1984	20	Resektion, Ligatur insuff. Venen	??	80%

Literatur

First World Congress on Impotence, 1984, Paris:

1. Bleyn JA et al: Is direct epigastricocavernous bypass obsolete in 1984?
2. Bradley WE et al.: Clinical results of continuous penile rigidity monitoring
3. Crespo E et al.: Six years follow-up with our microsurgical technique
4. Degni M: Penis erectile impotence: personal experience with 70 revascularizations of the penis
5. L'Hermite J et al.: Passive erection in the treatment of vasculogenic impotence
6. Michal V et al.: Reconstruction of the arterial bed supplying cavernous bodies
7. Virag R et al.: Multidisciplinary approach of impotence: remarks upon 1600 cases. A proposal to quantify the homodynamic disturbances
8. Virag R: Hemodynamic and radiological parameters of artificial erection with dynamic cavernosography
9. Virag R et al.: Intracavernous injection of papaverine and other vasoactive drugs. A new era in the comprehension and treatment of impotence
10. Wespes E, Schulman CC: Surgical treatment of the organic impotence in man due to cavernous leak by ligature of the venous outflow
11. Virag R, Virag H (1983) L'épreuve à la papaverine intracaverneuse dans létude de l'impuissance. Perspectives thérapeutiques. Journal des maladies vasculaires, 8:293-295

Dr. H. Porst, Urologische Universitätsklinik, Sigmund-Freud-Straße 25, D-5300 Bonn 1

Die Beckenbodenmyalgie, keine Prostatitis

E. Wilhelm

Die Beckenbodenmyalgie ist keinesfalls eine Entdeckung der neueren
Zeit. Sie wurde bereits 1937 von Thiele beschrieben (1). Es folgten
weitere Arbeiten darüber, 1965 von McGivney und Cleveland, 1972 von
Lilius und Valtonen (2,3). Der Artikel von Sinaki und Mitarbeitern
veranlaßte uns, beim Patienten mit prostatitisähnlicher Symptomatik
grundsätzlich auch auf das Vorliegen einer Beckenbodenmyalgie zu
achten (4).

Zwischen 1981 und 1982 wurden an der Urologischen Universitätsklinik
Erlangen 97 Patienten mit prostatitisähnlicher Symptomatik nach folgender Methodik untersucht: es wurden Sediment und Bakteriologie des
Mittelstrahlurins und des Prostataexprimats überprüft; wenn letzteres
nicht zu gewinnen war, wurde der Prostataexprimaturin zum Vergleich
herangezogen. Eine komplette Lokalisationsdiagnostik nach Meares und
Stamey (5) wurde nur im indizierten Falle durchgeführt. Patienten mit
Urethritis bzw. proktologischen Erkrankungen wurden von der Studie
ausgeschlossen. Anläßlich der Gewinnung des Prostataexprimats wurde
der Levator ani genau auf das Vorliegen einer Beckenbodenmyalgie hin
abgetastet, dies auf beiden Seiten des Rektums und zum Steißbein hin.
Im übrigen wurden ein MCU und ein Infusionsurogramm veranlaßt.

Bei 5 Patienten fanden sich im Prostataexprimat 10 oder mehr Leukozyten pro Gesichtsfeld. Damit lag lediglich bei 5 Patienten eine
wahre Prostatitis vor. In 2 Fällen war die Prostatitis durch eine
Infektion mit E. coli bzw. Enterokokken bedingt. In 3 Fällen war die
Infektion abakteriell, mit Nachweis von Chlamydia trachomatis im
Harnröhrenabstrich und im Prostataexprimat bei einem einzigen Patienten. Bei den restlichen 92 Patienten war das Prostataexprimat bzw.
der Exprimaturin mikroskopisch und bakteriologisch unauffällig. Eine
organische Erkrankung der Prostata selbst war damit auszuschließen.
Auffällig war jedoch, daß bei allen 92 Patienten eine Beckenbodenmyalgie nachzuweisen war. Sie überwog grundsätzlich auf der Seite,
auf welcher die Prostata stärker druckdolent war. Wie zu erwarten,
war die Beckenbodenmyalgie bei diesen Patienten kein isoliertes Phänomen; dies folgt aus einer gestörten Statik des Körpers. Myalgien
im Bereich der Leistenmuskulatur fanden sich in 91% dieser 92 Patienten, bedingt durch Myogelosen der Adduktorengruppe, des M. pectineus
und M. sartorius. Sie waren auf der Körperseite festzustellen, auf
der auch die Beckenbodenmyalgie überwog. Flankenschmerzen waren in 61%
durch Palpation reproduzierbar. In 39% wurden Hodenschmerzen angegeben, welche durch eine schmerzhafte Verspannung der den Leistenkanal
umhüllenden Muskelpartien bedingt waren. Ein unteres Rektusansatz-
syndrom, Blasenschmerzen vortäuschend, konnte in 26% festgestellt
werden.

Im Mittelpunkt der Behandlung der Beckenbodenmyalgie steht die Aufklärung des Patienten über den Pathomechanismus der Erkrankung, dies

in der Absicht, eine zunächst willkürliche und schließlich im Unterbewußtsein verankerte Relaxation des Beckenbodens zu erreichen. Dies sollte durch Wärme in jeder Form unterstützt werden, weiterhin durch Antirheumatika. Wir haben mit gutem Erfolg Piroxicam eingesetzt.

Eine bakterielle oder abakterielle Prostatitis ist eine seltene Erkrankung; sie ist charakterisiert durch ein pathologisches Prostatasekret. Wie nennt aber jenes ungleich häufigere Krankheitsbild, das durch eine Druckdolenz der Prostata und ein unauffälliges Prostatasekret gekennzeichnet ist: Prostatosis, Prostatodynie oder Beckenbodenmyalgie? Der Terminus "Prostatosis" sollte aufgegeben werden (6). Auf Grund unserer Untersuchungen sind wir überzeugt, daß der Mehrzahl dieser Fälle eine Beckenbodenmyalgie zugrunde liegt. Für Meares waren vor wenigen Jahren Prostatodynie und Beckenbodenmyalgie noch Synonyma. 1983 hingegen unterscheidet er jedoch zwischen beiden Erkrankungen auf Grund urodynamischer Untersuchungen. Weitere Untersuchungen werden in Zukunft zeigen, ob dies berechtigt ist (7).

Literatur

1. Thiele GH (1937) Coccygodynia and pain in the superior gluteal region and down the back of the thigh: causation by tonic spasm of the levator ani, coccygeus and piriformis muscles and relief by massage of these muscles. J.A.M.A. 109:1271
2. McGivney JQ, Cleveland BR (1965) The levator syndrome and its treatment. South Med 58:505
3. Lilius HG, Valtonen EJ (1972) Diaphragma pelvis spasticum. Duodecim 88:399
4. Sinaki M, Merritt JL, Stillwell GK (1977) Tension myalgia of the pelvic floor. Mayo Clin Proc 52:717
5. Meares EM, Stamey TA (1968) Bacteriologic localisation patterns in bacterial prostatitis and urethritis. Invest Urol 5:492
6. Meares EM (1979) Editorial comment. J Urol 122:169
7. Barbalias GA, Meares EM, Sant GR (1983) Prostatodynia: clinical and urodynamic characteristics. J Urol 130:514

Priv.Doz. Dr. med. habil. E. Wilhelm, Urologische Klinik, Klinikum Ingolstadt, Krumenauer Straße 25, D-8070 Ingolstadt

Erste klinische Erfahrungen mit dem penoskrotalen Sphinkter zur Behandlung der männlichen Sphinkterinsuffizienz

U. Jonas

In einem Zeitraum von acht Jahren wurde ein neuer alloplastischer Schliessmuskel entwickelt, der praktisch als "interne Penisklemme" am penoskrotalen Winkel implantiert wird und durch die Haut bedienbar ist. Über diese Entwicklungen wurde bereits berichtet (1,2).

Der alloplastische Sphinkter (Abb. 1) wird um die Urethra am penoskrotalen Winkel plaziert und mit einer Stahlklemme verschlossen. Zur Fixation an den Corpora cavernosa ist ein Dakronmash eingelegt. Eine Teflonkugel, die durch Seitendruck zwischen beiden Branchen des Sphinkters eingeschoben werden kann, erlaubt die Deaktivierung des Sphinkters.

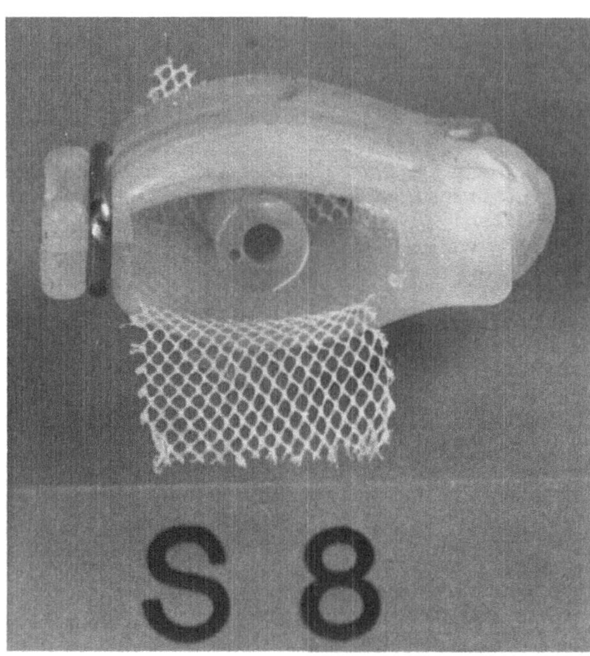

Abb. 1. Sphinkter S-8: interne "Penisklemme" - Erläuterungen siehe Text

Um ihn gewissermassen ohne "Fernbedienung" bedienen zu können, erfolgt die Implantation am penoskrotalen Winkel (Abb. 2), durch seitlichen Druck durch die Haut öffnet sich der Sphinkter (Abb. 3). Abb. 4 zeigt den Sphinkter sowohl röntgenologisch als auch endoskopisch aktiviert (a,c), sowie nach manueller Öffnung (b,d).

Nach langjährigen Experimenten wurde im November 1983 die erste Implantation vorgenommen. Seither wurden insgesamt 12 Implantationen durchgeführt. Die Ergebnisse und die Schlussfolgerungen daraus sind in Tabellen 1-3 zusammengefasst:

In einer postoperativen Beobachtungszeit bis 10 Monaten mussten 7 der 12 Sphinkteren wieder explantiert werden. Die Ursachen dafür waren zum Teil operative Fehler, wie eine intraoperative Verletzung des Corpus spongiosum, die zur Erosion führte (1x) wie auch eine zu proximale Implantation (4x), die zu Bedienungsproblemen geführt hatte. Alle diese 4 Patienten waren jedoch kontinent. Eine deutlich erschwerte Bedienung (durch eine unzureichende Fixation des Sphinkters an den Corpora cavernosa) führte 2x zur Erosion, höchstwahrscheinlich als Folge langdauernder Manipulationen (Tabelle 1).

Von den 5 der 12 Patienten, bei denen der Sphinkter noch in situ ist, sind die ersten beiden Patienten nicht komplett kontinent. Ab der 3. Implantation war ein verstärkter Sphinkter verwendet worden, der dann eine komplette Kontinenz ermöglichte (Tabelle 2).

Es scheint, dass das gewählte Konzept funktioniert, dass jedoch noch Probleme mit der De/-Aktivierung existieren: eine zu schwierige und zu langdauernde Manipulation führte zur Erosion und Explantation bei 2 der 12 Patienten. Operative Fehler waren die Ursache, dass 4 weitere Sphinkteren wieder explantiert werden mussten (Tabelle 3).

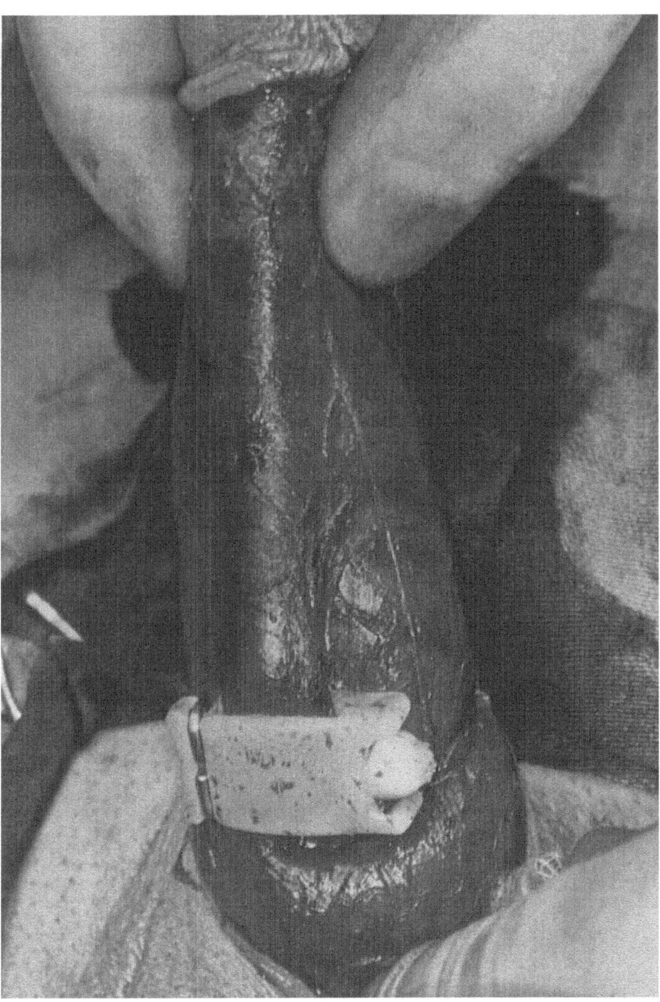

Abb. 2. Implantation des Sphinkters am Penoskrotalwinkel; nach Zirkumzision und Zurückstreifen der Penishaut wird Sphinkter zirkulär um die Urethra gelagert

Tabelle 1. Erste (vorläufige) Ergebnisse der klinischen Anwendung des Penoskrotalsphinkters; n=12

p.o. Beobachtung: 2-10 Monate	
Explantation: 7/12	
- intraoperative Verletzung des Corpus Spongiosum → Erosion	1
- Unvermögen der Bedienung	4
- erschwerte Bedienung → Erosion	2

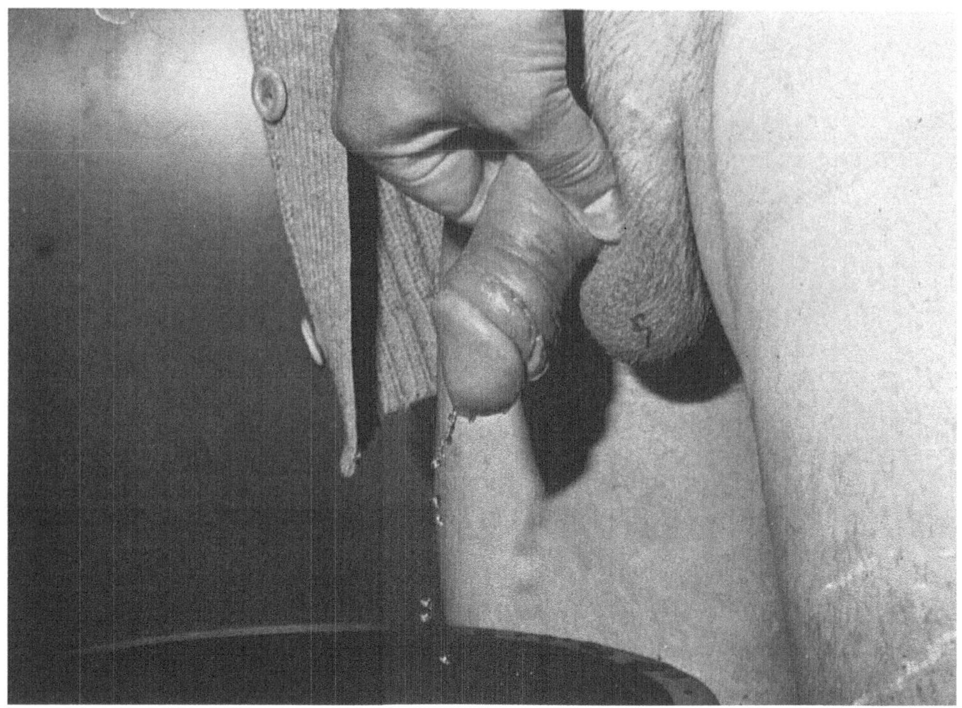

<u>Abb. 3.</u> Manipulation des Sphinkters nach Implantation: durch seitlichen Druck durch die Haut wird der Sphinkter geöffnet

Tabelle 2. Erste (vorläufige) Ergebnisse. Sphinkter in situ: 5/12

	p.o. Beobachtung: (Monate)	Ergebnisse
1. S-8-1/2	10/6*	partiell kontinent
2. S-8-1	10	partiell kontinent
3. S-8-2	7	kontinent
4. S-8-3	3	kontinent
5. S-8-3	2	kontinent

*Reimplantation

Der Sphinkter wurde seit der 1. Implantation mehrfach modifiziert: das Dakronmash wurde in toto belassen (nachdem es anfangs bis auf einen schmalen Rand entfernt worden war). Zur Deaktivierung werden in Zukunft 2 Teflon-Kugeln verwendet, die parallel zur Urethra (und nicht mehr in Richtung auf die Harnröhre) eingeschoben werden. Weiterhin wurde die Gleitfähigkeit deutlich verbessert. Längere postoperative Beobachtungszeiten und klinische Erfahrungen sind erforderlich, um den Wert dieses neuartigen Sphinkters beurteilen zu können.

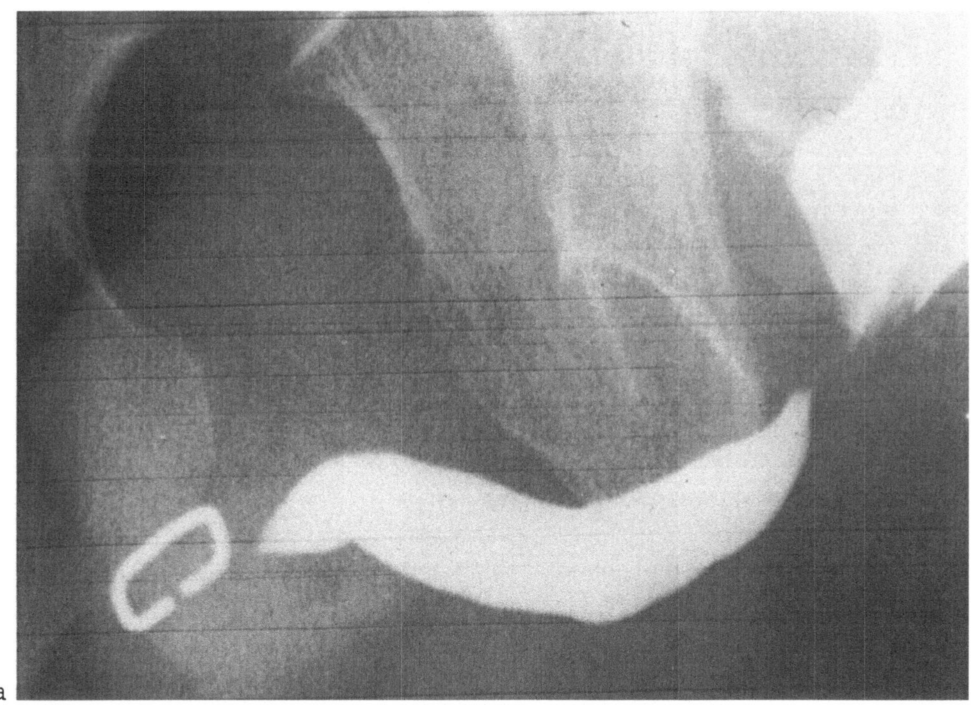

a

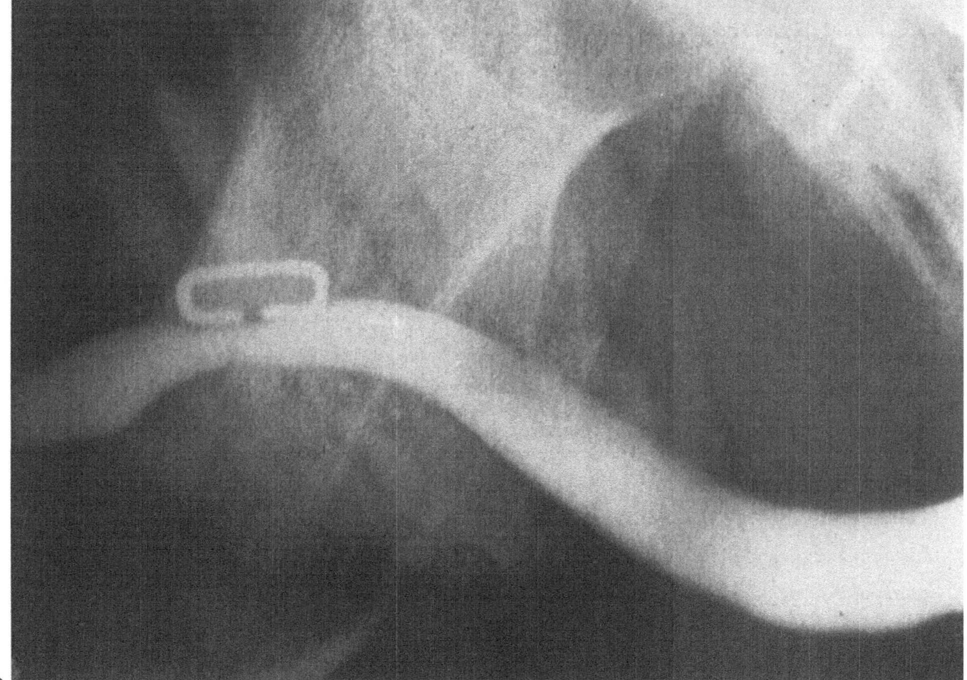

b

Abb. 4a,b

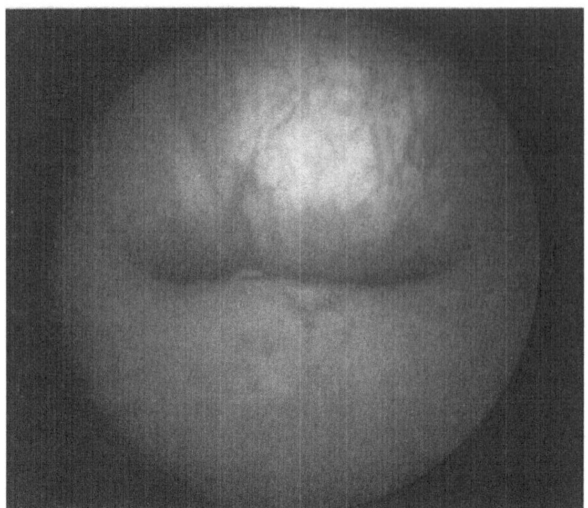

c

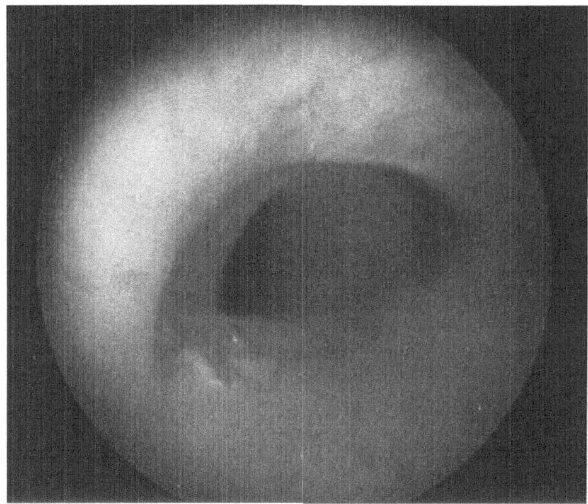

d

Abb. 4c,d

Abb. 4. Miktionszystourethrogramm und endoskopisches Bild nach Implantation des Penoskrotalsphinkters. Der Sphinkter ist geschlossen (a+c) durch Manipulation von aussen findet eine gute Öffnung mit Harnpassage statt (b+d)

Tabelle 3. Schlussfolgerungen (12 Implantationen = 2-10 Monate p.o.)

Das Konzept erscheint erfolgversprechend, aber:

- Probleme mit De-/-Aktivation:

  zu schwierige und langdauernde

  Manipulation → Erosion/Explantation (2/12)

- Unvermögen, Sphinkter zu bedienen

  (Op. Fehler) → Explantation (4/12)

Literatur

1. Jonas U (1984) Neuer künstlicher Schliessmuskel zur Behandlung der männlichen
   Inkontinenz - experimentelle Untersuchungen. 7. Symposium für experimentelle
   Urologie - Tübingen, 6.-8. April 1984
2. Jonas U (1984) Operative Behandlung der männlichen Sphinkterinsuffizienz:
   Experimente zur Entwicklung eines neuartigen alloplastischen Sphinkters. Akt
   Urol 15:280-286

Prof. Dr. med. U. Jonas, Rijksuniversiteit Leiden, Afdeling Urologie,
Rijnsburgerweg 10, NL-2333 AA Leiden

Bedarf sexualmedizinischer Beratung in der urologischen Praxis

W. Meyer-Delpho

Über den Bedarf sexualmedizinischer Beratung in der ärztlichen Praxis
gibt es sehr wenig *konkrete* Untersuchungen. Von Schorsch et al. konnte
1977 nachgewiesen werden, daß allein in Hamburg pro Woche 3.000 bis
4.000 Patienten einen Arzt wegen eines sexuellen Problemes aufsuchen,
davon jeder zweite mit einer sexuellen Problematik als Hauptsymptom.
Um Rat gefragt wurden in erster Linie Frauenärzte, Nervenärzte und
Urologen. Bezüglich der gestörten Sexualität des Mannes kommt sicherlich dem Urologen eine ganz besondere Bedeutung zu.

Tabelle 1. Häufigkeit von sexuellen Störungen, Patientenzahl pro Arzt und Woche
(Schorsch et al. 1977)

Fachrichtung	Hauptsymptom	Nebensymptom	Gesamt
Frauenärzte	4,2	5,2	9,4
Prakt. Ärzte bzw. Allgemeinärzte	1,7	0,8	2,5
Internisten	0,6	1,7	2,3
Hautärzte	2,1	1,4	3,5
Nervenärzte bzw. ärztl. Psychotherap.	1,5	7,5	9,0
Urologen	3,2	3,4	6,6

Die Tabelle 1 zeigt aufgeschlüsselt nach den verschiedenen Fachrichtungen die jeweilige Anzahl der Patienten, die pro Woche wegen sexueller Probleme einen Arzt in Hamburg aufgesucht haben. Man muß beim Vergleich der Zahlen berücksichtigen, daß nur der Urologe nahezu ausschließlich mit sexuellen Funktionsstörungen des Mannes zu tun hat.

Wir haben uns deswegen entschlossen, den konkreten Bedarf an sexualmedizinischer Beratung und Therapie in der urologischen Praxis durch
die Befragung einer möglichst großen Zahl niedergelassener Kollegen
zu erfassen. Insgesamt wurden an 250 Urologen Fragebögen verschickt.
Gefragt wurde nach der Anzahl der Patienten, die im Zeitraum von zwei
Wochen wegen eines sexuellen Problemes primär oder als Nebensymptom
in die Sprechstunde gekommen waren, nach der Art der Störung, der
durchgeführten Behandlung, ob der Arzt oder der Patient primär das
sexuelle Problem angesprochen hatten und ob bei jedem Patienten eine
Sexualanamnese erhoben wird. Verwertbare Rückantworten erhielten wir
von insgesamt 53 Urologen.

Tabelle 2. Anzahl der Patienten mit einer sexuellen Störung in der urologischen
Praxis (Befragung von 53 Urologen)

	n (53 Urol./14 Tage)	n (1 Urol./14 Tage)	n (1 Urol./Quartal)
als Hauptsymptom	378	7	42 = 5%
als Nebensymptom	440	9	54 = 7%
Gesamt	818	16	96 = 12%

Wir kamen zu dem Ergebnis, daß im Durchschnitt 7 Patienten innerhalb
von 14 Tagen einen Urologen primär wegen einer sexuellen Funktionsstörung aufsuchen. Bei weiteren 9 Patienten bestand ein sexuelles
Problem als Nebensymptom. Insgesamt lag also im Durchschnitt aller
befragten Urologen bei 16 Patienten eine sexuelle Funktionsstörung
vor, die nur von jedem zweiten Patienten auch primär angesprochen
wurde. Rechnet man die Anzahl dieser Patienten auf ein Quartal um und
legt die durchschnittliche Scheinzahl eines Urologen von 800 zugrunde,
so ergibt sich ein prozentualer Anteil dieser Patienten am übrigen
Klientel von 12%.

Tabelle 3. Sexuelle Störungen in der urologischen Praxis / 14 Tage
(Befragung von 53 Urologen)

	Hauptsymptom n = 378 %	Nebensymptom n = 440 %
Erektionsstörung	49	54
Ejakulatio präcox	26	12
Orgasmusstörung	14	30
Sonstiges	13	5

Im Hinblick auf die Diagnosen überwogen ganz eindeutig die sexuellen
Funktionsstörungen, bei denen es sich in der Hälfte um Erektionsprob-
leme handelte. Unterstellt man, daß nur 60% der Erektionsstörungen
psychogen bedingt sind, so ergibt sich zusammen mit der Ejakulatio

Tabelle 4. Therapie sexueller Störungen in der urologischen Praxis
(Befragung von 53 Urologen)

N = 778 Patienten	%
Therapeutisches Gespräch	61
Medikamente	30
Hormonpräparate (36%)	
Aphrodisiaka (19%)	
Psychopharmaka (5%)	
andere (40%)	
Überweisung an:	
Psychotherapeut, Psychiater o. Psychologen	5
Anderes	4

präcox und den Orgasmusstörungen ein Anteil der sog. funktionellen
Störungen von ca. 70%.

Bei der Frage nach der eingeleiteten Behandlung wurde in erster Linie
von den Kollegen das therapeutische Gespräch angegeben. 30% der Patienten erhielten ein Medikament, insbesondere Hormonpräparate, Aphrodi-
siaka und Psychopharmaka. Die Überweisung an Psychotherapeuten, Psychologen und Psychiater erfolgte in nur 5%.

Nur 13 Kollegen d.h. 25% gaben an, daß sie bei jedem ihrer Patienten
eine Sexualanamnese erheben. Da - wie wir nachgewiesen haben - nur
jeder zweite Patient das sexuelle Problem spontan anspricht, muß auch
bei unserer Untersuchung eine erhebliche Dunkelziffer postuliert
werden.

Über den tatsächlichen Bedarf sexualmedizinischer Beratung und Therapie zumindest der männlichen Bevölkerung können nur vage Vermutungen
angestellt werden. Wenn die kürzlich von Jovanovic und Vogt publizierten, geschätzten Zahlen zutreffen, nach denen 3 bis 7,5 Millionen
Männer in Deutschland im Alter zwischen 20 und 70 Jahren vorübergehend
oder dauernd Sexualprobleme haben, so erscheint offenbar in der ärztlichen Praxis nur die Spitze eines Eisberges.

Welche Konsequenzen ergeben sich nun für den Urologen? Der Bedarf an
sexualmedizinischer Beratung und Therapie in der urologischen Praxis
ist schon jetzt sehr groß, insbesondere auch im Vergleich zu anderen
Fachrichtungen, und er wird in Zukunft sicher noch zunehmen. Der Urologe muß bereit sein, sich diesen Problemen zu stellen, d.h. auch sich
sachkundig zu machen. Nur so lassen sich Vorurteile und Frustrationen
im Umgang mit Patienten mit sexuellen Funktionsstörungen abbauen. Die
Sexualmedizin muß in den Ausbildungskatalog aufgenommen und entsprechende Fortbildungsveranstaltungen angeboten werden.

Der Urologe könnte sich dann als Männerarzt entsprechend dem Gynäkologen profilieren, indem er neben dem klassisch urologischen Tätig-
keitsbereich die Andrologie in ihrer Gesamtheit beherrscht, d.h. eine
Andrologie, die neben der Spermatologie auch die für die tägliche
Praxis viel wichtigere Sexualmedizin umfaßt. Der Anspruch auf eine
angemessene Liquidation für die oft zeitaufwendige Betreuung dieser
Patienten kann nur von entsprechender Qualifikation abgeleitet werden.
Insbesondere der nicht operativ tätige Urologe - immerhin ca. 50%
aller Kollegen - sollte aktiv den nachgewiesenen Bedarf an sexualmedizinischer Beratung und Therapie erschließen.

504

Literatur

1. Jovanovic UJ, Vogt H-J (1984) Der Schlaf bringt es an den Tag. Sexualmedizin 9:
   510-517
2. Pacharzina K (1979) Der Arzt und die Sexualität seines Patienten, Ergebnisse
   einer Studie an 100 Ärzten für Allgemeinmedizin. In: V. Sigusch (Hrsg.), Sexualität und Medizin, S. 17-40, Kiepenheuer und Witsch, Köln
3. Schorsch E, Brand T, Schmidt G, Spengler A (1977) Zur Versorgung von Patienten
   mit sexuellen Störungen. Sexualmedizin 6:585-590

Dr. W. Meyer-Delpho, Urologische Universitätsklinik, Sigmund-Freud-
Straße 25, D-5300 Bonn 1

Forensisch-sexualmedizinische Aspekte der Sterilitätsvasektomie und der Kastration

R. Wille und H. Wand

Aus der traditionell engen Zusammenarbeit zwischen der Urologie und
der Sexualmedizin der Kieler Universität sind drei Gesprächsthemen
von besonders aktueller Bedeutung hervorzuheben. Wir wollen deshalb
mit der gebotenen Kürze über neuere Entwicklungen und Erkenntnisse
zur Sterilisation des Mannes, zur Kastration und Hormonsubstitution,
sowie zur Operation von Transsexuellen berichten und auf die arzt-
rechtlichen Konsequenzen verweisen.

ad 1)

Genau wie bei der Frau hat sich die Sterilisation des Mannes als
Methode der endgültigen Kontrazeption auch in der Bundesrepublik
etabliert. Die operative Kontrazeption nimmt insgesamt etwas zu -
man schätzt jährlich etwa 60.000 Eingriffe an den Tuben und 20.000
an den Samensträngen - so daß der Anteil der Männer von früher vielleicht 10% auf jetzt 25% zugenommen haben dürfte.

Wir brauchen nicht neidisch zu sein, wenn in den USA schon in 30%
aller Ehen wenigstens *ein* Partner sterilisiert ist. Denn wenn Unzu-
friedene, insbesondere solche mit Refertilisierungswünschen bei uns
weit unter 1% liegen, so liegt dies auch an einer kritisch-zurück-
haltenden Indikationsstellung. Nach eigenen empirischen Nachuntersuchungen an 2.000 sterilisierten Frauen (1978) und 135 sterilisierten Männern - abgeschlossen, aber noch nicht publiziert - sind 95 bzw.
99% voll zufrieden, 4,5% der Frauen, aber 0% der Männer nicht ganz
zufrieden, und nur 6 von 2000 Frauen, bzw. 1 von 135 Männern = 0,5,
bzw. 0,8% mit dem Eingriff *unzufrieden*. Vorsicht ist geboten bei einem
Alter unter 30 Jahren, bei einem noch nicht erfüllten Kinderwunsch,
bei noch nicht abgeschlossener Existenzgründung und bei instabilen
Partnerbeziehungen.

Besteht oder erörtert man bei der Kontrazeptionsberatung die Alternative der Tubenblockade oder der Vasektomie, so sollte man die leichtere operative Zugänglichkeit oder die besseren Refertilisierungs-
chancen nicht als alleiniges Kriterium heranziehen, sondern *den* Ehe-

partner sterilisieren, der älter ist, bei dem die gravierendere Indikation vorliegt (etwa eine gesundheitlich oder genetische Belastung), bei dem also eine geringere Wahrscheinlichkeit besteht, daß sich ein Kinderwunsch reaktiviert. Generell muß damit gerechnet werden, daß bei 5% der Sterilisierten postoperativ durch Scheidung oder Verwitwung eine familiäre Neuorientierung mit eventuell wieder auftretendem Kinderwunsch erfolgt.

Arztethische oder arztrechtliche Richtschnur ist nicht der vielleicht vordergründige Wunsch, sondern das mutmaßliche *dauernde Wohl* des Patienten. Unter diesen Umständen ist von der generellen rechtlichen Zulässigkeit der Sterilisation auszugehen.

In erster Linie aber beschäftigen die Operationsversager die Gerichte, die mit ihren teils widersprüchlichen, teils komplizierten Urteilen zum Haftungsgrund (Vertrags- oder Delikshaftung), zur oft prozeßentscheidenden Beweislast und zur Schadensart und zur Schadenshöhe, also zur Begrenzung der Haftung die Ärzteschaft verunsichern. Speziell für die Vasektomie verlangen die deutschen Gerichte vom Arzt
1. die voroperative Aufklärung über Risiken und Alternativen
2. die ordnungsgemäße Durchführung der Operation und
3. eine sorgfältige nachoperative Untersuchung durch Kontrollspermiogramme.

Da im allgemeinen nur die informierte Einwilligung des Patienten die tatbestandliche Körperverletzung rechtfertigt, ist der Arzt nicht nur zur weitgehenden Aufklärung verpflichtet, sondern im Prozeßfall auch beweispflichtig. Speziell bei mangelnder Information über die Versagerquote kann der Arzt aber den Einwand des sogenannten rechtmäßigen Alternativverhaltens geltend machen. Er kann sich mit guten Erfolgsaussichten darauf berufen, daß bei einer Versagerquote von 1 bis 2‰ der Patient auch bei ordnungsgemäßer Aufklärung eingewilligt hätte.

Den eigentlichen Behandlungsfehler muß aber der Patient beweisen. Hat der Arzt ordnungsgemäß beide Vasa unterbunden, dies histologisch abgesichert und dokumentiert, so kann der Pat. *nicht* die Beweiserleichterung des Anscheinbeweises in Anspruch nehmen. Rekanalisation, anatomische Unregelmäßigkeiten oder die Denkmöglichkeit einer außerehelichen Schwängerung verbieten auch bei eingetretener Schwangerschaft die Annahme einer typisch verlaufenden Sorgfaltspflichtverletzung. Dies gilt *nicht* bei fehlerhafter, etwa nur einseitiger, wenn auch zweimaliger Vasektomie.

Bei der nachoperativen Betreuung muß der Arzt mindestens zweimal ein Kontrollspermiogramm anfertigen. Der negative Spermienbefund kann 6 Monate und nach Schirren sogar noch länger auf sich warten lassen. Bis zur endgültigen Freigabe ist der Pat., bzw. das Paar auf die Notwendigkeit einer anderen effizienten Kontrazeption hinzuweisen.

Muß der Arzt aber aufgrund eines Behandlungsfehlers für den entstandenen Schaden aufkommen, so ist das wegen der grundgesetzlichen Wertverwirklichung nicht das Kind, - da die Existenz eines Menschen kein Schaden sein kann, - sondern der für das Kind aufzuwendende Unterhalt. In der an sich arztfreundlich gemeinten Absicht einer Haftungsbeschränkung hat der BGH diesen zu schuldenden Unterhalt als Vermögensschaden deklariert. Die meisten Ärzte sind aber nur für Schäden an Leib und Leben, für Vermögensschäden aber nur bis 25.000.-- DM versichert. Es empfiehlt sich also, präoperativ für weitgehende Aufklärung, postoperativ für die Spermienkontrolle mit Hinweis auf andere Kontrazeptionsmethoden bis zur endgültigen Freigabe sowie weiterhin für ein klärendes Gespräch mit dem Haftpflichtversicherer genügend Zeit und Sorgfalt aufzubringen.

ad 2) Zum Thema Kastration und Hormonsubstituierung

Seit 1970 regelt in der Bundesrepublik ein Gesetz die freiwillige
Kastration. Wie wir durch eine Umfrage bei allen Ärztekammern, bzw.
bei den dort eingerichteten Kommissionen wissen, ist z.Zt. mit insgesamt 400 kastrierten Sexualstraftätern in der Bundesrepublik zu
rechnen. Alljährlich unterziehen sich 10 bis 12 Männer aus kriminal-
prophylaktischen Gründen und letztlich zur Verhütung weiterer schwerer Übergriffe gegen Frauen und Kinder beiderlei Geschlechts diesem
Eingriff, bringen für ihre persönliche Freiheit und für die Sicherheit unserer Frauen und Kinder das Opfer ihrer Männlichkeit. Die
meisten sind damit zufrieden, viele fühlen sich aber durch den Eingriff stigmatisiert. Sie zweifeln an ihrer männlichen Vollwertigkeit
und meinen, die Umgebung merke Ihnen den Eingriff an; sie somatisie-
ren ihre Konflikte und aggravieren auch die realen Symptome eines
Klimakterium virile praecox. Unter den von uns nachuntersuchten 19
Kastraten aus Schleswig-Holstein haben 2 Patienten ihre Ärzte um
Hormonsubstitutionen mit Androgenen gebeten, bei einem nur temporär
begrenzt und ärztlich kontrolliert, bei dem anderen mit der fatalen
Konsequenz eines mutmaßlichen pädophilen Rückfalles, mit Tötung des
Kindes und knapp ein Jahr später auch des Angeklagten durch die
Mutter des Kindes im Gerichtssaal.

Generell ist es begrüßenswert, wenn ein in Verdacht geratener Kollege
sich zivil-, straf- oder berufsgerichtlicher Vorwürfe entledigen kann.
Wir fühlen uns aber zu der eindringlichen Warnung an alle Ärzte,
speziell Uro- und Andrologen verpflichtet, sich zukünftig nicht auf
den günstigen Beschluß des OLG Schleswig zu verlassen, das den staats-
anwaltlichen Antrag auf Klageerzwingung gegen den hormonsubstituieren-
den Urologen zurückwies. Denn die Begründung in Analogie zur straf-
rechtlichen Nichthaftung des Gastwirtes für den Verkehrsunfall des
von ihm bedienten Gastes ist keineswegs voll überzeugend und könnte
auch dadurch beeinflußt sein, daß nicht nur ein Allgemeinarzt und
eine Psychotherapeutin, sondern auch eine Richterin einbezogen war,
die sich anscheinend für kompetent hielten, die Verantwortung für
ihre weitgehenden Ratschläge und Entscheidungen zu übernehmen. Aus
allgemeinärztlicher Sicht ist es ohnehin geboten, durch eingehende
körperliche Untersuchung nach der Ursache eines Hypogonadismus zu
fahnden. Bei Zustand nach beidseitiger Orchiektomie ist es aus foren-
sich-sexualmedizinischer Sicht auch zumutbar, den Patienten nach dem
Grund der Kastration zu fragen und schon bei dem Verdacht einer kri-
minalprophylaktischen Indikation sich mit dem zuständigen Kastrations-
ausschuß der Ärztekammer oder mit endokrinologisch und forensisch erfahrenen Sexualmedizinern zu beraten, bevor man mit der Hormonsubstitution die vorher sicher nicht grundlos reduzierte Sexualität des
Patienten wieder reaktiviert. Die freiwillige Kastration mag zwar
anachronistisch und inhuman erscheinen, ist aber fast immer der letzte
Ausweg aus oft jahrzehntelanger Unterbringung oder Sicherungsverwah-
rung. Die postoperative Rückfälligkeit ist gering. Wenn aber unbe-
dachte Substitutionen von Ärzten vorgenommen werden, könnten die
Staatsanwaltschaften sich zukünftig veranlaßt sehen, wegen der dann
fehlenden Irreversibilität die Entlassung zu verweigern.

Abschließend noch eine Anmerkung zur Kostenübernahme von genitalan-
passenden Operationen bei Transsexuellen durch die Krankenkassen.
Nach dem Transsexuellengesetz waren bisher zwar nur zur Personenstands-
änderung zwei Gutachten von zwei sexualmedizinischen Experten notwendig, nicht aber für die Operation, die auch schon *vor* der seinerzeit
bestehenden Altersgrenze von 25 Jahren durchgeführt werden konnte.
Die Leistungsreferenten der Ortskrankenkassen haben sich jüngst zu-
sammengesetzt, um diese Lücke zu schließen. Im Rahmen der Kosten-

dämpfung verlangen sie jetzt für die kassenärztliche Kostenübernahme
zwei Gutachten zur Indikation und zur Irreversebilität der genital-
anpassenden Operation. Die Ersatzkassen lehnen generell ab. Die uro-
logisch-plastische Anpassungsoperation sollte schon im Interesse einer
optimalen Operationstechnik speziellen Operationszentren vorbehalten
bleiben, wie sie heute bereits in Berlin, Mannheim, Heidelberg, Gießen
und Kiel bestehen, die sich auch in rechtlichen und versicherungsrecht-
lichen Fragen auskennen.

Prof. Dr. Dr. Wille, Urologische Universitätsklinik, Hospitalstraße
17/19, D-2300 Kiel

Übersicht über neue Entwicklungen im Bereich der Antibiotika und Chemotherapeutika

A. Hofstetter und A. Schilling

Die enorm rasche Entwicklung auf dem Sektor der Antibiotika und Chemotherapeutika verlangt von Zeit zu Zeit eine Standortbestimmung, um
zumindest einigermaßen den Überblick wahren zu können.

Im folgenden sei daher der Versuch unternommen, die neueren und derzeit wichtigsten antibakteriell wirksamen Substanzen zur Behandlung
von Harnwegsinfektionen darzustellen:

1. Ampicillinderivate

Statt Ampicillin sollte man heute nur noch Amoxicillin oder Ampicillin-
ester wie Bacampicillin oder Pivampicillin verwenden, da nur diese
Substanzen nach oraler Applikation ausreichend resorbiert werden und
neben einer 60-70%igen Urin-Recovery eine gute Gewebediffusion zeigen.

Die Indikation für diese Ampicillinderivate stellen die akuten und
chronischen Harnwegsinfektionen mit empfindlichen Erregern dar. Daneben sind sie Mittel der Wahl bei Enterokokken-, Haemophilus- und
Listerieninfektionen.

Kontraindikationen sind Penicillinallergie sowie die infektiöse Mono-
nukleose.

2. Carbenicillin-Ester

Carindacillin und Carfecillin spielen heute nur noch zur oralen Nachbehandlung von persistierenden oder rekurrierenden Pseudomonas aeru-
ginosa-Infektionen eine Rolle, wobei die Tagesdosis im allgemeinen
nicht unter 4g liegen soll.

3. Acylaminopenicilline

Diese Substanzen zählen zu den interessantesten bei der Therapie
schwerer Harnwegsinfektionen. Bei ihnen wurde die Aminogruppe des
Ampicillins durch Ureidostrukturen substituiert. Hierher gehören Azlocillin, Mezlocillin, Piperacillin und Apalcillin. Diese Substanzen
zeigen neben dem typischen Ampicillin-Effect eine ausgeprägte Wirkung
gegen bestimmte gramnegative Bakterien wie zum Beispiel Azlocillin
gegen Pseudomonas aeruginosa und Mezlocillin gegen indolpositive
Proteusstämme sowie Providencia und Seratia-Keime. Gegen die übrigen
Enterobakterien ist Mezlocillin nur teilweise wirksam.

Die gute Wirksamkeit gegen Pseudomonas-Keime des Azlocillins und
gegen Enterobakterien des Mezlocillins vereinigt das Piperacillin
und das Apalcillin. Wichtig ist zu wissen, daß alle Acylaminopenicilline nicht auf penicillinase-bildende Staphylokokken wirken. Außerdem
haben sie keine Stabilität gegen die Betalactamase von Bacteriodes
fragilis.

Die Acylaminopenicilline haben eine Halbwertzeit von ca. 1 Stunde bei
einer Urinausscheidung von ca. 66-70% und geringer Eiweißbindung. Von
den Nebenwirkungen sind die Exantheme und Allergien wie man sie bei
Penicillin findet, zu nennen, gelegentlich werden auch passagere,
allergische Neutropenien beobachtet. Die Tagesdosierungen sollten
beim Erwachsenen 15g nicht überschreiten. Bei schwerer Niereninsuffizienz muß mit Kumulation gerechnet werden.

4. Imipenem

ist ein Thienamycinderivat aus der Gruppe der Betalactam-Antibiotika,
das sowohl gegen grampositive als auch gramnegative Erreger, Aaero-
bier und Anaerobier wirksam ist. Darüber hinaus ist es Betalactamase-
resistent, zeigt eine geringe Bindung an Serumproteine und führt auch
bei Monotherapie kaum zu Resistenzen.

Wegen der Metabolisierung des Imipenems in der Niere wurde zur Verbesserung der Urinrecovery und zur Verminderung der Nephrotoxizität
ein zweiter Wirkstoff, nämlich Cilastatin dem Präparat beigegeben,
der die Dehydropeptidase-Enzyme in der Niere hemmt. Auf diese Weise
wird eine hohe Imipenem-Konzentration im Urin erreicht. Das Imipenem
ist wegen seines breiten Wirkungsspektrums bei schweren Harnwegsinfektionen indiziert. An Nebenwirkungen wurden bis jetzt, allerdings
in relativ wenigen Fällen, Übelkeit, Diarrhoen und allergische Exantheme beobachtet. Auch eine reversible Erhöhung der Thrombozytenzahl
und der Transaminasen wurde beschrieben.

5. Cephalosporine

a) parenterale Cephalosporine

Bei schweren Harnwegsinfektionen kommen heute nur noch Cephalosporine
der 3. Generation in Frage, wobei als Leitsubstanz Cefotaxim anzusehen ist. Weiterentwicklungen sind Cefmenoxim und Ceftizoxim, die
günstigere pharmakokinetische Eigenschaften haben. Weitere Derivate
sind Ceftazidim, Ceftriaxon, Lactamocef, Cefoperazon und Cefsulodin.
Alle Cephalosporine der 3. Generation zeigen eine hohe Wirksamkeit
gegen resistente Enterobakterien und eine gewisse Wirkung auf Pseudomonas aeruginosa. Mit Ausnahme von Lactamocef besteht keine Stabilität
gegen Bacterioides-Betalactamase.

Besonders zu erwähnen ist die hohe Aktivität von Cefsulodin gegen Pseudomonas-Infektionen. Da jedoch Cefsulodin eine einseitige Kreuzresistenz mit Acylaminopenicillinen hat, ist es nach Stille günstiger bei der Therapie von Pseudomonas-Infektionen primär Penicilline zu verwenden und Cefsulodin nur bei Azlocillinresistenz einzusetzen.

b) Oralcephalosporine

Die Oralcephalosporine sollen wegen ihrer relativ geringen Wirksamkeit als Mittel der Reserve für die Behandlung unkomplizierter Harnwegsinfektionen betrachtet werden. Ihr besonderer Vorteil scheint vor allem darin zu liegen, daß sie auch in der Schwangerschaft einsetzbar sind.

6. Aminoglykoside

Hier sind die neueren Derivate wie Gentamicin, Tobramycin, Netilmicin und Amikacin zu erwähnen. Gentamycin und Tobramycin sollte man als Standardaminoglykoside verwenden und sich die Präparate Netilmicin und Amikacin als Reservepräparate bei Gentamicin-Resistenz aufsparen. Die Hauptindikationen für die Aminoglykoside sind schwere, und insbesondere nosokomiale Harnwegsinfektionen, eventuell in Kombination mit Betalactamantibiotika.

Wegen der bekannten Nephrotoxizität und der Möglichkeit der Vestibularisschädigung ist bei eingeschränkter Nierenfunktion sehr streng auf die Dosierung zu achten.

7. Tetracycline

Die klassischen Derivate, Tetracyclinhydrochlorid und Oxytetracyclin, sind heute durch die wesentlich besser resorbierbaren Präparate wie Doxycyclin und Minocyclin abgelöst. Tetracycline spielen in unserem Fachbereich vor allem bei der Behandlung von Mycoplasmen und Chlamydien-Infektionen eine Rolle.

8. Cotrimoxazol

Cotrimoxazol ist eine Kombination aus Trimethoprim und Sulfonamiden. Anstelle des Trimethoprims findet sich in manchen Kombinationen Tetroxoprim. Die Kombination der beiden Präparate führt zur Hemmung der bakteriellen Folsäuresynthese bei ausgeprägtem synergistischen Effekt. Die klassischen Indikationen sind akute und chronische Harnwegsinfektionen sowie die bakterielle Prostatitis. Die Hauptkontraindikation stellt die Sulfonamidallergie dar. Besondere Vorsicht ist bei Granulozytopenien, bei schwerer, akuter Niereninsuffizienz sowie bei akuter Hepatitis gegeben. Darüber hinaus kann Sulfamethoxazol die Wirkung von Antikoagulantien verstärken.

8. Gyrasehemmer

Diese neue Substanzgruppe zur Behandlung von Harnwegsinfektionen hat ihren Namen von ihrem Wirkungsmechanismus, nämlich der Hemmung der bakteriellen DNS-Gyrase, wobei die Nalidixinsäure das Pionierderivat darstellt. Im Gegensatz zur Nalidixinsäure haben die neueren, fluorierten Derivate ein breiteres Wirkungsspektrum gegen gram-negative Stäbchen inklusive Pseudomonas aeruginosa. Die Hauptindikation für

die modernen Gyrase-Hemmer sind Harnwegsinfektionen mit Parenchymbe-
teiligung. An Nebenwirkungen finden sich bei den Gyrase-Hemmern rela-
tiv häufig gastrointestinale Störungen sowie leichte neurotoxische
Symptome. Auch allergische Hautreaktionen werden beobachtet. Wegen
Knorpelschäden, die im Tierexperiment beobachtet wurden, sollten
Gyrase-Hemmer nicht an Kinder verabreicht werden.

9. Nitrofurantoin

Das heute noch sehr weit verbreitete Nitrofurantoin sollte nach Enzens-
berger und Stille nur noch ein Reservechemotherapeutikum darstellen
für die Harnwegsinfektionen, bei denen weniger riskante Medikamente
nicht eingesetzt werden können. Die Therapie unkomplizierter Harnwegsinfektionen mit Nitrofurantoin ist nach den heutigen Kriterien ein
Behandlungsfehler. Dies wird vor allem damit begründet, daß Nitrofurantoin klinisch schlecht toleriert wird und potentiell lebensbedrohliche
Nebenwirkungen hat.

Meine Damen und Herren,

soweit ein Überblick über die heute bei Harnwegsinfektionen zur Verfügung stehenden Antibiotika und Chemotherapeutika. Diese Standortbestimmung sollte dazu beitragen, ältere, gefährliche und weniger
wirksame Substanzen durch neuere, wirksamere und unbedenklichere zu
ersetzen.

Wie schwierig dies in der Praxis sein kann, weiß jeder, der sich mit
Chemotherapie befasst, wobei das tägliche verwirrende Angebot auf dem
Antibiotikasektor das Haupthindernis zur Erreichung dieses Zieles
darstellt.

Prof. A. Hofstetter, Medizinische Hochschule Lübeck, Klinik für
Urologie, Ratzeburger Allee 160, D-2400 Lübeck 1

Diskussionsbericht Vortrags-Nummern 114 - 122

Moderatoren: K. Bandhauer, J. Frick

Die Vortragsreihe zum Kapitel "männliche Fertilitätsstörung" (Vorträge
114- einschließlich 122) umfaßte eine etwas heterogene Gruppe. Passia
hat an einem relativ großen, hodenbiotopischen Material histochemische
und enzymhistochemische Untersuchungen einzelner Enzyme (Thiaminpyro-
phosphatase, alkalische Phosphatase, saure Phosphatase und Lactatde-
hydrogenase) bei sub- bzw. infertilen Patienten, einschließlich der
Varicocele, durchgeführt. Die einzelnen Enzymreaktionen konnten relativ spezifisch bestimmten Hodenkompartments zugeordnet werden, jedoch
eine quantitative Auswertung der Ergebnisse ist bisher nicht möglich.
Die pulsatile Applikation von LHRH (Vortrag 116) als Kurzzeitapplika-
tion zur Testung der Hypothalamus-Hypophysen-Gonadenachse zeigt recht
spezifische, endokrine Profile für LH und FSH bei einzelnen Krankheits-

bildern (Sertolizell-Only-Syndrom, Varicocele, idiopathischer hypogonadotroper Hypogonadismus). Die Langzeittherapie mit pulsatiler
LHRH-Anwendung vor allem bei verschiedenen Formen des hypogonadotropen Hypogonadismus führte zu einer Volumssteigerung der Hoden, zur
Induktion der Ejakulation, zur Ausbildung der sekundären Geschlechtsmerkmale und zur Normalisierung der Hormonachse. Porst (Vortrag 117)
setzt sich mit der Problematik der erektilen Impotenz auseinander. Es
wurden die invasiven und nicht invasiven diagnostischen Möglichkeiten
exakt dargestellt und gewichtet, als auch die konservativen und chirurgischen Therapiemöglichkeiten der vasculären Impotenz mit eigenen
Erfahrungen dargestellt. Im Vortrag 118 wurde die Beckenbodenmyalgie
als eigenes Krankheitsbild beschrieben und gegenüber der Prostatitis
abgegrenzt, sowie entsprechende Therapiemöglichkeiten aufgezeigt.
Jonas (Vortrag 119) hat ein neues Modell eines penoscrotalen Sphinkters vorgestellt, die Implantationstechnik aufgezeigt und die ersten
Erfahrungen an 7 Patienten demonstriert. Der endgültige Stellenwert,
den dieses Modell letztlich zur Behandlung der Sphinkterinsuffizienz
beim Mann einnehmen wird, konnte aus den Ergebnissen noch nicht abgeleitet werden. Im Vortrag 120 von Meyer-Delpho wird die sexualmedizinische Beratung in der urologischen Praxis auf Grund einer Fragebogen-
aktion als sehr wichtig erachtet und als Schlußfolgerung für den Urologen eine sexualmedizinische Ausbildung und Qualifikation gefordert.
Wille (Vortrag 121) hat die deutsche Rechtslage, die für die Vasektomie aus Gründen der Familienplanung und der Kastration gilt, erörtert,
ein Faktum, das bei solchen Anlässen in regelmäßigen Zeitintervallen
immer wieder einmal vorgetragen werden sollte. Hofstetter (Vortrag
122) hat zum Abschluß dieses Blockes Neuentwicklungen und Anwendungs-
notwendigkeiten von für den Urologen relevanten Antibiotika aufgezeigt.

Prof. Dr. K. Bandhauer, Kantonsspital, Urologische Klinik,
CH-9006 St. Gallen

Operative Therapie

Moderatoren: P. Kolle, Hannover, und H. Huland, Hamburg

Plastische Rekonstruktion des äußeren weiblichen Genitales

J. E. Altwein

Ist die normale Sexualdifferenzierung durch genetische Aberrationen
oder endokrine Defekte gestört, resultiert Intersexualität. Eine
plastische Rekonstruktion in die weibliche Richtung ist beim chromo-
somal weiblichen Individuum mit adrenogenitalem Syndrom und bei der
gemischten Gonadendysgenesie unstrittig (Altwein et al., 1983). Es
ist das Ziel einer notwendigen feminisierenden Genito-Plastik in kos-
metischer und funktioneller Hinsicht ein weitestgehend normales Genitale aufzubauen. Bei der Operationsplanung ist auf die Psyche von
Kind und Eltern Rücksicht zu nehmen, das gilt besonders für hochgradige Virilisierungen (Typ Prader IV und V; Prader, 1954). Zeitlich
wird die Operation zweckmäßigerweise in der sensimotorischen Phase
des Kindes (etwa zwischen dem 3. und 15. Monat) durchgeführt. Selbst
zu diesem Zeitpunkt lassen Übersichtlichkeit und Proportionen des
Genitales gute und dauerhafte kosmetische Operationsergebnisse zu.
Auf keinen Fall sollte die Operation nach dem 30. Lebensmonat vorgenommen werden, da zu diesem Zeitpunkt die Geschlechtsidendifikation
einsetzt (Lewis et al., 1977).

Eine feminisierende Genito-Plastik ist bei folgenden Intersex-Kate-
gorien indiziert: Weiblicher Pseudo-Hermaphroditismus infolge eines
adrenogenitalen Syndroms, externe Virilisierung, gemischte Gonadendysgenesie und bestimmte Typen des männlichen Pseudo-Hermaphroditismus wie familiärer inkompletter männlicher Pseudo-Hermaphroditismus
Typ I. Die häufigste Indikation wird bei dem adrenogenitalen Syndrom
mit 60% gestellt (Altwein et al., 1983). Die plastisch-rekonstruktiven
Prinzipien können auch bei der Rekonstruktion des äußeren Genitales
bei bestimmten Kloaken-Dysgenesien (Stephens, 1983) und Verletzungen
angewendet werden.

Vor nahezu 80 Jahren wurde offenbar erstmals die plastische Genital-
Rekonstruktion versucht (von Neugebauer 1908). Sieht man die verschie-
denen Versuche einer feminisierenden Genito-Plastik chronologisch
durch dann fällt auf, daß erstmals 1957 der Versuch, die Klitoris-
Innervation zu erhalten unternommen wurde. Es war jedoch erstmals
Schmidt (1961), der eine Resektion des neurovaskulären Bündels der
Klitoris anstrebte. Mit der Entwicklung einer funktionierenden Peri-
neallappenplastik durch Fortunoff (1964) und einer Labioplastik durch
Snyder (1966) war dann eine kombinierte Rekonstruktion möglich.

Die von uns geübte Technik sei in einigen Schritten dargestellt. Nach
Spaltung der Klitorisschafthaut bis knapp vor die ventrale Kommissur
der großen Schamlippen wird die Glans verkleinert. Nachdem der N. dorsalis clitoridis an der Teilung der Corpora cavernosa dargestellt und

<u>Chronologie</u> der Feminisierenden Genitoplastik

1908	von Neugebauer	: Klitorisamputation und Cut-back-Introitusplastik
1937	Young	· Corporaresektion
1954	Jones u. Jones	: Klitorisrekonstruktion (muko-kutan)
1957	Stefan	: Klitorisrezession (1. Versuch des <u>Sensibilitätserhalts</u>)
	Lattimer	: Klitorisrelokation
1961	Schmid (<u>Erstbeschreiber</u>)	: Corporaresektion unter Gefäß-Nerven-Erhalt
	Pellerin	: Klitorisregression
1964	Fortunoff	Perineallappenplastik
1966	Snyder	. Labioplastik
1967	Marberger	: Einzeitige Labio-Perineoplast u. Klitoristeilamputat.
1969	Hendreu	: Durchzug-Vaginalplastik
	Mollard	: Spence-Allen Corporaresektion ⎫ unter Gefäß-
1981	Praetorius	: Einzeitige Totalrekonstruktion ⎭ Nervenerhalt

<u>Abb. 1.</u> Chronologie der feminisierenden Genitoplastik

mit dem Skalpell scharf von der Buck'schen Fascie nach distal isoliert wurde, werden die Crura abgesetzt und der Schwellkörper unter Erhalt der neurovaskulären Stränge reseziert.

Die verschmälerte Glans wird jetzt außer vom dorsalen Gefäßbündel auch noch von einem volaren Introitusstreifen versorgt. Die Monsrekonstruktion gelingt durch schubladenartige Glansfixation am tiefsten Punkt der Präputialinzision. Die abpräparierten lateralen Glanssegmente werden mit dem zugehörigen Präputialanteil mit Bildung der kleinen Labien verwandt und kleiden den Introitus aus. Ein trapezförmiger Lappen deckt den dorsal erweiterten Urogenitalkanal.

Bei dem sehr seltenen Prader V-AGS mit Urethralmündung an der Glansspitze wird gleichartig verfahren und die Urethra am Ende des Eingriffes volar bis zum Beckenboden gespalten und nach dem Bengt-Johannson-Prinzip versorgt.

Von 18 Kindern mit feminisierender Genitoplastik wurde 8 mal die eben gezeigte Klitoris-Reduktionsplastik durchgeführt.

Bis auf einen Fall mit deutlich skrotiformer Vulva waren die Nachuntersuchungsergebnisse gut. Bei 5 weiteren Kindern wurden verwandte Operationsprinzipien durchgeführt (Tabelle 3).

Aus gegenwärtiger Sicht kann die plastische Rekonstruktion des virilisierten Genitale in die weibliche Richtung im Kleinkindesalter durchgeführt werden. Der Klitorisrezession oder -teilamputation ist die Klitorisreduktion mit Erhalt des neurovaskulären Bündels vorzuziehen. Kombiniert mit dieser Maßnahme werden Mons-, Labio- und Introitusplastik vorgenommen. Diese Prinzipien sind auch bei Introitusverletzungen oder nicht-virilisierenden Fehlbildungen anwendbar.

Tabelle 1. Feminisierende Genitoplastik-Methode

Feminisierende Genitoplastik: Methodik

(BWK Ulm 10 79-9 84)

Diagnose	N	Klitorisrezession[1] (Lattimer-Stefan)	-teilamputation[1] (Young-Marberger)	-reduktion[1] (neuro-vaskular)	Labio-	Introitoplastik
AGS Prader - III	4			4	4	4
- IV	11	6	3	2	5	11
- V	1			1	1	1
idiopath Megaklitoris	1		1			
Gonadendysgenesie[2]	1			1	1	1
Total	18	6	4	8	11	17

[1] Kombiniert mit einer Monsplastik
[2] Kombiniert mit einer Gonadektomie

Tabelle 2. Feminisierende Genitoplastik-Ergebnisse

Feminisierende Genitoplastik: Ergebnisse

(BWK Ulm 10. 79-9. 84)

	N	Frühkomplikationen		Spätkomplikationen		gut
		Nachblutung	Labiolyse	Rezidiv	Scrotiformer Introitus	(kosmetisch)
Klitorisrezession	6	-	-	5	-	1 (17%)
-teilamputation	4	-	-	-	-	4 (100%)[1]
-reduktion	8	1	1	-	1	7 (88%)
Total	18	1	1	5	1	12

[1] ≙ funktionelle Klitorektomie

Tabelle 3.

<table>
<tr><td colspan="3" align="center">Plastische Introitusrekonstruktionen:

Weitere Indikationen

Bwk Ulm 10.79 - 9.84</td></tr>
<tr><td>Diagnose</td><td>N</td><td>Ergebnis</td></tr>
<tr><td>Labiensynechie</td><td>3</td><td>kosmetisch gut</td></tr>
<tr><td>vaginale Narbenatresie</td><td>1</td><td>kosmetisch gut,
Zervixenge</td></tr>
<tr><td>Scheiden-Rectum-Abriß</td><td>1</td><td>kosmetisch gut,
SI I°</td></tr>
</table>

Prof. Dr. J.E. Altwein, Urologische Abteilung, Bundeswehrkrankenhaus Ulm, D-7900 Ulm/Donau

Die Behandlung der weiblichen Harninkontinenz mit der Stamey-Pereyra-Methode

P. Maksimovic, K.H. Kurth und F.H. Schröder

Für eine erfolgreiche Suspensionsplastik nach der Stamey-Pereyra Methode müssen kurz zusammengefasst folgende Vorbedingungen erfüllt sein: unwillkürlicher Harnabgang bei voller Blase unter Bedingungen, die mit einer Erhöhung des intra-abdominellen Druckes einhergehen, positiver Marshall-Marchetti Test, das heisst Unterbrechen des unwillkürlichen Harnabganges nach Elevation der Blashalsregion ohne Kompression der Urethra, restharnfreie Miktion, zystometrisch nachgewiesene stabile Detrusorfunktion und ein normaler Uroflow.

Die Suspensionsplastik nach Stamey-Pereyra stellt sowohl nach den allgemeinen als auch nach unseren eigenen Erfahrungen einen kleinen Eingriff dar mit wenig Kontra-Indikationen. Da keine ausgedehnte Präparation erfolgt, kann der Eingriff auch bei starker Adipositas, Harn-Inkontinenz nach Bestrahlung oder schweren Beckenfrakturen, sowie nach multiplen Voroperationen wegen Inkontinenz erfolgen. Wie bei anderen Suspensionsplastiken, wird das Blasenhalsgebiet nach cranioventral verlagert. Dies wird erreicht durch beiderseits para-urethral

Tabelle 1.

Stamey-Pereyra	Patienten-Daten
Anzahl Patienten	63
Alter	25-76 Jahre $\bar{x}$ 47.9 Jahre
Nachkontrolle	1-46 Monate $\bar{x}$ 15.7 Monate
Reine Stress-Inkontinenz	15
Stress- und Urge-Inkontinenz	48
HWI	10
Anzahl Voroperationen:	keine bei 23 Pat., 78 bei 40 Pat. ($\bar{x}$ 1.95)
Detrusorinstabilität:	
< 20 cmH$_2$O	5
> 20 cmH$_2$O	3
< 40 cmH$_2$O	1

EUR 1984

eine monofile Naht durch die Fascia endopelvica und die Rektusfascie zu legen. Die Naht wird über der Rektusfascie geknüpft. Die Urethra wird hierbei in keiner Weise kompromittiert.

Als spezifisches Instrumentarium werden für den Eingriff lediglich zwei Stamey-Pereyra Nadeln benötigt. Der Eingriff erfolgt unter zystoskopischer Kontrolle.

Patientenmaterial (Tab. 1)

63 Patienten wurden bisher nach der Stamey-Pereyra Methode operiert. Das Durchschnittsalter der Patienten betrug 47,9 Jahre und reichte von 25 bis 76 Jahren. 12 Patienten waren Primipara, 41 Multipara. Im Durchschnitt betrug die Nachbeobachtungszeit 15,7 Monate und reichte von 1 bis 48 Monate. 15 Patienten litten unter reiner Stress-Harninkontinenz, bei 48 Patienten bestanden neben der Stress-Inkontinenz auch Urge-Beschwerden, jedoch nur bei 9 dieser 48 Patienten wurde bei der Zystometrie instabile Detrusorfunktion mit Erhöhung des intravesicalen Druckes bis auf 40 cm H$_2$O gefunden. Bei 10 Patienten bestanden Harnwegsinfecte. Von den 63 Patienten waren 40 Patienten 1 bis 6 mal voroperiert, insgesamt erfolgten 78 Voroperationen bei diesen 40 Patienten. Die Dauer der Beschwerden reichte von 6 Monate bis 32 Jahren. Alle Patienten trugen zur Cachierung des unwillkürlichen Harnverlustes Einlagen, die Anzahl reichte von 2 bis 12 täglich. Bei der vaginalen Untersuchung fand sich bei 38 Patienten eine Zystokele, bei 11 Patienten eine Rectokele. Zystometrisch fand sich bei 3 Patienten eine hyporeflexive Blase ohne messbare Detrusoraktivität.

Resultate (Tab. 2)

Im Mittel betrug die Aufnahmedauer 12,4 Tage. Die Harnableitung erfolgte über einen suprapubischen Katheter, der durchschnittlich 11,4 Tage in Situ verblieb (3 bis 76 Tage). Bei 58 der 63 Patienten fand sich bei der Nachuntersuchung keine Stress-Inkontinenz mehr. Bei 11

Tabelle 2.

Stamey-Pereyra		Therapieergebnisse, N = 63	
Keine Stress-Inkontinenz		58	(92%)
Urge-Inkontinenz		11	(18%)
Restharn	< 3 Monate	7	(18%)
	> 3 Monate	4	
HWI	< 3 Monate	10	(21%)
	> 3 Monate	3	

EUR 1984

Patienten bestanden Urge-Beschwerden, die gelegentlich zu einem geringfügigen Harnverlust führten. Zum Zeitpunkt der Entlassung fand sich
bei 11 Patienten ein Restharn, bei 4 dieser Patienten war dieser Restharn auch noch nach 3 Monaten nachzuweisen. 2 dieser 4 Patienten,
beide mit einer hyporeflexiven Blase, führten regelmässige Selbst-
katheterisierung durch. Harnwegsinfekte bestanden bei 13 Patienten
postoperativ, bei 3 Patienten persistierten sie über 3 Monate. Infizierte Suspensionsnaht, oder lokale Schmerzen wurde bei 9 Patienten
beobachtet. Bei 2 Patienten permigrierten die Suspensionsnähte durch
die Blasenwand in das Blasenlumen unilateral. In allen Fällen wurden
die Nähte unilateral entfernt, das postoperative Ergebnis verschlech-
terte sich hierdurch nicht. Bei einer Patientin mit zunächst gutem
postoperativen Ergebnis traten nach einer Abmagerungskur wiederum
Harninkontinenz-Beschwerden auf. Die operative Revision ergab beiderseits locker sitzende Suspensionsnähte. Nach Auflösen der Knoten wurden die Nähte erneut adäquat angezogen und geknüpft, die Inkontinenz
verschwandt.

Tabelle 3.

Stamey-Pereyra	Postop. Komplikationen, N = 63
Permigration der Suspensionsnaht in die Blase	2
Infizierte Suspensionsnaht oder lokale Schmerzen	9
Fluor vaginalis	7
Sensorische Urge:	
< 6 Monate	2
< 12 Monate	1
> 12 Monate	8

EUR 1984

Überwiegend erfolgten die Operationen durch Assistenten in Ausbildung
unter Aufsicht. Hierbei erwies sich als Vorteil, dass die Stamey-
Pereyra Operation streng nach Schema erfolgen kann und auch soll. Unabhängig von der Anzahl von Voroperationen kann mit einer hohen Erfolgsrate gerechnet werden. Es bleibt abzuwarten, inwieweit bei Verlaufskontrollen über 5 Jahre die Resultate Konstanz zeigen, und die
Stamey-Pereyra Operationsmethode sich als den übrigen Suspensionsplastiken gleichwertig oder sogar überlegen erweist.

Dr. P. Maksimovic, Urologische Universitätsklinik, Dr. Molewaterplein
40, NL-3015 GD Rotterdam

Therapie des Streßinkontinenz-Rezidivs – Vergleich von Faszienzügelplastik und Zoedlerband bei 117 Patientinnen

W. Thon, K. Pfeiffer, G. Egghart und J. E. Altwein

33 stressinkontinente Patientinnen unterzogen sich im Zeitraum von
Juni 1980 bis März 1983 an der Urologischen Abteilung des BWK Ulm
einer Faszienzügelplastik, modifiziert nach Narik und Palmrich, 84
Frauen im Zeitraum von Februar 1973 bis März 1983 an der Urologischen
Uni-Klinik Ulm einer Zoedlerband-OP. Bei 16 (48% Frauen in der FZP-
Gruppe) und 28 (33%) in der Zoedlerband-Gruppe war bereits eine Stress-
inkontinenz-OP durchgeführt worden. Durchschnittlich betrug die Zeit
nach dem Ersteingriff in der Faszienzügelplastik-Gruppe 2,9 und in
der Zoedlerband-Gruppe 2,8 Jahre. Neben der üblichen präoperativen
Diagnostik wurden alle Patientinnen am BWK Ulm und 23 (27%) an der
Uni-Klinik Ulm einer kombinierten Cystometrie, Uroflow-Beckenboden-
EMG-Untersuchung unterzogen. Die Inkontinenzfrühergebnisse beziehen
sich auf die ersten 3 Monate post operationem. Für die Beurteilung
des Langzeiterfolges wurde der Kontinenzfragebogen nach Gaudenz heran-
gezogen. Die beiden Gruppen unterschieden sich nur geringfügig in
Alter, Größe, Gewicht und Parität. Es bestehen keine signifikanten
Unterschiede in beiden Gruppen bei der präoperativen Einteilung nach
Ingelmann-Sundberg und Green.

Bei Streßinkontinenz und koexistenter Cystourethrozele wurde die
Suspensionsplastik mit einer vorderen Kolporrhaphie ergänzt (4 FZP =
12%, 27 ZB = 32%). Bei der ersten postoperativen Kontrolle (Tab. 1)
waren 91% der Faszienzügelplastik- und 87% der Zoedlerband-Patientinnen vollständig kontinent. Eine postoperative Beurteilung des Langzeiterfolges war bei 27 Faszienzügelplastik- nach durchschnittlich
1,1 Jahren und bei 65 Zoedlerband-Patientinnen nach 5,7 Jahren möglich
(Tab. 2). 52% der Faszienzügelplastik- und 45% der Zoedlerband-Patientinnen waren zu diesem Zeitpunkt vollständig kontinent. 15% der Fas-
zienzügelplastik- und 11% der Zoedlerband-P. gaben eine deutliche Besserung der Harninkontinenz an. Hysterektomierte Frauen hatten gegenüber
den nicht hysterektomierten Frauen ein nicht signifikant besseres
Kontinenzergebnis. 33% der Faszienzügelplastik- und 45% der Zoedlerband-P. müssen als Therapieversager angesehen werden. Die signifikant
höhere Zahl (2 = 0,05) von Urge-Inkontinenzen bei den Patientinnen
mit Zoedlerband dürfte darauf zurückzuführen sein, daß lediglich 23
von 84 Frauen präoperativ urodynamisch untersucht wurden, so daß eine
bereits präoperativ bestehende Urge-Inkontinenz nicht ausgeschlossen
werden konnte. Während unsere frühen OP-Ergebnisse durchaus mit den
Angaben anderer Autoren vergleichbar sind, sind unsere Spätergebnisse
mit einer Kontinenzquote von 52% bei den Faszienzügelplastiken und
45% bei den Zoedlerbändern enttäuschend. Neben inkorrekter präoperativer Diagnostik müssen technisch-operative Fehler, wie falsche Position des Zügels, falsche Dosierung des Schlingenzuges und fehlende
Lösung von Adhäsionen nach Voroperationen, ebenso wie intraoperative
Schädigungen des periurethralen Gewebes als Ursache der Mißerfolge
angesehen werden.

Tabelle 1.

Erfolgsquote bei Entlassung				
	FZP		ZB	
	n	%	n	%
Ersteingriff	15/17	88	47/56	84
Rezidiveingriff	15/16	94	25/27	93
Summe	30/33	91	72/83	87

Tabelle 2.

Erfolgsquote bei Nachkontrolle (FZP: 1,1 J, ZB: 5,7 J)				
	FZP		ZB	
	n	%	n	%
Ersteingriff	8/14	57	20/41	49
Rezidiveingriff	6/13	46	9/24	38
Summe	14/27	52	29/65	45

Dr. W. Thon, Urologische Abteilung, Bundeswehrkrankenhaus Ulm,
Oberer Eselsberg 40, D-7900 Ulm

Harnleiter-Endometriose

H. Siefert, F. Manda, H. Baumjohann und H. G. Stoll

Auf zwei der letzten Urologen-Kongresse wurde über die Endometriose
der ableitenden Harnwege berichtet. Wenn wir das Thema jetzt wieder
aufgreifen, so geschieht es, um noch einmal darauf hinzuweisen, daß
die Diagnose "Harnleiter-Endometriose" praeoperativ kaum zu stellen
ist.

Da man die Endometriose weder praeoperativ erkennen noch sicher ausschließen kann, ist für die Diagnosefindung entscheidend, überhaupt
an sie zu denken. Dann wird man bei Verdacht auch intraoperativ die
Gewebeentnahme zur histologischen Klärung nicht vergessen.

Bei der Endometriose handelt es sich um Uterusschleimhaut, die an
ektoper Stelle wächst. Die primäre Endometriose entsteht durch Tiefen-
wucherung des Endometriums. Die sekundäre Endometriose entsteht durch
Aussaat, ist iatrogen verschleppt oder hormoninduziert.

Die verschiedenen Manifestationsorte der Endometriose zeigt diese
Skizze.

Bei der Lokalisation der Endometriose des Harnleiters wird zwischen
der internen und externen Form unterschieden. Für beide Formen gilt
gleichermaßen, daß sie zu einer Stauung der oberen Harnwege mit allen
sich daraus ergebenden Gefahren führen können.

Unsere Fälle repräsentieren beide Formen:

Bei der ersten Patientin wurde mit 33 Jahren eine Hysterektomie und
Ovarektomie links bei Uterus myomatosus und benigner Ovarialcyste
durchgeführt. 35jährig erfolgte die Nephrektomie links wegen septischer Pyonephrose bei praevesikaler Harnleiterstenose. Mit 38 Jahren
traten dann intermittierende Stauungen der Restniere rechts auf. Hierfür war eine endometriotische Ovarialcyste verantwortlich, die als
externer Faktor auf den Harnleiter drückte. Nach Entfernung der Cyste
war die Patientin symptom- und beschwerdefrei.

Die zweite Patientin hatte mit 33 Jahren eine Sectio caesarea und mit
40 Jahren eine Abrasio. Im 42. Lebensjahr wurde eine abdominelle
Hysterektomie und Adnektomie rechts beim Uterus myomatosus und benigner Ovarialcyste durchgeführt. Mit 45 Jahren erfolgte die Nephroure-

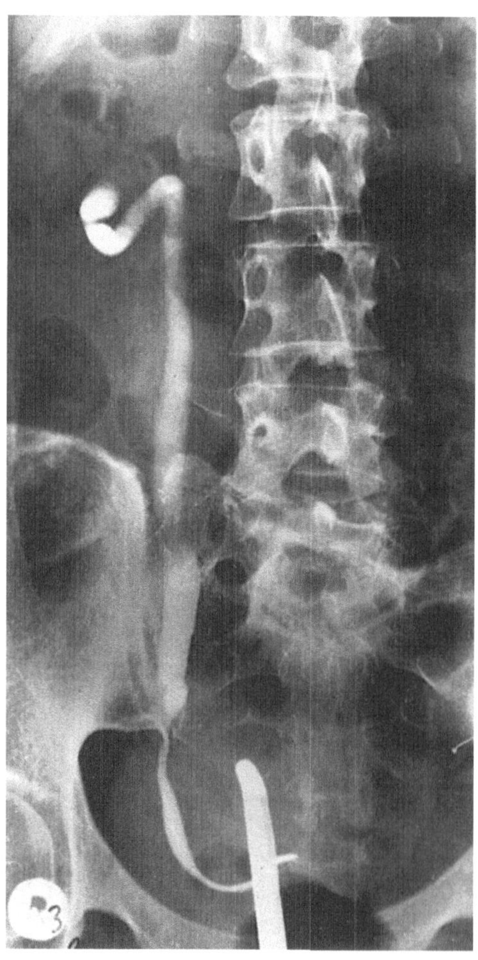

Abb. 1

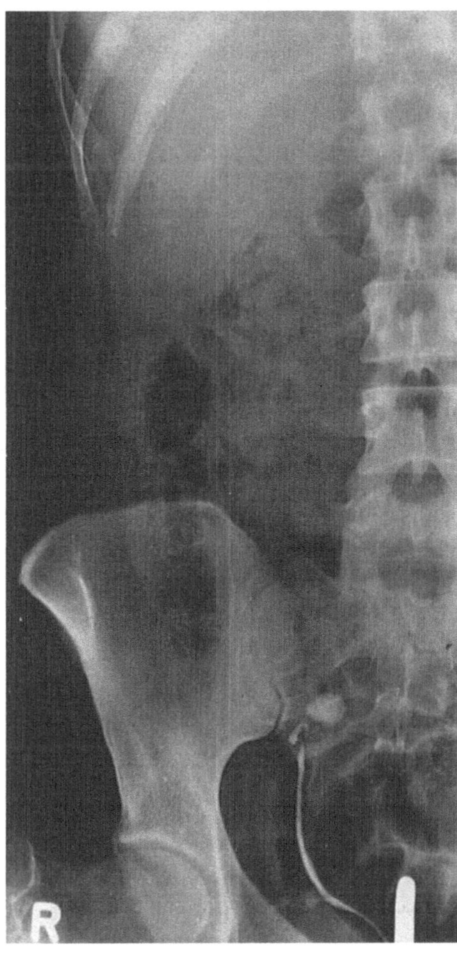

Abb. 2

terektomie rechts wegen infizierter Stauung mit Sepsis bei histologisch nachgewiesener Harnleiterendometriose. Hier die Stenose mit
der kranial davon gelegenen Aussackung (Abb. 1).

Beide Fälle bieten eine "gynäkologische Anamnese", die als Ursache
für die Harnleiterstriktur den Verdacht einer Endometriose aufkommen
ließen. Bei unserem dritten Fall ist aber keine gynäkologische Operation vorausgegangen.

Es handelt sich um eine Patientin mit drei Entbindungen. 30jährig
erlitt sie erstmalig Flankenschmerzen rechts. Die damalige Diagnose,
gestützt auf ein Infusionsurogramm, lautete: "chronische Pyelonephritis rechts mit Tonusstörung des Harnleiters." Die in den drei folgenden Jahren aufgetretenen Flankenschmerzen rechts wurden entsprechend
gedeutet und therapiert. Mit 33 Jahren erfolgte die stationäre Aufnahme wegen einer Urosepsis bei Stauung der linken Niere und röntgenologisch stummer Niere rechts. Als Notfallmaßnahme führten wir
die Fistelung der rechten Niere durch. Nach Besserung der klinischen
Symptomatik wurde diese Striktur (Abb. 2) rechts praevesikal gesichert.
Auf der linken Seite bot sich diese Striktur.

Bei liegender Nephrostomie rechts haben wir in einer Sitzung beide
Harnleiter praevesikal reseziert und sie nach medianer Senkrecht-
spaltung der Blase fast bis auf Trigonumhöhe, wie bei der vesica bi-
partita, mit einer Antirefluxplastik reimplantiert.

Um eine postoperative Stabilisierung zu erreichen, entschlossen wir
uns, trotz Bedenken bezüglich Verträglichkeit und Preis, zu einer
Behandlung mit dem Gonadotropinhemmer Danazol (Winnobanin).

Zwei Monate lang wurde täglich 300 mg Winnobanin gegeben; eine Schmier-
blutung machte eine Erhöhung auf 400 mg/die für weitere 8 Monate nötig.
Danach gaben wir das Antikonzeptivum Stederil-d und anschließend
Depot-Clinovir.

Die Verlaufskontrolle über jetzt mehr als zweieinviertel Jahr zeigt
weiter klinisch, urographisch und sonographisch ein gutes Ergebnis.

Als Fazit unserer drei Fälle ist zu ziehen:

1. Bei jeder praevesikalen Harnleiterenge einer Frau im gebärfähigen
   Alter ist, besonders wenn gynäkologische Eingriffe vorausgingen,
   so lange eine Endometriose anzunehmen, bis intraoperativ und histologisch die Diagnose ausgeschlossen ist.
2. Oft, wie bei zwei unserer drei Fälle, tritt ein schwerer bis zur
   Sepsis sich steigernder Infekt auf.
3. Bei gelungener operativer Versorgung scheint eine Nachbehandlung
   mit Hormonen die postoperative Phase zu stabilisieren, wobei, auch
   nach eigenen Erfahrungen, dem Gonadotropinhemmer Danazol, mit
   Handelsnamen Winnobanin, wohl entgegen den in der Literatur nieder-
   gelegten Enttäuschungen bezüglich Verträglichkeit ein deutlicher
   Nutzen zuzukommen scheint.

Dr. H. Siefert, Urologische Klinik des Zentralkrankenhauses,
St.-Jürgen-Straße, D-2800 Bremen 1

Palliative Ureterocystoneostomie in ein intraperitoneales Blasenhorn bei malignen
Harnleiterobstruktionen. Eine Alternative zur Urostomie

M. Praetorius

Einleitung

Die postrenale Oligoanurie bei Tumorrezidiven mit retroperitonealer
Carcinose wirft immer wieder die Frage auf: innere Schienung durch
Pigtail-Katheter - was häufig nicht mehr gelingt -, perkutane Nephrostomie, offene transrenale Nierenfistel oder Ureterhautfistel. Besonders die immer weit dorsal gelegene perkutane Nephrostomie stellt -
wenn sie zur Dauerlösung geworden ist - für den Tumorkranken eine
erhebliche Belastung dar. Wir versuchen deshalb, eine Urostomie zu
vermeiden, wenn bei intakter Blasenfunktion die Möglichkeit der intraperitonealen Ureterocystoneostomie besteht.

Nachdem die retroperitoneale Carcinose entlang der paravaskulären
Lymphbahnen regelmässig verantwortlich ist für die maligne Harnleiterobstruktion, liegt es nahe, die Ureteren aus dieser gefährdeten Region
zu entfernen und sie so langstreckig wie möglich in den Bauchraum zu
verlagern. Wegen der Aufgabe des neoplastisch infiltrierten Harnleiter-
anteils ist dabei immer der Ersatz von wenigstens einem Drittel des
Ureters durch ein Blasenhorn erforderlich. Die Erhaltung beider Nieren
gewinnt hier zunehmend Bedeutung im Hinblick auf eine nachfolgende
Chemotherapie.

Operationstechnik

Der Zugang zu unserer einfachen intraperitonealen Ureterocystoneostomie erfolgt durch mediane oder quere Laparotomie. Es wird darauf verzichtet, die Blase ausgedehnt zu extraperitonisieren. Das ventrale
Peritoneum wird lediglich bis zum Blasenscheitel gespalten, dieser
wird rechts oder links am Psoas fixiert. Mit dem Uterus, der am Kreuz-
bein fixiert wird, kann man mitunter die Blase zusätzlich nach kranial
ziehen. Von der Blasenvorderwand wird dann zusätzlich ein Boari-Lappen

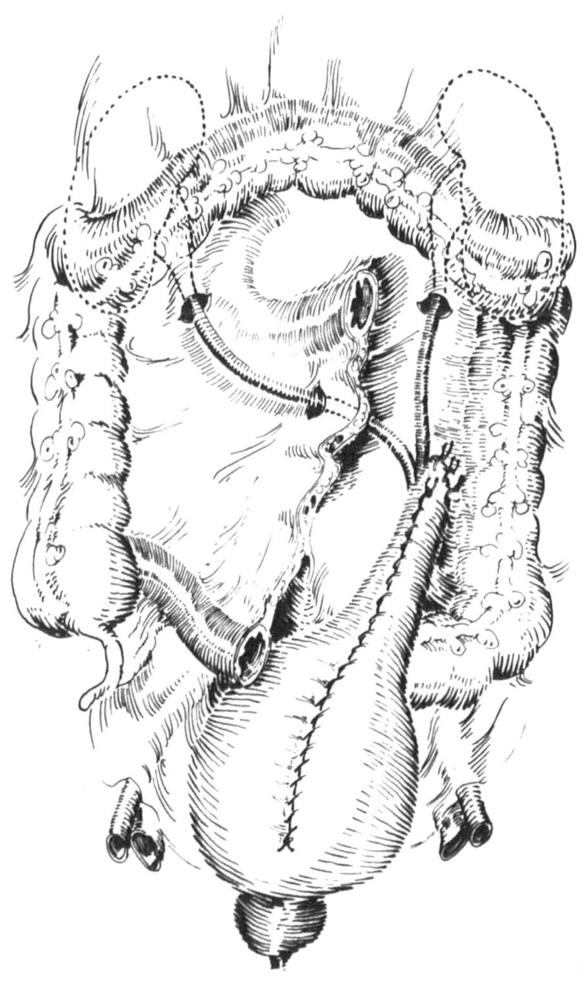

Abb. 1

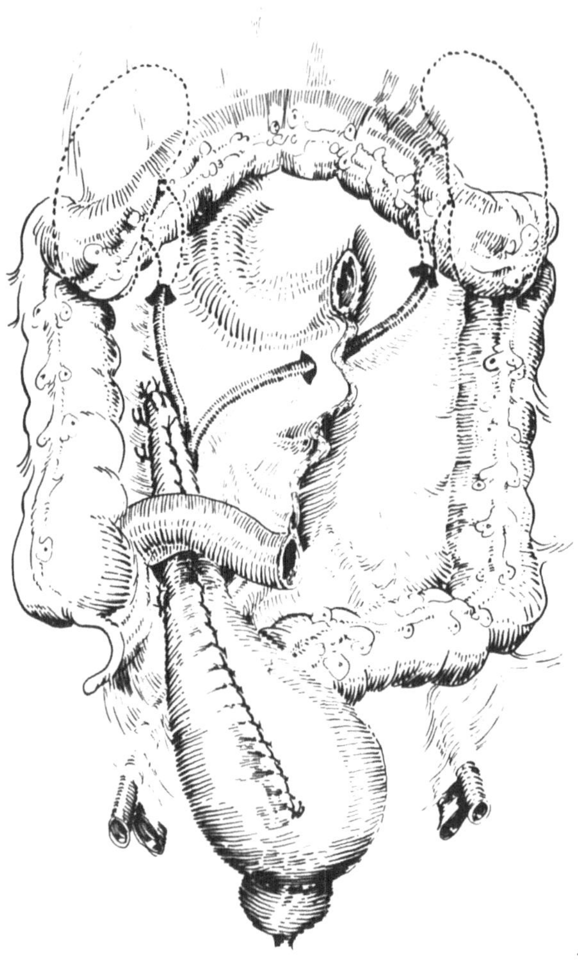

Abb. 2

exzidiert, der so hoch wie möglich mediocolisch am hinteren Peritoneal-
blatt angeheftet wird. Das Blasenhorn zieht dabei frei durch das
kleine Becken. Auf der linken Seite überkreuzt es das Sigma (Abb. 1),
rechts unterkreuzt es das terminale Ileum, indem es durch dessen Me-
senterium geleitet wird (Abb. 2). Beide Harnleiter werden lateroco-
lisch mobilisiert und so weit kranial und lateral wie möglich mediocolisch in den Bauchraum hereingezogen. Je nach Lage des Blasenhorns
perforiert dabei die rechte oder linke Harnleiter die Mesenterial-
wurzel, ehe er antirefluxiv mit dem Boari-Lappen anastomosiert wird.
Die zum Anastomosenschutz eingelegten Harnleiterschienen werden am
12., die Zystostomie nach röntgenologischer Dichtigkeitsprüfung am
14. Tag entfernt.

Ergebnisse (Tabelle 1)

Bei allen 12 bisher nach diesem Verfahren palliativ operierten Patienten konnte die natürliche Harnpassage - trotz Fortschreiten der malignen Erkrankung - auf Dauer wiederhergestellt werden. Die Umwandlung
in eine extravesikale Ableitung wurde bisher nicht erforderlich. Die
zu Tode gekommenen Kranken verstarben an ihrem Grundleiden, jedoch
nicht an urologischen Komplikationen. Die Operationsletalität beträgt

Tabelle 1.

URETEROCYSTONEOSTOMIE IN EIN INTRAPERITONEALES BLASENHORN (IPBH)

PATIENT	DIAGNOSE	OPERATION	ÜBERLEBENSZEIT
W.B. 57 J. ♀	REZIDIV. OVARIAL-CA URÄMIE	IPBH RECHTS (3 URETEREN BEI DOPPELNIERE LINKS)	10 MONATE ✝
H.E. 56J. ♂	REZIDIV. NIEREN- BECKEN-CA URÄMIE	IPBH RECHTS	5 MONATE ✝
N.J. 71 J. ♂	PROSTATA-CA. URÄMIE	IPBH LINKS URETEROTRANSVERSO- URETEROSTOMIE	21 MONATE ✝
L.H. 71 J. ♂	PROSTATA-CA OLIGURIE RESTNIERE LINKS	IPBH RECHTS	14 MONATE ✝
H.G. 59 J. ♀	METAST. MAMMA-CA OLIGURIE	IPBH LINKS	4 MONATE ✝
B.A. 59 J. ♀	MÜLLER'SCHER MISCHTUMOR STUMME NIERE RE HYDRONEPHROSE LI	IPBH LINKS QUERCOLON - ANUS PRAETER	11 MONATE ✝
M.J. 61 J. ♂	ZUSTAND N. GASTREKTOMIE MAGEN-CA, STUMME NIERE RE HYDRONEPHROSE LI SUBILEUS	IPBH LINKS ILEOTRANSVERSOSTOMIE	3 MONATE ✝
N.K. 71 J. ♀	2. REZID.EINES SIGMA-CA URÄMIE	IPBH RECHTS (3 URETEREN BEI DOPPELNIERE LINKS) DÜNNDARMRESEKTION SIGMARESEKTION	10 MONATE CHEMOTHERAPIE
A.H. 58 J. ♀	COLLUM-CA ZUST. NACH RADIATIO OLIGURIE	IPBH RECHTS	6 MONATE RADIATIO
S.R. 46 J. ♀	APPENDIX-CARCINOID HYDRONEPHROSE RE	IPBH RECHTS	29 MONATE
J.K. 75 J. ♂	PROSTATA-CA ANURIE	IPBH LINKS	17 MONATE
W.H. 70 J. ♂	METAST. PROSTATA-CA RESTNIERE LINKS	IPBH LINKS NACH 14 MONATEN KORREKTUR EINER BAUCHWANDHERNIE UND ERNEUTE REFLUXIVE URETERREIMPLANTATION (BOARI) WEGEN ANASTOMOSENSTENOSE	30 MONATE

noch O, obwohl teilweise in der Oligoanurie bei einem Serumkreatinin
von über 8 mg% operiert wurde. Zweimal wurden bei Doppelniere drei
Ureteren mit dem Blasenhorn anastomosiert. Einmal erfolgte die Ureterocystoneostomie nur mit dem linken Harnleiter, der durch End-zu-Seit-
Anastomose mit dem rechten verbunden wurde. In gleicher Sitzung wurde
chirurgisch einal ein Quercolon-Anus, einmal eine Ileotransversosto-
mie und einmal eine Dünndarm- und Sigma-Resektion durchgeführt.

An Komplikationen mussten wir nach Wundheilungsstörung eine Bauchwand-
narbenhernie verzeichnen, bei deren Korrektur wir nach 14 Monaten
eine antirefluxive, obstruktive Harnleiter - Blasenhorn - Anastomose
bei Restniere links in eine refluxive Anastomose umwandelten. Es handelte sich hierbei um ein metastasierendes Prostatakarzinom, das mit
dieser Ureterocystoneostomie bereits über 30 Monate lebt.

Bewertung

Indiziert sehen wir dieses Nierenparenchym - erhaltende Vorgehen bei allen malignen Harnleiterobstruktionen mit erhaltener Blasenfunktion, wenn der Allgemeinzustand des Kranken ein lebenswertes Dasein nach Beseitigung der Urämie erwarten lässt. Beide Nieren sollten in das Blasenhorn abgeleitet werden, wenn die Möglichkeiten der Chemotherapie noch nicht ausgeschöpft wurden. Ihre Anwendung ist in der Regel von einer ausreichenden Nierenfunktion abhängig.

Besonders geeignet erscheinen nach den bisherigen Ergebnissen jene kontrasexuell behandelten Prostatakarzinome, die lokal nur geringe Progredienz zeigen, aber dennoch metastatische Harnleiterverschlüsse hervorrufen.

Denkbar ist die Anwendung des Verfahrens auch bei besonders ungünstigen Formen des Morbus ORMOND. Nicht geeignet sind naturgemäss Blasenkarzinome oder Tumoren von Nachbarorganen mit Blaseneinbruch.

Literatur

1. Kishev SV (1980) Bilateral ureteral obstruction from metastatic lesion following abdominoperineal resection of the rectum: A method for unilateral bypass of the obstruction. NUA:1,78
2. Turner-Warwick R, Worth PHL (1969) The psoas bladderhitch procedure for the replacement of the lower third of the ureter. Brit J Urol 41:701
3. Witzel O (1896) Extraperitoneale Uretero-Cystoneostomie mit Schrägkanalbildung. Zbl Gynäk 20:289

Dr. M. Praetorius, Urologische Klinik Planegg, Germeringer Straße 32, D-8033 Planegg

Indikationen, Technik und Resultate der kombinierten Harn- und Stuhlableitung durch eine „feuchte Colostomie"

H. Behrendt, U. Lohmann, L. Heilmann und R. Hartung

Bei im kleinen Becken gelegenen Malignomen machen radikalchirurgische Eingriffe bisweilen sowohl eine Harn- als auch eine Stuhlableitung erforderlich. Die gleiche Problematik gilt für Patienten, die bereits einen Anus praeter haben und im nachhinein aus unterschiedlichen Gründen einer Harnableitung bedürfen. In aller Regel werden in solchen Situationen Stuhl- und Harnableitung getrennt vorgenommen. Auch bei diesen Patienten erfolt die Harnableitung am häufigsten durch ein Ileum-Conduit (1-4) mit getrennter Stuhlableitung durch einen endständigen Anus praeter. Die Patienten müssen dann beide Stomata mit Beuteln versorgen. In den letzten Jahren hat sich uns bei diesen Patienten zunehmend die sogenannte feuchte Colostomie zur kombinierten Stuhl- und Harnableitung bewährt.

Technik

Die operative Technik ist einfach, der Eingriff selber rasch durchführbar und für den Patienten wenig belastend. Bei schon vorhandenem oder auch neu angelegtem doppelläufigen Anus praeter wird der distale Schenkel 10-15 cm unterhalb des Hautniveaus abgesetzt und blind verschlossen. In den so zum Conduit umfunktionierten Schenkel des doppelläufigen Anus praeter werden entsprechend der Technik der Ureterosigmoideostomie beide Harnleiter unter Verwendung einer antirefluxiven Technik eingepflanzt. Auf diese Weise erfolgt eine Trennung von Stuhl und Urin bis zum Hautniveau. Für die Versorgung ist jedoch nur ein Beutelsystem notwendig, ein erheblicher Vorteil für den Patienten. Ist bereits ein doppelläufiger Anus praeter angelegt und früher eine Strahlentherapie erfolgt, so ist präoperativ sorgfältig zu prüfen, ob der abführende Schenkel des Anus praeter für die Umfunktionierung in ein Conduit geeignet ist. Unter diesen Bedingungen erfolgte Schrumpfungen des Sigmas machen es für diese Zwecke ungeeignet. Ist früher bereits ein endständiger Anus praeter angelegt worden, so kann insbesondere bei palliativer Operationsindikation die Implantation der Harnleiter in das Colon dicht unterhalb des Anus praeter erfolgen (Abb. 1).

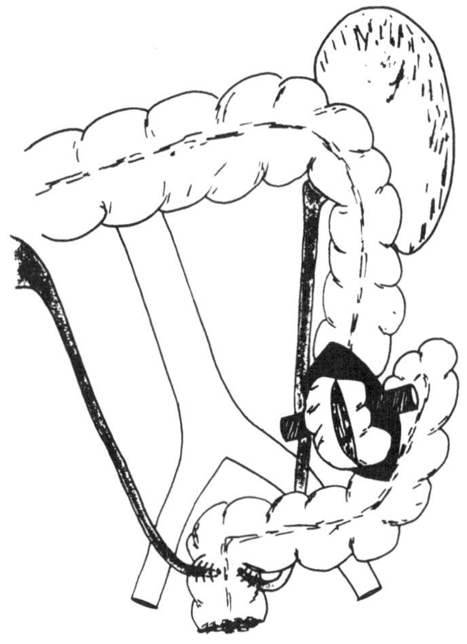

Abb. 1. Schematische Darstellung des operativen Situs nach Anlage der feuchten Colostomie

Resultate

Zwischen 1977 und 1984 wurde dieser Eingriff bei 17 Frauen und 7 Männern durchgeführt. Alle operierten Frauen wiesen ein gynäkologisches Karzinom auf, 2 von ihnen ein Rektumkarzinom.

Die nach kurativen und palliativen Gesichtspunkten unterteilten Indikationen für die Harn- und Stuhlableitung sind der Tabelle 1 zu entnehmen. Palliative Indikationen machten den größten Anteil aus. Hier spielten vor allem radiogene Spätkomplikationen mit Rektum-Scheiden- bzw. Blasen-Scheiden-Rektum-Fisteln eine wichtige Rolle.

Die feuchte Colostomie erfolgte 18-mal mittels eines doppelläufigen, 6-mal mittels eines eindständigen Anus praeter.

Tabelle 1. Indikationen zur Harn- und Stuhlableitung (n = 24)

Kurativ:	n
Evisceration des kleinen Beckens	10
Palliativ:	
Radiogene Spätkomplikationen	8
Tu-Rezidiv	
nach früherer Anlage eines Anus praeter	4
nach Cystektomie und Ureterosigmoideostomie	2

Tabelle 2.

Komplikationen

a) allgemein		
früh: Lungenembolie	2 (1 Exitus let.)	
Gerinnungsstörung	1 (1 Exitus let.)	
spät: radiogene Dünndarmfistel	1	
b) die Harnableitung betreffend		
früh: Pyelonephritis	1	
Insuffizienz der HL-Anastomose	2 (1 Exitus let.)	
spät: Ureterstenose	2	
chronische Pyelonephritis mit Urolithiasis u. Niereninsuffizienz	1	

Komplikationen: Die postoperativen Komplikationen sind in der Tabelle 2 zusammengefaßt. Die Komplikationsrate ist zwar nicht sehr niedrig, erscheint jedoch angesichts der ausgeprägten Morbidität der operierten Patienten nicht unverhältnismäßig hoch. Sie liegt für die Patientinnen mit durchgeführter Eviszeration des kleinen Beckens in der von Symmonds (4) angegebenen Rate. Früh- und Spätkomplikationen im Bereich der Ureteranastomose traten nur nach sehr hochdosierter vorangegangener Strahlentherapie auf.

15 Patienten sind innerhalb von 2 Jahren nach dem Eingriff verstorben. In dieser Zahl spiegelt sich der palliative Charakter der durchgeführten Operation bei einem Großteil der Patienten wieder. Die 9 lebenden Patienten haben keine Probleme mit der Versorgung ihres Stomas; einer weist bei lokaler Tumorprogredienz inzwischen eine einseitige Stauungsniere auf.

Schlußfolgerungen

1. Die feuchte Colostomie stellt eine einfache Technik zur kombinierten Stuhl- und Harnableitung dar.
2. Die operative Belastung für die Patienten ist gering.
3. Die feuchte Colostomie ermöglicht eine Trennung von Stuhl und Harn bis zum Hautniveau und benötigt nur ein Versorgungssystem.

Literatur

1. Bricker EM (1980) Current Status of Urinary Diversion. Cancer, 45:2986-2991
2. Delgado G (1978) Urinary Conduit Diversion in Advanced Gynecologic Malignancies. Gynecol Oncology 6:217-222
3. Symmonds RE, Pratt JH, Webb MJ (1975) Exenterative operations: Experience with 198 patients. Amer J Obstet Gynecol, 121:907-918
4. Symmonds RE (1981) Die derzeitige Rolle der Exenteration für die Behandlung von bösartigen Tumoren im kleinen Becken. Gynäkologe 14:170-176

Dr. H. Behrendt, Oberarzt der Urologischen Universitätsklinik, Hufelandstraße 55, D-4300 Essen 1

Diskussionsbericht Vortrags-Nummern 123 – 128

Moderatoren: P. Kolle und H. Huland

Bei der plastischen Rekonstruktion des äußeren weiblichen Genitales zeichnet sich der Trend ab, daß neuro-vaskoläre Bündel zu erhalten. Die unmittelbar erzielten kosmetischen Ergebnisse der Rekonstruktion wurden gewürdigt. Langzeitergebnisse fehlen noch. Die Blasenhalssuspension nach Stamey-Pereyra erzielt gute Ergebnisse auch bei Voroperierten. Langzeituntersuchungen der Ulmer-Gruppe nach Faszienzügelplastik und Zoedlerband erzielen nur bei der Hälfte der Patienten sehr gute Ergebnisse bei streng angelegten Kriterien. Dies muß nicht nur Folge der Operationstechnik sein, die Indikationsstellung spielt dabei auch eine Rolle.

Bei der Harnleiterendometriose handelte es sich um einen interessanten Case-Report. Bevor man operative Eingriffe erwägt, sollte auf alle Fälle der Gonadotropin-Hemmer Winobanin eingesetzt werden, mit dem auch wir bei den wenigen Patienten, die wir sehen, excellente Remissionen erzielt haben. Die palliative Ureterocystoneostomie in ein intraperitoneales Blasenhorn bei malignen Harnleiterobstruktionen ist sicher eine gute Alternative zur suprapubischen Harnableitung. Der Beitrag über Indikation, Technik und Resultate der kombinierten Harn- und Stuhlableitung durch eine feuchte Kolostomie hat dankenswerter Weise an diese inzwischen etwas vergessene, früher im Ausland häufig geübte Form der Harnableitung erinnert. Die Methode ist im wesentlichen verlassen worden, weil es zuviel Stoma-Probleme gab, aber man sollte sich, besonders bei palliativer Harnableitung und nur noch kurzer Lebenserwartung gelegentlich dieses Verfahrens erinnern.

Prof. Dr. P. Kolle, Medizinische Hochschule, Urologische Klinik, Karl-Wiechert-Allee 9, D-3000 Hannover 61

Röntgen- und Funktionsdiagnostik

Moderatoren: K. F. Albrecht, Wuppertal, und H. Melchior, Kassel

Erste klinische Ergebnisse der Kernspintomographie in der Urologie

M. Beer, M. Rath, W. Wieland, P. Baierl und M. Seiderer

Einleitung

8 Jahrzehnte nach Entdeckung der Röntgenstrahlen steht uns heute mit
der NMR-Tomographie (nuclear magnetic resonance) ein neues bildgebendes Verfahren zur Verfügung, das erlaubt, ohne Einsatz ionisierender
Strahlen Schnittbilder des menschlichen Körpers darzustellen. Durch
geeignete Hochfrequenzanregungen in Kombination mit starken Magnet-
feldern gelingt hiermit die Emissionstomographie von Protonen. Mit
Hilfe digitalisierter Prozeßrechner werden die gewonnenen Signale zu
zwei-dimensionalen Bildern verarbeitet.

Möglichkeiten des NMR in der Urologie

Im Gegensatz zur Röntgendiagnostik und konventionellen Computertomographie, bei der nur ein Parameter, nämlich die Absorbtion von Röntgenstrahlen bestimmt werden kann, erlaubt die NMR-Tomographie das
untersuchte Gewebe *durch 3 Parameter* zu charakterisieren. Neben der durch
verschiedene Anregungsmodalitäten zu messenden *Verteilung des Wasserstoffs*
im untersuchten Gewebebezirk kann durch Errechnung der *Spin-Gitter-
Relaxationszeit T_1* wie auch der *Spin-Spin-Relaxationszeit T_2* eine Aussage
über magnetische Eigenschaften des Gewebes gewonnen werden. Das Relaxationsverhalten verspricht von entscheidender klinischer Bedeutung
zu sein, seitdem nachgewiesen werden konnte, daß Tumorgewebe sich vom
normalen Gewebe durch Bestimmung der Relaxationszeiten T_1 und T_2 unterscheiden läßt (1).

Für klinisch-urologische Belange ist die im Vergleich zum CT etwa *50-
fach bessere Weichteildifferenzierung* im NMR von großer Bedeutung. Gegenüber steht als Nachteil das Unvermögen Verkalkungen darzustellen.
Weder Knochenkompakta noch Harnkonkremente und postinflammatorische
Verkalkungen können NMR-tomographisch gut dargestellt werden. Eine
Distanzierung von radiologischen Konventionen bei der Bildinterpre-
tation ist daher erforderlich.

Ohne Veränderung der Position des untersuchten Patienten kann eine
primäre Abbildung lotgerecht *in allen drei Raumebenen* erfolgen. Die präoperative Beurteilung interessanter Grenzflächen wird hierdurch erleichtert.

Die Kernspintomographie erlaubt durch geeignete Schnittführung die
simultane Beurteilung von Blutgefäßen bis zu 2 mm Lumen ohne zusätz-

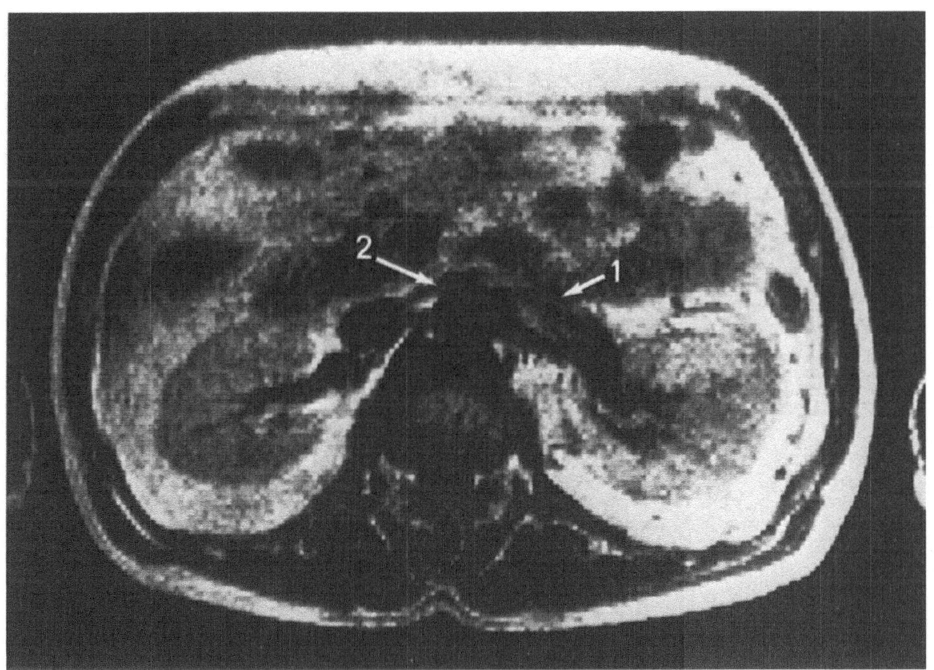

Abb. 1. Axiales NMR-Tomogramm bei Nierenkarzinom links mit Tumorzapfen in der Vena
renalis. Im Seitenvergleich stellt sich der linksseitige Tumorthrombus (Pfeil 1)
bei Darstellung beider Nierenvenen als echogebende Struktur klar heraus. (Pfeil 2:
rechte Nierenvene)

liche Kontrastmittelgabe, was bei ausgeprägter Kontrastmittelunverträglichkeit von klinischer Relevanz ist.

Material und Methoden

Mit einem supraleitenden Kernspintomographen mit Feldstärken bis zu
0,48 Tesla konnte der Urogenitaltrakt von 62 Patienten in der Spin-
Echomethode bei unterschiedlichen Auslöseverzögerungen (30-280 msec)
und verschiedenen Repetitionszeiten (300-2200 msec) und unterschiedlichen Schichtdicken in allen drei Raumebenen untersucht werden. Die
NMR-tomographisch gewonnenen Ergebnisse wurden mit den Resultaten der
vorausgegangenen umfangreichen konventionellen Diagnostik verglichen.

Ergebnisse

NMR-tomographisch waren alle untersuchten pathologischen Prozesse eindeutig nachweisbar.

NMR bei renalen Raumforderungen

Durch lotgerechte Abbildungen in allen drei Raumebenen ließ sich die
lokale Tumorausdehnung gut abgrenzen. Tumorbefallene Nierenvenen
konnten wie in Abb. 1 gezeigt bildlich gut dargestellt werden. Ver-
größerte tumoröse Lymphknoten ließen sich NMR-tomographisch nachwei-

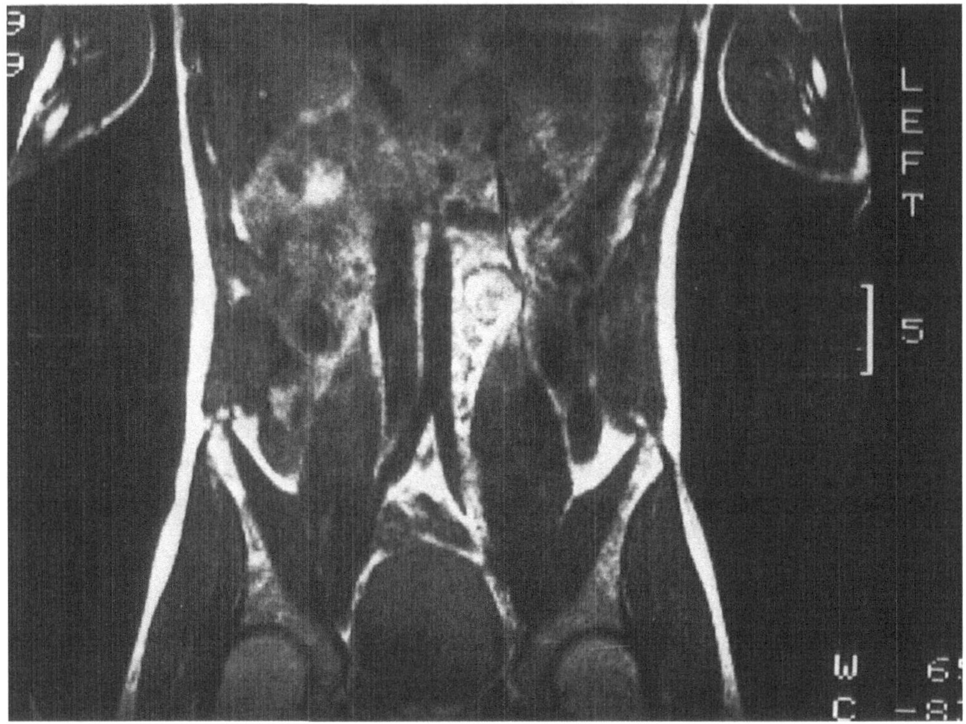

Abb. 2. Retropritoneale Lymphknotenmetastasen bei Hodenkarzinom in koronarer Aufnahmetechnik. Das signal-intensive Tumorgewebe läßt sich topographisch gut von den
simultan dargestellten großen Blutgefäßen unterscheiden

sen. Die Errechnung der Relaxationszeiten T_1 und T_2 zeigte jeweils
deutliche Unterschiede zwischen Tumor- und Normalgewebe. Aufgrund
großer individueller Schwankungen im Relaxationsverhalten konnte allerdings noch keine artspezifische Diagnosestellung NMR-tomographisch
erfolgen. Zystische Prozesse zeigten bei guter Abbildbarkeit unterschiedliches Relaxationsverhalten. Einfache Zysten zeigten verlängerte
T_1 und T_2-Zeiten und ließen sich klar von Blutungszysten unterscheiden.

NMR im Retroperitoneum

In coronarer, sagittaler und axialer Aufnahmetechnik war die simultane
Beurteilung der großen Blutgefäße von Bedeutung. In Abb. 2 sind in
koronarer Aufnahmetechnik retroperitoneale Lymphknotenmetastasen eines
Teratokarzinoms des linken Hodens dargestellt. Sie unterscheiden sich
in ihrem Echoverhalten deutlich von dem umgebenden Gewebe. Die für
die OP-Planung bedeutende topographische Abgrenzung zu den Blutgefäßen
ist entscheidend erleichtert.

NMR im kleinen Becken

Im Gegensatz zu den durch Atemverschiebung während der relativ langen
Meßzeiten bedingten Unschärfen im Bereich des Oberbauchs ließen sich

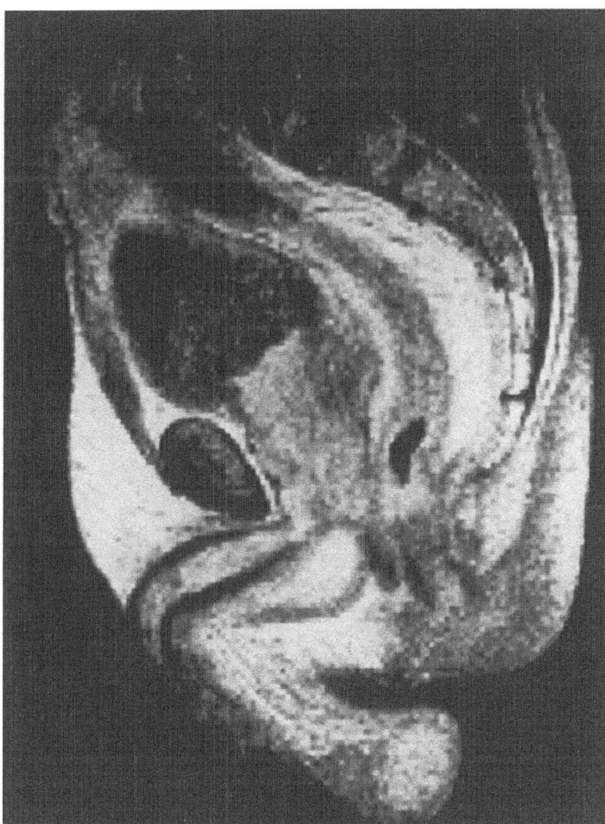

Abb. 3. Sagittale Projektion
bei ausgedehnten Prostatakarzinom. Die Infiltration
der Samenblasen wie des
Blasenbodens ist gut zu erkennen. Durch Fett Inter-
position kann eine sichere
Abgrenzung zur Symphyse und
Rektum erfolgen

alle Prozesse im Bereich des kleinen Beckens bei hervorragender räum-
licher Weichteilauflösung gut darstellen. Durch sagittale und koronare
Schnittführungen konnten raumfordernde Prozesse im Bereich des Blasen-
dachs sicher erkannt und topographisch besser abgegrenzt werden. Bei
der Beurteilung von Prostatamalignomen erwies sich insbesondere die
sagittale Abbildungstechnik in Kombination mit der Bestimmung des Rela-
xationsverhaltens als vorteilhaft. Wie in Abb. 3 dargestellt, ist die
Abgrenzung zu Symphyse, Blasenboden und Rektum entscheidend erleichtert.

Diskussion

Die NMR-Tomographie ist ein neues bildgebendes Verfahren, das diagnostische Verbesserungen bei Erkrankungen im Urogenitaltrakt verspricht. Neben karzinomatösen Prozessen können auch entzündliche Phänomene sowie intrarenale Störungen bei simultaner Beurteilbarkeit
der großen Blutgefäße ohne Kontrastmittelgabe erkannt werden (2). Die
Untersuchungszeiten für eine vollständige organbezogenen NMR-Tomographie belaufen sich derzeit auf etwa 2 Stunden, was neben einer Verschlechterung der Bildqualität durch Bewegungsartefakte auch eine
starke körperliche und psychische Belastung der Patienten bedeutet.
Die Kosten einer kernspintomographischen Untersuchung übersteigen bei
weitem das Maß einer Computertomographie. Träger von Herzschritt-
machern und mit Metallclips voroperierte Patienten sind wegen potentieller Gefährdung im Magnetfeld von der Untersuchung auszuschließen,

was eine entscheidende Limitierung des urologischen Patientenguts
bedeutet.

Ohne Belastung durch ionisierende Strahlung gelingt durch primäre Abbildungen in allem Raumebenen ein besseres präoperatives Staging, was
besonders im Bereich des kleinen Beckens von großer Bedeutung sein
kann. Inwieweit durch die Bestimmung der Relaxationszeiten eine Optimierung der Gewebecharakterisierung im Sinne eines präoperativen Gradings erreicht werden kann, wird erst nach mehrjähriger klinischer
Erfahrung mit der neuen vielversprechenden Methode und all ihren Varia-
tionsmöglichkeiten sicher beurteilt werden können.

Literatur

1. Damadian R (1971) Tumor-detection by NMR. Science 171:1151
2. London DA, Davis PL, Williams RD, Croocs LE, Sheldon PE, Gooding CA (1983)
   Nuclear-magnetic-resonance imaging of induced renal lesions. Radiology 148:167-
   172

Dr. med. M. Beer, Urologische Klinik und Poliklinik der
Ludwig-Maximilians-Universität München, Marchioninistraße 15,
D-8000 München 70

Röntgenkontrastmittel im Vergleich – ionische versus monomolekulare Substanzen

P. De Geeter, E. Fuhr und H. Melchior

In einer klinisch-experimentellen Untersuchungsreihe wurden verschiedene Röntgenkontrastmittel hinsichtlich ihrer Wertigkeit zur Aus-
scheidungs- und Miktionsurographie geprüft: Ein Meglumin-Iothalamat
60%ig (Conray 60), ein Natrium-Iothalamat 70%ig (Conray 70), sowie
das Iopamidol (Solutrast 300).

Als Vergleichsparameter wurden gewählt:

1. Nebenwirkungen,
2. Kontrast,
3. Füllungsgrad des oberen Harntraktes,
4. Eliminationszeit des Kontrastmittels,
5. Urin-Viskosität

Beispiel 1 (Abb. 1). Kombinierte Ausscheidungs- und Miktionsurographie –
"Panurographie" – eines 7-jährigen Mädchens. Als Kontrastmittel wurden 18 ml Natrium-Iothalamat 70%ig i.v. injiziert. Die Kontrastdarstellung des oberen Harntraktes ist gut, der Füllungsgrad jedoch nur
bedingt ausreichend (Abb. 1a–b). Die Eliminationszeit war verlängert,
da 170 min p.i. bei einsetzendem Harndrang noch deutliche Kontrastmittelreste in beiden Nierenbeckenkelchsystemen und Ureteren nachweisbar waren (Abb. 1c). Daher konnte in der Miktionsphase ein vesikorenaler Reflux nicht mit Sicherheit ausgeschlossen werden (Abb. 1 c–f).

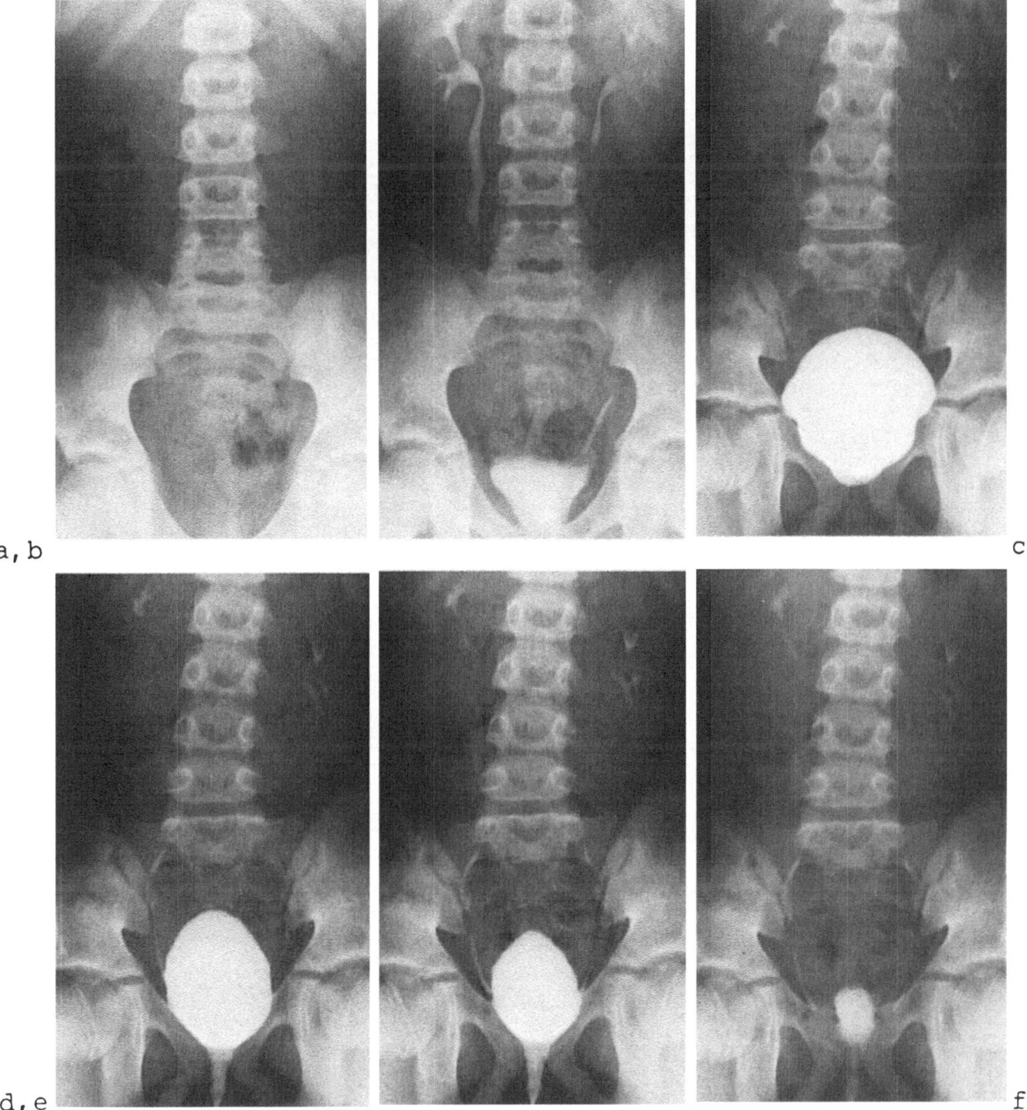

a,b

c

d,e

f

<u>Abb. 1a-f.</u> Panurographie eines 7-jährigen Mädchens (18 ml Na-Iothalamat 70%ig i.v.).
a Abdomenübersichtsaufnahme; *b* Ausscheidungsurographie $7^1/2$ min p.i.; *c-f* Harnflußgesteuertes Serien-MCU 170 min p.i.

Beispiel 2 (Abb. 2). Panurographie eines 6-jährigen Mädchens. Als Kontrastmittel wurden 20 ml Iopamidol appliziert. Die Kontrastdarstellung
des oberen Harntraktes ist optimal, der Füllungsgrad von Nierenbecken
und Ureteren gut (Abb. 2b-c). Die Eliminationszeit war kurz, so daß
190 min p.i., zum Zeitpunkt des einsetzenden Harndranges, keine Kontrastmittelreste im oberen Harntrakt nachweisbar waren (Abb. 2d). In
der Miktionsphase konnten daher ein Reflux sowie eine Blasenauslaß-
obstruktion sicher ausgeschlossen werden (Abb. 2d-f).

Insgesamt wurden 225 Patienten im Alter von 3-35 Jahren untersucht
und ausgewertet: 145 Mädchen und Frauen, 80 Knaben und Männer. Durch-

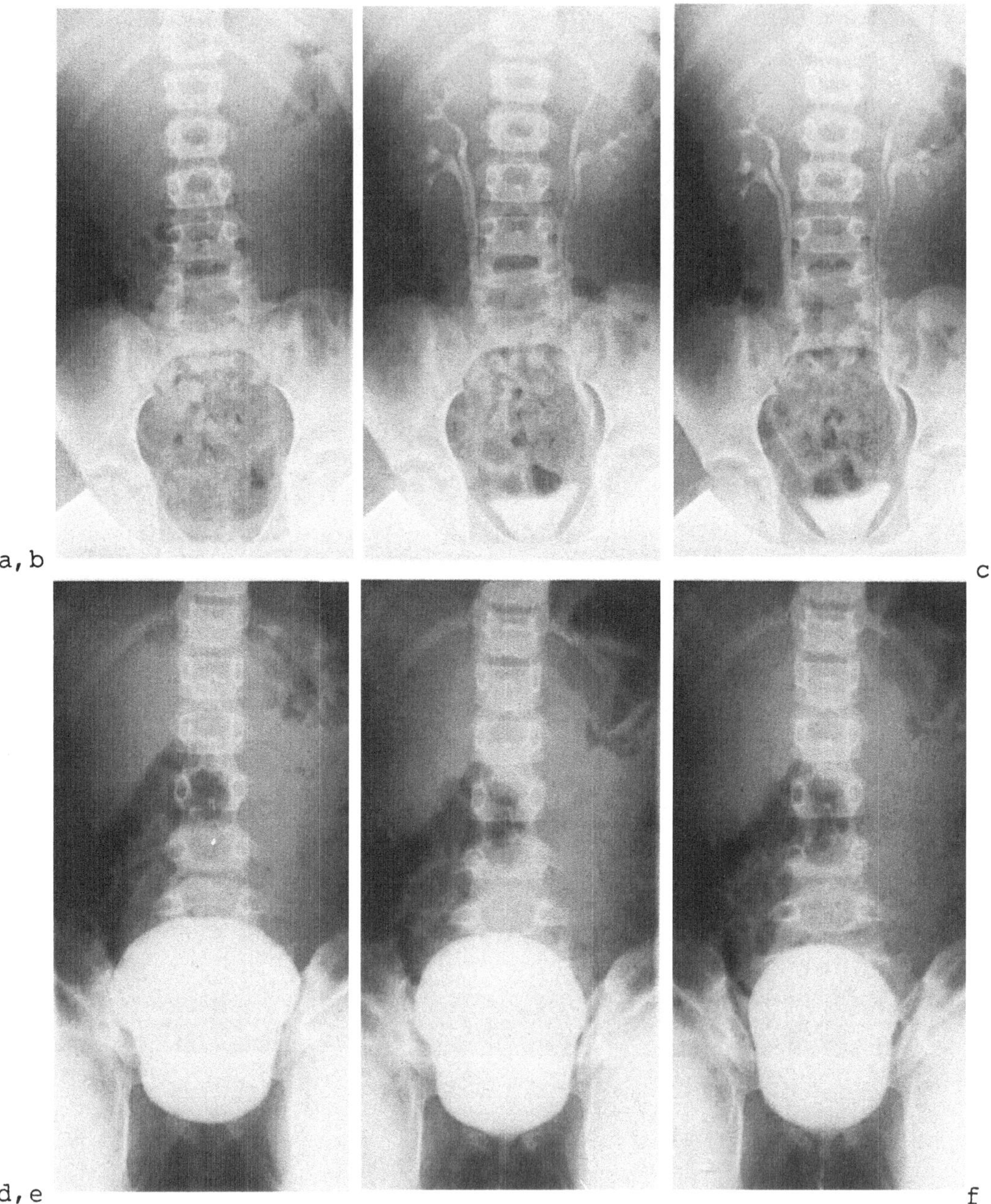

Abb. 2a-f. Panurographie eines 6-jährigen Mädchens mit Doppelanlage beidseits (20 ml Iopamidol i.v.). *a* Abdomenübersichtsaufnahme; *b-c* Ausscheidungsurographie $7^{1}/2$ min p.i.; *d-f* Harnflußgesteuertes Serien-MCU 190 min p.i.

schnittlich wurden 300 mg Jod/kg Körpergewicht als Bolusinjektion verabreicht (Tab. 1).
Gravierende systemische Kontrastmittelreaktionen wurden in keinem Fall
beobachtet. Mittelschwere Reaktionen, die eine Behandlung mit einem
Antiallergikum erforderlich machten, traten nach Iothalamat 10-30 mal

Tabelle 1. Röntgen-Kontrastmittel (Dosierung)

n	♀ / ♂	ml/kg KG
54	34 / 20	1.2 ml Meg.-Ioth. 60
47	33 / 14	0.75 ml Na-Ioth. 70
124	78 / 46	1.0 ml Iopamidol
225	145 / 80	300 mg Jod

häufiger auf als nach Iopamidol. Ein kurzzeitiges Hitzegefühl oder un-
bestimmte Geschmackssensationen wurden allerdings auch von 1/5 der
Patienten während der Iopamidol-Injektion angegeben. Während Iopamidol
trotz rascher Injektionsgeschwindigkeit in keinem Falle lokale Nebenwirkungen auslöste und auch Meglumin-Iothalamat lokal gut vertragen
wurde, klagten während Natrium-Iothalamat-Injektionen trotz fraktionierter Applikation 40% über krampfartige Schmerzen im Arm (Tab. 2).

Tabelle 2. Röntgen-Kontrastmittel (Nebenwirkungen)

	Meg.-Ioth.	Na.-Ioth.	Iopamidol
Hitzegefühl	31%	34%	19%
Nausea	15%	9%	0%
Reaktion	7%	14%	0.5%
starke Reaktion	0%	0%	0%
Schmerz	3.3%	40%	0%

Der Röntgenkontrast des oberen Harntraktes war nach Natrium-Iothalamat-
Applikation signifikant besser als nach Injektion des Megluminsalzes.
Die besten Kontrastunterschiede wurden aber zweifellos durch Iopamidol
erzielt (Tab. 3).

Tabelle 3. Röntgen-Konstrastmittel (Kontrast)

	Meg.-Ioth.	Na.-Ioth.	Iopamidol
sehr gut	5.6%	55.3%	78.2%
gut	72.2%	34.0%	18.6%
befriedigend	22.2%	10.7%	2.4%
schlecht	0.0%	0.0%	0.8%
		p < 0.001	
		p = 0	

Die Kontrastmittelfüllung zeigte keinen signifikanten Unterschied
zwischen den beiden Iothalamatsalzen. Durch Iopamidol wurde dagegen
insgesamt eine wesentlich bessere und nur in 13% eine unbefriedigende
Füllung des Nierenbeckenkelchsystems oder der Ureteren erzielt (Tab. 4).

Die Viskosität des Urins wird durch die Kontrastmittelbeimengung signifikant gesteigert. Dabei ist auffällig, daß der iopamidolhaltige
Urin eine höhere Viskosität hat als der mit Iothalamat angereicherte,
obwohl Iopamidol selbst eine geringere Viskosität hat als das 70%ige
Iothalamat.

Tabelle 4. Röntgen-Kontrastmittel (Füllungsgrad)

	Meg.-Ioth.	Na-Ioth.	Iopamidol
sehr gut	7.4%	14.9%	54.0%
gut	53.7%	57.4%	33.0%
befriedigend	38.9%	27.7%	13.0%
p > 0.5			
p = 0			

Für die Auswertung von Miktionsurogrammen ist die Tatsache von Bedeutung, daß der iopamidolhaltige Urin nach Ausscheidungsurographie die gleiche Viskosität hat, wie die von uns zur retrograden Hohlraumdarstellung verwandte 12,5%ige Megluminsalzlösung. Dagegen ist die Viskosität des meist empfohlenen 30%igen Iothalamats wesentlich größer (Tab. 5).

Tabelle 5. Röntgen-Kontrastmittel (kin. Viskosität [cSt])

H_2O	0.713
Urin	0.75
Urin + Na.Ioth.	0.79
Urin + Iop.	0.87
Meg.-Ioth. 12.5%	0.87
Ioth. 30%	1.19
Meg.-Ioth. 60%	3.08
Na-Ioth. 70%	3.58
Iopamidol	3.3

Auch die Eliminationszeit des Iopamidols ist kürzer als die des ionischen Kontrastmittels. Nach einem vergleichbaren Zeitintervall waren nur nach Iopamidolgabe bei knapp 90% der Patienten keine oder kaum erkennbare Kontrastmittelreste im oberen Harntrakt nachweisbar (Tab. 6).

Tabelle 6. Röntgen-Kontrastmittel (KM-Reste im oberen Harntrakt)

	Meg.-Ioth.	Na.-Ioth.	Iopamidol
keine	13.0%	1.8%	46.0%
im NBKS	48.1%	38.3%	41.9%
im NB-HL	24.1%	38.3%	11.3%
deutlich	14.8%	10.6%	0.8%
p > 0.5			
p = 0			

Zusammenfassung

Geringere lokale und systemische Nebenwirkungen, besserer Röntgenkontrast- und Füllungsgrad des oberen Harntraktes sowie kürzere Eliminationszeiten des Röntgenkontrastmittels beweisen, daß monomolekulare, nicht-ionische Substanzen wie das Iopamidol zur Ausscheidungsurographie besser geeignet sind als die herkömmlichen, ionischen Kontrastmittel. Speziell bei der kombinierten Ausscheidungs- und Miktionsurographie, der "Panurographie", zeigt sich diese Überlegenheit (Abb. 3).

Insgesamt betrug die Trefferquote in der Refluxdiagnostik durch Iopamidol 86.3% (Tab. 7).

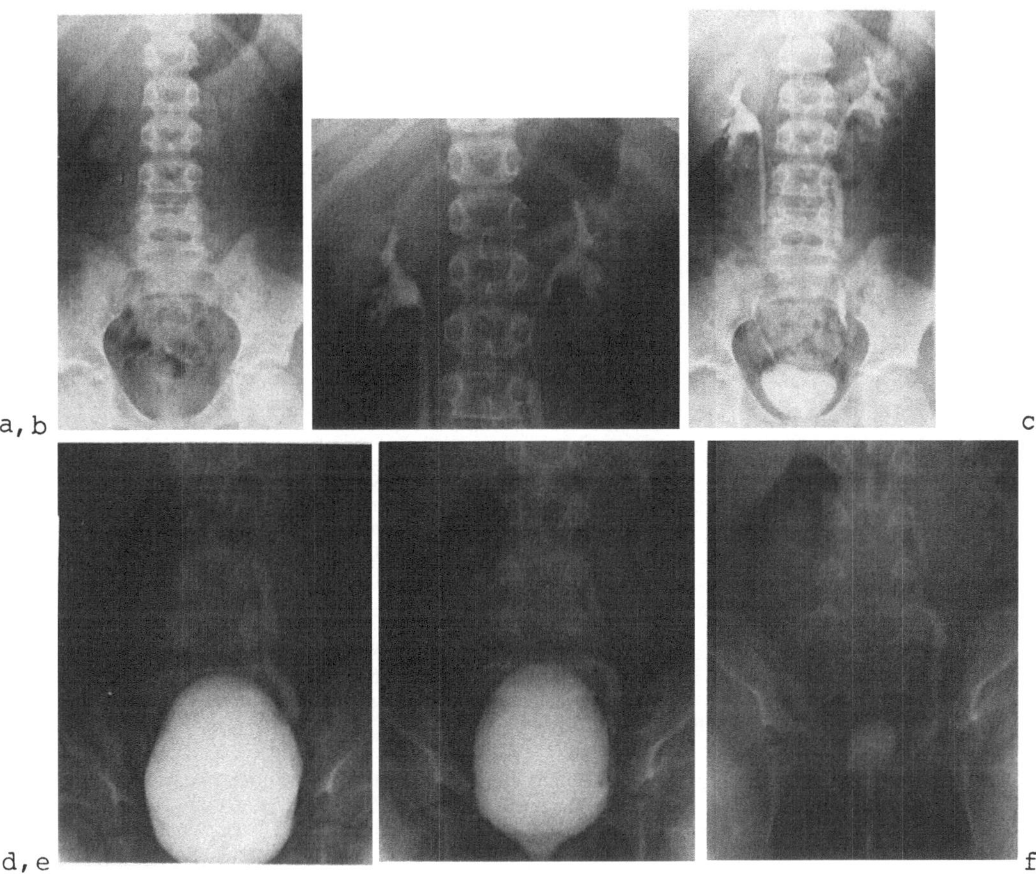

Abb. 3a-f. Panurographie eines 6-jährigen Mädchens mit vesikorenalem Reflux II° links (20 ml Iopamidol i.v.). *a* Abdomenübersichtsaufnahme; *b* Vergrößerungsaufnahme der Nieren $7^1/2$ min p.i. (25 cm Zoom); *c* Ausscheidungsurographie $7^1/2$ min p.i.; *c-f* Harnflußgesteuertes Serien-MCU 170 min p.i.

Tabelle 7. Röntgen-Kontrastmittel (Reflux)

	Meg.-Ioth.	Na-Ioth.	Iopamidol
sicher kein Reflux	42.6%	48.9%	82.3%
wahrsch. kein Reflux	50.0%	38.3%	12.9%
Reflux möglich	5.5%	8.5%	0.8%
Reflux sicher	1.9%	4.3%	4.0%
p > 0.5			
p = 0			

Literatur

Melchior H, De Geeter P, Borbe P (1984) Panurographie - eine neue Methode der
   kombinierten Ausscheidungs- und Miktionsurographie. Der Urologe, Aus. A, Jahr-
   gang 23, Heft 1

Dr. med. P. De Geeter, Klinik für Urologie, Städtische Kliniken
Kassel, Mönchebergstraße 41-43, D-3500 Kassel

Konventionelle und nichtionische Kontrastmittel in der Ausscheidungsurographie

E. Schmiedel

Kontrastmittel herabgesetzter Osmolalität bzw. die nichtionischen Kontrastmittel wie Iopamidol (Solutrast) und Iohexol (Omnipaque) weisen
bei der Urographie eine Reihe von Vorteilen auf, wodurch das Kontrast-
mittel-Risiko bei gefährdeten Patienten reduziert und die Kontrastierung des harnableitenden Systems, insbesondere bei pädiatrischem Krankengut, verbessert wird.

Durch die klinische Erfahrung gilt als hinreichend gesichert, daß
nichtionische Kontrastmittel seltener als konventionelle Nebenwirkungen allergischer Symptomatik hervorrufen. Rußmann, D., Urologe [B]
(1984):142-143, prüfte Solutrast 300 bei der Urographie in Dosen von
50 und 100 ml bei 149 Patienten eines ausgewählten Krankenguts. Obwohl eine Medikamentenallergie, allergische Krankheiten und/oder eine
atopische Reaktionslage in 68% und eine Kontrastmittel-Allergie in
13% der Fälle anamnestisch zu ermitteln war, kam es nach intravenöser
Injektion von Iopamidol nur in einem Fall zu Nebenwirkungen allergischer Symptomatik. Auf eine antiallergische Prämedikation war bei
allen Patienten verzichtet worden.

Gleichwertige Ergebnisse fand Arlart, I.P., mündliche Mitt. (1984),
bei der intravenösen DSA an einem unausgewählten Krankengut. Zentral-
venös wurden hohe Gesamtdosen bis 200 ml Solutrast 370 injiziert.
Eine urtikarielle Reaktion trat lediglich bei einem von 1.000 Patienten auf. Ursache des geringen allergoiden bzw. idiosynkratischen
Potentials nichtionischer Kontrastmittel ist offensichtlich ihre verminderte histaminfreisetzende Wirkung. Da Histamin unter anderem
bronchokonstriktorisch wirkt, läßt sich klinisch nachweisen, daß Iopamidol weniger ausgeprägt als konventionelle Kontrastmittel den Atem-
widerstand erhöht. Dawson, P. et al., Clinical Radiology *34* (1983)
227, fanden nach intravenöser Injektion von Solustrast 300 eine geringere Abnahme der Einsekundenkapazität als nach intravenöser Injektion von Conray (Abb. 1). Dieser unterschiedliche bronchokonstrikto-
rische Effekt, bedingt durch die kontrastmittelinduzierte Histamin-
liberation, kann als der Ausdruck eines allergoiden Geschehens im
subklinischen Bereich interpretiert werden.

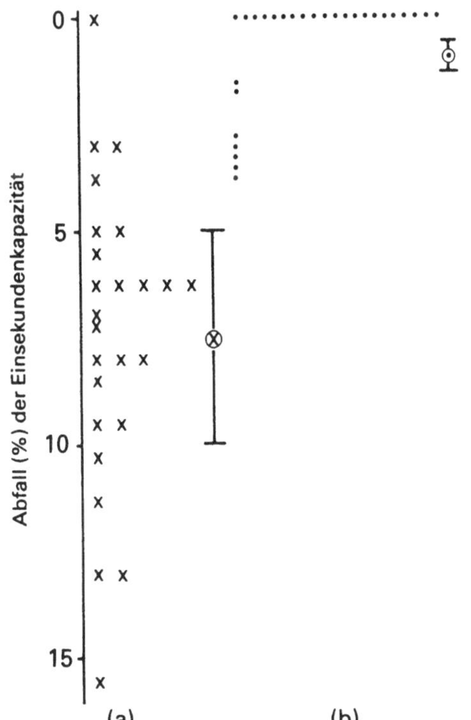

Abb. 1. Mittlere Veränderung (%) der Einsekundenkapazität in der Conray-(a) und
Solutrast-Gruppe (b). Der Unterschied
zwischen beiden Kontrastmitteln ist statistisch signifikant auf dem 0,5%-Niveau
(p<0,005).

Die Untersuchungsergebnisse von Dawson konnte Reiser, M., mündliche
Mitt. (1984), im Prinzip bestätigen. Nach intravenöser Injektion von
Iopamidol registrierte man im Blut niedrigere Histamin-Konzentrationsver-
laufskurven als nach intravenöser Injektion konventioneller Kontrastmittel (Abb. 2).

Nichtionische Kontrastmittel weisen ein geringeres nephrotoxisches
Potential als konventionelle auf. Das ist von klinischer Bedeutung
bei entsprechender Prädisposition wie präexistente Nierenerkrankung,
Diabetes mellitus und altersbedingte Nierenfunktionseinschränkung.
Als sensibler Parameter, zur Beurteilung der tubulusschädigenden Wir-
kung von Kontrastmitteln, gilt die Bestimmung tubulusassoziierter
Enzyme im Urin; Hartmann, H.G. et al., Radiologe (1984) 24:442-445.

Die klinische Vergleichsprüfung an nierengesunden Patienten zeigt,
daß konventionelle Kontrastmittel eine statistisch signifikante und
länger anhaltende Hyper-Enzymurie verursachen, obwohl bei dieser
nephrologischen Studie nur relativ geringe Kontrastmittel-Dosen von
0,7 ml/kg intravenös zur Anwendung kamen. Im Vergleich dazu ist das
nephrotoxische Potential von Iopamidol geringer zu bewerten (Abb. 3a
und b). Ein Ergebnis von klinischer Bedeutung insofern, als kontrastmittelbedingte Nierenfunktionsstörungen nicht wie allergische Reaktionen sofort nach Kontrastmittelinjektion auftreten, sondern sich
oft erst nach Stunden, nach Tagen manifestieren.

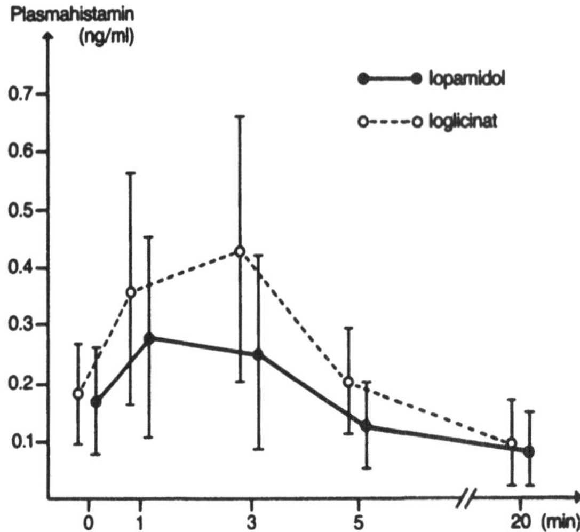

Abb. 2. Plasmahistamin (ng/ml) nach i.v. Injektion von Rayvist (n=23) und Solutrast (n=27). Statistisch signifikanter Unterschied zwischen beiden Kontrastmitteln; 3 min p.i.: p<0,01, 5 min. p.i.: p<0,05. Reiser, M., mündliche Mitt. (1984).

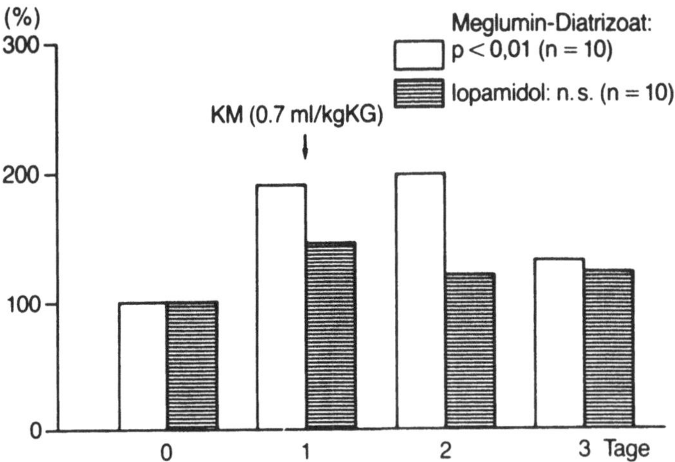

Abb. 3a. AP-Ausscheidung im 24-Std.-Sammelurin vor (O Tag), am Tag der Kontrast-mittelinjektion (1. Tag) sowie am 1. und 2. Tag nach Kontrastmittelinjektion (2. und 3. Tag) als prozentuale Änderung gegenüber der Basis-Enzymurie vor Kontrast-mittelapplikation (Tag O).

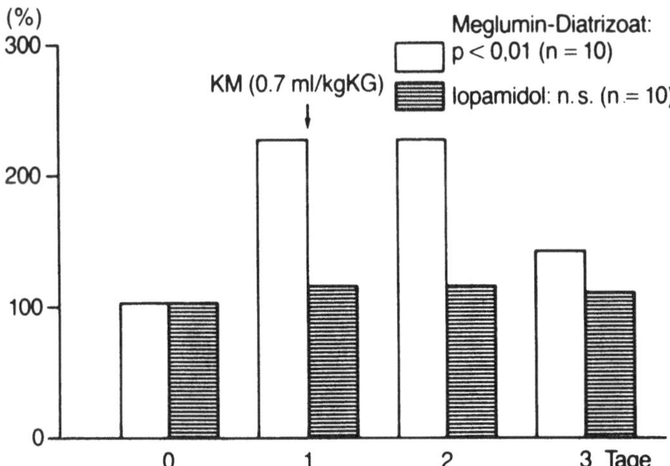

<u>Abb. 3b.</u> NAG-Ausscheidung im 24-Std.-Sammelurin vor (O Tag), am Tag der Kontrast-
mittelinjektion (1. Tag) sowie am 1. und 2. Tag nach Kontrastmittelinjektion (2.
und 3. Tag) als prozentuale Änderung gegenüber der Basis-Enzymurie vor Kontrast-
mittelapplikation (Tag O).

Der diuretische Effekt nichtionischer Kontrastmittel ist ihrer reduzierten Osmolalität wegen geringer. Folge ist eine erhöhte Kontrast-
mittelkonzentration im Urin und damit eine verbesserte Kontrastierung
des Nierenbeckenkelchsystems. Leicher, J. konnte am Ferkelmodell eine
erhöhte Kontrastdichte des harnableitenden Systems nach Injektion von
Solutrast im Vergleich zu Telebrix nachweisen (Abb. 4a und b). Die
zuverlässigere Kontrastierung ist von Bedeutung bei Neugeborenen und
Säuglingen wegen der angeborenen niedrigeren glomerulären Filtrations-
rate und der noch unreifen tubulären Konzentrationsfähigkeit.

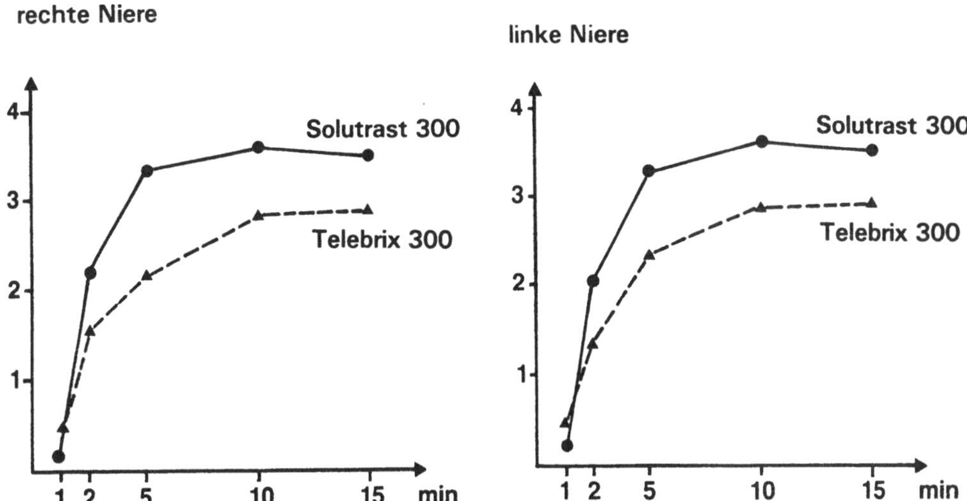

<u>Abb. 4 a, b.</u> Kontrastierung des Nierenbeckenkelchsystems. Tierexperimenteller Ver-
gleich (n=12). Dosis 2 ml/kg. Kontrastdichte:4= sehr gut, 3= gut, 2= mäßig/flau,
1= schlecht, O= negativ.

Da außerdem der Einfluß nichtionischer Kontrastmittel auf den Wasser-
und Elektrolythaushalt geringer ist, gilt der Einsatz nichtionischer
Kontrastmittel bei pädiatrischem Krankengut als obligat.

Ob nichtionische Kontrastmittel auch bei Erwachsenen mit eingeschränkter Nierenfunktion in der Kontrastgebung gegenüber konventionellen
Kontrastmitteln Vorteile aufweisen, bedarf noch der klinischen Überprüfung.

Dr. med. E. Schmiedel, Byk-Gulden-Str. 2, D-7750 Konstanz 1

Läßt sich eine kontrastmittelbedingte Histaminfreisetzung durch H_1- und H_2- Rezeptorenblocker verhindern?

R. Tauber, H.-J. Reimann und H. Kersting

Die diagnostischen Eigenschaften der modernen Röntgenkontrastmittel
konnten in den letzten Jahren wesentlich verbessert und ihre Nebenwirkungen erheblich reduziert werden. Dennoch muß mit einem tödlichen
Ausgang bei zwanzig- bis vierhunderttausend Röntgenuntersuchungen
gerechnet werden, nach jüngeren Arbeiten bereits nach zwanzigtausend
Untersuchungen (1,5).

Trotz umfangreicher Untersuchungen sind die Ursachen der Kontrastmit-
telnebenwirkungen noch nicht ausreichend geklärt. Wahrscheinlich
handelt es sich um ein multifaktorielles Geschehen, in dem Histamin,
ein biogenes Amin, eine entscheidende Rolle zu spielen scheint.

Das Ziel unserer Untersuchungen war es zu klären:

1. Steigt der Plasmahistaminspiegel nach Rö-Kontrastmittelapplikation
   an?
2. Werden kontrastmittelbedingte Reaktionen gesehen?
3. Können Antihistaminika die Wirkung des freigesetzten Histamins
   beeinflussen?
4. Soll man Antihistaminika vor Kontrastmittelapplikation empfehlen?

Diese Fragen versuchten wir bei zwei Patientengruppen mit insgesamt
252 Patienten, bei denen eine Ausscheidungsurographie mit Joxitalamat
(Telebrix)[1], durchgeführt wurde, zu klären.

Die 100 Patienten der Gruppe 1 erhielten vor der Kontrastmittelappli-
kation keine H_1- und H_2-Rezeptorantagonisten. Den 152 Patienten der
Gruppe 2 wurde 14 Minuten vor Gabe des Kontrastmittels ein H_1- und
unmittelbar anschließend ein H_2-Rezeptorantagonist innerhalb von 4
Minuten injiziert. Als H_1-Rezeptorantagonist wurde Dimetindenmaleat
(Fenistil)[2] 0,1 mg/kg Körpergewicht, als H_2- Rezeptorantagonist
Cimetidin (Tagamet)[3] 5 mg/kg Körpergewicht gewählt. Blut zur Plasma-

---

[1] Hersteller Byk Gulden, Konstanz

[2] Hersteller Zyma, München

[3] Hersteller Smith, Kline & Dauelsberg, Göttingen

histaminbestimmung wurde bei Gruppe 2 vor Applikation der Antihista-
minika sowie 3 und 14 Minuten danach abgenommen, außerdem bei beiden
Gruppen vor Kontrastmittelgabe sowie 3 und 20 Minuten später. Die
Plasmahistaminbestimmungen wurden nach der von Lorenz angegebenen
Methode durchgeführt. Während der Untersuchung wurde der Blutdruck
kontinuierlich in Abständen von 5 Minuten gemessen, der Puls über ein
mitgeschriebenes EKG registriert und auf die klinischen Zeichen der
Kontrastmittelunverträglichkeit geachtet.

Anhand eines Erhebungsbogens wurde vor den Untersuchungen nach Risikofaktoren gefragt, wobei Patienten mit einer allergischen Anamnese und
einer früheren Kontrastmittelunverträglichkeit in Untergruppen zusammengefaßt wurden.

Ergebnisse

Die Plasmahistaminspiegel der beiden Gruppen sowie deren Untergruppen
mit und ohne Risikofaktoren verhielten sich nach Kontrastmittelapplikation wie auf Abbildung 1 dargestellt. Unmittelbar nach der drei-
minütigen Injektion des Röntgenkontrastmittels stieg der Plasmahistaminspiegel bei den Patienten ohne Risikofaktoren der Gruppe 1 von
0,14 ng/ml bis auf 0,66 ng/ml an. Patienten mit Risikofaktoren hatten
mit 0,28 ng/ml bereits einen signifikant erhöhten Ausgangswert, der
nach drei Minuten mit 0,88 ng/ml ebenfalls signifikant höher war als
bei Patienten ohne Risikofaktoren. Im Laufe der nächsten 20 Minuten
fiel der Plasmahistaminspiegel wieder bei beiden Untergruppen ab und
erreichte die Ausgangswerte.

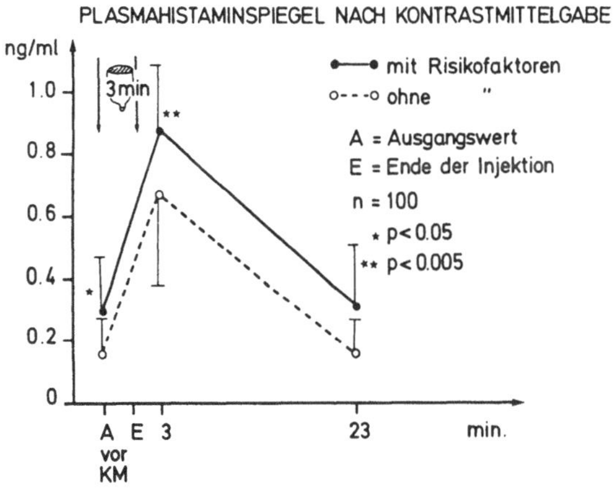

Abb. 1. Verhalten der Plasmahistaminspiegel nach Kontrastmittelapplikation

Abbildung 2 zeigt, wie sich der Plasmahistaminspiegel nach Vorinjektion der H_1- und H_2-Rezeptorantagonisten verhielt. Zu beachten ist,
daß auch im Kollektiv der Gruppe 2 Patienten mit allergischer Anamnese
und bekannter Kontrastmittelunverträglichkeit höhere Ausgangswerte
als unbelastete Patienten hatten. Im ersten Augenblick scheint es erstaunlich, daß es bei vergleichbaren Ausgangswerten, auch nach Gabe
der H_1- und H_2-Rezeptorantagonisten zu einem Anstieg des Plasmahista-
minspiegels kam, der aber nicht so hoch wie nach alleiniger Kontrast-
mittelapplikation war. Dieser Effekt kann damit erklärt werden, daß
die Antihistaminika die Histaminrezeptoren blockieren und das anflu-
tende Histamin, ehe es andernorts abgebaut wird, durch die Histaminbestimmung erfaßt wird. Der Plasmahistaminanstieg war in beiden Unter-

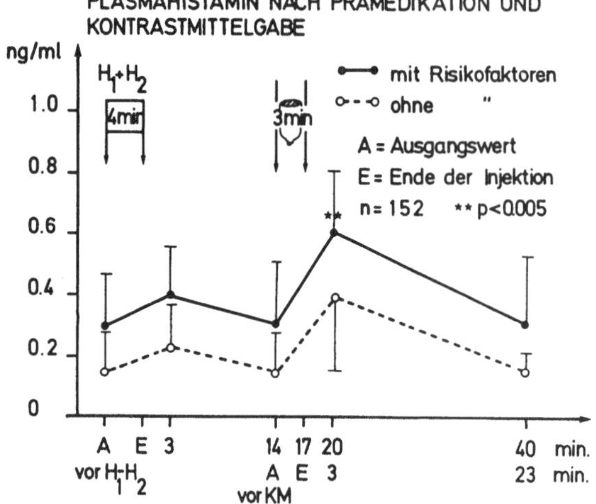

gruppen signifikant und fiel erst nach 14 Minuten, zum Zeitpunkt der
Kontrastmittelinjektion wieder zum Ausgangswert ab. Die Prämedikation
mit Antihistaminika konnte den folgenden kontrastmittelbedingten Hista-
minanstieg nicht verhindern, aber er war mäßiger als bei Gruppe 1.
Auch hier wurde der Ausgangswert nach 20 Minuten wieder erreicht. Die
beobachteten klinischen Kontrastmittelreaktionen entsprachen der allgemeinen Häufigkeit (1). Schwere, lebensbedrohliche Reaktionen beobachteten wir in dieser Studie nicht.

Mittelschwere Reaktionen mit generalisierter Urticaria, Schüttelfrost,
Glottisödem, Blutdruckabfall mit Tachykardie und Bronchospasmus sahen
wir viermal, dabei bei zwei Risikopatienten. Keiner dieser Patienten
war mit einem Antihistaminikum prämediziert worden.

Leichte Reaktionen mit Übelkeit, Erbrechen, Kopfschmerzen, Wärmegefühl und vereinzelten Quaddeln sahen wir insgesamt 21mal, davon 14mal
in den Risikogruppen. 17 dieser Patienten waren wiederum nicht mit
einem Antihistaminikum vorbehandelt worden.

Diskussion

Das von uns verwendete Röntgenkontrastmittel setzte Histamin frei.
Die Ausgangswerte des Plasmahistamins um 0,1 ng/ml wurden um ein viel-
faches überschritten, wobei Einzelwerte bis zu 3 ng/ml gefunden wurden. Nach den Untersuchungen von Lorenz wissen wir, daß die kontinuierliche, intravenöse Applikation von 0,4 ng/ml Histamin zu Magensaft-
resektion, von 1,0 ng/ml zu Bronchospasmus und von über 10 ng/ml zu
Herz- und Kreislaufversagen führt (3).

Die Frage, ob Antihistaminika die Wirkung des freigesetzten Histamins
beeinflussen können, kann aufgrund der 252 Patienten, bei denen 25mal
mittelschwere und leichte Nebenwirkungen gesehen wurden, nicht sicher
beantwortet werden, obwohl wir die deutliche Tendenz vermerken konnten, daß nach Prämedikation mit H_1- und H_2-Rezeptorantagonisten das
Kontrastmittelrisiko vermindert ist. Diese Beobachtung wird an einem
Kollektiv von 200 Risikopatienten bestätigt (4).

Aufgrund der vorleigenden Untersuchungen erscheint es uns zur Verminderung des Kontrastmittelrisikos angebracht, den Patienten, zumindest

aber jenen mit bekannter Disposition zu Allergien und bereits früher aufgetretenen Kontrastmittelzwischenfällen, eine Prämedikation mit H_1- und H_2-Rezeptorantagonisten vor Gabe von Röntgenkontrastmitteln zukommen zu lassen oder es wenigstens bei den ersten Anzeichen klinischer Reaktionen zu injizieren.

<u>Literatur</u>

1. Elke M (1982) Kontrastmittel in der Röntgendiagnostik, 2. Auflage Thieme, Stuttgart New York, S. 31-32
2. Lorenz W, Reimann H-J, Barth H, Kusche J, Meyer R, Doenicke A, Hutzel M (1972) A sensitive and spezific method for the determination of histamine in human whole blood and plasma. Hoppe-Seyler's Z. Physiol. Chem., 353:911-920
3. Lorenz W (1975) Histamine release in man Agents and Actions 5:402-407
4. Reimann H-J, Tauber R, Kramann B, Gmeinwieser J, Schmidt U. Prämedikation mit H_1- und H_2-Rezeptorantagonisten vor intravenöser Kontrastmitteldarstellung der ableitenden Harnwege. Röntgenolog. Forum im Druck
5. Shehadi WH, Toniolo G (1980) Adverse reaction to contrast media. Radiology 137: 299-302

Prof. Dr. med. R. Tauber, Urologische Universitätsklinik, Klinikum Großhadern, Postfach 701 260, D-8000 München 70

Prophylaxe der Kontrastmittelunverträglichkeit durch Histamin H_1- und H_2-Antagonisten

K. Rothenberger, J. Ring und W. Clauss

Die meisten kontrastmittelinduzierten Nebenwirkungen treten mit der Symptomatik anaphylaktoider Reaktionen auf. Die Pathomechanismen dieser Reaktionen sind noch nicht geklärt. Neben einer Komplementaktivierung und einer Interaktion mit dem Gerinnungssystem wird die direkte Histaminfreisetzung als mögliche Ursache besonders diskutiert. Auch immunologische Reaktionsmechanismen sind nicht endgültig ausgeschlossen. Sie werden in 5-20% beobachtet, tödliche Zwischenfälle werden in einer Häufigkeit zwischen 1:10.000 und 1:100.000 angegeben.

Es gibt wenig zuverlässige Informationen über die Prophylaxe der Unverträglichkeitsreaktionen, Antihistaminika und Steroide werden häufig genutzt. Unseres Wissens gibt es keine randomisierte, placebokontrollierte Studie mit verschiedener Prämedikation zur Prophylaxe anaphylaktoider Reaktionen.

800 fortlaufende Patienten, bei denen ein Ausscheidungsurogramm durchgeführt wurde, gingen in die randomisierte Einfachblindstudie ein (Tabelle 1). Wir prüften 3 Prämedikationen:

In Gruppe 1 wurden 250 mg Prednisolon,
in Gruppe 2 0,03 mg/kg KG Clemastin,
in Gruppe 3 0,03 mg/kg KG Clemastin und 5 mg/kg KG Cimetidin und

in einer Kontrollgruppe 5 ml physiologische Kochsalzlösung intravenös
verabreicht. Bei einem über 1,5 mg % erhöhten Serum Kreatinin bzw.
unter einer Kreatinin-Clearance unter 70 ml wurde die Dosis von Cimetidin entsprechend reduziert.

Tabelle 1. Prophylaxe anaphylaktoider Kontrastmittelreaktionen (Urovist)

Einfach blind, Placebo-kontrollierte Studie
800 Patienten in 4 randomisierten Gruppen: 21 Ausfälle

n = 198	Prednison	(250 mg i.v.)
n = 191	Clemastin	(0,03 mg/kg KG i.v.)
n = 196	Clemastin kombiniert mit Cimetidin	(0,03 mg/kg KG i.v.) (5 mg/kg KG i.v.)
n = 194	Placebo	(5 ml Na Cl 0,9 % i.v.)

Vorbehandlung 5 Minuten vor der Kontrastmittelinfusion

Fünf Minuten nach der Vorbehandlung wurden 100 ml einer 65%-igen
Lösung des Megluminsalzes der Amidotrizoesäure (Urovist, Schering)
mit einer Gesamtjodmenge von 30,6 g innerhalb 5 Minuten infundiert.
Vor- und nachher wurden Herzfrequenzen, Blutdruck und evtl. auftretende objektive und subjektive Nebenwirkungen registriert. Eine ausführliche allergologische Anamnese und Befund wurden bei jedem Patienten erhoben.

In den 4 Gruppen waren die Patientenverteilung nach Alter, Geschlecht
und allergologischen Befunden gleich verteilt (Tab. 2).

Tabelle 2. Alters- und Geschlechtsverteilung der Patienten

Alter	Männlich(%)	Weiblich(%)	Gesamt (%)
16-30 Jahre	69 (8,88)	27 (3,47)	96 (12,36)
31-50 Jahre	173 (22,27)	74 (9,52)	247 (31,79)
51-70 Jahre	178 (22,91)	92 (11,84)	270 (34,75)
älter als 70	129 (16,60)	35 (4,50)	164 (21,11)
Gesamt	549 (70,66)	288 (29,34)	777 (100,00)

Die Gesamtzahl der Patienten (777) unterscheidet sich von der Gesamt-Fallzahl (779)
die im Text und allen anderen Tabellen aufgeführt ist, da zwei Patienten jeweils
doppelt untersucht wurden.

Erfaßt wurden objektive Nebenwirkungen, wie Flush, Urticaria, Angio-
ödem, Rhinitis, Erbrechen, Atemnot, Schüttelfrost, Krämpfe, Tachykardie
und subjektive Symptombe wie Hitzegefühl, Übelkeit, Schluckbeschwerden
und Kopfschmerzen (Tabelle 3 und 4).

Zwischen den 4 Gruppen war kein wesentlicher Unterschied in der Häufigkeit aller genannten Nebenwirkungen. Es waren auch keine Unterschiede
bei den subjektiven Symptomen erkennbar. Nimmt man jedoch das völlig

Tabelle 3. Inzidenz der Symptome anaphylaktoider Reaktionen nach Röntgenkontrast-mittel-Infusionen in 4 Gruppen mit verschiedener Vorbehandlung

Symptome	I (Prednison) (n=198)	II (Clemastin) (n=191)	III (Clemastin + Cimetidin) (n=196)	IV (Na Cl 0,9%) (n=194)
Objektive Symptome				
Flush	2	6	2	6
Urticaria	3	3	1^x	8
Angioödem	O	1	O	O
Rhinitis	2	O	O	2
Erbrechen	2	O	1	2
Dyspnoe	1	3	1	2
Schüttelfrost	O	1	O	O
Krämpfe	1	O	O	O
Tachykardie	O	O	3	1

^{x}= verglichen mit der Kontrollgruppe P < 0,05

Tabelle 4. Inzidenz der Symptome anaphylaktoider Reaktionen nach Röntgenkontrast-mittel-Infusionen in 4 Gruppen mit verschiedener Vorbehandlung

Symptome	I (Prednison) (n=198)	II (Clemastin) (n=191)	III (Clemastin + Cimetidine) (n=196)	IV (Na Cl 0,9%) (n=194)
Subjektive Symptome				
Hitzegefühl	22	19	25	19
Übelkeit	10	11	5^x	12
starke Übelkeit	4	4	O^x	6
Starke Schluck-beschwerden	4	1	1	1
Kopfschmerzen	O	O	1	O
Mundtrockenheit	1	O	O	O
Parästhesie	O	O	O	1

^{x}= verglichen mit der Kontrollgruppe P < 0,05

unspezifische Symptom "Hitzegefühl" heraus, so war die Häufigkeit der Nebenwirkungen der H_1/H_2 Antagonisten-Gruppe gegenüber der Kontroll-gruppe signifikant von 12,9% auf 6,1% reduziert. Ähnlich und signifi-kant reduzierte sich die Zahl der gleichzeitig aufgetretenen objekti-ven und subjektiven Symptome von 5,4% auf 1,2%.

Von den Einzelsymptomen lag eine signifikante Reduktion bei Übelkeit und Urticaria in der H_1 und H_2-Gruppe vor (Tabelle 5).

Der beobachtete Effekt der H_1/H_2-Rezeptorenblocker unterstützt die These, daß Histamin *eine* Mediator-Substanz für die Auslösung der kon-trastmittelbedingten anaphylaktoider Reaktionen darstelle. Allerdings

Tabelle 5. Inzidenz der Symptome anaphylaktoider Reaktionen nach Röntgenkontrast-
mittel-Infusionen in 4 Gruppen mit verschiedener Vorbehandlung

Symptome	Zahl der Patienten mit Nebenwirkungen in Gruppe (in %)			
	I (Presnison) (n=198)	II (Clemastin) (n=191)	III (Clemastin + Cimetidin) (n=196)	IV (Na Cl 0,9%) (n=194)
Alle Symptome	37 (18,69)	36 (18,85)	33 (16,84)	37 (19,07)
Alle Symptome außer Hitzegefühl	20 (10,10)	23 (12,04)	12^x (6,12)	25 (12,89)
Objektive Symptome	7 (3,61)	5 (2,70)	4 (2,06)	8 (4,32)
Sowohl objektive als auch subjektive Symptome	4 (2,42)	6 (3,73)	2^x (1,21)	9 (5,42)
Patienten mit mehr als 2 Symptomen	9 (4,55)	9 (4,71)	6 (3,06)	14 (7,22)

^{x} = verglichen mit der Kontrollgruppe P < 0,05

kann Histamin nicht der einzige Mediator sein, da auch in der H_1/H_2-
Gruppe Nebenwirkungen in 6,1% auftraten.

Die kombinierte Gabe von H_1/H_2-Rezeptorenblocker (Tavegil und Tagamet)
stellt im Gegensatz zu den Glucodorticoiden nach unserer Studie eine
nützliche Prophylaxe der kontrastmittelinduzierten anaphylaktoiden
Reaktionen dar.

Mit nichtionischen Kontrastmitteln, wie Omnipaque, ist die Zahl anaphylaktoider Reaktionen deutlich geringer. Zu beachten ist, daß bezüglich des Auftretens schwerster Zwischenfälle oder Todesfälle weder bei
nichtionischen noch bei ionischen Kontrastmitteln der Wert einer Prophylaxe mit H_1/H_2-Rezeptorenblockern verbindlich beurteilt werden kann.
Hier sind weitere Studien, insbesondere für Risikogruppen nötig. In
eigenen Einzelbeobachtungen bei Patienten mit schweren Kontrastmittelreaktionen in der Anamnese traten in Kombination von der beschriebenen
Prophylaxe mit H_1/H_2-Rezeptorenblockern und der Gabe von Omnipaque
keinerlei Reaktionen auf.

Dr. K. Rothenberger, Chefarzt der Urologischen Abteilung, Städt.
Krankenhaus Landshut, Robert-Koch-Straße 1, D-8300 Landshut

Neue Aspekte zur funktionellen Regenerationsfähigkeit und Therapie der unilateralen Harnstauungsniere

W. Wieland, H.-P. Peters, C. Chaussy, G. Staehler und F. A. Moser

Zur Beurteilung der Nierenfunktion werden üblicherweise nuklearmedizinische Untersuchungsmethoden wie die dynamische Kamerasequenzszintigraphie mit Jod-131-Hippuran und die statische Nierenszintigraphie mit Dimercatosuccinat (DMSA) eingesetzt.

Da bei Harnstauungsnieren die Aussagekraft bekanntlich eingeschränkt ist, haben wir anhand eines Tiermodells versucht, die Wertigkeit dieser in der Klinik etablierten Untersuchungen im Vergleich zu den klassischen physiologischen Clearance-Methoden - vor allem der PAH-Clearance - zu überprüfen. Außerdem interessiert uns die Frage, ob und inwieweit es möglich ist, durch physiologische und nuklearmedizinische Parameter Hinweise auf den Funktionszustand und die Prognose einer Harnstauungsniere zu erhalten.

Insgesamt wurden 28 weibliche Beagle in vier Gruppen unterteilt. Eine unilaterale komplette Harnstauung, wie auf der 1. Abbildung zu sehen, wurde über 7, 14, 21 und 28 Tage aufrechterhalten. Nach Beseitigung der Ureterligatur und Anlage einer Ureterhautfistel wurden in regelmäßigen Abständen Kontrollen durchgeführt.

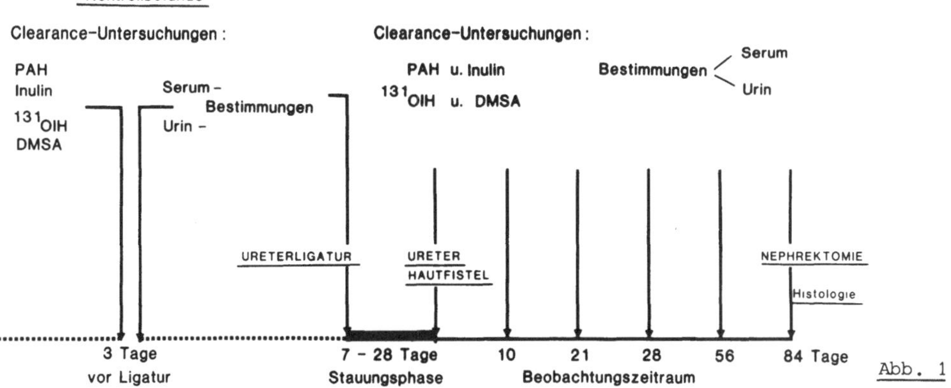

Abb. 1

Beim Vergleich der Jod-Hippuran- und PAH-Clearance sind nach 7-tägiger prävesikaler Ureterligatur die Kurvenverläufe der Jod-Hippuran- und PAH-Clearance konkordant. Bereits am 10. Tag nach Aufhebung der Harnstauung erreicht die Niere ihre maximale Leistung (Abb. 2).

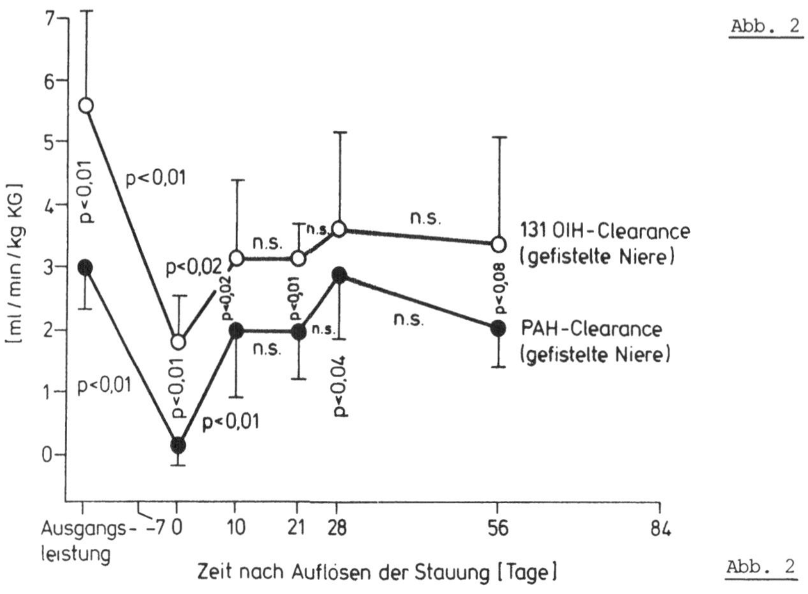

Abb. 2

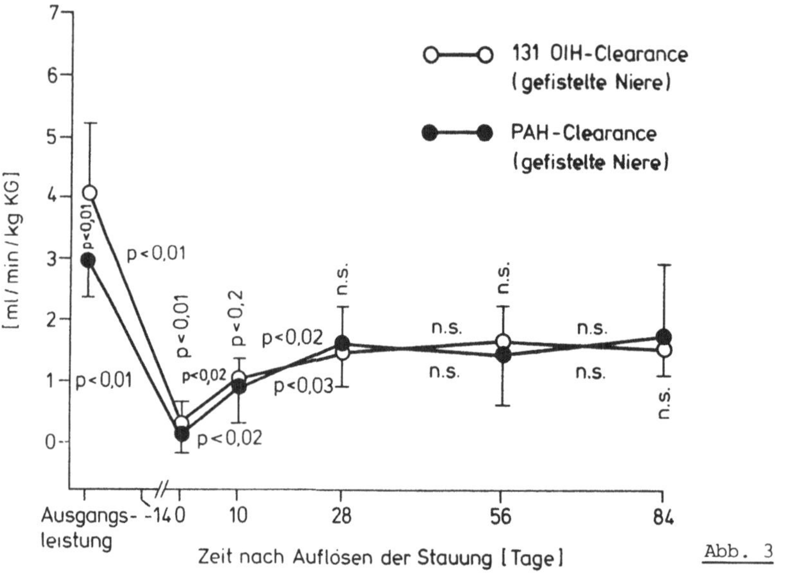

Nach 14-tägiger prävesikaler Ureterligatur sind die Kurvenverläufe der Jod-Hippuran-Clearance und der PAH-Clearance nahezu identisch.

Das Regenerationsmaximum wird bei beiden Clearance-Methoden nach 28 Tagen erreicht (Abb. 3).

Nach 21-tägiger Ureterligatur sind die Kurvenverläufe der PAH- und Jod-Hippuran-Clearance ebenfalls analog (Abb. 4).

10 Tage nach Aufhebung der Ureterligatur betragen beide Clearance-Werte 0,4 ml/min kg Körpergewicht. Dieser Wert stellt gleichzeitig ein Maß für die maximale Restleistung der Niere dar.

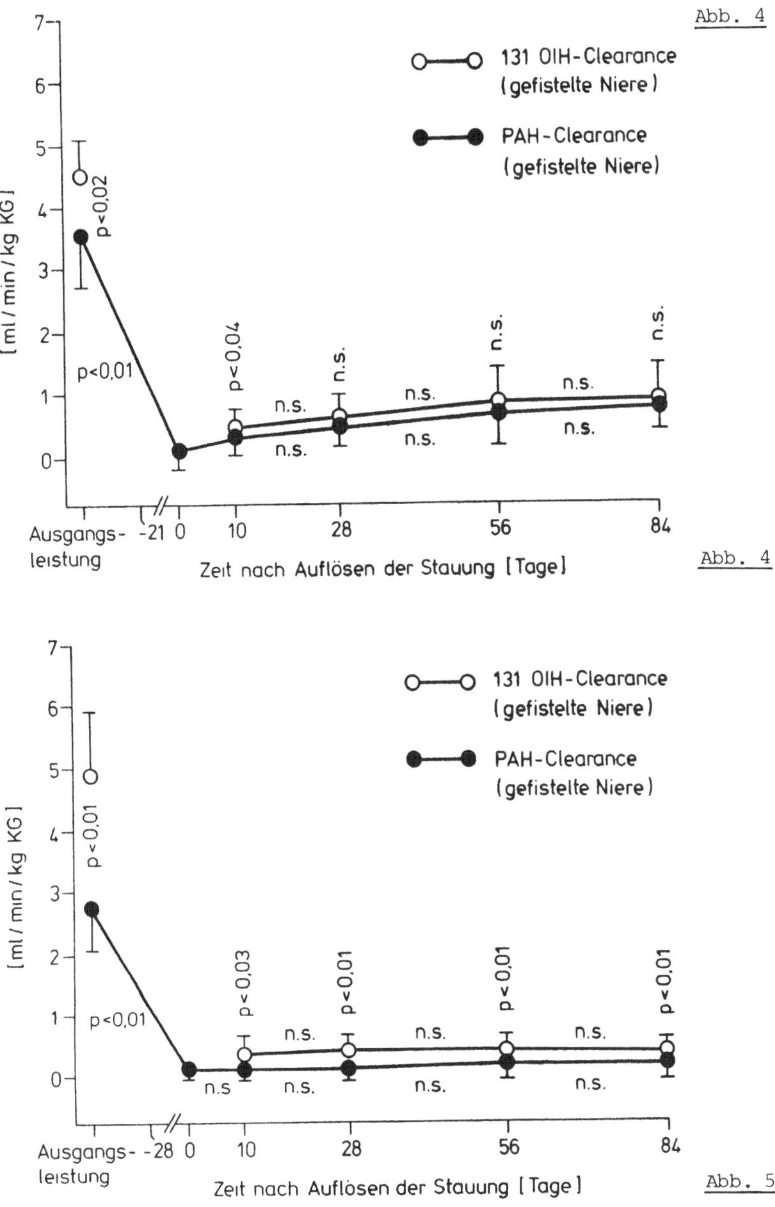

Für die 28 Tage gestauten Nieren ergeben sich hinsichtlich beider
Clearance-Methoden parallele Verläufe. Eine signifikante Erholung
der gestauten Niere ist über den gesamten Untersuchungszeitraum nicht
zu beobachten (Abb. 5).

Durch nuklearmedizinische Untersuchungsmethoden, wie die Kamerasequenzszintigraphie mit Jod-131-Hippuran und die statische Nierenszintigraphie mit Dimercatosuccinat (DMSA) können zwar Aussagen über den gegenwärtigen Funktionszustand der Niere getroffen werden, prognostische
Aussagen über die maximale Regenerationsfähigkeit einer Harnstauungsniere sind allerdings nur nach Entlastung einer Harnstauung (z.B.
durch eine perkutane Nierenfistel) möglich. Im Gegensatz zu den sehr

vagen Zeitangaben früherer Untersucher, die eine Beurteilung der Regenerationsfähigkeit erst nach mehreren Wochen angegeben haben (KERR), konnten wir erstmals zeigen, daß eine prognostische Aussage bereits nach dem 10. und dem 28. Tag nach Aufheben der Harnstauung sicher möglich ist.

Aus unseren Untersuchungen ergibt sich, daß eine einmalige DMSA-Untersuchung *vor Entlastung* der Niere, wie bisher durchgeführt, keinerlei Rückschlüsse auf das noch funktiontüchtige Nierenparenchym zuläßt.

Dies wird besonders bei der Gruppe der 7 Tage gestauten Nieren deutlich. Hier wird am Tag der Entlastung der gestauten Niere kaum eine Anreicherung des Nierenparenchyms gefunden, während sich bereits 10 Tage nach Aufheben der Harnstauung wieder eine homogene, dem Ausgangsbefund entsprechende Anreicherung des Nierenparenchyms zeigt.

Wie die Untersuchungen zeigten, sollte deshalb die für klinische Belange völlig ausreichende nuklearmedizinische Diagnostik im Gegensatz zu der bisherigen Strategie nur noch mit Jod-Hippuran und zwar erst nach Entlastung der Harnstauungsniere durchgeführt werden.

Es ergibt sich demnach aufgrund unserer tierexperimentellen Untersuchungen eine wesentliche Änderung des therapeutischen Vorgehens bei Patienten mit Harnstauungsnieren.

Mit Ausnahme einer septischen Niere und einer Wassersackniere stellt eine Obstruktion keine Indikation mehr zur primären Nephrektomie dar. Vielmehr sollte in jedem Fall eine perkutane Nierenfistel angelegt und die Nierenfunktion mit der Jod-Hippuran-Clearance zwischen dem 10. und 28. Tag überprüft werden.

Erst zu diesem Zeitpunkt ist eine prognostische Wertung möglich, die dann unter Berücksichtigung der klinischen Gesamtsituation des Patienten das weitere therapeutische Vorgehen bestimmt.

Dr. W. Wieland, Urologische Klinik und Poliklinik der Ludwig-Maximilian-Universität München, Klinikum Großhadern, Marchinonistraße 15, D-8000 München 70

Klinischer Einsatz der atraumatischen Nierendurchblutungsstörung durch Xenon-133-Inhalation

K. Gerhard, L. Schmitz-Feuerhake, H. Prevot, J. Surhoff und I. Bareth

Die atraumatische seitengetrennte Nierendurchblutungsmessung durch Xenon-Inhalation geht auf ein Verfahren zurück, über das Mallet und Veall 1965 erstmals zur Bestimmung der spezifischen Durchblutung des Gehirns berichteten. Bei der Suche nach einer einfachen quantitativen Methode zur sicheren Diagnose der Abstoßungsreaktion transplantierter Nieren wandten Schmitz-Feuerhake und andere 1973 erstmals die Xenon-Inhalationsmethode auch bei Nieren an.

Sie konnten schließlich nachweisen, daß das Inhalationsverfahren auch
bei nicht transplantierten Nieren anwendbar ist. Wir machten uns diese
Erfahrung zunutze, um den diagnostischen Wert der Nierendurchblutungs-
bestimmung mittels Xenon-Inhalation zu überprüfen.

Uns interessierte dabei die Frage, welche zusätzlichen Informationen
neben den üblichen nuklear-medizinischen Untersuchungsmethoden bei
verschiedenen Nierenerkrankungen mit Durchblutungsstörungen gewonnen
werden können.

In Zusammenarbeit mit der Universität und der Nuklearmedizinischen Abteilung der Kurfürstenklinik in Bremen haben wir in einem Forschungsvorhaben, das von der Deutschen Forschungsgemeinschaft gefördert wurde,
bisher 19 Patienten untersucht. In diesen Fällen handelte es sich um
Patienten mit nephrogen bedingtem Hypertonus (11), Nephroptosen (4)
und Harnleiterabgangsstenosen (4).

Bevor ich Ihnen die Ergebnisse von einigen wenigen Fällen im Bild vor-
stelle, eine kurze Beschreibung des Inhalationsmeßverfahrens, das im
Laufe der Untersuchungen mehrfach modifiziert wurde.

Die Messung wird normalerweise im Sitzen durchgeführt; bei Patienten
mit Nephroptose auch im Liegen. Die Inhalationsapparatur ist in der
Abbildung 1 schematisch dargestellt. Nach einer kurzen Gewöhnungsphase
wird aus einem Beatmungsbeutel eine halbe Minute lang im Wechsel mit
normaler Raumluft das radioaktive Isotop 133-Xenon in einem geschlossenen Kreislauf geatmet.

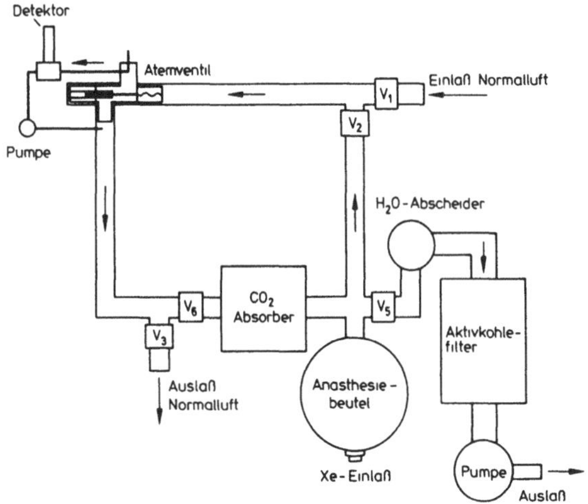

Abb. 1. Funktionsschema der Xe-Inhalationsapparatur

Der gesamte Atmungsverlauf wird 15 Minuten lang verfolgt. Durch einen
By-pass wird der Konzentrationsverlauf in der Ausatmungsluft gemessen,
wobei die registrierte Xenon-Aktivität als Maß für die arterielle Ein-
strömung dient. Das Xenon löst sich im arteriellen Blut und wird zu
den Nieren transportiert. Anreicherung und Auswaschung des Xenon wird
in den Nieren mit Hilfe externer Szintillationsdetektoren registriert.

Die Lokalisation der Detektoren über den Nieren erfolgt eine halbe
Stunde vor der Xenon-Messung, indem 133-Jod-Hippuran i.v. appliziert
wird.

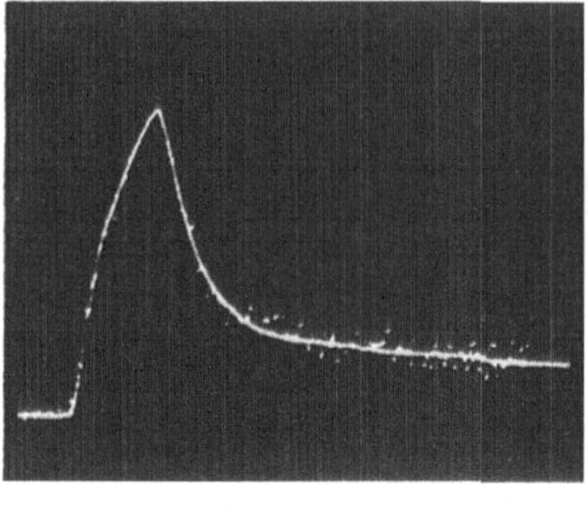

abgeglichene Nierenkurve
insgesamt

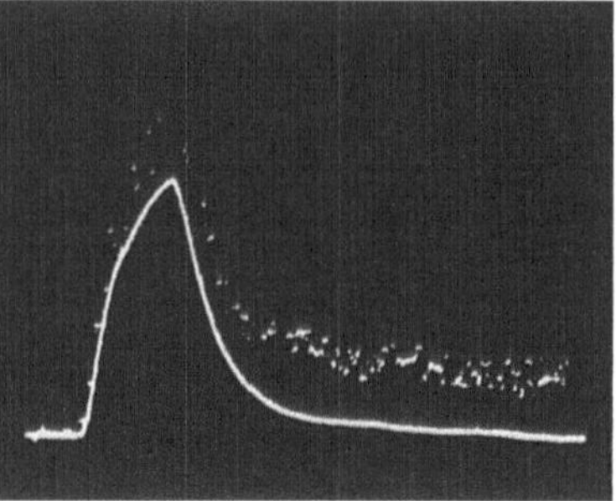

1. Komponente

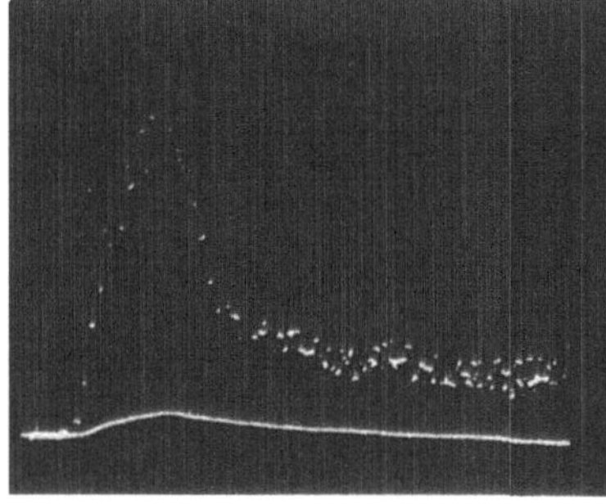

2. Komponente

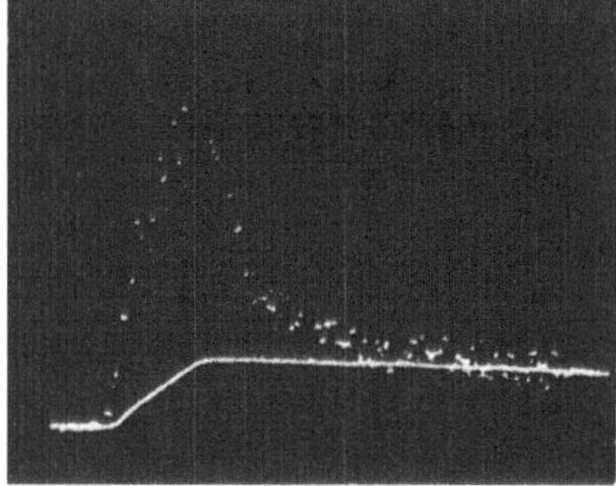

3. Komponente

Abb. 2. Zerlegung der Nierenkurve in drei Komponenten

Die Auswertung der erhaltenen Nierenkurve fußt auf einem für das Gehirn entwickelten Verfahren von Obrist und Mitarbeitern. Diesem liegt ein Drei-Kompartment-Modell zugrunde. Dabei entspricht das erste Kompartment der Durchblutung der Nierenrinde (Cortex).

In Abb. 2 sind die verschiedenen Komponenten und die abgeglichene Nierenkurve graphisch dargestellt.

Die 2. Komponente wird durch die langsamer durchbluteten Nierenanteile erzeugt sowie vorwiegend der rechten Niere durch den Einfluß der Leber. Die 3. Komponente ergibt sich aus den die Nieren umgebenden Gewebsschichten.

Im folgenden möchte ich Ihnen von drei Patienten die Ergebniyse der Nierendurchblutungs-Bestimmung durch Xenon-Inhalation demonstrieren:

Bei einer 50 Jahre alten Patientin handelt es sich um eine ausgeprägte Nephroptose, die klinisch erhebliche Beschwerden machte. Bei der seitengetrennten Hippurance-Clearance betrug der Funktionsanteil der ptotischen rechten Niere 30%. Die beiden Abb. 3 und 4 zeigen die Meßkurve nach Xenon-Inhalation, es wurde zunächst im Sitzen und dann im Liegen gemessen.

Die nächste Messung erfolgte bei einer 22jährigen Frau mit rechtsseitiger Harnleiterabgangsstenose. Die Perfusion dieser rechten Niere mit Xenon ist gegenüber der gesunden linken Niere auf knapp ein Drittel des Normalwertes eingeschränkt (Abb. 5).

Zaehlrate
7000
6500
6000
5500
5000
4500
4000
3500
3000
2500
2000
1500
1000
500
linke Niere
rechte Niere
133 Xe-Inhalationsmessung im Sitzen
D.M. ♀ 50 J.
Diagnose: Nephroptose
0 100 200 300 400 500 600 700 800 900 1000
Zeit [sec]

Abb. 3

Zaehlrate
13
12
11
10
9
8
7
6
5
4
3
2
1
·10³
linke Niere
rechte Niere
133 Xe-Inhalationsmessung im Liegen
D.M. ♀ 50 J.
Diagnose: Nephroptose
0 100 200 300 400 500 600 700 800 900 1000
Zeit [sec]

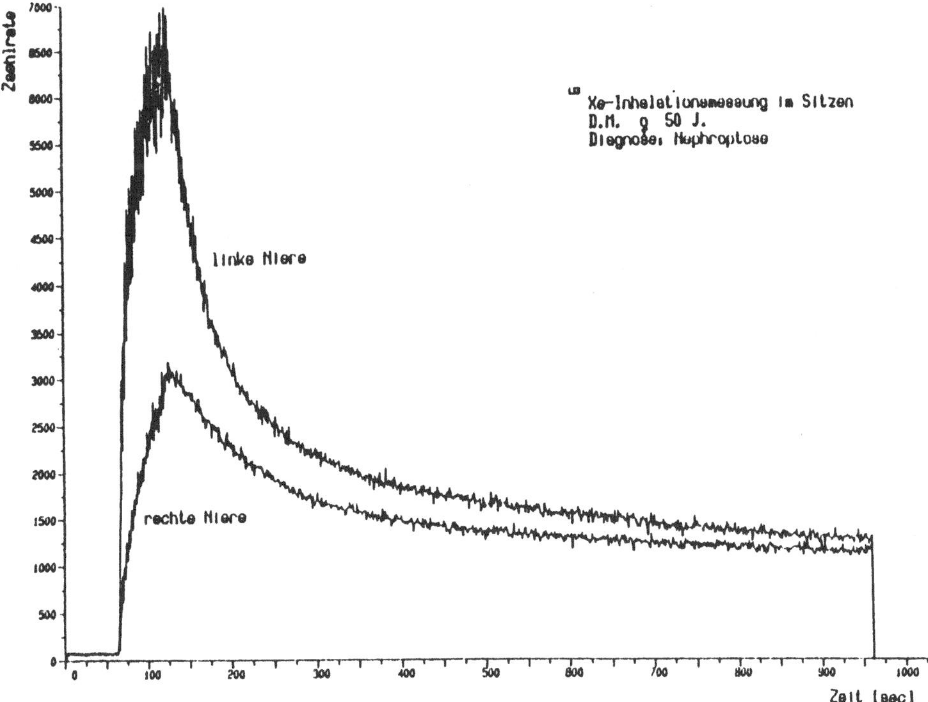

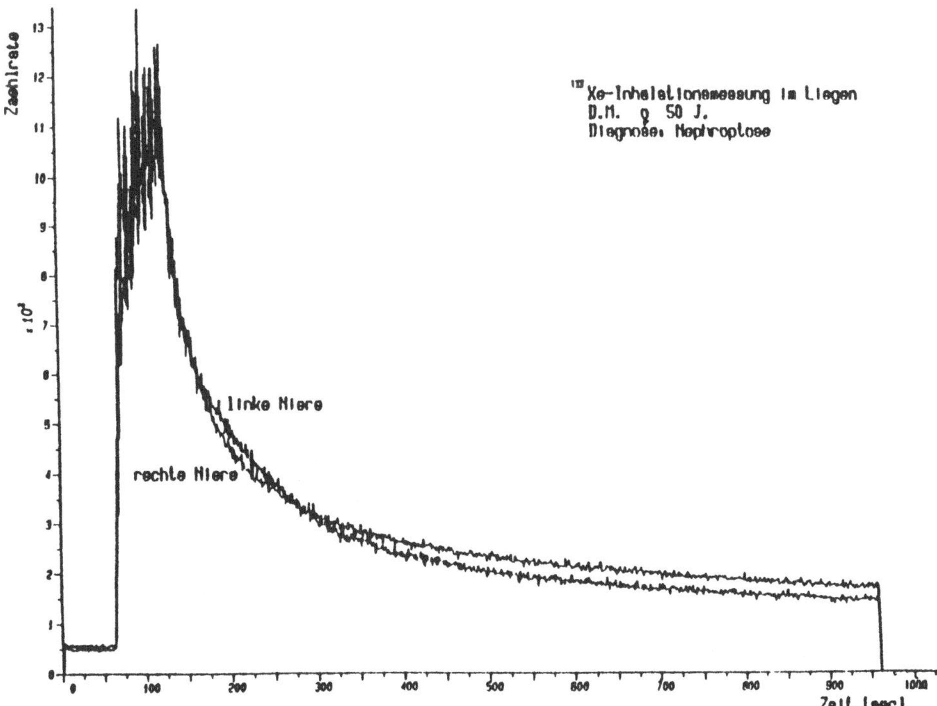

Abb. 4

558

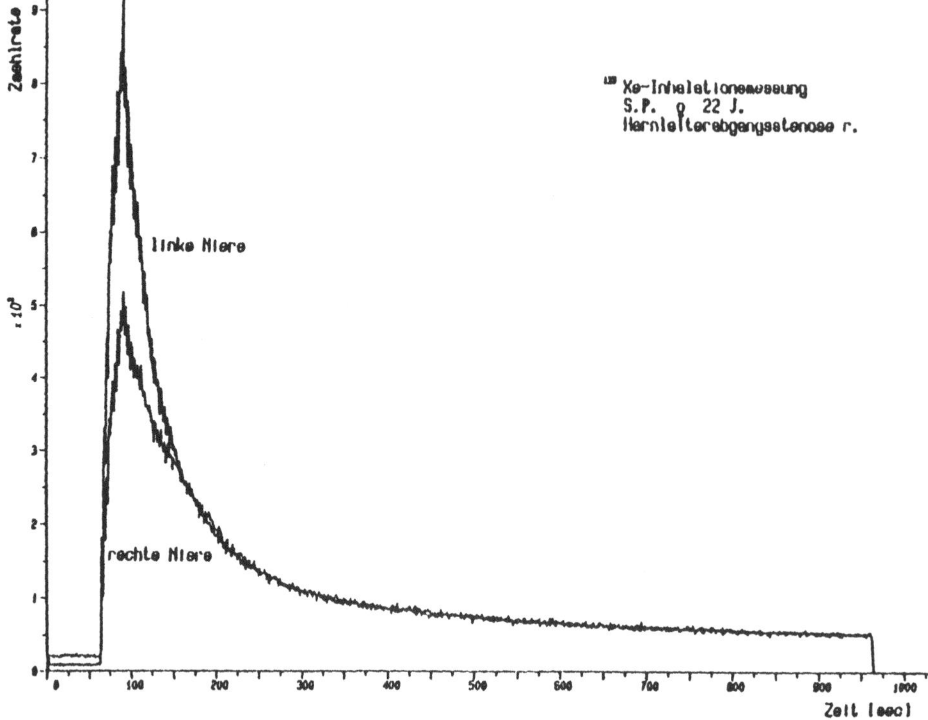

<u>Abb. 5</u>

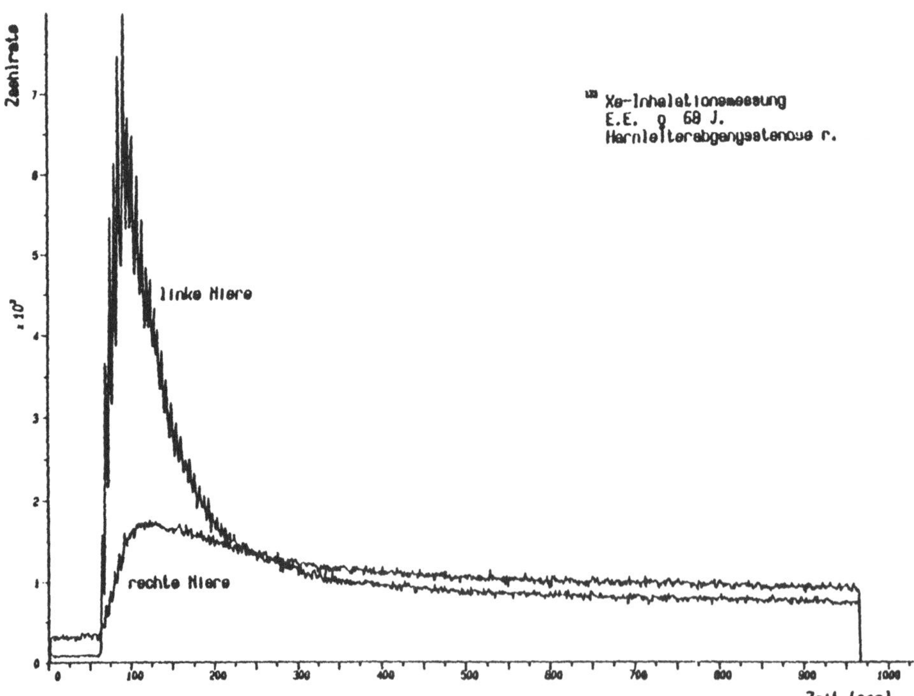

<u>Abb. 6</u>

In unserem letzten hier vorzustellenden Fall handelt es sich um eine
68jährige Frau mit hochgradiger Pyeloektasie bei intraoperativ gesicherter Harnleiterabgangsstenose. Bei der seitengetrennten Nierenclearance betrug der Funktionsanteil dieser Niere noch 30% bei einer
Gesamt-Clearance von 350 ml/Min.

Die Xenon-Inhalationsmessung deckt in diesem Fall eine hochgradige
Durchblutungsverminderung auf (Abb. 6). Die erste, der Nierenrinde
zuzuordnende schnelle Komponente, ist hier nicht mehr nachweisbar.

Zusammenfassung

Wir glauben, mit der Xenon-Inhalationsmessung eine relativ einfache
Methode gefunden zu haben, um Aussagen über die Durchblutung einer
vorgeschädigten Niere in Relation zur seitengetrennten Nierenclearance
machen zu können.

Literatur

1. Falkenreck I (1978) Messung der spezifischen Nierenrindendurchblutung mit Hilfe
   der 133-Xe-Inhalationstechnik - Tierexperimentelle Studien, klinische Anwendung.
   Diss. Med. Hochschule Hannover
2. Knoop B (1981) Zur Genauigkeit der Parameterbestimmung bei der Berechnung der
   spezifischen Nierenrindendurchblutung mit der Xenoninhalationsmethode, 12. Wissenschaftliche Tagung der Deutschen Gesellschaft für medizinische Physik, München
3. Mallet BL, Veall N (1965) The measurement of regional cerebral clearances rates
   in man using Xenon 133 inhalation and extracranial recording. Clin Sci 29:179-191
4. Muschol E-M, Bareth I, Gerhard K, Prévôt H, Schmitz-Feuerhake I (1981) Die quantitative Bestimmung der spezifischen Nierendurchblutung durch ^{133}XE-Inhalation
   bei Patienten mit verschiedenen Nierenerkrankungen. Medizinische Physik 6:541-
   548
5. Obrist W, Herschel et al. (1973) Determination of regional cerebral blood flow
   by inhalation of 133-Xenon. Circ Res XX:124
6. Pfeiffer KJ, Schmidt K-R et al. (1973) Intrarenaler Hippurantransport und Nierenrindendurchblutung bei transplantierten Nieren. 11. Jahrestagung Cres. f. Nucl.
   Med., Athen
7. Schmitz-Feuerhake I, Fröhlich H, Huchzermeyer H (1976) Atraumatische Durchblutungs-
   messungen durch Inhalation radioaktiver Edelgase. Hans Huber Verlag, Bern, Stuttgart, Wien
8. Schmitz-Feuerhake I, Falkenreck-Herbst I, Copburg AJ, Wonigeit K, Gerhard K,
   Prévôt H (1978) Atraumatic method of renal blood flow estimation and its application to transplanted kidneys. Europ. J. Clin. Invest. 8:75-80

Dr.med. K. Gerhard, Urologische Klinik, St.-Jürgens-Straße,
D-2800 Bremen 1

Das Multitestsystem: ein prognostischer Parameter für perioperative Komplikationen?

A. Heinz und O. Hallwachs

Zur Abklärung des perioperativen Risikos gelten seit langem allgemeine
Parameter wie Lebensalter, Vorerkrankungen und Alimentationszustand
des Patienten für entscheident (11). Eine umfassende Risikoeinschätzung gestattet jedoch die Erfassung der aktuellen immunologischen Ab-
wehrlage des Patienten. Die Bestimmung humoraler Immunwerte (Immunglobuline) ist zwar technisch einfacher, läßt aber in großen Kollektiven
keine Aussage zu (4,7). In diesem Zusammenhang hat sich die Erfassung
der zellulären Immunantwort als wertvoller herausgestellt (13). In
den letzten Jahren sind dabei erhebliche Fortschritte durch die Entwicklung verschiedener in-vitro-Methoden (monoklonale Antikörper,
Lymphocytentransformationstest u.a.) erzielt worden (12). Diese sind
jedoch nicht nur sehr teuer und aufwendig, sondern auch an Spezialisten gebunden (5).

Deshalb richtet sich immer wieder die Aufmerksamkeit einfacheren in-
vivo-Methoden wie der Intrakutantestung mit ubiquitären Antigen zu
(15). Hierbei wird die zelluläre Immunantwort vom verzögerten Typ (T-
Lymphocyten) gemessen (9). In der Vergangenheit standen als standardisierte Antigene beispielsweise biologisch nur das alte Tuberkulin
(3) oder chemisch das DNCB (14) zur Verfügung. Durch die Standardisie-
rung weiterer ubiquitärer biologischer Recall-Antigene ist es seit
1980 (10) möglich, reproduzierbare Messungen der zellulären Immunantwort durchzuführen (z.B. 1).

Material und Methode

Das seit 1983 in Deutschland verfügbare Multitest-System[1] besteht aus einem Plastik-
Einmalstempel mit zwei Reihen. Jede Reihe besitzt 4 Impfköpfe. 7 Antigene werden
verwendet: Tetanus, Diphtherie, Streptococcen-Antigen, Tuberkulin, Candida, Tricho-
phyton und Proteus mirabiles. Jedes Antigen ist wegen seines bekannten hohen Levels
der zellulären Immunantwort vom verzögerten Typ bei Normalpopulation ausgewählt.
Die Antigene sind chemisch und biologisch wie beim alten Tuberkulin standardisiert.
Eine Glycerintestung am 8. Impfkopf dient als Kontrolle.

Seit 1983 sind an der Urologischen Klinik Darmstadt 341 Patienten (244
Männer, 97 Frauen) nach der stationären Aufnahme, am 4. postoperativen
Tag und in den meisten Fällen am 14. Tag nach der Operation einer
simultanen Intrakutantestung an der Volarseite des Unterarmes unterzogen worden. Nach 48 Stunden wurde das Ergebnis als Messung der jeweiligen Hautinduration (nicht Erythem!) abgelesen. Durchmesser ab
2 mm werden als positiv angesehen (10). Die Summe aller Durchmesser
ergibt einen geschlechtsspezifischen Score (Tab. 1).

---

[1] Institut Meriéúx

Tabelle 1.

	Score (mm)	
	♂	♀
Anergie	O	O
Hypergie	<10	<5
"Alarmscore"	10	5
Normergie	>10	>5

Werte unter 10 bei Männern und unter 5 bei Frauen gelten für eine
hyperge, Werte von O für eine anerge Reaktion. Die Durchführung des
Testes erfolgte immer durch die selbe Person. Für die Statistische
Analyse wurde der T-Test bzw. der Wilcoxon-Man-Whitney-Test angewendet.

Ergebnisse

1. Die Zuordnung von Immunkompetenz und perioperativem Verlauf läßt
sich durch typische Beispiele demonstrieren:

Fall 1 (Abb. 1). Bei einem Patienten mit einem Blasencarcinom kommt es nach diagnostischer Blasen-TUR zu keinem Abfall der Immunantwort. Im Anschluß an die dann
erfolgte Zystektomie zeigt sich eine ausgesprochene hyperge Reaktion, die nach
komplikationslosem weiterem Verlauf wieder durch eine normerge Reaktionslage abgelöst wird.
Ergebnis: Abfall der Immunkompetenz vorübergehend unmittelbar nach großem
operativen Eingriff.

Fall 2 (Abb. 2). Patienten mit fortgeschrittenem Carcinom (T_4) und Generalisation
des Tumorleidens (M_1) zeigten statistisch signifikant hypergere Reaktionen (6).
Bei diesen Patienten kommt es analog zum perioperativen klinischen Verlauf (aus-
gedehntere Blasen-TUR von 100 g, Ausbildung von Stauungsnieren, sekundäre Uretero-
kutaneostomie) zu einer Anergie.
Ergebnis: Anergie bei Krankheitsprogredienz.

Fall 3 (Abb. 3). Bei nichtfortgeschrittenem und nicht metastasierendem Hypernephrom (G_2) besteht meist noch eine normerge Reaktionslage. Nach transperitonea-
ler Tumornephrektomie entwickelte sich durch Wundinfektion ein sog. Platzbauch.
Entsprechend zeigte sich eine deutlich hyperge Reaktionslage. Nach erfolgreicher
Revision wies der Patient wieder eine Normergie der zellulären Immunantwort auf.
Ergebnis: Erholung der Immunkompetenz bei Beseitigung postoperativer Komplikationen.

2. Schließlich soll die prognostische Bedeutung der Immunkompetenz an
einem kollektiven Beispiel gezeigt werden:

141 Männer mit einer benignen Blasenhalshyperplasie wurden präoperativ
(Prostata-TUR) einer Intrakutan-Testung unterzogen. 97 Patienten zeigten entsprechend dem Score eine hyperge bis anerge, 44 eine normerge
Reaktionslage. Postoperative Komplikationen traten eindeutig häufiger
bei den Erstgenannten auf. Signifikant erhöht waren die Tage der postoperativen stationären Verweildauer, Fiebertage (> 38°C ax.) und allgemeine Komplikationen wie Nachblutungen, Thromboembolien u.a.

Score
(mm)
20
15
10
5
Hypergie
♂ 48 J.: BLASENKARZINOM ,
(T_1,N_o,M_o,G_2) multilokulär
TUR
Zystektomie
Tage
0   5   1o   15   2o   25   3o

Abb. 1

SCORE
(mm)
1o
HYPERGIE
♂ 67 J.
BLASENKARZINOM
T_4 N_x M_1 G_3
5
TUR
URETEROSTOMIE
TAGE
5   1o   15   2o

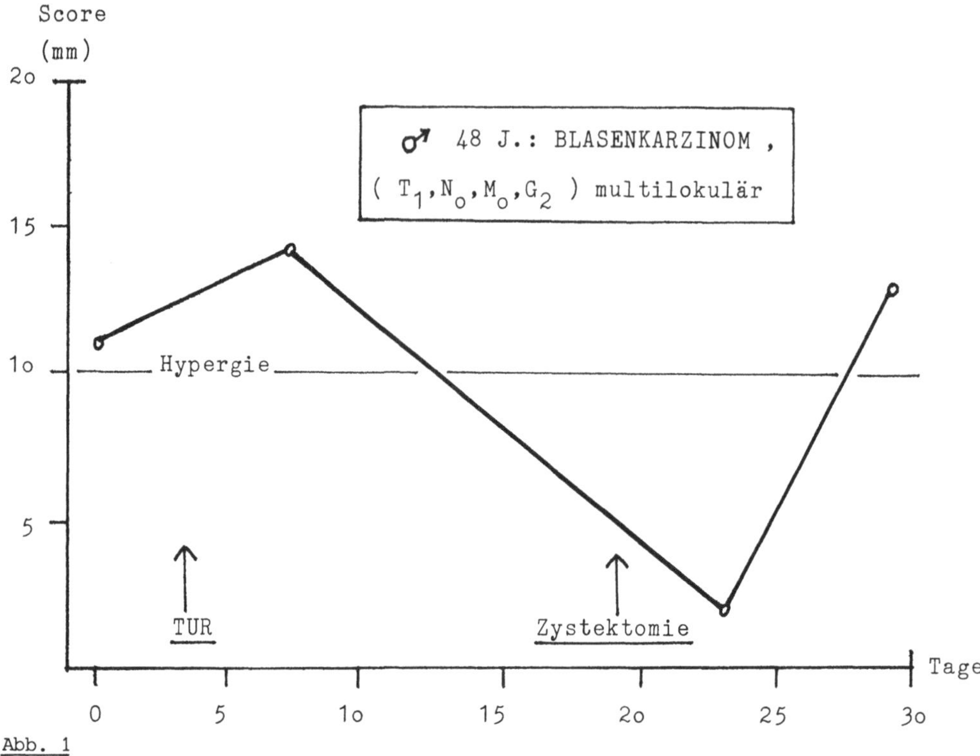

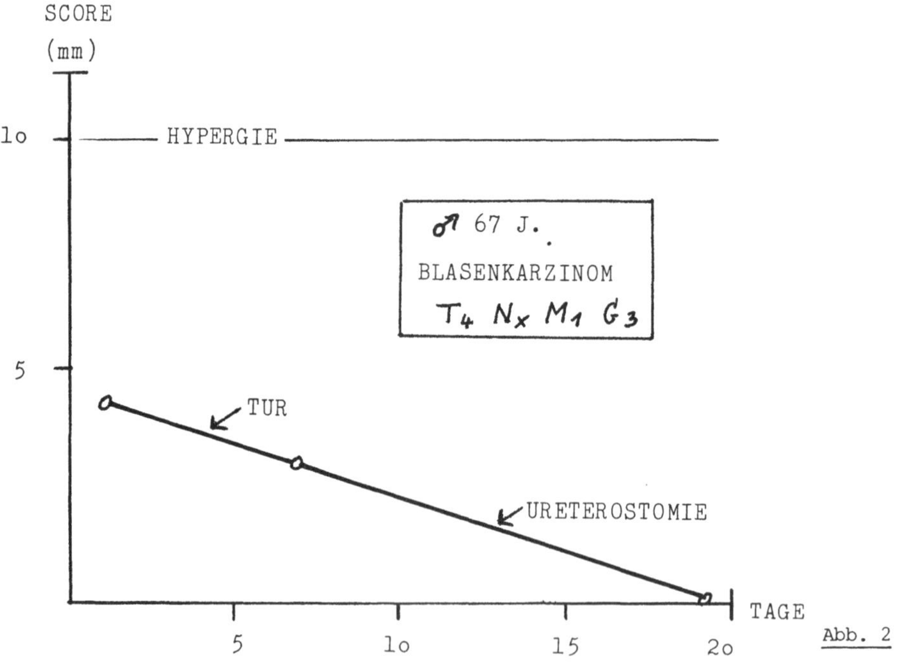

Abb. 2

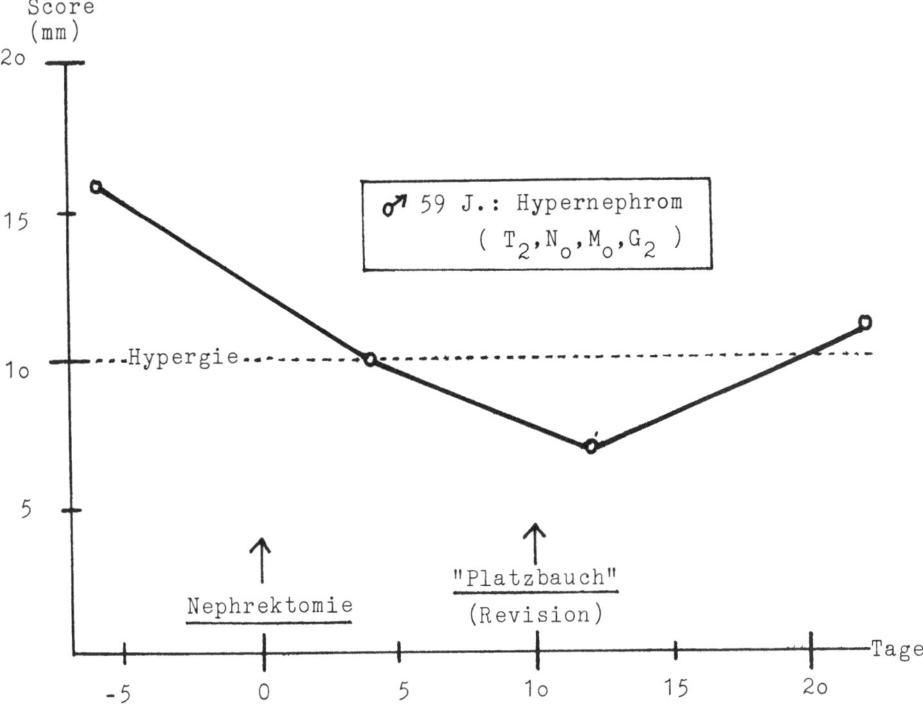

Abb. 3

Diskussion

Gegenüber älteren Testverfahren der zellulären Immunantwort zeigt das Multitest-System umfassendere Aussagen (8). Es tritt keine Bosterung auf und bisher sind keine generalisierten Nebenwirkungen bekannt (2). Wir sahen unter 800 Einzelimpfungen bei unseren Patienten nur in 4 Fällen ein starkes lokales Erythem.

Für die Prognose perioperativer Verläufe bei urologischen Patienten scheint die Messung der zellulären Immunantwort vom verzögerten Typ eine große Aussagekraft zu besitzen. Zudem gestatten Handhabung und Preis eine generelle Verwendung in Klinik und Praxis. In Zukunft könnte das Multitest-System dazu beitragen, Risikopatienten besser zu definieren. Bei nachgewiesener Schwäche der Immunabwehr wäre dann ein nächster Schritt das Ergreifen präoperativer prophylaktischer Maßnahmen wie Hyperalimentation, Gabe von Antibiotika, Zink und evtl. Gammaglobulinen vor großen Operationen.

Literatur

1. Christou NV (1983) Anergy Testing In Surgical Patients. Infect Surg (Sonderdruck): 692-700
2. Delbrück H et al. Standardisierte Hauttestung mit recall-Antigenen bei Tumorpatienten. Onkol 4:266
3. El-Mahrouky et al. (1983) The Predictive Value Of 2.-4. Dinitrochlorobenzene Skin Testing. J Urol 129:499-501
4. Flamm J, Burkert S (1982) Zur Korrelation des Immunprofils mit der lokalen Immunozyteninfiltration bei Harnblasentumoren. Urol int 37:61-67

 5. Grob PJ et al. (1984) Klinisch-immunologische Teste - Standortbestimmung 1983. Beilage Schweiz med Wschr 114 (Nr. 7)
 6. Heinz A, Hallwachs O (1984) Das Multitestsystem: eine einfache kutane Meßmethode der zellulär vermittelten Immunität. Therapiew (im Druck)
 7. Klippel KF et al. (1979) Urologische Doppeltumoren: Verminderte Immunkompetenz? Onkol 2:12-16
 8. Kniker WT et al. (1979) The Multi-Test System: A Standardized Approach To Evaluation Of Delayed Hypersensitivity And Cell-Mediated Immunity. Ann Allergy 43: 73-79
 9. Kouchner G (1983) Peut-on évaluer la résistance immunitaire aux infections? Imm Méd 1:59-62
10. Lesourd B et al. (1980) Un test simple d'immunité cellulaire au lit du malade. Nouv Presse Med 9:3435-3442
11. Mac Lean LD (1979) Horst Resistance In Surgical Patients. J. Trauma 19:297-304
12. Ohlenschläger G, Berger I (1984) Immunologische und biochemische Diagnostik maligner Tumoren. Lab Med 7:36-41
13. Romics J et al. (1981) Klinische und immunologische Untersuchungen bei Patienten mit Prostatatumoren. Z Urol Nephrol 74:567-570
14. Wentzel H, Rothauge CF (1980) Zellvermitteltes immunologisches Reaktionsvermögen. Diagnostik 13:320
15. WHO Working Group (1981) Use And Abuse Of Laboratory Test In Clinical Immunology. Clin Exp Immunol 46:662-674

Dr. med. A. Heinz, Urologische Klinik Grafenstraße 9, D-6100 Darmstadt

Diskussionsbericht Vortrags-Nummern 129 - 136

Moderatoren: K. F. Albrecht und H. Melchior

Die kernspintomographischen Untersuchungen der Münchener Arbeitsgruppe wurden mit einer 0,35-Tesla-Anlage durchgeführt, welche nur die Messung der H-Ionenverteilung zuläßt. Durch Verstärkung des Magnetfeldes ist auch die Bestimmung der Verteilungsmuster anderer Atome mit ungerader Protonenzahl möglich. Dadurch können neben organmorphologischen auch molekularbiologische Aussagen über den Organstoffwechsel gemacht werden.

Die Vorträge 130-133 zeigten übereinstimmend die bessere Verträglichkeit und Bildqualität der nicht-ionischen Röntgenkontrastmittel. Es wurde die Frage aufgeworfen, ob diesen Substanzen nicht generell der Vorzug in der urologischen Röntgendiagnostik gegeben werden sollte.

Prof. Dr. med. H. Melchior, Städtische Klinik Kassel, Mönchebergstraße 41/43, D-3500 Kassel

Onkologie: Niere, Prostata

Moderatoren: E. Zingg, Bern, und L. Weissbach, Berlin

Bilaterales Nierenzellkarzinom. Chirurgie und Ergebnisse

G. Hubmer und P. H. Petritsch

Die Nierenteilresektion beim lokalisierten Nierenzellkarzinom in anatomischen oder funktionellen Einzelnieren ist ein anerkanntes Therapieverfahren (1). Unter Verwendung bewährter Konservierungsverfahren gelingt es meist in situ den Tumor mit ausreichender Radikalität zu entfernen und die extrakorporale Chirurgie auf einige wenige Fälle zu beschränken. Bei einseitiger Tumorerkrankung wurden 5-Jahresüberlebens-
zeiten von 70 - 78% erreicht (3, 6). Nach einer Literaturübersicht kann
man annehmen, daß in weniger als 2% der Nierenzellkarzinome entweder
eine funktionelle oder organische Einnierigkeit besteht. Ähnliches gilt
für die beidseitig sychron oder asynchron auftretenden Karzinome, deren

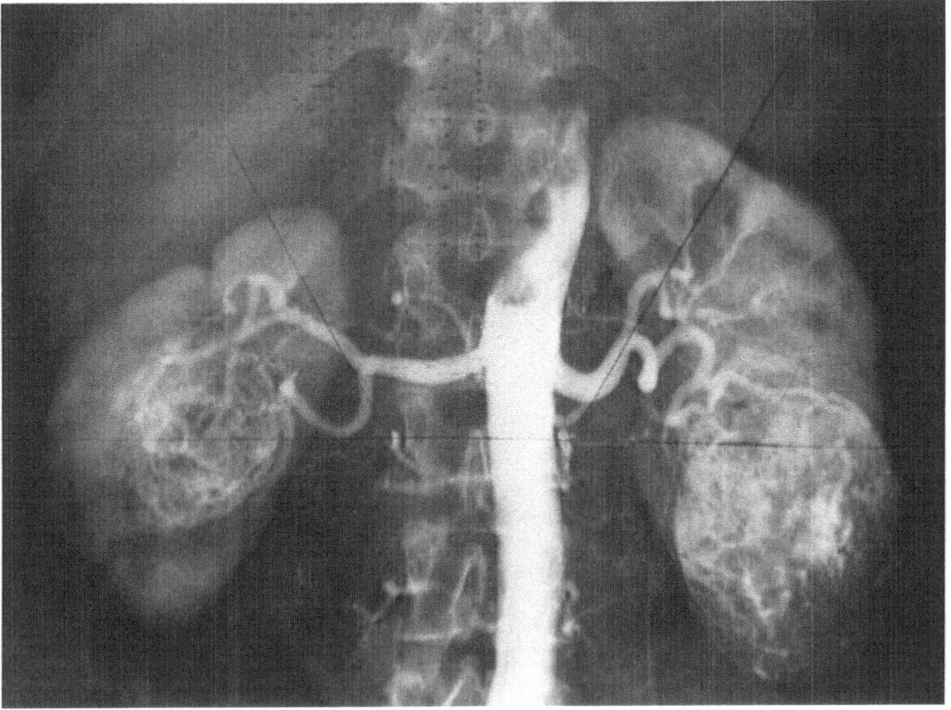

<u>Abb. 1.</u> Fall 5: Präoperatives Angiogramm

Tabelle 1. Bilaterales Nierenzellkarzinom; Daten und Ergebnisse

Pat., Alter, Geschl.	Tumornachweis	Lokalbefund	Konservierung	Verlauf
1. St.K., 66a, m.	re., asynchron (2a n. Nephrektomie li.)	3 Tumorknoten, T1, Enukleation u. Res.	Kaltperfusion in situ	lebt 7 Jahre
2. P.A., 62a, m.	re., asynchron (1a n. Nephrektomie li)	Tumor im unteren Pol, T1, Resektion	Oberflächenkühlung, in situ	lebt 12 Monate
3. H.J., 70a, m.	li., asynchron (4a	Tumor im oberen Drittel, T1, Enukleation	Oberflächenkühlung, in situ	lebt 3 Jahre
4. S.F., 55a, w.	synchron	Tumoren im li. unt. Pol und re. mittl. Drittel, T1, li. Resektion, re. Enukleation	Oberflächenkühlung, in situ	lebt 10 Monate
5. F.J., 56a, m.	synchron	bds. zentr., kons./inop. bds, Nephrektomie	Kaltperfusion, in situ	lebt 3 Jahre (Dialyse)

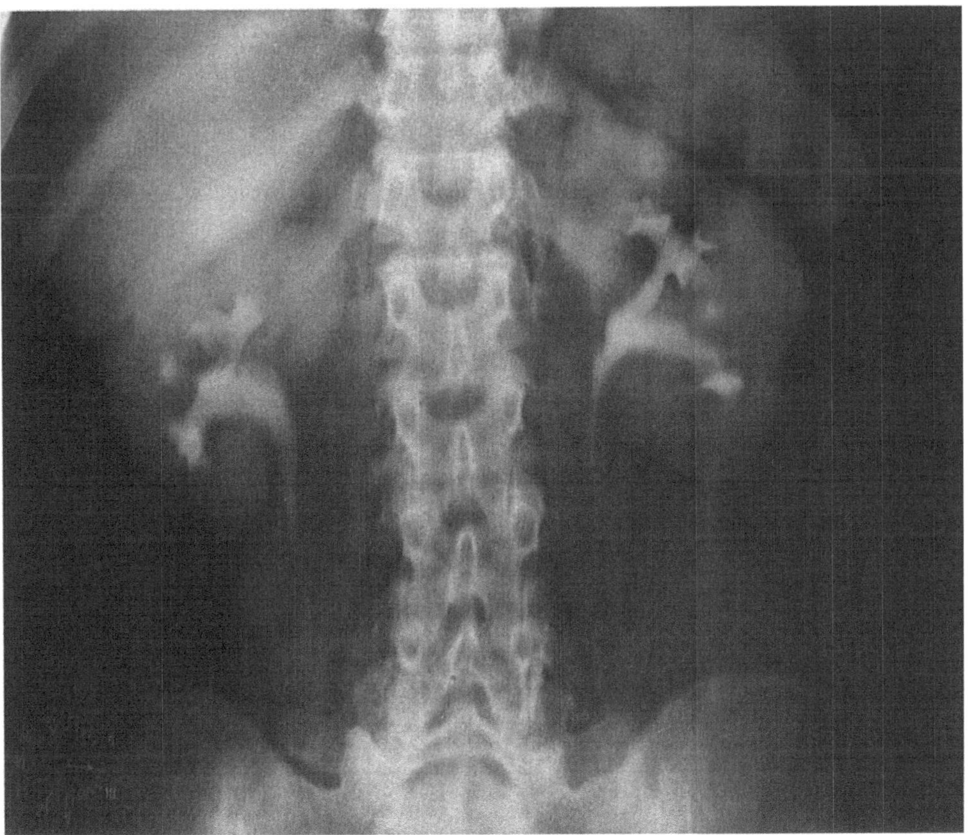

<u>Abb. 2.</u> Fall 5: i. v. Urographie; 5 Monate nach der beidseitigen Operation

Häufigkeit mit 1,8 - 3,8% angegeben wird (4). Im eigenen Krankengut betrug sie 2%. Daß diese Fälle erst in den letzten Jahren beobachtet wurden ist nur zum Teil mit einer Verfeinerung der Diagnostik zu erklären.

Befunde und Krankheitsverlauf unserer Patienten sind in der Tabelle 1
wiedergegeben. Es handelte sich um 3 Patienten mit asynchroner Tumor-
manifestation, denen die andere Niere wegen eines Karzinoms 1,3 bzw.
4 Jahre vorher entfernt worden war. 2 Patienten präsentieren sich mit
einem beidseitigen Karzinom. Davon wurde eine 55-jährige im Abstand
von 4 Wochen links reseziert und rechts einer Tumorenukleation unterzogen, wobei nur geringe Anteile gesunden Parenchyms mitentfernt wurden. Ein 56-jähriger Mann wies beidseits zentrale Gewächse auf, die
sich konservativ-chirurgisch nicht entfernen ließen. Es wurde die beidseitige Tumornephrektomie vorgenommen. Der Patient lebt seit 3 Jahren
im Dialyseprogramm. Alle Patienten werden regelmäßig untersucht und
weisen zur Zeit keine Anzeichen für ein Lokalrezidiv oder für eine Metastasierung auf.

Die Ergebnisse von 5 eigenen Fällen von beidseitigem Nierenzellkarzinom
können nicht ohne Einbeziehung der Erfahrungen größerer Statistiken anderer Autoren diskutiert werden. Aus der vielschichtigen Problematik
scheinen folgende Aspekte besonders bemerkenswert.

Die Überlebensaussichten von Patienten mit beidseitigem synchron manifestiertem Karzinom ohne möglichst aggressive Chirurgie sind denkbar schlecht. Wickham (8) fand 1975 in seiner Zusammenstellung 16 Patienten, die entweder nicht behandelt oder einer insuffizienten chirurgischen Therapie, einer Strahlenbehandlung oder Chemotherapie unterzogen worden waren, alle nach 5 Monaten verstorben.

Demgegenüber stehen die guten Erfolge der aggressiven Chirurgie (Nephrektomie und Teilresektion, beidseitige Teilresektion, bilaterale Nephrektomie) mit Überlebenszeiten von 48 - 71% (3, 4, 6, 7). Wir hoffen daher für unsere beiden fast 1 Jahr bzw. 3 Jahre rezidivfrei lebenden Patienten ebenfalls einen günstigen weiteren Verlauf. Die beidseitige Nephrektomie sollte allerdings nur vorgenommen werden, wenn ein organerhaltendes Vorgehen absolut unmöglich ist, um die bei den meist älteren Patienten auftretenden Schwierigkeiten bei der Dauerdialyse zu vermeiden.

Die Überlebenszeiten von Patienten mit asynchronen beidseitigen Karzinomen werden im Schrifttum zum Teil als schlechter angegeben als die von Patienten mit synchronen Tumoren (2, 3, 6). Der Unterschied ist aber statistisch nicht signifikant.

Ein zweiter interessanter Aspekt ist die operative Technik. Es werden zwei Meinungen vertreten: Die eine hält die Enukleation aus einer intakt erscheinenden Pseudokapsel bei Tumoren bis 6 cm Durchmesser für ausreichend. Die andere hält die Resektion mit einem Rand von mindestens 1 cm gesundem Parenchym für notwendig. Gestützt wird diese Ansicht durch mikroangiographische und histopathologische Untersuchungen, die eindeutig nachweisen, daß auch die kleinen Tumoren die Pseudokapsel invadieren und das angrenzende Parenchym infiltrieren (5). Die Lokalrezidivrate von 12% nach in situ-Resektionen gegenüber einer von nur 6% nach extrakorporaler Resektion mit ihrer größeren Präzision sprechen ebenfalls für das Prinzip der Resektion (1). Trotzdem darf der Wert der Enukleation oder deren Kombination mit der Resektion nicht übersehen werden. Er liegt in der Einfachheit, der Parenchymschonung, und ist bei multizentrischen Tumoren das Vorgehen der Wahl. Die eigenen Erfahrungen über zwei 7 bzw. 3 Jahre rezidivfrei lebenden Patienten zeigen, daß man die Enukleation als Vorgehen zweiter Wahl vornehmen soll, bevor man operativ resigniert.

Zusammenfassend kann man sagen, daß das bilaterale Nierenzellkarzinom chirurgisch erfolgreich angegangen werden kann. Die Resektion im makroskopisch gesunden Parenchym ist die Therapie der Wahl. Die extrakorporale Operation bringt bei großen oder zentralen Tumoren Vorteile. Bei multizentrischer Ausdehnung und in Fällen, die strenge Parenchymerhaltung erfordern, ist die Enukleation bei Vorhandensein einer Pseudokapsel als Verfahren zweiter Wahl anwendbar.

Literatur

1. Hubmer G, Petritsch PH (1980) Malignant tumor resection in the solitary kidney: Use of a hypothermic hyperosmolar renal preservation method. Eur Urol 6, 158-160
2. Jacobs SC, Berg SI, Lawson (1980) Synchronous bilateral renal cell carcinoma: total surgical excision. Cancer 46:2341-2343
3. Marberger M, Pugh RCB, Auvert J, Bertermann H, Costantini A, Gammelgaard PA, Petterson S, Wickham JEA (1981) Conservative surgery of renal carcinoma: the EIRSS experience. British Journal of Urology 53:528-532
4. Marshall FF, Walsh PC (1984) In situ management of renal tumors: renal cell carcinoma and transitional cell carcinoma. J Urol 131:1045-1049
5. Rosenthal CL, Kraft R, Zingg EJ (1984) Organ-preserving surgery in renal cell carcinoma: tumor enucleation versus partial kidney resection. Eurol Urol 10:222-228

6. Topley M, Novick AC, Montie JE (1984) Long-term results following partial nephrectomy for localized renal adenocarcinoma. J Urol 131:1050-1052
7. Viets DH, Vaughan ED, Howards SS (1977) Experience gained from the management of 9 cases of bilateral renal cell carcinoma. J Urol 1,18:937-940
8. Wickham JEA (1975) Conservative renal surgery for adenocarcinoma. The place of bench surgery. British Journal of Urology 47:25-36

Prof. Dr. G. Hubmer, Department für Urologie an der Universitätsklinik für Chirurgie, A-8036 Graz

Aktive-spezifische Immuntherapie des metastasierten Nierenkarzinoms

K.-H. Kurth, J. Zwartendijk, U. Jonas, R. Marquet und S. D. Warnaar

Neuere Untersuchungen haben immuntherapeutischen Bemühungen zu einer rationellen Basis verholfen. Es ist hinreichend bewiesen, daß die Mehrheit aller Tumoren tumorassoziierte Antigene besitzt (Hersh 1983). Die Immuntherapie des metastasierten Nierenkarzinoms resultiert u.a. aus dem Fehlen einer wirksamen Chemotherapie oder anderen erfolgversprechenden Behandlungsmethoden. In mehreren Pilotstudien wurden für die aktive-spezifische Immuntherapie mit autologem oder allogenem Tumormaterial objektive Remissionen (CR + PR) in ca. 20% berichtet; in Deutschland durch Klippel (1981) und Schärfe (1984).

Präparation des Tumorvakzins

Für die Vakzinierung wird steril nach Tumornephrektomie (oder Excision einer Metastase) Tumorgewebe zerkleinert und zur Herstellung einer Einzelzellsuspension durch ein Sieb gepresst. Nach Bestimmung der Anzahl vitaler Zellen durch den Methylenblau-Exklusionstest werden die Zellen durch Bestrahlung mit 10.000 rad (100 Gy) abgetötet. Nach Einstellung einer optimalen Zellkonzentration von 5×10^6 bis $1 - 10^7$ Zellen/ml wird das Vakzinat auf -170° abgekühlt und bis zur Injektion konserviert. Vor der Vakzination wird der Zellaufschwemmung 1 - 4 ml corynebacterium parvum beigemischt. Vakziniert wird bis zu viermal jährlich intrakutan.

Material

Nach dieser Methode wurden von 1981 bis August 1984 in den Universitätskliniken Leiden und Rotterdam 31 Patienten behandelt, deren Metastasenlokalisation in der Tabelle 1 aufgetragen ist. Alle Patienten hatten auf dem Röntgenbild, CT-scan oder mit dem Ultraschall meßbare Metastasen neben evaluierbaren nicht meßbaren Metastasen im Knochen.

Bei 29 Patienten stammte das Vakzinat vom entfernten Primärtumor oder regionalen Metastasen, bei zwei Patienten mit subcutaner Metastasierung 2 bzw. 4 Jahre nach Nephrektomie von der exzidierten Metastase. Mit einer Ausnahme wurde bei allen Patienten autologes Material verwendet. In die Studie wurden ausschließlich Patienten mit einem Performance status (nach der ECOG) von 0 - 1 aufgenommen, d.h. alle Patienten waren voll aktionsfähig.

Tabelle 1. Lokalisation der Metastasen (F 13, M 18)

	n - Patienten
Lunge	22
Lymphknoten	4 (1)
Leber	2 (1)
Bilaterales Nierenkarzinom	1
Lokaler Rezid. Tumor	1 (2)
Hirnmetastasen	1 (1)
Knochen	(5)
Gehirn	(3)

In ( ) Patienten mit Metastasen
in mehreren Organen   EUR 9.'84

Tabelle 2. Verhalten der Metastasen unter aktiver, spezifischer Immuntherapie

Metastase	Patienten (n)	Dauer (Monate)	Überleben (Monate)
Komplette Remission	1	9	am Leben: 18
Partielle Remission (> 50%)	5	3, 3, 4, 8, 14	am Leben: 18, 19, 29 Exitus: 11, 20
Stabile Erkrankung	10	3, 3, 3, 3, 4, 4, 4, 4, 4, 9	am Leben: 3, 3, 4, 4, 4, 20 Exitus: 9, 10, 14, 17
Progression	15	–	am Leben: 4, 5, 5, 19, 33* Exitus: 3, 3, 5, 6, 6, 7, 8, 9, 12, 15

*Nephrektomie wegen lokalem Rezidiv nach partieller Nephrektomie → Dialyse.
                                                        EUR 9.'84

Resultate

Von 31 Patienten reagierte ein Patient mit einer kompletten Remission
seiner Lungenmetastasen (Tabelle 2), und fünf mit einer partiellen Remission, d.h. >50%ige Rückbildung, der Metastasen. Die Remissionsdauer
ist in der Übersichtstabelle angegeben. Zehn Patienten zeigten keine
oder zunächst keine Progression unter Behandlung und wurden als 'stabile Erkrankung' gewertet, bei fünfzehn Patienten wuchsen die Tumoren
meßbar, d.h. Größenzunahme um zumindest 25%, unter Therapie. Tumorprogression führte nicht unbedingt zum Tumortod wie an der Überlebens-
dauer von 19 bzw. 33 Monaten zu ersehen. Die Tumorantwort auf die Immuntherapie läßt sich nicht vergleichen mit den Erfahrungen bei chemo-
therapie-empfindlichen Tumoren, wie z.B. dem Hodentumor, bei dem unter
Therapie die Tumorverkleinerung festgestellt wird.

Im Falle der kompletten Remission wurde zunächst in den ersten zwei
Monaten eine Tumorprogression der multiplen Lungenmetastasen gesehen,
in den folgenden sechs Monaten eine allmähliche Zurückbildung bis zur
kompletten Remission, die bis heute 9 Monate anhielt, gesehen. Ähnliche
Beobachtungen gelten für partielle Remissionen.

Tabelle 3. Kumulative Überlebensrate

Time	Group I		
	NO of DTHS	NO at risk	Cum Prob Surv (%)
3	2	31	94
5	1	23	89
6	2	20	81
7	1	18	76
8	1	17	72
9	2	16	63
10	1	14	58
11	1	13	54
12	1	12	49
14	1	11	45
16	1	10	40
17	1	9	36
20	1	4	27

EUR 9.'84

Die mediane Überlebenszeit (Tabelle 3, kumulative Überlebensrate) betrug 12 Monate.

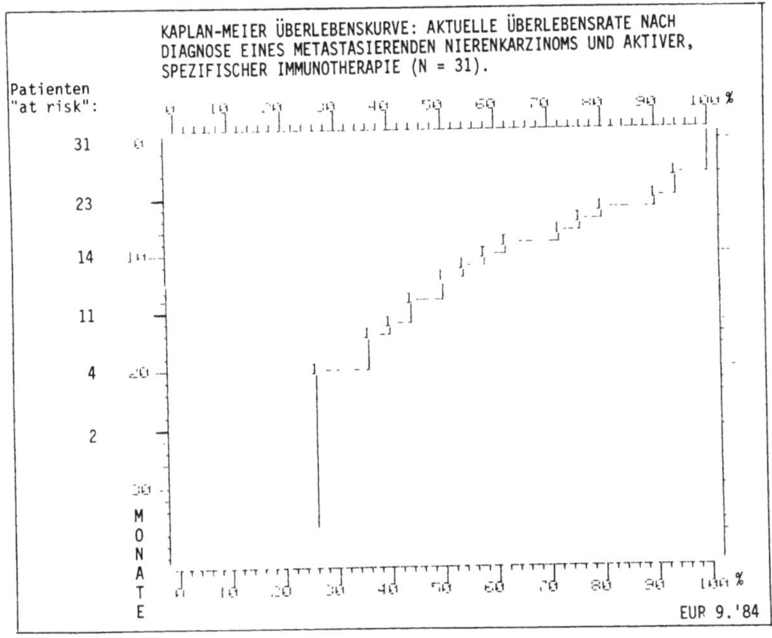

Abb. 1

Nach 20 Monaten sind 16 der 31 Patienten verstorben, vier leben länger als 20 Monate nach Therapiebeginn, die übrigen Patienten befinden sich noch in einem frühen Stadium der Verlaufskontrolle (Tabelle 3). Die Kaplan-Meier Überlebenskurve (Abb. 1) zeigt noch einmal graphisch die Patienten 'at risk' zur korrespondierenden Verlaufsbeobachtungszeit.

Diskussion

Diese Ergebnisse bestätigen frühere Studien (Neidhart 1980, Tykkä 1978, McCune 1981). Neben der 20% objektiven Remission (CR + PP) fällt gegenüber historischen Serien mit Nephrektomie bei Patienten mit Lungen- oder Weichteilmetastasen die leicht angehobene mediane Überlebenszeit auf. Sie betrug bei Johnson (1975) 7,9 Monate

Die Ergebnisse sind sicher nicht eindrucksvoll zu nennen, aber besser als die der noch immer praktizierten Gestagentherapie, wie prospektiv-randomisiert von Neidhart nachgewiesen (Neidhart 1983).

In zukünftigen Studien sollten verschiedene Formen der Immuntherapie oder Chemotherapie mit Immuntherapie kombiniert werden.

Literatur

1. Johnson DE, Kaesler KE, Samuels ML (1975) Is nephrectomy justified in patients with metastatic renal carcinoma? J Urol 114:27-29
2. Klippel KF, Jacobi GH, Schulte-Wasserman H (1981) Aktive Immunotherapie beim metastasierenden Hypernephrom. Akt Urol 12:161-165
3. McCune CS, Shapira DV, Henshaw EC (1981) Specific immunotheraphy of advanced therapy of renal carcinoma: evidence for the polyclonality of metastases. Cancer 47:1984-1987
4. Neidhart JA, Murphy SG, Hennick LA, Wise HA (1980) Active specific immunotherapy of stage IV renal carcinoma with aggregated tumor antigen adjuvant. Cancer 46: 1128-1134
5. Neidhart JA, Gagen M, Young D, Wise H (1983) A radnomized study of polymerized tumor antigen admixed with adjuvant (PTA) for therapy of renal cancer. In: Proceedings ASCO, abstr C-189, San Diego
6. Schärfe T, Becht E, Klippel KF, Jacobi GH, Hohenfellner R (1984) Active immunotherapy of stage IV renal cell cancer using autologous tumor cells. In: Klippel KF (ed) Immunotherapie in der Urologie, Bd 9, Klinische und Experimentelle Urologie. W. Zuckschwerdt-Verlag, München, pp 59-66
7. Tykkä H, Oravisto KJ, Lehtonen T et al. (1978) Active specific immunotherapy of advanced renal cell carcinoma. Eur Urol 4:250-258

Priv.-Doz. Dr. K.H. Kurth, Urologische Universitätsklinik, Erasmus Universität Rotterdam, NL-3015 GD Rotterdam

Intraoperative Lymphknotenvitalfärbung

R. Harzmann, M. Bausch, G. Haefelinger, G. Gaebel und K.-H. Bichler

Die Lymphadenektomie führt bei verschiedenen lymphogen metastasierenden
Organmalignomen zu einer deutlichen Verbesserung der Überlebensraten.
Dies gilt für das Cervix-, Harnblasen- und das Prostatakarzinom, in be-
sonderer Weise auch für das Terato- und Embryonalkarzinom des Hodens.

Ein Nachteil dieser Behandlungstechnik liegt darin, daß zum einen eine
vollständige Resektion aller Lymphknoten beispielsweise des testiculä-
ren Einstromgebietes trotz ausreichender Erfahrung und Sorgfalt des
Operateurs kaum möglich ist. Zum anderen ist als wesentlicher Nachteil
die mangelhafte Selektivität des Eingriffs zu erwähnen. Beim Hodenkarzinom durchgeführt muß — unter der Voraussetzung einer radikalen Lymphadenektomie — in ca. 70% der Fälle mit einer operationsinduzierten
Impotentia generandi als Folge der unbeabsichtigten Verletzung von
Teilen des autonomen Nervensystems gerechnet werden (5). Somit ist
für die Lymphadenektomie neben der Radikalitätsverbesserung vor allem
eine Optimierung der Selektivität des Eingriffs anzustreben. Grundsätzlich ist dies auf zwei Wegen möglich, die bereits experimentell
wie klinisch untersucht wurden. Zu erwähnen ist hier die indirekte intraoperative Kontrolle mit Hilfe der Scantechnik (3), als deren wesentlicher Nachteil der hohe technische Aufwand und die mangelhafte Detaildarstellung zu erwähnen sind. Demgegenüber bietet die direkte intraoperative Lymphknotendarstellung mit Hilfe der Chromolymphographie zumindest vom Konzept her Vorteile (1, 4, 7, 8, 10). Dieses Verfahren
ist jedoch trotz verschiedener Ansätze nicht bis zur klinischen Ausreifung gebracht worden. Ziel der Chromolymphographie ist es, Lymphknoten intraoperativ so darzustellen, daß sie eindeutig von nicht-
lymphatischem Gewebe differenziert werden können.

Bisher wurden unter dieser Zielsetzung die Substanzen Chlorophyll,
Kohlenstoff, Xanthophyll, Blauschwarz-B, Thioflavin-S, Tuschen, Na-
triumfluorescein, Primulingelb, Akridinorange und Chromolymphotrast
untersucht (1, 4, 6, 7, 8, 10). Chlorophyll und Xanthophyll scheiden
wegen geringen Kontrastes und Erschwerung der lymphographischen Aussage infolge farbstoffbedingter Kontrastmittelstasen in den Lymphgefäßen aus. Ultraschallverstäubter Kohlenstoff (4) bewirkt eine ausreichende Kontrastierung erster Lymphknotenstationen, während höhere Fil-
terabschnitte einen ungenügenden Kontrast bieten. Insgesamt kann festgestellt werden, daß ein experimentell überzeugender und somit für die
Klinik akzeptierbarer Farbstoff bisher nicht gefunden wurde.

Ausgehend davon wurden verschiedene Farbstoffe dahingehend untersucht,
ob sie die Vorbedingungen für eine klinische Anwendung erfüllen. Diese
Vorbedingungen waren definiert unter den Begriffen intensiver Kontrast,
Fettlöslichkeit, toxische und karzinogene Unbedenklichkeit, Sterili-
sierbarkeit, keine permanente Hautverfärbung, unbeeinträchtigte lympho-
graphische Aussage. Von den hierbei in Frage kommenden Substanzen Oil-
blue, Sudan-schwarz, Oracet-blue und Guajazulen erfüllte allein letzt-
genannte Substanz — 1,4-Dimethyl-7-Isopropylazulen — diese Forderungen.
Insbesondere konnte mit Hilfe des Mutagenesetests nach Ames festgestellt werden, daß allein Guajazulen frei ist von mutagenen bzw. kar-
zinogenen Nebenwirkungen (2).

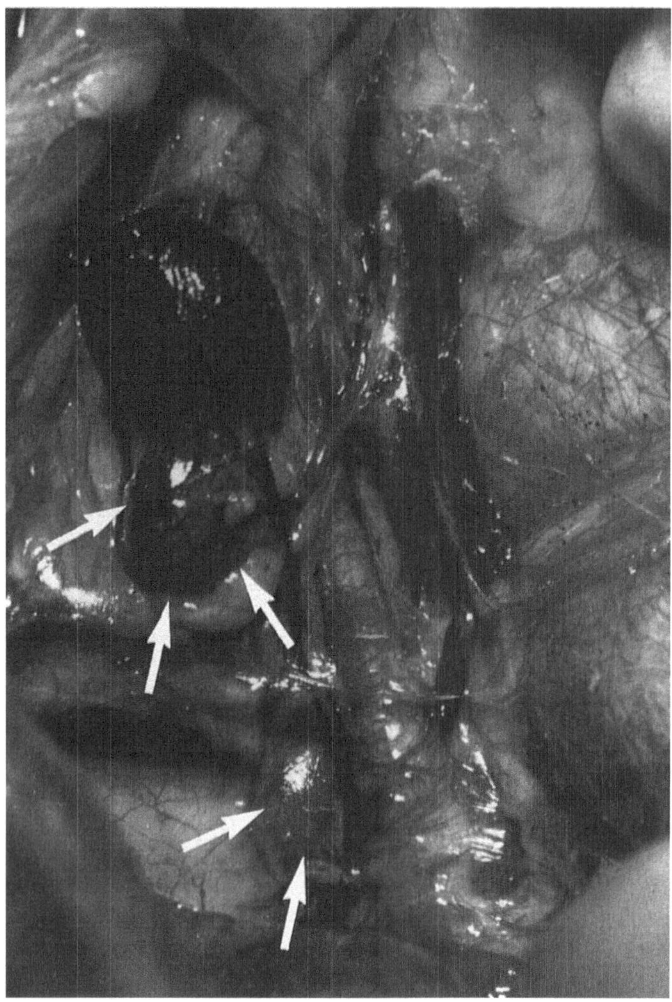

<u>Abb. 1.</u> Zustand nach direkter Chromolymphographie beim Zwergschwein. Die im Drainagegebiet der pedalen Lymphographie liegenden Lymphknoten sind im Gegensatz zu den nicht-angeschlossenen Lymphknoten (Pfeile) tiefblau gefärbt

Diese Voruntersuchungen veranlaßten die Entwicklung einer 10%igen Guajazulen-Lipiodollösung, die im Tierversuch (Kaninchen, Zwergschweine, Hunde) eingesetzt wurde. Hierbei zeigte sich, daß diese Substanz in der Lage ist, das Einstromgebiet nach pedaler Lymphographie mit deutlich tiefblauem Kontrast gegenüber dem benachbarten Gewebe darzustellen (Abb. 1). Die histologischen Kontrollen ergaben bei herkömmlicher Färbung eine partielle Auslösung des fettlöslichen Farbstoffes aus den Sinus. Die Farbstoffreste waren in Form von schwarzblauen Büscheln nachweisbar (Abb. 2). Die experimentelle Anwendung ergab eine gute Verträglichkeit des Farbstoff-Jod-Fettkomplexes sowie eine über 10 Tage andauernde deutliche Kontrastierung der Lymphknoten. Eine bleibende Hautverfärbung wurde nicht festgestellt. Pharmakodynamische Untersuchungen an Ratten zeigten, daß die Substanz innerhalb von 14 Tagen eliminiert wird. Röntgenologische Kontrollen ließen keine farb-

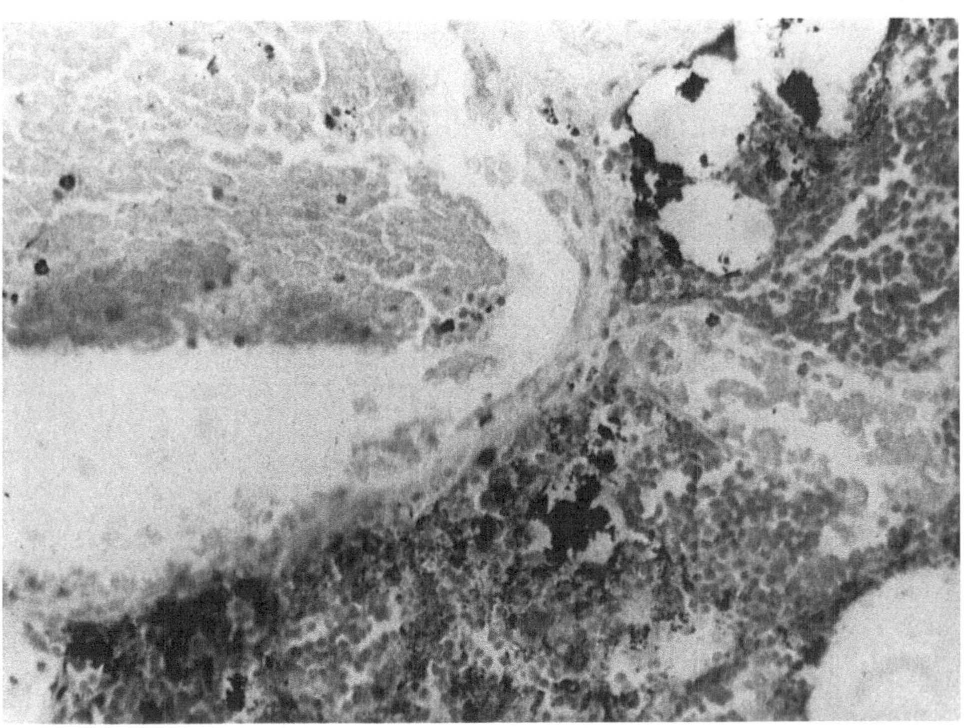

Abb. 2. Histologischer Befund nach Chromolymphographie mit Hilfe von Guajazulen-
Lipiodol. Es finden sich nach herkömmlicher Färbetechnik büschelförmige Farbstoffreste in den Sinus

stoffbedingte Stase des jodhaltigen Kontrastmittels in den Lymphgefäßen erkennen, so daß davon auszugehen ist, daß die Farbstoff-Kon-
trastmittellösung keine Beeinträchtigung der normalen lymphographischen
Aussage herbeiführt. Die experimentellen Daten veranlaßten die Anwendung der Substanz auch unter klinischen Fragestellungen. Insgesamt
wurde bisher eine Chromolymphographie mit Guajazulen-Lipiodol 11 mal
durchgeführt (9 mal bei Lymphadenektomien wegen Teratokarzinoms oder
embryonalen Karzinoms des Hodens, 2 mal im Rahmen einer Staging-Lymph-
adenektomie beim Prostatakarzinom). Hierbei zeigte sich, daß die tierexperimentell gewonnenen Daten klinisch ihre Bestätigung finden, ausgedrückt in einem maximal 10 Tage anhaltenden deutlichen Kontrast der
über die pedale Lymphographie erreichten Lymphknoten. Ein die Lymphadenektomie behindernder Kontrastmittelaustritt aus den Lymphknoten
wurde nicht festgestellt. Die histologischen Veränderungen unterschieden sich nicht von denen, die nach üblicher Lymphographie gefunden
werden. Insgesamt erwies sich die klinische Anwendung des Farbstoffes
als ein gangbarer Weg, zu einer Radikalitäts- und vor allem zu einer
Selektivitätsverbesserung der Lymphadenektomie zu kommen. Die intraoperativ dargestellten Lymphknoten (Abb. 3) zeigten eine so deutliche
Kontrastierung, daß das lymphatische Gewebe eindeutig vom umgebenden
normalen Gewebe differenziert und somit das autonome Nervensystem bei
der Lymphadenektomie geschont werden konnte.

Weitere Untersuchungen betreffen die Anwendung des Farbstoffes im Rahmen der indirekten Lymphographie. Bei dieser Technik wird das Organ,

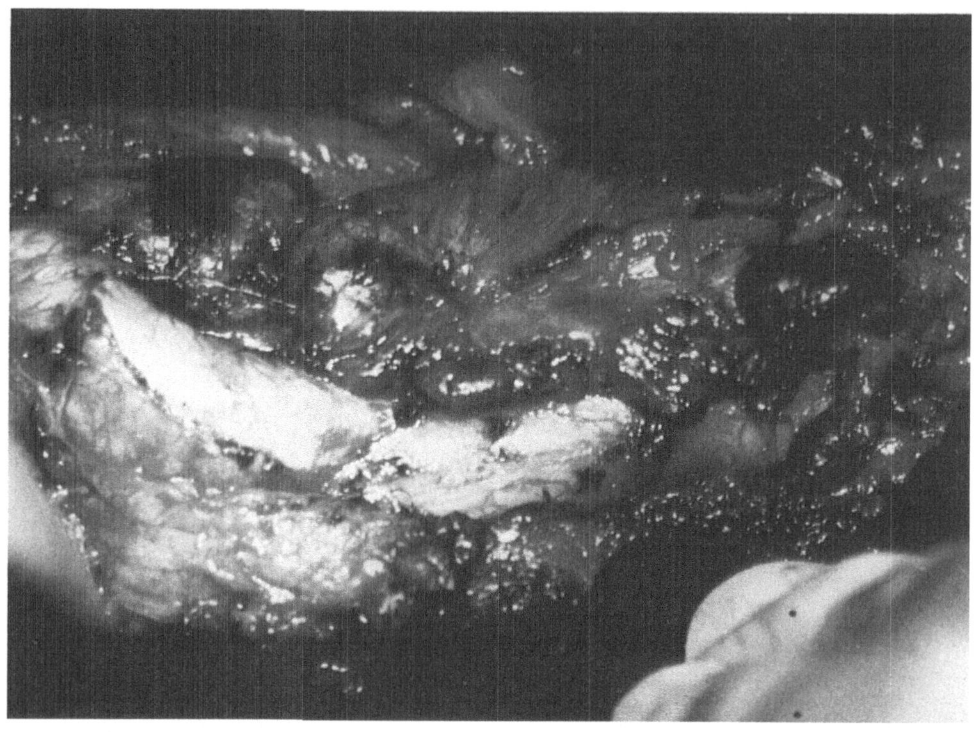

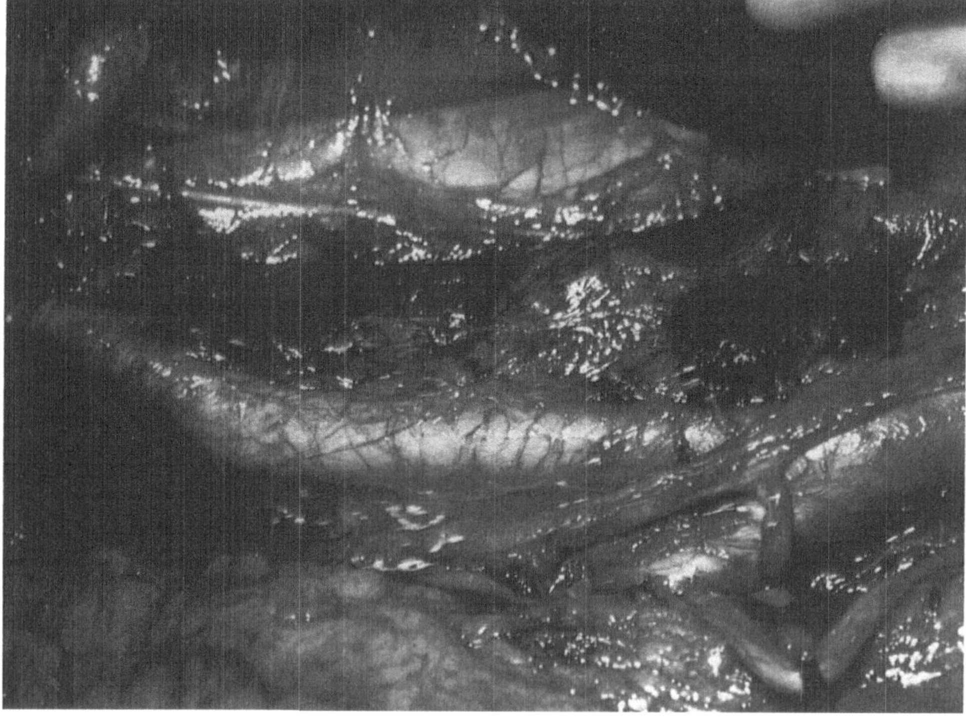

Abb. 3. Klinischer Befund nach Chromolymphographie mit Guajazulen-Lipiodol bei der retroperitonealen Lymphadenektomie (Teratokarzinom des Hodens)

dessen Lymphdrainage dargestellt werden soll, mit Hilfe des Farbstoffes infiltriert, so daß dann auch die ersten Filterstationen kontrastiert werden. Dies würde die Möglichkeit eröffnen, auch bei Krankheitsbildern, bei denen die ersten Lymphfilterstationen nicht dargestellt werden können, eine Chromolymphographie und damit eine komplette Lymphadenektomie durchzuführen.

Literatur

1. Gregl A, Eydt M, Krack U, Fichtner HJ (1968) Chromolymphographie der oberen Extremität. Fortschr Röntg 108:565-576
2. Harzmann R, Haefelinger G, Gärtner HV, Schweinsberg F (1982) Chromolymphographie zur Selektivitätsverbesserung der Lymphadenektomie. In: Illiger HJ et al. (eds) Nichtseminomatöse Hodentumoren. S Karger, Basel München Paris London New York Sydney, pp 88-94
3. Kuber W, Leodolter S (1980) Radioisotopenlymphonodektomie bei malignen Hodentumoren. Urologe A 19:25-31
4. Ludvik W (1965) Vitalfärbung von Lymphknoten als Hilfsmittel der Lymphadenektomie. Urol int 19:390-409
5. Orecklin JR, Kaufmann JJ, Thompson RW (1973) Fertility in patients treated for malignant testicular tumours. J Urol 109:293-295
6. Remizov AL, Filov VA, Ivin BA, Bokham I, Belogordsky VN, Kutznetsova RM, Trifonova LF, Eglit NV, Vasiliev BV, Stukov AN (1977) Chromolymphotrast: a medium for color lymphography. Khim Farm ZH 11:144-147
7. Schmidt-Mende M, Mielke J, Eisenberger F, Spelsberg F (1968) Zur Verbesserung der radikalen abdominalen Lymphadenektomie bei Hodentumoren. Münch Med Wschr 109: 1417-1420
8. Spelsberg F, Schmidt-Mende M, Kuss R (1968) Experimentelle Untersuchungen zur intravitalen Anfärbung von Lymphgewebe. Langenbecks Arch Chir 322:835-843
9. Tavel FR, Osius TG, Parker JW, Goodfrien RE, McGonigle DJ, Jassie MP, Simmons EL, Tobenenkin MJ, Schulze JW (1963) Retroperitoneal Lymphnode-Dissection. J Urol 89:241-245
10. Zerbino D, Gelfoot MM, Kolbenstvedt R (1975) Chromolymphographie und Vitalfärbung von Lymphgefäßen und Lymphknoten. In: Lüning, Wiljasalo, Weißleder (eds) Lymphographie bei malignen Tumoren. G Thieme, Stuttgart, pp 281-284

Prof. Dr. R. Harzmann, Urologische Abteilung der Universitätskliniken, Calwer Straße 7, D-7400 Tübingen

Aktivität von NK-Zellen und phagozytierenden Granulocyten bei Patienten mit Prostatakarzinom

R. Hofmann, A. Lehmer, G. Reidel, B. Schwemmer, J. Braun, W. Schütz und I. Böttger

Polymorphonucleäre Neutrophile (PMN) erzeugen als Folge der Phagocytose von Bakterien und Tumorzellen eine Chemolumineszenz. Nach Ingestion des Fremdpartikels werden die mikrobiziden Funktionen der PMN aktiviert, wobei hochreaktive Zwischenprodukte der Sauerstoffreduktion entstehen (1). Die Chemolumineszenz der Granulocyten korreliert direkt mit der metabolischen Aktivierung der PMN während der Phagocytose und kann somit als Grundlage einer Messung der Lyseaktivität von Granulocyten gegen Tumorzellen gemacht werden (2).

Während Granulocyten zur Phagocytose eine vorhergehende Opsonierung des Antigens benötigen, können natürliche Killerzellen als Untergruppe der Lymphocyten ohne vorhergehende Sensibilisierung Tumorzellen lysieren. Obwohl die biologische Bedeutung der NK-Zellen gegenwärtig unklar ist, könnten NK-Zellen durch ihre Eigenschaften eine Überwachungsfunktion gegen neu entstehende Tumorzellen und Metastasen ausüben (3).

Material und Methoden

NK-Zellen wurden durch Zentrifugation über einen Fikoll-Hypaque-Dichtegradienten gewonnen. Zur Stimulation wurden die Lymphocyten mit Fibroblasten-Beta-Interferon (500 IU/ml) für 16 Stunden in RMPI 1640 inkubiert. Mit Hilfe eines 4 Stunden ^{51}Cr-release-Testes wurde die zytotoxische Aktivität gegen K-562-Lymphoma- und PC-Zellen getestet.

Effektor: Zielzellverhältnis (K 562) 50 : 1 bzw. 100 : 1 und (PC 3) 250 : 1 bzw. 500 : 1.

Die Aktivität wurde berechnet:

$$\% \text{ zytotoxische Aktivität} = \frac{\text{exp. release} - \text{spont. release}}{\text{max. release} - \text{spont. release}} \cdot 100$$

Phagocytierende Granulocyten wurden nach Sedimentation und Zentrifugation des Überstandes und Lyse der Erythrocyten mit NH Cl gewonnen. Zur Opsonisierung wurde Candida-albicans-Suspension (5×10^7 Zellen/ml) und K-562-Lymphomazellsuspension (10^7 Zellen/ml) mit Patientenplasma inkubiert. Verhältnis Candida : Granulocyten 100 : 1, K 562 : Granulocyten 40 : 1. Die Chemolumineszenz wurde mit Hilfe des Gerätes Biolumat 1251 LKB als Counts/Minute über einen 20-Minuten-Zeitraum gemessen.

Patientengut

1. Unbehandelte Patienten mit PC;
2. Patienten nach externer Strahlentherapie;
3. Patienten mit Östrogenmedikation (Honvan 360 mg/d)
4. Patienten mit Estramustinmedikation (Estracyt 420 mg/d);

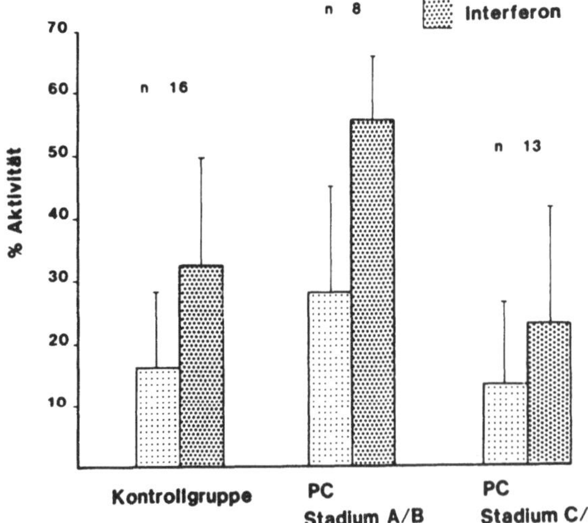

Abb. 1. NK Aktivität gegen K 562 Zellen (1 : 50) bei unbehandelten PC-Patienten

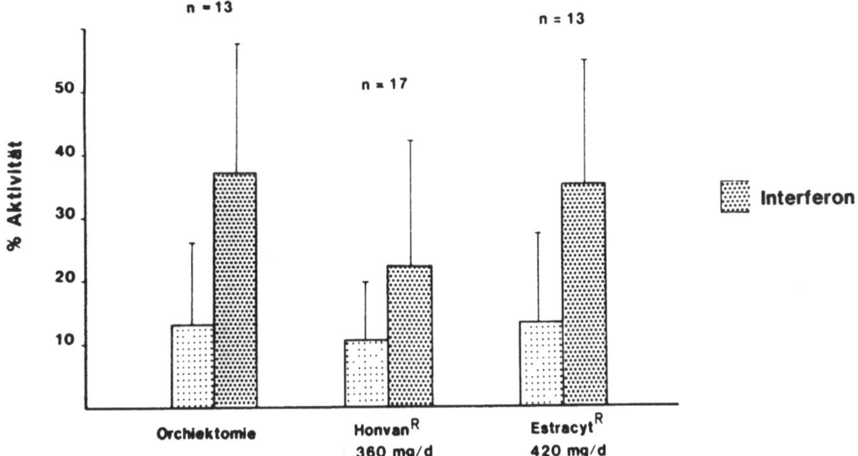

Abb. 2. NK-Aktivität gegen K 562 Zellen (1 : 50) bei orchiektomierten, Honvan oder Estracyt behandelten PC Patienten

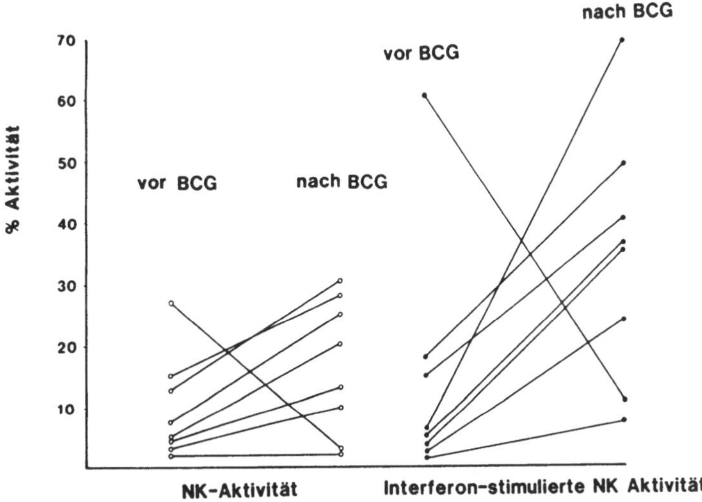

Abb. 3. NK-Aktivität gegen K 562 Zellen (1 : 50) bei PC Patienten (Stadium D) vor und 4 Monate nach BCG Impfung

5. Patienten mit adjuvanter BCG-Immunotherapie plus Hormonbehandlung;
6. Kontrollgruppe: gesunde Männer über 60 Jahren.

BCG (Connaught: 8×10^7 lebende Organismen) wurde intradermal 4-monatlich verabreicht. Nach den Kriterien der EORTC-Gruppe wurden die Patienten untergruppiert in Patienten mit progressiver, stabiler und regressiver Tumorerkrankung.

Ergebnisse

Die NK-Zellaktivität war bei Patienten im Stadium A und B gegen PC-3- und K-562-Zellen ebenso wie die Interferonstimulierbarkeit gesteigert.

Patienten mit fortgeschrittener Erkrankung (Stadium C und D) wiesen erniedrigte Aktivität auf (Abb. 1). Die Aktivität phagocytierender Granulocyten war bei Patienten mit PC Stadium A und B gering gesteigert, während Patienten mit Metastasen Aktivitäten aufwiesen, vergleichbar mit den von gesunden Probanden. Patienten nach Strahlentherapie ihres PC (Stadium A - C) wiesen gering erhöhte Phagocytose der Granulocyten auf.

Patienten unter Honvantherapie (360 mg/d) und Estracyttherapie (420 mg/d) wiesen unveränderte NK-Aktvität auf. Lediglich bei Patienten unter Honvantherapie wurde die Interferonstimulierbarkeit gering vermindert (Abb. 2). Östrogentherapie führte zu einer deutliche Stimulation der phagocytierenden Granulocyten.

BCG-Vaccination resultierte in Stimulation von Phagocytoseaktivität und spontaner NK-Zellaktivität (Abb. 3).

Patienten mit metastasiertem PC wurden gemäß ihrem Ansprechen auf die Hormontherapie unterteilt. NK-Zellaktivität und Interferonstimulierbarkeit war bei Patienten in Progression reduziert ($p < 0,001$), während Patienten in stabiler Phase oder partieller Remission erhöhte NK-Aktivität aufwiesen. Gegensätzlich war das Verhalten der Phagocyten: hohe Aktivität bei Patienten mit progressivem Tumorleiden und normale Aktivität bei Patienten in Remission ($p < 0,001$).

Diskussion

Die gesteigerte Aktivität von PMN bei Patienten mit lokalisiertem Tumor (Stadium A, B) und nach Bestrahlung stellt wahrscheinlich eine Reaktion auf den Tumor oder Tumorspaltprodukte selbst dar. NK-Zellen als mögliche erste Stufe der Tumorabwehr sind dagegen unverändert. Honvan und Estracyt scheinen keinen Einfluß auf die NK-Zellaktivität zu haben, während die Phagocytose der Granulocyten unter Honvan gesteigert wird. Die stimulierte Aktvität östrogenbehandelter Patienten könnte ein Effekt von DES sein, das im Tierversuch bei Maus und Ratte einen Stimulator des reticuloendothelialen Systems darstellt. Estramustin scheint keinen Einfluß auf das Immunsystem zu haben. NK-Aktivität und Aktivität phagocytierender Granulocyten bleiben unbeeinflußt.

Erhöhte PMN-Aktivität bei Patienten mit progressiver Erkrankung könnte durch zunehmende Stimuli auf die Phagocytose durch die zunehmende Tumormasse bedingt sein, während die supprimierte NK-Aktivität bei Progression möglicherweise mit eine Ursache des fortschreitenden Tumorleidens darstellen könnte.

Literatur

1. Cheson BD, Christenson RL, Sperling H, Kohler BE, Babier BM (1976) The origin of chemoluminescence of phagocytosing granulocytes. J Clin Invest 58:789-796
2. Ernst M, Heberer M, Fischer H (1983) Chemoluminescence measurements of immune cells - a tool in immunobiology and clinical research. J Clin Chem Clin Biochem 21:555-560
3. Herberman RB, Ortalde JR (1981) Natural killer cells: their role in defense against disease. Science 214:24-30
4. Loos LD, Di Luzie NR (1976) Dose related reticuloendothelial system stimulation by diethylstilbestrol. J Reticuloend Soc 20:457-461

Dr. R. Hofman, Urologische Klinik und Poliklinik der Technischen Universität, Ismaninger Straße 22, D-8000 München 80

Antithrombin III (AT III) und Plasmalipoproteine zur Beurteilung des kardiovaskulären Risikos während der Behandlung mit einem LH-RH-Agonisten bei Patienten mit Prostatakarzinom

E. Varenhorst, G. Alund, L. Wallentin und E. Malmquist

Die vorherrschende Therapie bei fortgeschrittenem Prostatakarzinom war
bisher die Behandlung mit Östrogenen und/oder Kastration. Beide Thera-
piemethoden haben bekannte Nachteile, von denen die kardiovaskulären
Komplikationen bei Östrogenbehandlung die schwerwiegendsten sind (1).
Mit den LH-RH-Agonisten ist ein neues endokrines Behandlungsprinzip
hinzugekommen, dessen Bedeutung im Therapiearsenal noch unklar ist
(2). Insbesondere ist die Frage noch nicht entschieden, ob diese Form
der medikamentellen Testosteronsenkung das kardiovaskuläre Risiko beeinflußt. In einer prospektiven Untersuchung wurden deshalb bekannte
kardiovaskuläre Risikofaktoren wie AT III (Thromboembolie) und Lipoproteine (Atherosklerose) bei Patienten mit Prostatakarzinom vor und
während der Behandlung mit ICI 118,630 (LH-RH-Agonist) bestimmt.
AT III inaktiviert Thrombin und andere Koagulationsfaktoren und ist
einer der wenigen Faktoren im Koagulationsprozeß, dessen Veränderung
mit dem gehäuften Auftreten von Thromboembolien in Zusammenhang gestellt werden konnte. Patienten mit angeborenem AT-III-Mangel haben
eine erhöhte Thromboseneigung. Die AT-III-Konzentration im Plasma ist
auch während der Behandlung mit Östrogenen gesenkt. Hierdurch kann die
erhöhte Thromboseneigung von Patienten mit Prostatakarzinom erklärt
werden, die mit hohen Östrogendosen behandelt werden (3).

Erhöhte Konzentrationen des Cholesterins im Plasma beschleunigen die
Entwicklung der Atherosklerose. Es sind doch nicht nur die Konzentrationen des Total-Plasmacholesterins, sondern auch die Verteilung des
Cholesterins auf die Lipoproteine von Bedeutung. Die Lipoproteine niedriger Dichte — low density lipoproteins — (LDL) und die Lipoproteine
sehr niedriger Dichte — very low density lipoproteins — (VLDL) werden
als atherogen angesehen. Die Lipoproteine hoher Dichte — high density
lipoproteins — (HDL, HDL 2, HDL 3) werden dagegen als Schutzfaktor betrachtet.

Lipoproteinveränderungen, die während anderer testosteronsenkender Behandlungsmethoden (Östrogene, Kastration oder Cyproteronazetat) bei
Patienten mit Prostatakarzinom festgestellt wurden, haben doch wahrscheinlich keine Bedeutung für das kardiovaskuläre Risiko (3).

<u>Material und Methode</u>

Das klinische Material umfaßte 15 Patienten im Alter zwischen 58 und
91 Jahren (Durschnitt 73 Jahre) mit fortgeschrittenem Prostatakarzinom.
25 - 125 µg ICI 118,630 (LH-RH-Agonist) wurden täglich subkutan injiziert. Die AT-III-Konzentration im Plasma wurde mit dem chromogenen
Substrat S-2238 (Kabi Diagnostica, Mölndal, Schweden) bestimmt. Der
Normalbereich für Erwachsene ist 80 - 120%.

Die Fraktionen der Lipoproteine sehr niedriger Dichte (VDL), niedriger
Dichte (LDL) und sehr hoher Dichte (HDL, HDL 2, HDL 3) wurden separiert. Die Cholesterin (C)-Konzentration im Plasma und in den Lipoproteinfraktionen sowie die Konzentration der Triglyzeride (TG) im Plasma
und in der VLDL sowie der LDL + HDL-Fraktion wurden enzymatisch bestimmt. Die Untersuchungen wurden vor der Behandlung und nach 2 und 4
sowie 7 Wochen durchgeführt.

Tabelle 1. Konzentration der Plasma Lipoproteine (mmol $\cdot$ l^{-1}) während der Behandlung mit dem LHRH-Analog ICI 118,630 von 15 Patienten mit Prostatakarzinom. Die Resultate sind in Mittelwerten ($\pm$ SEM) angegeben. Es liegen keine signifikanten Veränderungen vor (t-Test für paarweise angeordnete Meßwerte)

	Wochen nach Beginn der Behandlung			
	0	2	4	7
Cholesterin (C)	4,91 (0,75)	5,0 (0,53)	5,17 (0,64)	4,91 (0,79)
Triglyzeride (TG)	1,16 (0,84)	1,18 (0,56)	1,10 (0,49)	1,10 (0,51)
VLDL-TG	0,69 (0,32	0,66 (0,40)	0,62 (0,43)	0,60 (0,42)
VLDL-C	0,39 (0,33)	0,39 (0,22)	0,35 (0,24)	0,35 (0,23)
LDL-C	3,50 (0,58)	3,60 (0,47)	3,33 (0,59)	3,50 (0,52)
HDL-C	0,97 (0,40)	0,97 (0,25)	1,04 (0,33)	0,99 (0,35)
HDL 2-C	0,33 (0,24)	0,36 (0,19)	0,37 (0,21)	0,35 (0,27)
HDL 3-C	0,62 (0,14)	0,61 (0,09)	0,67 (0,14)	0,64 (0,10)
LDL+HDL-TG	0,47 (0,14)	0,46 (0,13)	0,47 (0,16)	0,47 (0,13)

Tabelle 2. Plasma Antithrombin III (AT III)-Konzentration (Prozent) während der Behandlung mit dem LH-RH-Analog ICI 118,630 von 15 Patienten mit Prostatakarzinom. Die Resultate sind in Mittelwerten ($\pm$ SEM) angegeben. Es liegen keine signifikanten Veränderungen vor (t-Test für paarweise angeordnete Meßwerte)

	Wochen nach Beginn der Behandlung			
	0	2	4	7
AT III %	117 (4,2)	115 (4,4)	112 (4,2)	114 (4,3)

Ergebnisse

Die Ergebnisse werden in den Tabellen 1 und 2 wieder gegeben.
Die Mittelwerte vor der Behandlung waren im Normalbereich. Während der Behandlung traten keine signifikanten Veränderungen der Mittelwerte von AT III oder der Lipoproteine auf.

Schlußfolgerung

Die Behandlung von Patienten mit Prostatakarzinom mit dem LH-RH-Agonisten ICI 118,630 führte in dieser Kurzzeitstudie zu keinen signifikanten Veränderungen der als kardiovaskuläre Risikofaktoren bekannten Lipoproteine und des AT III. Diese Resultate deuten darauf hin, daß das Risiko für kardiovaskuläre Komplikationen bei der Behandlung mit einem LH-RH-Agonisten geringer sein sollte als bei Östrogentherapie.

Literatur

1. Veterans Administration Cooperative Urological Research Group (1967) Treatment and survival of patients with cancer of the prostate. Surg Gynecol Obstet 124: 1011

2. Winfield H, Trachtenberg J (1984) A comparison of a powerful luteinizing hormone
   releasing hormone analogue agonist and estrogen in the treatment of advanced
   prostatic cancer. J Urol 131:1107
3. Varenhorst E, Carlström K, Karlberg BE, Risberg B, Wallentin L, Wranne B (1982)
   Risikofaktoren für kardiovaskuläre Komplikationen während der Behandlung des Prostatakarzinoms mit Östrogenen. Urologe 21:34

Dozent Dr. E. Varenhorst, Urologische Abteilung, Chirurgische Klinik,
Zentralkrankenhaus, S-601 82 Norrköping

Überlebensrate des bestrahlten Prostatakarzinoms in Abhängigkeit von einem prätherapeutischen Lymphstaging

B. Kopper, G. Dhom, R. Dietz, G. J. Mast und M. Ziegler

Seit 1971 wurden an der Universitätsklinik Homburg 149 Patienten mit
"virginellem" Prostatakarzinom einer lokalen Hochvoltbestrahlung mit
kurativer Zielsetzung zugeführt.

Bis 1975 erfolgte die Stadieneinteilung des Prostatakarzinoms nach rein
klinischen Kriterien. Seit 1975 ist die pelvine Lymphadenektomie fest
integrierter Bestandteil des Stagingprogrammes vor geplanter lokaler
Behandlung des Prostatakarzinoms. Die extraperitoneale pelvine Lymphadenektomie wurde bei 125 Patienten der Stadien T0 bis T3 als Staging-
operation durchgeführt (Tabelle 1). Bei 32 von 125 Patienten (25,6%)
konnte eine metastatischer Befall der regionären Lymphknoten nachgewiesen werden.

Tabelle 1. Therapeutisches Vorgehen in Abhängigkeit vom histologischen Lymphknotenbefund der pelvinen Lymphadenektomie bei
125 Patienten

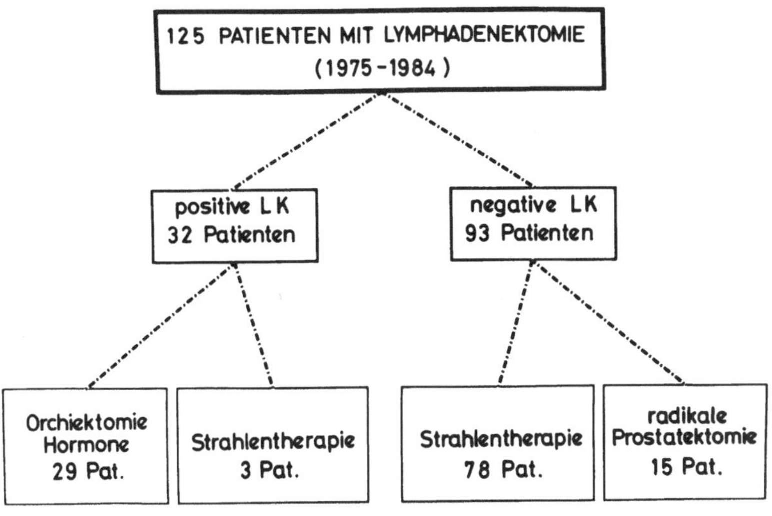

Tabelle 2. Tumorstadien von 149
bestrahlten Prostatakarzinompatienten

ohne Lymphadenektomie n = 73	
Stadium	n
T_0 N_X M_0	5
T_1 N_X M_0	0
T_2 N_X M_0	28
T_3 N_X M_0	40

mit Lymphadenektomie n = 76	
Stadium	n
T_0 N_0 M_0	13
T_1 N_0 M_0	9
T_2 N_0 M_0	46
T_2 N_1 M_0	2
T_3 N_0 M_0	5
T_3 N_1 M_0	1
	n = 149

In Abhängigkeit vom histologischen Lymphknotenbefund wurde das therapeutische Vorgehen dahingehend beeinflußt, daß Patienten mit positivem
Lymphknoten von der Bestrahlung bzw. radikalen Prostatektomie ausgeschlossen wurden. 29 der 32 Patienten mit Lymphknotenmetastasen er-
fuhren eine palliative Behandlung, bestehend aus Orchiektomie oder
Hormontherapie. 3 Patienten bestanden auf einer alleinigen Hochvolttherapie. Von den 93 Patienten ohne Lymphknotenbefall wurden 78 Patienten lokal bestrahlt, bei 15 Patienten wurde eine radikale Prostatektomie durchgeführt.

Inwieweit eine Abhängigkeit der Überlebensrate des bestrahlten Prostatakarzinoms von einem prätherapeutischen Lymphstaging besteht, wurde
anhand der 149 Prostatakarzinompatienten mit Hochvolttherapie untersucht. Dazu wurden die klinischen Verläufe und Überlebenszeiten der
Patienten mit und ohne Lymphadenektomie einander gegenübergestellt.

Tabelle 2 zeigt die Aufteilung der 149 Fälle in die klinischen Tumorstadien. Das Durchschnittsalter der Patienten betrug 62 Jahre.

Die Aufteilung der 149 Prostatakarzinomfälle in die verschiedenen
histopathologischen Differenzierungsgrade zeigt Tabelle 3. Die Gra-
duierung erfolgte nach dem von Dhom (2, 3) angegebenen Malignitäts-
grading für Prostatakarzinome. Die prozentuale Aufteilung der 149 Prostatakarzinomfälle in die verschiedenen Tumorgrade beträgt für G_1 =
26,8%, für G_2 = 53% und für G_3 = 20,1%.

Der Bestrahlungsmodus ist eine Kobaltpendelbestrahlung (4). Die Dreh-
achse liegt in der Harnröhre. Die Achsendosis beträgt 76 Gy bei täglichen Franktionen von 2 Gy. Das gesamte Zielvolumen soll mindestens
von der 90% Isodose umgriffen werden. Jeder Bereich der Prostata wird

Tabelle 3. Histopathologischer Differenzierungsgrad von
149 bestrahlten Prostatakarzinomen

Tumorgrad	n
G_1	40
G_2	79
G_3	30
	n=149

Tabelle 4. Todesursachen der verstorbenen
Patienten

PATIENTEN N = 44	
PROSTATACA.	23
MAGENCA.	1
RECTUMCA.	2
LEBERCA.	1
LEBERCIRRHOSE	1
MYOCARDINFARKT	4
HERZINSUFFIZIENZ	3
LUNGENEMBOLIE	1
APOPLEXIE	1
UNBEKANNTE URSACHE	7

mit 68 Gy Gesamtherddosis belastet. Die Bestrahlungsplanung erfolgt
individuell. Wir benutzen einen Therapiesimulator, der eine rotierende Durchleuchtung mit Aufnahmekontrolle gestattet, und fertigen einen
patientenspezifischen medizinischen Bestrahlungsplan an. Die physikalische Planung erfolgt computergestützt.

Von 44 während der Beobachtungszeit verstorbenen Patienten war in 23
Fällen das Grundleiden die Todesursache (Tabelle 4). Nur 2 der 23 Verstorbenen hatten vor Therapieeinleitung ein exaktes Staging durch pelvine Lymphadenektomie erfahren, bei den übrigen erfolgte die Stadien-
zuordnung nach rein klinischen Kriterien. Diese Tatsache unterstreicht

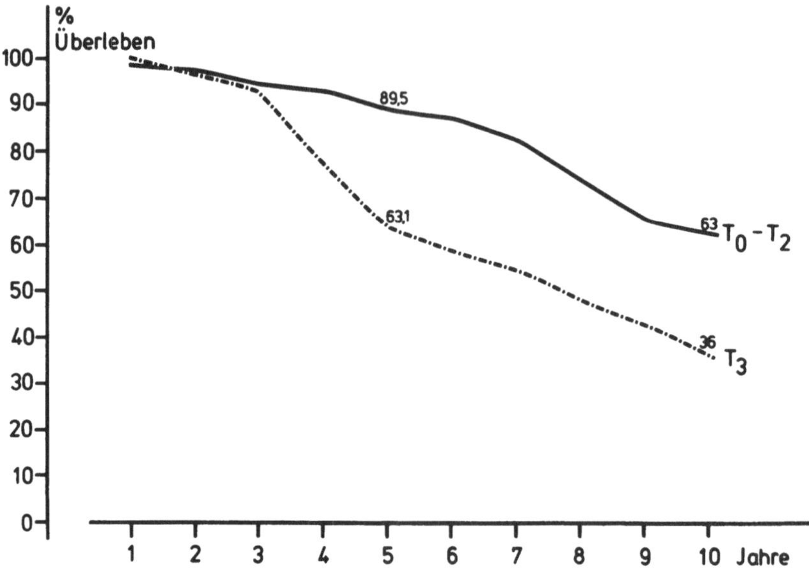

Abb. 1. Überlebensrate nach Hochvolttherapie in Korrelation zum Tumorstadium

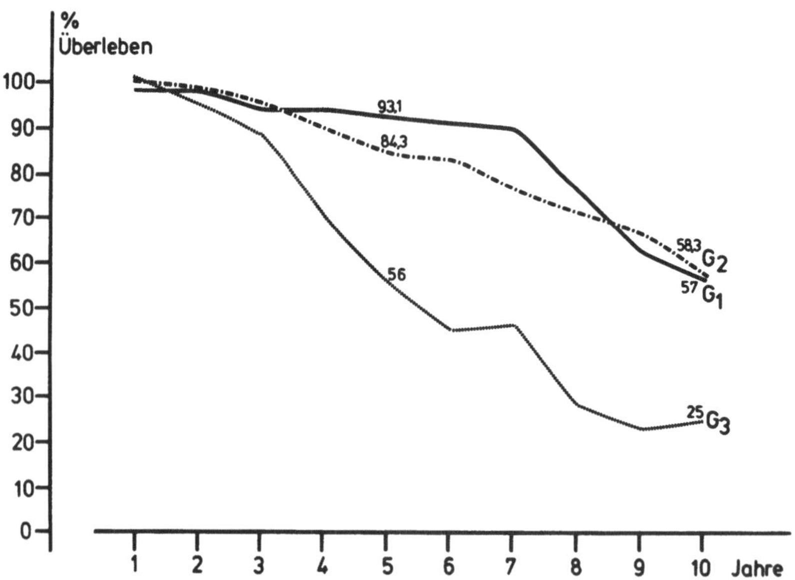

Abb. 2. Überlebensraten nach Hochvolttherapie in Korrelation zum Differenzierungsgrad

die Notwendigkeit einer diagnostischen Lymphadenektomie, um die Patienten mit eventuell bereits vorhandenen Lymphknotenmetastasen von dieser Form der Behandlung auszuschließen. Denn die lokale Behandlung eines Tumors bei Vorliegen von Lymphknotenmetastasen hat keine Aussicht auf Erfolg.

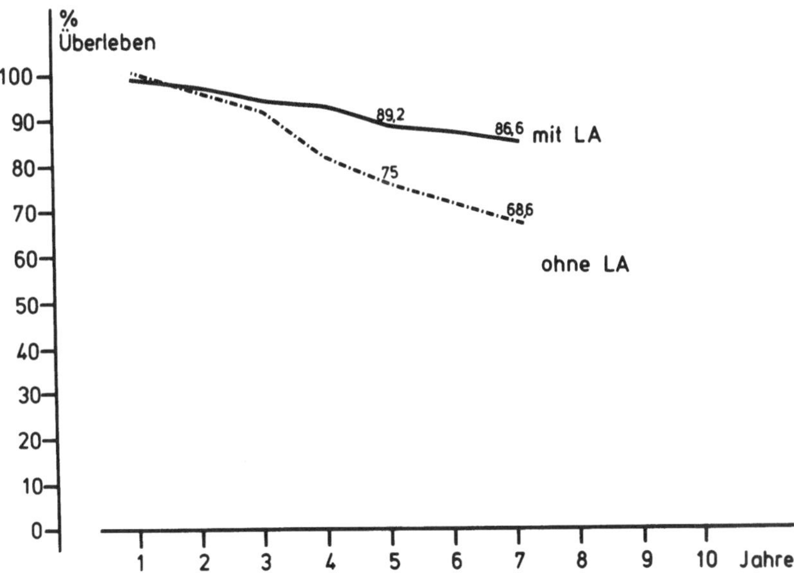

Abb. 3. Überlebensraten bestrahlter Patienten mit und ohne Lymphadenektomie (LA) im Vergleich

Von 105 Patienten der Stadien T_0 bis T_3, bei denen vor über 5 Jahren das Prostatakarzinom diagnostiziert worden ist, leben noch 85 Patienten, das entspricht einer 5-Jahresüberlebensrate von 80%. Von 63 Patienten der Stadien T_0 bis T_3, bei denen vor über 10 Jahren das Prostatakarzinom diagnostiziert worden ist, leben noch 30 Patienten, entsprechend einer 10-Jahresüberlebensrate von 47,6%.

Aus Abbildung 1 geht hervor, daß sich die Überlebensraten abhängig von der Zunahme der lokalen Tumorausdehnung verringern. Abbildung 2 zeigt die prozentualen Überlebensraten in Korrelation zum Differenzierungsgrad. Die Kurve weist ganz deutlich auf die schlechtere Prognose der entdifferenzierten G_3-Tumoren im Vergleich zu den G_1- und G_2-Tumoren hin.

Vergleicht man die Überlebenszeiten der Patienten mit und ohne Lymphadenektomie (Abb. 3), so bestätigt sich die Aussage, daß aus einer exakteren Selektionierung verbesserte Überlebensraten resultieren (5). (Sämtliche Überlebenskurven sind für interkurrente Todesfälle nicht korrigiert worden.)

Unsere Erfahrung mit der Hochvolttherapie des Prostatakarzinoms mit und ohne vorausgegangene Staging-Operation läßt folgende Schlüsse zu:

1. Die lokale Hochvolttherapie ist eine effektive Therapieform in der Behandlung des lokalen Prostatakarzinoms.

2. Die lokale Behandlung des Prostatakarzinoms durch lokale Radiotherapie ist erst nach sicherem Ausschluß von Lymphknotenmetastasen durch diagnostische pelvine Lymphadenektomie gerechtfertigt.

3. Verbesserte Überlebensraten des bestrahlten Prostatakarzinoms nach Lymphknotenmetastasenausschluß durch pelvine Lymphadenektomie resultieren aus einer exakteren Patientenselektionierung.

4. Die Hochvolttherapie ist eine Alternative zur radikalen Prostatektomie und ergibt bei besserer Lebensqualität ähnliche Resultate wie
   die radikale Prostatektomie.

Literatur

1. Alken CE, Dhom G, Kopper B, Dietz R, Kopp S, Ziegler M (1977) Urologe A 16:272
2. Dhom G (1977) Recent Results Cancer Res 60:14
3. Dhom G (1981) Verh dtsch Ges Urol, 32. Tagung Berlin. Springer, Berlin Heidelberg
   New York, S 9
4. Dietz R, Dhom G, Kopper B, Sommer F (1981) Strahlentherapie 157:442
5. Schröder FH, Jellinghaus W, Frohmüller H (1976) Urologe A 15:67

Priv.-Doz. Dr. B. Kopper, Urologische Universitätsklinik,
D-6650 Homburg/Saar

Die Behandlung des unter Estrazyt progredienten, metastasierenden Prostatakarzinoms mit MAF

K. Burk, G. Rodeck und C. Gropp

Zusammenfassung

Die Polychemotherapie mit Mitomycin C 10 mg/qm Körperoberfläche,
Adriamycin 50 mg/qm und 5 FU 750 mg/qm Körperoberfläche wurde als
Ultima ratio bei hormonrefraktären Patienten eingesetzt, deren Tumor
sich unter Estrazyttherapie progredient verhielt. 7 Kliniken sind an
der Studie beteiligt.

Das Durchschnittsalter der Patienten liegt bei 63,6 Jahren, die Anamnesedauer beträgt median 21 Monate. 80% der Patienten haben bereits
bei Erstdiagnose Metastasen, 60% der Patienten sprachen objektiv auf
die Behandlung mit MAF an, die Überlebenszeit für diese Patienten beträgt median 8 (5 - 19) Monate, Nicht-Responder überlebten median 5
(2 - 7) Monate. Alle Responder wurden spätestens nach dem 2. Zyklus
schmerzfrei. 14 der 22 Nicht-Responder gaben eine deutliche subjektive
Beschwerdelinderung an.

Einleitung

Die Auseinandersetzung über die sofortige bzw. verzögerte Hormontherapie des fortgeschrittenen Prostatakarzinoms ist noch nicht abgeschlossen, ebensowenig wie die Auseinandersetzung über die Frage des
richtigen Zeitpunktes für den Einsatz von Estramustinphosphat. Es steht
jedoch fest, daß ein Teil der Prostatakarzinome primär hormonrefraktär
ist und das der andere Teil nach durchschnittlich 5 Jahren hormontaub
wird, was spätestens dann eine systemische Cytostase erfordert.

Patientengut und Methode

Unsere Studie über die Polychemotherapie des hormonrefraktären, unter
Estrazyt progredienten Prostatakarzinoms mit Mitomycin C, Adriamycin
und 5 Fluoruuracil wird von den Universitätskliniken Hannover, Lübeck,
Marburg, München sowie den Krankenhäusern Fulda, Siegen und Wiesbaden
getragen.

METHOD:

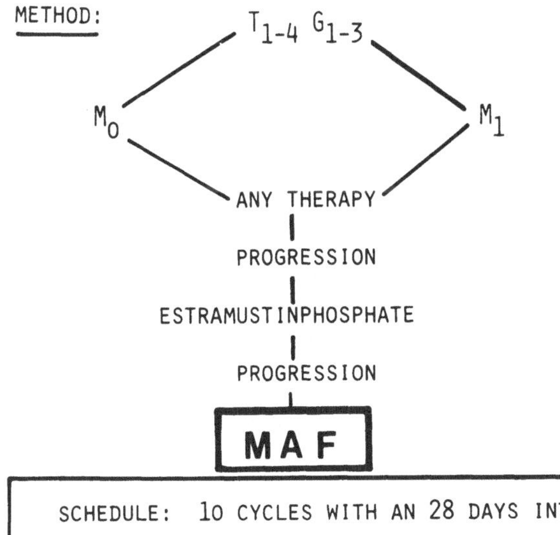

Abb. 1. Behandlungsschema des hormonrefräktären unter Estrazyt progredienten Prostatakarzinoms

Das Behandlungsschema entnehmen Sie bitte der Abbildung 1.

In die Studie wurden bis jetzt 55 Patienten mit unter Estrazyt progredienten metastasierten Prostatakarzinomen aufgenommen. Das Durchschnittsalter der Patienten liegt mit 63,6 Jahren deutlich unter dem Durchschnittsalter für Patienten mit Prostatakarzinomen. Die Anamnesedauer ist mit median 21 Monaten relativ kurz. Bei der Analyse der Anamnese fällt auf, daß eine Hälfte der Patienten mit kurzer Erkrankungszeit offenbar ein primär nicht hormonsensibles Karzinom hatte, während die zweite Hälfte der Patienten zunächst auf die Hormontherapie gut angesprochen hat und deren Karzinom erst nach durchschnittlich 51 Monaten hormontaub wurde.

Die kontrasexuelle Therapie steht mit 64% an erster Stelle der Behandlung des fortgeschrittenen Prostatakarzinoms (Abb. 2). An zweiter Stelle kommt mit 23% die Therapie mit Estramustinphosphat, Antiandrogene spielen eine untergeordnete Rolle. Nach Versagen der kontrasexuellen Therapie wurde in erster Linie Estrazyt eingesetzt und umgekehrt nach Versagen von Estrazyt wurden meist Östrogene verabreicht. Es fand also ein sogenanntes crossing over statt.

77% der Patienten hatten bereits bei der ersten Diagnose ein lokal fortgeschrittenes Karzinom und in 80% bereits Metastasen.

Ergebnisse

Die mittlere Beobachtungszeit beträgt jetzt 6,5 Monate, die Zeit bis zum Progress war mit durchschnittlich 5,4 Monaten wenig kürzer als die Zeit bis zum Tod (7 Monate). 19 Patienten werden derzeit noch behandelt.

MATERIAL: N = 55

ALTER BEI 1. DIAGNOSE
$\overline{X}$ = 63,6 JAHRE (50-76)

ANAMNESENDAUER BIS MAF THERAPIE
MEDIAN 21 MONATE (5-108)

"LOST TO FOLLOW UP" N = 2

BISHERIGE THERAPIE:

PRIMÄR THERAPIE		SEC. TH.	TERT.TH.
ORCHIEKTOMIE	52%	3%	-
ÖSTROGENE	12%	27%	6%
ANTIANDROGENE	6%	10%	-
ANTIPROLAKTINE	2%	3%	6%
ESTRAMUSTINPH.	23%	45%	59%
RADIATIO	2%	-	24%
RADIKAL OP	3%	-	-
DDP	-	12%	5%

60% der Patienten sprachen objektiv (komplette, partielle, minimale
Remission) auf die Behandlung mit MAF an. Bei 22 Patienten waren objektive Therapieerfolge nicht nachzuweisen, allerdings kam es bei 14
dieser 22 Patienten zu einer subjektiven Besserung. Bei 5 Patienten
wurde die Behandlung wegen fehlendem subjektivem und objektivem Therapieerfolg abgesetzt, 3 Patienten haben aus eben diesen Gründen die
Therapie von sich aus abgebrochen.

Die Patienten, die auf die Therapie mit MAF ansprachen, hatten mit median 8 (5 - 19) Monate eine deutlich längere Überlebenszeit als die sogenannten non-responder, die median nur 5 (2 - 7) Monate überlebten
(Abb. 3). Der Unterschied zwischen beiden Gruppen ist bei 6 Monaten
hochsignifikant, p = 0,005.

Bei der Analyse der Daten der 60% responder und 40% non-responder gelang es uns nicht, einen signifikanten Unterschied zwischen beiden
Gruppen herauszufinden (Abb. 4). Das Alter war mit durchschnittlich
63,9 und 63,7 Jahren fast ebenso identisch wie die Anamnesedauer mit
median 24 bzw. 23 Monaten. Auch im Allgemeinbefinden bei Therapiebeginn zeigte sich kein Unterschied, wie aus dem ECOG-Status von 2,13
bzw. 2,2 hervorgeht. Allein bei den Metastasen finden sich kleine Unterschiede. Während die responder 5% viszerale und 5% viszerale *und*
ossäre Metastasen aufwiesen, haben die non-responder 13% viszeral *und*
ossäre Metastasen aber keine alleinigen viszeralen Metastasen. Der Un-

ERGEBNISSE OKTOBER 1984   N = 55

MITTLERE BEOBACHTUNGSZEIT $\quad$ $\overline{X}$ = 6,5 (1-20) MONATE

MITTLERE ZEIT BIS ZUM PROGRESS $\overline{X}$ = 5,4 (1-16) MONATE

MITTLERE ZEIT BIS ZUM TOD $\quad$ $\overline{X}$ = 7 $\quad$ (3-20) MONATE
$\qquad$ MEDIAN 5 MONATE

PATIENTEN "AT RISK" $\qquad$ N = 19 ENTSPRECHEND 34%

RESPONDER $\qquad$ N = 33 ENTSPRECHEND 60%

NONRESPONDER $\qquad$ N = 22 ENTSPRECHEND 40%

BEHANDLUNG VON PAT. ABGEBROCHEN N = 8 ENTSPRECHEND 14%

Abb. 3. Ergebnisse

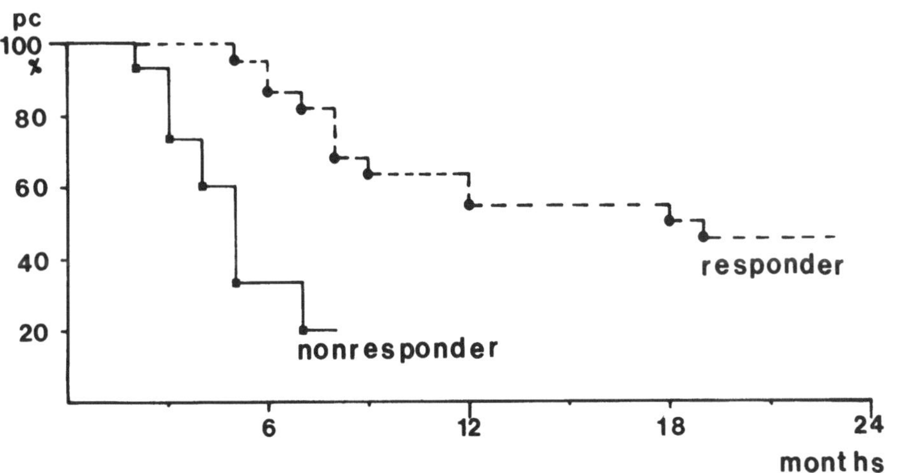

Abb. 4. Kumulierte Darstellung der Überlebenszeit von Respondern und Nicht-Respondern

terschied ist nicht signifikant, eine Risikogruppe konnte also nicht identifiziert werden.

Die Nebenwirkungen waren in Anbetracht des Alters der Patienten moderat; mit 44% aller Nebenwirkungen war die meist reversible Alopexie an erster Stelle; gefolgt von 17% Übelkeit und Erbrechen und 8% Herzinsuffizienz (Abb. 5). Nausea trat in der Regel nur während der Infusionsbehandlung auf und konnte mit Antimimetika gut kopiert werden. Bei 5 Patienten entwickelte sich unter der Therapie eine behandlungsbedürftige Herzinsuffizienz.

Bei 8 Patienten wurden unter der Therapie mit MAF Knochemarksmetastasen festgestellt, die bei Fortführen der Therapie in zwei Fällen wieder

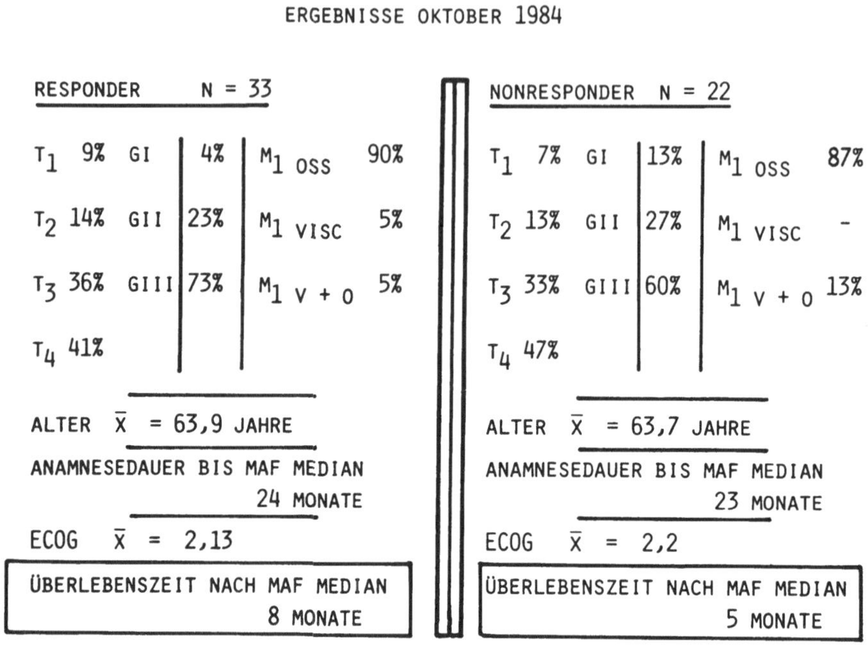

Abb. 5. Charakteristika der Responder und Nicht-Responder. Beide Gruppen unterscheiden sich nicht

verschwanden. In den anderen 6 Fällen traten die Knochenmarksmetastasen präfinal auf, obwohl knochenszintigraphisch ein Rückgang der ossären Metastasen beobachtet wurde. Eine Wertung dieses Phänomens können wir derzeit nicht geben.

Insgesamt wurde die Behandlung von Patienten gut toleriert, zumal sich das Allgemeinbefinden bei allen respondern und bei 14 der 22 non-responder deutlich besserte. Knochenschmerzen traten meist erst kurz vor dem Tode wieder auf. Bedingt durch die verbesserte Lebensqualität war die "Compliance" mit den Patienten ausgezeichnet.

Dr. K. Burk, Urologische Universitätsklinik Marburg, Robert-Koch-Straße 8, D-3550 Marburg

Die immunchemische PAP-Bestimmung im Vergleich zur Skelettszintigraphie in der Verlaufskontrolle des Prostatakarzinoms

H. W. Bauer, A. Stammel und U. Büll

Einleitung

Der Stellenwert der Skelettszintigraphie zur Diagnostik von Skelettmetastasen des Prostatakarzinoms ist heute klar umrissen und bekannt. Das heißt hohe Sensitivität im Erkennen von Knochenumbauprozessen bei ge-

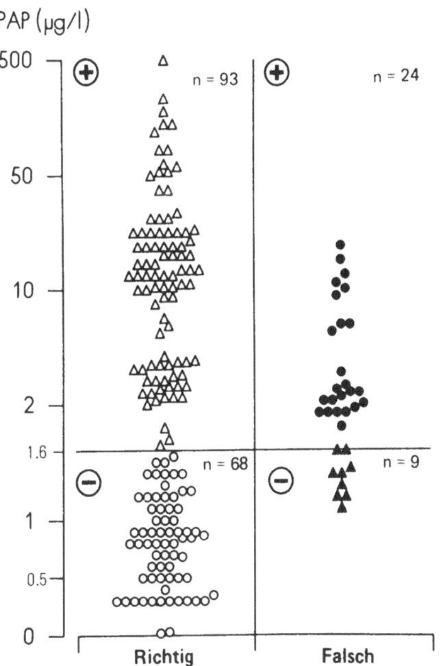

Abb. 1. Darstellung des Vergleichs von PAP und Skelettszintigraphie beim Prostatakarzinom

ringer Spezifität für die Identifizierung eines positiven Bildes als Metastase. Im Vergleich von immunchemisch bestimmter PAP und Skelettszintigraphie wird hier der Frage nachgegangen, welcher Vorteil erzielt werden kann, wenn beide Verfahren kombiniert werden bzw. welche klinische Wertigkeit die immunchemische PAP-Bestimmung an der Skelettszintigraphie gemessen besitzt.

Material und Methode

Zur PAP-Bestimmung fand der EIA-PAP-Enzygnost Anwendung. Für die Skelettszintigraphie wurde 99 ^{m}Tc-Polyphosphat (10 mCi) verwandt.

Im Verlauf von 3 Jahren wurden 300 PAP-Bestimmungen mit 194 Skelettszintigrammen von 127 Patienten mit Prostatakarzinomen verglichen. Alle Patienten waren über 50 Jahre alt, die große Gruppe von 110 Patienten (86,6%) befand sich in der Altersgruppe von 60 - 80 Jahren. Das ausgewählte Patientenkollektiv zeigte überwiegend eine Tumorinfiltration, die über die Prostata hinausging pT_3/pT_4 (88%). Bei nur 2 Patienten lag ein incidentelles Prostatakarzinom vor. Das Kollektiv, das analysiert wurde, war im Hinblick auf seine hohe Prävalenz für das Vorliegen von Skelettmetastasen ausgewählt worden.

Ergebnisse

Abbildung 1 zeigt die Gegenüberstellung der Ergebnisse. Für die PAP wurde 1,6 µg/l als oberer Grenzwert herangezogen. Dieser Wert ist definiert als die 95 %-Perzentile eines Kollektivs von 300 gesunden Männern und 300 Prostataadenomträgern früherer Untersuchungen. Im linken oberen Feld findet man die 93 Patienten, bei denen die erfolgte Metastasierung sowohl durch einen positiven Skelettszintigraphiebefund als auch durch eine PAP-Konzentration über 1,6 µg/l charakterisiert war und die somit in beiden Verfahren als richtig-positiv zu werten sind.

Tabelle 1. Berechnung von Sensitivität und Spezifität
der PAP gemessen an der Skelettszintigraphie

SENSITIVITÄT: $\dfrac{\text{r.pos.}}{\text{r.pos.} + \text{f.neg.}}$ $\dfrac{93}{93 + 9}$ = 91 %

SPEZIFITÄT: $\dfrac{\text{r.neg.}}{\text{r.neg.} + \text{f.pos.}}$ $\dfrac{68}{68 + 24}$ = 74 %

Tabelle 2. Zusammenfassung

1. PAP + KNOCHENSZINTIGRAPHIE ZEIGEN

   — identische Sensitivität im Erkennen von
   Skelettmetastasen

   — begrenzte Spezifität, weil

   - PAP die Metastasierung in andere Organ-
     systeme erfaßt

   - der Scan alle Knochenumbauprozesse erfaßt

2. INTRAINDIVIDUELLE VERLAUFSKONTROLLE FÜR
   DIE PAP STATT EINES GRENZWERTES VON 1,6 µg/l

Im linken unteren Feld sind die Patienten, bei denen kein Hinweis für
eine Metastasierung anhand der Szintigraphie bestand und auch die PAP-
Konzentration unter 1,6 µg/l war. Diese Ergebnisse charakterisieren
das Kollektiv von 68 Patienten, mit für beide Verfahren richtig-nega-
tiven Befunden.

Bei 24 Patienten des rechten oberen Feldes der Abbildung 1 lagen die
PAP-Konzentrationen über 1,6 µg/l, ohne daß die Knochenszintigraphie
eine Mehrspeicherung zeigte. Im rechten unteren Feld vereinen sich die
9 Skelettszintigraphiebefunde, bei denen die nuklearmedizinische Untersuchung positiv war und die PAP-Konzentration unter 1,6 1g/l lag.

Es errechnet sich aufgrund dieser Angaben für die Diagnostik von Skelettmetastasen für die PAP-Bestimmung eine Sensitivität von 91% bei
einer gleichzeitigen Spezifität von 74% (Tabelle 1).

Eine Analyse der 9 Patienten mit PAP-Konzentrationen unter 1,6 µg/l
und positiver Szintigraphie des Skelettsystems zeigt, daß bei diesen
Patienten eine endokrine Therapie vorausgegangen war und die Patienten
auf diese Therapie voll angesprochen hatten. Dabei waren die PAP-Konzentrationen auf Werte um 0,3 µg/l gesunken, nachfolgend aber konsekutiv über mehrere Bestimmungen hin wieder angestiegen. Läßt man den
Grenzwert von 1,6 µg/l für die PAP außer Betracht, dies erscheint möglich, da diese Obergrenze zur Diskriminierung von Prostataadenomen und
Prostatakarzinomen festgelegt wurde und orientiert man sich an den
vorausgegangenen Werten, so wären bei allen 9 Patienten die PAP-Werte
als richtig-positiv zu werten, da diese im Verlauf der Erkrankung kontinuierlich angestiegen waren. So ergäbe sich für PAP und Skelettszintigraphie eine identische Sensitivität, daß heißt alle im Skelettszin-
tigramm erkannten Metastasen wären auch mit der PAP erfaßbar.

Die geringe Spezifität der PAP von 74%, was bedeutet, daß bei dem vorgestellten Kollektiv 24 falsch-positive Befunde erhoben wurden, muß
damit erklärt werden, daß PAP-Anstiege beim Prostatakarzinom ja nicht
nur Ausdruck der Metastasierung in das Skelettsystem sein können, sondern, wie frühere Untersuchungen bereits zeigten, auch Lymphknotenmetastasen oder Metastasen in die Leber dabei erfaßt werden. Als zweite
Ursache für diesen Befund mag gelten, daß von den 24 Patienten, die
eine Mehrspeicherung in der Skelettszintigraphie zeigten, 8 eine Mehrspeicherung aufwiesen, die jedoch anhand der Röntgennativaufnahme nicht
als Metastase, sondern als degenerative Veränderungen gewertet wurden.
Da aber degenerative Veränderungen und Metastase durchaus in benachbarten Regionen lokalisiert sein können, sind Zweifel an der Richtigkeit des Befundes bei diesen 8 Patienten angebracht.

Zusammenfassung

Insgesamt zeigen die Ergebnisse, daß die PAP und Knochenszintigraphie,
verwendet man den intraindividuellen Vergleich bei der PAP-Analyse,
eine identische Sensitivität im Erkennen von Skelettmetastasen zeigen,
daß weiterhin sowohl PAP und Knochenszintigraphie eine begrenzte Spezifität für Skelettmetastasen haben, weil die PAP auch die Metastasierung in andere Organsysteme erfaßt und die Szintigraphie Knochenumbauprozesse generell zur Darstellung bringt. Zweitens wird deutlich, daß
für die Verlaufskontrolle des Prostatakarzinoms der intraindividuelle
Vergleich anstelle eines oberen Grenzwertes von 1,6 µg/l sinnvoll ist
(Tabelle 2).

Prof. Dr. H.W. Bauer, Urologische Klinik und Poliklinik der Freien
Universität Berlin, Klinikum Steglitz, Hindenburgdamm 30,
D-1000 Berlin 45

Immunzytochemischer Nachweis von tumorassoziierten Antigenen bei Prostata- und Harnblasenkarzinomen

J. Steffens, W. Friedmann, H. Lobeck und R. Nagel

Bei lokal fortgeschrittenen, niedrig differenzierten Prostata- und Harnblasenkarzinomen gelingt es, durch immunhistochemischen Nachweis tumorassoziierter Antigene die Histogenese des Tumors eindeutiger als bisher zu bestimmen. Auch beim okkulten Prostatakarzinom ist die histogenetische Zuordnung von niedrig differenzierten Metastasen durch die Darstellung von Epithelmarkern meist möglich.

Bei 61 Prostatakarzinomen unterschiedlicher Differenzierungsgrade wurde immunhistochemisch Prostata-saure Phosphatase (PAP) und Prostata-spezifisches Antigen (PSA) am routinemäßig formalinfixierten Paraffin-schnitt untersucht. Mit zunehmendem Enddifferenzierungsgrad nahmen die Häufigkeit und Intensität beider Marker ab. Alle 14 G1-Karzinome waren PAP- und PSA-positiv. Unter 20 G2-Karzinomen fanden sich 16 PAP-positive und 18 PSA-positive Karzinome, wobei sich eine mäßig- bis mittelgradig positive Reaktion zeigte. Bei 27 G3-Karzinomen konnte 16 mal PAP, aber 22 mal PSA nachgewiesen werden. Niedrig differenzierte Karzinome zeigten die geringste Nachweisintensität.

PSA erwies sich gegenüber PAP vor allem bei den G3-Karzinomen quantitativ und qualitativ als eindeutig zuverlässigerer Marker. Ein PSA-Nachweis im Tumor bestätigte in 90,7% aller Fälle die Diagnose eines Prostatakarzinoms, während PAP in 80,3% eine eindeutige Aussage zuließ.

Bei 7 von 15 histologisch und klinisch unklaren, niedrig differenzierten, die Prostata bzw. Harnblase infiltrierenden Karzinomen konnte mittels PSA-Nachweis eindeutig die Histogenese, d.h. der prostatische Ursprung des Tumors gesichert werden.

Die Charakterisierung von niedrig differenzierten Metastasen prostatischen Ursprungs war mittels PSA-Nachweis eindeutig möglich.

Bei 50 Harnblasenkarzinomen untersuchten wir immunhistochemisch Vorkommen und Lokalisation von Carcinoembryonalem Antigen (CEA) und Keratin mit Hilfe polyklonaler Antikörper und Zytokeratin mit Hilfe monoklonaler Antikörper.

Von 15 G1-Karzinomen waren 14 Keratin-positiv und 12 Zytokeratin-positiv. Beide Marker konnten bei 15 G2-Karzinomen 14 mal bzw. 15 mal nachgewiesen werden, während von 20 G3-Tumoren jeweils 19 Keratin- und Zytokeratin-positiv waren.

Keratin und Zytokeratin erwiesen sich als zuverlässigste Epithelmarker bei Harnblasenkarzinomen.

CEA etwies sich als unspezifischer Tumormarker für das Harnblasenkarzinom und konnte insgesamt nur in 34% der Tumoren nachgewiesen werden.

Dr. J. Steffens, Chirurgische Klinik des Marienhospitals Aachen,
Zeise 4, D-5100 Aachen

Multipel Markersystem zur Ermittlung der Prognose beim Blasenkarzinom

E. Allhoff, R. Fischer, H. Rübben und R. Engelking

Die hohe Rezidivrate und die ungünstige Prognose des invasiven bzw.
metastasierten Transitionalzell-Karzinoms der Harnblase unterstreichen
die Bedeutung immunologischer Parameter zur rechtzeitigen Erfassung
des malignen Potentials bereits bei niedrigen Tumorstadien. Als wertvolle Entscheidungshilfe für die Erstellung des Therapiekonzeptes
zeichnete sich zunächst eine Korrelation des Blutgruppengewebsisoan-
tigenstatus der urothelialen Tumoren mit ihrer Prognose ab, doch folgten in jüngster Zeit Berichte von Arbeitsgruppen, die einen solchen
Zusammenhang nicht reproduzieren konnten (1 - 5). Dieser Widerspruch
erklärt sich einerseits durch Einführung moderner immunhistochemischer
Techniken (6 - 8) sowie andererseits durch die Verwendung monoklonaler
Antikörper (9 - 10).

1982 beschrieben Coon und Mitarbeiter erstmalig eine Korrelation zwischen dem Thomsen-Friedenreich Antigen Status und der Prognose beim
Urothel-Karzinom der Harnblase (11). Das Thomsen-Friedenreich Antigen
wird als Vorläufer der MN-Blutgruppensubstanzen betrachtet und ist
als Bestandteil der Kohlenhydratkette beim normalen Urothel durch den
Sialinsäurerest maskiert. Der positive Nachweis des T-Antigens sowie
dessen Fehlen nach Neuraminidasebehandlung sprechen für eine inkomplette Synthese der MN Glykoproteine und sind als prognostisch ungünstiges
Zeichen zu werten.

Aufgrund der Ergebnisse von Summers (12), der 1983 durch die Kombination von ABO (H)-Gewebsisoantigen- und Thomsen-Friedenreich Antigen
Status eine sich ergänzende und dadurch verbesserte Information bzgl.
der Prognose erzielte, führten wir in Zusammenarbeit mit dem Harnwegstumorregister Aachen folgende Studie durch:

Untersucht wurde das Tumorgewebe von 51 Patienten mit superficialem
TCC der Harnblase und klinisch sowie pathohistologisch dokumentiertem
Krankheitsverlauf mittels Avidin-Biotin Technik und unter Verwendung
monoklonaler Antikörper auf den ABO (H)-Gewebsisoantigen- sowie T-
Antigen Status. 20 Patienten entwickelten ein invasives Rezidiv, bei
31 Patienten rezidivierte der Tumor nicht-invasiv.

---

*Mit Unterstützung der Deutschen Forschungsgemeinschaft sowie durch Förderung durch
die Hermann- und Lilly Schilling-Stiftung im Stifterverband für die Deutsche Wissenschaft

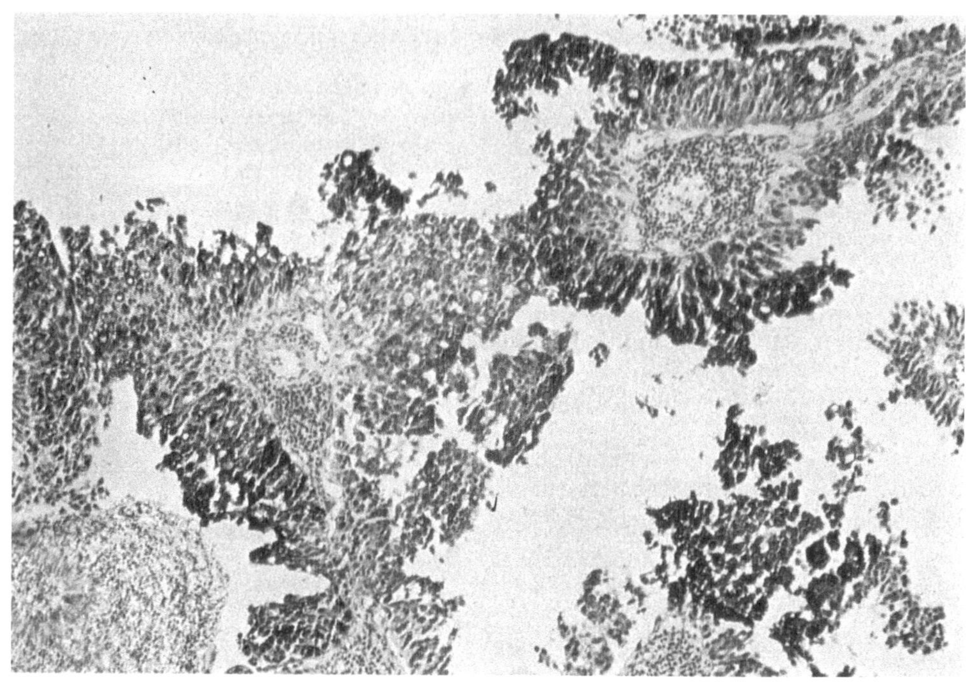

Abb. 1. Nach der Hypothese falsch positiver Blutgruppenantigennachweis, da der Tumor invasiv rezidivierte (25-fache Vergrößerung, H-Antigen)

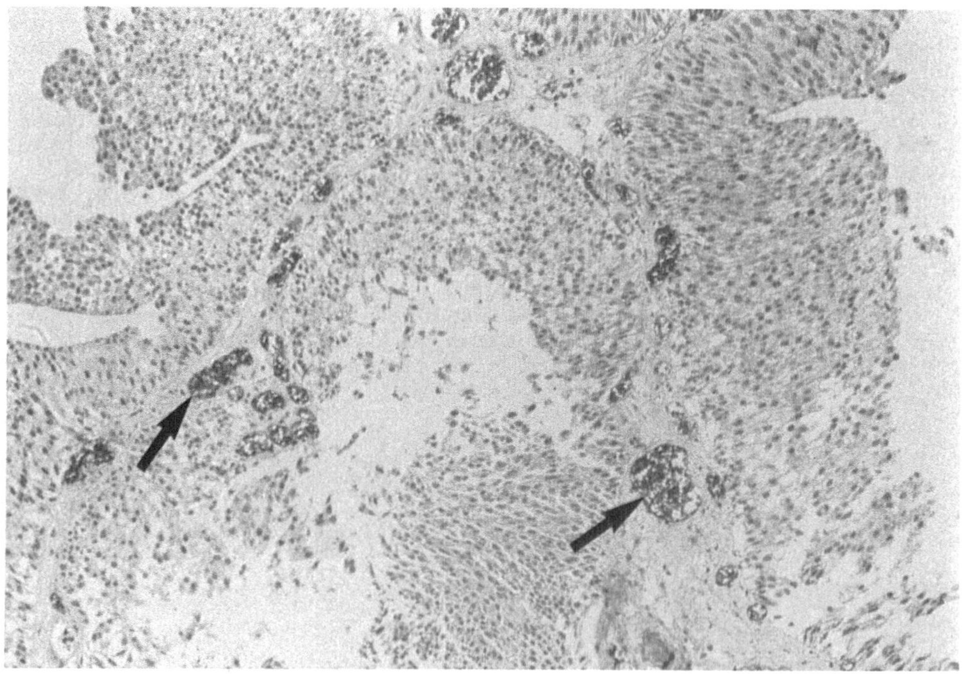

Abb. 2. Nach der Hypothese falsch negativer Blutgruppenantigennachweis, da der Tumor mehrfach mit unverändertem G superficial rezidivierte (25-fache Vergrößerung, BG A-). Als Kontrolle dienen die positiv gefärbten Erythrozyten (s. Pfeil)

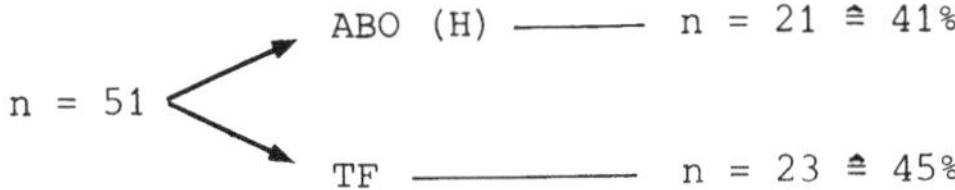

Abb. 3. Korrelation von Markerstatus und Prognose für ABO (H)-Isoantigene und TF-Antigen beim superfic. TCC der Harnblase

Der ABO (H)-Gewebsisoantigenstatus korrelierte mit dem Krankheitsverlauf in 70% bei den Patienten mit Tumorprogression, aber nur in 22,5% bei den Patienten mit superficialem Rezidiv (Abb. 1, Abb. 2).

Der T-Antigen-Status korrelierte bei den 20 Patienten mit Tumorprogression in 60%, jedoch bei den 31 Patienten mit superficialem Rezidiv nur in 35% der Fälle. Dieses Fehlen einer Korrelation zwischen T-Antigen Status und Prognose beim Urothel-Karzinom wurde zwischenzeitlich auch von Lehman und Mitarbeitern bestätigt (13).

Bezogen auf die 51 superficialen Harnblasenkarzinome war durch die Bestimmung des ABO (H)-Gewebsisoantigen Status nur bei 21 Patienten (41%) eine Korrelation von Markerbefund mit Krankheitsverlauf nachweisbar, für das Thomsen-Friedenreich Antigen konnte eine solche Korrelation in 45% nachgewiesen werden (Abb. 3).

Zusammenfassend muß gefolgert werden, daß diese Marker keinen verläßlichen Test darstellen, der klinisch prospektiv angewendet werden kann, um die Prognose und die Behandlung für den einzelnen Patienten zu ermitteln. Darüber hinaus konnte der beschriebene synergistische Effekt in Bezug auf die prognostische Information bei Verwendung eines Multipel Markersystems nicht reproduziert werden. Unsere Ergebnisse unterstreichen die Notwendigkeit der Erarbeitung neuer, effektiver und verläßlicher Marker.

Literatur

1. Askari A, Colmenares E, Saberi A, Jarman WD (1981) Red cell surface antigen and its relationship to survival of patients with transitional cell carcinoma of the bladder. J Urol 125:182-184
2. Vallancien G, Rouger Ph, Leclerc JP, Kuss R (1983) Immunofluorescence study of the distribution of A, B and H cell surface antigen in bladder tumors. J Urol 130:67-69
3. Thorpe SJ, Abel P, Slavin G, Feizi T (1983) Blood groups antigens in the normal and neoplastic bladder epithelium. J Clin Pathol 36:873-882
4. Nakatsu H, Kobayashi J, Onishi Y, Igawa U, Ito H, Tahara E, Nihira H (1984) ABO (H) Blood group antigens and carcino-embryonic antigens as indicators of malignant potential in patients with transitional cell carcinoma of the bladder. J Urol 131:252-257
5. Giraldo AA, Ruby SG, Humes JJ (1983) Blood groups antigens in urothelium in transitional cell carcinoma. Ann Clin Lab Sci 13(4):307-314
6. Coon JS, Weinstein RS (1981) Detection of ABH tissue isoantigens by immunoperoxidase methods in normal and neoplastic urothelium. Am J Clin Pathol 76:163-171
7. Flanigan RC, King CT, Clark TD, Cash JB, Greenfield DJ, Sniecinski IJ, Primus FJ (1983) Immunohistochemical demonstration of blood group antigens in neoplastic and normal human urothelium: A comparison with Standard Red Cell Adherence. J Urol 130:499-503
8. Ghazizadeh M, Takigawa H, Fujimura N, Kurokawa K (1983) Direct immunofluorescence for ABH blood group isoantigens: Use of FITC-conjugated lectins. Urol 22(4):381-384

9. Finan PJ, Anderson JR, Doyle PT, Lennox ES, Bleehen NM (1982) The prediction of invasive potential in Superficial transitional cell carcinoma of the bladder. Br J Urol 54, 720-725
10. Chapman CM, Allhoff EP, Proppe KH, Prout GR Jr (1983) Use of monoclonal antibodies for the localization of tissue isoantigens A and B in transitional cell carcinoma of the upper tract. J Histochem Cytochem 31(4):557-561
11. Coon JS, Weinstein RS, Summers JL (1982) Blood group precursor T-Antigen expression in human urinary bladder carcinoma. Cancer 77(6):692-699
12. Summers JL, Coon JS, Ward RM, Falor WH, Miller III AW, Weinstein RS (1983) Prognosis in carcinoma of the urinary bladder based upon tissue blood group ABH and Thomson-Friedenreich Antigen Status and karyotype of the initial tumor. Cancer Res 43:934-939
13. Lehman ThP, Cooper HS, Mulholland SG (1984) Peanut lectin binding sites in transitional cell carcinoma of the urinary bladder. Cancer 53:272-277

Dr. E. Allhoff, Urologische Universitätsklinik, Josef-Stelzmannstraße 9, D-5000 Köln 41

Markierung normaler Transitionalzellschleimhaut und von Blasenkarzinomen unterschiedlichen Differenzierungsgrades durch die monoklonalen Antikörper Mano 4/4 und 486 P 3/12

F. Donn, H. Huland, H. Dürkopp, D. Löning und R. Arndt

Beim oberflächlichen Blasentumor kann man mit histologischen Kriterien, wie dem Zell-Grading, bislang nicht sicher vorhersagen, welche Tumoren rezidivieren, oder einen Progreß im Rezidiv entwickeln werden (1, 3, 4). Mit Hilfe monoklonaler Antikörper gegen tumorassoziierte Antigene ver-

Tabelle 1. Monoklonale Antikörper gegen tumorassoziierte Antigene des Blasenkarzinoms

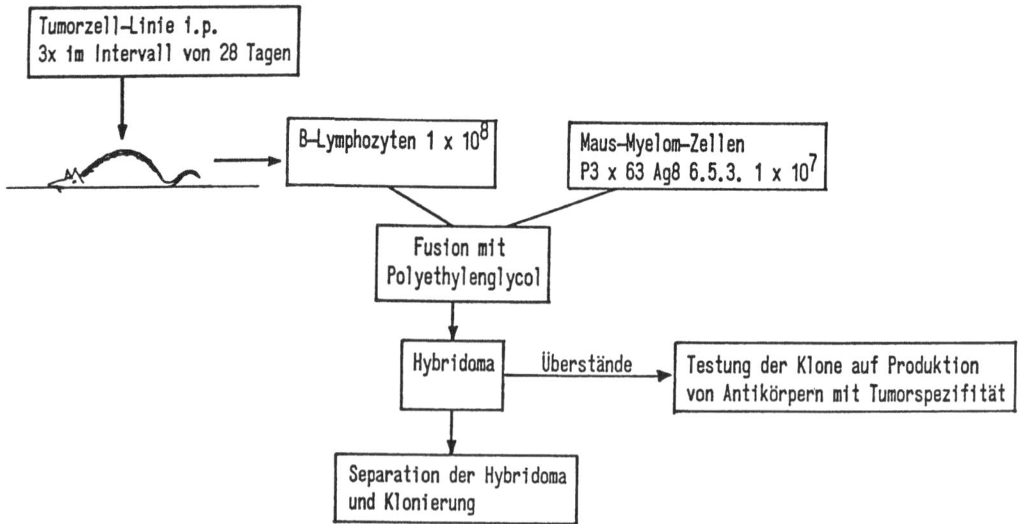

<u>Tabelle 2.</u> Monoklonale Antikörper gegen tumorassoziierte
Antigene des Blasenkarzinoms

Histologische Immunperoxidase Technik

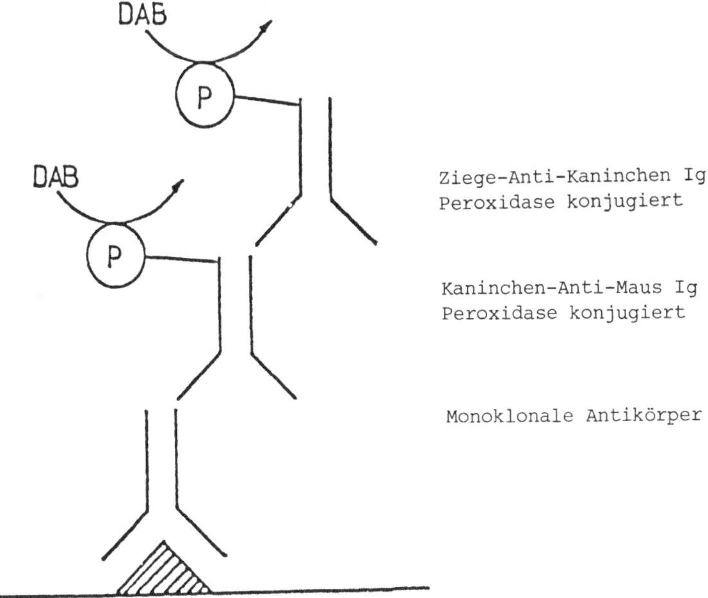

<u>Tabelle 3.</u> Monoklonale Antikörper gegen tumorassoziierte
Antigene des Blasenkarzinoms

Zellinie	Mano
Myelomazellinie	P3 x 63 Ag8 6.5.3
Hybridoma	Mano 4/4
Monoklonaler Antikörper	IgG1
Membrenprotein	28.000 daltons Molt/WT

suchen wir, die Heterogenität dieser Tumoren besser zu beschreiben.
So haben wir bisher 6 Fusionen nach der Methode (Tabelle 1) von Köhler
und Milstein (5) durchgeführt. Die gewonnenen Antikörper wurden nach
folgenden Kriterien selektioniert:

1. Gewebespezifität

2. Markierung möglichst vieler Blasentumoren, dabei möglichst unterschiedliche mit dem heterogenen Verhalten der jeweiligen Tumorzellen korrelierenden Markierungsmuster.

   Heute möchten wir erste Ergebnisse aus diesem Programm vorstellen.

Wir haben hier 2 Antikörper, die in einem hohen Maße Gewebespezifität
aufweisen und viele Blasentumoren mit unterschiedlichen Markierungsmuster kennzeichnen können. Der eine Antikörper wird von der Hybridomzelle Mano 4/4 sezerniert (Tabelle 2), einem IgG 1 Immunglobulin, das
ein Membranprotein von 28.000 Daltons Molekulargewicht markiert, der

Tabelle 4. Monoklonaler Antikörper gegen tumorassoziierte
Antigene des Blasenkarzinoms

Zellinie	486P
Myelomazellinie	P3 x 63 Ag8 6.5.3
Hybridoma	486P 3/12
Monoklonaler Antikörper	IgM
Membranprotein	230.000 daltons Molt/WT

Tabelle 5. Monoklonale Antikörper gegen tumorassoziierte
Antigene des Blasenkarzinoms

	IgG 1 (Mano 4/4)	IgM (486P 3/12)
Blasentumoren	95% (n=18 von 19)	89% (n=17 von 19)
Normale Blasenschleimhaut	negativ (n=4)	negativ (n=4)

Tabelle 6. Markierungsmuster monoklonaler Antikörper gegen
tumorassoziierte Antigene des Blasenkarzinoms

Stadium	IgG 1 (Mano 4/4)	IgM (486P 3/12)
Oberflächliche Tumoren	60-70% aller Tumorzellen	10% aller Tumorzellen
Invasive Tumoren	20-30% aller Tumorzellen	100% aller Tumorzellen

andere wird von der Hybridomzelle 486 P 3/12 sezerniert (Tabelle 3),
einem IgM-Immunglobulin, das einen Membranprotein von 230.000 Daltons
Molekulargewicht markiert (2).

Wir haben inzwischen beide Antikörper auf 19 Blasenkarzinome unterschiedlicher Gradings sowie auf 4 verschiedene Gewebsproben gesunder
Blasenschleimhaut gebracht.

Die Testung erfolgt in der Weise, daß vom Karzinomgewebe Kryostat-
schnitte angefertigt und diese dann mit Antikörpern inkubiert werden.
Die Markierung der Tumorzellen erfolgt über Peroxidase gekoppelte Immunglobuline (Tabelle 4) (6).

Die Serienuntersuchung an 19 Blasentumoren zeigt (Tabelle 5), daß der
Mano 4/4 Antikörper 18 von 19 und der 486 P 3/12 Antikörper 17 von 19
Tumoren markiert. Die zweite Beobachtung betrifft das unterschiedliche
Markierungsmuster, wobei der Mano 4/4 Antikörper bei oberflächlichen
Tumoren mit Grading 1 und 2 60 - 70% und bei invasiv wachsenden Tumoren
mit Grading 3 20 - 30% aller Tumorzellen markiert, während hingegen der
486 P 3/12 Antikörper bei oberflächlichen Tumoren mit dem Grading 1 und
2 lediglich 10% und bei invasiv wachsenden (Tabelle 6) Tumoren mit

Grading 3 nahezu alle Tumorzellen markiert. Welchen Stellenwert diese
Aussage hat im Hinblick auf die Rezidivwartung oder den Progreß im
Rezidiv, können wir heute noch nicht sagen. Dafür ist eine langjährige
Verlaufsbeobachtung notwendig.

Literatur

1. Donn F, Dürkop H, Huland H, Löhning Th, Arndt R (1984) Bladder cancer antigens
   detected by monoclonal antibodies. Advances in Urological Oncology and Endocrinology, Acta Medica, 310-323
2. Donn F, Huland H, Arndt R, Dürkop H (1984) Fehlbeurteilung der Prognose von Patienten mit oberflächlichen Blasentumoren durch histologisch-cytologisches Grading
   des Tumors im Vergleich zu immunologischen Markierungen von Antigenstrukturen.
   26. Tagung der Vereinigung Norddeutscher Urologen, 10.-12.5.1984, Göttingen
3. Huland H, Klöppel G, Otto U, Droese M (1984) The value of histologic grading and
   staging, random biopsies, tumor and bladder mucose blood group antigens, in predicting progression of superficial bladder cancer. Eur Urol 10:28
4. Huland H, Otto U, Droese M (1983) The value of urinary cytology, serum and urinary
   CEA, rheumatoid factors, and urinary immunoglobulin concentration as tumor markers
   or prognostic factors in predicting progression of superficial bladder cancer.
   Eur Urol 9:346
5. Köhler G, Milstein C (1975) Continous cultures of fused cells secreting antibody
   of predefined specifity. Nature 257:495
6. Naiem M, Gerdes J, Abdulaziz Z, Sunderland CA, Allington MS, Stein H, Mason OY
   (1982) The value of immunohistological screening in the production of monoclonal
   antibodies. J Immunol Methods 50:145

Dr. F. Donn, Urologische Universitätsklinik Hamburg, Martinistraße 52,
D-2000 Hamburg 20

Rolle von Lebensgewohnheiten bei der Entwicklung von Harnblasentumoren. Eine Fall-Kontroll-Studie

E. Kunze, J. Claude, R. Frentzel-Beyme und K. Paczkowski

Einleitung

Der Schwerpunkt analytischer epidemiologischer Untersuchungen zur Ätiologie von Harnblasentumoren lag lange Zeit im wesentlichen bei der Erfassung von Carcinogenen in der Arbeitswelt (Literaturübersicht vgl.
4, 11, 13, 15-17). Es war deshalb das Ziel der vorliegenden epidemiologischen Studie, die Bedeutung vor allem von außerberuflichen Umwelteinflüssen näher zu analysieren. Insbesondere interessierte die Frage,
welche Rolle bestimmte Lebensgewohnheiten wie z.B. das Rauchen, das
Trinken und die Art der Ernährung für die Urothelcarcinogene spielen.

---

*Mit finanzieller Unterstützung der Büttner-Stiftung, Göttingen

Material und Methodik

In einer retrospektiven Fall-Kontroll-Studie wurden insgesamt 431 Patienten (340 Männer und 91 Frauen) mit einem Harnblasentumor und ebenso viele Kontrollfälle nach einem standardisierten Fragebogen interviewt. Die statistisch-epidemiologische Auswertung fand nach der "matched pair analysis" mit dichotomen Variablen statt. Dabei wurde teilweise ein lineares logistisches Modell mit 3 oder mehr Strata und multiplen Risikofunktionen angewandt.

Ergebnisse

1. Assoziation zwischen Rauchen und Harnblasentumoren

Das Rauchen zeigte eine signifikante Assoziation zum Harnblasenkrebs. Das relative Risiko (RR) war für männliche "Misch"-Raucher von Zigaretten, Zigarren und/oder Pfeifen im Vergleich zu absoluten Nichtrauchern (RR = 1.0) auf 3,3 erhöht. Für alleinige Zigarettenraucher wurde eine Erhöhung des RR gegenüber absoluten Nichtrauchern auf 3,0 und gegenüber Nichtzigarettenrauchern auf 2,3 ermittelt. Eine Aufschlüsselung nach der Gesamtzahl der gerauchten Zigaretten ergab eine klare Dosis-Wirkungs-Beziehung. So nahm das relative Risiko mit steigendem Totalkonsum (sog. Lebenszeitkonsum) sukzessiv von 1.1 bei insgesamt bis 100.000 gerauchten Zigaretten auf 4,6 bei einem Konsum von über 600.000 Zigaretten zu (RR nach Konsum zwischen 100.000 - 200.000 Zigaretten = 2,5 und nach Konsum zwischen 200.000 - 400.000 = 3,1). Die gleiche Dosis-Wirkungs-Beziehung fand sich auch unter Zugrundelegung des täglichen Zigarettenkonsums. Das höchste RR wiesen dabei mit 10.8 die Raucher von 30 - 39 Zigaretten pro Tag auf (RR bei Konsum von täglich 1 - 9 Zigaretten = 1,3, von 10 - 19 Zigaretten = 2,1, von 20 - 29 Zigaretten = 3,0). Neben der Dosis-Wirkungs-Beziehung ließ sich auch eine Zeit-Wirkungs-Beziehung feststellen, wobei ab einer ununterbrochenen Rauchdauer von 16 Jahren das Tumorrisiko signifikant erhöht war. Für Ex-Zigarettenraucher ergab sich in Abhängigkeit von der Dauer der rauchfreien Zeit eine sukzessive Verminderung des RR von 0,8 (Dauer der rauchfreien Zeit zwischen 1 - 5 Jahren) auf 0,2 (Dauer der rauchfreien Zeit über 20 Jahre).

Für alleinige Zigarrenraucher war das RR gegenüber absoluten Nichtrauchern mit 10,5 besonders stark erhöht. Bei Vergleich der Nur-Zigarrenraucher mit Nicht-Zigarrenrauchern ließ sich dagegen keine signifikante Assoziation erkennen (RR = 1,1). Eine signifikante Korrelation wurde ferner zwischen Pfeifenrauchern und Harnblasentumoren festgestellt. Alleinige Pfeifenraucher wiesen gegenüber absoluten Nicht-Rauchern eine Erhöhung des RR auf 4,5 und im Vergleich zu Nicht-Pfeifenrauchern auf 1,7 auf.

Eine signifikante Assoziation zwischen Rauchen und Tumorentwicklung in der Harnblase ergab sich auch für das weibliche Geschlecht. Frauen, welche regelmäßig Zigaretten rauchten, wiesen gegenüber absoluten Nichtraucherinnen ein erhöhtes RR von 2,9 auf. Wie für Männer konnte auch für Frauen eine Dosis- sowie Zeit-Wirkungs-Beziehung nachgewiesen werden.

2. Assoziation zwischen Kaffeetrinken und Harnblasentumoren

Neben dem Rauchen wurde als weitere Lebensgewohnheit das Kaffeetrinken und seine Beziehung zur Urothelcarcinogenese untersucht. Dabei stellten wir für Männer, die regelmäßig mindestens 1 Tasse Kaffee pro Tag tranken, ein signifikant auf 1,8 erhöhtes RR im Vergleich zu Nichtkaffee-

Tabelle 1. Relatives Risiko für Kaffeetrinker

	No. der Fälle mit Harnblasentumoren	No. der Kontrollfälle	Relatives Risiko	Konfidenzintervall (95%)
Nichtkaffeetrinker (♂)	28	41		1.0
Kaffeetrinker (♂)	312	299	1.0 - 3.0	1.8
No. der getrunkenen Tassen (♂)				
0	28	41		1.0
1-2	114	127	0.8 - 2.4	1.3
3-4	123	121	0.8 - 2.7	1.5
> 4	66	34	1.1 - 3.4	2.0
Nichtkaffeetrinker (♀)	8	9		
Kaffeetrinker (♀)	83	82	0.4 - 2.9	1.1

Tabelle 2. Relatives Risiko für männliche Biertrinker

	No. der Fälle mit Harnblasentumoren	No. der Kontrollfälle	Relatives Risiko	Konfidenzintervall (95%)
Nichtbiertrinker	145	180		1.0
Biertrinker	195	160	1.2 - 2.2	1.6
Biertrinker <0.5 Ltr/Tag	101	120	0.8 - 1.6	1.1
0.5 - 1.0	70	32	1.8 - 4.9	2.9
>1	24	8	1.6 - 8.3	3.6

trinkern bzw. Gelegenheitskaffeetrinkern fest (Tabelle 1). Eine quantitative Aufschlüsselung der Trinkmengen zeigte, daß das RR mit 2,0 signifikant erst bei einem Konsum von mehr als 4 Tassen pro Tag erhöht war (Tabelle 1). Auch nach Berücksichtigung des Zigarettenrauchens ergab sich für Trinker von mehr als 4 Tassen täglich ein signifikant erhöhtes RR (2,3). Für Frauen ließ sich dagegen kein erhöhtes Tumorrisiko erkennen (Tabelle 1).

3. Assoziation zwischen Alkoholkonsum und Harnblasentumoren

Erstmals konnten wir eine positive Korrelation zwischen Alkoholkonsum und Urothelcarcinogenese nachweisen. Regelmäßige Biertrinker hatten gegenüber Nicht-Biertrinkern ein signifikant auf 1,6 erhöhtes relatives Risiko (Tabelle 2). Für eine kausale Assoziation spricht die beobachtete klare Dosis-Wirkung-Beziehung. Während das RR bei einem Bierkonsum unter 0,5 Liter pro Tag noch nicht höher als bei Nichtbiertrinkern bzw. Gelegenheitsbiertrinkern war, war es bei einer täglichen Trinkmenge zwischen 0,5 - 1 Liter auf 2,9 und über 1 Liter sogar auf 3,6 gesteigert (Tabelle 2). Nach Korrektur für das Rauchen wurde ebenfalls eine dosisabhängige signifikante Erhöhung des Tumorrisikos für Biertrinker festgestellt.

Tabelle 3. Relatives Risiko für männliche Trinker hochprozentiger Alkoholika

	No. der Fälle mit Harnblasentumoren	No. der Kontrollfälle	Relatives Risiko	Konfidenzintervall (95%)
Nichttrinker	195	231		1.0
Trinker	145	109	1.2 - 2.4	1.7
Trinker <0.25 Ltr/Woche	85	65	1.1 - 2.6	1.7
0.25 - 0.50	42	34	0.9 - 2.4	1.5
0.50 - 0.75	8	5	0.7 - 7.1	2.2
>0.75	10	5	0.9 - 7.9	2.6

Tabelle 4. Relatives Risiko für Weintrinker

	No. der Fälle mit Harnblasentumor	No. der Kontrollfälle	Relatives Risiko	Konfidenzintervall (95%)
Nichttrinker (σ)	274	266		1.0
Weintrinker (σ)	66	74	0.6 - 1.3	0.8
Weintrinker (σ) <0.3 Ltr/Tag	58	62	0.6 - 1.4	0.8
>0.3	8	12	0.2 - 1.4	0.5
Nichttrinker ($\female$)	66	75		1.0
Weintrinker ($\female$)	25	16	1.6 - 5.4	2.3

Der Konsum von hochprozentigen Alkoholika war ebenfalls mit einem erhöhten Risiko für eine Tumorentwicklung in der Harnblase verbunden. So ergab sich für regelmäßige tägliche Trinker hochprozentiger Alkoholika ein auf 1,7 gesteigertes relatives Risiko (Tabelle 3). Auch hier war eine Dosis-Wirkungs-Beziehung zu erkennen, welche auch nach Berücksichtigung des Zigarettenrauchens bestehen blieb.
Weintrinken erwies sich als protektiver Faktor bei Männern. So fand sich für regelmäßige Weintrinker mit 0,8 ein vermindertes RR, welches darüberhinaus noch dosisabhängig war (Tabelle 4). Bei Frauen war Weintrinken dagegen mit einem deutlich erhöhten RR von 2,3 korreliert (Tabelle 4).

4. Assoziation zwischen Ernährung und Harnblasentumoren

Einen Einfluß auf die Tumorentwicklung in der Harnblase übt nach unseren Untersuchungen auch die Art der Ernährung aus. Häufiger Verzehr von Nahrungsmitteln aus Konserven führte bei Männern zu einer Erhöhung des RR auf 1,6 und bei Frauen sogar auf 2,8. Eine fettreiche Ernährung hatte bei Männern — nicht aber bei Frauen (RR = 1,2) — eine signifikante Erhöhung des RR auf 1,6 zur Folge. Regelmäßigem, häufigen Verzehr

von Obst und Gemüse kommt bei Männern offensichtlich eine protektive
Wirkung zu, da umgekehrt seltener Konsum dieser Nahrungsmittel mit
einem signifikant erhöhten RR von 1,7 verbunden war. Frauen zeigten
in dieser Hinsicht dagegen keine Assoziation.

Diskussion

Die durchgeführten analytischen epidemiologischen Untersuchungen haben
erstmals gezeigt, daß eine Assoziation zwischen dem Konsum alkoholhal-
tiger Getränke und der Entwicklung von Harnblasentumoren besteht. So
wiesen regelmäßige Biertrinker ein signifikant erhöhtes Tumorrisiko
gegenüber Nicht- oder Gelegenheitsbiertrinkern auf. Für eine echte kausale Assoziation spricht dabei die beobachtete klare Dosis-Wirkungs-
Beziehung. Dieses Ergebnis erscheint besonders interessant, nachdem
Spiegelhalder et al. (1979) Nitrosamine in fast allen Biersorten nachweisen konnten (12). Ferner gelang es uns, für regelmäßige Trinker von
hochprozentigen Alkoholika ein gesteigertes Tumorrisiko zu ermitteln.
Morgan und Jain (1974) konnten eine Erhöhung des Tumorrisikos bei al-
koholtrinkenden Männern nur dann feststellen, wenn sie gleichzeitig
rauchten (9). Wynder et al. (1963) sowie Cartwright et al. (1981) fanden dagegen keine Assoziation zwischen Konsum alkoholischer Getränke
und Entwicklung von Harnblasentumoren (2, 16).

Das Kaffeetrinken erwies sich nur für Männer als Risikofaktor. Dieser
Befund steht mit den Untersuchungen verschiedener Autoren im Einklang
(1, 7), während andere Autoren dagegen nur für Frauen ein erhöhtes relatives Risiko fanden (3, 8, 10). Nach unseren Erkenntnissen und denen
von Marrett et al. (1983) scheint dabei eine sog. Schwellendosis zu
existieren, da eine signifikante Assoziation erst nach Genuß von mindestens 4 Tassen Kaffee pro Tag besteht.

Bestimmte Eßgewohnheiten erwiesen sich ebenfalls als Risikofaktoren
für die Tumorentwicklung in der Harnblase. Der Verzehr von Nahrungsmitteln aus Konserven war dabei für beide Geschlechter, insbesondere
aber für Frauen mit einem erhöhten relativen Risiko verbunden. Ferner
wurden Blasentumoren signifikant häufiger bei Männern beobachtet, die
regelmäßig fettreiche Nahrung zu sich genommen hatten. Eine derartige
Assoziation ist bisher im wesentlichen nur für Koloncarcinome bekannt
(Literaturübersicht vgl. 18).

Unsere Untersuchungen über die dosisabhängige Assoziation zwischen
Rauchen und Harnblasenkrebs bestätigen weitgehend die Ergebnisse anderer Autoren (6, 14, 16, 17).

Wir konnten aber nicht nur Risikofaktoren, sondern erstmals auch protektive Faktoren ermitteln. Dazu gehört bei Männern regelmäßiger Wein-
genuß und häufiger Verzehr von Früchten und Gemüse.

Aus der vorliegenden analytischen epidemiologischen Untersuchung kann
der Schluß gezogen werden, daß bestimmte Lebensgewohnheiten von größerer Bedeutung für die Urothelcarcinogenese als Noxen in der Arbeitsum-
welt sind. Hierfür spricht auch der Befund, daß in unserer Serie nur
bei etwa einem Viertel der Männer mit einem Harnblasentumor eine Assoziation zu einer beruflichen Tätigkeit bestand und darüberhinaus be-
rufliche Risiken bei Frauen eine völlig untergeordnete Rolle spielten.
Es kristallisiert sich ferner — nicht zuletzt auch aufgrund von Erkenntnissen aus dem Tierexperiment (Literaturübersicht vgl. 5) — immer kla-
rer heraus, daß die Mehrzahl von Blasentumoren kausalgenetisch nicht
durch ein allein wirksames potentes Carcinogen im Rahmen einer Solitärcarcinogenese, sondern durch die synergistische Wirkung mehrerer schwa-

cher Carcinogene mit verschiedenen Promotoren im Sinne einer multifaktoriellen Pluricarcinogenese induziert wird.

Zusammenfassung

In einer retrospektiven Fall-Kontroll-Studie an insgesamt 431 Patienten (340 Männer und 91 Frauen) mit einem Harnblasentumor und ebensovielen Kontrollfällen wurde der Frage nachgegangen, welche Rolle bestimmte Lebensgewohnheiten für die Urothelcarcinogenese spielen. Es ergab sich eine signifikante Assoziation für das Rauchen (Zigaretten, Zigarren und Pfeifen), das Kaffeetrinken und das Trinken von Bier sowie hochprozentiger Alkoholika. Ferner war häufiger Verzehr von Nahrungsmitteln aus Konserven und eine fettreiche Ernährung mit einem erhöhten Tumorrisiko assoziiert. Als protektive Faktoren erwiesen sich beim Mann regelmäßiges Weintrinken und häufiger Konsum von Früchten und Gemüse. Es wird der Schluß gezogen, daß die Mehrzahl von Harnblasentumoren nicht durch ein allein wirksames Carcinogen im Rahmen einer Solitärcarcinogenese, sondern durch mehrere schwache Carcinogene und Promotoren im Sinne einer multifaktoriellen Pluricarcinogenese induziert wird.

Literatur

1. Bross DJ, Tidings Y (1973) Another look at coffee drinking and cancer of the urinary bladder. Preventive Medicine 2:445-451
2. Cartwright RA, Adib R, Glashan R, Gray BK (1981) The epidemiology of bladder cancer in West Yorkshire. A preliminary report on non-occupational aetiologies. Carcinogenesis 2:343-347
3. Cole PH (1971) Coffee drinking and cancer of the lower urinary tract. Lancet 1335-1337
4. Hueper WC (1969) Occupational and environmental cancers of the urinary system. Yale University Press, New Haven London
5. Kunze E (1984) Die multifaktorielle Mehrstufenkarzinogenese am Harnblasenurothel. In: Bichler K-H, Harzmann R (Hrsg) Das Harnblasenkarzinom. Springer, Berlin Heidelberg New York, S 37-62
6. Lilienfeld AM, Levin ML (1956) The association of smoking with cancer of the urinary bladder in humans. Arch Intern Med 98:129-135
7. Marrett LD, Walter SD, MEIGS JW (1983) Coffee drinking and bladder cancer in Connecticut. Am J Epidem 117:113-127
8. Miller AB (1977) The etiology of bladder cancer from the epdemiological view point. Cancer Res 37:2939-2942
9. Morgan RW, Jain MG (1974) Bladder cancer: smoking, beverages and artificial sweeteners. Canad Med Ass J 111:1067-1070
10. Simon D, Jem S, Cole P (1975) Coffee drinking and cancer of the lower urinary tract. J Natl Cancer Inst 54:587-591
11. Skrabanek P, Walsh A (1981) Bladder cancer. UICC Technical Report Series, Vol 60
12. Spiegelhalder B, Eisenbrand G, Preussmann R (1979) Contamination of beer with trace quantities of N-nitrosodimethylamine. Fd Cosmet Toxicol 18:29-31
13. Temkin JS (1963) Industrial bladder carcinogenesis. Pergamon Press, Oxford London New York Paris
14. Vutuc CH, Kunze M (1979) Rauchgewohnheiten von Blasenkrebspatienten: Versuch zur Quantifizierung der Schadstoffexposition. Aktuelle Urologie 10:159-162
15. Wolf H, Wagenknrecht VL, Madson PO (1969) Die Ätiologie und Pathogenese des Blasencarcinoms. Urologe 8:81-96
16. Wynder EL, Onderdonk J, Mantel M (1963) An epidemiological investigation of cancer of the bladder. Cancer 16:1388-1407
17. Wynder EL, Goldsmith R (1977) The epidemiology of bladder cancer. Cancer 40: 1246-1268

18. Zaridze DG (1983) Environmental etiology of large-bowel cancer. J Natl Cancer
    Inst 70:389-400

Prof. Dr. E. Kunze, Zentrum Pathologie der Universität, Robert-Koch-
Straße 40, D-3400 Göttingen

Therapie von oberflächlichen Blasencarcinomen mit rekombinantem α-2+ Interferon. Einzelbeobachtungen

J. W. Grups, R. Ackermann und H. Frohmüller

Einleitung

Das Blasencarcinom gilt als ein Tumor, von dem angenommen wird, daß
zwischen dem Wirt- und dem Immunsystem Wechselbeziehungen bestehen.
In mehreren Therapiestudien wurde nachgewiesen, daß die unspezifische
Immunstimulation mit BCG-Injektionen die Tumorrezidivrate senken kann.

Mit dem Interferon (IFN) steht seit einigen Jahren eine Substanzgruppe
zur Verfügung, die sowohl immunstimulierende, als auch immunmodulieren-
de und antitumorale Eigenschaften aufweist. Mit Hilfe der DNA Gentechnologie ist es gelungen, genügende Mengen Interferon für klinische Studien herzustellen.

Methodik

Seit August 1983 wird an den Urologischen Universitätskliniken Würzburg und Düsseldorf eine Phase-2-Studie zur Überprüfung der Wirksamkeit von humanem rekombinantem α-2 Interferon bei Patienten, die
an rezidivierenden oberflächlichen Blasencarcinomen leiden, durchgeführt. Bis September 1984 wurden 7 Patienten systemisch mit IFN behandelt.

Nach transurethraler Elektroresektion der sichtbaren Blasentumoran-
teile wurde den Patienten 6 Wochen lang täglich α-2 Interferon

Tabelle 1. Stadienverteilung der mit Hu IFN α-2
behandelten Patienten

Pat. 1	pT1		NO	MO	G3
Pat. 2	pTA und pTis		NO	MO	G1
Pat. 3	pT1		NO	MO	G3
Pat. 4	pT1 und pTis		NO	MO	G3
Pat. 5	pT2		NO	MO	G2
Pat. 6	pT1		NO	MO	G3
Pat. 7	pTA		NO	MO	G2

Tabelle 2. Nebenwirkungen während der IFN Therapie

	I	II	III	IV	V	VI	VII
Fieber	38^7/3 d*	38^5/2 d*	38^5/1 d*	39^2/3 d*	38^5/1 d*	39^1/2 d*	39^0/1 d*
Schüttelfrost	+	+	∅	+	+	∅	∅
Appetitlosigkeit	+	+	+	+	+	+	+
Erbrechen	∅	∅	+	∅	+	∅	∅
Gelenkschmerz	+	+	∅	+	+	∅	∅
Haarausfall	+	+	+	∅	∅	∅	∅
Müdigkeit	+	+	+	+	+	+	+
Leukocytopenie	2.700	2.600	1.800	2.800	1.600	2.400	1.700
Transaminasen Anstieg	∅	+	∅	+	∅	+	∅

*Höchste Temperatur und deren Zeitdauer in Tagen

Tabelle 3. Therapieverlauf

Pat. 1	pT1	⟶	pT2
Pat. 2	pTA und pTis	⟶	pT2
Pat. 3	pT1	⟶	kein Rezidiv
Pat. 4	pT1 und pTis	⟶	pTis
Pat. 5	pT2	⟶	pT3 M_1
Pat. 6	pT1	⟶	pT2 M_1
Pat. 7	pTA	⟶	pTA

intramuskulär injiziert. Es wurde gentechnologisch aus E. coli-Bakterien gewonnenes humanes α-2 Interferon der Firma Thomae (Berofor) mit einem Reinheitsgrad von 10^8 IU/mg Protein verwendet. In der ersten Behandlungswoche wurden täglich 10^7 IU IFN und in den folgenden Wochen täglich 2×10^7 IU appliziert.

Tabelle 1 gibt einen Überblick über das Tumorstaging und Tumorgrading der behandelten Patienten. Bei den Tumoren handelte es sich um rezidivierende, nicht infiltrierende, hochmaligne Urothel-Carcinome. Bei einem Patienten ergab die histologische Nachuntersuchung des transurethral entfernten Carcinoms an einer Stelle eine minimale Tumorinfiltration der oberflächlichen Blasenmuskulatur. Die nachdrücklich angeratene Cystektomie lehnte der Patient ab.

Vor Therapiebeginn wurden bei den Patienten Fernmetastasen mit Hilfe der Computertomographie, des Thoraxröntgens, der Skelettszintigraphie und der Sonographie ausgeschlossen. Bei allen Patienten wurden zur Überwachung evtl. therapeutischer Nebenwirkungen umfangreiche laborchemische Untersuchungen durchgeführt.

Als Nebenwirkungen der Interferon-Behandlung traten während der ersten 2 - 3 Behandlungstage Temperaturerhöhungen bis 39,2°C auf. Diese waren in den folgenden Tagen jedoch nicht mehr nachweisbar. Im Verlauf der weiteren Behandlungswochen berichteten die Patienten vor allem über

Müdigkeit, Abgeschlagenheit, Appetitlosigkeit und z.T. über Erbrechen.
3 Patienten berichteten über geringen Haarausfall. Bei allen bisher
behandelten Patienten ließ sich eine Leukozytopenie nachweisen. Die
Leukozytenwerte fielen bis 1.600 Leukozyten/ml ab. Bei einer Patientin
wurde deshalb nach 4 Wochen die Interferon-Behandlung beendet. Weitere
Laborveränderungen waren geringgradige Erhöhungen der Transaminasen.
Die übrigen Laborparameter wie Nierenretentionswerte, Elektrolyte,
der Blutzucker, die Blutgerinnung und die Elektrophorese zeigten während der Behandlung keine Veränderungen.

Tabelle 2 gibt einen Überblick über die Nebenwirkungen während der
durchgeführten Interferon-Behandlung.

Nach Absetzen des Interferons normalisierten sich bei allen Patienten
die Laborwerte. Auch die Müdigkeit und Abgeschlagenheit waren vollständig rückläufig.

Zum Ausschluß einer Antikörperbildung gegen das verwendete Interferon
wurden am Therapieende jeweils die Patientenseren auf Interferon-Anti-
körper untersucht. In keinem Fall ließen sich bisher Antikörper nachweisen.

Der klinische Behandlungseffekt wurde in kurzfristigen Abständen mit
Hilfe cystoskopischer Untersuchungen und der Urincytologie überprüft.
Bei 6 der 7 mit rekombinanten humanen α-2+Interferon behandelten Patienten traten nach Therapieende innerhalb eines halben Jahres Tumor-
rezidive auf. Dabei kam es in 4 Fällen zu einer Tumorprogedienz.

Tabelle 3 stellt den Therapieverlauf der behandelten Patienten dar.
In einem Fall wurde 3 Monate nach der Tumorresektion eine mediastinale
Metastase histologisch gesichert. Dabei muß offen bleiben, ob die Tu-
morabsiedlung nicht schon praetherapeutisch vorhanden war. Der Patient,
bei dem eine oberflächliche Tumorinfiltration in der Blasenmuskulatur
nachgewiesen worden war, verstarb 1 Jahr nach Beendigung der Interferon-Behandlung an einer generalisierten Metastasierung.

Zusammenfassung

Obwohl histologisch z.T. regressive Veränderungen bei den Rezidivtu-
moren nachweisbar waren, ist die systemische Langzeitbehandlung mit
α-2 Interferon bei Patienten mit hochmalignen, oberflächlichen Blasencarcinomen ohne klinisch nachweisbaren positiven Effekt.

Dr. J.W. Grups, Urologische Klinik und Poliklinik der Universität
Würzburg, Josef-Schneider-Straße 2, D-8700 Würzburg

Harn NEOPTERIN – ein immunologischer Parameter beim Blasentumor?

W. Aulitzky, J. Frick, A. Hausen und H. Wachter

Verschiedene Autoren berichteten in letzter Zeit, daß bei Patienten
mit Erkrankungen, bei denen eine Aktivierung des zellulären Immunsystems im Vordergrund steht, eine erhöhte Neopterin-Ausscheidung im
Harn beobachtet wurde. Dazu gehören Virusinfekte, Autoimmunerkrankungen,
akute Abstoßungsreaktionen nach Allotransplantation (Niere, Herz) und
vor allem bestimmte maligne Tumoren (1 - 6).

Es lag somit die Vermutung nahe, daß erhöhte Neopterin-Werte die Aktivierung des zellulären Immunsystems oder zumindest einzelner Teile dieses Systems wiederspiegelt. Dies konnte in der Zwischenzeit von Huber
et al. weitgehend bestätigt werden.

Beim Blasentumor wird schon seit einiger Zeit ein immunologischer Einfluß auf die Pathogenese diskutiert und deshalb haben wir zuerst diese

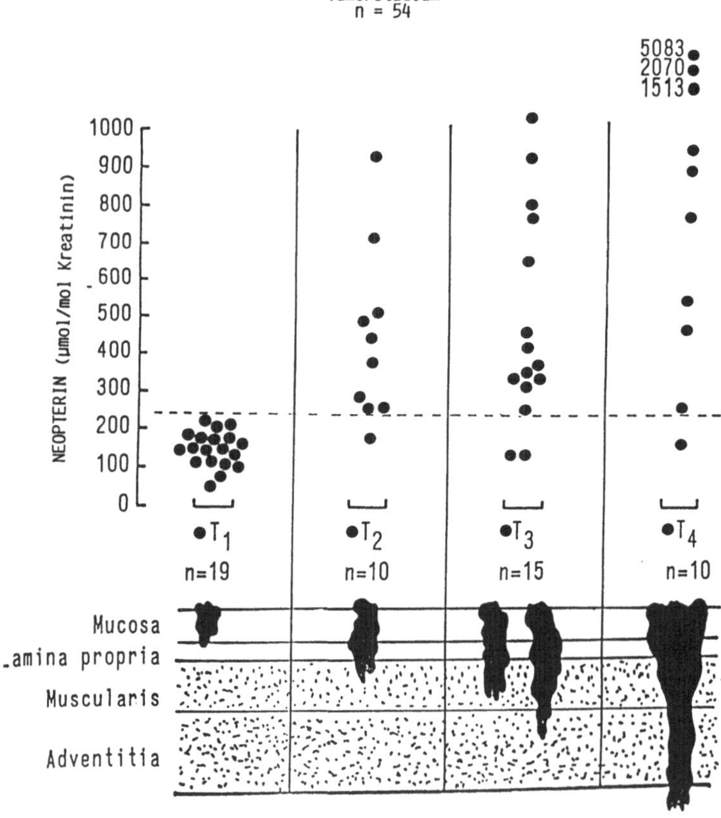

Abb. 1. Neopterin-Harnausscheidung bei Patienten mit Blasen-Tumor.
---- = obere Toleranzgrenze

Tabelle 1. Ergebnisse. Neopterin-Harnausscheidung, Tumorstadium

		normal		erhöht	
Tumorstadium	n	n	%	n	%
$T_0 - T_1$	19	19	100	0	0
$T_2 - T_4$	35	4	11	31	89

Korrelation: Neopterin-Ausscheidung-Tumorstadium

Tumorstadium	n	$\bar{x}$	SD±	t	p
$T_0 - T_1$	19	143	46	7.01	<0.001
$T_2 - T_4$	35	690	842		

Korrelation: Neopterin-Ausscheidung (Log.Werte)-Histo Grad.

Histo-Grad	n	$\bar{x}$	SD±	t	p
I - II	21	2.0990	0.1918	5.43	<0.001
III - IV	42	2.6429	0.3385		

malignen Tumorerkrankungen im Hinblick auf ihre Neopterin-Freisetzung
untersucht.

Material und Methode

Die Studie berichtet von insgesamt 56 Patienten mit verschiedenen TU-
Stadien und TU-Graden (Alter: 43 - 97 Jahre). Wir berichten über basale
Harn-Neopterin-Spiegel, wobei es sich bis auf wenige Ausnahmen um prae-
therapeutische Werte handelt. Lediglich bei einzelnen Patienten der
Gruppe T_4 handelt es sich um Werte, die nach Therapiebeginn erhoben
wurden.

Im weiteren berichten wir über einzelne Verlaufskontrollen.

Neopterin-Messung erfolgte mittels "HPLC on reversed phase" und die
Neopterin-Spiegel wurden mit den simultan gemessenen Kreatinin-Werten
korreliert, um Diureseschwankungen auszuschließen (7).

417 gesunde Probanden im Alter von 16 - 76 Jahren unterschiedlichen
Geschlechts dienten als Kontrollgruppe.

Ergebnisse

Abbildung 1 zeigt die Neopterin-Werte den einzelnen TU-Stadien zugeordnet. Bei den Patienten mit den TU-Stadien $T_0 - T_1$ (n = 19) wurden
durchwegs normale Neopterin-Spiegel gemessen. Hingegen finden wir bei
31 Patienten mit TU-Stadien $T_2 - T_4$ pathologisch erhöhte Werte. Lediglich bei 4 Patienten mit hohem TU-Stadium finden wir normale Werte.

Die besonders hohen Werte bei 3 Patienten der Gruppe T_4 wurden wenige
Tage bzw. Stunden praefinal erhoben.

614

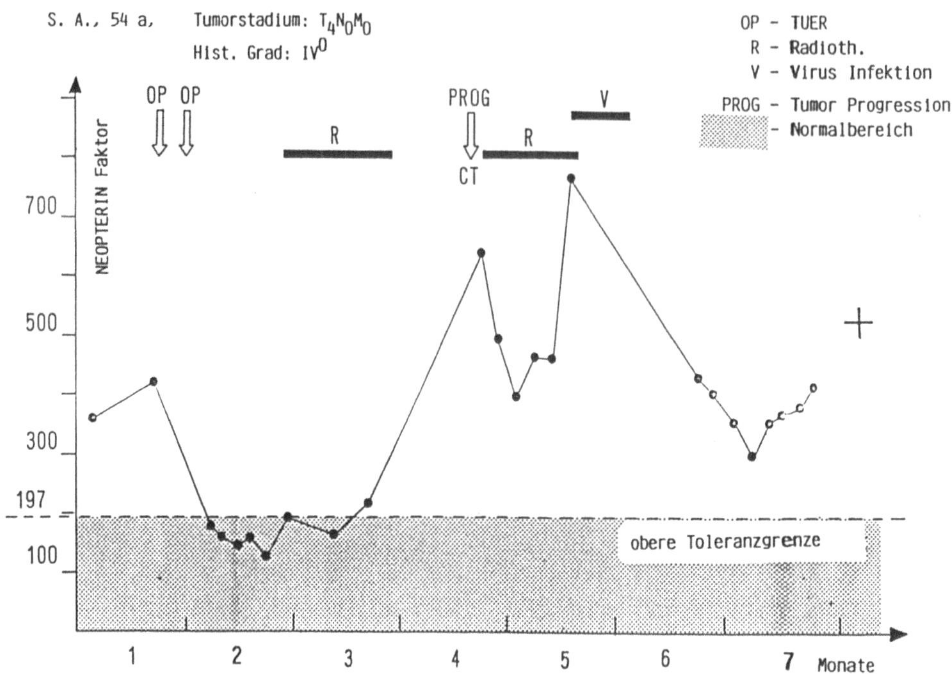

Abb. 2. Neopterin-Harnausscheidung

Der Unterschied in der Neopterinausscheidung zwischen den Stadien
$T_0 - T_1$ und $T_2 - T_4$ ist statistisch hochsignifikant ($p < 0{,}001$). Aber
auch beim Vergleich der Neopterin-Werte der Gruppe mit hohem (III/IV)
und niederem (I/II) Malignitätsgrad ergibt rechnerisch einen hochsig-
nifikanten Unterschied ($p < 0{,}001$). Wegen der zum Teil enormen Schwankungsbreite wurden für die statistische Auswertung logarithmische
Neopterin-Werte herangezogen (Tabelle 1).

In Kurzzeitverlaufskontrollen wird bei mehreren Patienten beobachtet,
daß nach Entfernung des Tumors der anfänglich erhöhte Neopterin-Wert
in den Normbereich absinkt.

In Abbildung 2 wird eine Langzeitverlaufskontrolle vorgestellt. Es
kann demonstriert werden, daß bei einem Patienten mit TU-Stadium III -
IV trotz massivem therapeutischem Einsatz (mehrmalige TUER, Radiotherapie) der praetherapeutisch pathologisch hohe Neopterin-Wert nur vorübergehend in den Normbereich absinkt. Im weiteren Verlauf kommt es
rasch zur Ausbildung eines Lokalrezidivs, Lymphknotenmetastasierung
und Exitus des Patienten. Simultan wird ein Ansteigen der Neopterin-
Ausscheidung beobachtet. Der klinisch schlechte Verlauf scheint somit
durch die Neopterin-Ausscheidung widergespiegelt und ein ähnliches Verhalten wurde bei mehreren Patienten beobachtet.

Diskussion

Es stellt sich nun die Frage nach der Interpretation dieser Ergebnisse,
beziehungsweise nach der klinischen Relevanz von Neopterin.

Aus dem Tiermodell ist bekannt, daß Implantation und Wachstum von Ehrlich-Aszites Tumoren in Mäusen mit einer erhöhten Pteridin-Ausscheidung im Harn korrelieren.

Weiter konnte in zahlreichen in vitro-Studien nachgewiesen werden, daß nur eine spezifische Aktivierung von T-Lymphozyten, nämlich durch Alloantigene oder viral bzw. chemisch modifizierte Autoantigen, eine Neopterin-Freisetzung in MLC (mixed lymphocytes culture) auslöst (8).

Schließlich konnte der Markophage als eigentlicher Produktionsort identifiziert werden, wobei Interferon-gamma (IFNγ) jenes Lymphokin darzustellen scheint, das die Neopterin-Sekretion aus dem Makrophagen stimuliert. Dies trifft zumindest auf die in-vitro-Ergebnisse zu.

Daß Interferon-gamma (INFγ) tatsächlich das entscheidende Lymphokin darstellt, konnte von Huber et al. kürzlich nachgewiesen werden (9).

In gereinigten Makrophagen-Kulturen wurde nach Zusatz von verschiedenen Interferonen (recombinantes und non recombinantes IFNα_2, IFNβ, IFNγ) nur bei IFNγ ein dosisabhängiger Anstieg der Neopterin-Konzentration im Überstand gemessen.

Die Neopterin-Freisetzung wiederum konnte durch monoklonale Antikörper gegen IFNγ vollständig geblockt werden. Antikörper gegen andere Interferone zeigten keine Wirkung auf die Neopterin-Freisetzung.

Diese Untersuchungsergebnisse führen zur Schlußfolgerung, daß Neopterin tatsächlich ein sehr selektiver Parameter für die T-Zell-Aktivität und insbesondere für die Funktion von IFNγ darstellt.

Zusammenfassung

Zusammenfassend kann unserer Meinung nach gesagt werden, daß Neopterin einen selektiven immunologischen Parameter zur Erfassung der Aktivität des T-Lymphozyten-Makrophagen-Systems darstellt. Weiter scheint gesichert, daß Interferon-gamma (IFNγ) jenes Lymphokin darstellt, das den Makrophagen zur Neopterin-Freisetzung anregt.

Es steht somit erstmals ein leicht zugänglicher, biochemischer Marker für die Kontrolle dieser immunologischen Phänomene zur Verfügung.

Ebenso muß gesagt werden, daß Neopterin sicherlich keinen spezifischen TU-Marker darstellt, jedoch für die Untersuchung immunologischer Phänomene bei malignen Tumoren geeignet ist.

Soweit es die Ergebnisse beim Blasen-TU betrifft, scheint mit Fortschreiten der TU-Erkrankung und mit höherem Malignitätsgrad auch eine verstärkte Aktivierung des T-Lymphozyten-Makrophagen-Systems zu erfolgen.

Diese ersten Ergebnisse lassen es unserer Meinung nach sinnvoll erscheinen, Neopterin zur Verlaufskontrolle und zum Studium der immunologischen Verhältnisse beim Blasen-TU anzuwenden.

Literatur

1. Wachter H, Hausen A, Grassmayr K (1979) Increased urinary excretion of Neopterin in patients with malignant tumors and with virus diseases. Hoppe-Seyler's Z Physiol Chem 360:1957-1960

2. Margreiter R, Fuchs D, Hausen A, Huber Ch, Reibnegger G, Spielberger M, Wachter H (1984) Neopterin as a new biochemical marker for early diagnosis of renal allograft rejection. Experience based upon evaluation of 100 consecutive cases. Transplantation (in press)
3. Aulitzky W, Frick J, Fuchs D, Hausen A, Reibnegger G, Wachter H (1983) Urinary neopterin levels in patients with malignant tumors of the genitourinary tract. Biochemical and Clinical Aspects of Pteridines, Vol 2. Walter de Gruyter & Co, Berlin New York, pp 257-265
4. Aulitzky W, Frick J, Fuchs D, Hausen A, Reibnegger G, Wachter H (in press) Significance of urinary neopterin in patients with malignant tumors of the genitourinary tract. Cancer
5. Aulitzky W, Frick J, Fuchs D, Hausen A, Joos H, Köhle R, Reibnegger G, Wachter H, (1984) Neopterin - a immunological parameter for malignant tumors of the genitourinary tract. Advances in Urological Oncology and Endocrinology. ACTA MEDICA Edizioni e Congressi, 523-531
6. Frick J, Aulitzky W, Fuchs D, Hausen A, Joos H, Reibnegger G, Wachter H (in press) The value of urinary neopterin as an immunological parameter in patients with malignant tumors of the gentitourinary tract. Urologia intern
7. Hausen A, Fuchs D, König K, Wachter H (1982) Determination of Neopterin in human urine by reversed phase-high-performance liquid chromatography. J Chromatogr 227:67-70
8. Huber Ch, Fuchs D, Hausen A, Margreiter R, Reibnegger G, Spielberger M, Wachter H (1983) Pteridines as a new marker to detect human T-cells activated by allogeneic or modified self major histocompatibility complex (MHC) determinants. J of Immunology 130:3, 1047-1050
9. Huber Ch, Batchelor R, Fuchs D, Hausen A, Lang A, Niederwieser D, Reibnegger G, Swetly P, Troppmair J, Wachter H (in press) Immune response associated production of Neopterin: release from macrophages primarily under control of interferon-gamma. J Exp Med

Prof. Dr. J. Frick, Urologische Abteilung der Landeskrankenanstalten, A-5020 Salzburg

Aktuelle Aspekte der Immunsuppression nach Nierentransplantation

Moderatoren: H. Klosterhalfen, Hamburg, und L. Röhl, Heidelberg

Erfahrungen mit drei verschiedenen Systemen zur Immunsuppression

M. Rist, F. Harder, J. Landmann, F. Brunner und G. Thiel

Seit 1980 wurden am Transplantationszentrum der Basler Universitätskliniken bei Patienten, die eine Leichenniere erhielten, 3 verschiedene
Formen der Immunsuppression angewendet:

1. Die konventionelle Behandlung mit Azathioprin und Prednison (AZA +
   PRED).
2. Cyclosporin als alleiniges Suppressivum (CyA - MONO).
3. Cyclosporin und Prednison (beide in geringer Dosis) (CyA + PRED).

Die Patientenzahl und die Verteilung von Geschlecht und Alter sind in
allen 3 Gruppen gleich. Da wir im Gegensatz zu Eurotransplant bei Ersttransplantationen weniger großen Wert auf die HLA-Übereinstimmung legen, war die kalte Ischämiezeit ebenfalls in allen 3 Gruppen, übereinstimmend mit ungefähr 19 Stunden, eher kurz. Die Risikofaktoren waren
erheblich in allen 3 Gruppen, vor allem aber in der Cyclosporin-Prednison-Gruppe. 95% aller Patienten haben 1 oder 2 HLA-Inkompatibilitäten.
6 Patienten von 37 waren DRW 6 - positiv und erhielten eine DRW 6 -
negative Niere, was allgemein als schwerwiegende Inkompatibilität betrachtet wird. Mehr als die Hälfte der Empfänger waren über 50 Jahre
alt (Tabelle 1).

Tabelle 1

Erst-Leichennieren-Transplantation	AZA + Predn. (1980 - 1981)	CYA - Mono (1980 - 1982)	CYA + Predn. (1983 - März 1984)
N	37	40	37
♀ : ♂	17 : 20	18 : 22	19 : 18
Mittleres Alter (Bereich)	45.2 ± 2.1 (19 - 65)	45.4 ± 1.9 (18 - 63)	41.1 ± 1.9 (29 - 64)
Ischämiezeiten: - warm (Minuten) - kalt (Stunden)	4.1 ± 0.5 (1-12) 19.6 ± 1.2 (2-36)	5.6 ± 0.6 (1-16) 19.8 ± 1.0 (7-36)	4.7 ± 0.9 (1-30 18.3 ± 1.3 (4.5-35.5)
Mittlere HLA-Inkomp. - HLA - A/B - HLA - DR	2.4 ± 0.1 (0-4) 0.9 ± 0.1 (0-2)	2.4 ± 0.2 (0-4) 1.1 ± 0.2 (0-2)	2.1 ± 0.2 (0-4) 1.2 ± 0.1 (0-2)

Tabelle 2.

Erst-Leichnnieren-Transplantate	AZA + Predn. 1980 - 1981 N = 37	CYA - Mono 1980 - 1982 N = 40	CYA + Predn. 1983 - März 1984 N = 37
Trspl.-Überleben			
- 6 Monate	87.4%	75%	87.4%
- 12 Monate	75.7%	75%	80.6%
Pat.-Überleben			
- 6 Monate	1/37 (2.7%)	3/40 (7.5%)	0/37 (0%)
- 12 Monate	1/37 (2.7%)	3/40 (7.5%)	1/37 (2.7%)

Tabelle 3.

2./3. Leichennieren-Transplantate	AZA + Predn. 1970 - 1981	CYA - Mono 1980 - 1982	CYA - Predn. 1982 - März 1984
N	26	5	10
Trspl. Überleben	58% N. 12 MT.	33% N. 12 MT.	100% bis März 1984 (6 - 26 Monate N.T. = 13,6 Monate)
Pat.-Überleben	81% N. 12 MT.	80% N. 12 MT.	100% bis März 1984

Die bisherigen Resultate zeigen, daß die 1-Jahres-Überlebensraten der Transplantate in allen 3 Gruppen hoch sind. Die 80%-Grenze wird aber nur in der Cyclosporin-Prednison-Gruppe deutlich überschritten und dies trotz der eben erwähnten Belastung mit Risikofaktoren. Keiner der Patienten mit DRW 6-Inkompatibilität hat sein Transplantat verloren (Tabelle 2). Bei den mehrfach Transplantierten fanden wir eine 1-Jahres-Überlebensrate der Transplantate von 58% mit konventioneller Immunsuppression, wobei es sich hier allerdings um sehr kleine Kollektive handelt. Von 5 Zweittransplantierten unter Cyclosporin-Monotherapie waren nur 2 erfolgreich. Erstaunlich ist aber das Resultat von bisher 100% Überleben in der Gruppe mit kombinierter Immunsuppression: Cyclosporin und Prednison. Selbstverständlich sind wir uns im klaren darüber, daß dieses Niveau nicht auf Dauer erhalten werden kann (Tabelle 3).

Es stellt sich nun die Frage, ob wir mit der Kombination nicht einen der Hauptvorteile der Cyclosporin-Therapie verlieren, nämlich die steroidfreie Behandlung von Nierentransplantierten. Die Antwort ist eindeutig nein. 1. Weil wir bereits mit sehr geringen Initialdosen (0,5 mg/kg/d) behandeln und 2. weil wir schon in der zweiten Woche nach der Transplantation mit dem Ausschleichen der Steroide beginnen. Der Dosisabbau erfolgt schrittweise um 5 mg in jeweils 2 Wochen bis zu einer Restdosis von 15 mg/d. Dann werden die Schritte halbiert bis zum völligen Verzicht auf Steroide. Nach diesem Schema haben wir bisher 16 Patienten behandelt. Dabei haben wir einen leichten Kreatininanstieg während der ersten 6 Wochen nach Absetzen des Medikamentes beobachtet. 4 Patienten mußten wegen Abstoßungsreaktion mit Methylprednisolon-Stößen behandelt werden, wobei es sich bei 1 Patienten um eine akute Abstoßung handelte. Das Ereignis war bei allen 4 Patienten reversibel. Während der Zeit der Prednison-Reduktion lag die Cyclosporin-Dosis meist unter 5 mg/kg/d. Nur einer, der mit einer Abstoßung in der Entzugsperiode reagierenden Patienten, zeigte erneut eine solche Reaktion

beim 2. Versuch die Prednison-Dosis zu reduzieren. Er mußte auf einer
fixen Dosis von 5 mg/d belassen werden.

Zusammenfassend kann man dazu sagen, daß die Absetzung der Corticoide
5 Monate nach Transplantation von 75% unserer Leichennierenempfänger
problemlos toleriert wird. 25% der Patienten brauchen zum Teil nur vorübergehend eine zusätzliche fixe Dosis, die bei den meisten bei 5 mg/d
gehalten werden kann.

Seit 1983 haben wir die Cyclosporin-Dosierung deutlich reduziert und
schon dadurch viel seltener toxische Nebeneffekte beobachtet. Die wirk-
liche Kunst, Patienten mit Cyclosporin zu behandeln besteht darin,
die geringste, wirksame Dosis zu finden. Eine Senkung der Blutspiegel
auf rund die Hälfte der bis damals üblichen (auf 300 - 800 ng/ml), erhöhte in unserem Patientengut die Zahl der Methylprednisolon-Stöße
nicht, sondern reduzierte sie auf ca. die Hälfte. Wir haben daraus den
Schluß gezogen, daß wir Cyclosporin zu hoch dosiert haben und daher
fälschlicherweise viele nephrotoxische Nebenerscheinungen als Abstos-
sungen interpretiert und zu Unrecht mit Corticoiden behandelt haben.

Unsere Resultate der 1-Jahres-Überlebensrate der Leichennierentransplantate, die bei 80% liegt, trotz einer sehr liberal gehaltenen Indikationsstellung bei alten und Risikopatienten, zeigen die Überlegenheit dieses zuletzt genannten Behandlungsschemas.

Wir waren weder mit der Cyclosporin-Monotherapie, noch mit der konventionellen Immunsuppression in der Lage, solche Zahlen zu erreichen.

PD Dr. M. Rist, Department für Chirurgie, Urologische Klinik
CH-4031 Basel

Verteilung und Transport von Cyclosporin A (CyA) im Serum. Die Rolle der Lipoproteine

W. Mraz, R. A. Zink und A. Graf

Das Immunsuppressivum Cyclosporin A (CyA) (Borel et al. 1977), ein Me-
tabolit des Bodenpilzes Tolypocladium inflatum Gams, ist ein neutrales,
hydrophobes, zyklisches Undekapeptid mit einer Molekülmasse von 1,202
kDa (Rüegger et al. 1976, Petcher et al. 1976). Im Hinblick auf den
hydrophoben Charakter des Moleküls ist zu erwarten, daß es extensiv
mit den lipophilen molekularen und zellulären Bestandteilen des Blutes
interagiert.

Ziel der hier zu referierenden Untersuchungen war es, folgende Fragen
zu klären: 1. Ist eine Bindung von CyA an molekulare Bestandteile des
Blutes nachweisbar. 2. Sind spezifische Bindungsproteine nachweisbar.
3. Ist ein Transfer von CyA zwischen verschiedenen Bindungsproteinen
nachweisbar. 4. Hat die Serumkonzentration der Bindungsproteine einen
Einfluß auf die Serumkonzentration von CyA.

Unter Beschränkung auf die molekularen Bestandteile des Blutes konnte
gezeigt werden, daß CyA im Serum spezifisch und quantitativ an Lipopro-

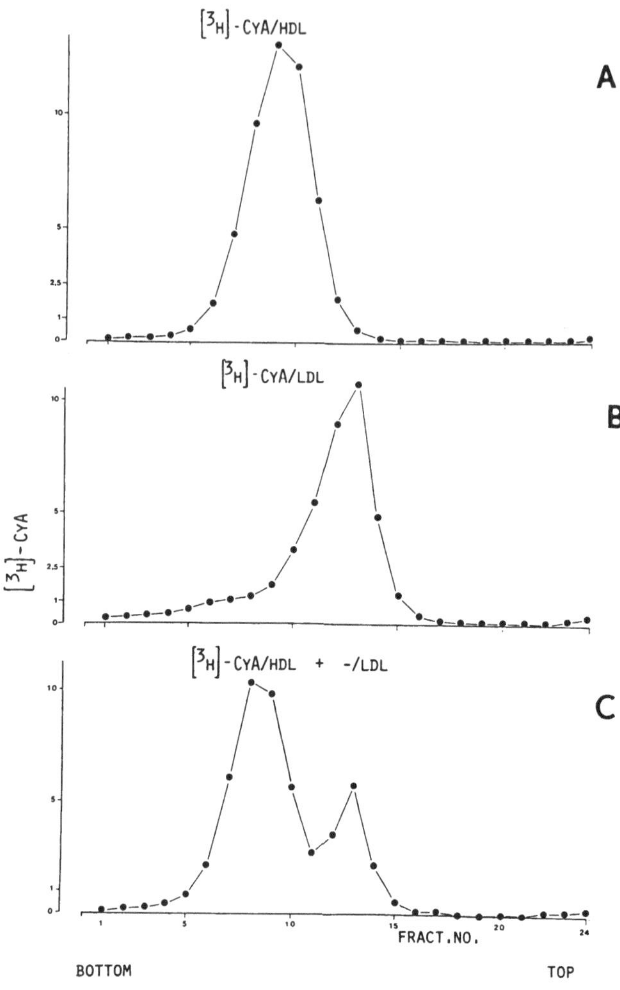

Abb. 1a-c. Bindung von CyA an Lipoproteine; Transfer von CyA zwischen verschiedenen Lipoproteinen in vitro. Isolierte Lipoproteinfraktionen werden mit [³H]CyA beladen und anschließend allein oder nach Inkubation mit unbeladenen Lipoproteinfraktionen einer Dichtegradienten-Ultrazentrifugation unterworfen. Nach Beendigung der Zentrifugation (35000 rpm, 60 h, 4°C; Rotor SW 40 Ti, Beckmann Instruments) wird der Inhalt des Röhrchens vom Boden ausgehend fraktioniert (0,5 ml) und die [³H]CyA-Verteilung innerhalb des Gradienten (Flüssigkeits-szintillationszähler Modell 1210 Ultrobeta, LKB-Wallac; Pico-Fluor 30, Packard Instruments) bestimmt.
a) Isoliertes, [³H]CyA-beladenes HDL; b) isoliertes [³H]CyA-beladenes LDL; c) isoliertes [³H]CyA-beladenes HDL nach Inkubation mit isoliertem CyA-freiem LDL

proteine gebunden transportiert wird, ein Transfer zwischen verschiedenen Lipoproteinklassen erfolgen kann, die Serumkonzentration der Bindungsproteine jedoch keinen klinisch relevanten Einfluß auf die Serumkonzentration von CyA besitzt.

Die Untersuchung der Verteilung von CyA im Serum erfolgte mit Hilfe einer semipräparativen Ultrazentrifugation des Serums im Dichtegradienten, modifiziert nach Chapman et al. (1981), unter Verwendung eines SW40Ti-Schwingbecherrotors (Beckmann Instruments, Palo Alto CA) (Mraz et al. 1983). Dieses System erlaubte, die drei Hauptlipoproteinklassen des Serums, VLDL (Lipoproteine sehr niedriger Dichte), LDL (Lipoproteine niedriger Dichte) und HDL (Lipoproteine hoher Dichte) und die Nichtlipoprotein-Proteine (Albumin und Globuline) als vierte Fraktion aufzutrennen. Identifizierung und Charakterisierung der erhaltenen Fraktionen erfolgte durch Bestimmung der Cholesterin-, Triglycerid-, Phospholipid- und Gesamtproteinverteilung innerhalb des Gradienten nach Zentrifugation, durch Agaroseelektrophorese sowie immunchemisch mit Antiseren gegen Vollserum, Albumin (Behringwerke, Marburg) und die Apolipoproteine A-I, A-II und B (Immuno Diagnostica, Heidelberg). Nach Auftrennung eines CyA enthaltenden Serums (Patientenserum oder in vitro mit CyA beladenes Serum) in dem geschilderten System findet sich das

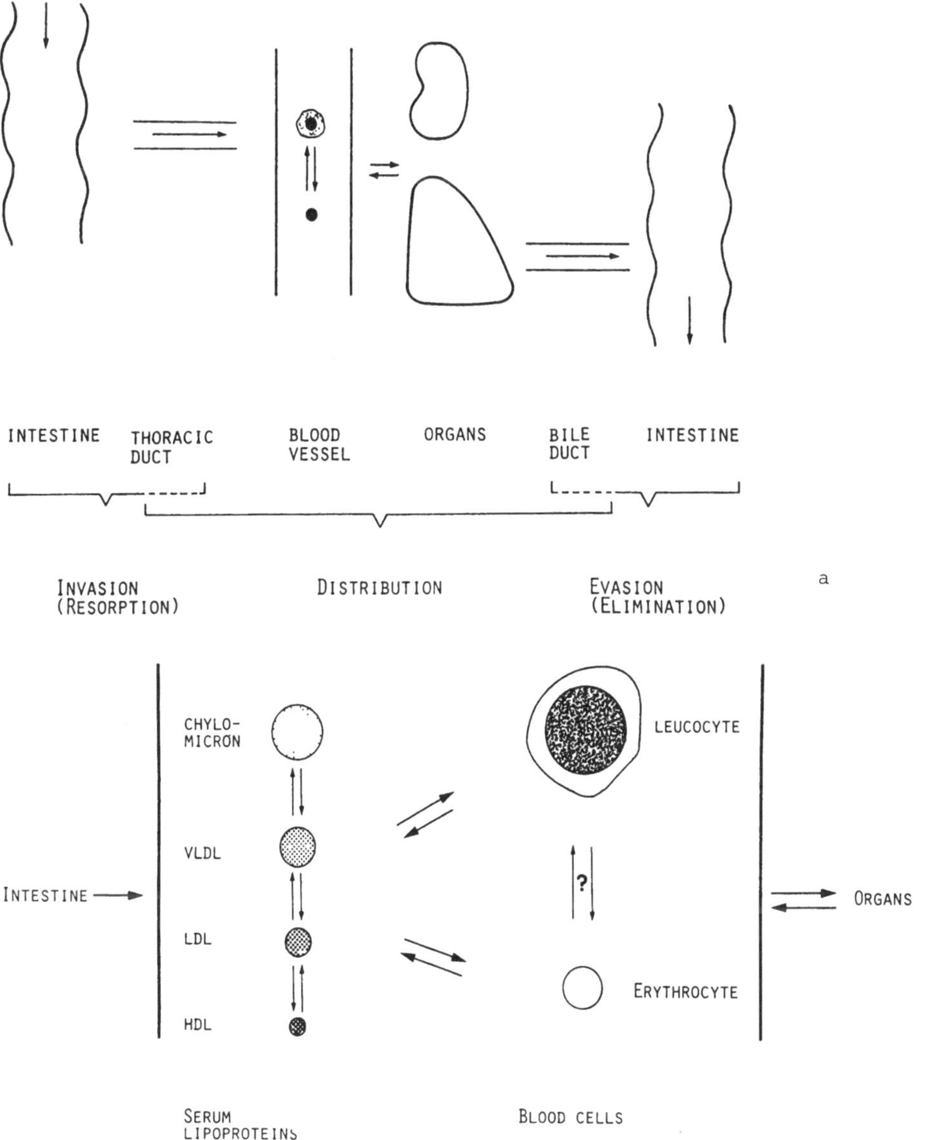

Abb. 2a u. b. Verteilung und Transfer von CyA innerhalb des menschlichen Organismus. Schematische Zusammenfassung der Transport- und Verteilungswege von CyA im Organismus (a) und der Verteilung und des Transfers von CyA innerhalb des Blutes (b). Einzelheiten vgl. Text

CyA ausschließlich mit den drei Hauptlipoproteinklassen, nicht jedoch mit den Nichtlipoprotein-Proteinen assoziiert. Unterstützt wird dieser Befund dadurch, daß mittels präparativer, fraktionierter Ultrazentrifugation nach Havel et al. (1955) isolierte Lipoproteine in vitro CyA quantitativ binden, wie in Abbildung 1A und 1B am Beispiel von HDL und LDL gezeigt. Freies CyA ist unter den hier verwendeten experimentellen Bedingungen nicht nachweisbar. Diese Beobachtungen legen die Vermutung nahe, daß CyA im Serum ausschließlich durch Lipoproteine gebunden und transportiert wird.

Unter pharmakokinetischen wie pharmakologischen Gesichtspunkten war es von Interesse zu untersuchen, ob ein Transfer und/oder Austausch von CyA zwischen den verschiedenen Bindungsproteinen, d.h. Hauptlipoproteinfraktionen, stattfindet. Zur Beantwortung dieser Frage wurden isolierte Lipoproteine einer bestimmten Dichteklasse in vitro mit CyA beladen und mit CyA-freien Lipoproteinen einer anderen Dichteklasse inkubiert und anschließend mittels Ultrazentrifugation aufgetrennt. Alle so untersuchten Lipoproteine, HDL, LDL, VLDL und Chylomikronen, erwiesen sich sowohl als Donor- als auch als Acceptorlipoproteine, d.h., es konnte also ein bidirektionaler Transfer von CyA zwischen den einzelnen Lipoproteinklassen nachgewiesen werden. Ein Beispiel ist in Abbildung 1C gegeben. Diese Befunde legen die Vermutung nahe, daß das lipoproteingebundene CyA die pharmakologisch aktive Form des Medikamentes darstellt.

Zur Untersuchung der Frage, ob und in wieweit die Serumlipoproteinkonzentration einen Einfluß auf die Serum-CyA-Konzentration besitzt, wurden an über 500 Seren von Transplantationspatienten qualitative Lipoproteinanalysen mittels Elektrophorese (Fredrickson et al. 1965, Noble 1968) durchgeführt. Dabei konnte gezeigt werden, daß sich die Lipoproteinmuster, zumindest während eines mehrwöchigen Beobachtungszeitraumes intraindividuell nicht wesentlich ändern. Interindividuell zeigte die Verteilung der Lipoproteinphänotypen darüberhinaus keine wesentliche Abweichung von der eines Normalkollektivs. Eine Analyse der Beziehung der Serumlipid- bzw. Serumlipoproteinkonzentrationen, letztere mittels Semimikro-Ultrazentrifugation in Analogie zu Havel et al. (1955) bestimmt, und der Serum-CyA-Konzentration, diese bestimmt mittels Radioimmunoassay (Donatsch et al. 1981), bei standardisierter Dosierung des Pharmakons zeigte nur einen schwachen Zusammenhang zwischen den jeweils gemessenen Parametern.

Aufgrund der hier vorgelegten Befunde lassen sich die Transport- und Austauschprozesse für CyA wie folgt beschreiben: (1) CyA wird mit Lipiden (Cholesterin, Triglyceride, Gallensäuren) koresorbiert und gebunden an Chylomikronen auf dem Lymphweg ins Serum transportiert (Abb. 2A). Hier ist es vollständig an Lipoproteine (Chylomikronen, VLDL, LDL und HDL) gebunden und steht, wie Vorversuche belegen, im Austausch mit den Blutzellen (Abb. 2B). (2) Wird die orale CyA-Dosierung nicht konstant gehalten, sondern nach den Serumspiegeln berechnet, lassen sich resorptive Schwankungen und Änderungen der Metabolisierungsrate der Leber weitgehend ausgleichen. (3) Die CyA-Spiegel in den Geweben sind von der Serumkonzentration und der Gewebsperfusionsrate abhängig. An die Leberzellen jedoch, sie sind durch den DISSE'schen Raum von Blutkörperchen getrennt, gelangt das CyA nur über das Serum, d.h., allein dieser Anteil ist für die Hepatotoxizität von CyA verantwortlich. (4) Die in der Leber gebildeten Metabolite und nicht metabolisiertes CyA gelangen mit der Galle in den Darm und werden entweder mit dem Stuhl ausgeschieden oder über den enterohepatischen Kreislauf rückresorbiert (Abb. 2A).

Zusammenfassung

1. Im Serum liegt CyA in vollständiger Assoziation mit Proteinen vor. Freies CyA konnte mit den hier verwendeten Methoden weder in vivo noch in vitro nachgewiesen werden.

2. Als CyA-Bindungsproteine wurden die Serum-Lipoproteine, Chylomikronen, VLDL, LDL und HDL, identifiziert; eine Bindung an Nichtlipoproteine, d.h. Albumin und Globuline, wurde nicht gefunden.

3. Die Serumkonzentration der Bindungsproteine hat keinen klinisch relevanten Einfluß auf die Serum-CyA-Konzentration.

4. Ein Transfer von CyA zwischen den einzelnen Lipoproteinklassen konnte nachgewiesen werden, wobei sich Unterschiede in der Affinität der verschiedenen Lipoproteine zum Liganden aufzeigen ließen.

5. Die vollständige Proteinbildung zusammen mit der leichten Austauschbarkeit legen die Annahme nahe, daß das an Lipoproteine gebundene CyA die pharmakologisch wirksame Form darstellt.

Literatur

1. Borel JF, Feurer C, Magnee C, Staehelin H (1977) Immunology 32:1017
2. Chapman MJ, Goldstein S, Lagrange D, et al. (1981) J Lipid Res 22:339
3. Donatsch P, Abisch E, Hornberger M et al. (1981) Immunoassay 2:19
4. Fredrickson DS, Lees RS (1965) Circulation 31:321
5. Havel RJ, Eder HA, Bragdon JH (1955) J Clin Invest 34:1345
6. Mraz W, Zink RA, Graf A et al. (1983) Transplant Proc XV, Suppl 1:2426
7. Noble RP (1968) J Lipid Res 9:693
8. Petcher TJ, Weber HP, Rüegger A (1976) Helv Chim Acta 59:1480
9. Rüegger A, Kuhn M, Lichti H, Loosli HR, Huguenin R, Quiqueres C, von Wartburg A (1976) Helv Chim Acta 59:1075

Dr. R.A. Zink, Urologische Universitätsklinik, Klinikum Großhadern, Marchioninistraße 15, D-8000 München 70

Immunsuppression mit Ciclosporin – Erfahrungen und Ergebnisse bei Nierentransplantierten

K. Dreikorn, G. Opelz, W. Rössler, R. Horsch und H. Schmidt-Gayk

Das fungale Polypeptid "Ciclosporin" ist ein wirksames Immunsuppressivum, dessen Einsatz in den meisten Zentren zu einer signifikanten Verbesserung der Transplantationsergebnisse geführt hat (1). Den Vorteilen des selektiven Einflusses auf die T-Helferzellen und der fehlenden Myelotoxizität stehen allerdings eine Reihe von Nebenwirkungen, insbesondere die Nephro- und Hepatotoxizität gegenüber. Im folgenden wird über unsere Erfahrungen mit Ciclosporin bei 46 nierentransplantierten Patienten berichtet. Darüber hinaus werden Ergebnisse der von G. Opelz durchgeführten internationalen kollaborativen Transplantationsstudie (Collaborative Transplant Study – CTS) mitgeteilt und einige aktuelle Aspekte und Fragen der Ciclosporin-Behandlung diskutiert.

Krankengut und Methode

Eigene Erfahrungen

Seit Juli 1983 wurde Ciclosporin in Kombination mit Steroiden zur immunsuppressiven Behandlung bei 46 nierentransplantierten Patienten eingesetzt. Dieses Krankengut umfaßt 24 Patienten einer noch nicht abge-

Tabelle 1. Nierentransplantation mit Ciclosporin an der
Universitätsklinik Heidelberg (1.7.1983 - 22.8.1984)
Übersicht über das Krankengut

Anzahl Patienten	46 (32♂, 14♀)
Mittleres Alter (Jahre)	32 (3 - 60)

Leichennierentransplantationen	41	(89,1%)
davon Ersttransplantationen	24	(58,6%)
Zweittransplantationen	16	(39,0%)
Vierttransplantationen	1	(2,4%)
Lebendspendernierentransplantationen	5	(10,9%)
davon Ersttransplantationen	4	(8,0%)
Zweittransplantationen	1	(2,0%)

Ersttransplantationen	gesamt	28	(60,8%)
Zweittransplantationen	gesamt	17	(37,0%)
Vierttransplantationen	gesamt	1	(2,2%)

Tabelle 2. Übersicht über die Anzahl
der HLA-Inkompatibilitäten

HLA - A -, - B - Inkompatibilitäten

0	5	(10,9%)
1	11	(23,9%)
2	13	(28,3%)
3 oder 4	17	(36,9%)

HLA - DR - Inkompatibilitäten

0	34	(73,9%)
1	12	(26,1%)
2	0	-

schlossenen randomisierten Studie zur Überprüfung verschiedener immunsuppressiver Therapieschemen und 22 Patienten, die außerhalb der Studie
aus verschiedenen Indikationen (Lebendspendernierentransplantation,
Zweit- bzw. Mehrfachtransplantation, Kinder) mit Ciclosporin behandelt
wurden. Einzelheiten über das Krankengut sind in Tabelle 1 angegeben.
Bei 28 Patienten (60,8%) wurden Erst-, bei 17 (37%) Zweit- und bei
einem Patienten eine Viert-Transplantation durchgeführt. 5 Patienten
erhielten die Niere eines verwandten Lebendspenders, 41 Nieren von Verstorbenen. Alle Patienten hatten vor der Transplantation mindestens
drei Bluttransfusionen erhalten.

Die Anzahl der HLA-A-, -B- und -DR-Inkompatibilitäten geht aus Tabelle
2 hervor. Die durchschnittliche Konservierungszeit der transplantierten Verstorbenennieren betrug 23,9 (17 - 40) Stunden.

Ciclosporin wurde prä- bzw. intraoperativ und am ersten postoperativen
Tag in einer Dosis von 5 mg/kg KG als Infusion über 6 - 8 Stunden, danach oral in zwei Tagesdosen, beginnend mit insgesamt 15 mg/kg KG/Tag
verabreicht (Tabelle 3). In zwei- bis dreitägigen Abständen wurden die
Serum-, später Vollblut-"trough-Spiegel" bestimmt und durch Dosisver-

Tabelle 3. Dosierung von Ciclosporin (Sandimmun)
und 6-Methylprednisolon (Urbason)

Prä- bzw. intraoperativ:	5,0 mg/kg KG Ciclosporin i.V. 1,3 mg/kg KG 6-Methylprednisolon	

Postoperativ	Ciclosporin mg/kg KG	6-Methylprednisolon mg/kg KG
1. Tag i.v.	5	1,0
2. Tag oral	15*	0,8
3. Tag oral	15*	0,5
ab 4. Tag oral	ca.10*	0,3**
nach 2 Wochen	Dosierung nach	0,2
nach 4 Wochen	"through"-Spiegel*	0,15

*angestrebte Serum-"trough"-Spiegel   von 100 - 200 ng/ml
 angestrebte Vollblut-"trough"-Spiegel von 300 - 600 ng/ml

** danach Reduktion um 2 - 4 mg tgl. bis zur Erhaltungsdosis von 0,12 mg/kg KG täglich

Tabelle 4. Behandlung der akuten Abstoßungsreaktion*

	6-Methylprednisolon (mg/kg KG)	
	i.v.	oral
1. Tag	13,0	0,5
2. Tag	6,6	0,5
3. Tag	6,6	0,5
4. Tag	3,3	0,5**

*bei Steroid-resistenter Abstoßung ATG 2 mg/kg KG
über 14 Tage; ** danach Reduktion um 2 - 4 mg tgl.
bis zur Erhaltungsdosis von 0,12 mg/kg KG

änderung (Erhöhung bzw. Reduktion) Serum-Spiegel von 100 - 200 ng/ml,
Vollblutspiegel von 300 - 600 ng/ml angestrebt. Zusätzlich zu Ciclospo-
rin wurde 6-Methyl-Prednisolon (Urbason), beginnend mit 1,3 mg/kg KG
i.v. intraoperativ, danach in abfallenden Dosen verabreicht (Tabelle 3).
Akute Abstoßungsreaktionen wurden mit hohen intravenösen Dosen von 6-
Methyl-Prednisolon behandelt. Gleichzeitig wurde die orale Steroid-
Dosis auf 0,5 mg/kg KG erhöht. Bei "steroidrefraktären" akuten Ab-
stoßungsreaktionen wurde ATG (Fresenius) in einer Dosis von 2 mg/kg
KG i.v. (Dauerinfusion) über 14 Tage appliziert (Tabelle 4).

Ergebnisse

Eigene Erfahrungen

Die Verläufe der 46 Patienten (Beobachtungszeit, Transplantatfunktions-
dauer, derzeitiges Serum-Kreatinin) sind in Abbildung 1, die Gesamter-
gebnisse in Tabelle 5 dargestellt. 21 Patienten mußten wegen eines akuten postoperativen Nierenversagens dialysiert werden. Während es bei
16 Patienten innerhalb von 2 - 4 Wochen nach der Transplantation zum
Wiedereinsetzen der Nierenfunktion kam, traten bei 5 Patienten während

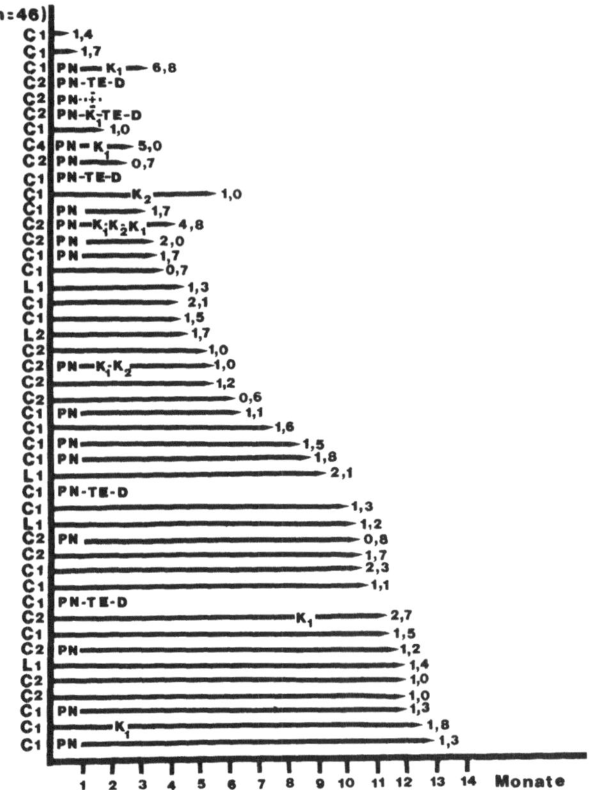

<u>Abb. 1.</u> Ergebnisse und Beobachtungszeiträume bei 46 mit Ciclosporin immunsupprimierten Nierentransplantationen (Zeitraum Juli 1983 - 22.8.1984).
L = Lebendspendernierentransplantation; C = Leichennierentransplantation. 1-Erst-, 2-Zweit-, 4-Viert-Transplantation; PN = Primäre Nichtfunktion (akutes Nierenversagen); K_1 = Konversion: Ciclosporin → Azathioprin; K_2 = Konversion: Azathioprin → Ciclosporin; TE = Transplantatentfernung; D = Dialyse; ⊞ = verstorben (akutes Herzversagen); → = Serumkreatinin (mg/dl) am Stichtag (22.8.1984)

<u>Tabelle 5.</u> Ergebnisse und Nierenfunktion bei Immunsuppression mit Ciclosporin (n = 46, Beobachtungszeitraum 1.7.1983 - 22.8.1984)

Überlebende Patienten	45	(97,8%)
verstorbene Patienten*	1	(2,2%)
irreversible Abstoßungen	5	(10,9%)
Patienten mit funktionierendem Transplantat	40	(86,9%)
primäre Funktion ohne Dialyse	25	(54,3%)

Derzeitige Nierenfunktion

Serum-Kreatinin	≤ 1,5 mg/dl	23	(57,5%)
	1,6 - 2,0 mg/dl	10	(25,0%)
	2,1 - 3,0 mg/dl	4	(10,0%)
	≥ 3,0 mg/dl	3	(7,5%)

*Todesursache: akutes Herzversagen

<u>Tabelle 6.</u> Nebenwirkungen unter
Ciclosporin-Therapie

n = 46

Hypertrichose	21	(45,7%)
Tremor	17	(37,0%)
Gingivahypertrophie	9	(19,6%)
Parästhesien	5	(10,9%)
"Leberdysfunktion"	2	(4,3%)

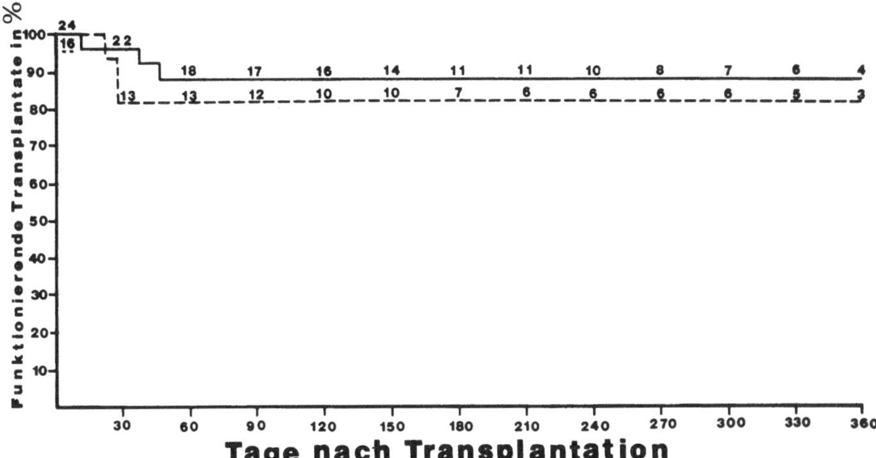

<u>Abb. 2.</u> Transplantatüberlebensrate bei 24 Erst- (———) und 16 Zweittransplantationen
(-----). (Leichennierentransplantationen, die Zahlen auf den Kurven entsprechen der
Anzahl der beobachteten Patienten). Urologie Heidelberg

der Phase des akuten Nierenversagens irreversible, bioptisch gesicherte Abstoßungsreaktionen auf. Ein Patient verstarb am 24. postoperativen
Tag an einem akuten Herzversagen, bei 5 Patienten wurde das abgestoßene
Transplantat entfernt. Am Stichtag (22.8.1984) lebten 40 Patienten
(86,9%) mit funktionierendem Transplantat. Zu diesem Zeitpunkt betrug
das Serum-Kreatinin bei 23 Patienten $\leqslant$1,5 mg/dl, bei 10 Patienten 1,6 -
2,0 mg/dl, bei 4 Patienten 2,1 - 3,0 mg/dl und bei 3 Patienten $\geqslant$3,0 mg/dl.

Bei 21 der 46 Patienten traten keine, bei 20 Patienten eine, bei 4 Pa-
tienten zwei, bei einem Patienten drei Abstoßungsreaktionen auf. Die
Häufigkeit Ciclosporin-bedingter Nebenwirkungen ist in Tabelle 6 ange-
geben. Eine Patientin wurde wegen ausgeprägter Hypertrichose, 7 wegen
Verdacht auf Ciclosporin-bedingte Nephrotoxizität auf konventionelle
Immunsuppression mit Azathioprin umgestellt.

In Abbildung 2 ist die Überlebensrate der 24 Erst- und 16 Zweittrans-
plantate (Leichennierentransplantate) graphisch dargestellt.

Collaborative Transplant Study (CTS)

In der von G. Opelz durchgeführten internationalen Collaborative Transplant Study (CTS) wurden bis zum 5.9.1984 die Daten von 14.570 Nieren-

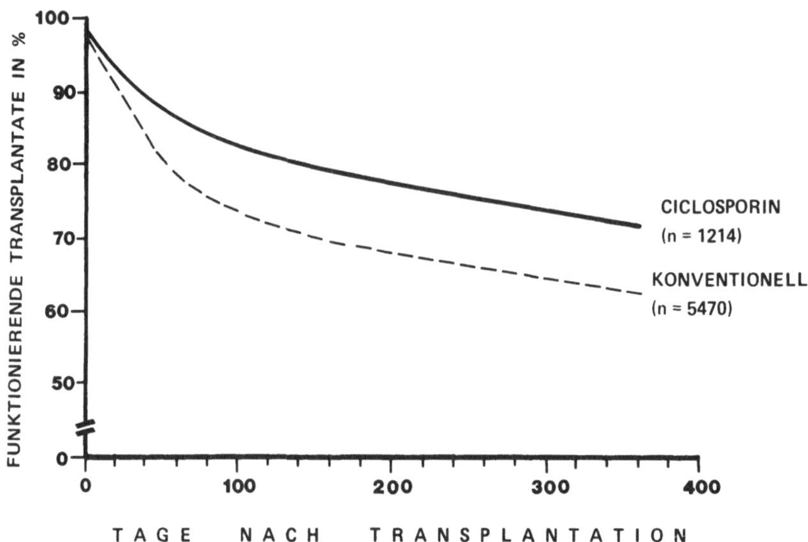

Abb. 3. Collaborative Transplant Study (CTS) (17): Höhere Transplantatfunktionsraten mit Ciclosporin als mit der konventionellen Immunsuppression

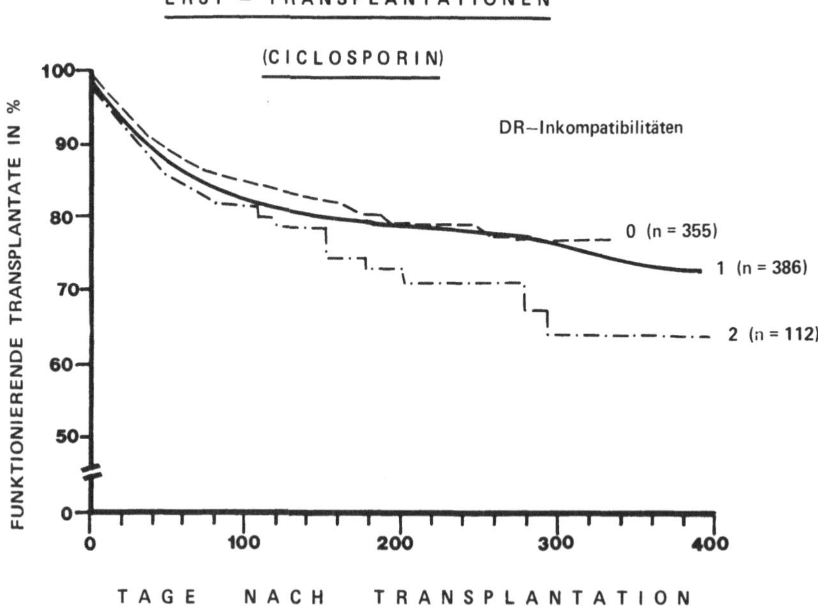

Abb. 4. Collaborative Transplant Study (CTS) (17): Einfluß der "DR-Typisierung" auf die Transplantatfunktionsraten bei Ciclosporin-Behandlung nach Nierentransplantation

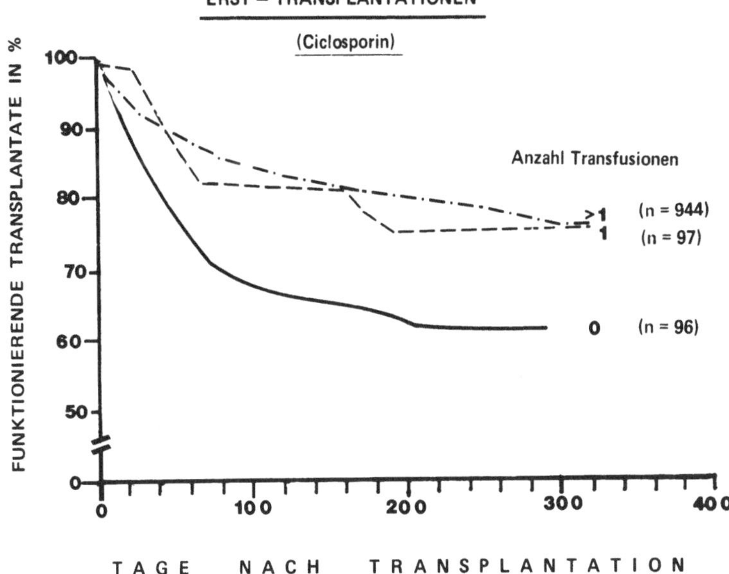

Abb. 5. Collaborative Transplant Study (CTS) (17): Einfluß von Bluttransfusionen (vor der Transplantation) auf die Transplantatfunktionsraten bei Ciclosporin-Behandlung nach Nierentransplantation

transplantationen aus mehr als 200 Zentren erfaßt. Wie aus Abbildung 3 hervorgeht, wurden auch im Rahmen der CTS Studie mit Ciclosporin höhere Transplantatüberlebensraten erzielt als mit der konventionellen Immunsuppression. Auch bei mit Ciclosporin behandelten Patienten ließ sich ein günstiger Effekt der DR Typisierung (Abb. 4) und der Verabreichung von Bluttransfusionen (vor der Transplantation) (Abb. 5) nachweisen.

Diskussion

Mit dem fungalen Peptid Ciclosporin, dessen immunsuppressive Wirkung 1976 von Borel (1) entdeckt wurde, steht der Prototyp einer neuen Generation von Immunsuppressiva zur Verfügung, der sich durch eine selektive Immunregulation auszeichnet. Obwohl die Wirkungsweise von Ciclosporin noch nicht ganz geklärt ist, scheint die Hauptzielzelle die T-Helferzelle zu sein (10, 25). Durch Hemmung der Freisetzung von Interleukinen wird die Ausreifung potentiell reaktiver T-Zellen zu zytotoxischen Zellen blockiert. Damit greift Ciclosporin in einen frühen Schritt der Antigen-induzierten Lymphozytenproliferation ein. Die Einführung von Ciclosporin hat in den meisten Zentren zu einer Verbesserung der Patienten- und Transplantat-Überlebensraten geführt (1, 3, 4, 5, 18). Obwohl die Beobachtungszeit bei den 46 in unserem Zentrum mit Ciclosporin behandelten Patienten noch kurz ist, sind die bisherige Patientenüberlebensrate von 97,8% und die Transplantatfunktionsrate von 86,9% vielversprechend, zumal das Krankengut 17 Zweit- und eine Vierttransplantation enthält, ein Patientenkollektiv, das unter konventioneller Immunsuppression eine "Risikogruppe" mit im Vergleich zu Ersttransplantationen schlechterer Prognose darstellt. Die Überlegenheit von Ciclosporin gegenüber der konventionellen immunsuppressiven Behandlung geht auch aus den Daten der von G. Opelz durchgeführten Collaborative Transplant Study (CTS) hervor (17) (Abb. 3 - 5).

Den Vorteilen von Ciclosporin (höhere Patienten- und Transplantatfunktionsraten, fehlende Myelotoxizität) stehen die Nebenwirkungen, insbesondere die Nephrotoxizität gegenüber.

Während aufgrund der CTS (17) Bluttransfusionen und DR-Kompatibilität die Transplantationsergebnisse auch unter Ciclosporintherapie verbessern (Abb. 4 und 5), konnte dies von anderen Autoren nicht bestätigt werden (6, 9, 15, 16, 26).

Kontroverse Ansichten bestehen weiterhin darüber, ob die Ergebnisse der Kombinationsbehandlung von Ciclosporin mit Steroiden der Ciclosporin-Monotherapie überlegen sind (2, 5, 7, 11, 12, 13, 20, 21, 22, 23, 24, 25).

Einige Autoren (2) beobachteten unter der Ciclosporin-Therapie — im Vergleich zur konventionellen Immunsuppression — eine erhöhte Frequenz von akuten postoperativen Nierenversagen, insbesondere bei längeren Konservierungszeiten, während andere (8) lediglich eine Verlängerung der anurischen Phase feststellten, ohne Einfluß auf die Transplantatprognose. Um die Nephrotoxizität von Ciclosporin zu reduzieren, sind regelmäßige Spiegelbestimmungen ("trough-levels") im Serum bzw. Vollblut erforderlich, wobei Serumspiegel von 50 - 200 und Vollblutspiegel von 200 - 800 ng/ml angestrebt werden (19, 20).

Unsere eigenen Erfahrungen haben gezeigt, daß zur Erreichung und Aufrechterhaltung der angegebenen Spiegel individuell verschiedene Dosen erforderlich sind.

Zusammenfassend handelt es sich beim Ciclosporin um ein wirksames Immunsuppressivum, das im Vergleich zur konventionellen Therapie die früheren Transplantatüberlebensraten verbessert. Es ist zu hoffen, daß dieser Effekt auch langfristig erhalten bleibt.

Literatur

1. Borel JF (1983) Cyclosporine: Historical perspectives. Transplant Proc 15 Suppl 1:2219-2229
2. Bunzendahl H, Wonigeit K, Klempenauer G, Brölsch C, Pichlmayer R (1983) Cyclosporine and steroids: Effects on the clinical course after renal allotransplantation. Transplant Proc 15 Suppl 1:2531-2534
3. Calne RY, Rolles K, Thirn S, McMaster P et al. (1979) Cyclosporin A initially as the only immunosuppressant in 34 recipients of cadaveric organs: 32 kidneys, 2 pancreases and 2 livers. Lancet II:1033-1036
4. Europäische multizentrische Studie (1982): Steroidfreie Behandlung nierentransplantierter Patienten mit Cyclosporin A. Klin Wochenschr 60:1137-1142
5. European multicentre trial group (1983) Cyclosporin in cadaveric renal transplantation: One year follow-up of a multicentre trial. Lancet II:986-989
6. Gardeur B, Harris K, Digard N, Sharman VL, Slapack M (im Druck) Do recipients of a cadaveric renal allograft require prior blood transfusion? Experience of a single unit. Transplant Proc
7. Johnson RWG, Wise MH, Bakrau A, Short C, Mollick NP, Gokal R, Dyer P (im Druck) A 4-year prospective study of cyclosporin A in cadaver renal transplantation. Transplant Proc
8. Kahan BD (1983) Practical aspects of renal transplant patient management. Transplant Proc 15 Suppl 1:2665-2675
9. Klintmalm G, Brynger H, Flatmark A, Frödin L, Husberg N, Thosby E, Groth CG (im Druck) The blood transfusion and DR-matching effect in cadaveric renal transplantation has been abolished by the use of cyclosporin. Transplant Proc
10. Lafferty KJ, Borel JF, Hodgkin P (1983) Cyclosporine A (CsA): Models for the mechanism of action. Transplant Proc 15 Suppl 1:2242-2247

11. Land W, Castro LA, Hillebrand G, Günther K, Gokel JM (1983) Conversion rejection consequences by changing the immunosuppressive therapy from cyclosporine to azathioprine after kidney transplantation. Transplant Proc 15 Suppl 1:2857-2861
12. Land W, Castro LA, Hillebrand G, Illner WD, Schneider B, Siebert W, Zink R, Albert E (1982) Immunsuppressive Basistherapie nach Nierentransplantation. Fortschr Med 41:1912-1916
13. Land W, Illner WD, Zink RA, Castro LA (1983) Kombinierte Basis-Immunsuppression nach Nierentransplantation. Münch Med Wschr 125:361-363
14. McMaster P, Haynes IG, Michael J, Adu D et al. (1983) Cyclosporine in cadaveric renal transplantation: A prospective randomized trial. Transplant Proc 15 Suppl 1:2523-2527
15. Morris PJ, Thompson JF, Ting A, Wood RFM (1984) Is pregraft blood transfusion beneficial in cyclosporin-treated renal transplant recipients? Lancet II:98
16. Ochiai T, Gunji M, Nagota M, Suzuki T et al. (1983) Cyclosporine enhances an effect of donor - specific blood transfusion in canine renal transplantation. Transplant Proc 15 Suppl 1:2939-2941
17. Opelz G (unveröffentlichte Daten) Collaborative Transplant Study
18. Preliminary results of a European multicentre trial (1982): Cyclosporine A as sole immunsuppressive agent in recipients of kidney allografts from cadaver donors. Lancet II:57-60
19. Robinson WT, Schran HF, Barry EP (1983) Methods to measure cyclosporine levels - high pressure liquid chromatography, radioimmunoassay and correlation. Transplant Proc 15 Suppl 1:2403-2408
20. Salaman JR (1984) Cyclosporin in renal transplantation: a guide to management. Lancet II:269-271
21. Sells RA (1983) A prospective randomized substitute trial of cyclosporine as a prophylactic agent in human renal transplant rejection. Transplant Proc 15 Suppl 1:2495-2500
22. Sheil AGR, Hall BM, Tiller DJ, Stephen MS et al. (1983) Australian trial of cyclosporine (CsA) in cadaveric donor renal transplantation. Transplant Proc 15 Suppl 1:2485-2489
23. Starzl TE, Klintmalm GBG, Weil R et al. (1981) Cyclosporin-A and steroid therapy in sixty cadaver kidney recipients. Surg Gynecol Obstet 153:486-494
24. Stiller C (1983) The requirements for maintenance steroids in cyclosporin-treated renal transplant recipients. Transplant Proc 15 Suppl 1:2490-2494
25. Stiller C (1983) The Canadian trial of cyclosporine: Cyclosporine therapy compared to standard immunosuppression in renal transplants on exploration of nephrotoxicity. Transplant Proc 15 Suppl 1:2479-2484
26. Taylor RF, Andrews W, Carpenter B, Rosenthal JT, Starzl TE, Hakala T (im Druck) DR Matching and cadaveric renal transplantation with cyclosporin A. Transplant Proc
27. White DJG (1982) Cyclosporin A. Clinical pharmacology and therapeutic potential. Drugs 24:322-334

Prof. Dr. K. Dreikorn, Urologische Abteilung des Chirurgischen Zentrums der Universität Heidelberg, Im Neuenheimer Feld 110, D-6900 Heidelberg 1

Konversion von klassischer immunsuppressiver Therapie nach Cyclosporin A sowie Behandlung der akuten Rejektion bei Patienten mit Cyclosporin A

H. Huland, E. Bleese, R. Arndt und E. Busch

Bei der Rejektionsbehandlung von Nierentransplantationspatienten, die
mit Cyclosporin A behandelt werden sind wir von dem theoretischen Konzept ausgegangen, daß unter einer effizienten immunosuppressiven Cyclosporin A Therapie eine Sensibilisierung oder Aktivierung von T-Lymphozyten nicht möglich ist. Eine Rejektion kann demnach nur durch vorsen-
sibilisierte T-Lymphozyten oder durch Neusensibilisierung z.B. bei zu
niedriger zellarmen Dosierung erfolgen. Die so bei einer akuten Rejektion aktivierten T-Lymphozyten gilt es zu eliminieren und zwar wenn
möglich vollständig. Hierzu bietet sich die Therapie mit Antithymus-
globulin (ATG) an. Im Gegensatz zu früheren Rejektionstherapien mit
ATG muß bei dieser hier vorgestellten Zielsetzung ein T-Zell-Monitoring
erfolgen, daß uns Auskunft über die vollständige Elimination gibt.

Wir haben hierzu ein Monitoring peripherer T-Lymphozyten mit Hilfe mo-
noklonaler Antikörper durchgeführt, die in Tabelle 1 angegeben sind.
Dieser Punkt ist insofern wichtig, als durch Antigen-Modulation nach
Antigen-Therapie periphere T-Zellen gemessen, z.B. am Rosetten-Test
oder an Leu I, Antikörper verschwinden können bei erhaltener Aktivität.
Unter solchen Bedingungen haben wir das ATG gewechselt.

Tabelle 1. Markierung von T-Lymphozyten im peripheren Blut

Antikörper gegen	Molekular-gewicht	T-Lymphozyten im peripheren Blut	Antikörper	T-Zell-population
T_1	67 – 6900	90%	Leu 1, OKT 1	PAN
T_3	19000	95%	OKT 3, Leu 4	Pan-T-Zell
T_{11}	55000	95%	Leu 5, OKT 11 Schafserythrozyten-marker	Pan-T-Zell
T_4	62000	60%	Leu 3, OKT 4	Helfer T
T_8	33000	30%	Leu 2, OKT 8	Suppressor T

Tabelle 2. Therapie akuter Rejektionsepisoden

Rejektionstyp	interstitiell	vaskulär
Zahl der Rejektionen	20	4
Therapie		
ATG	20	3
Plasmapherese		3
Therapieerfolg (%)	18 (90)	2 (66)
Kreatinin im Serum (mg%)	$2,17 \pm 0,76$	2,6

Tabelle 3. ATG Therapie bei primär akuten, interstitiellen
Rejektionsepisoden (n = 20)

		Mittelwert
ATG Dosis (mg/kg/die)	2 - 12	
ATG Dosis (mg/kg/die)	180 - 7370	1998
ATG Therapiedauer (Tage)	4 - 32	12,22
ATG-Wechsel	30%	

Tabelle 4. Umstellung von Azathioprin/Prednison auf CyA/
Prednison nach therapieresistenten Rejektionen mit ATG

Name	Serumkreatinin 3 Monate nach Umstellung
E.L.	1,2 mg%
G.S.	3,0 mg%*
E.R.	2,6 mg%
H.-H.R.	4,6 mg%
H.P.	2,4 mg%
R.W.	2,6 mg%*
H.G.	3,2 mg%

*Explantation nach 9 Monaten und 6 Monaten

Das Spezifikum der von uns konzipierten ATG-Therapie ist:

1. Das Konzept der kompletten Elimination von T-Lymphozyten.
2. Individuelles immunologisches Monitoring.
3. ATG-Wechsel bei Nachweis von T-Zell-Antigen Modulation.
4. Individual angepaßte ATG-Therapiedauer und Dosis.
5. Kontrolle durch Histologie und Immunhistologie im Transplantat.

Die jetzige Auswertung bezieht sich auf 34 Patienten mit einer Mindest-
verlaufsbeobachtungszeit von 6 Monaten mit insgesamt 24 akuten Rejektionsepisoden (Tabelle 2).

Hier ist der Rejektionstyp und die Art der ATG-Behandlung angezeigt.
Eine Plasmapherese wurde bei 3 von 4 vaskulären Rejektionstypen mit
gleichzeitigem Nachweis von zirkulären Immunkomplexen durchgeführt.
Bei interstitiellen Rejektionstypen war diese Behandlung in 90% der
Fälle erfolgreich, beim vaskulären Rejektionstyp bei 60%. Die beiden
Therapieversager in der ersten Gruppe zeigten nach Explantation vasku-
lären Rejektionstyp mit Verschluß großer Arterienäste.

Aus Tabelle 3 ist zu ersehen, wie groß die Schwankungsbreite der tatsächlich applizierten ATG-Dosis und die Dauer der ATG-Therapie war. In
30% haben wir einen ATG-Wechsel durchgeführt. Erwähnt werden muß noch,
daß vor jeder ATG-Therapie Antikörper gegen Kaninchen-Immunglobuline
ausgeschlossen wurden. Nur in 10% unserer Patienten haben wir nach ATG-
Therapie einen Anstieg dieser Antikörper bestimmt.

Das gleiche Konzept verfolgten wir bei der Umstellung von Azathioprim
auf Imurek anläßlich therapieresistenter Rejektionen. Wir haben dies
inzwischen bei 7 Patienten durchgeführt. Zunächst wurden die geprim-
ten T-Lymphozyten mit ATG eliminiert, um dann gleichzeitig Azathioprim
durch Cyclosporin A zu ersetzen. Bei allen 7 Patienten gelang zunächst
die Therapieumstellung mit den hier erzielten Kreatininwerten 3 Monate
nach Umstellung. Bei 2 Patienten kam es jedoch im Verlaufe des nächsten
Jahres zur irreversiblen chronischen Rejektion mit Transplantatentfernung.

Zusammenfassend möchte ich sagen, daß hier ein vielversprechender Ansatz ist, der in einer kontrollierten prospektiven Studie gegen die
herkömmliche Rejektionstherapie getestet werden müßte. Bislang haben
wir keine ernsthaften Nebenwirkungen dieser Therapie beobachtet. Betont werden soll, daß gleichzeitig Azyklovir gegeben wird. Die vorgelegten Daten machen deutlich, daß wenn eine ATG-Therapie zur Rejektionstherapie unter Cyclosporin A angewandt wird, diese individualspezifisch
durchgeführt werden muß.

Prof. Dr. H. Huland, Urologische Universitätsklinik Eppendorf,
Martinistraße, D-2000 Hamburg 20

Plasmapherese zur Behandlung der akuten vaskulären Abstoßreaktion (AVR) nach Nierentransplantation

P. Hanke, W. Fassbinder, M. Knöner und W. Weber

Die akute Transplantatabstoßung wird im Regelfall durch Methyl-Prednisolon-Gramm Stöße behandelt. Bei dieser Therapie zeigt sich, daß etwa
1/3 der Abstoßungen nicht in Remission gebracht werden können und somit endgültig ihre Funktion verlieren. Bei der mikroskopischen Aufarbeitung der Abstoßungsverläufe fällt auf, daß beim Vorliegen einer akuten, proliferativen Vaskulopathie die Prognose besonders schlecht ist:
80 - 90% aller Transplantate fallen trotz Steroidtherapie der irreversiblen Abstoßung anheim.

Es ist bekannt, daß in den befallenen Gefäßen reichlich Immunglobuline
und Komplement nachgewiesen werden können. Daher wird diese Vaskulopathie mit einer Antikörper-induzierten Abstoßung in Zusammenhang gebracht. Deshalb liegt der Gedanke nahe, diese Abstoßung durch Methoden,
die geeignet sind u.a. Antikörper und Komplement aus dem Blut zu entfernen, günstig zu beeinflussen. Die Methode der Wahl zur Entfernung
"pathologischer" Immunglobuline stellt die Plasmapherese dar. Einzelfälle und kleinere Serien, die die Effizienz dieser Methode vermuten
lassen, sind bereits von anderen Autoren publiziert.

Im Falle einer Transplantatabstoßung gehen wir folgendermaßen vor (s.
Schema Abb. 1).

Ist eine Abstoßung nach 2 - 3 Methyl-Prednisolon-Gramm Stößen nicht in
Remission zu bringen, wird das Transplantat bioptisiert und das Bioptat
sofort ausgewertet. Beim Vorliegen einer proliferativen Endovasculitis,

1. Initial 2 - 4x je 1 g Methyl-Prednisolon

2. Transplantatbiopsie bei Steroid resistenter Abstoßung

3. Weitere Therapie entsprechend dem histologischen Typ der Abstoßung

   a) akute interstitielle Abstoßung   ⟶   ATG

   b) akute vaskuläre Abstoßung   ⟶   Plasmafiltration

<u>Abb. 1.</u> Therapie der akuten Abstoßung

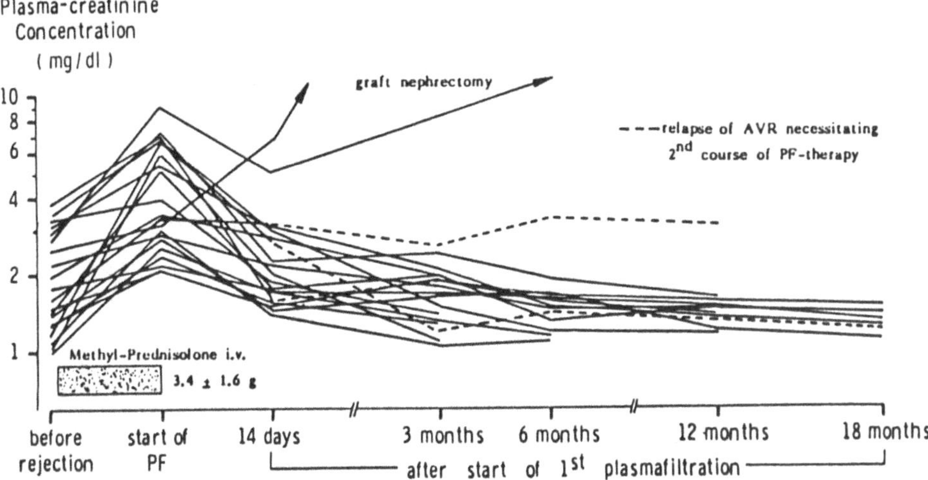

<u>Abb. 2.</u> Plasma-Kreatininkonzentration bei 19 Patienten mit akut vaskulärer Abstoßung des ersten Nierentransplantates unter Plasmapherese-Therapie (PF)

d.h. einer akuten vaskulären Abstoßung beginnen wir mit einer Plasmapheresebehandlung, die je 3 - 4x pro Woche bei insgesamt 6 Behandlungen stattfindet. Pro Behandlung werden 5 l Plasma abfiltriert und durch 3,5%ige Albumin-Ringer-Lactat-Lösung ersetzt. Nach jeder Sitzung werden 20 g IgG intravenös substitutiert.

Unter Zugrundelegung dieser Therapieform erhielten wir die folgenden Ergebnisse:

Von 1980 bis 1982 wurde bei 79 Patienten eine Nierentransplantation durchgeführt; 68 Empfänger erhielten ein Erst- und 11 ein Zweittransplantat. Wir beobachteten in diesem Kollektiv bei 25 Patienten insgesamt 36 akute vaskuläre Abstoßungsepisoden.

Diese Abstoßungsform tritt offenbar häufiger beim Zweittransplantierten auf; denn bei 6 der 11 Zweittransplantierten jedoch nur bei 19 der 68 Ersttransplantierten trat die akute vaskuläre Abstoßung auf.

Bei den 19 Ersttransplantatempfängern (Abb. 2), stieg die Serum-Kreatininkonzentration im Mittel von 2,1 ± 0,9 mg/dl vor der Abstoßung auf 4,4 ± 2,1 mg/dl bis zum Beginn der Plasmapheresebehandlung an.

Bei 18 Patienten besserte sich die Transplantatfunktion wenige Tage nach Beginn der Plasmapheresebehandlung. Nach 6 Behandlungen lag die

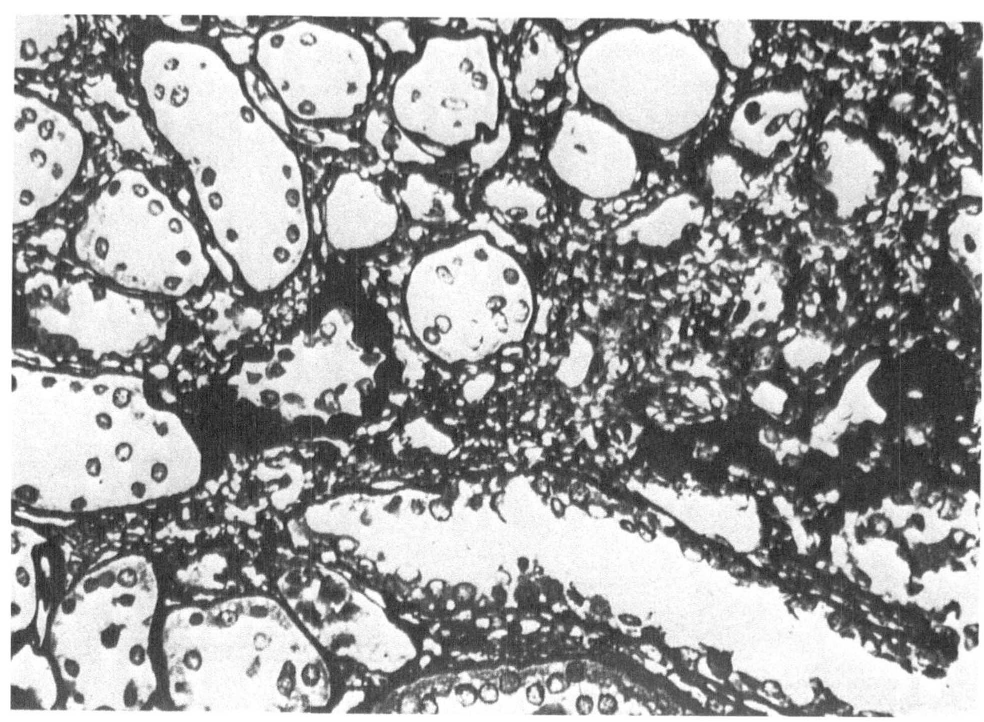

Abb. 3. Nierenbioptat 6 Monate nach Plasmapherese-Therapie

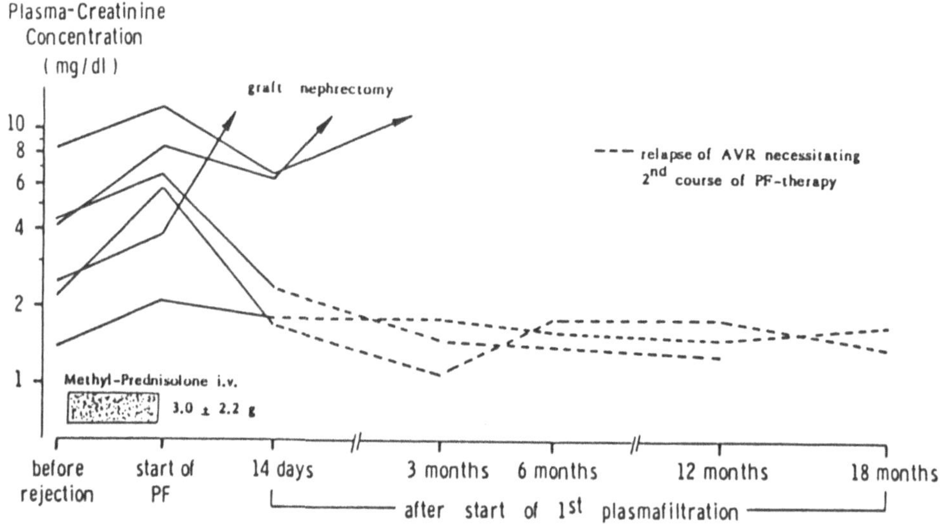

Abb. 4. Plasma-Kreatininkonzentration bei 6 Patienten mit akut vaskulärer Abstoßung des zweiten Nierentransplantates unter Plasmapherese-Therapie (PF)

Serum-Kreatinin-Konzentration wieder bei 2,5 ± 1,4 mg/dl.

Während der folgenden Monate blieb dieser Wert konstant oder fiel noch weiterhin ab.

In einem Fall konnte die Abstoßung nicht in Remission gebracht werden. Das Transplantat wurde am 10. Tage entfernt.

Bei 2 Patienten trat ein Rezidiv einer vaskulären Abstoßung auf, das jedoch ebenfalls durch eine erneute Serie von Plasmapheresebehandlungen beherrscht werden konnte.

In einem Fall — in Abbildung 1 der Patient mit dem höchsten Kreatininwert — besserte sich zunächst die Transplantatfunktion, jedoch kam es später zu einer langsamen, jedoch kontinuierlichen Funktionsverschlechterung, so daß nach 4 Monaten die Transplantatnephrektomie erforderlich wurde.

Inzwischen sind 13 Patienten mehr als 6 und 11 Patienten mehr als 12 Monate bei stabiler Transplantatfunktion unter Beobachtung. Bei 4 Patienten haben wir nach 6 Monaten Kontrollbiopsien durchgeführt, die weitgehend normales Nierengewebe zeigten (Abb. 3).

Bei den 11 Empfängern eines Zweittransplantates (Abb. 4), wurde in 6 Fällen eine akute vaskuläre Abstoßung diagnostiziert. Hierbei stieg die Serum-Kreatininkonzentration trotz der Prednisolonbehandlung von 4,0 ± 2,9 mg/dl auf 6,2 ± 3,3 mg/dl an. Die Kreatininkonzentration zu Beginn der Abstoßung lag wesentlich höher als bei der Gruppe der Ersttransplantatempfänger.

Ein Ansprechen auf die Plasmapheresebehandlung sahen wir in 5 der 6 Fälle. In einem Fall war ein Therapieeffekt nicht zu erzielen. Dieses Transplantat mußte entfernt werden.

Zwei weitere Transplantate gingen nach anfänglicher Verbesserung in die chronische Form der vaskulären Transplantatabstoßung mit successivem Funktionsverlust über und mußten letztlich nach Monaten explantiert werden. Die übrigen 3 Fälle hatten allesamt Rezidive — bis zu frei —, die jedoch durch Plasmapheresebehandlung beherrscht werden konnten. Diese Patienten haben wir bisher bis zu 18 Monate bei stabiler Transplantatfunktion nachbeobachtet.

Nach Einführung der Plasmapherese lag in unserem Zentrum die kummulative Transplantatfunktionsrate bei den Ersttransplantatempfängern nach 1 Jahr bei 87% nach 2 Jahren bei 83,1%.

Dies entspricht in unserem Krankengut einer Verbesserung um 12,1, bzw. 14,4%, die wir hauptsächlich einer erfolgreichen Plasmapheresebehandlung zuschreiben.

Literatur

1. Fassbinder W, Ernst W, Stutte HJ, Scheuermann EH, Frei U, Schoeppe W (1982) Acute vascular rejection treated by plasma exchanger. Proc EDTA 19:536-543
2. Herbertson BM, Evans DB, Calne RY, Bannerjee AK (1977) Percutaneous needle biopsies of renal allografts: the relationship between morphological changes present in biopsies and subsequent allograft function. Histopathology I:161-178

3. Porter KA (1976) The effects of antibodies on human renal allografts. Transplantation Proc VIII:189-197
4. Spichtin HP, Mihatsch MJ, Oberholzer M, Gudat F, Thiel G, Harder F, Zollinger HU (1982) Nierenbiopsiemorphologie und Prognose des Nierentransplantats. Nieren- und Hochdruckkrankheiten 10:95-100
5. Zollinger HU, Mihatsch MJ (1978) Renal Pathology in Biopsy. Springer, Berlin Heidelberg New York, pp 573-586

Dr. P. Hanke, Zentrum der Chirurgie, Abteilung für Urologie, Klinikum der Johann Wolfgang Goethe-Universität, Theodor-Stern-Kai 7, D-6000 Frankfurt am Main

Morphologische und funktionelle Untersuchungen zur Nephrotoxizität von Cyclosporin A

R. Horsch, R. Waldherr und H. Schmidt-Gayk

Die ausgezeichnete immunsuppressive Wirkung von Ciclosporin wird, in Abhängigkeit von der Dosis, nicht selten begleitet von unerwünschten Nebenwirkungen. Am gefürchtetsten sind hierbei die potentielle Nephrotoxizität sowie die Hepatotoxizität des Medikamentes. Der Mechanismus der Nierenschädigung ist letztlich noch nicht genau geklärt. Zum einen können akute tubuläre Läsionen auftreten, zum anderen wurden im eigenen Krankengut bei Langzeitverabreichung interstitielle Fibrosen des Nierengewebes festgestellt. Inwieweit die Nierenfunktion für das Auftreten nephrotoxischer Nebenwirkungen von Bedeutung ist, konnte bisher nicht sicher geklärt werden.

Es war deshalb das Ziel dieser Pilotstudie zu untersuchen, ob die Nierenfunktion beim Auftreten nephrotoxischer Nebenwirkungen bei der Ratte Bedeutung hat. Es sollte weiterhin untersucht werden, inwieweit sich Ciclosporin-Vollblutspiegel der Ratten mit normaler Nierenfunktion von denen von Ratten mit eingeschränkter Nierenfunktion unterscheiden.

Material und Methode

Die Versuche wurden an männlichen Lewis-Ratten durchgeführt. Bei 4 Ratten wurde durch eine 5/6 Nephrektomie eine operativ induzierte Niereninsuffizienz erzielt. Als Kontrolle dienten 4 scheinoperierte Ratten. Beide Versuchsgruppen erhielten per Schlundsonde 8 Tage lang 20 mg/KG Ciclosporin pro Tag. Danach wurde die Dosis auf die Hälfte reduziert.

In 4-tägigen Abständen wurden aus dem Venenblut die Ciclosporin-Vollblutspiegel sowie das Serum-Kreatinin bestimmt. Die Nieren beider Versuchsgruppen wurden sowohl lichtmikroskopisch wie auch elektronenmikroskopisch untersucht.

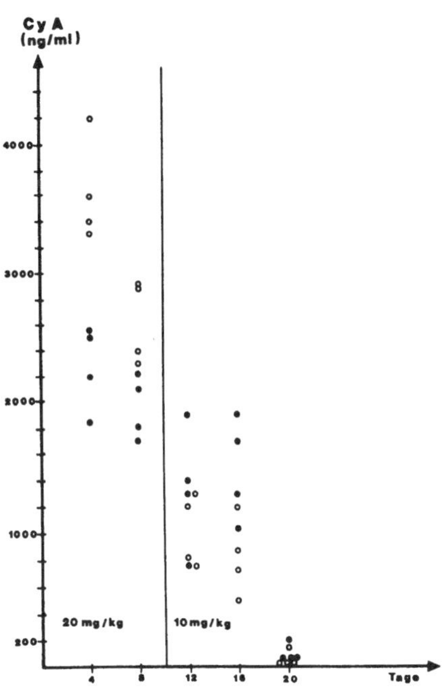

Abb. 1. Ciclosporin-Vollblutspiegel bei niereninsuffizierten Ratten und Ratten mit normaler Nierenfunktion

Ergebnisse

Abbildung 1 zeigt die Ciclosporin Vollblutspiegel beider Versuchsgruppen. Vier Tage nach Beginn der Ciclosporin-Verabreichung haben die niereninsuffizienten Tiere deutlich höhere Ciclosporin-Spiegel als Ratten mit normaler Nierenfunktion (3.659 ng/ml gegenüber 2.305 ng/ml). Nach weiteren vier Tagen fallen die Spiegel in beiden Gruppen bei gleicher Dosierung deutlich ab. Es ist jedoch festzustellen, daß niereninsuffiziente Ratten nach wie vor höhere Cyclosporin A-Vollblutspiegel zeigen als Ratten mit normaler Nierenfunktion. Nach Reduktion der Dosis auf 10 mg/kg/Tag finden sich keine Unterschiede im Ciclosporin-Spiegel beider Gruppen. Vier Tage nach Absetzen des Medikaments sind die Spiegel in beiden Gruppen unter 70 ng/ml abgefallen.

Abbildung 2 und Abbildung 3 zeigen den Verlauf des Serum-Kreatinins und der Ciclosporin-Spiegel bei Ratten mit normaler Nierenfunktion bzw. niereninsuffizienten Ratten. Es wird deutlich, daß es in der niereninsuffizienten Gruppe korrelierend mit dem maximalen Ciclosporin-Vollblutspiegel am 4. Tag nach Beginn der Verabreichung (20 mg/kg/die) zu einem deutlichen Anstieg des Serum-Kreatinins von 1,5 auf 1,95 mg/dl kommt. Hierzu entsprechend finden sich die höchsten Ciclosporin-Vollblutspiegel während des Versuches.

Ab 8. Tag nach Beginn der Ciclosporin-Verabreichung zeigt sich, wie bereits erwähnt, ein Abfall der Spiegel korrelierend hierzu ebenfalls ein Abfall des Serum-Kreatinins. In der Gruppe mit normaler Nierenfunktion kommt es zu einem Peak am 4. Tag. Das Serum-Kreatinin steigt jedoch nur unwesentlich von 0,45 mg/dl auf 0,5 mg/dl an. Im Verlaufe der Dosisreduktion findet sich der bereits erwähnte Abfall der Ciclosporin-Vollblutspiegel, eine wesentliche Änderung der Nierenfunktion läßt sich jedoch nicht feststellen.

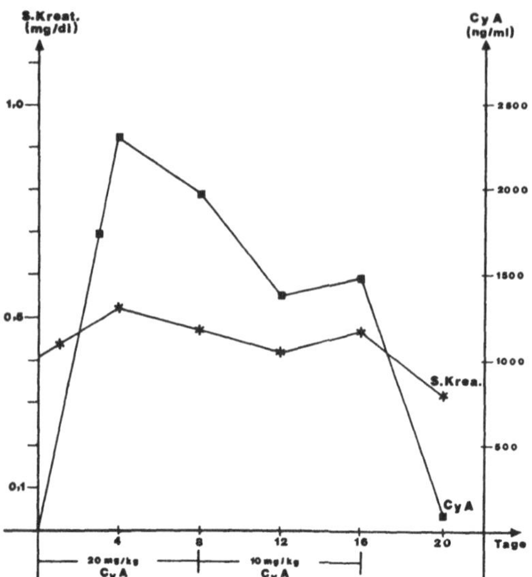

Abb. 2. Serum-Kreatinin und Ciclosporin-Spiegel von Ratten mit normaler Nierenfunktion

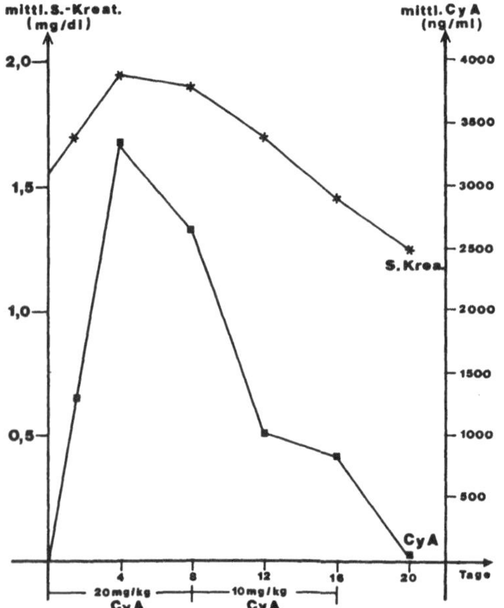

Abb. 3. Serum-Kreatinin und Ciclosporin-Spiegel niereninsuffizienter
Ratten

Morphologische Untersuchungen zeigten in der Lichtmikroskopie Einzel-
zellnekrosen im Bereich des proximalen Tubulus. Diese Veränderungen
waren in der niereninsuffizienten Gruppe besonders häufig und deutlich
ausgeprägt. In der Elektronenmikroskopie (Abb. 4) fanden sich in der
niereninsuffizienten Gruppe zahlreiche Zytolysosomen mit Einschlußkörperchen sowie Riesenmitochondrien. Diese Befunde sind nicht Ciclo-
sporin-spezifisch und werden auch bei bestimmten Nephrosen beobachtet.

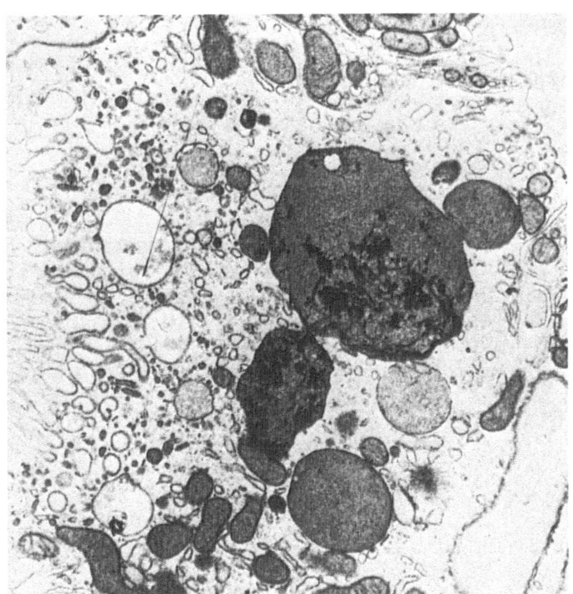

Abb. 4. Elektronenmikroskopische Aufnahme mit Zytolososomen und Einschlußkörperchen sowie Riesenmitochondrien

Diskussion

Die vorliegende Pilotstudie zeigte, daß niereninsuffiziente Ratten 4 Tage nach Beginn einer Ciclosporin-Verabreichung höhere Vollblutspiegel zeigten als Ratten mit normaler Nierenfunktion. Acht Tage nach Beginn der Behandlung waren die Vollblutspiegel in der niereninsuffizienten Gruppe deutlich höher als in der Gruppe mit normaler Nierenfunktion. Gleichzeitig fand sich in der niereninsuffizienten Gruppe nach Beginn der Ciclosporin-Verabreichung ein Anstieg des Serum-Kreatinins, der mit dem maximalen Vollblutspiegeln korrelierte. Diese Ergebnisse lassen die Vermutung zu, daß bei Vorliegen einer eingeschränkten Nierenfunktion die Spiegel zunächst höher liegen als bei normaler Nierenfunktion, obwohl der größte Teil des Medikaments in der Leber metabolisiert und mit der Galle ausgeschieden wird. Korrelierend mit den hohen Spiegeln kommt es besonders in der niereninsuffizienten Gruppe zu einer Verschlechterung der Nierenfunktion, die jedoch reversibel ist. Unterstützt werden diese Befunde durch die Ergebnisse der Elektronen- und Lichtmikroskópie. Möglicherweise kommt es bei Vorliegen einer Niereninsuffizienz und damit einer verminderten renalen Elimination zu einer Enzyminduktion in der Leber, wodurch die verminderte renale Elimination kompensiert wird. Andererseits wäre es auch denkbar, daß ein sogenanntes Schwellenphänomen vorliegt, d.h. bis zu einer bestimmten Dosis spielt die Nierenfunktion keine Rolle, da eine vollständige Elimination bzw. Metabolisation in der Leber möglich ist. Weitere Versuche mit größeren Versuchsgruppen sind erforderlich um diese Fragen zu klären.

Priv.-Doz. Dr. R. Horsch, Oberarzt der Urologischen Abteilung des Chirurgischen Zentrums der Universität Heidelberg, Im Neuenheimer Feld 110, D-6900 Heidelberg 1

Cyclosporin A-Dosierung nach Nierentransplantation

G. Offermann, F. Keller, M. Molzahn und D. Jonas

Die Einführung des Cyclosporins hat in vielen Transplantationszentren
eine wesentliche Verbesserung der Ergebnisse nach Nierentransplantation
gebracht. Die Abbildung 1 zeigt als Beispiel die kumulativen Überlebensraten der Transplantate bei 117 Patienten des Berliner Transplantations-
zentrums, die bis Ende August 1984 primär mit Cyclosporin und niedrigen
Steroiddosen nach Nierentransplantation behandelt wurden. Die 1-Jahres-
Transplantatüberlebensrate betrug in dieser Gruppe 86%. Zum Vergleich
wurden die letzten 117 Transplantationen herangezogen, die vor Einführung des Cyclosporins mit konventioneller immunsuppressiver Therapie
durchgeführt wurden, die 1-Jahres-Funktionsrate betrug hier 70%; der
Unterschied zwischen beiden Gruppen ist hochsignifikant. Die Patienten-
Überlebensrate unterschied sich in beiden Gruppen jedoch nicht, sie
lag nach zwei Jahren kumulativ berechnet bei 93%.

Trotz dieser Vorteile wirft der Umgang mit dem Cyclosporin eine Reihe
von Problemen auf, zu denen die richtige oder optimale Dosierung der
Substanz gehört. Die Dosierung wird heute in den meisten Zentren über
die Messung von Cyclosporin-Blutspiegeln kontrolliert, dabei wird angestrebt, die Spiegel in einem Bereich zu halten, der einerseits eine

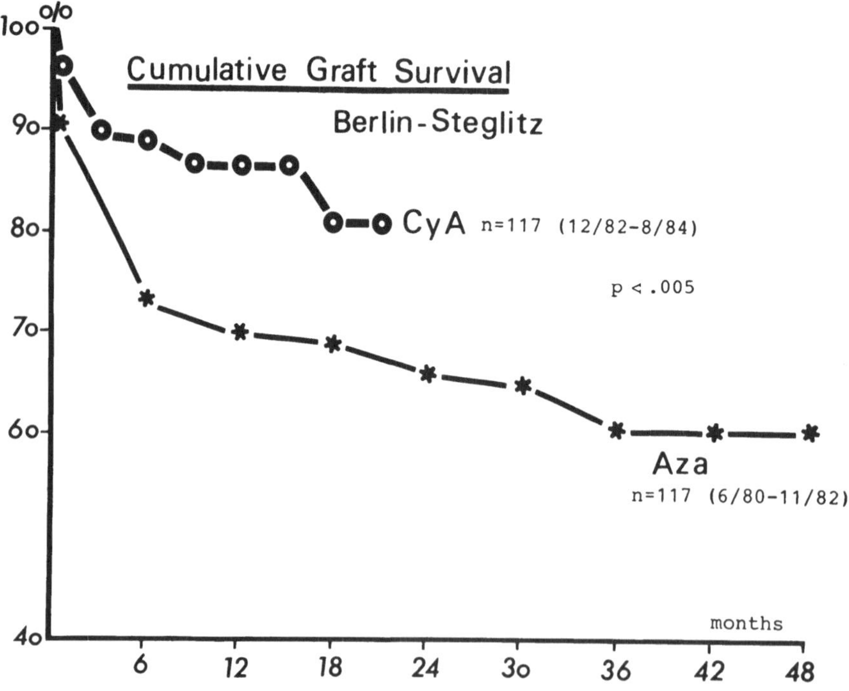

Abb. 1. Kumulative Transplantatüberlebensrate bei Patienten mit Cyclosporin-Behand-
lung (CyA) oder konventioneller Therapie (Aza) nach Nierentransplantation

Tabelle 1. Korrelation zwischen CyA-Blutspiegel (n = 351)
und Dosis

	r	p
pro kg Körpergewicht	0,076	n.s.
pro kg Zellmasse	0,706	<0,001
pro kg fettfreie Körpermasse	0,717	<0,001
pro kg Broca-Gewicht	0,839	<0,001

ausreichende Immunsuppression garantiert, andererseits aber toxische
Nebenwirkungen des Cyclosporins vermeidet. Wo die Grenzen dieses erwünschten therapeutischen Bereichs wirklich liegen und ob sich diese
Grenzen mit der Zeit, die seit der Transplantation vergangen ist, ändern, wird bis heute empirisch beantwortet.

Die zunehmende Erfahrung mit dem Cyclosporin in den letzten Jahren hat
gezeigt, daß der individuelle Dosisbedarf, der erforderlich ist um den
erwünschten therapeutischen Bereich zu erreichen, sehr variabel ist.
In der Regel kann nur die initiale Therapie festgelegt werden, sobald
möglich erfolgt die weitere Dosisreduktion nach den gemessenen Cyclosporin-Blutspiegeln.

Wir haben uns damit beschäftigt, wodurch diese große individuelle Variabilität des Dosisbedarfs bedingt ist. Cyclosporin wird üblicherweise

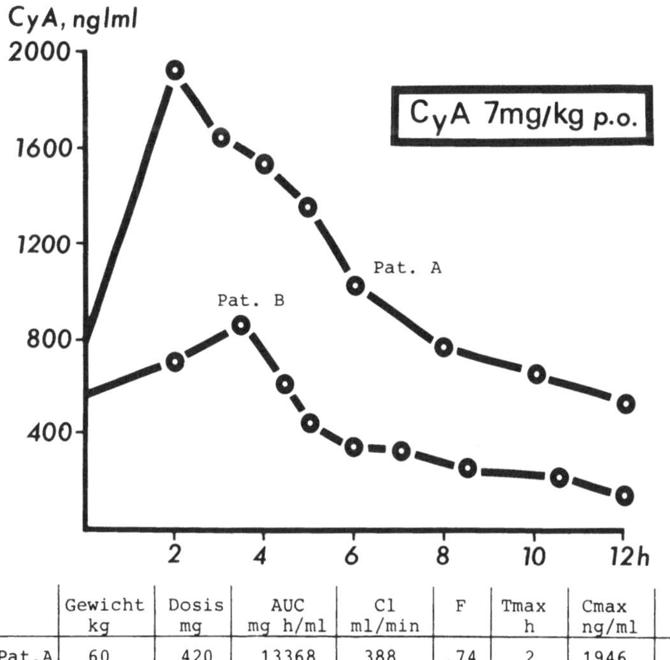

	Gewicht kg	Dosis mg	AUC mg h/ml	Cl ml/min	F	Tmax h	Cmax ng/ml	Cmin ng/ml
Pat.A	60	420	13368	388	.74	2	1946	556
Pat.B	65	460	5430	727	.51	3,5	856	142

Abb. 2. Cyclosporin-Kinetik bei 2 Patienten mit Nierentransplantation nach der
ersten oralen Cyclosporin-Dosis

pro kg Körpergewicht dosiert. Um den Einfluß der unterschiedlichen Körperzusammensetzung — z.B. bei über- oder untergewichtigen Patienten — auf die Cyclosporin-Kinetik zu berücksichtigen, haben wir bei 27 Transplantat-Empfängern neben dem Körpergewicht mit Hilfe eines Ganzkörperzählers die fettfreie Körpermasse und die Zellmasse ermittelt. Außerdem wurde aus der Körpergröße das fiktive Broca-Gewicht (Broca-Gewicht (kg) = Größe (cm) - 100) errechnet. Die während der ersten drei Monate nach Transplantation wöchentliche gemessenen Cyclosporin-Spiegel (n = 315) wurden radio-immunologisch im Vollblut gemessen. Die Beziehungen zwischen Cyclosporin-Blutspiegeln und Cyclosporin-Dosis bei diesen 27 Patienten sind in Tabelle 1 zusammengefaßt. Bei Berechnung der Dosis pro kg Körpergewicht ergibt sich keine signifikante Korrelation zwischen Dosis und erreichtem Blutspiegel. Dagegen korrelieren die auf fettfreie Körpermasse oder Zellmasse berechneten Dosierungen signifikant mit den Blutspiegeln. Anstelle dieser nur aufwendig zu bestimmenden Parameter kann nach diesen Ergebnissen auch das leicht aus der Körpergröße zu berechnende Broca-Gewicht benutzt werden, es ergibt sich hier eine ähnlich hohe Korrelation zwischen Dosis und erreichten Blutspiegeln.

Die für die Dosierung benutzte Bezugsgröße erklärt jedoch nur einen Teil der Variabilität der Blutspiegel. Pharmakokinetische Untersuchungen nach der ersten oralen Cyclosporin-Dosis, die bei 60 transplantierten Patienten durchgeführt wurden, zeigten, daß bereits diese erste Dosis individuell sehr unterschiedlich behandelt wird. Die Abbildung 2 gibt als Beispiel die Blutspiegelkurven und die kinetischen Daten von zwei Patienten wieder, die ein fast identisches Körpergewicht hatten und daher fast gleiche absolute orale Cyclosporin-Dosis erhielten. Die durch die Fläche unter den Kurven (AUC) ausgedrückte Bioverfügbarkeit des Cyclosporins ist schon optisch sehr verschieden, es läßt sich errechnen, daß der größte Teil des Unterschiedes zwischen beiden Kurven durch eine unterschiedliche Behandlung des Cyclosporins bei der ersten Leberpassage — den sogenannten first-pass-Effekt zu erklären ist. Wie nach dem Kurvenverlauf zu erwarten, benötigte der Patient A in den folgenden 12 Wochen nur 60% der Cyclosporin-Dosis, die beim Patienten B erforderlich war, um die Cyclosporin-Spiegel im therapeutischen Bereich zu halten.

Zusammenfassung

Die für den individuellen Patienten optimale therapeutische Cyclosporin A-Dosis wird durch die Körperzusammensetzung und den first-pass-Effekt der Leber beeinflußt. Ein Teil der Variabilität des Dosisbedarfs kann durch Wahl einer geeigneten Bezugsgröße (z.B. Broca-Gewicht) beseitigt werden. Es scheint darüber hinaus wünschenswert, durch frühzeitige Cyclosporin-Spiegelmessung den zu erwartenden Dosisbedarf zu ermitteln.

Dr. G. Offermann, Klinikum Steglitz der FU Berlin, Hindenburgdamm 30, D-1000 Berlin 45

OKT4/T8 Quotienten bei nierentransplantierten Patienten

V. Daniel, G. Opelz und K. Dreikorn

Die frühzeitige Erkennung von Abstoßungskrisen stellt ein Hauptproblem
der postoperativen Nachsorge nierentransplantierter Patienten dar. Mit
Hilfe monoklonaler Antikörper gelang es, Lymphozytensubpopulationen
zu charakterisieren, die bei einer Immunreaktion fördernde (OKT4+ T-
Lymphozyten) oder unterdrückende (OKT8+ T-Lymphozyten) Einflüsse ausüben. Cosimi et al. (1) und Ellis et al. (2) beschrieben als erste
einen Anstieg OKT4+ T-Lymphozyten im peripheren Blut vor Beginn einer
akuten Abstoßungskrise. Andere Autoren fanden keine Veränderungen der
OKT4/T8-Quotienten vor akuten Abstoßungskrisen (3, 4).

Wir untersuchten seit Mai 1982 bei 122 nierentransplantierten Patienten
die Lymphozytensubpopulationen mit den monoklonalen Antikörpern OKT3
(alle peripheren T-Lymphozyten; Ortho Diagnostic Systems, Raritan, USA),
OKT4 (Helfer-/Inducer T-Lymphozyten), OKT8 (Suppressor-/zytotoxische
T-Lymphozyten), OKIa1 (B-Lymphozyten, Monozyten, aktivierte T-Lymphozyten) und OKM1 (Monozyten, natürliche Killerzellen). Die Lymphozytensubpopulationen wurden vor Transplantation, mindestens 2x wöchentlich
während des stationären Aufenthaltes und alle 2 - 4 Wochen nach Entlassung aus stationärer Behandlung kontrolliert.

Als Untersuchungsmethode diente ein Mikro-Lymphozytotoxizitätstest (5).
Periphere Blutlymphozyten wurden über einen Ficoll-Hypaque Dichtegradienten separiert, auf ölüberschichteten Mikrotestplatten mit monoklonalen Antikörpern inkubiert, durch Zusatz von Kaninchenserum lysiert
und mit Ethydiumbromid und Acridinorange gefärbt. Der Ansatz wurde
durch Ablesen der positiven Reaktionen unter einem Fluoreszenzmikro-
skop quantitativ ausgewertet.

Es wurden 5 verschiedene immunsuppressive Standardprotokolle zur Ab-
stoßungsprophylaxe benutzt: Applikation von 1. Kortison hoch dosiert,
2. Kortison niedrig dosiert, 3. Antithymozytenglobulin, 4. Antithymozytenglobulin in Kombination mit Kortison niedrig dosiert und 5. Cyclosporin. Abstoßungskrisen wurden mit hoch dosierten Kortisongaben oder
Antithymozytenglobulin behandelt.

Tabelle 1 zeigt einen Vergleich der OKT4/T8 Quotienten von 80 Patienten vor Transplantation mit der 1-Jahrestransplantatfunktionsrate. Die
Patienten wurden in 2 Gruppen mit OKT4/T8 Quotienten <2.0 oder >2.0
eingeteilt. Die Transplantatfunktion wurde nach den Kriterien Serum-
kreatinin <2.0 mg/dl oder >2.0 mg/dl nach einem Jahr bzw. Transplantat-

Tabelle 1. Vergleich von OKT4/T8 Quotienten vor Transplantation mit der
1-Jahrestransplantatfunktion bei 80 Patienten

T4/T8 vor Tx	Transplantatfunktion		
	1 J. nach Tx Crea <2	1 J. nach Tx Crea >2	Tx-Exstirpation innerhalb von 1 J.
<2.0	28	11	15
>2.0	10	6	10

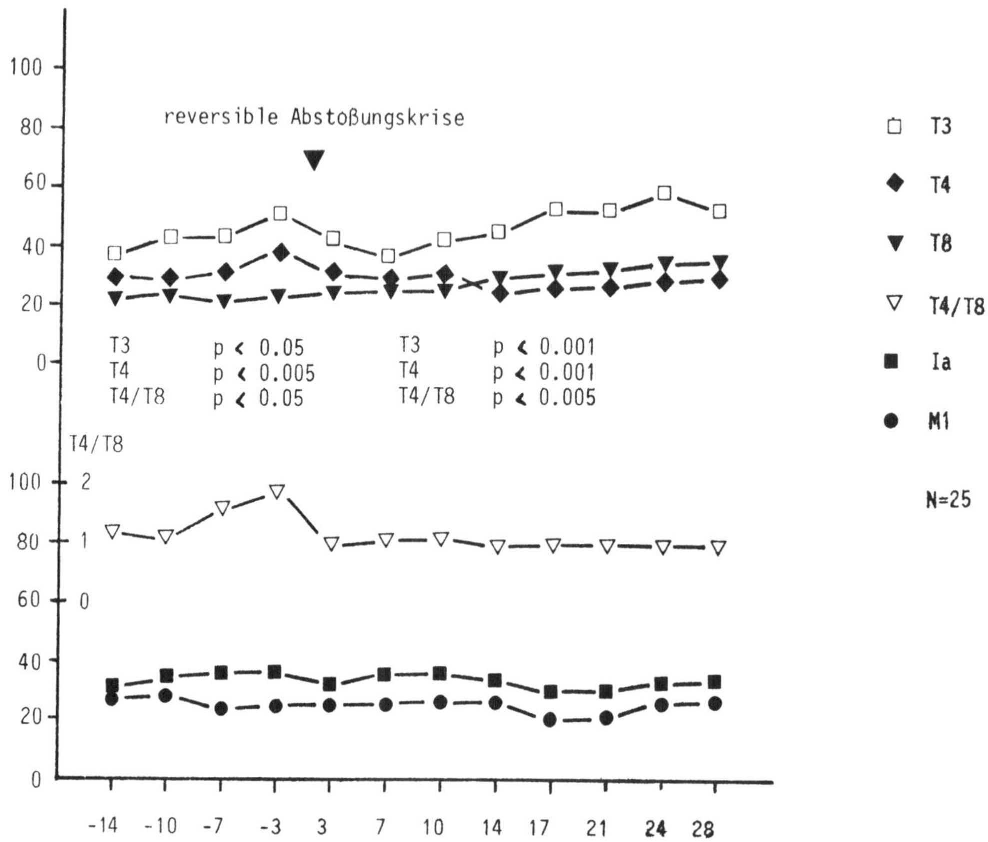

Abb. 1. Verhalten OKT3, OKT4, OKT8, OKIa1, OKM1 positiver Zellen und des OKT4/T8 Quotienten vor und während reversibler Abstoßungskrisen

verlust während des 1. Jahres beurteilt. Achtundzwanzig Patienten mit guter Nierenfunktion (Kreatinin <2.0 mg/dl) hatten vor Transplantation OKT4/T8 Quotienten unter 2.0, 10 über 2,0. In der Gruppe mit schlechter Nierenfunktion hatten 11 Patienten vor Transplantation OKT4/T8 Quotienten unter 2.0 und 6 über 2.0. Von den Patienten, die ihr Transplantat während des 1. Jahres abgestoßen hatten, wiesen 15 Individuen OKT4/T8 Quotienten unter 2.0 vor Tx und 10 über 2.0 auf. Bei gleicher Anzahl von Patienten mit OKT4/T8 Quotienten über 2.0 im 1. und 3. Kollektiv, ist die Anzahl der Patienten mit guter Nierenfunktion und OKT4/T8 Quotienten unter 2.0 im 1. Kollektiv doppelt so groß wie im 3. Dies könnte bedeuten, daß Patienten mit OKT4/T8 Quotienten über 2.0 vor Transplantation ein erhöhtes Risiko besitzen, ihr Transplantat innerhalb des 1. Jahres zu verlieren.

Das Verhalten der einzelnen Lymphozytensubpopulationen vor und nach Beginn einer akuten Abstoßungskrise untersuchten wir an 25 Patienten mit reversibler und 17 Patienten mit irreversibler Abstoßungskrise (Abb. 1). Während eines Zeitraumes von 2 Wochen vor einer reversiblen

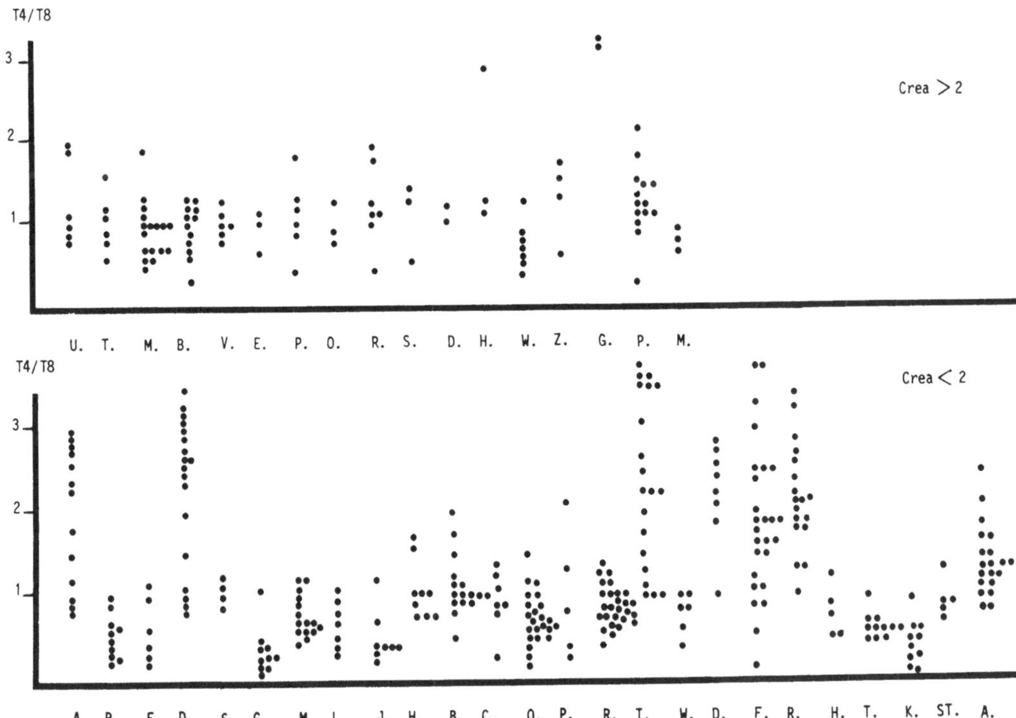

Abb. 2. OKT4/T8 Quotienten bei ambulant kontrollierten Patienten mit guter (Serum-
kreatinin <2.0 mg/dl) und schlechter Nierenfunktion (Serumkreatinin >2.0 mg/dl).
Buchstaben bezeichnen einzelne Patienten, die Punkte zeigen die individuellen Meßwerte mehrfacher Bestimmungen

Abstoßungskrise stieg der Anteil OKT3+ T-Lymphozyten von 38% auf 53%
(p <0.05), der Anteil OKT4+ T-Lymphozyten von 27% auf 39% (p <0.005)
an. Der Anteil OKT8+ T-Lymphozyten blieb mit 22% konstant. Der OKT4/T8
Quotient erhöhte sich von 1.3 auf 2.1 (p <0.05). Nach Einleitung einer
Abstoßungstherapie mit Antithymozytenglobulin oder hoch dosierten Kortisongaben fielen die OKT3+ T-Lymphozyten auf 39% (p <0.001), OKT4+
Lymphozyten auf 26% (p <0.001) ab. Der Anteil OKT8+ Zellen erhöhte
sich leicht auf 25%. Der OKT4/T8 Quotient fiel auf 1.0. Nach Beendigung der Abstoßungstherapie stiegen OKT3+ Lymphozyten wieder auf Normalwerte von 60% an, OKT4+ und OKT8+ Lymphozyten hielten sich mit jeweils 30% die Waage. Der OKT4/T8 Quotient blieb weiterhin erniedrigt
mit Werten von 1.0 im Mittel. OKIa1+ und OKM1+ Zellen zeigten keinerlei signifikante Veränderungen vor, während und nach reversiblen Abstoßungskrisen.

Ein ähnliches Verhalten der Lymphozytensubpopulationen beobachteten
wir auch bei irreversiblen Abstoßungskrisen. Es fand sich ein Anstieg
OKT3+ und OKT4+ T-Lymphozyten vor Abstoßungsbeginn und ein signifikan-
ter Abfall dieser Sbupopulationen unter verstärkter immunsuppressiver
Therapie (für OKT3: p <0.005; für OKT4: p <0.01). Der OKT4/T8 Quotient
erhöhte sich von 0.7 2 Wochen vor Abstoßung auf 1.9 unmittelbar vor
Beginn der Abstoßungskrise und fiel unter verstärkter immunsuppressiver
Therapie wieder auf Werte von 1.1. Es ist nicht möglich, reversible
von irreversiblen Abstoßungskrisen aufgrund von Veränderungen des
OKT4/T8 Quotienten vor Beginn einer Abstoßungskrise zu unterscheiden.

Der klinische Erfolg der Abstoßungstherapie kann nicht anhand des Verhaltens der T-Lymphozytensubpopulationen prognostiziert werden. Verstärkte Immunsuppression führt sowohl bei Patienten mit reversibler als auch irreversibler Abstoßungskrise zu einem signifikanten Abfall der vor Abstoßungsbeginn angestiegenen OKT4/T8 Quotienten auf Werte um 1.0 im Mittel.

Die Diagnostik der Abstoßungskrisen anhand von Veränderungen des OKT4/T8 Quotienten wird jedoch durch verschiedene andere, den OKT4/T8 Quotienten beeinflussende Faktoren erschwert. Qualitative und quantitative Änderungen im immunsuppressiven Protokoll zeigen Korrelationen mit dem Verhalten der Lymphozytensubpopulationen im peripheren Blut. Zum Beispiel zeigten 90% aller Patienten, die prophylaktisch mit Antithymozytenglobulin behandelt worden waren, einen Anstieg des OKT4/T8 Quotienten nach Absetzen von Antithymozytenglobulin, der jedoch nur bei 50% der Patienten mit einer nachfolgenden akuten Abstoßungskrise korrelierte und sich nach 2 Wochen im Mittel wieder normalisierte. Anstiege des OKT4/T8 Quotienten fanden sich auch vereinzelt bei ambulant kontrollierten Patienten mit guter Nierenfunktion, deren immunsuppressives Protokoll nicht verändert worden war. Abbildung 2 zeigt die OKT4/T8 Quotienten von 25 nierentransplantierten Patienten mit Serumkreatininspiegeln unter 2.0 mg/dl und 17 Patienten mit Kreatininspiegeln über 2.0 mg/dl, meist zwischen 4.0 und 6.0 mg/dl, deren Lymphozytensubpopulationen während eines Intervalls von mindestens 6 Monaten mehrfach ambulant kontrolliert worden waren. Sieben Patienten mit guter Nierenfunktion (Kreatinin unter 2.0 mg/dl) zeigten erhebliche Schwankungen der OKT4/T8 Quotienten mit Werten von zum Teil 0.3 bis 3.8. Die OKT4/T8 Quotienten von Patienten mit guter Nierenfunktion unterschieden sich nicht von denen bei Patienten mit schlechter Nierenfunktion.

Zusammenfassend läßt sich feststellen:

1. Während eines Zeitraumes von 2 Wochen vor akuten Abstoßungskrisen kommt es zu einem signifikanten Anstieg OKT3+ und OKT4+ T-Lymphozyten, sowie des OKT4/T8 Quotienten. Unter verstärkter Immunsuppression bei Abstoßung fallen OKT3+ und OKT4+ T-Lymphozyten, sowie der OKT4/T8 Quotient, unabhängig vom klinischen Erfolg der Abstoßungstherapie signifikant ab.

2. Anstiege des OKT4/T8 Quotienten korrelieren nicht immer mit einer Verschlechterung der Nierenfunktion, sondern werden auch durch qualitative und quantitative Veränderungen der Immunsuppression, sowie andere, das Immunsystem beeinflussende Faktoren, verursacht.

Literatur

1. Cosimi AB, Colvin RB, Burton RC, Rubin RH, Goldstein G, Kung PC, Hansen WP, Delmonico FL, Russell PS (1981) Use of monoclonal antibodies to T-cell subsets for immunologic monitoring and treatment in recipients of renal allografts. N Engl J Med 305:308-314
2. Ellis TH, Lee HM, Mohanakumar T (1981) Alterations in human regulatory T lymphocyte subpopulations after renal allografting. J Immunol 127:2199-2203
3. Carter NP, Cullen PR, Thompson JF, Bewick ALT, Wood RFM, Morris PJ (1983) Monitoring lymphocyte subpopulations in renal allograft recipients. Transplant Proc 15:1157-1159
4. Kerman RH, Buren van CT, Payne W, Flechner S, Kahan BD (1983) Monitoring of T-cell subsets and immune events in renal allograft recipients. Transplant Proc 15:1170-1172

5. Daniel V, Opelz G, Dreikorn K (in press) T-lymphocyte subset monitoring in renal
   allografted patients. Transplant Proc

Dr. V. Daniel, Institut für Immunologie der Universität Heidelberg,
Im Neuenheimer Feld 305, D-6900 Heidelberg

Diagnostik, Therapie und Prognose der spontanen Transplantatruptur

W. Rössler, W. Heinker, K. Dreikorn, R. Horsch und L. Röhl

Spontane Parenchymrupturen der transplantierten Nieren stellen eine
akute und schwerwiegende Komplikation nach Nierentransplantation dar.
Die Mortalität wird mit bis zu 9% angegeben bei einer Häufigkeit von
0,3 - 8,5% aller Transplantatempfänger.

Im Folgenden soll auf die Diagnostik, Therapie und Prognose der spontanen Transplantatruptur unter Berücksichtigung des eigenen Patientenguts eingegangen werden.

Klinische Beobachtungen

An der Urologischen Universitätsklinik Heidelberg wurden im Zeitraum
Februar 1967 bis 1. Oktober 1984 insgesamt 624 Nierentransplantationen
durchgeführt. Bei 30 Patienten wurden spontane Transplantatrupturen
beobachtet.

Die Symptomatik der Nierentransplantatruptur ist in der Regel sehr
dramatisch. In den allermeisten Fällen kommt es zum plötzlichen Auftreten heftigster Schmerzen im Transplantatbereich; als häufiges Symptom wird eine Oligoanurie fast immer im Beginn des Geschehens beobachtet. Gleichzeitig kommt es zum Hinzutreten der Zeichen der inneren
Blutung mit der Symptomatik des hypovolämischen Schocks. Die akute
retroperitoneale Blutung kann zum Auftreten einer Vorwölbung im Transplantatbereich, einer frischen arteriellen Blutung aus eventuell noch
liegenden Drainagen oder zu einer Blutung aus der Operationswunde führen. Gelegentlich findet sich auch gleichzeitig eine Hämaturie, welche
jedoch nicht als Leitsymptom angesehen werden kann. In Ausnahmefällen
treten Rupturen auch bei stark minderdurchbluteten Transplantaten infolge schwerster Abstoßungen auf. Wegen der extremen kortikalen Minderdurchblutung kommt es zu keiner ausgeprägten Blutung, so daß die Ruptur
klinisch stumm verlaufen kann und oft erst zufällig bei der Transplan-
tatentnahme entdeckt wird.

Aufgrund des einheitlichen Bilds des klinischen Ablaufs kann die Diagnose der Transplantatruptur in den meisten Fällen durch die klinische
Symptomatik gestellt werden. Als wichtige diagnostische Hilfe in den
letzten Jahren hat sich zunehmend die Sonographie durchgesetzt. Aufgrund der leichten Durchführbarkeit, meist schnellen Verfügbarkeit und
gute Aussagekraft der sonographischen Untersuchungen bei Transplantatrupturen steht diese nichtinvasive Technik heute sicherlich an erster

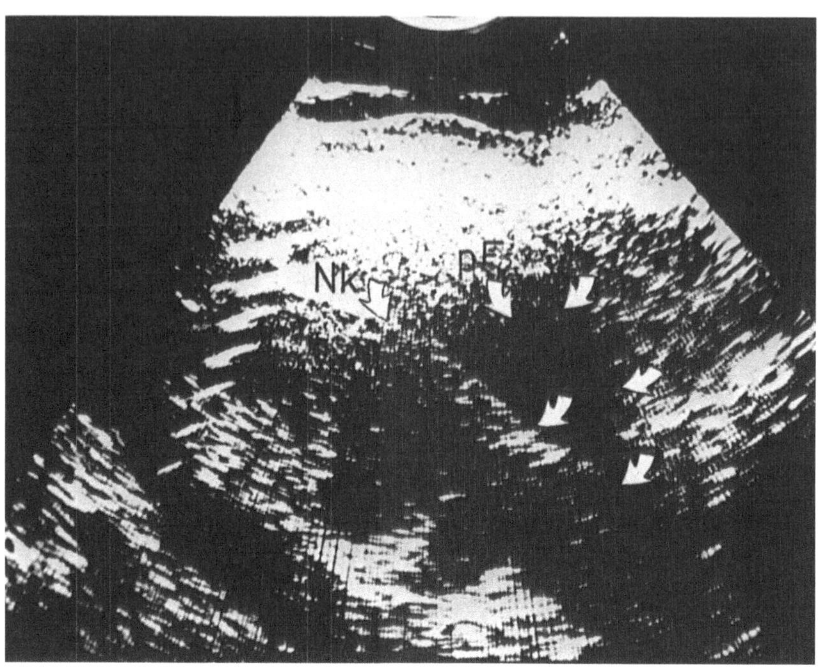

Abb. 1. Sonogramm bei Nierenruptur. Die Pfeile markieren die Nierenkontur (Nk)
und perirenale Flüssigkeitsansammlung (pF)

Stelle. So ist es heute aufgrund der guten und ausgereiften Geräte-
technik möglich, selbst kleinere Extravasate schnell und sicher zu
erkennen und genau zu lokalisieren (Abb. 1).

Eine weitere diagnostische Hilfe bietet die Transplantatangiographie,
falls der Allgemeinzustand des Patienten diese Untersuchung erlaubt.
Bei guter kortikaler Perfusion ohne schwere Zeichen der Abstoßung an
den intrarenalen Gefäßen ist ein organerhaltendes Vorgehen meist erfolgreich (Abb. 2).

Die Behandlung der Transplantatruptur ist in der Regel operativ. Es
erfolgt zunächst das Ausräumen des perirenalen Hämatoms. Die Rupturstelle wird dann ca. 10 Minuten mit einem feuchten Bauchtuch komprimiert. Einzelne größere blutende Gefäße werden isoliert umstochen. Danach kann die Rupturfläche mit hämostyptischen Material wie z.B. Tabo-
Tamp oder Marbagelan austamponiert und die Tamponade anschließend mit
durchgreifenden Einzelknopfnähten mit Cat-Gut bzw. mit Collagenband
fixiert werden. Darüber hinaus kann die Rupturstelle durch Aufnähen
eines Patches mit lyophylisierter Dura bedeckt werden (Abb. 3 und
Abb. 4). Die Verwendung von künstlichem Material wie Teflon oder Da-
cron halten wir wegen der folgenden Infektionsgefahr unter der immunsuppressiven Therapie für nicht empfehlenswert. Nach Versorgung der
Ruptur sollte eine ausreichende Drainage des Operationsgebiets erfolgen.

Tabelle 1 zeigt eine Übersicht unserer Patienten mit Transplantatruptur. Bei 30 Patienten (4,8%) wurden spontane Transplantatrupturen beobachtet. In 26 Fällen wurde eine akute Transplantatfreilegung vorge-

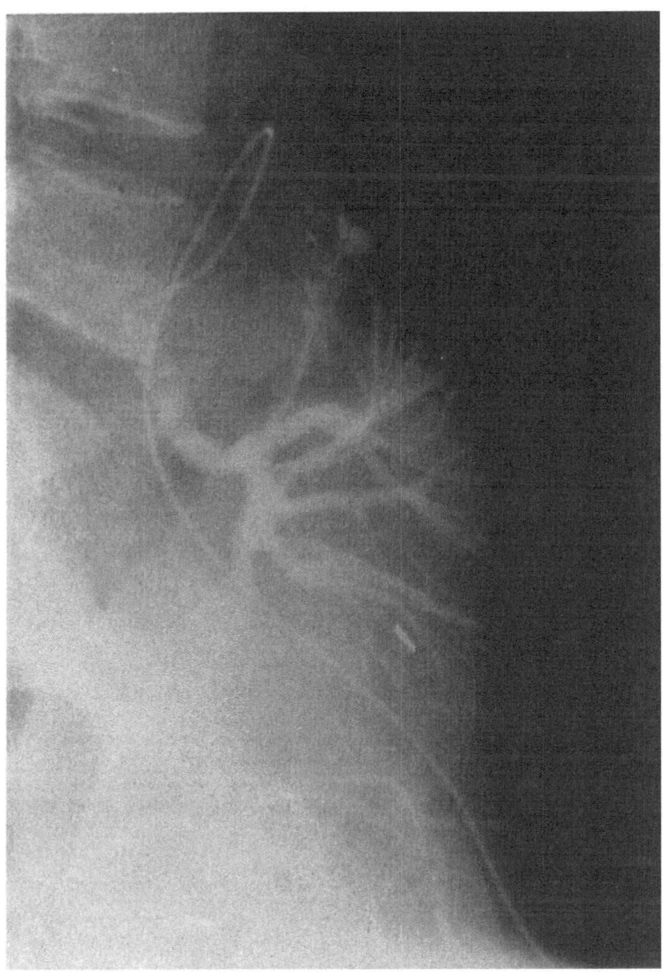

Abb. 2. Angiographie bei spontaner Transplantatruptur (seitliche Aufnahme: Kontrastmittelaustritt am oberen Nierenpol, irreversible Abstoßung, Transplantatentfernung)

Tabelle 1. Behandlung der spontanen Transplantatruptur bei 30 Patienten

Patienten mit Transplantatruptur

30

konservative Behandlung   operative Behandlung   26

4   organerhaltend   Transplantatentfernung

15   11

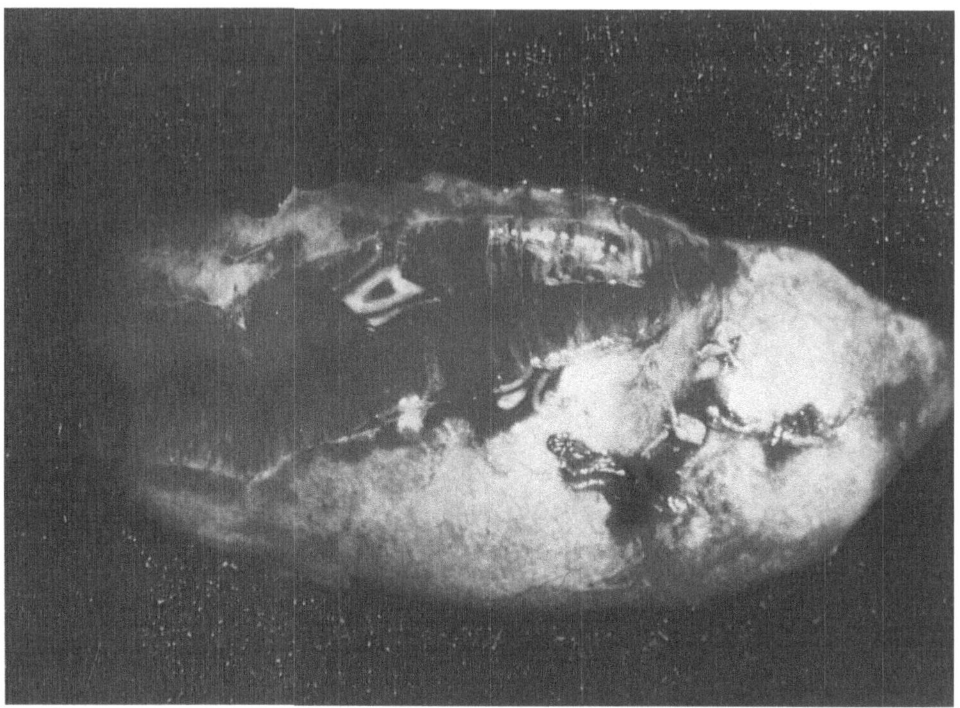

Abb. 3. Transplantatruptur. Längsruptur an der Organkonvexität

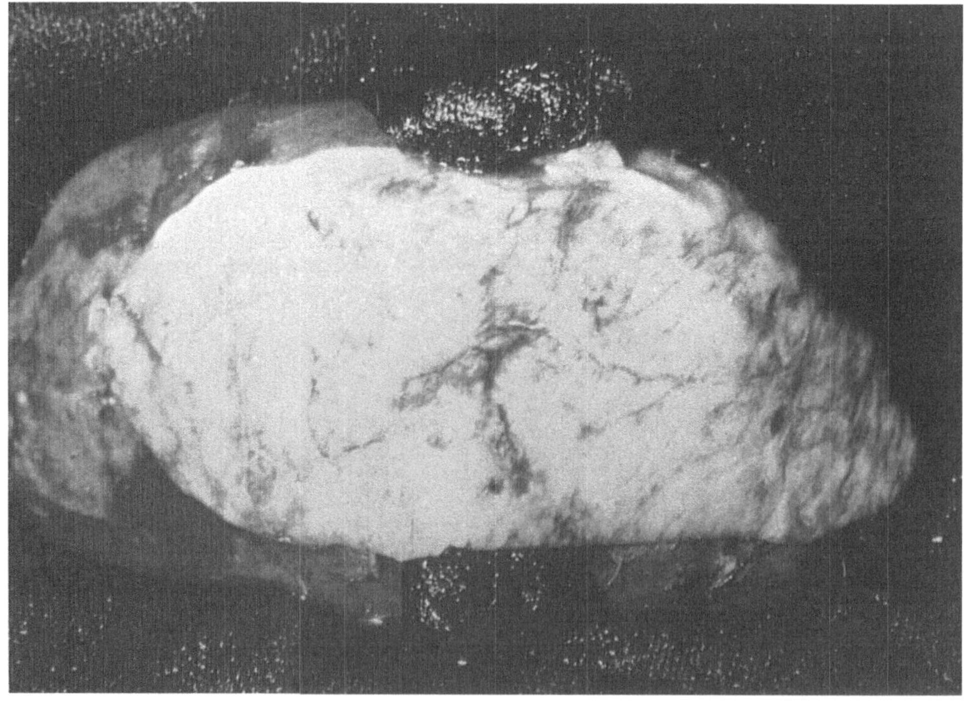

Abb. 4. Operativ versorgte Transplantatruptur mit Übernähung durch lyophylisierte Dura

Tabelle 2. Langzeitergebnisse nach operativer Behandlung
einer Transplantatruptur (n = 15)

Gute Transplantatfunktion	n = 7
Chronische Abstoßung	n = 5
Exitus (Sepsis/Pilzpneumonie)	n = 3

nommen, 15 Patienten konnten organerhaltend operiert werden, bei 11
Patienten lagen zum Zeitpunkt der Transplantatfreilegung irreversible
Abstoßungen vor, so daß die Niere entfernt werden mußte. 4 Patienten
zeigten bei mehrstündiger Beobachtung nur geringgradig ausgeprägte
Symptome der Ruptur, so daß eine operative Revision nicht erforderlich
war. Tabelle 2 gibt einen Überblick über die Langzeitergebnisse bezüglich der Nierenfunktion nach spontaner Transplantatruptur. So trat von
15 organerhaltend therapierten Patienten bei 5 Patienten eine chronische Transplantatabstoßung auf, 3 Patienten verstarben an einer Pilz-
pneumonie bzw. Sepsis mit funktionierendem Transplantat, während bei
immerhin 7 Patienten eine gute Transplantatfunktion besteht. Die Beob-
achtungsdauer betrug hierbei zwischen 6 und 90 Monaten, im Mittel 29
Monate.

Aufgrund unserer eigenen Erfahrungen mit 30 Nierentransplantatrupturen,
welche nach 624 Nierentransplantationen beobachtet wurden, ergeben
sich zusammenfassend folgende Schlußfolgerungen:

1. Die spontane Transplantatruptur stellt eine schwerwiegende, akute,
   in der frühen postoperativen Phase auftretende Komplikation nach
   Nierentransplantation dar.

2. Die klinische Symptomatik der spontanen Transplantatruptur ist in
   den allermeisten Fällen eideutig. Sie kann durch sonographische bzw.
   angiographische Untersuchungen leicht nachgewiesen werden und erfordert in der Regel eine akute operative Freilegung.

3. Bei gutem klinischen Allgemeinzustand des Patienten und Fehlen von
   weiteren Komplikationen ist es gerechtfertigt, organerhaltend zu
   operieren.

Literatur

1. Ball J, Pancang H, Ehrlich RM, Smith RB (1977) Renal rupture after transplantation. J Urol 9:8-10
2. Brekke I, Flatmark A, Laane B, Mellbye O (1978) Renal allograft rupture. Scand
   J Urol Nephrol 12:265-270
3. Buckels JAC, Ezzibdeh MY, Barnes AD (1982) Acute renal allograft rupture - a
   good prognostic sign? Proc Eur Dial Transplant Assoc 19:469-472
4. Dreikorn K, Röhl L (1975) Urological complications in renal transplantation.
   Eur Urol 1:170-177
5. Dreikorn K, Horsch R, Röhl L (1979) Die konservativ-chirurgische Behandlung der
   spontanen Nierentransplantatruptur. Helv chir Acta 46:323-328
6. Gonnermann D, Huland H, Klosterhalfen H (1983) Pathogenese und Therapie der
   Ruptur transplantierter Nieren. Dtsch med Wschr 108:856-858
7. Montes F, McMaster P, Calne RY, Evans DB (1978) Rupture of the allografted kideny.
   Is repair possible? Proc Eur Dial Transplant Assoc 15:378-383
8. Oesterwitz H, Tulatz A, Scholz D, May G (1980) Spontaneous rupture of cadaver
   kidney allotransplant: how successful is a repair? Eur Urol 6:284-288
9. Stummvoll HK, Wolf A, Pingerra WF, Piza F, Wagner O (1978) Spontane Parenchym-
   ruptur allotransplantierter Nieren. Wien Klin Wochenschr 90:499-533

10. Tulatz A, Oesterwitz H, Scholz D (1980) Organerhaltung und Langzeitfunktion
    nach spontaner Nierentransplantatruptur. Z Urol Nephrol 74:601-607

Dr. W. Rößler, Urologische Abteilung des Chirurgischen Zentrums der
Universität Heidelberg, Im Neuenheimer Feld 110, D-6900 Heidelberg 1

Zur operativen Versorgung der Nierentransplantatruptur

P. Hanke, M. Knöner, W. Fassbinder, R. Bickeböller und W. Weber

Die chirurgische Versorgung der spontanen Nierentransplantatruptur
ist problemreich, da die üblicherweise angewendeten Matratzennähte
trotz der Wiederlager aus verschiedenen Materialien oft keinen Halt
finden. Bei der Sichtung der uns zur Verfügung stehenden Literatur
fanden wir 235 dokumentierte Rupturen bei 5327 Transplantationen.

Die verschiedenen Arbeitsgruppen haben mit der obigen Technik im Mittel 67% der Organe erhalten können, 33% mußten explantiert werden.

Diese Zahl hat uns veranlaßt, nach anderen organerhaltenden Wegen zu
suchen. Es hat sich daher angeboten, die in den letzten Jahren oft fa-
vorisierte Technik der Klebung parenchymatöser Organe durch Fibrinkleber mit und ohne Kombination mit Kollagenvlies zu übertragen auf die
Bedürfnisse der Nierentransplantatruptur.

Material und Methode

Wir haben daher zunächst versucht, ein mechanisches Nierentransplan-
tatrupturmodell zu entwickeln (Abb. 1) und in Form einer randomisierten prospektiven Studie nähere Aufschlüsse über die Versorgbarkeit von
Rupturen zu gewinnen. Als Versuchstier haben wir das Kaninchen gewählt. Nach Durchführung einer Immunsuppression mit Immurek (2 mg/kg/
die) und Decortin (1 mg/kg/die) und perioperativer Infektprophylaxe
wurde in Allgemeinnarkose zunächst eine Niere komplett mobilisiert,
der Nierenstiel freipräpariert und die Vene angezügelt. Darauf folgte
die Punktion des unteren Poles zur Messung des interstitiellen Druckes.
Die Messung wurde in der von Gauer angegebenen Anordnung vorgenommen.
Nach Justierung auf den Nullpunkt wurde die Vene abgeklemmt und der
Druckanstieg registriert. Nach Erreichen eines intrarenalen Druckes
von etwa 30 mm Hg (rechts: $27,5 \pm 8$, links: $34,1 \pm 7,4$), wurde der obere
Pol mit 4 rechtwinklig zueinander verlaufenden, rasterförmigen Schnitten mit dem Skalpell bis in eine Tiefe von 4 mm inzidiert. Die so angelegte Wunde klaffte weit und blutete stark.

Nach einer lokalen Kompression von einer Minute erfolgte die Wundversorgung mit Fibrinkleber in Kombination mit Kollagenvlies. Der Kleber
wurde auf die noch mäßig blutende Wunde aufgebracht und sofort darauf
das passend zurecht geschnittene, mit Fibrinkleber getränkte Kollagenvlies kappenförmig auf die Wunde gepreßt. Die Kompression wurde 2 Min.

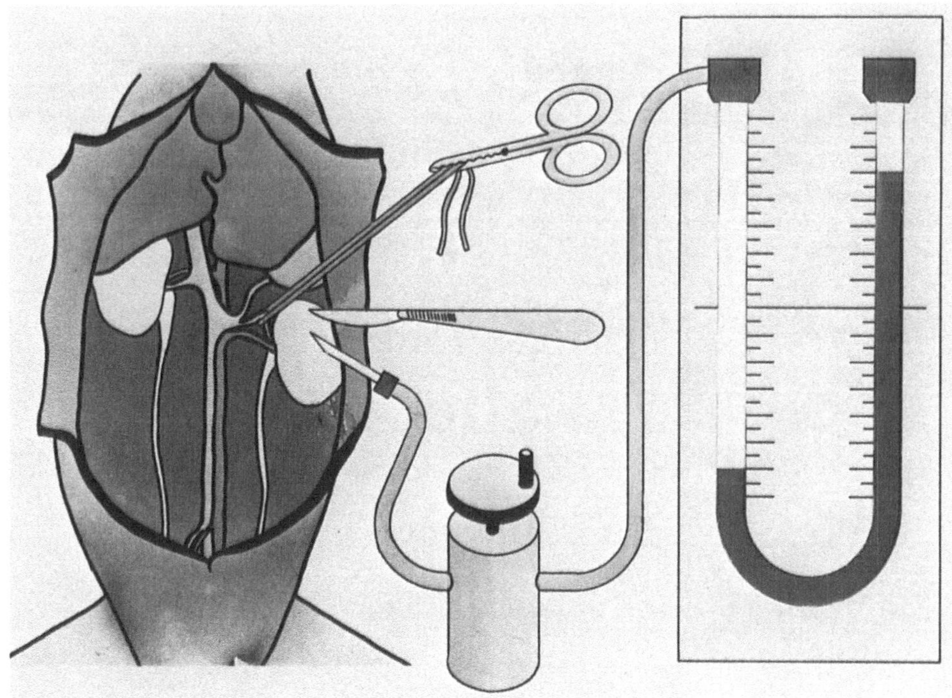

<u>Abb. 1.</u> Mechanisches Nierentransplantatrupturmodell

beibehalten. Anschließend erfolgte die Kontrolle auf Bluttrockenheit,
der venöse Stop wurde entfernt und das Organ reponiert.

Die Vergleichskontrolle erfolgte derart, daß in derselben Sitzung die
kontralaterale Niere in analoger Weise mobilisiert, gestaut und trau-
matisiert wurde.

Die Wundversorgung wurde jedoch mit durchgreifenden Chromcatnähten in
der Stärke 3-0 durchgeführt. Die Technik der Wundversorgung wurde al-
ternierend vorgenommen. In der o.g. Weise wurden 27 Tiere operiert,
d.h. 27 Nieren mit Fibrinkleber in Kombination mit Kollagenvlies und
weitere 27 mit durchgreifenden Chromcatnähten versorgt.

Die Auswertung erfolgte nach Tötung und Sektion der Tiere jeweils nach
3, 12 und 21 Tagen.

Der angetroffene Situs wurde zunächst makroskopisch beurteilt. Kriterien waren hierbei:

    die Morphologie der Organe,
    Haematombildung,
    Adhäsion und Verklebungen mit umliegenden Organen.

Daraufhin wurden die Nieren entnommen und histologisch aufgearbeitet.
Als histologische Beurteilungskriterien zogen wir heran:

    interstitielle Haematome,
    Größe der Nekrosezone,
    Reparationsvorgänge,
    Fremdkörperreaktion.

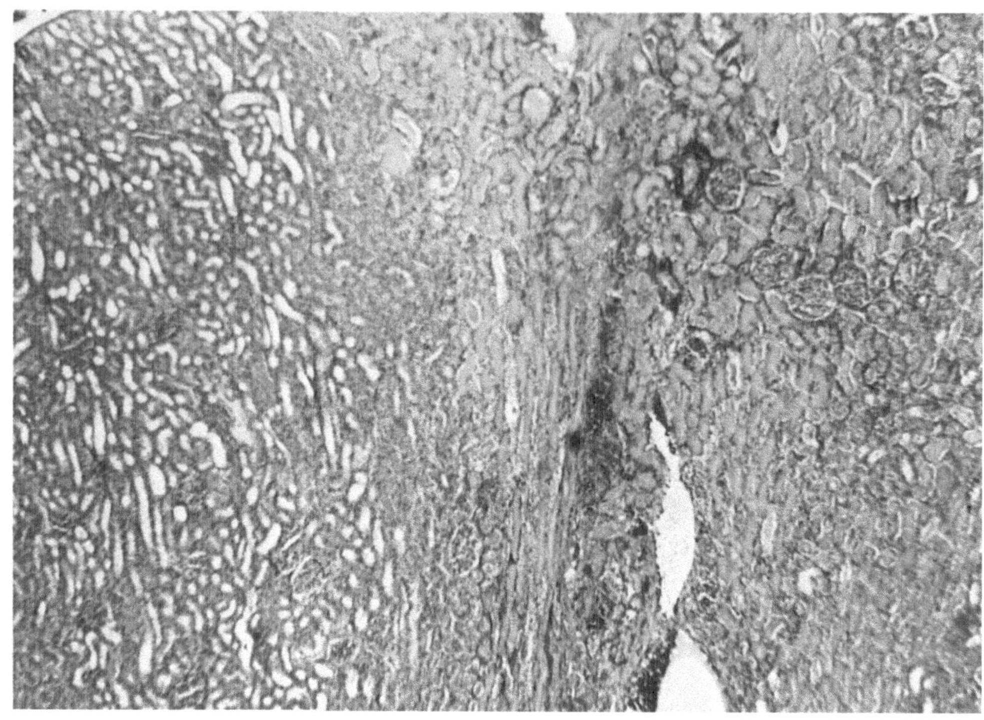

Abb. 2a

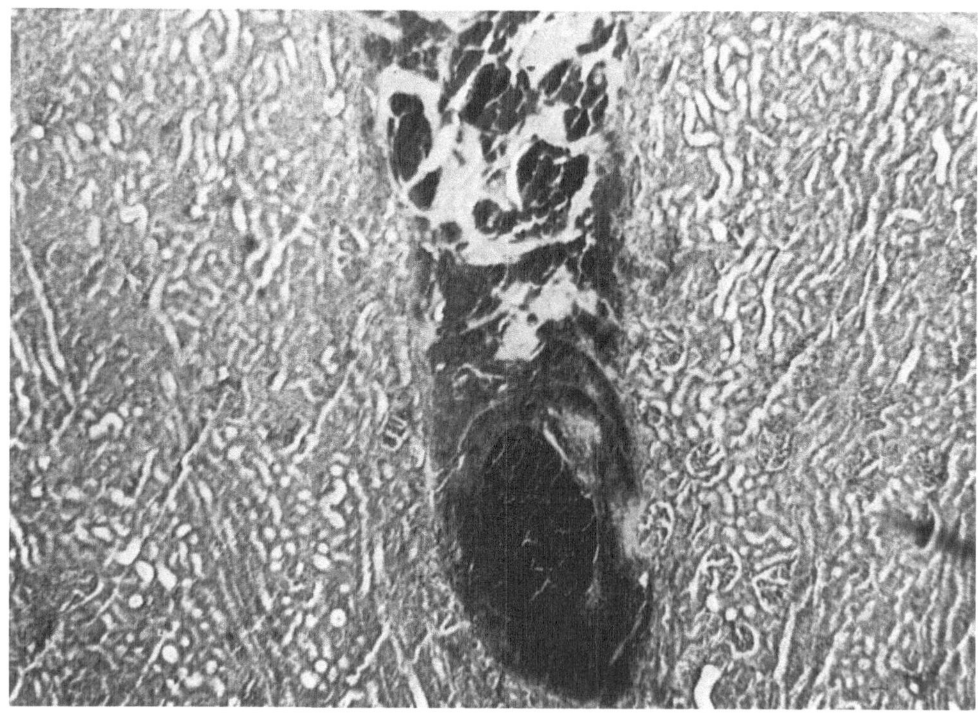

Abb. 2b

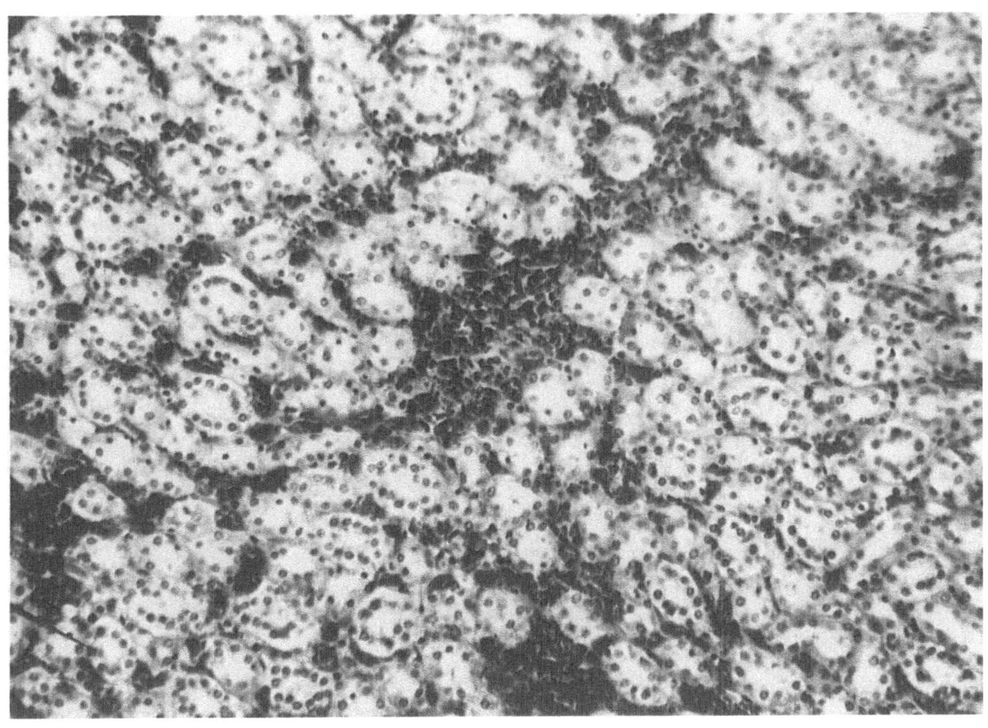

Abb. 2a-c. Histologisches Bild 3 Tage nach Trauma. a) Nathversorgung — große Nekrose-zone (HE, 63x); b) Kleber-Vlies-Versorgung — klaffender Defekt, Einblutungen (HE, 63x); c) Haemorrhagien im Papillensammelrohrbereich (HE, 250x)

Ergebnisse

Die von uns ermittelten Ergebnisse sind folgendermaßen zu formulieren:

Zunächst ist bemerkenswert, daß die Versorgung mit dem Fibrinkleber technisch leicht zu bewerkstelligen ist. Bei der Sektion waren makro-skopisch zwischen der durch Naht und durch Fibrinkleber versorgten Niere keine wesentlichen Unterschiede festzustellen. Bei beiden Tech-niken fanden sich keine großen Haematome, dies beinhaltet auch, daß die Klebung in allen Fällen den Defekt abgedichtet hat und keine De-hiszenz eingetreten ist.

Die Adhäsionen zu den umliegenden Organen waren jeweils bei beiden Me-thoden in etwa gleicher Stärke ausgeprägt.

Bei der histologischen Aufarbeitung fanden wir 3 Tage nach Trauma und Nahtversorgung eine ausgedehnte Nekrosezone bei nur geringgradigen Ein-blutungen (Abb. 2a). Auf der geklebten Seite war hingegen die Nekrose-zone sehr schmal, die Schnittränder jedoch durch den Druck des ein-dringenden Blutes auseinandergedrängt (Abb. 2b). Bedingt durch diesen hohen Druck breitete sich das Blut entsprechend der nach zentral orien-tierten Faserstruktur über das Wundgebiet hinaus aus, so daß haemor-rhagische Straßen bis in den Papillen-Sammelrohrbereich hinein zu ver-folgen waren (Abb. 2c).

Zwölf Tage nach dem Trauma war bei beiden Versorgungstechniken die Ausbildung je einer etwa gleichgroßen, frischen Narbe zu beobachten.

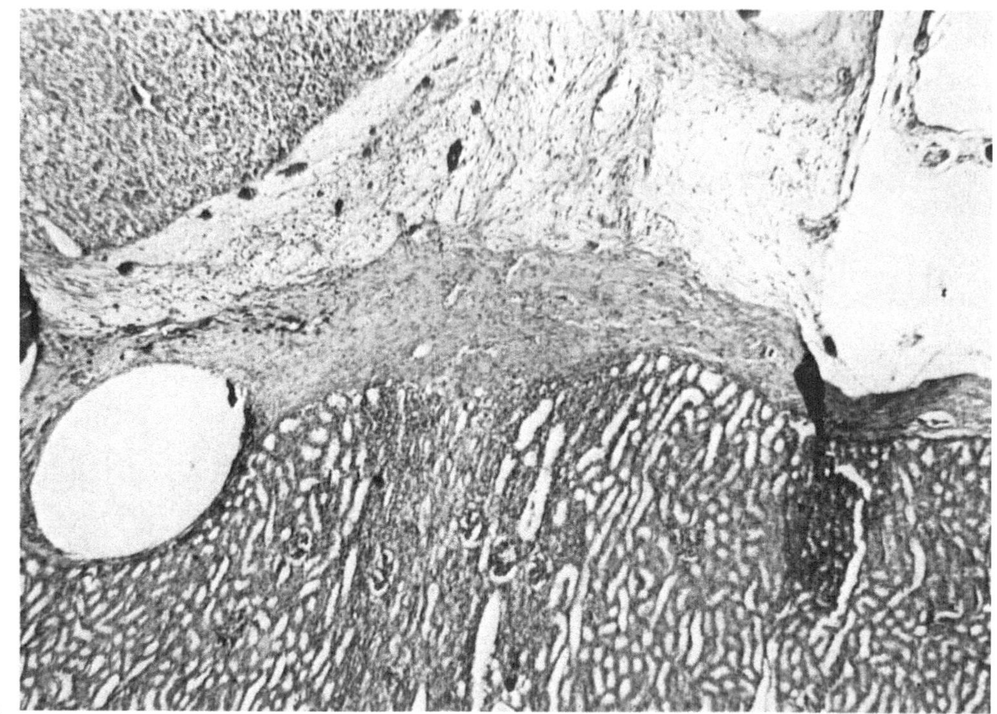

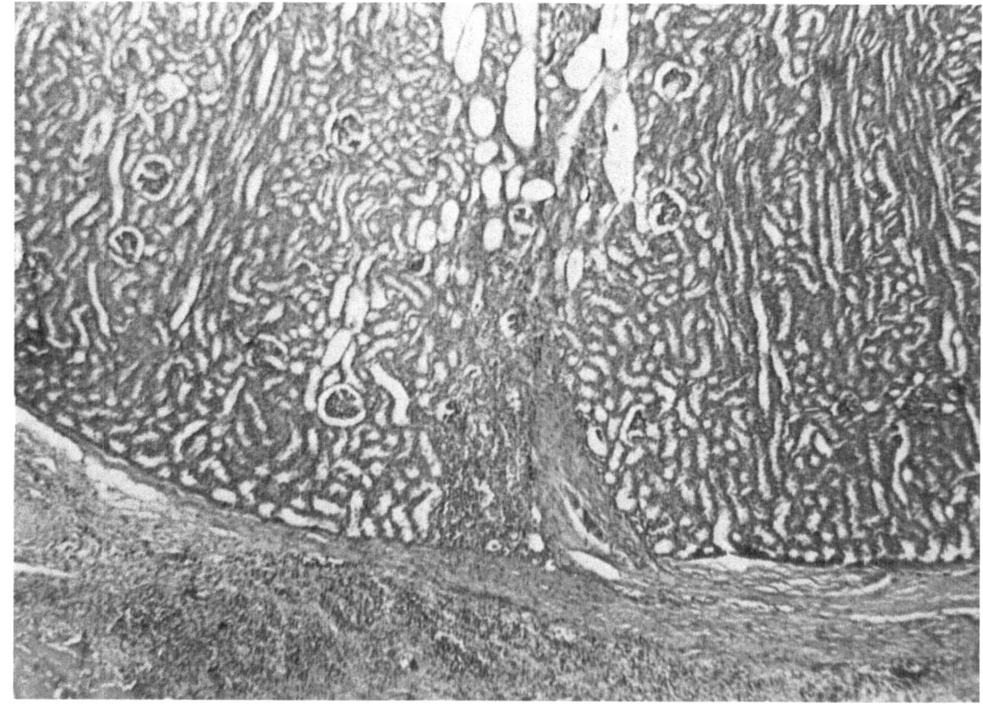

<u>Abb. 3a u. b.</u> Histologisches Bild 21 Tage nach Trauma (HE, 63x). a) Nahtversorgung;
b) Klebeversorgung. In beiden Fällen narbige Konsolidierung der Defekte

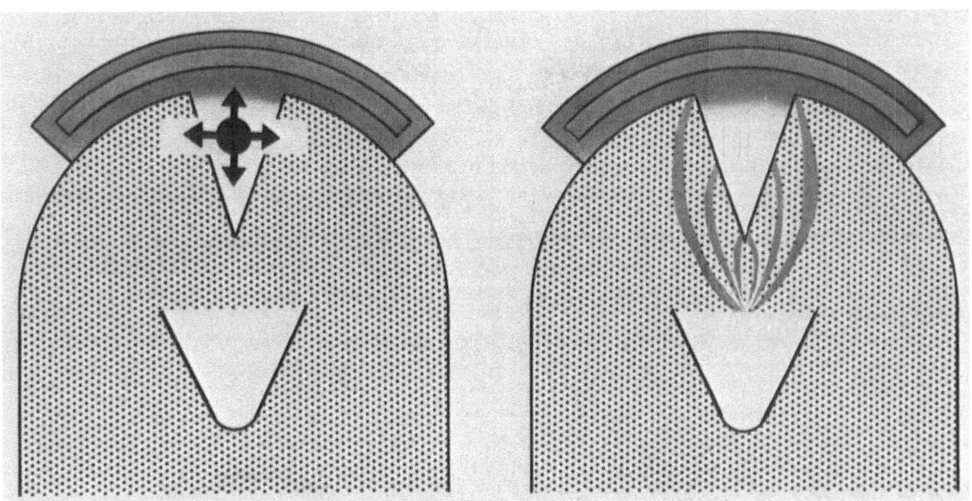

Abb. 4. Schema der Druckausbreitung und der Entwicklung haemorrhagischer Straße nach Kleber-Vlies-Versorgung

Nach 21 Tagen waren die Wunden sowohl bei der Naht- als auch bei der Klebeversorgung narbig einwandfrei konsolidiert. Die durch die Narbenbildung entstandenen Defekte hatten etwa dieselbe Ausdehnung (Abb. 3a,b).

Über die Abbau- und Organisationsvorgänge des Kleber-Vlies-Komplexes, die auffalenderweise über zwei prinzipiell verschiedene Wege ablaufen können, soll hier nicht eingegangen werden.

Zusammenfassend ist festzustellen, daß die Naht zwar die größeren Nekrosen induzierte, jedoch die exaktere parenchymatöse Blutstillung beinhaltete.

Die Versorgung mit Kleber in Verbindung mit Kollagenvlies führte in unserer Versuchsanordnung zu einem hohen interstitiellen Druckanstieg, wobei es konsekutiv zur Ausbildung haemorrhagischer Straßen gemäß der Strukturausrichtung des Interstitiums kam (Abb. 4). Die Festigkeit des Klebers war jedoch dieser Belastung gewachsen, der im Organ entstehende Defekt wurde gut organisiert, fibrinolytische Prozesse wurden nicht wirksam.

In unserem Krankengut (n = 274) haben wir die spontane Tx-Ruptur 4x beobachtet und davon 2 in der o.g. Technik versorgt. Wir haben den Wert der Klebung beobachten können, als bei einer Transplantatruptur im oberen Polbereich bei vaskulärer Abstoßung eine Klebung durchgeführt wurde. Zwei Tage später traten erneut die klinischen Zeichen einer Ruptur auf, die zu einer erneuten Freilegung zwang. Wir fanden einen birnenförmig aufgetriebenen rupturierten unteren Pol. Die zwei Tage alte Klebung des oberen Pols war jedoch intakt, der Defekt sicher verschlossen.

Literatur

1. Bauer HW, Homann K, Illner WD, Land W (1982) Operative Versorgung spontaner Nierentransplantatrupturen. Chirurg 53:454

2. Braun MN, Henning K, Holle J, Kovac W, Rauchenwald K, Spängler HP, Urlesberger H
   (1977) Erfahrungen mit einem biologischen Klebesystem (Fibrin) bei Versorgung
   von Nierenparenchymwunden. Zbl Chirurgie 102:1235
3. Dostal A, Medrano J, Eigler FW (1976) Die spontane Nierentransplantatruptur.
   Langenbecks Arch Chir 341:87
4. Dreikorn K, Horsch R, Röhl L (1979) Die konservativ-chirurgische Behandlung der
   spontanen Nierentransplantatruptur. Helv Chir Acta 46:323
5. Gonnermann D, Huland H, Klosterhalfen H (1983) Pathogenese und Therapie der Ruptur
   transplantierter Nieren. DMW 108:856
6. Haas S, Duspiva W, Sternberger A, Wriedt-Lübbe J, Blasini R, Schmeller ML, Blümel
   A (1980) Experimentelle Untersuchungen zur Wirksamkeit der Gewebeklebung mit Fibrin. In: Schmipf K (Hrsg) Fibrinogen, Fibrin und Fibrinkleber. Schattauer,
   Stuttgart New York
7. Henning K, Urlesberger H (1983) Urologie. In: Spängler P, Braun F (Hrsg) Fibrinklebung in der operativen Medizin. Edition Medizin, Weinheim Deerfield Beach
   Basel
8. Murray JE, Wilson RE, Tilney ML, Merrill JP, Cooper WC, Birtch A, Carpenter CB,
   Hager EB, Dammin GJ, Harrison JH (1968) Five years experience in renal transplantation with immunsuppressive drugs. Survival, function, complications, and the
   role of lymphocyte depletion by thoracic duct fistula. Ann Surg 168:416
9. Scheele J, Heinz J, Pesch H-J (1981) Fibrinklebung an parenchymatösen Oberbauch-
   organen - tierexperimentelle Untersuchungen. Langenbecks Arch Chir 354:245
10. Lord RSA, Effeny DJ, Hayes JM, Tracy GD (1973) Renal allograft rupture: Cause,
    clinical futures and management. Arm Surg 177:268
11. Glas P, Astrup T (1970) Thromboplastin and plasmonogen octiveter in tissues of
    the rabbit. Am J Physiology 219:1140

Dr. P. Hanke, Zentrum der Chirurgie, Abteilung für Urologie, Klinikum
der Johann-Wolfgang-Goethe-Universität, Theodor-Stern-Kai 7,
D-6000 Frankfurt am Main

Modifizierte Entnahme von Leichennieren zu Transplantationszwecken

P. Hanke, M. Knöner, W. Fassbinder und W. Weber

Die Technik der Leichennierengewinnung zu Transplantationszwecken ist
mit der en bloc Entnahme weitgehend vereinheitlicht und stellt in der
Regel einen zwar nicht einfachen, aber gut beherrschbaren Eingriff dar.
Die schwierigste Phase dieses Eingriffes ist in der Präparation der
großen Abdominalgefäße oberhalb des Abganges der Nierenarterien zu
sehen, wenn es darum geht, eine ausreichende Strecke von Aorta und
V. cava inferior nach cranial zu gewinnen, um im sicheren Abstand die
doppelte Ligatur zur Durchtrennung dieser Gefäße durchführen zu können,
wobei jedoch eine ausreichende Distanz zu den Nierengefäßen zwecks Gewinnung großzügiger Patche erforderlich ist.

Bereits Calne schreibt in seinem Buch 1971: ".... transsection of the
aorta cannot be carried out high enough".

Der in der Literatur angegebene Operationssitus erscheint uns ideali-
siert. Trotz maximaler Luxation des Pankreas nach ventro-cranial waren

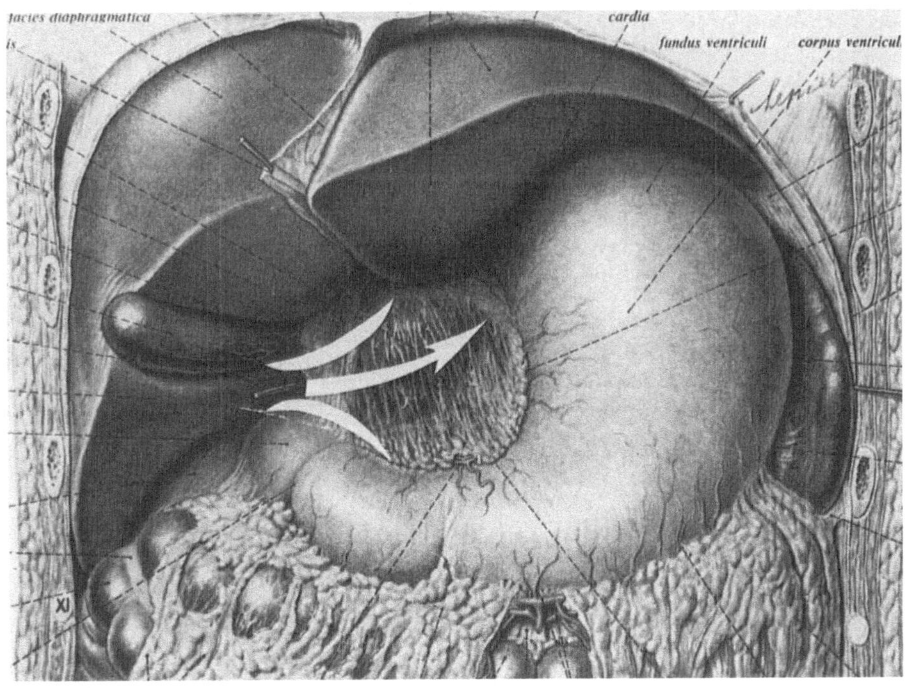

<u>Abb. 1.</u> Halbschematische Darstellung zur Freilegung der proximalen Aorta abdominalis und der V. cava inferior (s. Text)

derartige vorzügliche Bedingungen nur selten zu realisieren, insbesondere dann, wenn der Hirntote adipös ist oder anatomische Varianten vorliegen.

Auf die Schwierigkeiten dieser Präparation weist auch die genauere Inspektion mancher von auswärts vermittelter Organe hin. Man findet mitunter neben durchtrennten Polarterien die Schnürfurche der Ligatur oder der angelegten Klemme unmittelbar am Abgang der Nierenarterie, so daß zumindest im proximalen Bereich eine Patchplastik nicht machbar erscheint, und u.U. die Ausbildung einer Nierenarterienstenose riskiert werden muß.

Wir haben daher einen Hinweis aus der Literatur aufgegriffen, zunächst in unserem pathologischen Institut an der Leiche und später beim Hirntoten mit intaktem Kreislauf eine Modifikation der Organentnahme erprobt.

Schnittführung und rechtsseitige latero-colische Incision unter Mobilisation der rechten Colonflexur in Richtung auf den oberen Nierenpol bzw. die V. cave inferior bleiben unverändert, ebenso wie die medio-colische Incision des linken Retroperitonealblattes.

Nach Abheben der Radix mesenterii und Eventeration der Bauchorgane folgen die Präparation von Aorta und V. cava inferior oberhalb des Nierengefäßabganges.

Die Ligatur der A. mesenterica superior ist unproblematisch. Treten bei der weiteren Präparation nach cranial Probleme auf, so wählen wir zur Darstellung des Truncus coeliacus und der proximalen Aorta den Zugang durch das Omentum minus unter Durchtrennung des Ligamentum hepatoduodenale (Abb. 1). Dieses Band, das die A. hepatica propria, die V. portae und den Ductus choledochus enthält, ist immer leicht mit dem Finger durch das Foramen epiploicum zu unterfahren. Nach Anlegen von zwei kräftigen Klemmen erfolgt die Durchtrennung und die Ligatur. Das in diesem Bereich gefäßreiche Omentum minus wird in Richtung auf die Cardia durchtrennt. Damit liegt die Bursa omentalis mit dem Truncus coeliacus der Aorta und der V. cava inferior frei, die entsprechenden Ligaturen könne problemfrei unmittelbar unter dem Diaphragma erfolgen.

Nach der Durchtrennung der großen Gefäße werden die Gefäßstümpfe von caudal her unter dem Pankreas vorluxiert. Bei Anwendung dieses Vorgehens resultiert — trotz eines erschwerten Operationssitus — die Gewinnung ausreichender, nichttraumatisierter Gefäßwand für einen Patch.

Man mag einwenden, daß die Durchtrennung des Ligamentum hepato-duodenale nicht ganz risikofrei in Bezug auf die Eröffnung der Gallenwege ist, jedoch kommt die bakterielle Kontamination der Gallenwege beim Gesunden so gut wie nie vor.

Literatur

1. Ackermann JR, Snell E (1967) Cadaveric renal transplantation: a technique for donors kidney removal. Brit J Urol 40:515
2. Dreikorn K (1981) Die Gewinnung von Spendernieren zur Transplantation: Spenderauswahl, standartisierte Vorbehandlung und Technik der Organentnahme. Aktuelle Urol 12:13
3. Maclean LD, Dosseter JB, Gault MH, Oliver JA, Ingles FA, McKinnon KJ (1965) Renal homotransplantation using cadaver donors. Arch surg Chicago 91:288
4. Sells RA (1971) The selection of cadaver donors and removal of kidneys for transplantation. In: Calme RY (ed) Clinical organ transplantation. Blackwell scientific Publications, Oxford and Edinburgh

Dr. P. Hanke, Zentrum der Chirurgie, Abteilung für Urologie, Klinikum der Johann-Wolfgang-Goethe-Universität, Theodor-Stern-Kai 7, D-6000 Frankfurt am Main

Harnwegsinfektionen nach Nierentransplantationen

P. Hanke, W. Fassbinder, J. Hauser und M. Knöner

Die Häufigkeit der bakteriellen Harnwegsinfektion nach Nierentransplantationen wird in der Literatur mit 52% - 98% angegeben. Dies entspricht einem Mittelwert von 65,5%. Der Harnwegsinfekt stellt somit eine der häufigsten Komplikationen nach der Nierentransplantation dar. Die schwerste Form — die Urosepsis — bedeutet unmittelbare Lebensgefahr für den Patienten. Angaben über Todesfälle durch Urosepsis unter Immunsuppression, die allerdings oft ihren Ursprung in schwerwiegenden urologischen Komplikationen, wie Harnleiterfisteln oder Blasenrupturen haben, werden von den verschiedenen Autoren in bis zu 18% der Transplantierten angegeben.

Tabelle 1.

BAKTERIELLE HARNWEGSINFEKTIONEN NACH N-TX

- Antibakterielle Breitspektrumprophylaxe über

30 Tage postop. - n = 105

Erreger	Unter Antibiotika (Tag 1–10)	Nach Antibiotikaprophylaxe (Tag 11–30)
Klebsiella/Enterobacter	–	19
Enterokokken	–	10
E. coli	–	5
Pseudomonas aeruginosa	2	3
Proteus mirabilis	–	1
Staph. aureus	–	1
Candida albicans	–	1

Gesamtinfektionsrate: 2 =1, 9%   36=34%*

* *in 4 Fällen Nachweis von 2 verschiedenen Keimen*

Diese Zahlen waren Grund genug, daß wir vom November 1980 bis einschließlich Dezember 1982 eine prospektive Studie durchgeführt haben, bei der alle 109 Transplantatempfänger eine breite Antibiotikaprophylaxe mit Cefoxitin und Azlocillin (2 g Mefoxitin, 4 g Securopen) erhielten. Diese Medikation wurde 10 Tage beibehalten. Ausgeschlossen von dieser Studie wurden insgesamt 4 Patienten, bei denen aus verschiedenen anderen, infektionsunabhängigen Gründen, wie z.B. vasculären Problemen, das Transplantat schon innerhalb der ersten Woche wieder entfert werden mußte. Das durchschnittliche Alter der 105 Patienten betrug 36 Jahre, 41 waren weiblichen, 66 männlichen Geschlechts. Täglich wurde der steril gewonnene Katheterurin, und nach dessen Entfernung — dies geschah im Regelfall zwischen dem 8. und 10. Tag — der Mittelstrahlurin bakteriologisch untersucht und jeweils ein Urinsediment angefertigt. Bei Temperaturen über 38,5°C wurden zusätzlich Blutkulturen angelegt. Die täglichen Kontrollen wurden 30 Tage beibehalten. Unsere Ergebnisse sind in der Tabelle 1 zusammengefaßt.

Während der Antibiotikaprophylaxe zählten wir nur zwei Harnwegsinfekte, beide mit Pseudomonas aeruginosa. Der Keim ist jedoch jeweils nach Entfernen des Dauerkatheters spontan wieder verschwunden.

Nach Absetzen der Antibiotikagabe konnten wir insgesamt bei 36 Patienten Harnwegsinfekte nachweisen, wobei bei 4 Patienten eine Doppelinfektion und in einem Fall eine Pilzinfektion vorlag.

Bei diesem Kollektiv von 36 Patienten war bei der Austestung der Erreger mit 19 Fällen die Klebsiella/Enterobacter-Gruppe am häufigsten vertreten. Enterokokken-Infekte konnten wir in 10 Fällen nachweisen, Coli-Infekte in 5, Pseudomonas aeruginosa in 3, Proteus mirabilis, Streptococcus aureus und — wie bereits erwähnt — Candida albicans jeweils in einem Fall.

Nach dieser Aufstellung ergibt sich in unserem Patientengut eine Infektionsrate von 34%, wobei die Hälfte der Infektionen durch sogenannte Problemkeime hervorgerufen wurden.

Tabelle 2. Verbleibende Indikation zur bilateralen Nephrektomie

Persistierende oder häufig rezidivierende Harnwegsinfekte

       - bei VUR

       - bei Obstruktion der oberen Harnwege

Übergroße und/oder infizierte Zystennieren

"maligne" renale Hypertonie

Folgerungen

Die ermittelte Infektionsrate von 34% innerhalb der ersten 30 Tage nach Nierentransplantation liegt im Vergleich gegenüber dem Mittleren in der Literatur angegebenen Wert von 65% deutlich niedriger. Sie liegt sogar noch niedriger als die von Garibaldi mit 50% ermittelte Rate bei Dauerkatheterbehandlung über einen vergleichbaren Zeitraum — dieser Wert wurde zudem ohne Immunsuppression ermittelt.

Es sei an dieser Stelle schon erwähnt, daß wir die genannte prophylaktische Antibiotikagabe, die wir bei Einleitung der Narkose beginnen, favorisieren. Es mag der Einwand gemacht werden, daß eine solche breite Medikation den Wegbereiter für die Selektion von therapeutisch schwer erfaßbaren Problemkeimen darstellt.

Die 19 Fälle von Infektionen durch die Klebsiella/Enterobacter-Gruppe weist auf einen gewissen Selektionsdruck hin, insbesondere wenn man bedenkt, daß diese Keime weitgehend resistent gegenüber den prophylaktisch gegebenen Antibiotika waren.

Jedoch wiesen die von uns gefundenen Stämme immer eine Sensibilität gegenüber den Aminoglycosid-Antibiotika auf, so daß niemals eine ernsthaft bedrohliche Situation entstand.

Im Hinblick auf diese günstigen Ergebnisse sind wir hinsichtlich der Durchführung chirurgischer Eingriffe zum Zwecke der Infektprophylaxe bei Vorbereitung zur Nierentransplantation sehr zurückhaltend geworden (Tabelle 2). Die bilaterale Nephrektomie wird kaum noch durchgeführt. Selbst bei hochgradigem vesico-ureteralen Reflex werden die Nieren belassen, sofern praeoperativ der Nachweis eines therapieresistenten Keimes nicht durchgeführt wurde.

Wir neigen eher dazu, diesen Eingriff nach erfolgreicher Transplantation bei rezidivierenden Harnwegsinfekten in Erwägung zu ziehen. Diese Auffassung vertreten wir auch bei anderen zu Infekten disponierenden urologischen Erkrankungen.

Literatur

1. Ball JW, Lazarus JM, Lowrie EG, Tilney NL, Bennett AH, Merill JP (1974) Transplantation without bilateral nephrectomy. J Urol 112:706-712
2. Belzer FO, Kountz SL, Najarian JS, Tanagho EA, Hinman JrF (1970) Prevention of urological complications after renal allotransplantation. Arch Surg 101:449-452
3. Bennet WM, Beck JrCH, Young HH, Russell PS (1970) Bacteriuria in the first month following renal transplantation. Arch Surg 101:453-456
4. Brehmer B, Madsen PO (1972) Route and prophylaxis of ascending bladder infection in male patients with indwelling catheters. J Urol 108:719-721

5. Dreikorn K, Rössler W, Horsch R, Kohl P, Rauterberg EW, Palmtag H (1982) Incidence, causes, and significance of reflux in patients in end-stage renal disease and after renal transplantation. Dialysis + Transplantation 11:126-130
6. Garibaldi RA, Burke JP, Dickman ML, Smith CB (1974) Factors predisposing to bacteriuria during indwelling urethral catheterization. New Eng J Med 291:216-219
7. Martin DC (1969) Urinary tract infection in clinical renal transplantation. Arch Surg 99:474-476
8. McDonald JC, Ritchey RJ, Fuselier PF, Lindsey ES, McCracken BH (1971) Sepsis in human renal transplantation. Surgery 69:189-193
9. Nielsen HE, Korsager B (1977) Bacteremia after renal transplantation. Scand J Infect Dis 9:111-117
10. Shah PM, Siegel K, Stille W (1982) Klinische Erfahrungen mit einer ungezielten antibakteriellen Breitspektrum-Therapie. Infection 10:85-89
11. Tilney NL, Strom TB, Vineyard GC, Merrill JP (1978) Factors contributing to the declining mortality rate in renal transplantation. New Engl J Med 299:1321-1325

Dr. P. Hanke, Zentrum der Chirurgie, Abteilung für Urologie, Klinikum der Johann-Wolfgang-Goethe-Universität, Theordor-Stern-Kai 7, D-6000 Frankfurt am Main

Schlußsitzung

Zur Situation der Nierentransplantation in der Bundesrepublik Deutschland

H. Klosterhalfen

Herr Präsident, meine Damen und Herren!

Ich möchte Ihnen statt des vorgesehenen Berichtes über den klinischen Stand der Nierentransplantation einige Gedanken zur aktuellen Situation der Nierentransplantation in der Bundesrepublik vortragen.

Die europäischen Zentren sind zwar erfreulich aktiv, sie konnten auch ihre Transplantationsfrequenz steigern, aber die erreichten Zahlen hatten keineswegs zur Folge, die Schere zwischen der Zahl der Organtransplantationen und der Anzahl der Patienten auf der Warteliste zu schließen. Das Gegenteil ist der Fall: Die Warteliste vergrößert sich schneller als die Operationsliste der Transplantationszentren.

In der Bundesrepublik gibt es 21 Transplantationszentren, davon sind nur 8 an Urologischen Kliniken etabliert, und das hat zur Folge, daß weniger als die Hälfte der Nierentransplantationen von den *eigentlich* für dieses Organ zuständigen Urologen operiert wird. Man könnte auch sagen: An den übrigen 13 Zentren haben sich die Chirurgen über die Transplantation wieder operativ der Niere bemächtigt, die sie ja schon abgetreten hatten.

Dieses Verhältnis 8 : 13 gilt es zu korrigieren, und hier bietet es sich geradezu an, daß an *den* Universitätskliniken, an denen bis heute weder die Chirurgen noch die Urologen transplantieren, die Urologen das Heft in die Hand nehmen und aktiv werden. Die etablierten urologischen Zentren sind sicher bereit, entsprechende organisatorische und fachliche Unterstützung zu geben, um die eben aufgezeigte Tendenz der auseinanderstrebenden Schere zwischen Warteliste und Transplantationen zu mildern.

Zum Verständnis für diesen Appell noch folgende Zahlen:
Die Anzahl der pro 1 Mill. Einwohner transplantierten Nieren betrug 1983 in der Bundesrepublik 16,2. Dieses schwache Ergebnis wird von Österreich fast erreicht und selbst von kleinen Ländern wie Belgien und den Niederlanden erheblich übertroffen. Wenn man bedenkt, daß erst 25 Transplantationen pro 1 Mill. Einwohner ausreichen würden, die Warteliste abzubauen - das wären für die Bundesrepublik 1.500 pro Jahr -, dann wird schlagartig klar, welche Anstrengungen noch erforderlich sind, um dieses Ziel zu erreichen.

Man muß sich natürlich fragen, woran das liegt, und man sollte sich bei der Analyse der Gründe für den Rückstand der Bundesrepublik nichts vormachen: Es liegt *nicht* - wie man das bei der Erörterung dieses Themas immer wieder hören kann - an der mangelnden Spenderbereitschaft der Bevölkerung. Dies war einmal ein Argument,

es ist keines mehr, weil die Zustimmungsbereitschaft der Angehörigen zur Organentnahme heute mit Sicherheit weit über 50% liegt.
Das seit einem Jahrzehnt in den Schubladen der Behörden schlum-
mernde Transplantationsgesetz, dessen Diskussion die Transplantation bisher mehr behindert als gefördert hat, ist überflüssig,
wir brauchen es nicht mehr.

Wo liegen also die Ursachen für den Rückstand?

Mangelnde Spenderbereitschaft ist es nicht, unzureichende Aus-
stattung mit Personal und Räumen kann die für die Verwirklichung
eines Transplantationsvorhabens unverzichtbare Begeisterung zwar
bremsen, aber die praktische Umsetzung de facto nicht verhindern.
Wenn man sich nichts vormacht, dann bleiben - und das ist das überraschende der Analyse - als Ursache des Rückstandes der Bundesrepublik Deutschland zwei Faktoren: Organisatorische Unzulänglichkeiten und, so hart das auch klingen mag, Vorbehalte des ärztlichen Personals gegenüber zusätzlicher persönlicher Belastung.

Zugegeben, Transplantation ist, insbesondere wenn man die Nachbehandlung der Rückläufer mit ihren Abstoßungskrisen übernimmt, ein
aufwendiges und aufreibendes Unternehmen. Das Interesse der Kranken ohne eigene Nierenfunktion, aber auch die im Hinblick auf die
Kosten günstiger liegende Transplantation verlangen es jedoch,
daß sich neben den Universitätskliniken auch bestimmte und dazu
geeignete Krankenhäuser der Maximalversorgung mit Nierentransplantationen befassen sollten. Hier liegt - wenn ich alleine an meine
eigenen ehemaligen Oberärzte denke, die das ja gelernt und jahre-
lang selbständig praktiziert haben - ein Potential brach, mit
dessen Hilfe die Schere zwischen Warteliste und Transplantation
geschlossen werden könnte, ganz davon abgesehen, daß die operativen Eingriffe und die immunologische Behandlung das operative
Spektrum erweitern und das allgemeine klinische Niveau der damit
befaßten Kliniken unzweifelhaft heben.

Wenn ich organisatorische Fehlleistungen oder Unzulänglichkeiten
als Ursache des Rückstandes der Bundesrepublik gegenüber wesentlich kleineren europäischen Ländern genannt habe, dann ist damit
die immer noch mangelhafte Zusammenarbeit zwischen den Transplan-
tationskliniken und den Krankenhäusern der näheren und weiteren
Umgebung dieser Kliniken gemeint. Manche dieser Krankenhäuser verhalten sich beispielhaft, was die Meldung potentieller Spender
angeht, viele jedoch verhalten sich eben nicht beispielhaft, sondern - milde ausgedrückt - inkooperativ, obwohl die Notwendigkeit
zur Kooperation bekannt ist. Ich möchte nicht soweit gehen, die
Regelung in der DDR als exemplarisch zu empfehlen - dort ist die
Meldung potentieller Spender Pflicht. Es gibt jedoch keinen Zweifel darüber, daß vor allem in den Unfall-Abteilungen manches Vor-
urteil und manche Vorbehalte überwunden werden müssen, bevor das
dringend erwünschte Kooperationsverhältnis hergestellt ist. Dies
ist ein ganz essentieller Punkt, der der Verbesserung bedarf, und
eine Verbesserung ist nur mit großem persönlichen Einsatz der
einzelnen Mitglieder des Transplantationsteams zu erreichen, die
turnusmäßig die Unfallabteilungen der Krankenhäuser der Umgebung
aufsuchen müssen und im persönlichen Gespräch mit den Ärzten
immer wieder für die Kooperation werben müssen.

Dazu gehört auch z.B. die regelhafte Rückmeldung über Erfolg oder
auch Mißerfolg der Transplantation an die kooperierenden Krankenhäuser, damit sich die Zusammenarbeit nicht in der Anonymität ver-
liert. Dazu gehört aber auch eine Regelung, die es gestattet, den
Krankenhäusern die im Rahmen der Organentnahme entstehenden Kosten zu erstatten.

Selbst diese Kosten eingerechnet ist Transplantation noch weit kostengünstiger als Dauerdialyse. Es ist ja überhaupt interessant und überaus lehrreich zu sehen - und damit möchte ich den letzten Punkt der Ursachenerforschung für den Rückstand in Sachen Transplantation erwähnen - daß der Transplantations*vorsprung* vieler europäischer Länder gegenüber der Bundesrepublik darauf zurückzuführen ist, daß diese Länder wegen ihrer begrenzten finanzellen Mittel einfach gezwungen waren zu transplantieren, und damit auch gezwungen waren, die Transplantation frühzeitig zu organisieren, während die Bundesrepublik auf dem damaligen Höhepunkt fast unbegrenzter finanzieller Mittel immer mehr und immer kostspieliger werdende Dialyseeinrichtungen auf die Beine stellte.

Mit anderen Worten: Bei uns stand kein Zwang dahinter, Transplantationen zu organisieren, wir hatten ja genügend Dialyseplätze. Heute haben sich die Verhältnisse grundlegend geändert. Heute stehen wir unter der ärztlichen Verpflichtung zu transplantieren wegen der besseren Lebensqualität der Transplantierten gegenüber dauerdialysierten Patienten, wir stehen aber auch unter dem Zwang zu transplantieren wegen des finanziellen Druckes, die Kosten im Gesundheitswesen zu senken: Kein Land in der Welt wird auf längere Sicht in der Lage sein, die Finanziellen Mittel aufzubringen, um die überwiegende Zahl der Urämiker auf Dauer zu dialysieren.

Ich hoffe, Ihnen mit diesem Bericht ein paar gedankliche Anregungen zum Verständnis der Situation der Transplantation gegeben zu haben, die zur Lösung des uns alle angehenden Problems beitragen können.

Prof. Dr. Klosterhalfen, Urologische Universitätsklinik Eppendorf, Martinistraße 52, D-2000 Hamburg 20

Aktuelle Informationen zur Urologie

K. Dreikorn

Einleitung

Von unserem Präsidenten wurde mir die ehrenvolle Aufgabe anvertraut, Ihnen über aktuelle Fragen und Entwicklungen in der Urologie zu berichten. Unter Berücksichtigung des vorgegebenen zeitlichen Rahmens möchte ich im folgenden aus der umfangreichen, seit unserem letzten Kongress verfügbaren Literatur einige mir wichtig erscheinende Themenkreise aufgreifen, kritisch "beleuchten" und "Trends" aufzeigen.

Da die Auswahl der behandelten Sachgebiete - der Tradition der "Aktuellen Informationen" entsprechend - somit im Ermessen des Referenten liegt, bin ich mir bewußt, daß auch eine andere Akzentuierung möglich gewesen wäre. Die vorliegende Übersicht erhebt deshalb keinen Anspruch

---

*meinem verehrten Lehrer und Chef, Herrn Prof. Dr. med. Lars Röhl zum 65. Geburtstag gewidmet

auf Vollständigkeit und schließt nicht aus, daß nicht berücksichtigte
Mitteilungen für die Entwicklung der modernen Urologie nicht ebenso
wertvoll und bedeutend sind.

Dies gilt insbesondere für die modernen Behandlungsverfahren der Urolithiasis (ESWL, perkutane Litholapaxie, endoskopische transureterale
Steinentfernung), die zweifellos zu den aktuellsten und entscheidend-
sten Fortschritten auf dem Gebiete der Urologie gehören, aber in meinem Referat nicht weiter erwähnt werden, da sie Hauptthema unseres
diesjährigen Kongresses waren und ihr Stellenwert in den zahlreichen
ausgezeichneten Vorträgen und Diskussionen ausreichend dargestellt
wurden. Die ausgewählten Sachgebiete, über die ich im folgenden berichten möchte, umfassen schwerpunktmäßig Aspekte zur Diagnostik und
Therapie maligner Tumoren des Urogenitaltraktes, Erfahrungen und Ergebnisse mit "neueren" Operationstechniken, die Indikationsstellung
zur pränatalen Intervention bei kongenitaler Hydronephrose und neue
Erkenntnisse aus der Grundlagenforschung.

I.   Diagnostik und Therapie maligner Tumoren

1.   Blasenkarzinom

1.1. *Pathobiologie und maligne Potenz des Carcinoma in situ*

Das Carcinoma in situ wird durch zunehmenden Einsatz der Harnzytologie
und Biopsie makroskopisch unauffälliger Blasenanteile immer häufiger
diagnostiziert. BABAYAN (7) und DROLLER (24) wiesen erneut auf die
Heterogenität des Carcinoma in situ hin und bestätigten die bereits
1980 von WEINSTEIN (181) vertretene Ansicht, daß das Carcinoma in
situ ein verschiedenartiges pathobiologisches Verhalten mit unterschiedlicher maligner Potenz aufweisen kann. Während das Carcinoma in situ
als sekundäre Neoplasie (nach früherer TUR eines Blasenkarzinoms
bzw. als Zusatzbefund eines synchronen Blasenkarzinoms) mit Progressions-
raten von 40% bzw. 80% einen prognostisch ungünstigen Verlauf signalisiert und nach Ansicht der meisten Autoren (8, 24, 25, 73) eine
frühe radikale Therapie (Zystektomie) erfordert, scheint das primäre,
solitäre, fokale und auf die Blase begrenzte Carcinoma in situ bei
einigen Patienten über Jahre bis Jahrzehnte ohne Progression und Invasion als "Carcinoma paradoxicum" (181) persistieren zu können. Bei
diesen Patienten kann die intravesikale Chemo- bzw. Immuntherapie
durch ihren "denudierenden" Effekt zu einer Heilung führen (24). Andererseits wurden von JAUHIAINEN (73) nach intravesikaler Instillationsbehandlung mit Adriblastin beim primären Carcinoma in situ nur
Remissionsraten von 50% angegeben, wodurch das unberechenbare Verhalten
des Carcinoma in situ deutlich wird. Diese Beobachtungen unterstreichen die Notwendigkeit verläßlicher Parameter zur Beurteilung der potentiellen Aggressivität und damit zur differenzierten Therapie des
Blasenkarzinoms.

1.2. *Prognostische Bedeutung der ABO-(H)-Antigenität*

Die Bestimmung der Blutgruppenantigenität zur Beurteilung der Prognose des Blasenkarzinoms hat seit Einführung der im Vergleich zum
SRCA-Test zuverlässigeren Immunfluoreszenz- und Peroxidase-Antiperoxi-
dase-Technik an Bedeutung gewonnen (34, 61, 67, 70, 82, 85, 159, 173,
174, 189).

Der gegenwärtige Stand läßt sich dahingehend zusammenfassen, daß bei
erhaltener Blutgruppenantigenität mit einer Rezidivhäufigkeit von
30-50% und einer Tumorprogressionsrate von 10% (0-19%) zu rechnen ist,
während die Rezidivhäufigkeit bei ABO-negativen Tumoren 90%, die Progressionsrate 60-93% beträgt (61). Obwohl der Befund der Blutgruppen-

antigenität bei der Wahl des therapeutischen Vorgehens (in Ergänzung
zum Staging und Grading) mitberücksichtigt werden kann, sollte nach
Ansicht der meisten Autoren aus der alleinigen Blutgruppennegativität
keine Indikation zur Zystektomie abgeleitet werden, da die Bedeutung
des Befundes im Einzelfall nicht beurteilt werden kann (61, 117, 159).

Während das karzinoembryonale Antigen noch von unklarer prognostischer
Bedeutung ist, konnten HOFSTAEDTER und Mitarbeiter (57) in einer prospektiven Studie mit der DNA-Zytofotometrie in einem großen Krankengut signifikante Korrelationen zwischen den zytofotometrischen Parametern, dem histopathologischen Grading, dem Staging, der Patienten-
überlebens- und Rezidivrate nachweisen. Diese Befunde wurden auch von
anderen Autoren bestätigt (7, 28, 31, 32, 38).

1.3. *Ergebnisse der Chemo-Instillation und Immuntherapie*

Eine ständig steigende Anzahl von Publikationen bestätigt die Wirksamkeit verschiedener Chemotherapeutika bei der intravesikalen Therapie
und Rezidivprophylaxe oberflächlicher Blasenkarzinome, einschließlich
des Carcinoma in situ, obwohl vor allem bei der Rezidivprophylaxe immer noch eine Reihe von Fragen, insbesondere über den Zeitpunkt der
ersten Instillation, die Dosis, das Zeitintervall und die Dauer der
Instillationsbehandlung nicht abschließend beantwortet werden können
(14, 24, 36, 41, 46, 62, 68, 71, 72, 95, 98, 104, 112, 120, 129, 137,
146, 157). Die derzeit am häufigsten verwendeten Substanzen sind Mitomycin C (62, 68, 72, 98, 112, 120, 175), Doxorubicin (14, 41, 71, 72,
98, 104, 120, 137, 146) und Thiotepa (36, 46, 98, 120, 129). Während
die bei Thiotepa nachgewiesenen vesikalen Resorptionen zu erheblichen
Nebenwirkungen mit Myelosuppression und Thrombozytopenie führen können, wurde bei Verwendung von Doxorubicin und Mitomycin C nur eine
minimale vesikale Resorption, dagegen keine systemische Toxizität beobachtet (35, 142, 175, 177). Die Ergebnisse der intravesikalen Rezidivprophylaxe variieren, je nachdem welche Kriterien (Rezidivrate,
rezidivfreies Intervall, Tumorprogression, Patientenüberlebensrate)
zugrundegelegt werden, in Abhängigkeit von Tumorgrad, -Stadium, (Ca
in situ, T_A-T_1) und je nachdem, ob sie nach der Behandlung von Erst-,
Rezidiv-, unifokalen oder multifokalen Tumoren durchgeführt wurde.

Eindrucksvolle Ergebnisse erzielte HULAND (62, 68) bei der Verwendung
vom Mitomycin C mit einer Rezidivrate von nur 10% im Vergleich zu 51%
bei einer unbehandelten Kontrollgruppe. Die Beobachtungszeit betrug
2,5 Jahre.

Bei kritischer Wertung der zur Verfügung stehenden Literatur scheint
sich die Rezidivrate oberflächlicher Blasentumoren durch intravesikale Chemoinstillation von 50% auf 15-20% reduzieren zu lassen.

Verschiedene Autoren sind in den letzten Jahren der Frage nachgegangen, ob eine einzige, unmittelbar postoperativ durchgeführte Chemoinstillation die Rezidivhäufigkeit oberflächlicher Blasentumoren zu
senken vermag. KURTH (95) konnte nach Verabreichung einer Einzeldosis
von 1,13 g Epodyl am Tage nach der TUR eine im Vergleich zur Kontrollgruppe signifikant verminderte Rezidiv- und Progressionsrate beobachten, obwohl das rezidivfreie Intervall nicht verkürzt werden konnte.

Die Autoren nehmen an, daß die einmalige Chemo-Instillation die Implantation von Tumorzellen nach der TUR verhindert, ein Argument für
die von WELDON und SOLOWAY (183), WEYRAUCH (186) und WALZER (180) er-
arbeitete These der Tumorimplantation als eine wichtige Ursache des
"Blasenkarzinomrezidivs".

Wie eine Studie von JAKSE (70) nahelegt, kann die Indidikation zur intravesikalen Chemorezidivprophylaxe unter Berücksichtigung der ABO-Antigenität der Blasentumorzellen möglicherweise weiter differenziert werden, da es bei ABO-positiven Blasentumoren selten (auch ohne Chemoinstillation) zu einem Rezidiv mit Muskelinvasion kommt, während die Tumorrezidivrate bei ABO-Antigen-negativen Tumoren durch die Chemoinstillation signifikant gesenkt werden kann. Unter Vorbehalt könnte hieraus gefolgert werden, daß eine Chemo-Prophylaxe in erster Linie (ausschließlich?) bei Patienten mit ABO-Antigen-negativen Tumoren indiziert ist.

Wie wichtig das Ziel ist, eine wirksame Rezidivprophylaxe mit einer Mindestdosis bzw. -Anzahl von Instillationen zu erreichen, geht auch aus den Untersuchungen von RÜBBEN (138) hervor, in denen bei wiederholter intravesikaler Chemoinstillation bei der Ratte epitheliale Proliferationen und papilläre Tumoren beobachtet wurden.

Der Effekt intravesikaler BCG-Instillationen zur Rezidivprophylaxe oberflächlicher Blasentumoren wurde von einigen Arbeitsgruppen (1, 19, 110) in kürzlich erschienenen Publikationen und auch auf der 79. Tagung der American Urological Association bestätigt (26, 54, 83, 84, 100, 141, 158). Es wurden jedoch zum Teil erhebliche Nebenwirkungen beobachtet (101). ADOLPHS (1) erzielte in einem großen Patientenkollektiv günstige Ergebnisse mit der Kombination von BCG und intravenöser Verabreichung von Cyclophosphamid. Obwohl die BCG-Therapie von den meisten Autoren als Immuntherapie verstanden wird, fehlen bisher sichere Nachweise darüber, daß für den Effekt außer einer granulomatösen Zystitis eine Alteration des Immunsystems verantwortlich ist.

1.4. *Vorbestrahlung bei radikaler Zystektomie ?*

Arbeiten aus der Berner (STUDER, 165) und Mainzer Klinik (JAKOBI, 69) diskutieren erneut die Bedeutung der Vorbestrahlung bei der radikalen Zystektomie mit der Schlußfolgerung, daß die präoperative Radiotherapie die Ergebnisse der Zystektomie nicht verbessert. Diese Ansicht wird in der neueren Literatur auch von anderen Autoren geteilt (113). Hingegen wird der Lymphadenektomie ein kurativer Effekt zugeschrieben.

Obwohl von den meisten Kliniken (10) bei Beschränkung der Tumoren auf die Blase im Rahmen der radikalen Zystektomie keine Urethrektomie durchgeführt wird, sind regelmäßige Kontrolluntersuchungen notwendig, da bei 10-15% der zystektomierten Patienten später Urethralkarzinome beobachtet wurden (2).

2. Prostatakarzinom

2.1. *Radikale Prostatektomie beim lokoregionären Prostatakarzinom*

Beim lokoregionären Prostatakarzinom (T_1-T_2) hält der Trend zur radikalen Prostatektomie an (12, 29, 39, 45, 122, 123), was wohl auch auf die Möglichkeit der Potenzerhaltung mit der von WALSH (178, 179) angegebenen und anläßlich des diesjährigen klinischen Wochenendes in Mainz eindruckvoll demonstrierten Operationstechnik und die von PAULSON (122, 123) beobachteten besseren Ergebnisse im Vergleich zur Strahlentherapie zurückzuführen ist. Für die radikale Prostatektomie sprechen auch die Ergebnisse von GIBBONS (44) mit Patientenüberlebensraten von 95% nach 5, 74% nach 10 und 55% nach 15 Jahren mit entsprechend hohen Tumorfreiheitsraten.

2.2. Inzidentelles Prostatakarzinom

Die Heterogenität des Prostatakarzinoms gilt auch für das inzidentelle Karzinom (93, 145). Ein Teil der inzidentellen Karzinome benötigt aufgrund des hohen Differenzierungsgrades mit geringer maligner Potenz bei höherem Lebensalter keine weitere Therapie (145). Dagegen sollten niedrig differenzierte inzidentelle Karzinome einer weiteren Therapie zugeführt werden, über deren Art jedoch kontroverse Ansichten bestehen (radikale Prostatektomie?, Hormonbehandlung?, Chemotherapie?, LHRH-Analoga in Kombination mit Antiandrogenen?) (145).

Die Homburger Arbeitsgruppe (93) empfiehlt zur weiteren Abklärung eines inzidentellen Karzinoms eine transurethrale Nachresektion, da von 36 nachresezierten Patienten 22 tumorfrei und damit nicht weiter therapiebedürftig waren, während bei 25% aufgrund des Resektates eine Korrektur des Stadiums A_1 zum Stadium A_2 vorgenommen und damit diese Patienten einer weiteren Therapie zugeführt werden mußten.

2.3. Verschlechterung der Prognose des Prostatakarzinoms durch TUR ?

Von einigen Autoren (29, 30) wurde die Frage aufgeworfen, ob eine transurethrale Resektion bei Patienten mit fortgeschrittenem Prostatakarzinom aufgrund einer möglichen intraoperativen Tumorzellaussaat die Prognose verschlechtert. Während ELDER (30) und HANKS (47) nach TUR eine erhöhte Metastasierungs- und verminderte Patientenüberlebensrate beobachteten, konnte dieser prognostisch ungünstige Effekt der TUR von BARTSCH (9) nicht bestätigt werden.

2.4. Behandlungsmöglichkeiten des fortgeschrittenen Prostatakarzinoms

Zur Behandlung des fortgeschrittenen Prostatakarzinoms erschienen weitere Erfahrungsberichte mit Präparaten, deren Effekt auf einer Suppression der Testosteronbildung bzw. Einwirkung auf den zellulären Dihydrotestosteron-Rezeptorkomplex zurückzuführen ist. Durch supraphysiologische Dosen von LHRH-Analoga können die Testosteronspiegel nach anfänglichem Anstieg auf Kastrationswerte gesenkt werden (medikamentöse Orchiektomie) (4, 5, 33, 115, 153, 176, 188). Die bisherigen Behandlungsergebnisse entsprechen denen einer Orchiektomie bzw. Oestrogenbehandlung mit objektiven und subjektiven Ansprechraten von 70-80%. In Deutschland verfügen die Berliner (15, 16) und Mainzer Klinik (184, 185) über die größten Erfahrungen mit dem LHRH-Analogon-Buserelin (Suprefact Behring-Werke), das zunächst subkutan, anschließend als Nasenspray verabreicht wird. In der Bundesrepublik sind derzeit über 400, weltweit über 900 Patienten in klinischen Prüfungen erfaßt.

Weitere, bisher ebenfalls erforgreich eingesetzte LHRH-Analoga sind Leuprorelin-Acetat (Carcinil, Deutsche Abbott GmbH) und Zoladex (ICI). Zoladex wird vermutlich in Kürze auch als subkutanes Depotpräparat zur Verfügung stehen, wodurch die Applikation erleichtert wird. Das einmal/Monat zu verabreichende Depotpräparat besteht aus einem Co-Polymer (Milchsäure und Glykolsäure), wobei der Wirkstoff durch Hydrolyse kontinuierlich freigesetzt wird. Bisher liegen im Rahmen von Studien erfolgversprechende Erfahren bei > 100 Patienten vor. Während mit dem Antiandrogen Zyproteronacetat (Androcur) (139) außer der Verhinderung der Translokation des Dihydrotestosteron-Rezeptorkomplexes in den Kern der Prostatakarzinomzelle infolge einer gestagenen Zusatzwirkung beim nicht-orchiektomierten Patienten eine Senkung des Testosteronspiegels erzielt wird, führt das nicht-steroidale Antiandrogen Flutamid (Fugerel, Essex Pharma) (139) durch eine vermehrte Sekretion von Gonadotropinen zu einer Erhöhung der Testosteronproduktion, was bei nicht-orchiektomierten Patienten nachteilig und den antiandrogenen Effekt bei längerer Behandlungsdauer aufheben könnte.

Auch bei der alleinigen Behandlung mit LHRH-Analoga geht dem Abfall des Serum-Testosterons auf Kastrationswerte innerhalb von 3-4 Wochen ein kurzfristiger Anstieg des Serum-Testosteronspiegels auf 100-200% der Ausgangswerte voraus, was den Therapieerfolg nach Ansicht einiger Autoren (99) beeinträchtigen könnte. Dieser unerwünschte Effekt der LHRH-Analoga kann durch die gleichzeitige und zusätzliche Gabe von Antiandrogenen verhindert werden. Allerdings sollte die kombinierte Behandlung so früh wie möglich begonnen werden, da bei späterem Beginn der Antiandrogentherapie (z.B. nach vorheriger Orchiektomie, nach primärer alleiniger Therapie mit Oestrogenen bzw. LHRH-Analoga) nur noch Ansprechraten von 35-40% beobachtet wurden (99) was möglicherweise auf die Entwicklung Androgen-resistenter Prostatakarzinomzellklone zurückzuführen ist. Nach den Untersuchungen von LABRIE (99) bei über 200 Patienten scheint deshalb die kombinierte Behandlung mit LHRH-Analoga (oder Orchiektomie) *und* Antiandrogenen das derzeit erfolgversprechendste Konzept bei der primären Behandlung des fortgeschrittenen Prostatakarzinoms zu sein, mit objektiven Ansprechraten von fast 100%. Aus früheren multizentrischen Studien geht hervor, daß die Absterberate von Patienten mit Prostatakarzinomen des Stadiums D_2 nach 1½ Behandlungsjahren 51 bzw. 32% bei alleiniger Hormonbehandlung bzw. Orchiektomie, jedoch nur 3,3% bei der primären Kombinationsbehandlung mit LHRH-Analoga und reinen Antiandrogenen (Flutamid) beträgt (99). Damit ist das Risiko von Patienten mit metastasierenden Prostatakarzinomen, innerhalb der ersten 18 Behandlungsmonate zu versterben, bei alleiniger Orchiektomie bzw. Hormonbehandlung 7-10 mal so hoch wie bei kompletter Androgenblockade durch LHRH-Analoga in Kombination mit Antiandrogenen.

Erfolgversprechende Ergebnisse bei der Behandlung des fortgeschrittenen Prostatakarzinoms wurden kürzlich auch mit dem Antimykotimum Ketokonazol (Nizoral, JANSSEN) erzielt (5, 169, 170, 171). Nachdem PONT (127, 128) und STEVENS (164) bereits 1982 nachgewiesen hatten, daß Ketokonazol die testikuläre *und* adrenale Androgenbildung supprimiert, wurde dieses Präparat, das sich bisher bei der Behandlung oberflächlicher und tiefer Pilzinfektionen bewährt hat, von ALLEN (5,188) und TRACHTENBERG (169, 170, 171) erstmals erfolgreich bei Patienten mit fortgeschrittenem Prostatakarzinom eingesetzt. Bei einer Dosierung von 3×400 mg (oral) kam es innerhalb von 24 Stunden nicht nur zum Abfall des Serum-Testosterons auf Kastrationsniveau sondern auch zum signifikanten Absinken der adrenalen Androgene Androstendion und Dehydroepiandrosteron. Der Wirkungsmechanismus von Ketokonazol ist noch nicht geklärt. Diskutiert wird eine partielle Inhibition der 17-20 Desmolase, eines Zytochrom P-450-abhängigen Enzyms, bzw. eine Inhibition der 14-Demetylierung von Lanosterol und damit eine Blockierung der Cholesterinsynthese, wodurch die Bildung von Steroiden gehemmt wird (128).

Mit diesen neuen erfolgversprechenden Behandlungskonzepten (LHRH-Analoga in Kombination mit Antiandrogenen, Ketokonazol) scheint die bisherige Stagnation bei der Behandlung des fortgeschrittenen Prostatakarzinoms überwunden zu sein, obwohl eine endgültige Beurteilung erst bei längerer Beobachtungszeit und größeren Patientenkollektiven möglich sein wird.

3.   Hodentumoren

3.1. *Tumormarker*

Die Bedeutung der Tumormarker Alphafetoprotein (AFP) und Chorion-Gonadotropin (hCG) für die Diagnose, Therapieplanung und Verlaufskontrolle bei nichtseminomatösen Hodentumoren ist derzeit klar definiert. Eine Erhöhung der Marker findet sich nach neueren Sammelstatistiken vor der Orchiektomie bei 71% der Patienten im Stadium A, und 89% im Stadium B-C nach der Orchiektomie (vor der Lymphknotenausräumung), 37% der Patienten im Stadium B_1, bei 57% im Stadium B_2 und 88% im Stadium B_3, während andererseits bei 10% der Patienten im Stadium C keine Markererhöhung gefunden wird (150). Der Nachweis der AFP-Erhöhung beim Seminom ist ein Beweis für das gleichzeitige Vorliegen nichtseminomatöser Tumoranteile, während die Bedeutung einer bei 10-30% beobachteten Erhöhung des hCG immer noch unklar ist. Ein wichtiger neuer Marker für das Seminom scheint die plazentare alkalische Phosphatase (PlAP) zu sein, die bei 51% der Patienten mit Seminomen, aber fast nie bei nichtseminomatösen Hodentumoren erhöht ist (150). Weitere Fortschritte bei den Tumormarkern sind auch durch die Entwicklung monoklonaler Antikörper zu erwarten, die durch Koppelung mit Radioisotopen zur Diagnostik von Metastasen und durch Konjugation mit zytotoxischen Substanzen zur Therapie verwendet werden könnten (15o).

3.2. *Anatomisch-chirurgische Aspekte der Metastasierungswege*

Umfangreiche, von DONOHUE (23) durchgeführte Untersuchungen über das retroperitoneale Metastasierungsmuster nichtseminomatöser Hodentumoren und anatomisch-chirurgische Aspekte zur Ejakulationserhaltung haben zu einer modifizierten Technik der radikalen Lymphadenektomie geführt (37). Durch Schonung des präsacralen Plexus und sympathischer Nervenbahnen im Bereiche der Aortenbifurkation kann das Ejakulationsvermögen bei 55% der Patienten erhalten werden. Von FRALEY (37) wurde erneut auf die Bedeutung der suprahilären renalen Lymphknotendissektion hingewiesen, insbesondere bei linksseitigen Tumoren, da z.B im Stadium B_2 in dieser Region in 50-60% tumorbefallene Lymphknoten nachgewiesen wurden.

3.3. *Alleinige Orchiektomie bei nichtseminomatösen Hodentumoren im klinischen Stadium A?*

Heftige Kontroversen sind über die von PECKHAM (125, 126) erstmals propagierte, primäre alleinige Orchiektomie bei nichtseminomatösen Hodentumoren im klinischen Stadium A entstanden. Als wichtigste Argumente für dieses exspektative Vorgehen führen PECKHAM (125, 126), RAGHAVAN (130) und einige andere Arbeitsgruppen (74, 77) an, daß aufgrund ihrer Erfahrungen 80% der Patienten mit klinischem Stadium A allein durch die Orchiektomie geheilt werden, während die restlichen 20%, bei denen Metastasen auftreten, erfolgreich einer Chemotherapie zugeführt werden können, so daß den Patienten die Lymphadenektomie mit ihren potentiellen Komplikationen erspart werden sollte. LIESKOVSKY (103) und andere Arbeitsgruppen lehnen dieses Vorgehen jedoch strikt ab, da mit den derzeitig zur Verfügung stehenden diagnostischen Möglichkeiten retroperitoneale Lymphknotenmetastasen im Stadium A nicht sicher ausgeschlossen werden können. Dies wird auch daraus deutlich, daß nach den Untersuchungen von STURGEON (166) bei 40% der exspektativ behandelten Patienten retroperitoneale Lymphknotenmetastasen auftraten, während die Häufigkeit bei Lymphadenektomierten unter 10% liegt. Als weiteres Argument gegen das exspektative Vorgehen betonen LIESKOVSKY und SKINNER (103) die psychischen und auch finanziellen Belastungen dieser Behandlungsform und weisen darauf hin, daß die radikale Lymphadenektomie in geübten Händen niedrige Komplikations- und nahezu 100%ige Erfolgsraten aufweist (132). Weitere Erfahrungen an großen Patientenkollektiven mit längeren Beobachtungszeiten sind erforderlich, um endgültig zu klären, ob bei dieser Patientengruppe (klinisches Stadium A) in Zukunft auf die radikale Lymphadenektomie verzichtet werden kann. Voraussetzung hierfür ist in jedem Falle eine kritische Indikationsstellung und sorgfältige Über-

wachung der Patienten, was nur in spezialisierten Zentren gewährleistet ist (182).

4.   Nierenzellkarzinom

4.1. *Therapie bei metastasierenden Tumoren*

Den verbesserten Möglichkeiten zur Frühdiagnose von Nierenzellkarzi-
nomen mittels Sonographie stehen die fehlenden Fortschritte bei der
Behandlung metastasierender Tumoren gegenüber. Bei singulären Metastasen ist die radikale Nephrektomie und Entfernung der Metastase indiziert (80), bei multiplen Metastasen führt die Nephrektomie - von
einzelnen kasuistischen Erfolgsmeldungen abgesehen (116) - zu keiner
Lebensverlängerung. Die anfänglichen Hoffnungen auf einen günstigen
Effekt der präoperativen Embolisation sind - wie neuere Untersuchungen von SWANSON (167), KURTH (97), KAISARY (81) und MEBUST (111) gezeigt haben - einer zunehmenden Enttäuschung gewichen, da diese Behandlung nur bei wenigen Patienten mit ausschließlich peripheren Lungenmetastasen zu Regressionen führte. Die Wirksamkeit der spezifischen und unspezifischen Immuntherapie beim metastasierenden Nierenzellkarzinom wird weiterhin kontrovers beurteilt (114). DeKERNION (20,
21) berichtete über objektive Regressionsraten von 16,5% bei der Verwendung von Alpha-Interferon. Von den zahlreichen Chemotherapeutika,
die bei metastasierenden Nierentumoren eingesetzt wurden, konnten
lediglich mit Vinblastin, CCNU und Methyl-GAG bei 15% der behandelten
Patienten mäßige Regressionen beobachtet werden (20). Die Austestung
von Chemotherapeutika im in vivo-Modell der nackten Maus (119) und
in verschiedenen in vitro-Systemen ist, wie Untersuchungen von KURTH
(96) gezeigt haben, derzeit noch mit erheblichen Interpretations-
schwierigkeiten und einer fraglichen Übertragbarkeit der Ergebnisse
auf die klinischen Verhältnisse verbunden.

4.2. *Organerhaltende Chirurgie*

Eine zunehmende Anzahl von Publikationen belegt, daß bei Patienten
mit bilateralen Tumoren und Tumoren in funktionellen oder anatomischen
Solitärnieren durch organerhaltende in situ oder extrakorporale
Chirurgie eine ausreichende Nierenfunktion erhalten werden kann, so
daß diesen Patienten die radikale Nephrektomie mit den potentiellen
Risiken der Dialyse und Transplantation erspart werden kann (108,
109, 118, 134, 168). Patienten mit bilateralen Tumoren scheinen nach
den Untersuchungen von ZINCKE (190) bei synchronem Auftreten eine
bessere Prognose zu haben als bei asynchronem.

Die Beobachtung, daß viele Tumoren, insbesondere die kleineren und
hochdifferenzierten, von einer bindegewebigen Pseudokapsel umgeben
sind, ermöglicht eine technisch einfache Tumorenukleation. Wegen
der Mitteilung der Berner Klinik (134), daß die Tumorkapsel selbst
bei kleinen Tumoren von Tumorzellen infiltriert sein kann, sollte die
Resektion im gesunden Gewebe der einfachen Enukleation jedoch vorgezogen werden.

Die beobachtete Rezidivrate von bis zu 17% nach organerhaltender
Chirurgie (118, 134) stellt ein Argument gegen die zur Zeit diskutierte Frage dar, ob bei Patienten mit kleinen Nierentumoren und gesunder kontralateraler Niere anstelle der radikalen Nephrektomie ein
organerhaltendes Vorgehen gerechtfertigt ist.

II.   Erfahrungen mit "neueren" Operationstechniken

1.   Stressinkontinenz der Frau

Die Klassifikation und Indikation zur operativen Behandlung der weiblichen Streßinkontinenz konnte in den letzten Jahren durch differenzierte urodynamische Untersuchungen verbessert werden (87). Obwohl
die klassischen Operationsverfahren (Kolporrhaphie, Operation nach
Marshall-Marchetti-Krantz, Fascienzügelplastik, Zoedler- bzw. Lyo-
duraband) mit Dauererfolgsraten von ca. 80% nicht an Bedeutung verloren haben, überwiegen in der neueren Literatur Angaben über alternative Techniken. Mit der endourethralen submukösen Tefloninjektion
wurden, in Abhängigkeit vom Inkontinenzgrad, kurz- und mittelfristige
Erfolgsraten von 71-95%, langfristige jedoch nur in 55% erzielt (91,
102, 143, 147). Paraurethrale Abszedierungen und urethrovaginale
Fisteln wurden in einer Häufigkeit von 5-10% beobachtet (102, 148).
Obwohl die Teflonpaste als biologisch inert angesehen wird, sind die
Mitteilungen von MALIZIA (106), der nach periurethraler Injektion
der Teflonpaste beim Hund und Affen Partikelablagerungen in pelvinen
Lymphknoten, Lunge, Milz und Gehirn nachweisen konnte, beunruhigend.

Langfristige Erfolgsraten von 91-95% wurden von SCHAEFER (140), HULAND
(65, 66) und BOYD (17) bei Anwendung der endoskopischen Blasenhalssuspension nach PEREYRA-STAMEY erzielt, einem technisch einfachen
Verfahren, das sich auch bei Rezidiveingriffen bewährt hat.

2.   Mikrochirurgie

Obwohl in unseren chirurgischen Nachbardisziplinen (Neuro-, Hand-,
Herz-, Kinderchirurgie) schon seit langem zur Routine gehörend, finden mikrochirurgische Operationsmethoden nur teilweise und zögernd Eingang in die urologischen Operationstechniken (27, 92). Motivierend und
stimulierend für eine vermehrte Anwendung der Mikrochirurgie, einschließlich des Operationsmikroskopes, sind die Erfahrungen von
SILBER (149), eines der führenden Experten auf dem Gebiet, der im
Rahmen von Refertilisierungsoperationen bei der Vaso-Vasostomie mit
der zweischichtigen Anastomose Zeugungsraten von 82%, bei der Vaso-
Epididymostomie von 60% erzielte. Diese hohen Erfolgsraten bei mehr
als 2.000 durchgeführten Operationen sind ein Argument gegen die
frühere Annahme, daß immunologische Ursachen, wie die Bildung von Sperma-
Antikörpern oder durch Obstruktion bedingte testikuläre Schädigungen,
für die mit den bisherigen Techniken erzielten niedrigen Zeugungsraten von nur 5-20% verantwortlich waren. Der Einsatz der Mikrochirurgie hat sich auch bei der Orchidopexie mit Autotransplantation von
Bauchhoden im Kindesalter (40, 152) und, wie die Homburger Klinik
(92) mitteilte, bei der freien Hodentransplantation zwischen eineiigen Zwillingen bewährt.

3.   Laser in der Urologie

Eine ausführliche Beschreibung über die Grundlagen und den Einsatz von
Lasern in der Urologie wurde von STEIN (162, 163) veröffentlicht.

Während sich der Neodym-Yag-Laser, wie frühere Publikationen, insbesondere von HOFSTETTER (60) und STAEHLER (161) gezeigt haben, bei
der Behandlung des Peniskarzinoms, der Condylomata acuminata und Blasentumoren bewährt hat, wird der Vorteil der endoskopischen Laserbe-
handlung bei Harnröhrenstrikturen weiterhin kontrovers beurteilt. Im
Gegensatz zu den ersten günstigen Erfahrungen von BÜLOW (18) mit dem
Neodym-Yag-Laser und guten Erfahrungen von ROTHAUGE (135, 136) mit

dem Argon-Laser beobachtete SMITH (156) bei Anwendung des Neodym-Yag-Lasers nach anfänglich guten Ergebnissen bei 64% der Patienten innerhalb von 6 Monaten Rezidivstrikturen. Nach Untersuchungen von PAIN (121) sind vor allem urethrale Infektionen für das Wiederauftreten von Harnröhrenstrikturen verantwortlich.

Die Bemühungen um den Einsatz der Laser-Fotoradiotherapie bei tumorselektiv mit Hämatoporphyrinderivaten fotosensibilisierten oberflächlichen und multifokalen Blasentumoren wird von einigen Arbeitsgruppen weiter experimentell und klinisch verfolgt (13, 55, 56, 75, 76, 145, 155, 172). Die Arbeitsgruppe von JOCHAM (75) wurde für ihre experimentelle Arbeit mit dem CE Alken Preis 1983 ausgezeichnet. Aufgrund technischer Schwierigkeiten, hoher Anschaffungskosten und wegen des nicht erwiesenen Vorteils gegenüber den konventionellen Behandlungsverfahren (TUR, Blasenteilresektion, Chemoinstillation) läßt sich der Stellenwert dieses zweifellos attraktiven Behandlungsverfahrens derzeit nicht abschließend beurteilen.

4.   Alloplastischer Harnleiterersatz

Während sich die präservierte Nabelschnurvene als Gefäßersatz bei Dialysepatienten nach anfänglich optimistischen Mitteilungen nicht bewährt hat, berichtete KLIPPEL (86) kasuistisch über den erfolgreichen klinischen Einsatz zur Deckung von Nierenbecken- und Harnleiterdefekten. Erfahrungen an einem größeren Patientenkollektiv mit längerer Beobachtungszeit sind jedoch notwendig, da die Suche nach geeigneten Materialien zum Ersatz von Harnleiter und Urethra, insbesondere die Langzeitergebnisse, bisher enttäuschend waren (59). Zur Überbrückung distaler Harnleiterdefekte stellt die Psoaszipfelblase ein ausgezeichnetes Verfahren dar, wie Erfahrungen von STAEHLER (160) und HOHENFELLNER (59) in großen Patientenkollektiven mit Erfolgsraten bis zu 96,7% (133) gezeigt haben. Bei langstreckigen Ureterdefekten läßt sich der Psoas-Hitch mit einem Boari-Flap kombinieren (133).

5.   Sonstige Operationstechniken

Von den zahlreichen, auf den letzten Kongressen vorgestellten Operationstechniken fanden vor allem die potenzerhaltende Modifikation der radikalen Prostatektomie nach WALSH (178, 179), die Meshgraft-Urethroplastik nach SCHREITER (144) und die Entwicklung eines neuartigen alloplastischen Sphinkters am penoskrotalen Winkel nach JONAS (78, 79) Beachtung. SKINNER (151) berichtete auf dem letzten Kongreß der American Urological Association über ausgezeichnete Ergebnisse mit einer modifizierten Technik der von KOCK entwickelten Ileum-Blase zur kontinenten supravesikalen Harnableitung (42, 43, 48, 88, 89, 90). Die von RASSWEILER (131) experimentell entwickelte Technik der kapillären Embolisation wird als eine Alternative zur Nephrektomie bei Hypertonie sicher auch Eingang in die Klinik finden.

III. Pränatale Intervention bei kongenitaler Hydronephrose?

Der vielfältige Einsatz der Sonographie hat in der urologischen Diagnostik und bei therapeutischen Eingriffen, wie z.B. bei der ultraschallgesteuerten perkutanen Punktion oder bei der operativen Behandlung der Urolithiasis (3, 53, 105) viele Probleme gelöst, aber auf anderen Gebieten neue aufgeworfen:

Mit verfeinerten sonographischen Untersuchungstechniken können fetale urologische Anomalien, wie zystische Mißbildungen, Aplasien und Hydro-

nephrosen bereits in der 17.-22. Schwangerschaftswoche diagnostiziert
werden (22, 49, 50, 51, 52, 94, 107, 124).

Frühzeitig auftretende Obstruktionen der Harnwege können bei Feten zu
renalen Dysplasien führen, die histologisch durch kaum entwickelte
Glomeruli, medulläre Zysten, Fibrosen und primitive Tubuli gekennzeichnet sind. Die ebenfalls beobachteten pulmonalen Hypoplasien werden auf das infolge reduzierter Urinausscheidung resultierende Oligo-
Hydramnion und die verminderte Ausscheidung von Beta-Urogastron, eines
für die Lungenentwicklung notwendigen epithelialen Wachstumsfaktors
zurückgeführt (94). Während HARRISON (49, 50, 51, 52) zumindest bei
bilateralen Hydronephrosen und Oligo-Hydramnion eine mögliche Indikation zur pränatalen Intervention sieht, mit dem Ziel, durch perkutane
Einführung eines Kathetershunts oder intrauterine Chirurgie die Zirkulation der Amnionflüssigkeit sicherzustellen, sind fetale Eingriffe
nach Ansicht der meisten Autoren (22, 94) trotz der technischen Möglichkeiten aufgrund des zweifelhaften Effektes hinsichtlich der Erhaltung bzw. Verbesserung der Nierenfunktion und der potentiellen Gefahren für den Feten und die Mutter in den meisten Fällen nicht indiziert. Bei kritischer Wertung der derzeitigen Literatur sollten
sonographisch nachgewiesene pränatale Harnabflußstörungen in erster
Linie dazu veranlassen, die Patientinnen in die Nähe kinderurologischer
Zentren zu verlegen, in denen nach der Geburt eine sorgfältige urologische Diagnostik und sofortige Therapie durchgeführt werden kann.
Bei extremen Harnabflußstörungen kann die Geburt vorzeitig eingeleitet
werden. Extreme Hydronephrosen, die ein Geburtshindernis darstellen,
können eine Indikation zur Sectio sein oder pränatal durch Punktion
entleert werden. Eine wichtige Bedeutung kommt der pränatalen Sonographie auch zum Nachweis multipler, mit dem Leben nicht vereinbarer
Mißbildungen zu, um die Indikation zu einem frühzeitigen Schwanger-
schaftsabbruch zu stellen.

IV. Neues aus der Grundlagenforschung

*Pathogenese der renalen Atrophie und Operationsindikation bei Obstruktion des
oberen Harntraktes.* In der mit dem CE Alken-Preis ausgezeichneten experimentellen Arbeit fand HULAND (63, 64) Hinweise dafür, daß die renale Atrophie als Folge einer Harnstauung weniger durch hydrostati-
schen Druck als durch eine Thromboxan-A_2-vermittelte, präglomeruläre
Vasokonstriktion verursacht wird, die sich noch 4 Wochen nach kompletter Obstruktion durch den Thromboxan-Synthesehemmer Imidazol dosisabhängig reduzieren ließ. Während zu dieser Zeit eine Beseitigung
der Obstruktion durch Aufhebung der Vasokonstriktion zu einer Besserung der Nierenfunktion bzw. Unterbrechung des atrophischen Prozesses führen könnte, ist nach 8 Wochen bestehender Obstruktion kein
günstiger Erfolg mehr zu erwarten.

Wenn sich diese experimentellen, am Hund gesammelten Beobachtungen
auf die menschliche Niere übertragen und in der Klinik bestätigen
ließen, stünde eine wertvolle Methode zur Beurteilung der Operationsindikation bei Hydronephrosen zur Verfügung. Der Bedarf an weiteren
diagnostischen Möglichkeiten geht auch aus einer Arbeit von WHITAKER
(187) hervor, in der auf die Unsicherheiten bzw. Interpretations-
schwierigkeiten der bisher verwendeten Isotopennephrographie und perkutanen Druckflußmessung für die Operationsindikation bei oberen Harnwegsobstruktionen hingewiesen wird.

Literatur

1. Adolphs HD, HP Bastian: Chemoimmune prophylaxis of superficial bladder tumors: Results after treatment of 130 patients in 4 years. Urol. Res. II: 271-274 (1983)
2. Ahlering TE, G Lieskovsky, DG Skinner: Indications for urethrectomy in men undergoing single stage radical cystectomy for bladder cancer. J. Urol 131: 657-659 (1984)
3. Alken PH, H Riedmüller, R. Hohenfellner: Doppler sonography and B-mode ultrasound scanning in renal stone surgery. Urology 23: 455-460 (1984)
4. Allen JM, JP O'Shea, K Mashiter, G Wiliams, SR Bloom: Advanced carcinoma of the prostate: Treatment with a gonadotropin releasing hormone agonist. Brit. Med.J. 286: 1607-1609 (1983)
5. Allen JM, DJ Kerle, H Ware, A Doble, G Williams, SR Bloom: Combined treatment with ketoconazole and luteinising hormone releasing hormone analogue: a novel approach to resistant progressive prostatic cencer. Brit.Med.J. 287: 1766 (1983)
6. Ayres PH, HM Schol, JL Hudson: A rapid method for preparation of urinary bladder epithelium for flow cytometric analysis. J.Urol. 131: 1202-1205 (1984)
7. Babayan RK, RJ Krane: Carcinoma in situ of the bladder. World J.Urol. I: 70-73 (1983)
8. Banowski LH: Basic microvascular techniques and principles. Urology 23: 495-503 (1984)
9. Bartsch G, G Hohlbrugger, G Mikuz, H Marberger: Transurethral resection in prostatic carcinoma. World J.Urol. I: 36-39 (1983)
10. Beahrs JR, TR Fleming, H Zincke: Risk of local urethral recurrence after radical cystectomy for bladder cancer. J. Urol. 131: 264-266 (1984)
11. Behme-Wechsung D, H Lüchtrath: Morphologische Befunde nach periurethraler Tefloninjektion. Urologe 24: 83-87 (1984)
12. Benson jr. RC, KM Tomera, H Zincke, TR Fleming, DC Utz: Bilateral pelvic lymphadenectomy and radical retropubic prostatectomy for adenocarcinoma confined to the prostate. J.Urol. 131: 1103-1106 (1984)
13. Benson RC, JH Kinsey, DA Cortese, GM Farrow, DC Utz: Treatment of transitional cell carcinoma of the bladder with hematoporphyrin derivative phototherapy. J. Urol. 130: 1090-1095 (1983)
14. Blinst Italian Cooperative Group: Intravesical doxorubicin for the prophylaxis of superficial bladder tumors. A multicenter study. Cancer 54: 756-761 (1983)
15. Borgmann V, R Nagel, M Schmidt-Gollwitzer, W Hardt: Langzeitsuppression der gonadalen Testosteronproduktion durch den LH-RH-Agonisten (Buserelinacetat; HHoe 766) beim fortgeschrittenen Prostatakarzinom - eine neue Therapieform? Akt.Urol. 13: 200-203 (1982)
16. Borgmann V, R Nagel, H Al-Abadi, M Schmidt-Gollwitzer: Treatment of prostatic cancer with LH-RH analogues. The Prostate 4: 553-568 (1983)
17. Boyd St D, S Raz: Needle bladder neck suspension for female stress incontinence. Urol.Clin.N.Am. II: 357-366 (1984)
18. Bülow H, U Bülow, S Levine, H Wurster, H Frohmüller: Zum gegenwärtigen Stand der transurethralen Laser-Technik in der Behandlung der Harnröhrenstriktur. Urologe A 20: 328-332 (1981)
19. Conolly JG: RE: Immunotherapy of superficial bladder cancer. Letter to the editor. J.Urol. 130: 368-369 (1983)
20. DeKernion JB: Treatment of advanced renal cell carcinoma - Traditional methods and innovative approaches. J.Urol. 130: 2-7 (1983)
21. De Kernion JB, G Sarna, R Figlin, A Lindner, RB Smith: The treatment of renal cell carcinoma with human leukocyte alpha-interferon. J.Urol. 130: 1063-1066 (1983)
22. Diamond DA, R Sanders, RD Jeffs: Fetal hydronephrosis: Considerations regarding urological intervention. J.Urol. 131: 1155-1159 (1984)
23. Donohue JP, JM Zachary, BR Maynard: Distribution of nodal metastases in non-seminomatous testis cancer. J.Urol. 128: 315-320 (1982)
24. Droller MJ: Intravesical chemotherapy in the management of carcinoma in situ of the urinary bladder. World J.Urol. I: 103-105 (1983)
25. Droller MJ: The controversial role of radiation therapy as adjunctive treatment of bladder cancer. J.Urol. 129: 897-903 (1983)

26. Droller MJ, JL Hilton: Immunotherapy of metabolic renal cell cancer with poly Ic:LC. Abstrakt Nr. 301. 79. Tagung der American Urological Association New Orleans, 6.-10. Mai 1984

27. Dubin L, RD Amelar: Magnified surgery for epididymovasostomy. Urology 23. 525-528 (1984)

28. Ebner H, R Pust, R Becker, J Kraushaar: Zytologische und impulszytophotometrische Therapiekontrolle und Rezidiverfassung von Blasenkarzinomen unter adjuvanter Chemotherapie. In Huland H, H Klosterhalfen (Herausg.): Therapie und Rezidivprophylaxe oberflächlicher Harnblasenkarzinome 544-55, Thieme Verlag Stuttgart: New York 1984

29. Elder JS, RP Gibbons, RJ Correa jr., GE Brannen: Morbidity of radical perineal prostatectomy following transurethral resection of the prostate. J.Urol. 132: 55-57 (1984)

30. Elder JS, MD Hafermann, RP Gibbons, RG Correa, GE Brannen: Does TUR disseminate prostatic cancer? Abstrakt Nr. 425. 79. Tagung der American Urological Association. New Orleans, 6.-10. Mai 1984

31. Farsund T, OD Laerum, J Hostmark: Ploidy disturbance of normal-appearing bladder mucosa in patients with urothelial cancer: Relationship to morphology. J.Urol. 130: 1076-1081 (1983)

32. Farsund T, OD Laerum, J Hostmark, G Jordfald: Local chemotherapeutic effects in bladder cancer demonstrated by selective sampling and flow cytometry. J.Urol. 131: 22-32 (1984)

33. Faure N, A Lemay, B Laroche, G Robert, R Flante C Jean, M Thabet, R Roy, ATA Fazekas: Preliminary results on the clinical efficacy and safety of androgen inhibition by an LHRH agonist alone or combined with an antiandrogen in the treatment of prostatic carcinoma. The Prostate 4: 604-624 (1983

34. Flanigan RC, CT King, TD Clark, JB Cash, BJ Greenfield, IJ Sniecinski, FJ Primus: Immunohistochemical demonstration of blood group antigens in neoplastic and normal human urothelium: A comparison with standard red cell adherence. J.Urol. 130: 499-503 (1983)

35. Flüchter SH, H Hlobic, R Harzmann, KF Rothe, KH Bichler: Serum- und Gewebe-Mitomycin-C Spiegel nach intravesikaler Instillation. Urol. Int. 38: 321-328 (1983)

36. Fossa SD, A Miller, AE Stenwig: Intravesical thiotepa prophylaxis of superficial bladder cancer. Eur.Urol. 9: 207-210 (1983)

37. Fraley EE, PH Lange: Technical nuances of extended retroperitoneal dissection for low-stage non-seminomatous testicular germ-cell cancer. World J.Urol. 2: 43-47 (1984)

38. Frankfurt OS, RP Huben: Clinical applications of DNA flow cytometry for bladder tumors. Urology 23: 29-34 (1984)

39. Frohmüller H: Radikale Prostatektomie als Behandlungsmethode des lokal begrenzten Prostatakarzinoms. Bericht über das 7. Klinische Wochenende der Urologischen Univ.-Kliniken Mainz, Bern, Berlin-Charlottenburg in Mainz, 1.-3. März 1984. Herausgegeben von R. Hohenfellner und GH Jacobi, Urol. Klinik Mainz.

40. Garibyan H, FWJ Hazebroek, JAR Schulkes, JC Molenaar, NF Dabhoiwala: Microvascular surgical orchidopexy in the treatment of high-lying undescended testes. Brit.J.Urol. 56: 326-329 (1984)

41. Garnick MB, D Schade, M Israel, B Maxwell, JP Richie: Intravesical doxorubicin for prophylaxis in the management of recurrent superficial bladder carcinoma. J.Urol. 131: 43-46 (1984)

42. Gerber A: The Kock continent ileal reservoir for supravesical urinary diversion. Am.J.Surg. 146: 15-20 (1983)

43. Gerber A, MK Apt, PH Craig: The Kock continent ileostomy. Surg.Gyn.Obstet. 156: 345-350 (1983

44. Gibbons RP, RJ Correa jr., GE Brannen, JT Mason: Total prostatectomy for localized prostatic cancer. J.Urol. 131: 73-76 (1984)

45. Grayhack JT: Prostatic carcinoma: Management. J. Urol. 132: 92 (1984)

46. Green DF, MRG Robinson, R Glashan, D Newling, O Dalesio, PH Smith: Does intravesical chemotherapy prevent invasive bladder cancer? J. Urol. 131: 33-35 (1984)

47. Hanks GE, S Leibel, S Kramer: The dissemination of cancer by transurethral resection of locally advanced prostate cancer. J.Urol. 129: 309-311 (1983)

48. Hansson HA, NG Kock, L Norlén, B Philipson, H Trasti, C Ahrén: Morphological observations in pedicled ileal grafts used for construction of continent reservoirs for urine. Scand.J.Urol.Nephrol.Suppl. 49: 49-61 (1978)
49. Harrison MR, J Anderson, MA Rosen, NA Ross, AG Henrick: Fetal surgery in the primate I. Anesthetic, surgical, and tocolytic management to maximize fetal-neonatal survival. J.Ped.Surg. 17: 115-122 (1982)
50. Harrison MR, MS Golbus, RA Filly, PW Callen, M Katz, AA De Lorimier, M Rosen, AR Jonson: Fetal surgery for congenital hydronephrosis. New Engl.J.Med. 306: 591-593 (1982)
51. Harrison MR, MS Golbus, RA Filly, DK Nakayama, PW Callen, AA De Lorimier, H Hricak: Management of the fetus with congenital hydronephrosis. J.Ped.Surg. 17: 728-742 (1982)
52. Harrison MR, RA Filly, MS Globus, RL Berkowitz, PW Callen et al: Fetal treatment 1982. New Engl.J.Med. 307: 1651-1652 (1982)
53. Hartung R, M Meyer-Schwickerath, D Kröpfl: Sonographische Nierensteinlokalisation mit Minischallköpfen. Akt.Urol. 15: 138-142 (1984)
54. Herr WH, CM Pinsky, MR Melamed, WF Whitmore jr.: Long term effect of intravesical BCG on flat carcinoma in situ (CIS) of the bladder. Abstrakt Nr. 144 79. Tagung der American Urological Association. New Orleans 6.-10. Mai 1984
55. Hisazumi H, T Misaki, N Miyoshi: Photoradiation therapy of bladder tumors. J.Urol. 130: 685-687 (1983)
56. Hisazumi H, T Miyoshi, K Naito, T Misaki: Whole bladder wall photoradiation therapy for carcinoma in situ of the bladder: A preliminary report. J.Urol. 131: 884-887 (1984)
57. Hofstaedter F, G Jakse, B Lederer, G Mikuz, R Delgado: Biological behaviour and DNA cytophotometry of urothelial bladder carcinoma. Brit.J.Urol. 56: 289-295 (1984)
58. Hohenfellner R, H Riedmiller: Psoas-Hitch Ureterozystoneostomie S. 257-267 Bericht über das 7. Klinische Wochenende der Urologischen Universätskliniken Mainz, Bern, Berlin-Charlottenburg in Mainz, 1.-3. März 1984. Herausgegeben von R Hohenfellner und J Jacobi.
59. Hofmann W, B Schreiber, ML Mlynek, D Kröpfl, HF Fenkl: Long-term results of prosthetic ureteral replacement in minipigs. Urol.Int. 39: 95-99 (1984)
60. Hofstetter A: Endoskopische Zerstörung von Blasentumoren mit Laser. Urologe A 20: 317-322 (1981)
61. Huben RP: Tumor markers in bladder cancer. Urology 23: 10-14 (1984)
62. Huland H, U Otto: Mitomycin instillation to prevent recurrence of superficial bladder carcinoma. Eur.Urol. 9: 84-86 (1983)
63. Huland H, D Gonnersmann, HP Leichtweiss: Die Wirkung von Prostaglandinsynthesehemmern auf den Gefäßspasmus hydronephrotischer Nieren nach kompletter Ureterligatur: Eine physiologische Voraussetzung, die Reversibilität hydronephrotischer Nierenschädigung zu testen. Akt.Urol. 14: 109-114 (1983)
64. Huland H, D Gonnermann, HP Leichtweiss, R. Dietrich-Hennings: Reversibility of preglomerular active vasoconstriction in the first weeks after complete unilateral ureteral obstruction by inhibition of prostaglandin synthesis. J.Urol. 130: 820-824 (1983)
65. Huland H: Technik der endoskopischen Blasenhalssuspension nach Stamey-Pereyra. Urologe 24: 90-92 (1984)
66. Huland H, H Bucher: Endoscopic bladder neck suspension (Stamey-Pereyra) in female urinary stress incontinence. Eur.Urol. 10: 238-241 (1984)
67. Huland H, G Klöppel, U Otto, M Droese: The value of histologic grading and staging, random biopsies, tumor and bladder mucosa blood group antigens, in predicting progression of superficial bladder cancer. Eur.Urol. 10: 28-31 (1984)
68. Huland H, U Otto, M Droese, G Klöppel: Long-term mitomycin C instillation after transurethral resection of superficial bladder carcinoma: Influence on recurrence, progression and survival. J.Urol. 132: 27-29 (1984)
69. Jacobi GH, KF Kippel, R Hohenfellner: 15 Jahre Erfahrung mit der radikalen Zystektomie ohne präoperative Radiotherapie beim Harnblasenkarzinom. Akt. Urol 14: 63-69 (1983)
70. Jakse G, F Hofstädter, U Engelmann, GH Jacobi: ABH-antigenicity of transitional cell carcinoma of the urinary bladder in patients subjected to topical chemoprophylaxis. World J.Urol. 1: 82-85 (1983)

71. Jakse G, F Hofstädter, H Marberger: Topical doxorubicin hydrochloride therapy for carcinoma in situ of the bladder: A followup. J.Urol. 131: 41-42 (1984)
72. Jakse G: Therapie des Carcinoma in situ der Harnblase. In: Huland H, H Klosterhalfen (Herausg.): Therapie und Redizivprophylaxe oberflächlicher Harnblasenkarzinome. S. 94-101, Thieme Verlag Stuttgart New York 1984
73. Jauhiainen K, O Alfthan: Die Behandlung von Carcinoma in situ der Harnblase mit Akt. Urol. 15: 129-133 (1984)
74. Jewett MA, JG Herman, JFG Sturgeon, RH Comisarow, RE Alison, MK Gospodarowicz: Expectant therapy for clinical state A nonseminomatous germ-cell testicular cancer? Maybe. World J.Urol. 2: 57-58 (1984)
75. Jocham D, G Staehler, Ch Chaussy, U Löhrs, E Unsöld: Integrale Photoradiotherapie des Blasenkarzinoms nach tumorselektiver Photosensibilisierung mit Hämatoporphyrin-Derivat (HpD). Akt.Urol. 15: 109-115 (1984)
76. Jocham D, G Staehler, Ch Caussy, W Weinsteiner, U Specht, C Hammer, E Unsöld: Pharmakokinetik der photosensibilisierenden Substanz Hämatoporphyrin-Derivat (HpD) im Blasentumorgewebe und normalen Blasengewebe (Ratte). 7. Symposium für exp. Urologie Tübingen, 6.-8. April 1984 Abstract Heft.
77. Johnson DE, RK Lo, AC von Eschenbach, DA Swanson: Surveillance alone for patients with clinical stage I nonseminomatous germ cell tumors of the testis: Reliminary results. J.Urol. 131: 491-493 (1984)
78. Jonas U: A new artificial sphincter for male incontinence. Abstrakt Nr. 356. 79. Tagung der American Urological Association New Orleans, 6.-10. Mai 1984
79. Jonas U: Operative Behandlung der männlichen Sphinkterinsuffizienz: Experimente zur Entwicklung eines neuartigen alloplastischen Sphinkters. S. 355-368 Bericht über das 7. Klinische Wochenende der Urologischen Universitätskliniken Mainz, Bern, Berlin Charlottenburg 1.-3. März 1984. Herausgegeben von R Hohenfellner und J Jakobi
80. Jonas D, W Weber, H Beckert, B Thoma, B Dorn, H Müller, HJ Stutte: Surgery of the primary tumor of metastasizing renal carcinoma. Urol.Int. 39: 110-113 (1984)
81. Kaisary AB, G Williams, PR Riddle: The role of preoperative embolization in renal cell carcinoma. J.Urol. 131: 641-646 (1984)
82. Karlsen S, G Jordfald, H Svaar: A, B and O (H) isoantigens in tumors of the urinary bladder. Urol.Int. 39: 150-153 (1984)
83. Kelly DR, TL Ratliff, A Shapiro, WJ Catalona: Intravesical BCG for superficial bladder cancer. Abstrakt Nr. 539, 79. Tagung der American Urological Association New Orleans, 6.-10. Mai 1984
84. DeKernion JB, M Huang, A Lindner, RB Smith, JJ Kaufman: Management of superficial bladder tumors and urothelial atypia with intravesical bacille Calmette-Guerin. Abstrakt Nr. 142. 79. Tagung der American Urological Association New Orleans, 6.-10. Mai 1984
85. King CT, TD Clark, J Lovett, JB Cash, FJ Primus, JW McRoberts, RC Flanigan: A comparison of clinical course with blood group antigen testing by specific red cell adherence and immunoperaxidase in ureteral and renal pelvic tumors. J.Urol. 130: 871-873 (1983)
86. Klippel KF, CR Alves de Oliveira: Nabelschnurvene als Nierenbecken- und Harnleiterersatz. Akt.Urol. 14: 304-309 (1983)
87. Klug P, R Petschnigg, H Mayer, H Lipsky: Zur Frage der präoperativen Diagnostik der Streßinkontinenz. Urologe 24: 679-72 (1984)
88. Kock NG: Continent ileostomy. Prog.Surg. 12: 180 (1973)
89. Kock NG, AE Nilson, L Norlén, T Sundin, H Trasti: Urinary diversion via a continent ileum reservoir. Scand.J.Urol.Nephrol. 49: 23-31 (1978)
90. Kock NG, AE Nilson, LO Nilsson, LJ Norlén, BM Philipson: Urinary diversion via a continent ileal reservoir: Clinical results in 12 patients. J.Urol. 128: 469-475 (1982)
91. Körner A, P May: Ergebnisse submuköser Tefloninjektion bei weiblicher Harninkontinenz im Vergleich mit anderen Operationsmethoden. Urologe B 24: 77-79 (1984)
92. Konrad G: Die freie Hodentransplantation zwischen eineiigen Zwillingen. S. 305-306. Bericht über das 7. Klinische Wochenende der Urologischen Universitätskliniken Mainz, Bern, Berlin Charlottenburg 1.-3. März 1984
93. Kopper B, G Dhom, G Mast, G Konrad, M Ziegler: Staging des incidental Car-

cinoma der Prostata durch diagnostische transurethrale Nachresektion. Akt.
Urol. 14: 277-280 (1983)

94. Kramer SA: Current status of fetal intervention for congenital hydronephrosis
J.Urol. 130: 641-646 (1983)

95. Kurth KH, PA Maksimović, WCJ Hop, FH Schröder, NJ Bakker: Single-dose intravesical epodyl after TUR of TaTCC bladder carcinoma. World J.Urol. 1:
89-83 (1983)

96. Kurth KM, GM Weissglas, JC Romijn, FH Schröder, JW van Dongen: Chemotherapie
des Nierenkarzinoms in vitro und in vivo im Modellsystem der nackten Maus.
Akt.Urol. 14: 223-229 (1983)

97. Kurth KH, J Clinqualbre, RTD Oliver, CC Schulman: Embolization and subsequent
nephrectomy in metastatic renal cell carcinoma. World J.Urol. 2: 122-126
(1984)

98. Kurth KH, L Denis, CC Shulman, R Sylvester, M De Pauw, O Dalesio: Adjuvante
Chemotherapie des oberflächlichen Blasenkarzinoms Ta/T 1: Ergebnisse der EORTC-
Studien. In: Huland H, H Klosterhalfen (Herausg.): Therapie und Rezidivprophylaxe oberflächlicher Harnblasentumoren. S. 56-69, Thieme Verlag Stuttgart-New York 1984

99. Labrie F, A Dupont, A Bleanger: Complete androgen blockage for the treatment
of prostate cancer. In: De Vita Jr, VT, S Hellmann, SA Rosenberg: Important
advances in oncology. Chapter: Carcinoma of the prostate. JB Lippincott
Company, Philadelphia (im Druck)

100. Lamm DL, RM Lucio, DF Reichert, SH Pickett: Oral versus intralesional BCG
immunotherapy of murine transitional cell carcinoma. Abstrakt Nr. 37
79. Tagung der American Urological Association. New Orleans, 6.-10. Mai 1984

101. Lamm DL, VD Stogdill, BJ Stogdill: Complications of BCG immunotherapy in
patients with bladder cancer. Abstrakt Nr. 146, 79. Tagung der American Urological Association New Orleans, 6.-10. Mai 1984

102. Lampante L, H Sparwasser, C Charvalakis: Behandlungsergebnisse der Harninkontinenz durch endourethrale submuköse Tefloninjektion. Urologe 24: 80-82 (1984)

103. Lieskovsky G, DG Skinner: Expectant therapy for clinical stage A nonseminomatous germ-cell tumors of the testis? No. World J.Urol. 2: 53-56 (1984)

104. Lundbeck F, P Mogensen, N Jeppesen: Intravesical therapy of noninvasive
bladder tumors (Stage TA) with doxorubicin and urokinase. J.Urol. 130:
1087-1089 (1983)

105. Lytton B: Intraoperative ultrasound for nephrolithotomy. J.Urol. 130:
213-217 (1983)

106. Malizia AA, HM Reimann, RP Myers et al: Teflon injected periurethrally: Migra-
tion and granulomatous reaction. Abstrakt Nr. 474, 79. Tagung der American
Urological Association. New Orleans, 6.-10. Mai 1984

107. Marras A, G Mereu, C Dessi, A Macciotta: Oligohydramnios and extrarenal abnormalities in Potter syndrome. J.Ped. 102: 597-598 (1983)

108. Marshall FF: The in situ surgical management of renal cell carcinoma and
transitional cell carcinoma of the kidney. World J. Urol. 2: 130-135 (1984)

109. Marshall FF, PC Walsh: In situ management of renal tumors: Renal cell carcinoma and transitional cell carcinoma. J. Urol. 131: 1045-1049 (1984)

110. Martinez-Pineiro JA: BCG vaccine in superficial bladder tumors: Eight years
later. Eur.Urol. 10: 93-100 (1984)

111. Mebust WK, JW Weigel, KR Lee, GG Cox, WR Jewell, EC Krishan: Renal cell carcinoma - Angioninfarction. J.Urol. 131: 231-235 (1984)

112. Mishina T, H Watomabe, T Fujiwara, T Kobayaski, M Maegawa, M Nakow, S Nakayawa:
Prophylactic use of mitomycin C bladder instillation for preventing the re-
currence of bladder tumors. Abstracts 19. Intern. Cong. Soc. Int. Urol.
San Francisco, 5.-10. Sept.   87: 269 (1982)

113. Montie JE, RA Straffon, BH Stewart: Radical cystectomy without radiation
therapy for carcinoma of the bladder. J.Urol. 131: 477-482 (1984)

114. Morales A: A controlled trial of surgery versus surgery plus immunotherapy
in localized renal cancer. Abstract Nr. 296. 79. Tagung der American Urological Association. New Orleans, 6.-10. Mai 1984

115. Nagel R, W Leistenschneider, A Knipper: Derzeitiger Stand der Therapie des
Prostatakarzinoms. Helv.chir.Acta 50: 321-335 (1983)

116. Nakano E, T Sonoda, H Jujjoka, A Okuyama, M Matsuda, M Osafune: Spontaneous

regression of pulmonary metastases after nephrectomy for renal cell carcinoma.
Eur.Urol. 10: 212-213 (1984)

117. Nakatsu H, I Kobayashi, Y Onishi, M Igawa, H Ito, E Tahara, H Nihira: ABO (H) blood group antigens and carcinoembryonic antigens as indicators of malignant potential in patients with transitional cell carcinoma of the bladder. J.Urol. 131: 252-257 (1984)

118. Novick AC, BH Stewart, RA Straffon, LH Banowski: Partial nephrectomy in the treatment of renal adenocarcinoma. J.Urol. 118: 932-936 (1977)

119. Otto U, H Huland, H Baisch, G Klöppel: Transplantation of human renal cell carcinoma into NMRI NU/NU mice. II. Evaluation of response to vinblastine sulfate monotherapy. J.Urol. 131: 134-138 (1984)

120. Otto U: Rezidivprophylaxe oberflächlicher Blasenkarzinome - Literaturübersicht. In: Huland H Und H Klosterhalfen (Herausg.) Therapie und Rezidivprophylaxe oberflächlicher Blasentumoren. S. 1-8, Georg Thieme Verlag Stuttgart-New York 1984

121. Pain JA, DGSTJ Collier: Factors influencing recurrence of urethral strictures after endoscopic urethrotomy: the role of infection and perioperative antibiotics. Brit.J.Urol. 56: 217-219 (1984)

122. Paulson DF and the Uro-Oncology research group: Radical surgery for the management of prostatic carcinoma. World J.Urol. 1: 29-35 (1983)

123. Paulson DF, GH Lin, W Hinshaw, S Stephani and the Uro-Oncology Research group: Radical surgery versus radiotherapy for adenocarcinoma of the prostate. J.Urol. 128: 502-504 (1982)

124. Pearson JF: Fetal surgery. Arch.Dis.Child 58: 324-325 (1983)

125. Peckham MJ, A Barrett, TJ McElwain, WF Hendry, D Raghavan: Non-seminoma germ cell tumors (malignant teratoma) of the testis. Brit.J.Urol. 53: 162-172 (1981)

126. Peckham MJ, JE Husband, A Barrett, WF Hendrys: Orchidectomy alone in testicular stage I non-seminomatous germ-cell tumors. Lancet II: 672-680 (1982)

127. Pont A, PL Williams, S Azhar, RE Reitz: Ketoconazole blocks testosterone synthesis. Arch.Intern.Med. 142: 2137-2140 (1982)

128. Pont A, PL Williams, DS Loose, D Feldman, RE Reitz, Ch Bochra, DA Stevens: Ketoconazole blocks adrenal steroid synthesis. Ann.Int.Med. 97: 370-372 (1982)

129. Prout jr., GR, WW Koontz jr., LJ Coombs, IR Hawkins, GH Friedell: Long-term fate of 90 patients with superficial bladder cancer randomly assigned to receive or not to receive thiotepa. J.Urol. 130: 677-680 (1983)

130. Raghavan D: Expectant therapy for clinical stage a nonseminomatous germ-cell cancers of the testis? A qualified "yes". World J.Urol. 2: 59-63 (1984)

131. Rassweiler J, GW Kauffmann, R Jäger, R Rohrbach: Die kapilläre Embolisation mit ethibloc bei renaler Hypertonie - eine Alternative zur Nephrektomie? Akt. Urol. 15: 1-8 (1984)

132. Richie JP, MB Garnick: Changing concepts in the treatment of nonseminomatous germ cell tumors of the testis. J.Urol. 131: 1089-1092 (1984)

133. Riedmiller H, E Becht, L Hertle, G Jacobi, R Hohenfellner: Psoas-hitch ureteroneocystostomy: experience with 181 cases. Eur.Urol. 10: 145-150 (1984)

134. Rosenthal CL, R Kraft, EJ Zingg: Organ-preserving surgery in renal cell carcinoma: Tumor enucleation versus partial kidney resection. Eur.Urol. 10: 222-228 (1984)

135. Rothauge CF: Urethroscopic recanalisation of urethral stenosis using argon laser. Urology 16: 158 (1980)

136. Rothauge CF, HD Nöske, J Kraushaar: Erfahrungen mit der Argon-Laserapplikation bei urologischen Erkrankungen. Urologe A 20: 333-339 (1981)

137. Rübben H: Experimentelle und klinische Ergebnisse der endovesikalen Chemo-Rezidivprophylaxe mit adriamycin. In: Huland H, H Klosterhalfen (Herausg.): Therapie und Rezidivprophylaxe oberflächlicher Harnblasenkarzinome. S. 70-83 Thieme Verlag Stuttgart-New York 1984

138. Rübben H, R Hautmann, HH Dahm: Bladder tumor induction by cytotoxic agents. World.J.Urol. 1: 94-99 (1983)

139. Schacher A, MF El Etreby, F Neumann: Einfluß von Cyproteronacetat, Flutamid und Spironolacton auf die Achse Hypothalamus - Hypophyse-Hoden bei Ratten. Akt. Urol. 15: 218-225 (1984)

140. Schaeffer AJ, TA Stamey: Endoscopic suspension of vesical neck for urinary incontinence. Urology 23: 484-494 (1984)

141. Schellhammer PF, SS Warden, LE Ladaga: Bacillus Calmette-Guerin (BCG) in the treatment of transitional cell carcinoma of the bladder. Abstract Nr. 143. 79. Tagung der American Urological Association. New Orleans, 6.-10. Mai 1984

142. Schmidbauer CP, P Porpaczy, A Georgopoulus, H Rameis: Absorption of doxorubicin-hydrochloride and mitomycin-C after instillation into noninfected and infected bladder of dogs. J.Urol. 131: 818-821 (1984)

143. Schneider HJ, EW Rugendorff: Die Behandlung der Harninkontinenz durch endourethrale submuköse Tefloninjektion. Urologe 24: 73-76 (1984)

144. Schreiter F: Meshgraft - Urethroplastik: persönliche Erfahrungen mit 64 Patienten. S. 371-383, Bericht über das 7. Klinische Wochenende der Urologischen Universitätskliniken Mainz, Bern, Berlin Charlottenburg 1.-3. März 1984, Herausgegeben von R Hohenfellner und J Jakobi.

145. Schroeder FH, JHM Blom, WCJ Hop, FK Mostofi: Incidental carcinoma of the prostate treated by total prostatectomy.World J.Urol. 1: 15-23 (1983)

146. Schulman CC, LJ Denis, W Oosterlinck, W De Sy, M Chantrie, C Bouffioux, PJ van Cangh, P van Erps: Early adjuvant adriamycin in superficial bladder carcinoma. World J.Urol. 1: 86-88 (1983)

147. Schulman CC, J Simon, EWF Germeau: Endoscopic injection of teflon for female urinary incontinence. Eur.Urol. 9: 246-247 (1983)

148. Schülke J: Komplikationen bei der transurethralen Tefloninjektion zur Behandlung der Harninkontinenz. Urologe 24: 88-89 (1984)

149. Silber SJ: Microsurgery for vasectomy reversal and vasoepididymostomy. Urology 23: 505-524 (1984)

150. Sidi AA, RK Chiou, PH Lange: Recent reflections on tumor markers. World J. Urol. 2: 18-25 (1984)

151. Skinner DG, SD Boyd, G Lieskovsky: Creation of a continent (KOCK) ileal reservoir for cutaneous urinary diversion. Abstract Nr. 44, 79. Meeting der American Urological Association New Orleans, 6.-10. Mai 1984

152. Snyder H Mc C, JW Duckett:Orchidopexy with division of spermatic vessels: Review of 10 years experience. Abstrakt Nr. 89. 79. Tagung der American Urological Association. New Orleans, 6.-10. Mai 1984

153. Smith jr. JA: Androgen suppresion by a gonadotropin releasing hormone analogue in patients with metastatic carcinoma of the prostate. J.Urol. 131: 1110-1112 (1984)

154. Smith jr. JA, JA Dixon: Argon laser phototherapy of superficial transitional cell carcinoma of the bladder. J.Urol. 131: 655-656 (1984)

155. Smith jr. JA, JA Dixon: Laser photoradiation in urologic surgery. J.Urol. 131: 631-635 (1984)

156. Smith jr. JA, JA Dixon: Neodym-Yag laser treatment of benign urethral strictures. J.Urol. 131: 1080-1081 (1984)

157. Soloway MS: Superficial bladder cancer: Comments on evaluation and management. J.Urol. 132: 91 (1984)

158. Soloway MS, AF Blatnik, WM Murphy: Comparison of intravesical BCG with intravesical chemotherapy in murine bladder cancer. Abstrakt Nr. 654, 79. Tagung der American Urological Association, New Orleans, 6.-10. Mai 1984

159. Srinivas V, HG Kiruluta: ABO (H)Isoantigens in bladder tumors: A new technique of quantitative analysis. J.Urol. 131: 245-248 (1984)

160. Staehler G, A Hofstetter, E Schmiedt, E Rother, W Gorisch, W Weinberg: Endoblase. Urol.Int. 39: 143-146 (1984)

161. Staehler G, A Hofstetter, E Schmiedt, E Rother, W Gorisch, W Weinberg: Endoskopische Laser-Bestrahlung von Blasentumoren des Menschen. Fortschr.Med. 95: 3 (1977)

162. Stein BS, AR Kendall: Lasers in urology. I. Laser physics and safety. Urology 23: 405-410 (1984)

163. Stein BS, AR Kendall: Lasers in urology. II. Laser therapy. Urology 23: 411-416 (1984)

164. Stevens DA, PL Williams, AM Sugar, A Pont: Ketoconazole effects. Ann.Int.Med. 97: 284-285 (1982)

165. Studer UE, E Ruchti, RM Greiner, EJ Zingg: Faktoren, welche die Überlebensrate nach totaler Zystektomie wegen Harnblasenkarzinom beeinflussen. Akt.Urol. 14: 70-77 (1983)

166. Sturgeon JFG, JG Herman, MAS Jewett et al: A policy of surveillance alone after orchidectomy for clinical stage A, non seminomatous testis tumors. (Abstract C-558) Proc.Am.Soc.Clin.Oncol. 2: 142 (1983)

167. Swanson DA, DE Johnson, AC von Eschenbach, VP Chuang, S Wallace: Angioinfarction plus nephrectomy for metastatic renal cell carcinoma - an update. J.Urol. 130: 449-452 (1983)

168. Topley M, AC Novick, JE Montie: Long-term results following partial nephrectomy for localized renal adenocarcinoma. J.Urol. 131: 1050-1052 (1984)

169. Trachtenberg J, N Halpern, A Pont: Ketoconazole: A novel and rapid treatment for advanced prostatic cancer. J.Urol. 130: 152-153 (1983)

170. Trachtenberg J: Ketoconazole therapy in advanced prostatic cancer. J.Urol. 132: 61-63 (1984)

171. Trachtenberg J: Ketoconazole is effective in the treatment of advanced human prostatic cancer. Abstrakt Nr. 415. 79. Tagung der American Urological Association. New Orleans, 6.-10. Mai 1984

172. Tsuchiya A, N Obara, M Miwa, T Ohi, H Kato, Y Hayata: Hematoporphyrin derivative and laser photoradiation in the diagnosis and treatment of bladder cancer. J.Urol. 130: 79-82 (1983)

173. Vafier Lt J, N Javadpour, CGF Worsham, KJO-Connell: Double blind comparison of T-antigen and ABO (H) cell surface antigens in bladder cancer. Urology 23: 348-351 (1984)

174. Vallancien G, PH Rouger, JP LeClerc, R Kuss: Immunofluorescence study of the distribution of A, B and H cell surface antigens in bladder tumors. J.Urol. 130: 67-70 (1983)

175. Majsman Z, RA Dhafir, M Pfeffer, S MacDonald, A Block, N Dragone, JE Pontes: Studies of mitomycin C absorption after intravesical treatment of superficial bladder tumors. J.Urol. 132: 30-33 (1984)

176. Walker KJ, RI Nicholson, AO Turkes, A Turkes, K Griffiths, M Robinson, S Dris, Z Crispin: Therapeutic potential of the LHRH agonist, ICI 118630, in the.treatment of advanced prostatic carcinoma. Lancet 2: 413-415 (1983)

177. De Wall JG, KH Kurth, AT van Ooserom, R De Laat, EAJM De Jong: Plasma levels of mitomycin-C during it's intravesical instillation.

178. Walsh PC, PG Donker: Impotence following radical prostatectomy: Insight into etiology and prevention. J.Urol. 128: 492-497 (1982)

179. Walsh PC, H Lepor, JC Eggleston: Radical prostatectomy with preservation of sexual function. Anatomical and pathological considerations. The Prostate 4: 473-485 (1983)

180. Walzer Y, RB Matheny, AF Blatnik, MMS Soloway: Urothelial trauma - a mechanism of tumor promotion? World J.Urol. 1: 100-102 (1983)

181. Weinstein RS, AW Miller III, BU Pauli: Carcinoma in situ: Comments on the pathobiology of a paradox. Urol.Clin.NorthAm. 7: 523-531 (1980)

182. Weissbach L, EA Boedefeld, W Oberdörster, W Vahlensieck: Therapy in stage I non-seminomatous testicular tumor. Eur.Urol. 10: 1-9 (1984)

183. Weldon TE, MS Soloway: Susceptibility of urothelium on neoplastic cellular implantation. Urology 5: 824-827 (1975)

184. Wenderoth UK, J Happ, U Krause, H Adenauer, GH Jacobi: Endocrine studies with a gonadotropin-releasing hormone analogue to achieve withdrawal of testosterone in prostate carcinoma patients. Eur.Urol. 8: 343-347 (1982)

185. Wenderoth UK, GH Jacobi: Gonadotropin-releasing hormone analogues for palliation of carcinoma of the prostate. A new approach to the classical concept. World J.Urol. 1: 40-48 (1983)

186. Weyrauch HM, JH Crossfield: Dissemination of bladder neoplasms by endoscopic electroresection. J.Urol. 87: 391 (1962)

187. Whitaker RH, MS Buxton-Thomas: Comparison of pressure flow studies and renography in equivocal upper urinary tract obstruction. J.Urol. 131: 446-449 (1984)

188. Williams G, JM Allen, D Kerle, H Ware, SR Bloom: Testicular and adrenal testosterone ablation using combined LHRH analogue and ketokonazole for advanced progressive carcinoma of the prostate. Abstrakt Nr. 423. 79. Tagung der American Urological Association, New Orleans, 6.-10. Mai 1984

189. Wolk FN, MC Bishop: The specific red cell adherence test in transitional cell carcinoma of the bladder before and after radiotherapy in patients with blood group A. J.Urol. 130: 71-73 (1983)

190. Zincke H, SK Swanson: Bilateral renal cell carcinoma: Influence of synchro-
     nous and asynchronous occurrence on patient survival.J.Urol. 128: 913-915
     (1982)

Prof. Dr. med. K. Dreikorn, Urologische Abteilung des Chirurgischen
Zentrums der Universität Heidelberg, Im Neuenheimer Feld 110,
D-6900 Heidelberg

Gesundheitspolitik aus ärztlicher Sicht

K. Vilmar

Gesundheitspolitik wird im freiheitlichen und sozialen Rechtsstaat
nach den vom 83. Deutschen Ärztetag 1980 in Berlin verabschiedeten
"Gesundheits- und sozialpolitischen Vorstellungen der Deutschen Ärzteschaft"
- bestimmt durch den Wert der Gesundheit als eines wesentlichen Ele-
  ments der persönlichen Existenz des Menschen,
- begrenzt durch den Vorrang des Grundrechts des Menschen auf Schutz
  der freien Entfaltung seiner Persönlichkeit.

Der Freiheit der Person wird im Spannungsfeld zwischen Individuum und
Gesellschaft Vorrang eingeräumt; jeder Mensch ist für die Gestaltung
seines eigenen Lebens zunächst selbst verantwortlich. Staat oder Ver-
sichertengemeinschaften sollen daher im Rahmen einer abgestuften Verantwortung nach dem Subsidiaritätsprinzip nur dort tätig werden, wo
die Möglichkeiten des einzelnen Menschen nicht ausreichen.

Selbstverständlich haben Gesellschaftsstrukturen und Staatsformen Auswirkungen auch in der Gesundheitspolitik und natürlich ebenso in der
Sozialpolitik. Umgekehrt sind über Bewegungen in der Gesundheits- und
Sozialpolitik Auswirkungen in der allgemeinen Politik mit Veränderungen der Bedeutung des Einzelnen und seiner Beziehung zur Gesellschaft
denkbar, die sogar zu Veränderungen von Gesellschaftsstrukturen führen können.

Gesundheit und vor allem die wirksame Behandlung von Krankheiten finden schon seit langem das besondere Interesse der Öffentlichkeit -
allerdings mit wechselnden Schwerpunkten. War zunächst die Sicherung
der dem jeweiligen Stand medizinisch-wissenschaftlicher Kenntnisse
und technischer Möglichkeiten entsprechende Versorgung kranker Menschen vorrangig, so wird seit Anfang der 70er Jahre - geradezu gegen-
läufig - die Kostenproblematik immer stärker betont. Zweifellos sind
auch nach Inflationsbereinigung die Gesamtausgaben der gesetzlichen
Krankenversicherung angestiegen und zwar von 30 Milliarden DM im Basis-
jahr 1970 auf 50,9 Milliarden DM im Jahre 1980 (absolut 90 Mrd. DM)
und schließlich auf 64,2 Milliarden DM im Jahre 1983 (absolut 97,3
Mrd. DM). Das bedeutet effektiv eine Verdoppelung, absolut sogar eine
Verdreifachung der Ausgaben. Die Ursachen sind vielfältig und nicht
nur im medizinisch-wissenschaftlichen und technischen Fortschritt zu
suchen. Für fremdbestimmte Kostensteigerungen seien an Beispielen genannt:

- Die Veränderungen in der Bevölkerungsstruktur, besonders im Hinblick
  auf Altersaufbau und Familienstand,

- die Ausweitung des Leistungskataloges der gesetzlichen Krankenversicherung, sowohl bezüglich des versicherten Personenkreises, als
  auch durch die Erweiterung des Krankheitsbegriffes durch Rechtsprechung und Gesetzgeber,
- die Verrechtlichung des Patient-Arzt-Verhältnisses und die dadurch
  bedingte Förderung einer "Defensiv-Medizin",
- die Zunahme von Gesundheitsstörungen durch Veränderung der Umwelt,
  durch Industrialisierung und fortschreitende Bevölkerungskumulation,
- die Zunahme von Gesundheitsstörungen infolge selbstschädigenden
  Verhaltens und psychosozialer Konflikte.

Anspruchs- und Wohlstandsdenken, die außerordentlich materialistische
Betrachtungsweise unserer Zeit sowie ein falsches Verständnis von
"Chancengleichheit", das Schicksal oder genetische Prädispositionen
außer acht läßt, taten ein übriges.

Die Schuld an der Kostensteigerungen wird in der veröffentlichten Meinung vielfach den sogenannten "Leistungsanbietern" im Gesundheitswesen vor allen den Ärzten und deren Einkommensverhältnissen zugewie-
sen. Den stark gestiegenen Kosten wird die aus der Verhinderung eines
vorzeitigen Todes - oftmals allerdings um den Preis der Dauerbehand-
lungsbedürftigkeit - resultierende Zunahme von chronisch Kranken gegenübergestellt und als Beweis für ein "Versagen der Medizin" gewertet. Die Effizienz der Medizin, also die Relation zwischen Kosten
und Nutzen wird dabei nicht aus der Dualbeziehung Patient/Arzt, sondern aus der Sicht der Beitragszahler beurteilt. Bei diesen allerdings
werden die Maßstäbe durch die Selbstverwaltungsgremien der Krankenkassen gesetzt, in denen paritätisch Arbeitgeber und Interessenver-
treter der Arbeitnehmer, also Gewerkschaften vertreten sind. Bei dieser Zusammensetzung der Krankenkassenselbstverwaltung ist es nahezu
zwangsläufig, daß Diskussion und Beschlußfassung dieser "Mehrheit der
Gesunden" vorrangig unter ökonomischen Aspekten wie der Erhaltung der
Konkurrenz- und Leistungsfähigkeit der Wirtschaft geführt wird und
die Ideologie einer einnahmeorientierten Ausgabenpolitik oft die aus-
schlaggebende Rolle spielt.

Selbstverständlich ist auch die Ärzteschaft in hohem Maße daran interessiert, die Systeme unserer sozialen Sicherung und damit die geglie-
derte gesetzliche Krankenversicherung in Zukunft finanzierbar zu halten. Und ebenso selbstverständlich ist der Ärzteschaft bekannt, daß
wichtige Voraussetzungen dafür Konkurrenz- und Leistungsfähigkeit unserer Wirtschaft auch im internationalen Vergleich sind. Dennoch muß
gefragt werden, ob eine Politik der Anbindung der Kostenentwicklungen
im Gesundheitswesen an das Bruttosozialprodukt oder die Grundlohnsum-
menentwicklung sachgerecht ist. Ist damit tatsächlich langfristig
nicht nur den Wünschen gesunder Beitragszahler, sondern auch den individuellen Bedürfnissen kranker Menschen gerecht zu werden? Muß ri-
gorose Kostendämpfungspolitik nicht geradezu zwingend zu Leistungs-
einschränkungen, zu "Mittelmaß-Medizin", und damit zu schlechterer
Versorgung der Kranken führen?

Es muß doch wohl berücksichtigt werden, daß in der Medizin die Entwicklungen, ebensowenig wie Entwicklungen in anderen Bereichen, stets
parallel zur Entwicklung des Bruttosozialproduktes oder zum Grundlohn-
summenanstieg verlaufen. Derartige Parameter ergeben sich nämlich erst
als Durchschnittswert höchst unterschiedlicher Entwicklungen in den
verschiedensten Bereichen unserer Gesamtwirtschaft.

Entwicklungen im Gesundheitswesen können auch nicht anhand von Meß-
größen beurteilt werden, die sich in der Wirtschaft und der allgemeinen Verwaltung bewährt haben mögen, die aber den Besonderheiten
bei der ärztlichen Behandlung und pflegerischen Versorgung kranker

Menschen sowohl im ambulanten wie im stationären Bereich nicht gerecht
werden können und daher zur objektiven Beurteilung von Leistungsfähigkeit und Wirtschaftlichkeit im Gesundheitswesen ungeeignet sind.

Wenn Effizienz Wirksamkeit, Leistungsfähigkeit im Verhältnis zu den
aufgewandten Mitteln, also besondere Wirtschaftlichkeit bedeutet, ist
sie nur dann eine mathematisch exakt zu definierende Größe, wenn Wirkung und aufgewandte Mittel exakt bestimmbar sind. Und schon an diesem Punkt beginnen die Berechnungsschwierigkeiten im Gesundheitswesen.
Vermeintliche ökonomische Effizienz darf nämlich kein humanitäres
Defizit bewirken.

Als Folge des unkritischen Aufrufes im ersten Jahrzehnt der verflosse-
nen sozialistisch-liberalen Regierungskoalition, die Belastungsfähig-
keit der Wirtschaft zu prüfen und des öffentlichen Anreizes zu unbegrenzter Begehrlichkeit, allgemeiner Anspruchshaltung und umfassender
Vollversorgungsmentalität durch Gesetzgebung, Rechtsprechung und So-
zialpublizistik, sind zweifellos die Belastungsgrenzen längst erreicht
oder sogar überschritten. Nicht zuletzt deshalb war am 1. Oktober 1982
eine "Not-Wende" erforderlich, um Wirtschaft und Staatsfinanzen wieder in Ordnung zu bringen und damit die Grundlagen für unsere sozialen Sicherungssysteme zu erhalten. Jedem Einsichtigen war und ist
klar, daß dies nicht nur einiger weniger politischer Beschlüsse und
entsprechender Gesetze bedurfte, sondern daß die Misere nur durch be-
harrliche zähe Arbeit und gemeinsame Anstrengung über viele Jahre hin-
weg behoben werden kann.

Für eine ordnungspolitisch weitsichtige, effektvolle Gesundheitspolitik ist zunächst eine klare Analyse aller Einflußfaktoren erforderlich, wenn Gesundheitspolitik nicht auch weiterhin ausschlißlich als
auf kurzfristige finanzpolitische Entlastungs- und Verlagerungseffek-
te abzielende Kostendämpfungspolitik verstanden werden soll. Das System der sozialen Sicherung darf ferner weder auf direktem noch auf
indirektem Wege als zweites Besteuerungssystem zur Finanzierung staatlicher Wohlfährigkeit oder zum Ausgleich des Staatshaushaltes miß-
braucht werden. Man mag über den Umfang der Aufgaben von Kranken-,
Renten- und Arbeitslosenversicherung streiten, die Aufgabe, desolate
Staatsfinanzen zu sanieren haben sie gewiß nicht.

Für gesundheitspolitisch richtige Entscheidungen müssen endlich auch
medizinische Orientierungsdaten berücksichtigt werden. Der Gesetzgeber hat bei der Gründung der Konzertierten Aktion im Gesundheitswesen
im Jahre 1977 im Paragraphen 405 A der Reichsversicherungsordnung ausdrücklich vorgesehen, daß die an der gesundheitlichen Versorgung der
Bevölkerung Beteiligten gemeinsam

1. medizinische und wirtschaftliche Orientierungsdaten und
2. Vorschläge zur Rationalisierung, Erhöhung der Effektivität und
   Effizienz im Gesundheitswesen

entwickeln mit dem Ziel, eine den Stand der medizinischen Wissenschaft
berücksichtigende bedarfsgerechte Versorgung der Bevölkerung zu sichern und eine ausgewogene Verteilung der Belastungen zu erreichen.
Die Entwicklung der medizinischen Orientierungsdaten steht also gleichrangig neben der Entwicklung wirtschaftlicher Orientierungsdaten.
Dennoch ist diesem eindeutigen Auftrag des Gesetzgebers weder die
Konzertierte Aktion im Gesundheitswesen noch die Gesetzgebung während der vergangenen 7 Jahre gerecht geworden.

Der Wissenschaftliche Beirat der Bundesärztekammer und die Arbeits-
gemeinschaft der Wissenschaftlichen Medizinischen Fachgesellschaften
haben gemeinsam "Medizinische Orientierungsdaten" erarbeitet, die der
Konzertierten Aktion im Gesundheitswesen im März 1983 vorgelegt wurden. Darin sind wichtige Aspekte zur Weiterentwicklung der medizinischen Forschung und der Anwendung ihrer Ergebnisse in der stationären

und ambulanten ärztlichen Versorgung dargestellt. Von besonderem Interesse ist dabei der Wandel im Morbiditätsspektrum, die Multimorbidität älterer Menschen, die Notwendigkeit der Langzeitbehandlung chronisch Kranker, aber auch die starke Zunahme von Krankheiten infolge selbstschädigenden Verhaltens, insbesondere durch Alkohol- und Drogenmißbrauch. Hervorgehoben werden muß ferner die kontinuierlich erhöhte Sicherheit von Diagnostik und Therapie durch Einsatz neuer Untersuchungs- und Behandlungsmethoden. Nicht vergessen werden darf schließlich die mit ökonomischen Parametern ebenfalls nicht erfaßbare Erhöhung der Lebensqualität, z.B. durch die modernen Verfahren der Gelenk- und Gefäßendoprothetik, die Organtransplantationen, die Herzschrittmacher- oder Insulinpumpen-Implantationen, oder auch durch Einsatz hochwirksamer Arzneimittel zur Dauersubstitution oder von Psychopharmaka.

Weitere medizinische Orientierungsdaten sollen am 14. November 1984 der Konzertierten Aktion im Gesundheitswesen zum Thema: "Auswirkungen und altersgruppenspezifische Bedeutung der neueren Entwicklungen in Diagnostik und Therapie, insbesondere in der medizinischen Technik" vorgelegt werden. Dabei geht es um Zahlenmaterial auch im Hinblick auf die Kostenentwicklung sowohl für Spitzentechnik in Diagnostik und Therapie als auch für die Breitenanwendung von Technik und deren Kostenauswirkung.

Trotz dieser eindrucksvollen Darstellung der Auswirkungen des medizinisch-wissenschaftlichen und technischen Fortschritts wurde bisher leider weiterhin unter Zugrundelegung lediglich wirtschaftlicher Orientierungsdaten eine starre Kostendämpfungspolitik fortgesetzt, so daß auch heute noch festgestellt werden muß, daß die Wende vom 1. Oktober 1982 sich in der Gesundheitspolitik als "Un-Wende" entpuppt hat.

Die Ärzteschaft hatte zwar gegenüber früher vermehrt Gelegenheit, in Gesprächen mit den jetzt Regierenden und den sie tragenden Fraktionen des Deutschen Bundestages den ärztlichen Standpunkt zu vertreten, erreicht wurde jedoch bislang ebensowenig. Für die ärztliche Argumentation war allerdings keine Wende nötig, sie basiert wie früher auf medizinisch-wissenschaftlichen Erkenntnissen und den in täglicher ärztlicher Arbeit in Klinik und Praxis gewonnenen Erfahrungen. Es ist zu hoffen, daß in der noch vor uns liegenden laufenden Legislaturperiode ärztlicher Sachverstand besser berücksichtigt wird als bisher.

Das gilt vor allem für die jetzt in Beratung befindlichen Gesetzesvorhaben zur Neuordnung der Krankenhausfinanzierung. Dabei darf nicht nach dem sicher auf Zustimmung der Ärzteschaft stoßenden Motto "Weniger Staat und mehr Selbstverwaltung" de facto ausschließlich die Selbstverwaltung der Krankenkassen gestärkt werden, während den Selbstverwaltungskörperschaften der Ärzteschaft keine oder nur unzureichende Mitwirkungsrechte bei der Krankenhausbedarfsplanung, der Aufstellung der Investitionsprogramme, bei Entscheidungen über Stationierung und Einsatz von medizinischen Großgeräten, der Pflegesatzgestaltung, sowie vor allem bei den Empfehlungen über Maßstäbe und Grundsätze für die Leistungsfähigkeit und Wirtschaftlichkeit der Krankenhäuser eingeräumt werden. Diesen berechtigten Forderungen der Ärzteschaft muß im Rahmen der Novellierung der Krankenhausfinanzierung in erforderlichem Maße Rechnung getragen werden, damit eine den heutigen Erfordernissen der medizinischen Wissenschaft entsprechende ärztliche Versorgung der Patienten im Krankenhaus auch unter wirtschaftlichen Gesichtspunkten gesichert bleibt. Die Mitwirkung der Ärzte darf dabei nicht lediglich eine Alibifunktion erfüllen, denn Ärzte sind und bleiben für die Anwendung medizinisch-wissenschaftlicher Grundsätze und Erkenntnisse bei der Behandlung jedes einzelnen Patienten auch im Krankenhaus verantwortlich und werden gegebenenfalls dafür sogar vor Gericht zur Rechenschaft gezogen.

Erinnert sei in diesem Zusammenhang auch an eine der Entwicklung der Medizin und den Notwendigkeiten bei der ärztlichen Versorgung der Patienten entsprechende Strukturreform der Krankenhäuser und ihres ärztlichen Dienstes, für die bereits vom Deutschen Ärztetag 1972 Empfehlungen beschlossen wurden, die die Deutschen Ärztetage 1977 und 1980 nochmals erweitert und bekräftigt haben.

Auf klare Ablehnung der Ärzteschaft müssen Absichten des Bundesrates stoßen, durch ein "Gesetz zur Sicherung des wirtschaftlichen Einsatzes von medizinisch-technischen Großgeräten in der Kassenärztlichen Versorgung" Investitionslenkung nunmehr auch auf den ambulanten Sektor auszudehnen und damit letztlich die Freiberuflichkeit infrage zu stellen. Von einer christlich-liberalen Koalition sollte nach der politischen Wende doch gerade der Abbau von staatlicher Planung, Dirigismus und von Investitionslenkungsmaßnahmen erfolgen. Unter Nutzung der Möglichkeiten der ärztlichen Selbstverwaltung muß daher eine unserem Wirtschafts- und Gesellschaftssystem angemessene Lösung erarbeitet und allen staatlichen Planungs-, Pauschalierungs-, Investitionslenkungs- und Nivellierungsabsichten eine klare Absage erteilt werden.

Das gilt auch für Bestrebungen, den Arzneimittelmarkt und damit die ärztliche Therapiefreiheit durch immer subtilere Listen zu reglementieren. Nachdem jetzt offenkundig ist, daß durch die Ausgrenzung bestimmter Arzneimittel aus der Leistungspflicht der gesetzlichen Krankenversicherung der erwartete Spareffekt nicht erreicht werden konnte, sollte endlich eine von der Ärzteschaft seit langem geforderte prozentuale Selbstbeteiligung für Arzneimittel sowie Heil- und Hilfsmittel eingeführt werden. Selbstbeteiligung darf aber nicht als "Geldbeschaffungsaktion" mißverstanden werden, sie muß vielmehr Steuerungsfunktionen erfüllen. Das gilt im übrigen auch für die Selbstbeteiligung im Krankenhaus. Die heutige Zuzahlung von DM 5,00 für die ersten 14 Tage Krankenhausaufenthalt erfüllt jedoch nicht die beabsichtigte Steuerungsfunktion, sie sollte deshalb möglichst bald überdacht werden.

Völlig unverständlich ist es auch, wie in einer scheinbar harmlosen "Nacht- und Nebelaktion" unter dem Deckmantel von "Fristverlängerung" und "Klarstellung" die erste Novellierung der amtlichen Gebührenordnung für Ärzte (GOÄ) ohne Anhörung auch nur eines der unmittelbar von der Regelung Betroffenen zustande kommen konnte. Wie berechtigt die schon vor dem Inkrafttreten geäußerten Befürchtungen der Ärzteschaft sind, zeigen die geradezu hektische Betriebsamkeit und die höchst unterschiedlichen, ja völlig widersprüchlichen Lösungsversuche zur Regelung des Sachkostenabzuges im Krankenhaus, teils über die GOÄ, teils über die Bundespflegesatzverordnung, die allerdings kürzlich vom Bunrat abgelehnt wurden.

Sowohl im Interesse der Glaubwürdigkeit der Regierung, als auch einer künftig sachbezogenen erfolgreichen Zusammenarbeit mit dieser und den sie tragenden Fraktionen hoffe ich, daß es gelingt, gemeinsam Wege zu suchen und tragbare Lösungen zu finden, um die aus der bisherigen Anwendung der neuen Gebührenordnung für Ärzte (GOÄ) festgelegten Unzulänglichkeiten und Mängel bei der von Bundesarbeitsminister Dr. Blüm nach einem Erprobungszeitraum von 2 Jahren angekündigten Überarbeitung zu eliminieren. Eine Gebührenordnung für Ärzte muß die Entwicklung der Medizin berücksichtigen, sie darf nicht allein auf ökonomische Überlegungen von Versicherungsgesellschaften oder Beihilfestellen aufbauen.

Auch bei der Ausbildung der Medizinstudenten muß der Staat an seine
Verantwortung erinnert werden. Der Regierungsentwurf zur Änderung der
Bundesärzteordnung und der Referenten-Entwurf zur Änderung der Approbationsordnung sollen zwar dazu beitragen, die Qualität der Ausbildung zum Arzt zu sichern, dabei darf jedoch nicht vergessen werden,
daß in der Medizin auf die Ausbildung der Ärzte am Patienten nicht
verzichtet werden kann. Die Zahl der lehrgeeigneten Patienten, ebenso
wie die Zahl berufs- und lebenserfahrener Hochschullehrer steht heute
jedoch oft in krassem Mißverhältnis zur riesigen Zahl der Lernenden.
Vorrangig ist also eine Novellierung der Kapazitätsverordnungen der
Länder. Die Zahl der Studenten darf sich nicht weiterhin nach dem
letzten freien Hörsaalklappsitz in vorklinischen Semestern richten,
sie muß sich vielmehr an den tatsächlich vorhandenen Ausbildungskapa-
zitäten im klinischen Bereich und damit an der Zahl der für die Ausbildung zur Verfügung stehenden Patienten und deren Belastbarkeit
orientieren. Wie die Professoren Stern und Tettinger in einem Rechts-
gutachten ausführen, muß aus Gründen des Gemeinwohls ein Qualitäts-
standard der Ausbildung zum Arzt garantiert sein. Wenn demnach die
gesundheitliche Versorgung der Bevölkerung aufgrund der derzeitigen
Qualität nachweisbar gefährdet ist, würden trotz der Rechtsprechung
des Bundesverfassungsgerichtes zum numerus clausus überragende Gründe
des Gemeinwohls auch eine Änderung der Kapazitätsverordnung und der
Approbationsordnung rechtfertigen. Alle politisch wirklich Verantwortlichen sollten es meines Erachtens allerdings nicht erst auf den Nachweis einer Gefährdung der gesundheitlichen Versorgung der Bevölkerung
ankommen lassen, bevor sie gesetzgeberisch tätig werden.

Gesundheitspolitik muß sich an den Realitäten orientieren und Ver-
haltensweisen der Menschen berücksichtigen. Utopische Gesundheitspo-
litische Zielformulierungen, wie "Recht auf Gesundheit" oder "Gesundheit für alle bis zum Jahre 2.000", wie sie von der Weltgesund-
heitsorganisation (WHO) publiziert wurden und die unrealistische Definition der Gesundheit durch die WHO als "Zustand vollständigen
physischen, psychischen und sozialen Wohlbefindens" sind keine Grundlage für konkrete Entscheidungen des Gesetzgebers.

Die Bedeutung einzelner Entwicklungen für die Leistungsfähigkeit des
Gesundheitswesen läßt sich nur aus exakten wissenschaftlichen Untersuchungen erkennen. Eine Reihe von Faktoren, wie zum Beispiel die Auswirkungen psychischer Belastungen auf das Befinden oder auf das Entstehen von Krankheiten, entziehen sich allerdings mindestens allen
heute bekannten Nachweismethoden und sind somit nicht in Parametern
faßbar.

Wissenschaftlich gesicherte Grundlagen fehlen oft auch für wohlgemein-
te Präventivmaßnahmen, die deshalb unwirksam und damit ineffizient
bleiben müssen. Geeignete, insbesondere übertragbare Maßnahmen müssen
Erfolg versprechen, wissenschaftlich begründet und bewertbar sein.
Darüber hinaus müssen sie von allen an der praktischen Durchführung
zu Beteiligenden akzeptiert und daher von ihnen mit Überzeugung umge-
setzt werden.

Das gilt auch für die in diesen Monaten mit einem Kostenvolumen von
61 Millionen DM für 6 Jahre in einzelnen Regionen der Bundesrepublik
Deutschland, so auch in Bremen, anlaufende Deutsche Herz-Kreislauf-
Präventionsstudie (DHP). Die Notwendigkeit präventiv-medizinischer
Maßnahmen auf dem Boden gesicherter medizinisch-wissenschaftlicher
Erkenntnisse ist bei der Ärzteschaft bekannt, bei der Durchführung
ist es aber unverzichtbar, die Erfahrungen und Kenntnisse der Ärzteschaft in Forschungsvorhaben zur Untersuchung von alternativen Primär-
präventionsmodellen schon in der Forschungsplanung, jedoch auch in
der kritischen Forschungsbegleitung und erst recht in der Durchführung

von alternativen Entwicklungsmodellen maßgeblich zu berücksichtigen.
Dies kann nicht in erster Linie Ökonomen und Juristen, Politologen,
Psychologen, Medizinsoziologen oder gar Politikern überlassen werden.
Medizinisch-wissenschaftlich beweisbare Neuerkenntnisse und Fortschrit-
te sind nicht auf dem Wege der Umfrage oder durch Abstimmung von po-
litischen Mehrheiten erreichbar.

Für den Arzt bedeutet dies allerdings, daß er sich zur Sicherung wichtiger Voraussetzungen für sinnvolles ärztliches Handeln über sein me-
dizinisches Fachwissen hinaus mit den geistigen Grundlagen unserer
Zeit und unserer Gesellschaft auseinandersetzen muß. Dazu gehört auch
die Beachtung und Erforschung der sich rasch wandelnden Umwelt, der
sich ebenso stark verändernden sozialen Mitwelt und vieler neu auf-
tretender Probleme, für die beispielhaft nur die in allen Dimensionen
noch kaum überschaubaren Entwicklungen in der Gentechnologie mit Möglichkeiten zu Veränderung und Manipulation der gesamten Erbsubstanz,
zur Züchtung identischer Menschen, ja sogar zur Kreuzung zwischen
Mensch und Tier genannt sein sollen.

Angesichts der unermesslich gesteigerten Möglichkeiten moderner Medizin und Naturwissenschaft darf sich die Ärzteschaft nicht dem Vorwurf
aussetzen, sie interessiere sich nur für technischen und apparativen
Fortschritt. Das wäre eine neue Art von "Medizin ohne Menschlichkeit".
Ärztliche Arbeit aber ist immer Dienst an der Menschlichkeit, ist Ehr-
furcht vor jedem Menschenleben, und zwar in jeder Phase - am Anfang
ebenso wie am Ende.

Die Ärzteschaft muß sich in intensiver Zusammenarbeit zwischen medizinisch-wissenschaftlichen Fachgesellschaften, Berufsverbänden und
ärztlichen Selbstverwaltungskörperschaften einerseits und den politischen Entscheidungsgremien andererseits mit überzeugender und auch
in der Öffentlichkeit verständlicher Argumentation dafür einsetzen,
eine den medizinisch-wissenschaftlichen Erkenntnissen entsprechende
Versorgung aller Patienten unter Beachtung humanitärer und ethischer
Grundsätze auch in Zukunft zu sichern und politische Fehlentscheidungen zu vermeiden, die eine weitere Bürokratisierung des Gesundheits-
wesens bewirken könnten.

Es muß auch künftig der Fortschritt der Medizin wie in den vergangenen Jahren und Jahrzehnten allen Kranken, die auf Hilfe hoffen, nutz-
bar gemacht werden können. Die Ärzteschaft muß sich daher gerade wegen ihrer Sachkunde für eine medizinische Orientierung bei der Weiterentwicklung unseres sozialen Sicherungssystems und der Erhaltung
der Finanzierbarkeit einsetzen und darf die Festlegung von Prioritä-
ten und die Gestaltung der Gesundheitspolitik nicht anderen allein
überlassen. Fehlentscheidungen und Fehlbeurteilungen sind sonst un-
vermeidlich, wie zum Beispiel die Forderung der 59. Konferenz der Mi-
nister und Senatoren für Arbeit und Soziales der Länder vom 5. bis 7.
September 1984, daß "der Beitragssatzstabilität höchste Priorität einzuräumen" sei. Und für ihre Feststellung: "Dies ist bei voller Aufrechterhaltung einer qualitativ hochwertigen und bedarfsgerechten Ge-
sundheitsversorgung der Versicherten möglich", bleibt diese Konferenz
jeden Beweis schuldig. Daß sie sich dabei in voller Übereinstimmung
mit den Sozialpartnern, Arbeitgebern und Gewerkschaften sowie dem
Bundesarbeitsminister befindet, zeigt wie wichtig die Verteidigung
der Interessen kranker Menschen geworden ist und wie notwendig die
Stärkung der Kompetenzen des von Dr. Geißler geleiteten Bundesministeriums für Jugend, Familie und Gesundheit wäre - auch gegenüber dem
Bundesministerium für Arbeit und Sozialordnung.

Die Politik muß daher ärztliche Argumentation und medizinische Orientierungsdaten im Interesse einer möglichst guten Versorgung der Pa-

tienten, zu der auch Prävention und Rehabilitation gehören, ernst nehmen und darf sie nicht als angeblich vordergründigen Interessenpolitik
zurückweisen, wie dies leider immer noch geschieht. Wichtigste Voraussetzung ist auch in der Gesundheitspolitik klare Analyse und ent-
schlossenes Handeln; dabei muß man sich von unbewiesenen Heilslehren
ebenso trennen, wie von manchen Illusionen und sich auf das Wesentliche und medizinisch Notwendige beschränken, wobei sicher manche
früher leichtfertig zugestandenen Wohltaten wieder rückgängig gemacht
werden müssen. Konzeptionsloser Aktionismus ist dabei jedoch fehl am
Platze. Es geht auch in der Gesundheitspolitik um weniger Staat, aber
um mehr Selbstverwaltung, um mehr Eigeninitiative und Eigenverantwor-
tung, um die Sicherung der Versorgung aller wirklich Hilfsbedürftigen.
Jeder Arzt ist aufgerufen, sich nach besten Kräften dafür einzusetzen.

Dr. K. Vilmar, Schubertstraße 58, D-2800 Bremen

Fortbildungsseminar „Ultraschalldiagnostik, Prostata, Samenblasen, Hoden"

Organisation und Moderation: P.H. Walz, Mainz, H. Bertermann, Kiel, H. Feiber, Marburg, und
K. Gerhard, Bremen

Physikalische Grundlagen

P. Nauth

In der urologischen Diagnostik gewinnen sonographische Verfahren zunehmend an Bedeutung. Mit Hilfe der im Vergleich zu anderen bildgebenden Methoden preiswerten Ultraschallgeräte können Organe auf nichtinvasive und unschädliche Art dargestellt und auf Größe-, Form- und
Gewebeveränderungen hin untersucht werden.

Das physikalische Grundprinzip ist das folgende: Ein Schallkopf sen-
det in regelmäßigen Zeitabständen einen Ultraschallimpuls aus, dessen
Frequenz - je nach Gerät und Anwendungsfall - zwischen 2 und 10 MHz,
also oberhalb der vom Menschen noch wahrzunehmenden Grenze liegt. Der
Impuls passiert ein Gewebeteil, das sonographisch durch die akustische Impedanz Z_1 charakterisiert ist, solange ungehindert, bis er auf
ein Gewebsteil mit einer von Z_1 verschiedenen akustischen Impedanz
Z_2 trifft.

Ein Teil des Pulses wird an der Grenze beider Gewebstypen reflektiert,
der Rest pflanzt sich in der Schallausbreitungsrichtung fort (Trans-
mission), bis er auf die nächste Grenzschicht trifft, wo wiederum ein
Teil der Schallenergie zurückgeworfen wird. Von der einfallenden Intensität I_e wird dabei der Anteil I_r reflektiert und der Anteil I_t
transmittiert. Es gelten folgende Gesetze:

$$I_r = I_e \frac{(Z_1 - Z_2)^2}{(Z_1 + Z_2)^2} \qquad I_t = I_e \frac{4\, Z_1 Z_2}{(Z_1 + Z_2)^2}$$

Die reflektierten Schallimpulse werden vom Schallkopf wieder empfangen und elektronsich weiterverarbeitet. Je weiter eine Grenzschicht
vom Schallkopf entfernt ist, d.h. je tiefer sie im Körper ist, desto
länger braucht der reflektierte Puls, um wieder zum Schallkopf zu gelangen. Der zurückgelegte Weg × berechnet sich aus dem Produkt der
benötigten Laufzeit t und der Schallgeschwindigkeit c. Es ist also
eine Zuordnung der empfangenen Signale zum Ort der Reflektion möglich.
Die empfangenen Impulse werden vom Schallgerät im sogenannten A-Mode
auf einen Oszilloskop zeit- und damit ortsabhängig dargestellt. Die
Höhe der Impulse entspricht dem Reflektionsgrad der entsprechenden
Grenzschicht.

Bewegt man den Schallkopf über den Körper und stellt die empfangenen
Impulse als Punkte auf einem Minitor dar, so erhält man das sogenannte
B-Bild, das nun einen zweidimensionalen Schnitt durch den Körper erlaubt. Die Helligkeit der Punkte ist abhängig von der Intensität des
jeweiligen reflektierten Signals.

Beeinflußt werden können die Signale zum einen über die Verstärkung
und zum anderen über den sogenannten Tiefenausgleich. Dieser bewirkt,

daß Echos aus großer Entfernung mehr verstärkt werden, als Echos aus nahen Grenzschichten, um die Intensitätsverluste beim Passieren der Gewebsteile auszugleichen.

Die Bewegung des Schallkopfes über den Körper kann auf mechanischem und elektronischem Weg erfolgen. Mechanisch entweder durch die Führung des an einem Stativ befestigten Schallkopfes über den Körper, was zu dem statischen Bild der Compoundscanner führt, oder indem mehrere von einem Motor angetriebene Schallköpfe in Rotation versetzt werden. Letzteres ergibt ein sogenanntes Realtimebild, d.h. durch die schnelle Motorbewegung entstehen in sehr kurzen Zeitabständen neue Aufnahmen. Aus technischen Gründen erzeugen die meisten Schallköpfe mit mechanischen Scannern Sektorbilder. Auch elektronische Scanner führen zu Realtimebildern. Hierbei sind viele kleine Schallelemente zu einem sogenannten Array zusammengeschaltet. Das B-Bild wird in diesem Fall erzeugt, indem Elementegruppen nacheinander angesteuert werden. Es gibt sowohl Arrays zur Erstellung von Parallel- als auch von Sektorbildern.

Mechanische Scanner haben den Vorteil, daß die Schallköpfe relativ groß sind und damit sehr genau gebaut werden können. Die damit entstehende exakte Schallkeule führt zu einer Minimierung der Nebenkeulen, was eine Reduzierung von Fehlechos (Artefakte) bewirkt. Ein Nachteil ist die durch die Schallkopfkonstruktion festgelegte Fokuszone, d.h. der Entfernungsbereich, in dem die maximale Auflösung erreicht wird.

Die Fokusierung beim elektronischen Scanner wird dagegen durch eine Verzögerung bei der Ansteuerung der Schallelemente möglich und kann tiefenabhängig gewählt werden.

Die Beurteilung der Prostata ist auf abdominalem, transrektalem und transurethalem Weg möglich, wobei im ersten Fall sowohl Compound- als auch Realtimescanner, ansonsten nur Realtimescanner verwendet werden können.

Zur abdominal-suprapubischen Untersuchung ist keine Vorbereitung des Patienten nötig. Einzige Voraussetzung ist eine gefüllte Blase, die als Wasservorlaufstrecke dient. Der Patient liegt in Rückenlage, der Schallkopf wird etwas oberhalb der Symphyse aufgesetzt und zu Querschnittsaufnahmen i.a. um ca. 20° gekippt. Längsschnitte können durch Drehen des Schallkopfes um 90° erreicht werden. Diese Methode beinhaltet keine Belästigung des Patienten und benötigt wegen der fehlenden Vorbereitungszeit insgesamt sehr wenig Untersuchungsaufwand. Außerdem kann derselbe Schallkopf, mit dem Niere, Leber, Hoden usw. geschallt werden, für Prostatauntersuchungen genutzt werden. Es ist allerdings bei sehr dicken Patienten wegen der Energieverluste in der Fettschicht eine nur mäßige Bildqualität möglich.

Bei der Auswahl der Schallköpfe zur suprapublischen Untersuchung kann nicht generell zum mechanischen oder zum elektronischen Verfahren geraten werden. Es gibt auf dem Markt sehr gute und sehr schlechte mechanische Scanner, dasselbe gilt für elektronische Arrays. Es ist wichtig, daß sich der Arzt selbst ein Urteil über die Bildgüte fällt.

Bei der transrektalen Untersuchung liegt der Patient am besten in Seitenlage, es ist empfehlenswert, daß er vorher abgeführt wird, um Störechos an festen Kotteilen zu verhindern. Auf den Scanner selbst wird ein Kondom aufgezogen, in das Wasser gefüllt wird, um eine feste Ankopplung an die Darmwand zu erreichen. Auch hier können so-

wohl Rotationsscanner als auch Lineararrays eingesetzt werden, wobei
letztere bei dem heutigen Stand der Technik schlechtere Bilder liefern. Zur Schallkopfkonstruktion steht wegen der anatomischen Gegebenheiten eine kleine Fläche für die Schallelemente zur Verfügung,
was sich insbesondere bei den Lineararrays negativ auswirkt.

Als vorteilhaft ist bei der transrektalen Schallapplikation zu werten,
daß unabhängig von der Dicke des Patienten und dem Füllungszustand
der Blase gleich gute Bilder erzielt werden können. Außerdem erfordert
es nicht so viel sonographische Erfahrung wie das suprapubische Vorgehen, da wegen des konstanten Abstands von Schallkopf und Organ i.a.
keine Variation der Geräteparameter notwendig ist. Nachteilig ist die
Belästigung des Patienten und die Vorbereitungszeit. Außerdem kann je
nach Scannertyp nur eine Schnittebene - beim Rotationsscanner der
Querschnitt, bei elektronischen Scannern der Längsschnitt - aufgenommen werden. Weiterhin ist die Verwendung der Rektalsonde im wesentlichen nur auf die Untersuchung von Prostata und Samenblase begrenzt.

Das transurethale Schallen der Prostata ist nicht sinnvoll, da zum
einen die Untersuchung nur in Narkose stattfinden kann, zum anderen
das Zentrum der Prostata nicht gut abgebildet wird, da es im Nahbe-
reich des Schallfeldes liegt. Außerdem ist es ein invasives Verfahren mit der Gefahr einer Infektion.

Zur Erzielung eines hohen Informationsgehaltes im Schallbild sollten
daher aus physikalischer Sicht sonographische Untersuchungen der Prostata bei rektaler Applikation nur mit mechanischen Scannern durchgeführt werden, beim abdominalen Vorgehen ist sowohl die Nutzung von
mechanischen Geräten als auch von elektronischen Arrays möglich.

Dipl. Ing. P. Nauth, Ges. zur Förderung der Forschung, Aukammallee 33,
D-6200 Wiesbaden 1

Das sonographische Bild der Prostata - suprapubische Methode

P.H. Walz

Der suprapubisch-transvesikale Zugangsweg bietet die Möglichkeit, die
Prostata in einem Untersuchungsgang in verschiedenen Ebenen zu erfassen. Ein weiterer Vorteil besteht darin, daß ohne spezielle Schallköpfe die Untersuchung in einem Arbeitsgang mit der normalen Oberbauch-
sonographie durchgeführt werden kann.

Die Untersuchung erfolgt in Rückenlage des Patienten, Vorbedingung ist
eine ausreichende Blasenfüllung. Durch die Verlagerung der Darmschlin-
gen aus dem kleinen Becken ist die Darstellung von Prostata und Samenblasen problemlos möglich. Bei adipösen Patienten ist eine stärkere Füllung der Blase erforderlich als bei schlanken Patienten. Im
Querschnittsbild erscheint die normale Prostata als trapezoidales
oder ovales, symmetrisches Organ. Sie ist gegen das umgebende Gewebe
gut abgrenzbar und in ihrer Kontur nicht unterbrochen. Die Urethra
ist gelegentlich als heller Reflex zentral darstellbar, vor allem
wenn ein Blasenkatheter eingelegt wurde. Das Echomuster ist homogen,
die Echodichte im Vergleich zum umgebenden Gewebe geringer. Beim
jungen Mann weist die Prostata im Transversalbild einen Horizontal-

durchmesser von 3-4 cm und einen Vertikaldurchmesser von 2-3 cm auf,
im Longitudinalbild einen Horizontaldurchmesser von 3-4 cm. Das Gewicht einer normalen Prostata beträgt zwischen 10 und 20 g und damit
das Volumen zwischen 10 und 20 ml. Bei Vorliegen eines Prostataadenoms ist die Prostata oval bis rund, die Ausdehnung in allen 3 Un-
tersuchungsebenen vergrößert sich mit zunehmendem Adenom, am deutlichsten ihr anterior-posteriorer Durchmesser. Kennzeichnend auch für
das Adenom ist ein homogenes Binnenechomuster, eine gute Abgrenzbarkeit des Organs vom umliegenden Gewebe sowie eine erhaltene Symmetrie. Im Vergleich zur normalen Prostata eines jungen Mannes weist
ein Prostataadenom gelegentlich eine etwas höhere Echodichte auf. Oft
lassen sich Adenomknoten als rundliche Strukturen von der "chirurgischen Prostatakapsel", also vom normalen Prostatagewebe, differenzieren. Zwischen Adenomknoten und normalem, komprimierten Prostatagewebe ist dorsal gelegentlich ein heller Saum zu erkennen, er entspricht kleinsten "Prostatasteinen", d.h. eingedicktem, oft kugelför-
mig erhärtetem Sekret.

Akute oder chronische entzündliche Veränderungen der Prostata weisen
eine inhomogene Echostruktur auf, die Größe kann von normal bis deutlich hypertrophiert variieren, die Symmetrie der Form bleibt jedoch
erhalten.

Bei der abszedierenden Prostatitis ist innerhalb der Prostata ein
meist scharf abgrenzbarer, echoärmerer Bezirk zu erkennen. In Abhängigkeit vom Verflüssigungsgrad des Abszesses kann er auch als echo-
leer imponieren. Die chronische Prostatitis zeigt vermehrt echodichte
Areale, oft sind Prostatakonkremente nachweisbar. Sie weisen, wie
andere verkalkte Strukturen, einen Schallschatten auf. Bei der granulomatösen Prostatitis finden sich oft zirkumskripte Areale mit erhöhter Echodichte, die Kontur der Prostata kann überschritten werden
und somit den Verdacht auf ein Prostatakarzinom verstärken.

Alle Abweichungen vom Normalbefund, sowohl im Bezug auf das homogene
Echomuster, auf Form oder Symmetrie oder auf die exakte Abgrenzbarkeit (intakte Kapsel) sind verdächtig auf das Vorliegen eines Prostatakarzinoms. Ähnlich wie bei der chronischen Prostatitis ist beim
Prostatakarzinom eine unterschiedliche, inhomogene Echostruktur innerhalb des Organes zu finden. Im frühen Tumorstadium ist außer dieser Inhomogenität kein weiteres Charakteristikum des Prostatakarzinoms zu erkennen. Die Differentialdiagnose zur chronischen Prostatitis ist sonographisch nicht durchführbar. Im fortgeschrittenen Stadium sind eine unregelmäßige Kontur, fehlende Symmetrie und unterbrochene Kapsel nachweisbar. Die Verdachtsdiagnose Karzinom kann mit
einer Genauigkeit von etwa 80-90% gestellt werden. Die rektale Untersuchung und die histologische Absicherung sind jedoch in keinem Fall
zu umgehen.

Die Bestimmung der Ausdehnung eines Prostatakarzinoms ist sonographisch mit hoher Genauigkeit möglich, wohingegen die Initialdiagnose
eines Prostatakarzinoms nur als Verdachtsdiagnose geäußert werden
kann.

Durch die Sonographie war es erstmals möglich, Samenblasen nicht invasiv, ohne Strahlenbelastung und beliebig reproduzierbar darzustellen. Damit eignet sich diese Untersuchungsmethode ideal für Primärdiagnostik und Verlaufskontrollen der insgesamt selten einzustufen-
den Samenblasenerkrankungen. Bei jeder Untersuchung von Prostata
und gefüllter Blase können, eine subtile Untersuchungstechnik vorausgesetzt, Informationen über die Samenblasen im gleichen Arbeitsgang
erhalten werden.

Im transversalen Schnittbild stellen sich die Samenblasen als symmetrische, quer liegende, etwa mandelförmige Strukturen dorsal der Blase dar. Echomuster und Echobesatz entsprechen etwa jenen der normalen Prostata oder eines Prostataadenoms. In transversalen Schnittebenen von cranial nach caudal konvergieren die Samenblasen, wobei jedoch die Symmetrie gewahrt bleibt. Im caudalen Anteil kann, vor allem bei Vorliegen eines Prostataadenoms, der craniale Anteil der Prostata medial zwischen Samenblasen und Blase zur Darstellung kommen. Im Schrägschnitt von craniolateral nach caudomedial lassen sich die Samenblasen längs darstellen. In dieser Darstellung sind jedoch pathologische Veränderungen schwerer erkennbar, da der direkte Größenvergleich beider Samenblasen in einem Bild nicht möglich ist. Darüber hinaus wird durch eine stärker gebogene Lage die Samenblase gelegentlich nicht in voller Länge darzustellen sein.

Ein Abweichen von der symmetrischen Darstellbarkeit der Samenblasen ist stets verdächtig auf das Vorliegen einer krankhaften Veränderung. Die meisten pathologischen Veränderungen sind entzündliche Prozesse oder Infiltrationen eines Tumors, meist eines Prostatakarzinoms. Primäre Neoplasien der Samenblasen sind extrem selten. Die Sonographie ermöglicht, bei Vorliegen einer entsprechenden klinischen Symptomatik, oft die Diffentialdiagnose zwischen akuter Prostatitis und akuter Vesikulitis. In vielen Fällen sind jedoch bei einer akuten Prostatitis eine oder beide Samenblasen mitbetroffen.

Eine der wichtigsten Fragestellungen, die mit der Sonographie der Samenblasen beantwortet werden kann, ist die Frage nach einer möglichen Organinfiltration durch ein Prostatakarzinom. Oft ist bei der Untersuchung eine scharfe Abgrenzung zwischen tumorös deformierter Prostata und ebenfalls tumorös aufgetriebener Samenblase nicht exakt möglich.

Priv.Doz.Dr.P.H.Walz, Urologische Klinik und Poliklinik, Johannes-Gutenberg-Universität, Langenbeckstraße 1, D-6500 Mainz

Transrektale Prostatasonographie – Rotationsscanner

H. Bertermann

Die Entwicklung von Schallköpfen, die zur Real-time-Darstellung von Prostata und Samenblasen ins Rektum eingeführt werden können, führte zu einer erhöhten echographischen Auflösung der Gewebestrukturen und ließ eine bessere Beurteilbarkeit erwarten. Im folgenden seien unsere Erfahrungen mit einem mechanischen Rotor-Scanner wiedergegeben. *

Die *Untersuchung* erfolgte ohne spezielle Vorbereitung des Patienten überwiegend in Linksseiten - oder Rückenlage bei gefüllter Harnblase. Der 18 mm starke Schallkopf wurde rektal eingeführt und ein über den Transducer gezogener Fingerling mit etwa 30 ml Wasser gefüllt, wodurch eine ideale Ankopplung des Schalls an das umgebende Gewebe ohne Verletzungsgefahr gewährleistet ist. Bei einer Frequenz von 4,0 MHz und einer Fokussierung im Bereich von 1-6 cm wird ein hohes axiales (0,8 mm) und laterales (1,0 mm) Auflösungsvermögen erreicht.

* Endoskopie-Sonograph 3406 D und 1846, Fa. Brüel & Kjaer, Dänemark

Bei der zunächst vorgenommenen dynamischen Untersuchung wurde die Form,
Größe und Echostruktur der Prostata und Samenblasen sowie deren Abgrenzbarkeit zum umgebenden Gewebe beurteilt. Dann erfolgte die sy-
stematische standardisierte Volumetrie mit Hilfe eines Stativs, indem alle 5 mm - beginnend am Apex der Prostata - horizontale Schnittbilder gespeichert, planimetriert und durch einen integrierten Rechner das Volumen der gesamten Prostata ermittelt wurde. Die Untersuchung dauerte etwa 10 min. und wurde überwiegend vom Patienten als
weniger unangenehm empfunden als die Palpation. Die Dokumentation erfolgte über eine Polaroid-Kamera und/oder über einen Video-Recorder.

Die *normale Prostata* hat eine homogene, parenchymatösen Organen ähnliche Echostruktur von mittlerer Echodichte. Die Form entspricht einem stumpfen Dreieck mit der breiteren Basis zum Rektum und mißt etwa
in der Breite (laterao-lateral) 45 mm, in der Höhe (dorso-ventral)
30 mm und in der Länge (cranio-caudal) 35 mm. Das Volumen beträgt
etwa 22 ± 5 ml. Sie ist allseits vom Sphincter externus, dem peri-
prostatischen Gewebe und der gefüllten Harnblase gut abgrenzbar. Der
Colliculus seminalis - oft nicht innerhalb des Drüsenechos zu differenzieren - hat eine echodichtere Struktur. Prostatasekretsteine - an
Größe und Anzahl mit dem Lebensalter zunehmend - werden vorwiegend in
dorso-caudalen Abschnitten als feine helle Reflexe gefunden. Die Samenblasen liegen beidseits cranio-lateral der Prostata und lassen
sich als echoarme keulenförmige, 3-5cm lange, symmetrische Echostrukturen abbilden.

Das *Prostata-Adenom* verursacht eine Form- und Größenveränderung der
Prostata: das kleine Adenom führt zu einer symmetrischen Rundung der
cranialen, blasennahen Querschnitte, während auf caudalen Schnitten
die dreiseitige Form erhalten bleibt. Mit zunehmender Größe betrifft
die Rundung schließlich das gesamte Organ. Das Adenom ist oft nur ab-
schnittsweise innerhalb der Prostata abgrenzbar; typisch sind Sekret-
steinanhäufungen in dorso-caudalen Anteilen der komprimierten Prostata,
die sonographisch als feine, schwalbenschwanzförmige, echodichte Gra-
nulationen (ohne Schallschatten) imponieren. Bei überwiegend fibromuskulärer Hyperplasie ist die Echodichte geringer, bei überwiegend
adenomatöser Hyperplasie gleich der der Prostata. Bei gemischten Hyperplasien werden daher auch echoarme und echodichtere Herde innerhalb des Adenoms gefunden, die jedoch aufgrund ihrer Lokalisation
nicht mit einem Prostatakarzinom verwechselt werden können. Gleichzeitig vorhandene herdförmige oder diffuse Entzündungen sowie Verkalkungen (mit Schallschatten) können zusätzlich eine inhomogene Echostruktur verursachen. Die Diagnose "Adenom" läßt sich - immer unter
Berücksichtigung der Anamnese und der klinischen Untersuchung - mit
großer Sicherheit stellen, wenn sonographisch aufgrund exakter Volumetrie eine symmetrische Größenzunahme der gesamten Prostata gefunden wird.

Nicht nur in der Primärdiagnostik, sondern auch als Verlaufskontrolle
während und nach transurethraler Resektion oder offener Adenomektomie
kann die transrektale Sonographie klinisch relevante Informationen
geben. Die Form und Größe der Adenomloge sowie der verbliebenen Prostata erlaubt - wenig invasiv - die Diagnose einer unvollständigen
Resektion. Besser läßt sich die Loge allerdings mit einem transrektalen Längsschnitt (s. Beitrag SCHÜLLER) darstellen.

Das *Prostata-Karzinom* im Stadium T_{0-2} erscheint bei der transrektalen
Sonographie überwiegend als echoarmer Herd, der auch unscharf oder
echodicht berandet sein kann. In 10-15% hat der Tumor eine gleiche
Echostruktur wie die normale Prostata. Echodichte Karzinome müssen
als Ausnahme gelten. Offensichtlich kann der Differenzierungsgrad mit
der Echodichte korreliert werden - der wenig differenzierte Tumor

weist geringe Impedanzsprünge auf und hat somit eine geringere Echodichte. Hochdifferenzierte Karzinome sind gelegentlich von gleicher
Echostruktur wie das normale Drüsengewebe und sind dann sonographisch
nicht darstellbar. Bei gleichzeitigem Vorliegen eines Adenoms ist
für die sonographische Verdachtsdiagnose Karzinome eine Lokalisation
des suspekten Areals in caudalen (distal des Colliculus) oder peripheren Anteilen der Drüse zu fordern. Andernfalls muß mit einer hohen
Quote falsch-positiver Ultraschallbefunde gerechnet werden. Ist die
suspekte Struktur in ventralen Drüsenabschnitten gelegen und somit der
palpatorischen Beurteilung nicht zugängig, bedarf es der gezielten
Gewebeentnahme, z.B. durch ultraschallgeführte perineale Biopsie (s.
Beitrag PENKERT) oder - bei therapiebedürftigen Blasenentleerungsstörungen - durch gezielte transurethrale Resektion. In unserem Krankengut konnte etwa die Hälfte der nicht-palpablen Karzinome sonographisch diagnostiziert werden. Andererseits konnten 12 % der organbe-
grenzten palpablen Karzinome sonographisch nicht differenziert werden.

Fortgeschrittene Karzinome im *Stadium T$_{3-4}$* sind definitionsgemäß bei
der transrektalen Sonographie an ihrem kapselüberschreitenden Wachstum zu erkennen, häufig mit ein- oder beidseitiger Weitstellung der
Samenblasen. Die Inhomogenität der Echostruktur ist oft sehr ausgeprägt und der Tumor meist nicht mehr eindeutig innerhalb der Prostata
abgrenzbar. Von großer klinischer Bedeutung ist die Differenzierung
zwischen T$_2$- und T$_3$-Tumoren, die sonographisch sicherer als mit allen
anderen Untersuchungsmethoden gelingt (s. Beitrag WENDEROTH).

Die *Sensitivität* und *Spezifität* der transrektalen Sonographie für das
Prostatakarzinom ist ohne Kenntnis der klinischen Untersuchungsergebnisse nur geringgradig besser als die der Palpation. Als additives
Verfahren erhöht sie jedoch die kumulative Treffsicherheit auf 93 %.
Für die *Verlaufskontrolle* des Prostatakarzinoms bietet sich die transrektale Sonographie als sehr geeignetes bildgebendes Verfahren an:
die primäre Dokumentation der Tumorausdehnung mit exakter Volumetrie
(s. Beitrag BRAUN) erlaubt eine sichere Beurteilung der Reaktion des
Tumorvolumens auf die Therapie (s. Beitrag AURICH).

Die *Prostatitis* führt im akuten Stadium zu einer Rundung des Organs
mit verminderter Echodichte. Die chronische Prostatitis verursacht
eine unscharfe Abgrenzung gegenüber dem prostatischen Raum. Chronisch
entzündliche Herde zeigen im Schallbild echodichte Areale, gleichzeitig vorliegende echoarme Herde sprechen für fokale Abszedierungen.
Insgesamt kann ein sehr inhomogenes Echomuster vorliegen, so daß zur
Abgrenzung gegenüber einem Karzinom eine bioptische Abklärung erforderlich wird.

Die häufigsten sonographisch gesehenen Veränderungen der *Samenblasen*
waren karzinombedingte Asymmetrien. Eine einseitig aufgetriebene Samenblase fand sich jedoch auch als Zeichen einer Adnexitis bei Hämo-
spermie. Weiterhin sind seltene Empyeme oder Zysten der Samenblasen
gut darstellbar und durch gezielte Biopsie zu sichern. Symmetrische
Dilatationen wurden bei akuter Prostatitis und gelegentlich bei kon-
gestionierten Prostataadenomen beobachtet.

Die transrektale Sonographie ist derzeit das beste bildgebende Verfahren zur Darstellung der Prostata. Die Vorteile gegenüber der supra-
pubisch-transvesikalen Methode sind durch das höhere Auflösungsvermögen bedingt und liegen in der besseren Beurteilbarkeit der Echostruktur, der exakteren Volumetrie (für die Verlaufskontrolle), der
sichereren T-Klassifikation sowie der Möglichkeit der ultraschallgesteuerten Biopsie und interstitiellen Strahlentherapie. Nachteilig sind
der größere Aufwand an Zeit und Kosten.

Literatur

1. Bertermann H, Frentzel-Beyme B (Hrsg.) (1984): Prostatasonographie, Verlag
   B&K, Naerum, Dänemark
2. Bertermann H, Frentzel-Beyme B, Penkert A (Hrsg.) (1985): Sonographie von Harnblase und Prostata. Verlag B&K, Naerum, Dänemark.

Dr. H. Bertermann, Abteilung Urologie im Klinikum der Universität Kiel
Hospitalstraße 40, D-2300 Kiel

Das sonographische Bild von Prostata und Samenblasen. Transrektal-Linearscanner

J. Schüller und R. Roggenbuck

Wie auch bei dem transrektal-radialen Scanner erfolgt die akustische
Ankopplung der die Schallelemente trangende Rektalsonde über ein was-
sergefülltes Kondom. Der Linearscanner erzeugt longitudinale Schnittbilder, die mit manueller Sondenführung von der Sagittalebene zur
Frontalebene wechseln.

Vorbereitend zur Untersuchung sollte das Rektum entleert und die
Blase gefüllt sein. Zur Untersuchung liegt der Patient auf der Seite
mit angezogenen Beinen. Die Untersuchung ist in der Regel nicht unan-
genehmer als die digitale Austastung. Die mit dem Kondom versehene
Rektalsonde wird nach Benetzen mit Gleitmittel ins Rektum eingeführt
und der Gummiballon mit ca. 50 bis 80ml Wasser gefüllt.

Durch Drehen der Sonde um ihre Längsachse erzielt man longitudinale
Schnittbilder in allerdings verschiedenen radiären Ebenen, so daß
ein direkter Vergleich mit der suprapubischen Applikation problematisch ist, da die Ebenen geometrisch nicht übereinstimmen.

Die Prostata ist als längsovale Struktur erkennbar und wird ausgehend
von der Medianebene nach beiden Seiten durchgemustert. Die Begrenzung
der Prostata in Längsrichtung ist gegeben durch die Blase und den Bek-
kenboden, der als relativ echoarme Struktur erkennbar ist. Zum Abschluß der Untersuchung lassen wir den Patienten immer miktionieren,
was in Seitenlage unter gegebenen Bedingungen allerdings nur in 75 %
der Fälle möglich ist.

Zur sonographisch-transperinealen Punktion befindet sich der Patient
in Steilschnittlage. Hierzu muß eine sterile Halterung an die Sonde
angeschraubt und die Punktionsebene und -höhe eingestellt werden. Hier-
nach wird die Nadel durch das Perineum ins Punktionsziel vorgeschoben.

Auf dem Monitor erscheint die Nadel als helles Reflexband und wird
unter permanenter Sichtkontrolle bis ins Ziel plaziert.

Die Prostata war in unserem Untersuchungsgut durch suprapubische Applikation nur in 76% der Fälle vollständig darstellbar. Durch die transrektale Applikation konnte sie jedoch bei allen Untersuchungen gut
dargestellt werden. Die in erster Linie aus der Ultraschalldiagnostik
mittels transrektalem Radialscanning gewonnenen Charakteristika für
pathologische Veränderungen der Prostata bezüglich der Binnen- und
Kapselstrukturen konnten erwartungsgemäß auch durch das Linear -
Scanverfahren unterschieden werden.

Aufgrund unserer Erfahrungen erzielten wir jedoch mit dem transrektalen Radialscanner die beste Detailwiedergabe, womit diese Scanmethode zur sonographischen Strukturbeurteilung der Prostata vorrangig eingesetzt werden sollte. Grund hierfür mag in dem höheren Auflösungsvermögen der derzeit verfügbaren Radialscanner liegen. Bedingt durch die Festlegung der Schnittebene ist die laterale Abgrenzung der Prostata durch Längsschnitte, die kraniale und kaudale durch Transversalschnitte nur unbefriedigend möglich. Bei der Organabgrenzung können sich die Verfahren somit ergänzen.

Wenngleich die Erfahrungen mit der ultraschallgezielten Prostatapunktion mittels Linearscanner noch sehr gering sind, so erscheint uns doch das Punktieren mit dieser Scanart einfacher als mit dem Radialscanner. Eine exakte Volumenberechnung ist mittels transrektalem Radialscanning durch die Summation äquidistanter Schnittebenen möglich. Zur Volumetrie scheint der Linearscanner - bedingt durch die manuelle, sektoriell-longgitudineale Schnittführung - nicht geeignet zu sein.

Die Darstellung der prostatischen Harnröhre während der Miktion (Miktio-Sonographie) ist nur mit dem transrektalen Linearscanner durchführbar und eröffnet neue Ansätze, am Ende einer sonographischen Untersuchung funktionelle Abläufe in Abhängigkeit von morphologischen Veränderungen während der Miktion zu dokumentieren.

Professor Dr. Jörg Schüller, Urologische Klinik und Poliklinik der FU Berlin, Klinikum Charlottenburg, Spandauer Damm 130, D-1000 Berlin 19

Schallgesteuerte Biopsieverfahren der Prostata

A. Penkert

Einleitung

Nachdem es möglich war, die Prostata dynamisch in zweidimensionalen Bildern darzustellen, lag es nahe, auch die Punktion der Prostata schallkontrolliert durchzuführen.

Harader (1), Saitoh (2) und Holm (3) et al berichteten darüber.

Vergegenwärtigen wir uns noch einmal die drei Kriterien, nach denen wir eine Prostata im Sonogramm beurteilen:

1. Symmetrie der Drüse,
2. Kapselechobeschaffenheit,
3. Binnenechostruktur.

Diese visuellen Parameter geben zusätzlich zum Tastbefund Hinweise über Benignität oder Malignität der Drüse.
Beide derzeit gebräuchlichen intracavitären Schallverfahren Rotation (Transversalschnitt durch die Drüse) und Linear (Longitudinalschnitt durch die Drüse) ermöglichen eine ultraschallgezielte Punktion der Prostata. Die schallgezielte Biopsie kann auch unter Verwendung eines Abdominalscanners, der auf die harngefüllte Blase aufgesetzt wird, versucht werden. Wir punktierten 2 rektumamputierte Patienten von perineal, 1x konnte ein Tumor der Prostata nachgewiesen werden.

Kersting (5) und Mitarbeiter entwickelten für den Linearscanner Nadelführungen zur perinealen und transrectalen Materialentnahme aus der
Prostata.

Rifkin (4) et al führten ihre Biopsien von perineal ohne Nadelführung
aus. Die Nadel ist während der Punktion im Längsschnitt sichtbar.

Material und Methode

Wir verfügen in unserer Klinik über einen rotierenden Scanner der
Firma Brühl und Kjaer. Bisher wurden 140 ultraschallgezielte Punk-
tioner der Prostata wegen eines unklaren Tastbefundes oder inhomoge-
ner Binnenechostrukturen durchgeführt.

Unter inhomogenen Strukturen verstehen wir Areale unterschiedlicher
Echointensität im Vergleich zur übrigen Binnenechostruktur der Drüse.
Häufig sind diese Areale echoärmer, meist im dorsal-apicalen Bereich
der Drüse, kapselnah gelegen bzw. haben Kontakt zur Kapsel.

Nach Einführen der Schallsonde in den After wird der den Schallkopf
umgebende Fingerling mit 50ml Wasser gefüllt, somit ist eine gute
Ankopplung des Schalls an die Rektumwand gewährleistet. Blase, Samenblase sowie Prostata können nun durch Bewegen der Sonde nach cranial
und caudal in Transversalschnitten untersucht werden. Durch Drehen
der Sonde im After nach links oder rechts wird der zu punktierende
Bezirk in Kongruenz mit einer auf dem Bildschirm eingeblendeten Punk-
tionslinie gebracht und der Abstand zwischen Sonde und dem zu punk-
tierenden Bezirk gemessen. Dieser Abstand kann nun auf den von uns
modifizierten Punktionsreiter übertragen werden. Durch austauschbare
Nadelführungen ist die Benutzung unterschiedlicher Nadeln möglich (6).

Nach vorheriger Desinfektion der Haut und Lokalanästhesie (ca. 15ccm
1%-ige Novocainlösung) erleichtert eine Stichincision ins Perineum
das Einbringen der Punktionsnadel. Sie ist als dreieckförmige echo-
intensive Struktur auf dem Monitor erkennbar. Die Materialentnahme
kann nun entsprechend der verwandten Biopsienadel erfolgen.

Betrachten wir die Ergebnisse der Punktionen:

Es erfolgten 140 Gewebeentnehmen zur histologischen Untersuchung. 92×
konnte ein Carcinom, 26× eine Prostatitis und 22× ein Adenom nachgewiesen werden.
In 66% der Fälle konnte also das Carcinom bestätigt werden, in 34%
der Fälle nicht. In 12 Fällen mußte wegen nicht ausreichendem Material ein zweites Mal punktiert werden. Hier war die Punktion zu tan-
gential vorgenommen worden.

Die 92 Carcinome unterteilten sich in ihrer Differenzierung folgendermaßen:

	gut differenziert	24 = 26 %
92 Carcinome	mäßig differenziert	33 = 36 %
	wenig differenziert	35 = 38 %

In 5 Fällen konnte bei einer palpatorisch unauffälligen Drüse durch
die transrectale Sonographie und ultraschallgesteuerte Biopsie ein
Prostata-Carcinom anhand von inhomogenen Binnenechostrukturen nachgewiesen werden.
In allen Fällen waren es Carcinome geringer Differenzierung, die sich
eher echoärmer darstellten.

An Komplikationen bei der perinealen Biopsie wurden lediglich vereinzelt kleine Hauthämatome im Dammbereich beobachtet.

Diskussion

Dowlen et al führten 1974 eine vergleichende Arbeit über die transrectale und perineale Blindbiopsie durch. Sie hatten, wie auch von anderen Autoren berichtet, bei der perinealen Biopsie eine geringere Komplikationsrate.

Die nun unter transrectaler Schallkontrolle durchgeführte Biopsie der Prostata brachte unserer Erfahrung nach keine nennenswerten Komplikationen. Mit dieser Methode ist es jetzt erstmals möglich, aus einem bildlich darstellbaren, reproduzierbaren Bereich der Prostata Material zur histologischen und zytologischen Beurteilung zu gewinnen.

Wie aus eigenen Studien an Leichenpräparaten (8, 9, 10), sowie durch gezielte Gewebeentnahmen nachgewiesen werden konnte, ist das gut differenzierte Carcinom meist erst durch eine Asymmetrie bzw. an der Kapselechoauflösung erkennbar. In der Binnenechostruktur gleicht es der Adenomyofipromatose.

Mäßig, besonders wenig differenzierte Carcinome waren bei erhaltener Symmetrie und Kapselechostruktur durch echoärmere, kapselnahe Areale in ihrer Binnenechostruktur gekennzeichnet.

Das linke Dia zeigt ein gut differenziertes, das rechte Dia ein wenig differenziertes Carcinom im histologischen Bild. Das gut differenzierte Carcinom weist eine weitgehend erhaltene Drüsenstruktur, das wenig differenzierte eine kaum noch erkennbare Drüsenstruktur auf.
Eine mögliche Begründung für das echoärmere Schallbild eines wenig differenzierten Carcinoms könnte also darin liegen, daß dieser Tumor seltener mit Fibromatoseanteilen durchsetzt ist, der Tumor kompakter unter Auflösung der Drüsenstruktur wächst. Der Schall kann also leichter das Tumorgewebe durchdringen, ohne auf ihn beeinflussende Grenzflächen zu stoßen.

Schlußfolgerung

Die ultraschallgezielte Biopsie der Prostata ermöglicht erstmals, aus einem bildlich darstellbar reproduzierbaren Bereich Material zur Untersuchung zu gewinnen. Somit ist sie hilfreich für die Deutung von Echostrukturen in der Prostata.
Da unserer Erfahrung nach die Komplikationen gering sind, ist die Untersuchung dem Patienten zumutbar.
In der Hoffnung, hierdurch carcinomtypische Echostrukturen aufzudecken, erscheint uns eine großzügigere Indikationsstellung zur Punktion vertretbar.

Literatur

1. Harader K, Igari D, Tanahashi J: Development of transrectal ultrasonic equipment with aspiration biopsie-needle. Procudings of the 2nd Meeting of WFUMB, Miyazaki, p. 385, 1979
2. Saitoh M: 2. Needle placement with real-time guidance. In: Diagnostic Ultrasound in Urology and Nephrology. Edited by H. Watanabe; I.H. Holmes; H.H. Holm and B.B. Goldberg. Tokyo: Igaku Shoin Ltd., chapt. 8, p. 243, 1980
3. Holm HH and Gammelgaard J: Ultrasonically guided precise needle-placement in the prostate and the seminal vesicles. J.Urol. 125: 385-387, 1981
4. Rifkin MD, Kurtz AB, Goldberg BB: Prostate Biopsy utilizing transrectal Ultrasound guidance: Diagnosis of nonpalble cancer. J.Ultrasound Med.2: 165-167, April 1983
5. Kersting H, Schüller J, Laible V, Liedl B: Vergleich zwischen transrectalem Radial- und Linear-Scanning in der sonographischen Beurteilung der Prostata. Vortrag Ulmer Ultraschall Tage März 84

6. Penkert A: Die Ultraschallgezielte Prostatapunktion. Vortrag zur zweiten Arbeits-
   tagung Prostatasonographie, Berlin Mai 84
7. Dowlen LW, Block NL: Complacations of transrectal biopsy of the prostate
   Southern medial journal, Birmingham, Bd67 1974 S. 1435-56
8. Penkert A, Ristau U: Vergleich von Prostatasonogrammen und den dazugehörigen
   histologischen Großflächenschnitten. (Veröffentlichung in Vorbereitung)
9. Erentzel Beyme B, Weise I, Schwartz J: Das sonographische Bild des Prostatacarcinoms. Buch Prostatasonographie Seite 39, ISBN 87 87 355 01 9
10. Egender G, Rapf Ch, Feichtinger I, Mikuz G, Bartsch G: Vergleichende Studien
    zur Histo-Pathologie und Sonomorphologie der Prostata

Dr. med. A. Penkert, Krankenhaus Siloah Urologie, Roesebeckstraße 15,
D-3000 Hannover

Sonographie der Prostata – Karzinom-Staging (T-Stadium)

U. K. Wenderoth

Einleitung

Therapie und Prognose des Prostata-Karzinoms sind von einer exakten
Bestimmung der Ausdehnung des Tumors (Staging) abhängig. Die rektale
digitale Palpation unterschätzt das tatsächliche Tumorstadium in bis
zu 42 % der Fälle (1). Denkhaus wies bei einer Untersuchung an 124
Patienten mit histologisch gesichertem Prostata-Karzinom in 18% ein
sonographisch höheres Tumorstadium nach als bei der rektalen Palpation, bei 3% der untersuchten Tumoren lag das durch suprapubisch-
transvesikale Sonographie bestimmte Tumorstadium niedriger als bei
der rektalen Untersuchung (2). Die Computertomographie führte in 10%
zu einer Heraufsetzung und in 44% zu einer Herabsetzung des Tumorstadiums im Vergleich zur rektalen Palpation (3).

Patienten und Methodik

Um die Wertigkeit der Computertomographie, der suprapubischen und der
transrektalen Sonographie bei der Bestimmung des Tumorstadiums behandelter und unbehandelter Prostata-Karzinome zu überprüfen, haben wir
alle drei Methoden bei 43 Patienten mit histologisch gesichertem Prostata-Karzinom verglichen. Ohne vorherige Therapie waren 21 Patienten,
von den 22 vorbehandelten Patienten hatten 12 eine kontrasexuelle
Therapie über mindestens 6 Monate erhalten, 2 waren bestrahlt worden,
2 waren einer operativen Therapie unterzogen worden und 6 Patienten
hatten eine kombinierte Therapie erhalten. 5 der 21 unbehandelten Patienten wurden wegen eines klinischen T_2-Prostata-Karzinoms radikal
prostatektomiert, so daß bei diesen ein direkter Vergleich mit dem
histopathologischen Tumorstadium möglich war. Die suprapubische Sonographie wurde mit einem Realtime-Sektor-Scanner (Combison 111, Fa.
Kretz) mit 4 MHz-Schallkopf durchgeführt, die transrektale Untersuchung
erfolgte in Seitenlage des Patienten, ein 5 MHz-Schallkopf mit einer
Kondomfüllung von etwa 30 ml fand Verwendung. Die computertomographi-
schen Untersuchungen wurden mit einem Gerät der dritten Generation
(Somatom SD, Fa. Siemens) durchgeführt, die Schnitte wurden in 7 mm
Abstand gelegt.

Ergebnisse

Bei der Auswertung der Untersuchungen wurde lediglich zwischen auf
die Prostata begrenztem und organüberschreitend wachsendem Tumor unterschieden.

Suprapubisch-transvesikale und transrektale Sonographie führten bei
33% der untersuchten Patienten zu einer Heraufsetzung des bei der rektalen Palpation bestimmten Tumorstadiums, während 9% bzw. 5% einem
niedrigeren Stadium zugeordnet wurden als bei der rektalen Untersuchung. Die Computertomographie ergab in 28% der untersuchten Fälle
ein niedrigeres Stadium als die rektale Palpation, in 5% wurde dagegen
ein höheres Tumorstadium gefunden (Tab.1).

Tab. 1. Tumorstadium im Vergleich zur rektalen Palpation bei 43 Patienten mit histologisch gesichertem Prostata-Karzinom. Sp. = suprapubisch, tr. = transrektal

	CT	Sonographie	
		sp.	tr.
unverändert	67 %	58 %	62 %
heraufgesetzt	5 %	33 %	33 %
herabgesetzt	28 %	9 %	5 %

Bei den 5 Patienten, die wegen eines klinischen T_2-Karzinoms radikal
prostatektomiert wurden, gaben die rektale Palpation und die Computertomographie in 2 von 5 Fällen ein falsch-niedriges Tumorstadium an,
histopathologisch handelte es sich bei diesen Tumoren um pT_3-Karzinome.
Sonographisch wurde bei diesen beiden Patienten das korrekte Tumorstadium diagnostiziert (Tab.2).

Bei nicht vorbehandelten Patienten lag das sonographisch bestimmte
Tumorstadium in ca. 20% der Fälle höher als bei der rektalen Palpation,
während 5-10% der Tumoren sonographisch einem niedrigeren Tumorstadium
zugeordnet wurden. Die Computertomographie dagegen gab in 38% der
Fälle ein niedrigeres Tumorstadium an als die rektale Untersuchung.
Wesentlich größere Differenzen zwischen dem sonographisch, computer-
tomographisch und rektal digital ermittelten Tumorstadium fanden sich
dagegen bei den vorbehandelten Patienten (Tab.3).

Tab. 2. 5 Patienten mit palpatorisch organbegrenztem (T_2) Karzinom: Vergleich mit
Prostatektomiepräparat

Korrektes Tumorstadium			
Palpation	CT	Sonographie	
		sp.	tr.
3/5	3/5	5/5	5/5
Tumorstadium unterschätzt			
Palpation	CT	Sonographie	
		sp.	tr.
2/5	2/5	0/5	0/5

Tab. 3. Tumorstadium im Vergleich zur rektalen Palpation bei 21 unbehandelten und 22 vorbehandelten Patienten

Unbehandelte Patienten			
	CT	Sonographie	
		sp.	tr.
unverändert	62 %	71 %	75 %
heraufgesetzt	0 %	19 %	20 %
herabgesetzt	38 %	10 %	5 %

Behandelte Patienten			
	CT	Sonographie	
		sp.	tr.
unverändert	73 %	46 %	50 %
heraufgesetzt	9 %	46 %	45 %
herabgesetzt	18 %	8 %	5 %

Diskussion

Suprapubisch-transvesikale und transrektale Sonographie erwiesen sich bei der Stadieneinteilung des Prostata-Karzinoms als gleichwertige Untersuchungen. Die von uns im Vergleich zur rektalen Palpation gefundene Höherstufungsquote der Tumorausdehnung von 20% bei unbehandelten Karzinomen stimmt gut mit den Ergebnissen anderer Untersucher überein (2, 3, 4, 5, 6, 7, 8). Eine Herabstufung in 5-10% der unbehandelten Fälle entspricht ebenfalls denen von DENKHAUS und Mitarbeitern ermittelten Resultaten (2, 3). Die Computertomographie gibt generell ein niedrigeres Tumorstadium an als die rektale Palpation und die Sonographie.

Wesentlich größere Abweichungen der Stadieneinteilung wurden nach Vorbehandlung des Prostata-Karzinoms gefunden, offensichtlich erschwert die narbige Ummantelung des Tumorgewebes bei allen drei Untersuchungen eine exakte Bestimmung der Tumorausdehnung.

Die von uns an einer kleinen Serie von 5 Patienten im Vergleich zum histologischen Präparat sonographisch korrekt gestageten Prostata-Karzinome lassen eine deutliche Verbesserung der Stadieneinteilung des Prostata-Karzinoms durch die Sonographie erhoffen, eine Bestätigung durch pathohistologische Referenzuntersuchungen von Prostatektomiepräparaten vor radikaler Prostatektomie und an verstorbenen Prostata-Karzinom-Trägern vor Autopsie an größeren Fallzahlen ist jedoch zur Einschätzung des Stellenwertes der verschiedenen Methoden erforderlich.

Literatur

1. Kastendieck H, Bressel M: Vergleichende Analyse der klinischen und morphologischen Klassifikation (Staging) von 165 Prostata-Karzinomen nach radikaler Prostatektomie. Urologe A 19:331-339 (1980)
2. Denkhaus H: Sonographische Einteilung des Prostata-Karzinoms. In: Prostatasonographie 61-66, Hrs. H. Bertermann, F. Frentzel-Beyme B&K Verlag, Kopenhagen 1984
3. Denkhaus H, Dierkopf W, Grabbe E, Donn F: Comparative Study of Suprapubic Sonography and Computed Tomography for Staging of Prostatic Carcinoma. Urol. Radiol. 5:1-9 (1983)

4. Brooman PJC, Peeling WB, Griffiths GJ, Roberts E, Evans K: A Comparison between Digital Examination and Per-rectal Ultrasound in the Evaluation of the Prostate. Brit. J. Urol. 53:617-620 (1981)
5. Peeling WB, Griffiths GJ, Evans KT, Roberts EE: Diagnosis and Staging of Prostatic Cancer by Transrectal Ultrasonography. A Preliminary Study. Brit.J.Urol. 51: 565-569 (1979)
6. Resnick MI, Willard JW, Boyce WH: Recent Progress in Ultrasonography of the Bladder and Prostate. J.Urol. 117:444-446 (1977)
7. Watanabe H, Igari W, Tanahashi Y, Hawada K, Saitoh M: Transrectal Ultrasonotomography of the Prostate. J.Urol. 114:734-739 (1975)
8. Peeling WB, Griffiths GJ: Imaging of the Prostate by Ultrasound. J.Urol 132: 217-224 (1984)

Dr. med. U.K. Wenderoth, Urologische Klinik und Poliklinik im Klinikum der Johannes Gutenberg-Universität Mainz, Langenbeckstraße 1, D-6500 Mainz 1

Sonographische Volumetrie der Prostata

J. Braun

Die absolute Volumenbestimmung der Prostata hat nur eine untergeordnete Bedeutung. So ist die Kenntnis des Gewichtes präoperativ nur in dem Grenzgebiet wichtig, bei dem der Operateur seine Entscheidung für eine transurethrale Elektroresektion oder eine offen-chirurgische Prostatektomie trifft. Diese Grenzregion dürfte im allgemeinen bei einem Adenomgewicht zwischen 50g und 70g liegen. Ansonsten ist die Kenntnis des exakten Gewichtes ohne Bedeutung, da die Größe des Organs oberhalb dieses Grenzwertes keinerlei Parameter für die Schwierigkeit der offen-chirurgischen Operation darstellt. Liegt das Gewicht unterhalb dieser Grenze, so ist beim geübten Resekteur dadurch allenfalls eine ungefähre Abschätzung der Resektionszeit möglich, die jedoch auch durchaus von anderen Parametern, als von der Organgröße, abhängt.

Beim röntgenologischen Verfahren ist die Prostata in ihrer Ausdehnung nur durch das Computertomogramm darstellbar. Dies ist jedoch ein sehr aufwendiges Verfahren mit einer großen Strahlenbelastung, das zur Größenbestimmung ausschließlich bei der Bestrahlungsplanung des Prostatacarcinoms angewendet wird. Das Urethrocystogramm bietet nur einen ungefähren Anhalt für die Länge der prostatischen Harnröhre, ist jedoch manchmal ein nützliches Hilfsmittel für die Planung des operativen Vorgehens. Der rektale Tastbefund ist ein subjektives Kriterium und sehr von der Erfahrung des Untersuchers abhängig. (1, 2)

Als nicht-invasives, bildgebendes Verfahren bietet sich die Sonographie auf suprapubisch transvesikalem Weg an. Dabei gelingt es im allgemeinen, einen Querschnitt und einen Längsschnitt durch die Prostata zu gewinnen, aus dem sich das ungefähre Volumen berechnen läßt. Der Sector-Scanner bietet aufgrund seiner punktförmigen Auflagefläche eine bessere Möglichkeit der Längsdarstellung der Prostata, da der Bereich hinter der Symphyse im Gegensatz zum Linearscan besser eingesehen werden kann (Abb. 1)

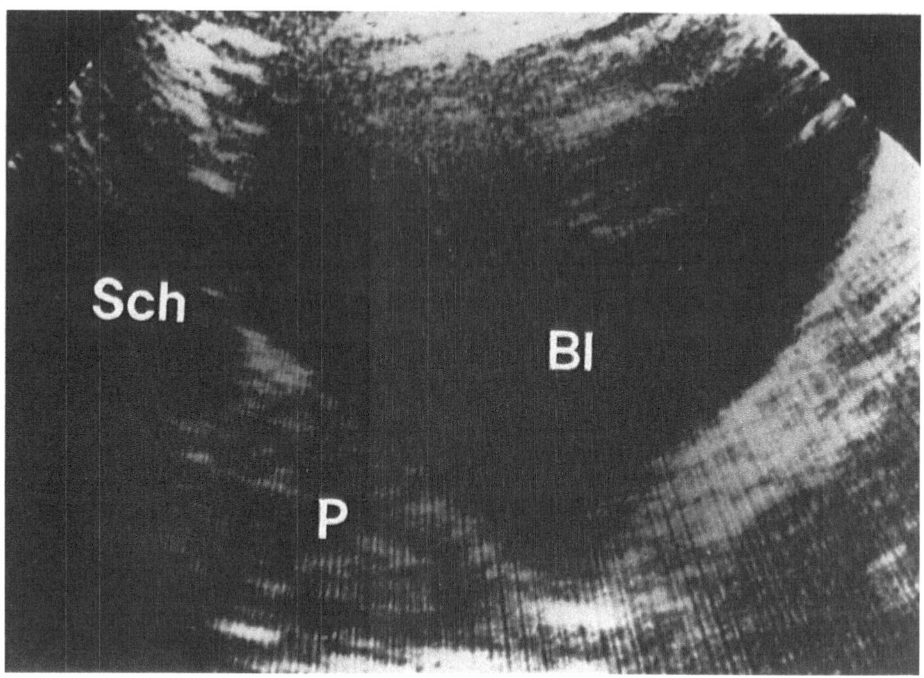

Abb. 1. Suprapubisch-transvesikale Sonographie der Prostata. Längsschnitt mit Sectorscan. (BL = Blase, P = Prostata, Sch = Schallschatten hinter der Symphyse)

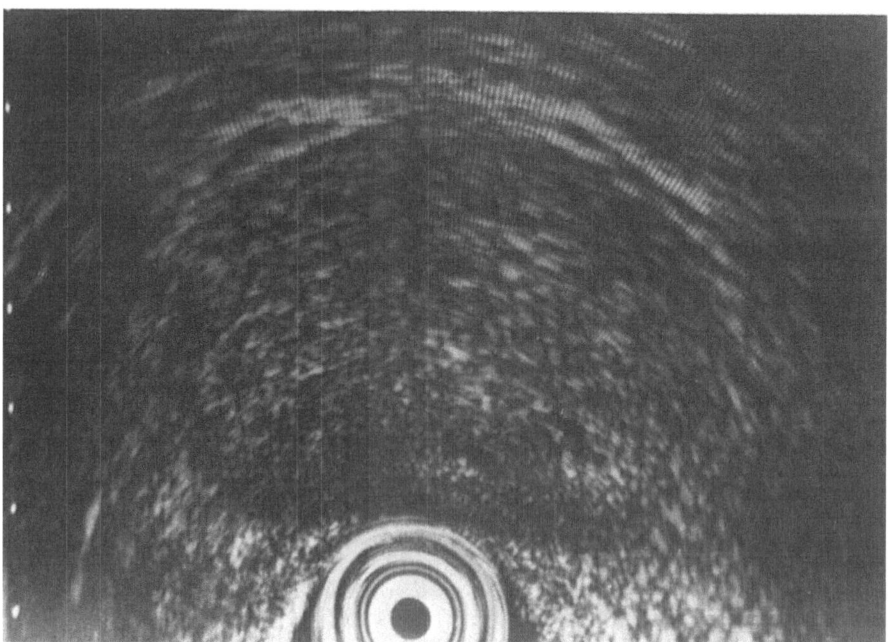

Abb. 2. Prostataadenom, transrektale Sonographie

Die exakteste Darstellung der Ausdehnung der Prostata gelingt jedoch
mit dem transrektalen Scanner, insbesondere mit dem von uns verwendeten Rotationstransversal-Scan (Abb. 2)

Zur Volumenbestimmung gibt es verschiedene Möglichkeiten, wobei die
einfachste darin besteht, die Form der Prostata einem Rotationsellip-
soid gleichzusetzen. Aus dem größten Quer- und a.p.-Durchmesser, der
dem Schnittbild auf dem Monitor direkt zu entnehmen ist, sowie der
Längsausdehnung, die dadurch erhalten werden kann, daß die Distanz
von der ersten cranialen Darstellung der Prostata bis zur letzten Darstellung caudalwärts ausgemessen wird, kann das Volumen berechnet werden. Die Multiplikation des Längs-, Quer- und Höhendurchmessers mit
0,5 bzw. 0,523 ist überschlagsmäßig im Kopf durchführbar und bietet
einen ungefähren Anhalt des Prostatavolumens (3). Die andere Möglichkeit der Größenbestimmung der Prostata besteht darin, daß Organ in
in 5-mm-Schritten zu schallen und die jeweiligen Segmente zu fotodo-
kumentieren. Durch ein Simpson'sches Integral läßt sich das Volumen
der einzelnen Segmente berechnen und durch Addition das Prostatagewicht mit einer Genauigkeit von ± 5% bestimmen, wie Versuche am Modell bewiesen haben (4). Diese Flächen- bzw. Volumenbestimmung ist
in der klinischen Routine nur über einen an das Sonographiegerät an-
geschlossenen oder eingebauten Rechner in vernünftiger Zeit durchführbar. Ein Gewichtsvergleich mit dem Operationspräparat nach suprapubischer Adenektomie oder transurethraler Resektion ist zur Überprüfung der Exaktheit dieser Methode nicht möglich, da bei beiden Methoden die Prostata nicht vollständig entfernt wird, sonographisch
aber meist nur das Gesamtorgan und nicht isoliert das Adenomgewebe
darstellbar ist.

Dies stellte Hastak dar, indem er zunächst wassergefüllte Ballons
schallte und das Volumen berechnete, wobei eine sehr exakte Größenbestimmung sonographisch möglich war. Der Vergleich des Operations-
gewichtes mit dem berechneten Prostatagewicht führte bei ihm jedoch
zu einer deutlichen Streuung, so daß die Genauigkeit des Modells nicht
auf die klinische Anwendung übertragen werden konnte (5). Auch bei
unseren eigenen Versuchen ergab die Formel des Rotatationsellipsoides
eine deutliche Abweichung des berechneten Volumens vom Operationsge-
wicht. Dabei konnte bei der Elektroresektion (n=84) nur ein Korrelations-R von 0,85 und bei der suprapubischen Prostatekomie (n=18) ein
Korrelations-R von 0,91 erreicht werden (Abb. 3). Im Mittel wurden bei
der Elektroresektion bei 84 Patienten mit durchschnittlich 33,7g Resektionsgewicht 24% weniger Gewebe entfernt, als sonographisch vorher
bestimmt wurde. Bei der suprapubischen Prostatektomie wurde in den 18
Fällen mit durchschnittlich 101g Präparationsgewicht 2,3% weniger Gewebe entfernt, als vorher sonographisch - bei jedoch breiter Streuung -
berechnet wurde. Es zeigt sich also, daß ein Fehler von ca. 15-20%
zwichen sonographisch ermitteltem Prostatagewicht und Resektionsgewicht besteht. Dies muß bei der Indikationsstellung zur Operationsmethode berücksichtigt werden.

Desweiteren haben wir festgestellt, daß bei 90% aller Adenome der
Querdurchmesser bis auf 1-2mm dem Längsdurchmesser der Prostata entspricht und diese also im Coronarschnitt eine runde Scheibe darstellen.
Daher kann zur überschlagsmäßigen Größenbestimmung das transversale,
entweder suprapubisch oder transrektal gewonnene, Sonographiebild
herangezogen werden und der Längsdurchmesser dem Querdurchmesser gleich-
gesetzt werden. Dies vereinfacht die Abschätzung, bei klinisch ausreichender Genauigkeit, deutlich.

Die wesentlichen Fehlermöglichkeiten liegen: Erstens, bei einem deutlich endovesikalen Wachstum des Mittellappens ist dieser in der Nähe-
rungsformel des Ratationsellipsoides bzw. auch bei Integralmethode

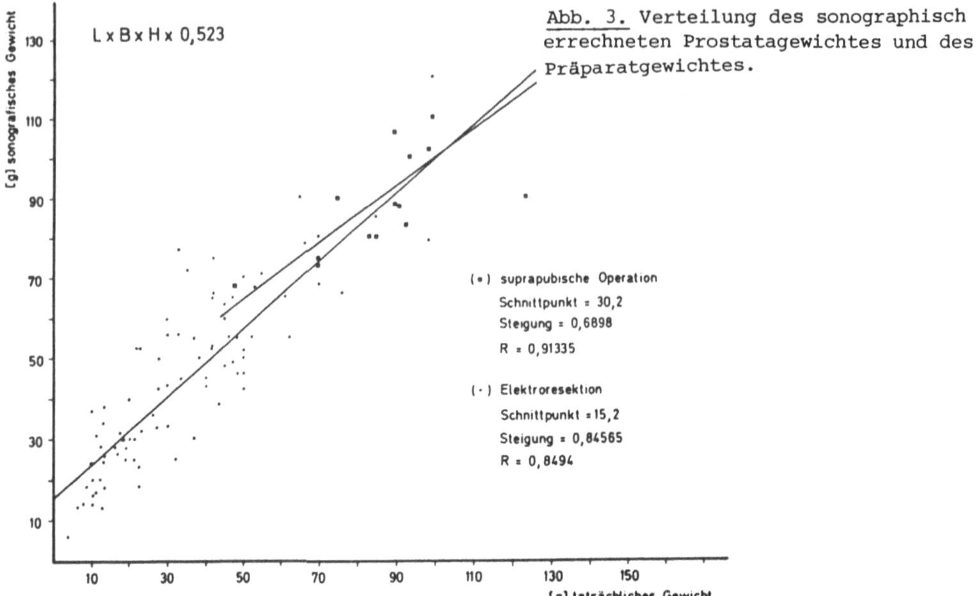

Abb. 3. Verteilung des sonographisch errechneten Prostatagewichtes und des Präparatgewichtes.

nur schwer zu erfassen. Er muß isoliert dargestellt und gesondert durch das Integral berechnet werden, um auf ein korrektes Gesamtgewicht zu kommen (Abb.4)

Zweitens wird bei der Elektroresektion zwar bis zur eigentlichen Kapsel reseziert, der paracolliculäre Bereich kann oftmals, besonders beim noch nicht sehr geübten Operateur, nicht vollständig ausreseziert werden, weil das Adenom über den Colliculus seminalis hinausreicht

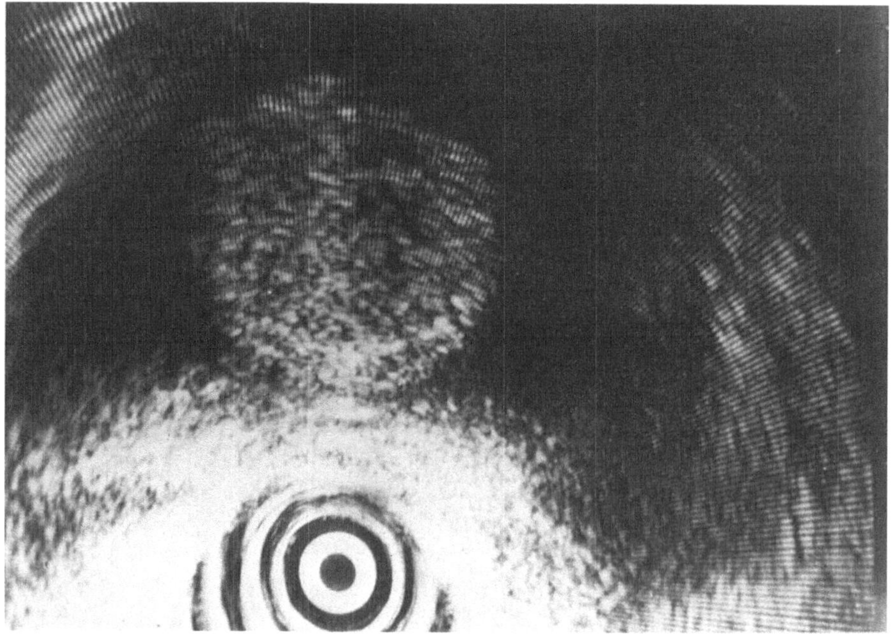

Abb. 4. Endovesikaler, kugeliger Prostatamittellappen.

und bei einer vollständigen Resektion eine Gefährdung für den Sphinkter externus bestehen würde. Außerdem kann bei Eröffnen eines Venen-
sinus mit drohender Einschwemmung manchmal das Adenom nicht so sorgfältig ausreseziert werden, so daß bei der Elektroresektion, insbesondere mittelgroßer Adenome von 40g-50g, deutliche Differenzen zwischen dem ermittelten Gesamtgewicht und dem Resektionsgewicht bestehen.

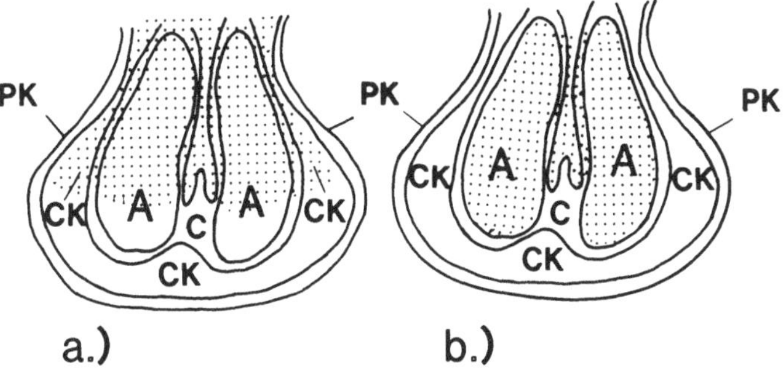

Abb. 5. Coronarschnitt der Prostata [nach Blacklock (7)] mit Darstellung des bei
den TURP (a) und bei der offen-chirurgischen Adenektomie (b) zu entfernenden Gewebes. (PK = Prostatakapsel, CK = chirurgische Kapsel (eigentliches Prostatagewebe), C = Colliculus seminalis, A = Adenom)

Drittens wird bei der suprapubischen Adenektomie nur das Adenom entfernt, das eigentliche Prostatagewebe - als chirurgische Kapsel bezeichnet - bleibt erhalten (Abb. 5). Es wurde daher vorgeschlagen,
generell 25g vom sonographisch ermittelten Prostatagewicht abzu-
ziehen, da dies der Kapsel und dem eigentlichen Prostatagewebe entspricht und nur das Adenomgewicht bestimmt werden sollte (6).

Zusammenfassung

Eine für die Klinik ausreichende Gewichtsbestimmung der Prostata mit
der Formel des Rotationsellipsoides ist auf einfache Weise möglich,
wobei der sonographische Zugangsweg suprapubisch-transvesikal bzw.
transrectal secundär ist.

Die Parameter der Längs-, Quer- und Höhendehnung des Gesamtorgans
lassen sich - insbesondere mit dem transrektalen Ultraschall - absolut exakt bestimmen. Abweichungen der Organgröße von der geometri-
schen Figur des Rotationsellipsoides und mangelhafte Darstellbarkeit
des eigentlichen Adenomgewebes führen zu einer Differenz von ± 20%
zwischen berechnetem Gesamtgewicht und Gewicht des Operationspräpa-
rates. Als Ursache größerer Abweichungen stellt sich meist eine unvollständige, klinisch jedoch meist erfolgreiche Operation heraus.

Wesentlicher als die absolute Volumenbestimmung ist die relative, vergleichende Größenbestimmung bei nichtoperativem Vorgehen, z.B. beim
Prostatakarzinom. Dadurch läßt sich eine Progression bzw. Regression
exakt und reproduzierbar erfassen.

Literatur

1. Bisseda NK, Finkbeiner AE, Redmann JF, J.Urol 116,201, 1976
2. Mayhoff HH, Hald T, Scand. J. Urol. Nephrol. 12, 219, 1978
3. Walz PH, Alken P, Hutschenreiter G, Ultraschall, 1, 158, 1980
4. Bartsch G, Egeneder G, Hübscher H, Rohr H, J. Urol. 127, 1119, 1982
5. Hastak SM, Gammelgaard I, Holm HH, J.Urol. 127, 1115, 1982

6. Bertermann H, Prostatasonographie, Verlag Bruehl und Kjäer, S. 85, 1983
7. Blacklock NJ, In Duncun (ed): Prostata cancer, Recent results in cancer
   research, Springer Verlag, 78, 23, 1981

Dr. J. Braun, Urologische Klinik und Poliklinik rechts der Isar der
Technischen Universität München, Ismaninger Straße 22, D-8000 München 80

Verlaufskontrolle beim Prostatacarcinom

B. Aurich, A. Drakopoulos, R. Frentzel-Beyme and M. Dolz

Die Therapieschemata beim Prostatacarcinom sind vielfältig und werden
kontrovers diskutiert. Dabei spielen auch immer die Verfahren der Therapiekontrolle eine Rolle. Zielsetzung unserer Untersuchung war herauszufinden, ob durch die transrektale Prostatasonographie als Kontrolluntersuchung unter Carcinomtherapie zusätzlich zu den bisherigen Methoden objektive Aussagen gemacht werden können: Welche Veränderungen
in Struktur und Kapsel der Prostata sind zu beobachten? In welchen
Zeiträumen finden Größenveränderungen statt? Welche Bedeutung hat dabei das Grading und Staging des Carcinoms? Sind mögliche Therapieversager frühzeitig erkennbar?

35 Patienten mit durch Punktion gesichertem Prostatacarcinom wurden
vor Therapiebeginn mit einem rotierenden, transrektalen 3,5 MHz-Schallkopf untersucht, sodann nach Therapiebeginn in monatlichen Abständen
über vier Monate, danach in dreimonatlichen Intervallen. Es handelte
sich um 4 T1- Tumore (GI/1, GII/2, GIII/1), 7 T2-Tumore (GI/4, GIII/3),
17 T3-Tumore (GI/1, GII/7, GIII/9) und 7 T4-Tumore (GII/3, GIII/2,
GIV/2). 33 der Patienten waren orchiektomiert worden; von den beiden
nicht orchiektomierten Patienten lehnte einer jede Therapie ab, der
andere hatte ein Prostatasarkom. Die 33 orchiektomierten Patienten erhielten eine zusätzliche Therapie: Depot-Progynon (12), Androcur (6),
Honvan (4), Estracyt (4), wechselnde Antiandrogene (6). Das Durchschnittsalter der Patienten betrug 72 Jahre (55-85 J.) Der sonographische Befund bezüglich Größe, Kapsel Struktur und Samenblasen wurde
mit dem Palpationsbefund der Klinik verglichen. Zur Größenbestimmung
wurde der Querschnitt mit maximaler saggitaler und transversaler Ausdehnung dokumentiert. Die Größe der Prostata wurde dann näherungsweise
als Fläche berechnet nach 3,141×a×b×0,5. Eine Größenzunahme der Prostata wurde in acht Fällen sonographisch, in sieben Fällen palpatorisch
gefunden.

Sonografisch wurde bei 25 Patienten (71%) eine Größenabnahme festgestellt, während digital nur bei 15 dieser Patienten (43%) eine Abnahme getastet wurde. Feine Größenveränderung fand sich in zwei Fällen
(6%) mit der TPS und in 13 Fällen (37%) bei der Palpation.

Die Größe der Prostata reduzierte sich im Durchschnitt um ein Drittel
innerhalb von 6 Monaten nach der Orchiektomie und der zusätzlichen
antiandrogenen Medikation, wobei die stärkste Verkleinerung innerhalb
der ersten beiden Monate auftrat.

In 23 Fällen stimmte die sonographische Verlaufsbeurteilung der Prostatakapsel mit dem Palpationsbefund überein. In 7 Fällen mußte ein
sonographisches Downstaging, in 5 Fällen ein sonographisches Umsta-

ting erfolgen. Insgesamt fand sich in 60% eine sonographische Kapselverbesserung, wobei es sich in 80% um GII - Carcinome handelte. Bei den 40%, bei denen keine Besserung an der Kapsel zu beobachten war, handelte es sich in 64% um GIII-Carcinome.

Bei den Fällen, bei denen eine Besserung der Struktur eingetreten war (51%), wurden zu 73% GII-Carcinome gefunden. Bei den 49% ohne sonographische Strukturverbesserungen handelte es sich in 71% um GIII-Carcinome.

Während die Größenzunahme der Prostata mit beiden Methoden etwa übereinstimmend diagnostiziert wurde, erwies sich die digitale Palpation bei der Beurteilung einer Abnahme, bzw. Konstanz der Prostatagröße der transrektalen Sonographie unterlegen. Etwa übereinstimmend mit Carpentier und Denkhaus, die die stärkste Größenreduktion nach Therapiebeginn innerhalb von 3 Monaten fanden, ergab sich bei uns die stärkste Größenabnahme innerhalb von zwei Monaten unabhängig vom Grading und Staging. Ähnlich zu unseren Beobachtungen stehen auch die Ergebnisse von Watanabe, der über eine exponentielle Volumenabnahme der Prostata nach alleiniger Orchiektomie berichtete. Es scheint also wichtig, nach Therapiebeginn die Untersuchungsintervalle möglichst klein zu wählen.

Bei den Fällen mit sonographischen Strukturveränderungen, die eine Verbesserung des Strukturmusters zeigten, handelte es sich in 11 Fällen (73%) um GII-Carcinome, in 3 Fällen um GI und nur in 4 Fällen (29%) um GIII-Typen. Für die GII-Carcinome kann also allgemein gesagt werden, daß sie zumindest innerhalb des Verlaufszeitraumes von 12 Monaten eine Tendenz zur Besserung in der sonographischen Struktur zeigten, während Prostatacarcinome mit dem GIII-Grading keine Strukturverbesserungen zeigten. Zu der selben Aussage gelangten wir in bezug auf die Prostatakapsel, wenn auch mit etwas veränderten Prozentzahlen. Eine Aussage über unterschiedliches Ansprechen auf die zusätzliche Therapie nach der Orchiektomie ist aufgrund der zu kleinen Fallzahlen innerhalb der verschiedenen Therapiegruppen nicht möglich.

Bei 3 von 35 Patienten konnte innerhalb von 3 Monaten nach Therapiebeginn eine fulminante Verschlechterung der Binnenecho- und Kapselstruktur sonographisch diagnostiziert werden, bei fehlenden Veränderungen im Palpations- und laborchemischen Befund. Diese T2-Tumore (GII/I, GIII/II) wurden zu T4-Carcinomen.

Zusammenfassung

Die transrektale Prostatasonographie ermöglicht eine objektive und dokumentierbare Größenmessung der Prostata, der die digitale Palpation bei geringgradigen Größendifferenzen unterlegen ist. Unabhängig vom Grading und Staging des Carcinoms und der der Orchiektomie nachfolgenden Therapie verkleinerte sich die Prostata durchschnittlich um ein Drittel innerhalb von 6 Monaten. Die stärkste Größenabnahme der Prostata wurde innerhalb der ersten zwei Monate beobachtet.

Bei der Beurteilung der Prostatakapsel fand sich bei zwei Dritteln eine Übereinstimmung zwischen Sonographie und Palpation. In 20% zeigte sich sonographisch ein Downstaging des Kapselbefundes und in 14% ein Upstaging gegenüber der Palpation. Bei Dreiviertel der GII-Carcinome wurde in bezug auf die sonographische Struktur- und Kapselbeurteilung im Verlaufszeitraum von 12 Monaten eine Tendenz zur Besserung gefunden. Im Gegensatz dazu fand sich bei zwei Dritteln der GIII-Carcinome diesbezüglich keine Tendenz zur Besserung.

Werden als Beurteilungskriterien dokumentierbare Größenmessungen sowie Struktur- und Kapselveränderungen gewählt, so bietet sich die transrektale Prostatasonographie als eine zuverlässige Methode an, den Therapieeffekt beim Carcinom der Prostata zu verfolgen.

Dr. B. Aurich, Franziskus-Krankenhaus, Urologie, Burggrafenstraße 1, D-1000 Berlin 30

Prostatasonographie: Rechnergestützte Bildanalyse

H. Feiber

Die visuelle Auswertung von Ultraschallbildern der Prostata ist bezüglich der Differenzierung Adenom/Carcinom mit einer unbefriedigenden Fehlerquote behaftet. In diesem Zusammenhang stellt sich die Frage, ob durch eine rechnerunterstützte Bildanalyse die Erkennungssicherheit verbessert werden kann.

Dies war das Ziel einer gemeinsamen Studie der Urologischen Univ. -Kliniken Marburg und Mainz sowie der Deutschen Klinik für Diagnostik in Wiesbaden, die vom Bundesministerium für Forschung und Technologie in Auftrag gegeben wurde. Untersucht wurde suprapubisch transvesical mit einem Compound-Gerät, teilweise auch mit einem Real-time scanner.

Die Studie wurde als Blindstudie angelegt, die Auswertung erfolgte zum einen unter Berücksichtigung visueller Parameter, zum anderen rechnerunterstützt. Als Referenzbefund wurde in allen Fällen die Histologie herangezogen.

Insgesamt wurden 419 Patienten im Zeitraum von Juli 1981 bis September 1984 untersucht.

Die visuelle Analyse aufgrund der Form, der Echostruktur und der Abgrenzbarkeit der Prostata ergab folgende Ergebnisse:

In 74,7% der Fälle wurde die richtige Diagnose gestellt, falsch-positive Befunde hatten wir in 24,2% und falsch-negative Befunde in 27,8% der Fälle. Die Sensitivität betrug demnach 72,7% und die Spezifität 75,8%.

In diesem Zusammenhang muß jedoch nochmals besonders betont werden, daß es sich bei diesen Untersuchungen um eine Blindstudie handelte, d.h., daß der Untersucher über keinerlei Kenntnisse, z.B. des Palpationsbefundes oder anderer klinischer Befunde verfügte, daß es sich somit um reine Ultraschalldiagnosen handelte. Dies erklärt auch die Diskrepanz im Vergleich zu den Untersuchungsergebnissen anderer Autoren mit höheren Treffsicherheiten.

Die Ergebnisse sind dennoch als unbefriedigend anzusehen. Bei Betrachtung der hohen Fehlerquote schmerzen insbesondere die falsch-negativen Befunde.

Die Problematik der visuellen Auswertung liegt einmal im mangelnden Differenzierungsvermögen der Graustufen durch das menschliche Auge,

zum anderen in der Vielparametrigkeit der Diagnosemerkmale. Diesbezüglich zeigt sich gerade die Überlegenheit der computergestützten
Bildanalyse. Mit ihrer Hilfe ist eine maximale Nutzung der in den
Graustufen enthaltenen Informationen und eine optimale Klassifikation
auch bei vielparametrigen Entscheidungsproblemen möglich.

Eine Bildaufbereitung, z.B. durch Filterungen oder Äquidensitendarstellungen führt zu einer verbesserten Darstellung der visuellen
Informationen. So wird infolge Bandpaßfilterung die für ein Adenom
typische Grundstruktur deutlicher, andererseits lassen sich bei einem
Carcinom infolge Äquidensitendarstellungen Intensitätsabstufungen
besser erkennen.

Zur automatischen Bildauswertung werden 21 EDV-Merkmale (Organmaße,
statistische Parameter, Schwellwertoperationen) berechnet und anschließend zusammen mit 10 visuellen Merkmalen klassifiziert, d.h.
der Merkmalsatz wird einer bestimmten Befundgruppe zugeordnet.

Die EDV-Merkmale beinhalten vor allem eine Analyse der Intensitätsver-
teilung, die durch Rechenprogramm wesentlich genauer erfaßt werden
können als durch das menschliche Auge.

Wertungskriterien, die bei der visuellen Analyse von Prostatabildern
nur sehr unscharf zu erfassen sind, wie z.B. Homogenität, Binnenstruk-
tur, können so durch vom Computer berechnete quantitative Maße ersetzt
werden.

Zusätzlich werden 10 visuelle Merkmale vom Rechner abgefragt, die sich,
wie erwähnt, im wesentlichen auf Form, Maße und andere Symmetrieei-
genschaften und Kapselbeschaffenheit beziehen. Diesbezüglich ist das
System Auge - Gehirn im allgemeinen schneller als Rechenalgorithmen.

Zur Berechnung der EDV-Parameter werden zunächst verschiedene Bezirke
(regions of interest) im Schallbild abgegrenzt. Dies sind

1. äußere Region zur Abgrenzung des ganzen Organs
2. innere Region zur Abgrenzung des Innenbereiches
3. eindimensionale Region und
4. Region zur Markierung der Blasenanhebung.

Die Klassifikation erfolgt mit Hilfe des linearen Lernalgorithmus. Dabei wird die Diskriminanzfunktion D durch Multiplikation eines Ge-
wichtvektors W mit dem Merkmalsvektor X der jeweiligen Aufnahme berechnet. Ist D kleiner 0 so erfolgt die Zuordnung des Bildes zur Klasse I(z.B. die Gruppe der Adenome), ist D größer 0 so wird für Klasse
II (z.B. die Gruppe der Carcinome) entschieden. Um ein Maximum an
richtigen Klassifikationen zu erzielen, muß der Gewichtsvektor W zuvor adaptiert werden.

Mit Hilfe der rechnergestützten Bildauswertung kamen wir zu folgenden Ergebnissen:

Von 293 Adenomen und 126 Carcinomen wurden 379 richtig erkannt. Falsch
positive Befunde erhielten wir in 28, falsch negative Befunde in 12
Fällen: Die Gesamterkennungsquote lag damit, wie auch die Sensitivität und Spezifität bei jeweils 90,5%.

Zusammenfassung

Unsere Ergebnisse zeigen, daß durch die computergestützte Bildanalyse
die Treffsicherheit bezüglich der Differenzierung Adenom/Carcinom

gegenüber der alleinigen Beurteilung aufgrund visueller Parameter
verbessert werden kann.

Zweifellos steht die rechnergestützte Analyse von Ultraschallbildern
am Anfang ihrer Entwicklung. Mit einer Erweiterung und Verbesserung
des Parametersatzes wird die Fehlerquote in Zukunft weiter verringert
werden können und damit zu einer noch höheren Erkennungssicherheit
bezüglich der Analyse von Schallbildern der Prostata führen.

Bei aller Begeisterung darf jedoch nicht vergessen werden, daß die
Sonographie als morphologische Untersuchungsmethode niemals histologische Aussagen liefern kann und somit lediglich als additive Untersuchungsmethode aufzufassen ist.

Dr. H. Feiber, Urologische Universitätsklinik, Baldingerstraße
D-3550 Marburg/Lahn

Sonographie des Skrotalinhaltes – Rotationsscanner

H. Bertermann

Bei Erkrankungen des Skrotalinhalts gilt der Ausschluß eines malignen
Hodentumors als höchstes diagnostisches Ziel. Die Palpation läßt wegen Hydrozelen, Entzündungen und Voroperationen häufig keine sichere
Beurteilung zu. Als nicht-invasives bildgebendes Verfahren hat die
Sonographie inzwischen breite Anwendung erfahren. Ihr klinischer Stellenwert ist durch die Möglichkeit der sicheren Differenzierung in
testikuläre und paratestikuläre Erkrankungen begründet, selbst wenn
der Hoden der Palpation nicht zugänglich (große Hydro- oder Hämatoze-
len) oder palpatorisch unauffällig ist (metastasierter okkulter Tumor).

Bei entzündlichen Erkrankungen ermöglicht die Sonographie nach der
primären bildgebenden Diagnostik eine sichere Verlaufskontrolle mit
dem Ziel, eine Abszedierung frühzeitig zu erkennen.

Material und Methode

Bis 9/84 wurden in der Urologischen Universitätsklinik Kiel fast 350
Patienten mit auffälligem intraskrotalen Tastbefund sonographisch
untersucht. Wir verwendeten einen mechanischen Sektor-Scanner mit
integriertem Wasservorlauf (Fa. Kretz, Österreich) mit einer Frequenz
von 3,5 MHz, später 4,0 und 5,0 MHz.

Die Untersuchung erfolgte am liegenden Patienten. Der handliche Rotor
kann durch das Wasserkissen gut an die Skrotalhaut angekoppelt werden.
Das Skrotum ist in seiner Lage manuell mühelos zu stabilisieren. Auch
bei akut schmerzhaftem Skrotum wurde die Untersuchung von allen Patienten toleriert.

Ergebnisse

Die sonographische Beurteilung von 364 palpatorisch auffälligen Skro-
talinhalten bei 347 Patienten ist in der Tabelle wiedergegeben. 173
Befunde wurden operativ gesichert, bei den übrigen war eine Operation
klinisch nicht indiziert, so daß die Diagnosen im Einzelfall durch
den Verlauf bestätigt wurden.

Tabelle 1: Gegenüberstellung Sonographischer Diagnosen und operativer Befunde (n = 364)

Sonographische Diagnose	n	operativ bestätigt	nicht bestätigt
Paratestikulär			
Hydrozele	132	46	–
Funikulozele/ Spermatozele	19	14	–
Hämatozele	12	9	–
Varikozele	24	21	–
Skrotalhernie	14	10	–
Epididymitis	73	9	2
Testikulär			
Tumorverdacht	64	53	11
kombinierte Erkrankung			
Epididymorchitis	18	3	–
Epididymorchitis, adszedierte	8	8	–

Bei allen Patienten wurde auch das gesunde Skrotalfach untersucht: Der *normale* Hoden zeigt eine homogene, feingranulierte Struktur mittlerer Echodichte. Er ist vom paratestikulären Skrotalinhalt allseits gut abgrenzbar. Das Rete testis und die Vasa efferentes geben oft eine gröbere, aufgelockerte Echostruktur. Cauda und Caput des Nebenhodens sind strukturell inhomogen. Ein echodichter Strang auf der Dorsalseite des Hodens entspricht dem Vas deferens. *Paratestikuläre Erkrankungen:* Die *Hydrozele* zeigt im Ultraschallbild eine echofreie - also flüssigkeitsgefüllte - Zone, die den Hoden von 3 Seiten umgibt und bis an den Nebenhoden heranreicht. Die *Funikulozele* und die *Spermazele* stellen sich ebenfalls als echofreie Strukturen dar, die im Unterschied zur Hydrozele meist dem oberen Hodenpol oder dem Samenstrang angelagert sind. Die *Hämatozele* zeigt in typischer Weise eine echofreie oder bei beginnender Organisation echoarme Struktur neben dem Hoden. Bei ausgeprägten *Varikozelen* findet sich sonographisch im Verlauf des Samenstrangs und paratestikulär eine unregelmäßige Struktur mit echofreien und echodichten Arealen. *Intraskrotal gelegene Hernien* lassen sich sonographisch sicher diagnostizieren, wenn der vorgefallene Darm Luft enthält. Die *Epididymitis* ist die häufigste Ursache des akut schmerzhaften Skrotums. Im Ultraschall findet sich eine echoarme Verbreiterung des Nebenhodens bei unauffälligem Echomuster des Hodens. *Bei chronisch-rezidivierenden Epididymitiden* zeigen sich als Ausdruck narbiger Umwandlungen oft auch echodichtere Strukturen, gelegentlich ist auch eine Hydrozele nachweisbar. Die *Abszedierung* einer Epididymitis ist durch paratestikuläre echofreie Areale gekennzeichnet.

Bei 11 Patienten mit Epididymitis wurde die Indikation zur Operation gestellt: 2mal fragliche Abszedierung (mehrkammerige Hydrozele testis), 4mal wegen rezidivierender Schmerzzustände aus therapeutischer Indikation, 3mal zum Ausschluß einer Hodentorsion und 2mal zur Sicherung der Dignität (Fibrom und Adenomatoid).

Testikuläre Erkrankungen

Der Hoden ist sonographisch tumorverdächtig, wenn die Echostruktur inhomogen ist, wobei überwiegend echoarme, selten auch echodichte

Herde oder eine Kombination beider gefunden wird. Bei 64 Patienten
diagnostizierten wir sonographisch einen Tumorverdacht, der sich in
53 Fällen histologisch bestätigte. 11mal ergab die Patho-Histologie
eine benigne Erkrankung (abszedierende Epididymo-Orchitis 4mal, eine
tuberkulöse Epididymo-Orchitis, eine plasmazelluläre Orchitis, eine
traumatische Einblutung, ein Fadengranulom, ein veralterter Teilin-
farkt, ein Fibrom der Tunika und ein Ependymom). Bisher waren alle
Hodentumoren sonographisch nachweisbar, die Palpation war 3mal falsch-
negativ (große Hydrozele, simultane abszedierende Epididymo-Orchitis
und ein okkulter metastasierter Tumor (TO/N3/M1)).

Zusammenfassende Diskussion

Da alle malignen Hodentumoren an der Veränderung der Echostruktur
erkannt wurden, betrug die Sensitivität in Bezug auf maligne testikuläre Prozesse 100%. Die Sensitivität der Palpation beträgt 92 %.
Alle sonographisch falsch-positiven Hoden waren auch palpatorisch auffällig, eine sonographische Differenzierung in benigne und maligne
Prozesse ist nicht möglich. Die Möglichkeit der bildgebenden Verlaufskontrolle bei entzündlichen Erkrankungen erlaubt ein frühzeitiges Erkennen einer Abszedierung.

Dr. H. Bertermann, Abtlg. Urologie im Klinikum der Universität Kiel,
D-2300 Kiel

Tomographie des Skrotalinhaltes: Octoson

K. Jurkovic, E. Danzer und H. J. Mayr

Das Octoson-Echoskop ist ein Compoundgerät mit Eignung für alle üblichen sonographischen Untersuchungen des Abdomens, aber auch für
schwierige Untersuchungsbereiche wie Skrotalinhalt, Schilddrüse, weibl.
Brust, Herz und kindliches Gehirn. Das Gerät besteht aus einem Wasser-
tank in Tischform, der Patient wird auf der Tischfläche über einem
Fenster des Wassertanks, das mit einer dünnen Plastikfolie abgedeckt
ist, gelagert.

Am Boden des Tanks ist ein hufeisenförmiger Träger mit 8 Schallköpfen
(3MHz) montiert, der in 5 Richtungen gesteuert werden kann (heben -
senken, sagittale, transversale und schräge Achse und Kippung). Die
Steuerung erfolgt von einem getrennt vom Tisch aufgestellten Schaltpult aus, die von 1mm bis 20mm Abstand wählbaren Serienechogramme
werden am Bildschirm befundet und diagnostisch wichtige Bildfolgen
mit einer Multiformatkamera auf Hartkopie dokumentiert.

Der prinzipielle Vorteil des Octosons liegt darin, daß ein *schneller*
Bildaufbau in *Compound*scanner-Technik die höchste Bildqualität und
beste Detailauflösung in der Ultraschalldiagnostik überhaupt liefert
(der integrierte Bildaufbau von acht Schallköpfen erfolgt entsprechend
schneller als von einem Schallkopf, so daß Organbewegungen wenig Rolle
spielen).

Die Einstellebene wird durch die exakte Steuerung ähnlich genormt wie
bei der Komputertomographie, so daß Kontrolluntersuchungen in iden-
tischen Ebenen erleichtert werden.

Aus denselben Gründen ist die Bildaufnahme auch von nichtärztlichem Personal ohne Schwierigkeit durchzuführen, wodurch die tägliche Untersuchungsfrequenz entsprechend angehoben werden kann.

Bei Untersuchung des Skrotalinhaltes liegt der Patient über dem *offenen* Tankfenster, die Membranabdeckung wird also vorher entfernt, der Penis wird mit Klebeband an der Bauchhaut befestigt, das Scrotum hängt frei in den Tank, der Skrotalinhalt wird in sagittaler und transversaler Ebene in 2mm-Abständen dargestellt und diagnostisch wichtige Einstellungen über die Multiformatkamera dokumentiert. Falls zu starke Störechos durch die Skrotalbehaarung auftreten, muß der Untersuchungsbereich ausrasiert werden.

Das Octoson wird im Elisabethinen Krankenhaus Linz seit 1979 routinemäßig zur Untersuchung des Skrotalinhaltes benützt; es wurden bisher etwa 600 Einzeluntersuchungen durchgeführt, ca. 30% dieser Patienten wurden operiert, so daß eine relativ hohe Fallzahl pathologisch-histologisch überprüft werden konnte.

Im wesentlichen ergaben sich folgende Indikationen zur Sonographie:

- jeder tumorverdächtige Palpationsbefund
- jede (vor allem rasch wachsende) Hydrocele bei Jugendlichen
- jeder palpatorisch unauffällige Hoden bei uncharakteristischer Anamnese wie lokalisiertem Schmerz, Schweregefühl, "Neuralgie" (Nachweis eines okkulten Hodentumors)
- jedes Skotaltrauma (Nachweis einer Hodenruptur bzw. Beurteilung der Haematomgröße und entsprechende Indikationsstellung zur Operation)
- jeder unklare Tastbefund
- jede Epididymitis schweren Grades (Nachweis von Hodenabszessen)

Dokumentation und operative Bestätigung liegt für folgende Diagnosen vor:

Hoden: maligner Tumor - benigner bzw. sekundärer Tumor - Orchitis - Abszeß- Torsion.

Nebenhoden: Tumor-Epididymitis-Abszeß-Zysten-Spermatocele.

Scrotum: Hydrocele-Varicocele-Haematocele-Skrotalhernie.

Bei kritischer Beurteilung des Gerätes finden sich als Positiva die technisch einfache, reproduzierbare Darstellung von Schnitten durch den *gesamten* Skrotalinhalt auf *einem* statischen Bild, die hohe Bildqualität und die Einstellung in dünnen Schichten in 2 Ebenen (sagittal und transversal).

Ein entscheidender Nachteil ist der hohe Preis des Octosons, er beträgt etwa das 5fache eines guten Real-time Gerätes.

Literatur

1. Fliegler W: Hodensonographie in Immersionstechnik mit dem automatisierten Multisektor-Scanner (Octoson). Radiologe (1983) 23; 267-272
2. Tiptaft RC et al: The Diagnosis of Testicular Swellings Using Water-path Ultrasound, Britisch J.Urol (1982) 54: 75a-764

3. Claussen C et al: Diagnostik des Skrotums mit Hilfe eines neuen Immersionsultra-
   schallverfahrens. Fortschr. Röntgenstr. 133,5 (1980) 465-470
4. Friedrich M et al: Immersion Ultrasonography of Scrotal and Testicular Pathology. Europ. J. Radiol. 1 (1981) 60-66

Dr. K. Jurkovic, Elisabethinen-Krankenhaus, Fadingerstraße 1,
A-4020 Linz

Doppler-Sonographie des Skrotalinhaltes

U. Seppelt

Ein akutes Skrotum gehört zu den urologischen Notfallsituationen. Die
schnelle differentialdiagnostische Abgrenzung von Torsionen und entzündlichen Affektionen ist wesentlich, da Art und Dringlichkeit der
Therapie sich grundsätzlich unterscheiden.

Neben der Anamnese, den klinischen Untersuchungen und Labordaten (Kör-
pertemperatur, Leukozyten im peripheren Blut, Nachweis einer Leukozyturie) kann die Doppler-Sonographie die Durchblutungsverhältnisse
im Samenstrang und Hoden klären. Sie arbeitet nach dem Doppler-Prin-
zip: Durch die Fließgeschwindigkeit der korpuskulären Bestandteile
wird die applizierte Ultraschallfrequenz bei der Reflexion verändert.
Diese Änderungsfrequenz liegt im hörbaren Bereich und tritt bei
Arterien wegen der nicht kontinuierlichen Blutströmung als pulssyn-
chrones fauchendes Geräusch auf.

Beim Hoden läßt sich der Kapillarpuls nach Auftragen eines Ankopplungs-
Gels durch Aufsetzen der Ultraschallsonde auf die dem Nebenhoden ge-
genüberliegende Ventralseite des Hodens hörbar machen.

In eigenen Untersuchungen ließen sich durch Synopsis von Anamnese,
präoperativen Befund und den Ergebnissen der intraoperativen Exploration vier Kranheitsbilder unterscheiden:

1. Hodentorsionen   (n = 56)
2. Hydatidentorsionen   (n = 17)
3. Veraltete Torsionen   (n = 16)
4. Epididymitiden   (n = 23)

Hodentorsionen zeigten in 82,2% (n=46) keine Durchblutungsgeräusche.
Achtmal (14,2%) waren seitendifferente, abgeschwächte Geräusche vernehmbar. Nur zweimal (3,6%) waren die Geräusche normal.

Hydatidentorsionen waren stets Torsionen der Appendix testis. Durchblutungsgeräusche waren in 82,3% (n=14) unauffällig und in 17,6%
(n=3) abgeschwächt, also stets vernehmbar.

Hodentorsionen nach konservativem Therapiebeginn einer irrtümlich
angenommenen Epididymitis galten als veraltete Torsionen. Die Ver-
schleppungsintervalle reichten von 12 Stunden bis zu 22 Monaten.
Dopplergeräusche waren in 87,5% (n=14) nicht hörbar, je einmal abgeschwächt (6,25%) und normal (6,25%).

Epididymitiden zeigten mit 3 Ausnahmen (13%) eine nachweisbare, meist
sogar verstärkt erscheinende Durchblutung.

Diskussion

Die Mehrzahl der Hodentorsionen und veralteten Torsionen zeigten also keine Doppler-sonographisch nachweisbaren Durchblutungsgeräusche. Die Operationsindikation ist für erstere bei einem entsprechenden klinischen Befund zwingend und kann bei letzteren Klarheit schaffen über den intraskrotalen Status mit einer evtl. gleichzeitig vorzunehmenden Hodenprothesenimplantation.

Die Hydatidentorsionen bedürften eigentlich keiner zwingenden operativen Intervention, da eine Schädigung des Hodenparenchyms nicht zu erwarten ist. Es lassen sich in Ausnahmefällen Voraussetzungen zur nicht primären Operationsindikation bei Hydatidentorsionen ableiten.

Die Epididymitiden sind meist durch Anamnese und klinischen Befund erkennbar, jedoch läßt manchmal das jugendliche Alter der Patienten Zweifel über die Richtigkeit der Diagnose aufkommen.

Insgesamt kann die Doppler-Sonographie die diagnostische Sicherheit bei der Differentialdiagnostik des akuten Skrotums erhöhen. In allen Zweifelsfällen ist jedoch weiterhin die diagnostische Exploration zwingend erforderlich (1-3). Ein torquiertes Organ kann erhalten werden und der Verlauf der Epididymitiden wird nicht nennenswert negativ beeinflußt.

Literatur

1. Bode U, H Bartels, K-F Albrecht: Die Dopplersonographie als entscheidende diagnostische Hilfe bei der Samenstrangtorsion. Dtsch. Ärztebl. 76, 481-484 (1979)
2. Seppelt U: Die Dopplersonographie bei der Differentialdiagnose des "Akuten Scrotums". Urologe A 19, 260-262 (1980)
3. Skoglund RW, JW McRoberts, H Ragde: Torsion of testicular appendages: presentation of 43 new cases and a collective review. J.Urol. 104, 598-600 (1970)

Priv.-Doz. Dr. med. U. Seppelt, Abteilung Urologie, Klinikum der Universität, Hospitalstraße 40, D-2300 Kiel

Sonographie des Penisschaftes

T. Widmann

Die Anwendung sonographischer Diagnostik gilt in der modernen Urologie als fest etabliert. Mit der Entwicklung hochauflösender Schallköpfe wurde auch das äußere Genitale des Mannes einer Ultraschalluntersuchung zugänglich. Frequenzen von 7 bis 10 MHz bieten eine hohe Bildauflösung bei in diesem Bereich ausreichender Eindringtiefe.

Sicherlich wird die primäre Diagnose von Penisschafterkrankungen auch in Zukunft mit klinischen Methoden gestellt werden. Doch erlaubt die Palpation keine genaue Aussage über Qualität und Ausdehnung pathologischer Veränderungen der Faszien, Tunica albuginea und des Schwellkörpergewebes. Röntgen-Weichteilaufnahmen und die kontrastverstärkende Xerographie erfassen lediglich verkalkende Prozesse, der Ultraschall ist diesen Untersuchungsmethoden überlegen. Bei funktionellen oder traumatischen Erkrankungen des Penisschaftes kann die Sonographie ergänzend eingesetzt werden. Zur Abklärung etwa einer organischen Impotenz eignet sich die Infusions-Cavernosonographie besser, da sie ein dynamisches Bild der Blutverteilung im C.cavernosum liefert. Gleiches gilt für die Differentialdiagnose congenitale Penisdeviation vs. Schwellkörperfibrose.

In der Traumatologie des Penisschaftes geben klinische Untersuchung und retrograde Urethrographie bereits genauen Aufschluß über den Grad der Verletzung, auch hier kann der Ultraschall lediglich flankierend eingesetzt werden.

Das Staging des Peniscarcinoms mit Ultraschall scheint bei der gegenwärtig geübten Therapie wenig sinnvoll. Die Primärtumorstadien T_1 und T_2 werden ohnehin operativ differenziert, und eine lokale Exzision ist bei Rezidivraten von 40% und entsprechend schlechter Prognose problematisch.

Wir sehen das Hauptanwendungsgebiet der Penisschaftsonographie in der Diagnostik und Verlaufsbeobachtung der Induratio penis plastica (IPP). Die Differentialdiagnose, etwa zu metastatischen Raumforderungen oder luetischen Manifestationen, wird seltener gefordert sein. In unserer klinischen Arbeit hat sich ein 7-MHz-Linearscanner sehr gut bewährt. Mit vorgesetztem Weichteil-Array bietet er ausreichende Handlichkeit, eine genaue Untersuchung mit Fotodokumentation läßt sich in 5 bis 8 Minuten abschließen. Im Real-Time-Verfahren dient ein dünnes, kompressibles Wasserkissen als Vorlaufstrecke, jeweils schallkopf- und hautseitig mit Kontaktgel versehen. Nach anfänglichen Versuchen mit der in der Literatur empfohlenen Immersionssonographie, in deren Verlauf der Penis in ein Wasserbad eingesenkt werden muß, wissen wir die leichte Handhabung des Wasserkissens zu schätzen. Die erreichte Bildqualität ist dem eigentlichen Immersionsverfahren gleichwertig, zumal die Darstellung der symphysennahen Abschnitte des Penis besser gelingt. Wir beginnen die Untersuchung an der Penisbasis. Jede Induration wird zunächst in verschiedenen Schnittebenen abgetastet, bis eine Schallkopfposition über der maximalen Tiefenausdehnung des Plaques gefunden ist. Von dort kann er nach lateral in größter Längen- und Breitenausdehnung vermessen werden. Tritt die IPP multifocal auf, numerieren wir in der Befunddokumentation die Indurationen, an der Penisbasis beginnend, fortlaufend nach distal. Mit den Längen- und Breitenwerten und einer einzigen Bildschirmaufnahme des jeweiligen Plaques erreichen wir eine genaue Dokumentation des Befundes. Das von KELAMI inaugurierte 5-Linien-System zur Klassifikation von Peniserkrankungen mit Deviation integriert die sonographische Vermessung in eine Stadieneinteilung.

Im Verlaufe der Therapie können die subjektiven Angaben des Patienten jederzeit mit einem objektiven Befund verglichen werden. Gerade bei der Injektionstherapie mit Orgotein, die auf maximal 15 Einzelbehandlungen ausgelegt ist, werden Behandlungsdauer und -prognose im Hinblick auf Belastung des Patienten und Ökonomie der Behandlung leicht überprüfbar. Vergrößerung oder Kalkeinlagerung der Plaques würden auch bei klinisch unverändertem Befund einen Abbruch der Therapie rechtfertigen. Die ermittelte Tiefenausdehnung der Plaques und damit die Kenntnis der Schwellkörper-Gewebsschädigung helfen bei der Auswahl eines operativen Verfahrens, wenn alle konservativen Versuche fehlgeschlagen sind.

Literatur

1. Abrahamy R, Letter E: Post traumatic corpus cavernosum fibrosis: The diagnostic value of cavernosography and the surgical correction by cavernosum-cavernosum-shunt. J.Urol. 123, 289-290, 1980
2. Altaffer LF III, Jordan GH: Sonographic demonstration of Peyronie plaques. Urology 17, 292-295, 1981

3. Dierks RR, Hawkins H: Sonography and penile trauma. J. Ultrasound Med 2, 417-419, 1983
4. Fleischer AC, Rhamy RK: Sonographic evaluation of Peyronie plaques. Urology 17, 290-291, 1981
5. Gelbard M, Sarti D, Kaufman JJ: Ultrasound imaging of Peyronie plaques. J.Urol 125, 44-46, 1981
6. Kelami A: Classification of congenital and acquired penile deviation. Urol. int. 38: 229-233, 1983
7. Leopold G: Ultrasonography of superficially located structures. Radiol Clin. North Am. 18: 161, 1980
8. Mohar N, Rukavina B, Uremovic V: Ultrasound diagnostics as a method of investigation of plastic induration of the penis. Dermatology 159: 115-124, 1979

Dr. med. T. Widmann, Urologische Klinik der Universität, Sigmund-Freud-Straße 25, D-5300 Bonn-Venusberg

Klinischer Stellenwert der intravesikalen Sonographie

N. Jaeger

Für die Ultraschalldiagnostik der Harnblase werden drei Verfahren verwendet: die suprapubische (externe), die transrektale und die transurethrale Sonographie. Es handelt sich um technisch verschiedene Ansätze, so daß sich entsprechend unterschiedliche Anwendungsbereiche ergeben. Während die externe und mit Einschränkung auch die transrektale Sonographie ohne wesentliche Patientenbelastung und ohne großen Zeitaufwand durchgeführt werden können, muß die transurethrale Sonographie, vor allem beim Mann, wegen der notwendigen Kombination mit dem urethro-zystoskopischen Untersuchungsvorgang meist in Anästhesie erfolgen. Die externe Sonographie ist demnach vor allem für die Primär- und Notfalldiagnostik beim Blasenkarzinom im Sinne einer Screenin-Methode geeignet, wenn es zum Beispiel darum geht, bei einer Makrohämaturie die Verdachtsdiagnose eines Blasenkarzinoms zu erhärten (Egghardt et al. 1983). Die Methode kann bei günstiger Tumorlokalisation und schlanken Patienten gute Aussagen hinsichtlich der Invasionstiefe eines Blasenkarzinoms liefern. Schwierig zu beurteilen sind jedoch Tumoren des Blasenhalses und der Seitenwand sowie Karzinome bei adipösen Patienten. Eine hohe Fehlerquote beobachtet man vor allem in Initialstadien (Janetschek et al 1984).

Nach der Einführung der transrektalen Sonographie in die klinische Diagnostik zunächst in Japan (Watanabe 1968) wurde diese Methode vielfach auch für die Harnblase eingesetzt. Vorteilhaft ist die Reproduzierbarkeit und Standardisierbarkeit der Untersuchung, die unabhängig von der Konstitution des Patienten in stets gleichbleibender Qualität durchgeführt werden kann. Wie bei der suprapubischen Sonographie wird jedoch auch hier der Blasentumor in der Regel nicht optimal erfaßt: die Abgrenzung der Harnblasenwand gegenüber Karzinom und perivesikalem Gewebe gelingt kaum.

Das eigentliche Untersuchungsobjekt dieses Verfahrens ist daher die Prostata.

* Mit Unterstützung des Bundesministers für Forschung und Technologie, Förderungskennzeichen 0701905 5

Die transurethrale Sonographie bietet gegenüber den bisher genannten
Zugangswegen die günstigsten physikalischen Bedingungen für eine hoch-
auflösende Darstellung der Blasenwand und ihr anhaftender Strukturen.
Befindet sich der Schallkopf im Zentrum der Harnblase, so trifft der
Ultraschall nahezu senkrecht auf die umgebende Blasenwand, so daß optimale Reflexionsverhältnisse vorliegen. Zwischen Zielorgan und Schall-
quelle liegen keinerlei Hindernisse, so daß die Echos der ausgesandten
Impulse ungestört empfangen werden können. Das Verfahren wurde 1974
von HOLM und GAMMELGAARD zunächst in Dänemark eingeführt und hat sich
seitdem vor allem als geeignet erwiesen, die Invasionstiefe von Harnblasenkarzinomen zu beurteilen. Der Ultraschallkopf kann im Rahmen
einer Zystoskopie durch einen 24-Charr.-Schaft in die Blase eingeführt werden. Die meisten bisher üblichen Techniken verwenden einen
rotierenden Sektorscanner zur Erzeugung von 360°-Transversalschnitten
der Harnblase. Bei dem von uns eingesetzten Ultraschallgerät[1] können
Blasenausgang und -hinterwand mit entsprechend abgewinkelten Schallköpfen erfaßt werden. Die benutzte Frequenz liegt bei 5,5MHz.

Wegen der günstigen topographischen Voraussetzungen bietet sich die
transurethrale Sonographie vor allem für die T-Klassifizierung des
Harnblasenkarzinoms an. Die T-Kategorie eines Blasentumors ist neben
seinem Malignitätsgrad wegweisend für die Therapieplanung. Sie ermöglicht darüber hinaus eine prognostische Beurteilung der Erkrankung.
Die von der UICC geforderten Untersuchungen zur Festlegung des Stadiums
des Primärtumors sind klinische Untersuchung, Urographie, bimanuelle
Untersuchung in Narkose und Biopsie. Diese Methoden unterliegen jedoch einer beträchtlichen Fehlerquote, wobei das Understaging domi-
nierend ist (Tab.1). Als ergänzendes Verfahren kommt bisher vor allem
die Computertomographie in Betracht. Diese liefert in Initialstadien
jedoch nur unbefriedigende Ergebnisse. Nach ersten Ergebnissen anderer Autoren (Tab.2) kann von der transurethralen Sonographie bezüg-

Tabelle 1. Fehlerquoten der klinischen T-Klassifizierung beim Harnblasenkarzinom

Autor	a	n	Fehler
Richie et al.	1975	134	65 %
Vakarakis et al.	1975	82	71 %
Skinner	1977	k.A.	63 %
Whitmore jr.et al.	1977	130	44 %
Murphy	1978	100	54 %

Tabelle 2. Treffsicherheit der endovesicalen Sonographie im Vergleich zum
pT-Stadium (%)

Autor	a	n	%
Nakamura, S u. Niijima, T	1980	20	95
Schüller, J et al	1982	28	96
Braeckman, J u. Denis, L	1983	72	97
Janetschek, G	1983	44	86
Lopatkin, N et al	1983	119	76
Schmidbauer, C	1983	36	83

---

[1] Brüel und Kjaer, Typ 1846

lich der T-Klassifizierung des Harnblasenkarzinoms eine wesentlich
exaktere Aussage erwartet werden. Um die klinische Wertigkeit der Methode zu überprüfen, wird seit Oktober 1981 an der Urologischen Universitätsklinik Bonn eine Multizentrische Feldstudie durchgeführt.

Eigene Ergebnisse

496 Patienten wurden bisher in die o.g. Studie eingebracht. Davon sind
471 vollständig dokumentiert und liegen den folgenden Untersuchungen
zugrunde. Die transurethrale Sonographie wurde jeweils in Narkose
unmittelbar vor der ersten Resektion durchgeführt. Die histologische
Verifizierung der Tumorinfiltration erfolgte durch sorgfältige transurethrale Stufenresektion, ggfs. in zwei Operationssitzungen bzw.
durch Untersuchung des Zystektomiepräparates. Die Mehrzahl der Fälle,
283, ist den Kategorien pTA und PT1 zuzuordnen. Diese Stadien wurden
wegen des begrenzten Auflösungsvermögens des Ultraschalls zusammengefaßt. Daneben hatten wir 79 pT2-, 89 pT3- und 20 pT4-Tumoren (Tab.3).
Die Gesamttreffsicherheit der transurethralen Sonographie beträgt
66,5% (Tab.4). Das Overstaging dominiert mit 25,1% deutlich gegenüber
dem Understaging. Besonders die Kategorie pT2 ist einem erheblichen
Ausmaß an Fehlbeurteilungen unterworfen; 34 von 79 Tumoren wurden
richtig klassifiziert, 30 fälschlicherweise als T3 eingestuft. Die
Invasionstiefe von pT1-Karzinomen wird ebenfalls oft überschätzt: Zu
31% wurden sie als UT2- bzw. UT3-Tumoren beurteilt.

Tabelle 3. Relative Häufigkeit der T-Kategorien beim Harnblasenkarzinom (n=471)

T-Kategorie	n	
pTA/pT1	283	(60,1%)
pT2	79	(16,8%)
pT3	89	(18,9%)
pT4	20	(4,2%)

TNM-Studie für Blasentumoren Bonn, Stand: 21.09.84

Tabelle 4. Vergleich zwischen sonographischer (UT) und histopathologischer (pT)
T-Kategorie beim Har blasenkarzinom (n=471)

	pTA/pT1	pT2	pT3	pT4
UT 1	196	15	3	1
UT 2	52	34	9	
UT 3	35	30	76	12
UT 4			1	7

Übereinstimmung: 66,5%, Overstaging: 25,1%, Understaging: 5,9%.
TNM-Studie für Blasentumoren, Bonn, Stand: 21.09.84

Klinisch von Bedeutung ist vor allem eine Erkennung eines muskelinvasiven Wachstums beim Blasenkarzinom. In Tabelle 5 sind deshalb die
Stadien pT2-4 zusammengefaßt. In 89,9% hatten wir bei Tumoren der
Kategorien pT2-4 das infiltrative Wachstum richtig erkannt. Der Ausschluß einer Wandinfiltration gelang durch Ultraschall in 69,3% der
histologisch nicht muskelinvasiven Karzinome. Betrachtet man die Zuverlässigkeit der Sonographie mit Hinblick auf die Erkennung einer
Muskelinfiltration, so ergab sich, daß 66% der als muskelinvasiv diagnostizierten Tumoren tatsächlich infiltrierend wuchsen. Auf der anderen Seite gehörten 91% der sonographisch nicht invasiven Tumoren auch
histologisch den Stadien pTA bzw. pT1 an.

Tabelle 5. Sonographische Erkennung einer Muskelinfiltration (n=471)

	pTA/pT1	pT2,3,4
UT 1	196	19
UT 2,3,4	87	169

Trefferquote: 77,5%, Sensitivität: 89,9%, Spezifität: 69,3%.
TNM-Studie für Blasentumoren, Bonn, Stand: 21.09.84

Diskussion

Um die Möglichkeiten und Grenzen der transurethralen Sonographie und
damit ihren klinischen Stellenwert richtig einschätzen zu können, ist
es nötig, die in Frage kommenden Ursachen sonographischer Fehlbeurteilungen einer Tumorinfiltration zu untersuchen.

Voraussetzung für die Erkennbarkeit eines intramuralen Tumorwachstums
ist die Möglichkeit, Karzinom, Blasenwand und perivesikales Gewebe
bezüglich ihres Reflexmusters voneinander unterscheiden zu können. Da
sowohl Tumoren als auch das perivesikale Gewebe in der Regel echoärmer
als die Wandmuskulatur sind, läßt sich diese Unterscheidung meist
treffen (Abb.1). Ist die Blasenwand nach außen nicht abgrenzbar, so
kann eine Infiltration der Muscularis zwar erkannt, ihre genaue Tiefe
jedoch nicht angegeben werden. Wichtig ist weiterhin, daß die Ultra-
schallimpulse möglichst senkrecht auf die zu untersuchenden Strukturen
treffen. Bei schrägem Einfall (Abb 2a) ist eine Unterscheidung zwischen Blasenwand, Tumor und perivesikalem Bereich nicht möglich.

Eine andere Voraussetzung für ein korrektes Staging ist die ausreichende Schalldurchlässigkeit des untersuchten Tumors, so daß ein wesentlicher Anteil der Impulse bis zum Blasenwandniveau vordringen kann.
Gewebeverdichtungen oder Verkalkungen an der Tumoroberfläche können
u.U. eine T-Klassifizierung unmöglich machen (Abb.2b). Auch großvolu-
mige Tumoren führen oft zu einer Schallabsorption und damit zu uner-
wünschter Schallschattenbildung (Abb.2c). Aufgrund des vorliegenden
Datenmaterials läßt sich feststellen, daß die Treffsicherheit der
transurethralen Sonographie mit der Tumorgröße deutlich abnimmt (Tab.6).
Während das Overstaging bei Befunden mit einem Durchmesser von weniger als 1 cm nur bei 10% liegt, beträgt es bei Größenordnungen von
3cm und mehr bereits 31,5%. Hier liegt der Tumordurchmesser im Bereich
der Eindringtiefe des Ultraschalls, so daß nur noch echoarme Karzinome
beurteilbar sind.

Tabelle 6. Treffsicherheit der Sonographie bei unterschiedlicher Tumorgröße

Tumor-Größe	n	Tr (%)	Ov (%)	Un (%)
< 1cm	90	86,7	10	3,3
1-3cm	192	68,2	27,1	4,7
> 3cm	168	54,8	31,5	13,7

TNM-Studie für Blasentumoren, Bonn, Stand 21.09.84, Tr = Treffsicherheit, Ov = Overstaging; Un = Understaging

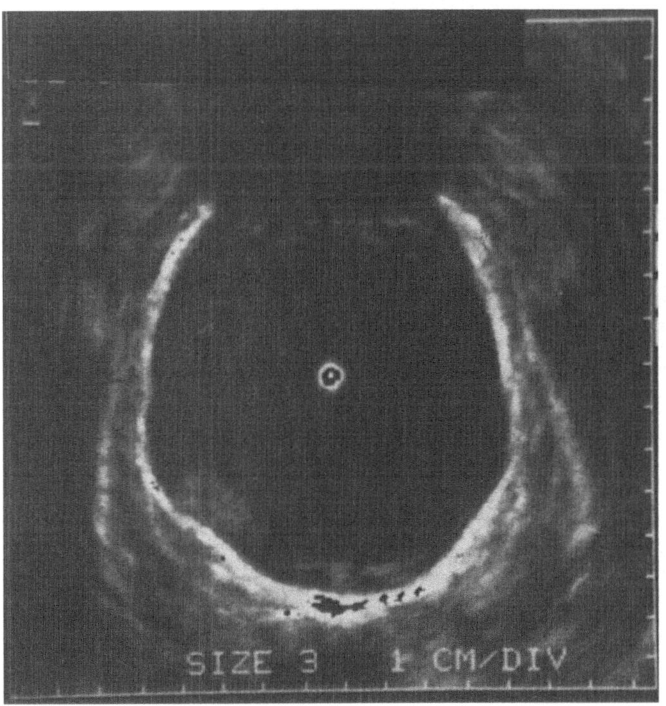

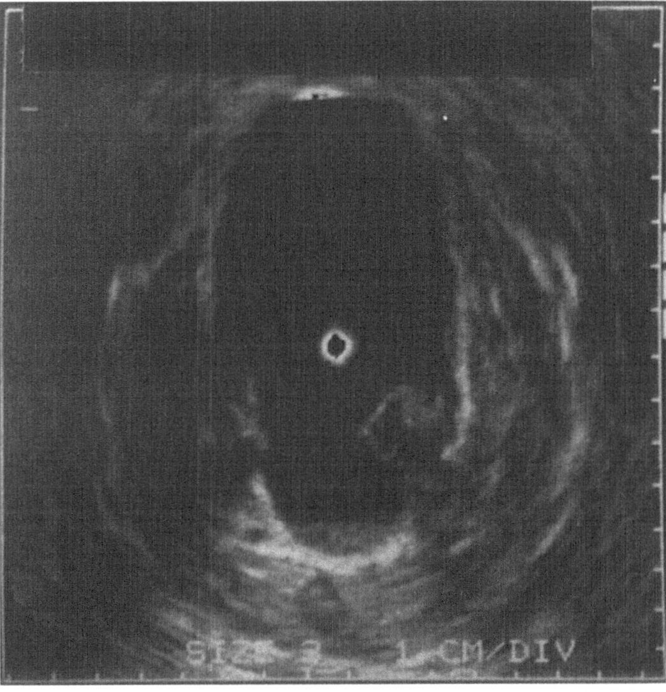

Abb. 1. UT1/pT1-Tumor mit durchgezeichneter Blasenwand (a) und UT3/pT3-Karzinom mit Unterbrechung der Blasenwand und Tumorausbreitung bis in das perivesikale Fettgewebe (b)

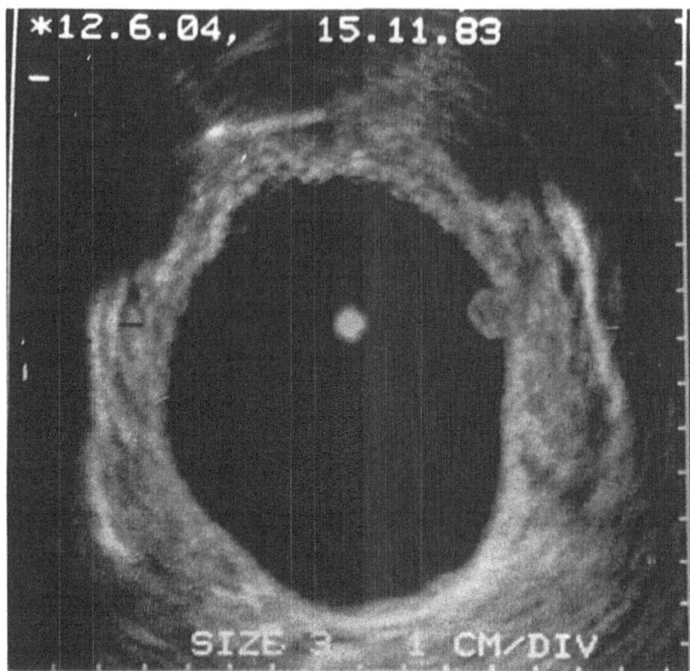

a

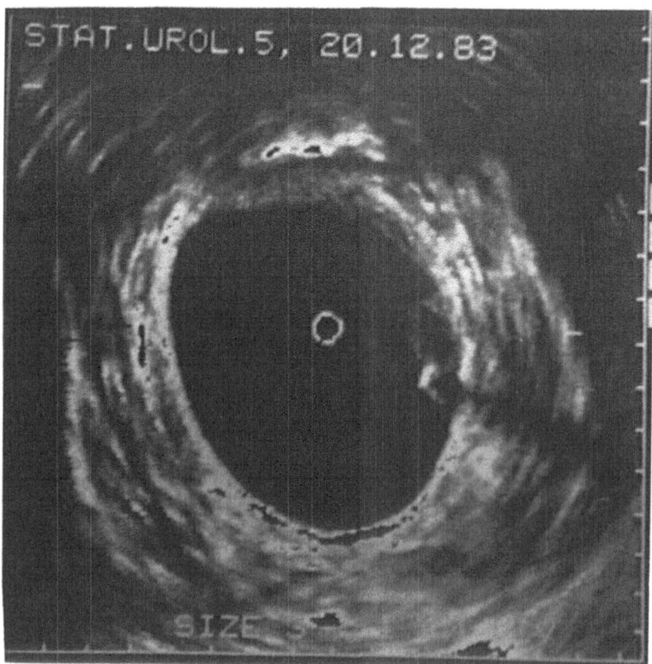

b

Abb. 2. Verschiedene Ursachen für fehlerhafte sonographische T-Klassifizierung beim Harnblasenkarzinom. a. Blasenwand nach perivesikal nicht abgrenzbar. b. Echodichter Tumor mit Schallschatten. c. Großer Tumor mit Schallschatten. d. Narbe nach TUR mit tumorähnlichem Reflexmuster

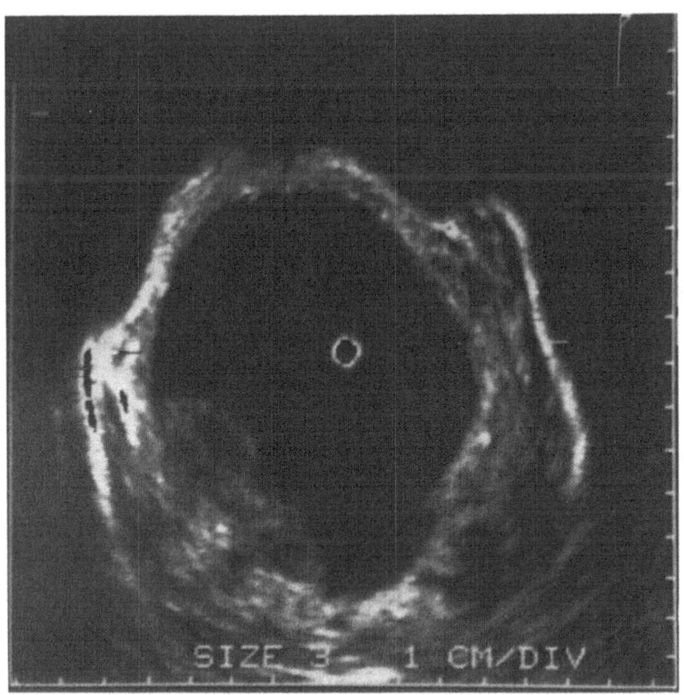

c

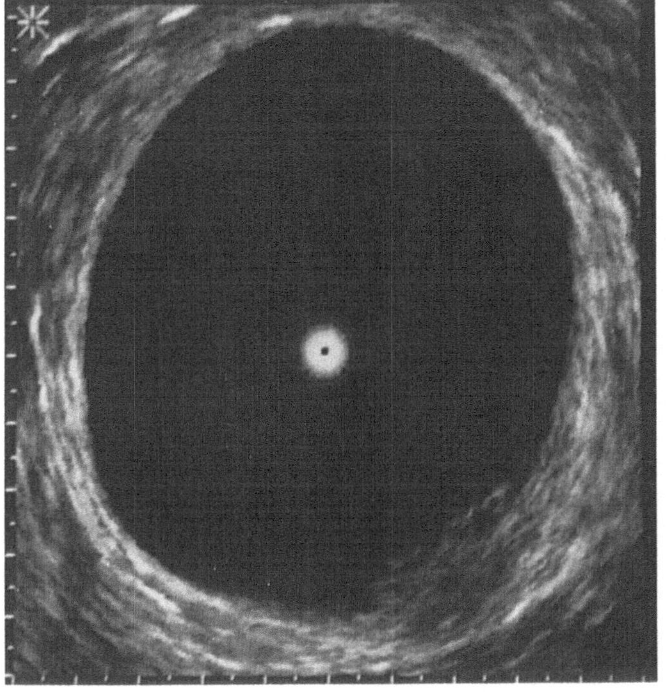

a

732

Bei Rezidiven im Bereich einer vorangegangenen Resektion ist der sonographische Befund ebenfalls mit Zurückhaltung zu bewerten. Die in Abbildung 2d dargestellte Narbe als Resultat einer TUR kann leicht als tumoröse Infiltration fehlgedeutet werden.

Wir sind im weiteren der Frage nachgegangen, ob sich durch sonographische Kontrolluntersuchungen nach TUR Residuen des Tumors (Abb. 3a.) nachweisen lassen. Dabei zeigte sich, daß das Resektionsgebiet an seiner Oberfläche häufig eine äußerst echodichte Zone aufweist (Abb.3b.). Dadurch wird eine stärkere Schallschattenbildung verursacht, die die sonographische Suche nach Tumorresiduen unmöglich macht. Zusätzlich ist im Sonogramm meist eine Verdickung des Resektionsgebietes zu beobachten, die auf ein postoperatives Ödem hinweist. Wir haben dieses Phänomen durch Resektion und Koagulation von Schweineblasen experimentell nachvollzogen. Die anschließend im Wasserbad durchgeführte Sonographie zeigt ebenfalls ein echodichtes Areal im Resektionsgebiet (Abb.3c.). Der histologische Schnitt durch den entsprechenden Wandabschnitt weist eine Vernichtung der Mucosa durch die vorangegangene Elektrokoagulation nach. Das Netzwerk der Lamina propria ist erheblich verdichtet und erzeugt auf diese Weise die oben beschriebenen starken Echos. Daß die thermische Alteration der Blasenwand die Hauptursache für die beobachteten Reflexe darstellt, wird dadurch bestätigt, daß diese im Verlauf der Wundheilung gänzlich verschwinden.

Zusammenfassung

Die Gesamt-Treffsicherheit der transurethralen Sonographie liegt mit 66,5% deutlich höher als die aller bisher verwendeten Methoden. Beschränkt man sich auf die Unterscheidung zwischen muskelinvasiven und oberflächen Karzinomen, so beträgt die Trefferquote sogar 77,5%. Angesichts eines Fehlers von je nach Fragestellung immerhin 33 bzw. 23% bei der T-Klassifizierung des Harnblasenkarzinoms konnte die neue

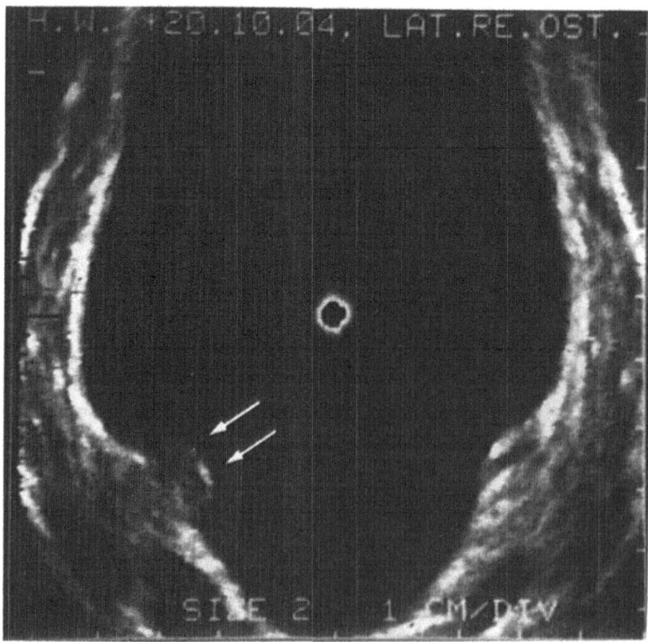

a

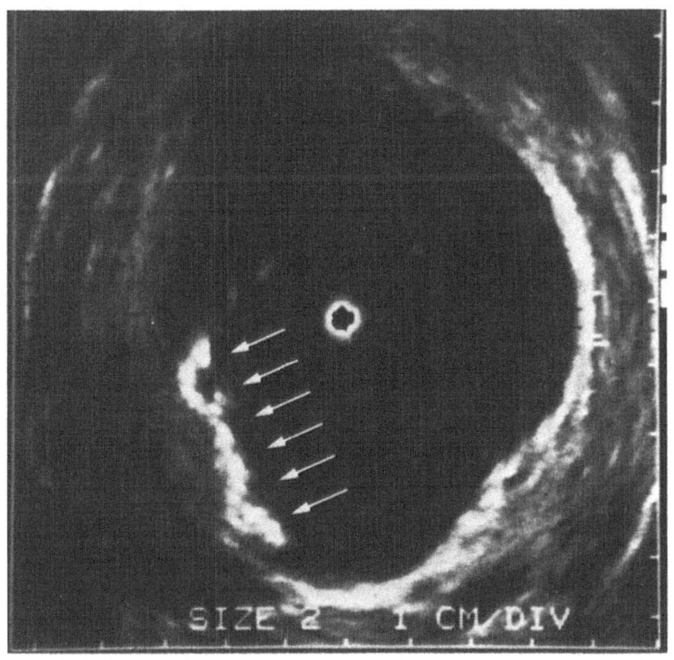

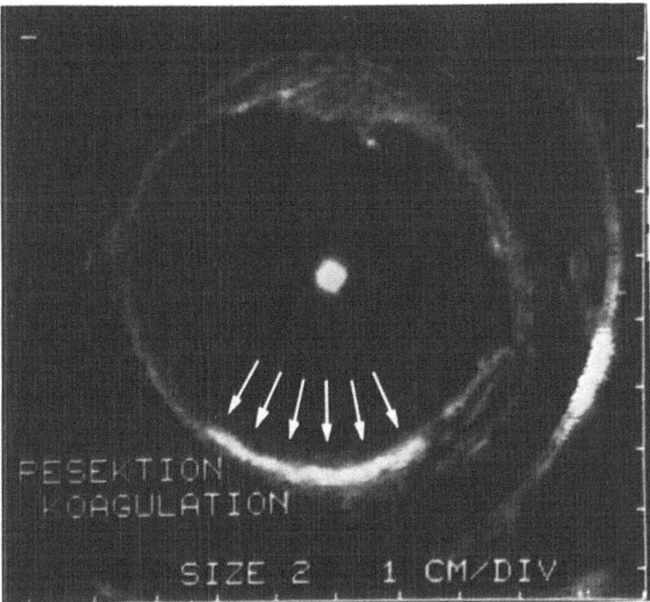

Abb. 3. Sonogramm vor (a) und nach transurethraler Resektion eines Harnblasentumors (b). Resezierte und koagulierte Schweineblase mit echodichtem Blasenwandabschnitt (c)

Methode die hohen Erwartungen, die zu Beginn in sie gesetzt wurden, allerdings nicht erfüllen. Insbesondere ist eine Unterscheidung zwischen Mucosa und Lamina propria sowie oberflächlicher und tiefer Muskulatur nicht möglich. Als alleiniges Verfahren zur präoperativen T-Klassifizierung und Basis der Therapieplanung ist die transurethrale

734

Sonographie demnach nicht geeignet. Schwierigkeiten treten vor allem
bei großen bzw. echodichten Karzinomen sowie bei vorbehandelten Harn-
blasen auf. Es bedarf infolgedessen einer ausreichenden Erfahrung in
der Beurteilung der Sonogramme um Fehlinterpretationen bezüglich einer
Tumorinfiltration zu vermeiden.

Die transurethrale Sonographie stellt dennoch eine wesentliche Erweiterung des bislang dürftigen diagnostischen Spektrums zur T-Klassifizierung des Harnblasenkarzinoms dar. Die Methode verschafft dem
Operateur in Ergänzung zu konventionellen Methoden einen schnellen
Überblick über eine mögliche Blasenwandinfiltration bzw. ein perivesikales Wachstum des Tumors. Sie ist daher ein wichtiger Baustein
bei der Festlegung der adäquaten Therapie des Harnblasen-Krazinoms.

Literatur

1. Braekmann L, Denis L: (1983) The practice and pitfalls of ultrasonography in
   the lower urinary tract. Eur.Urol. 9
2. Egghardt G, Marquardt H-D, Kastert H-B: (1983) Die externe Ultraschall-Diagno-
   stik der Blasentumoren als Screening-Methode. Urologe B 23: 80-82
3. Holm HH, Northeved A: (1974) A transurethral ultrasonic scanner. J.Urol 111:238
4. Janetschek G, Jakse G, Egender G, zur Nedden D: (1984) Der Stellenwert der endovesicalen Sonographie. (Verh.Ber.Dtsch.Urol. 35. Tg. (1983) - im Druck)
5. Lopatkin NA, Barenke AF, Ignashin NS: (1983) Ultrasonic diagnosis of vesical
   neoplasmas. Urologia & Nephrologia Moskva Medinaria 4: 3
6. Murphy GP: (1978) Developments inpreoperative staging of bladder tumors. Urology
   11: 109-115
7. Nakamura S, Niijima T: (1980) Staging of bladder cancer by ultrasonography: a
   new technique by transurethral intravesical scanning. J.Urol. 124: 341-344
8. Richie JP, Skinner WE, Kaufmann JJ: (1975) Radical cystectomy for carcinoma of
   the bladder: 16 years of experience. J.Urol. 113: 186
9. Schmidtbauer CP: (1984) Transurethrale Sonographie. (Verh.Ber.Dtsch.Urol.35.Tg.
   (1983) - im Druck)
10. Schüller J, Schmiedt WE, Staeler G, Bauer H-W, Schilling A: (1982) Intravesical
    ultrasound tomography in staging bladder carcinoma. J.Urol. 128: 264-266
11. Skinner DG: (1977) Current state of classification and staging of bladder can-
    cer. Cancer Res. 37: 2838-2842
12. Vakarakis MJ, Gaeta J, Moore RH, Murphy GP: (1975) Prognosis of bladder carci-
    noma in patients treated with cystectomy. Int.Urol.Neprol. 7: 39-48
13. Watanabe H, Kato H, Kato T et al: (1968) Diagnostic application of ultrasono-
    tomography for the prostate. Jpn.J.Urol. 59:273-279 (in Japanisch)
14. Whitmore WF jr., Batata MA, Ghoneiim MA, Grabstald H, Unal A: (1977) Radical
    cystectomy with or without prior irradiation in the treatment of bladder can-
    cer. J.Urol. 118: 184-187

Dr. N. Jäger, Urologische Universitätsklinik, Sigmund-Freud-Straße 25,
D-5300 Bonn-Venusberg

Ultraschall-Untersuchung des Abdomens als Methode zur Früherkennung des hypernephroiden Karzinoms. Ergebnisse der Untersuchung bei 85 Patienten

D. Kröpfl, U. Lohmann und M. Meyer-Schwickerath

Einleitung

Die frühzeitige Operation ist die einzige effektive Behandlung des hypernephroiden Karzinoms. Tumoren des niedrigen Stadiums und Grades weisen gegenüber lokal fortgeschrittenen Tumoren eine wesentlich bessere Prognose auf (1, 2). Bei einem häufig, auch im fortgeschrittenen Stadium, klinisch stummen Karzinom ist die Möglichkeit einer Früherkennung durch ein nicht-invasives bildgebendes Verfahren von besonderer Bedeutung.

Ergebnisse

Zwischen Januar 1982 bis Dezember 1983 wurden in der Urologischen Universitätsklinik Essen 85 Patienten wegen eines Nierentumors behandelt. Die Nephrektomie wurde bei 77 Patienten durchgeführt. Weitere 8 Patienten wurden prä- oder intraoperativ als inoperabel erklärt. Bei der präoperativen Diagnostik wiesen 22 (77) 28,6% der Patienten Fernmetastasen auf. Bei 15 (77) 19,5% der Patienten wurden befallene Lymphknoten und bei 13 (77) 17% der Patienten ein Gefäßeinbruch durch den Tumor festgestellt. 39 (77) 51% der Patienten wiesen einen auf das Nierenparenchym beschränkten Tumor auf (pT_1 + pT_2). Bei 38 (77) 49% der Patienten war der Tumor lokal fortgeschritten (pT_3 + pT_4). Von 39 Patienten mit kleinem, auf das Nierenparenchym beschränktem Tumor (pT_1 + pT_2) wiesen 3 (7,7%) befallene Lymphknoten und 3 (7,7%) Fernmetastasen auf. 2 aus dieser Patientengruppe wiesen einen Gefäßeinbruch des Tumors in die Nierengefäße auf.

Im Gegensatz dazu wiesen die Patienten mit lokal fortgeschrittenen Tumoren bei 12 (38) 31,6% Lymphknotenbefall, bei 19 (38) 68% Fernmetastasen, 7 Patienten wiesen einen Einbruch des Tumors in die Nierengefäße auf. Bei 4 weiteren Patienten wurde ein Tumorthrombus in der Vena cava festgestellt (s. Tab.1).

Bei 20 von 85 Patienten wurde die Diagnose eines Nierentumors durch Zufall festgestellt. Im Rahmen der Diagnostik wegen arteriellen Hochdruckes, Blutsenkung-Erhöhung oder unklarer Oberbauchbeschwerden, sowie im Rahmen internistischer Abklärung weiterer Erkrankungen wurde bei 14 Patienten ein Nierentumor durch eine Ultraschall-Untersuchung des Abdomens und bei 6 Patienten durch ein Infusions-Pyelogramm festgestellt. Bei 6 von 14 Patienten mit dem durch Ultraschall festgestellten Tumor wurde das darauffolgende Infusions-Pyelogramm als unauffällig befundet.

Tabelle 1. Korrelation des Pathohistologischen Stadiums des Tumors mit dem Lymphknotenbefall der Venenbeteiligung und den Fernmetastasen

pT_1 + pT_2	pT_3 + pT_4
n = 39 (77) 51%	n = 38 (77) 49%
N = 3 (39) 7,7%	N = 12 (38) 31,6%
V_1= 2 (39) 5,1%	V_1= 7 (38) 18,4%
V_2= O	V_2= 4 (38) 10,52%
M = 3 (39) 7,7%	M = 19 (38) 68%

Im Gegensatz zu den Patienten mit klinischer Symptomatik, bei denen mehr als die Hälfte der entfernten Tumoren lokal fortgeschritten waren, wies diese Gruppe der Patienten 14 (20) 70% auf das Nierenparenchym beschränkte Tumoren und nur 6 (20) 30% lokal fortgeschrittene Tumoren auf. Ein Patient wies Fernmetastasen auf. Ein Einbruch des Tumors in die Gefäße der Niere wurde bei 3 der 6 Patienten mit einem pT_3-Tumor festgestellt (s. Tab.2).

Tabelle 2. Korrelation zwischen der klinischen Symptomatik bei Feststellung der Diagnose mit der Tumorausbreitung und dem Ausmaß der Metastasierung

Patienten ohne klinische Symptomatik n = 57	Patienten mit klinischer Symptomatik n = 57
pT_1-pT_2	pT_1-pT_2
n = 14 (20) 70%	n = 25 (57) 44%
pT_3-pT_4	pT_3-pT_4
n = 6 (20) 30%	n = 32 (57) 56%
N = O	N = 15 (57)
V_1 = 2	V_1 = 7
V_2 = O	V_2 = 4
M = 1 (20) 5%	M = 21 (57) 37%

Zusammenfassung

Kleine, häufig klinisch nicht manifeste Hypernephrome (pT_1-pT_2) weisen im Vergleich mit lokal fortgeschrittenen Tumoren (pT_3-pT_4) selten Lymphknotenbefall, Gefäßeinbruch des Tumors oder Fernmetastasen auf. Bei 16% (14/85) der in den letzten 2 Jahren in der Urologischen Universitätsklinik Essen wegen eines Nierenkarzinoms behandelten Patienten wurde durch die Sonographie ein klinisch nicht manifestes Hypernephrom festgestellt.

Die abdominelle Sonographie ermöglicht die Früherkennung des klinisch nicht manifesten Tumors. Dadurch kann ein entscheidender Fortschritt zur Verbesserung der Behandlungserfolge beim hypernephroiden Karzinom erreicht werden.

Literatur

1. Hermanek P, Siegel A, Chlepas S: Histological grading of renal cell carcinoma. Eur. Urol. 2: 142 (1976)
2. Herrlinger A, Siegel A, Giedl J: Methodik der radikalen transabdominalen Tumornephrektomie mit fakultativer oder systematischer Lymphdissektion und deren Ergebnisse an 381 Patienten. Urologe A 23: 267 (1984)

Dr. D. Kröpfl, Urologische Universitäts-Klinik, Hufelandstraße 55, D-4300 Essen 1

7. Jahresbericht: „Harnwegstumorregister RWTH Aachen (RUTTAC 1984)

H. Rübben, E. P. Allhoff, H. Marquardt, G. Giani und W. Lutzeyer

Studienprotokoll 101/102

Retrospektive und prospektive Datenerhebung von Patienten mit Nieren-
becken-, Harnleiter-, Blasen und Harnröhrentumoren.

Die retrospektive Datenaufnahme ist abgeschlossen. Der Verlauf der
bereits eingegebenen Patienten wird weiter kontrolliert. Den Inhalt
der verschiedenen Protokolle ist den einzelnen Abschnitten zu entnehmen. Der Zugriff zum Datenmaterial des Registers ist allen aktiven
Teilnehmern möglich.

Beteiligte Kliniken und örtliche Registerleiter:

Reg.-Nr.   Klinik

01   Klinische Anstalten RWTH Aachen, Abteilung Urologie,
            Pauwelsstraße, D-5100 Aachen

            Priv.-Doz. Dr. med. H. Rübben, Prof. Dr. med. W. Lutzeyer
            Abteilung Pathologie
            Priv.-Doz. Dr. med. H.H. Dahm, Dr. med. W. Lagrange
            Prof. Dr. med. Ch. Mittermayer
            Abteilung Dokumentation und Statistik
            Dr. rer. nat. G. Giani, Prof. Dr. rer. nat. R. Repges
            Abteilung Radiologie
            Dr. med. C.-Ch. Klose, Prof. Dr. med. R. Günther

04   Urologische Klinik der Städt. Klinik Kassel,
            Akademisches Lehrkrankenhaus der Philipps-Universität
            Marburg, Mönckebergstraße 43, D-3500 Kassel

            Prof. Dr. med. H.-J. Melchior

05   Marienhospital, Abteilung Urologie, Robert-Koch-Straße 21,
            D-4730 Marl

            Dr. med. H. Möllhoff

10   Klinik Golzheim, Abteilung Urologie, Friedrich-Lau-Straße
            11, D-4000 Düsseldorf

            Dr. med. P. Winkler, Prof. Dr. med. D. Zoedler

Reg.-Nr.	Klinik

11 — Krankenanstalten Düren, Abteilung Urologie, Roonstraße 30, D-5160 Düren

Dr. med. Brand, Prof. Dr. med. P. Rathert

12 — Caritas-Krankenhaus, Abteilung Urologie, Uhlandstraße 7, D-6990 Bad Mergentheim

Dr. med. H. Lutherer, Prof. Dr. med. B. Terhorst

14 — Knappschaftskrankenhaus Bardenberg, Abteilung Urologie, Dr.-Hans-Böckler-Platz 2, D-5102 Würselen

Dr. med. R. Ostwald, Prof. Dr. med. St. Lymberopoulos

15 — Urologische Universitätsklinik, Inselspital, Anna-Seiler-Haus, CH-3010 Bern

Prof. Dr. med. E.J. Zingg
Abteilung Pathologie
Prof. Dr. med. H. Cottier
Abteilung Radiologie
Prof. Dr. med. W.A. Fuchs

16 — St.-Antonius-Hospital, Abteilung Urologie, Postfach 355, D-5180 Eschweiler

Priv.-Doz. Dr. med. L. Steffens

19 — Krankenhäuser des Märkischen Kreises GmbH, Klinikbereich Hellersen, Abteilung Urologie, Paulmannshöher Straße, D-5880 Lüdenscheid

Dr. med. K.D. Ebbinghaus

22 — Städt. Krankenhaus Moabit, Abteilung Urologie, Turmstraße 21, D-1000 Berlin 21

Dr. med. W. Heinrich

25 — St.-Hildegardis-Krankenhaus, Abteilung Urologie, Bachemer Straße 29/32, D-5000 Köln-Lindenthal

Dr. med. Hua-Di-Tong, Dr. med. Büttger

33 — Kreiskrankenhaus, Abteilung Urologie, D-8100 Garmisch-Partenkirchen

Dr. med. R. Barth

Eingegebene Patienten (Primärtumoren) mit vollständiger Erhebung:

```
RWTH Aachen                                      :  481
Städt.-Klinik Kassel                             :   77*
Marienhospital Marl                              :   33*
Klinik Golzheim Düsseldorf                       :  353
Krankenanstalten Düren                           :   62*
Caritaskrankenhaus Bad Mergentheim               :   90*
Knappschaftskrankenhaus Bardenberg               :  237
Universitätsklinik Bern                          :  373
St.-Antonius-Hospital Eschweiler                 :  189
Krankenhäuser Märkischer Kreis Lüdenscheid       :  120
Städt. Krankenhaus Moabit Berlin                 :  257
St.-Hildegardis-Krankenhaus Köln                 :  234
Kreiskrankenhaus Garmisch-Partenkirchen          :  162
```

* = primäre Datenerhebung noch nicht abgeschlossen

Studienprotokoll 103

Intravesikale Chemorezidivprophylaxe bei urothelialen Ta und T1 Karzinomen der Harnblase - *Adriamycin* -

Ziel der Studie:

- Bestimmung der Wirksamkeit der intravesikalen Instillationsbehandlung mit Adriamycin nach vollständiger transurethraler Elektroresektion superfizialer Harnblasenkarzinome.
- Prüfung, ob eine kurzzeitige perioperative Prophylaxe ausreichend wirksam ist, oder ob Instillationen über ein Jahr erforderlich sind, um die Wirksamkeit der Behandlung zu gewährleisten.

Versuchsplan: Es handelt sich um eine multizentrische randomisierte prospektive stratifizierte Studie. Nach einmaliger praeoperativer Instillation werden drei Behandlungen gebildet:

    A: keine weitere Instillationstherapie
    B: sechswöchige postoperative Instillationstherapie
    C: einjährige postoperative Instillationstherapie

Die postoperativen Instillationen erfolgen zweimal wöchentlich in den ersten sechs Wochen, danach zweimal monatlich über weitere 4,5 Monate, dann einmal monatlich über weitere 6 Monate.

Gemeldete Patienten: *272*

```
Klinische Anstalten der RWTH Aachen              :  121
Knappschaftskrankenhaus Bardenberg               :   23
St.-Elisabeth-Krankenhaus Neuwied                :   27
Elisabeth-Krankenhaus Straubing                  :   33
Marienhospital Marl                              :    6
Kreiskrankenhaus Deggendorf                      :   32
Allgem. Krankenhaus GmbH Viersen                 :    4
St.-Katharinen-Hospital Frechen                  :    1
St.-Elisabeth-Krankenhaus Köln-Hohenlind         :   19
Städt. Krankenhaus Pforzheim                     :    6
```

Von den 272 sind ordnungsgemäß über mindestens 6 Monate dokumentiert: *183*

Die Beschreibung des Kollektivs geben Tabelle 1 und 2.

Tabelle 1. Patientenbeschreibung

Gruppen	Pat.(n)	Alter/Ja.	männl.(%)	< 3 cm(%)	solitär(%)
A	61	67,5	77	75	82
B	67	64,2	78	85	69
C	55	64,1	79	81	65

Tabelle 2. Verteilung des Differenzierungsgrades (%)

Gruppen	G1	G2	G3	
A	73	20	7	100
B	72	25	3	100
C	64	31	5	100

Die Ergebnisse zeigt Tabelle 3:

Tabelle 3. Rezidivhäufigkeit, Tumorprogression und Überlebensraten

Gruppe	Pat. n	Rez.-frei 4 Ja.		Progression n	verst. n
A	61	51	%	4	2
		ns			
B	67	45	%	3	2
		ns			
C	55	44	%	3	3
TUR	1070	40	%	(10-15 %)	(10-15 %)

Die Prognose in den Behandlungsgruppen hinsichtlich der Rezidivfreiheit, Tumorprogression und Überlebensraten ist nicht verschieden.
(TUR: nichtrandomisierte Kontrollgruppe; Therapie: TUR allein)

Studienprotokoll 105

Retrospektive Datenanalysen
- 105,1 Klassifikation und 105,2 Biologisches Verhalten

Die folgenden Analysen beziehen sich auf Patienten mit primären (keine
Rezidive) urothelialen Harnblasentumoren, die ausschließlich transurethral (TUR) behandelt wurden (keine adjuvante Behandlung, keine offene
operative Therapie).

Die Häufigkeitsverteilung in Abhängigkeit von der Infiltrationstiefe
und dem Differenzierungsgrad zeigt Tabelle 1.

Tabelle 1. Relative Häufigkeit primärer urothelialer Harnblasentumoren, die ausschließlich durch eine TUR behandelt wurden

	G1	G2	G3	%	n
TaGO	–	–	–		84
Ta	65	32	3	100	674
T1	13	48	39	100	435
T2/3a	2	34	64	100	246
T3b/4	–	15	85	100	38
					1477

Fragestellung 1: Bedeutung der T-G Klassifikation der UICC 1978

Ziel der Untersuchung ist zu prüfen, inwieweit eine Aufgliederung der Blasenkarzinome in verschiedene T- und G-Kategorien sinnvoll ist, um die Prognose der Patienten zu kennzeichnen.

Die Abb. 1 und 2 zeigen beispielhaft die Überlebensraten in Abhängigkeit von der T- (Abb. 1) und G-Kategorie (Abb. 2).

Alle paarweisen Vergleiche zwischen den in Abb. 1 und 2 näher beschriebenen Überlebenskurven erfolgen mit dem verallgemeinerten Wilcoxon-Breslow-Test.

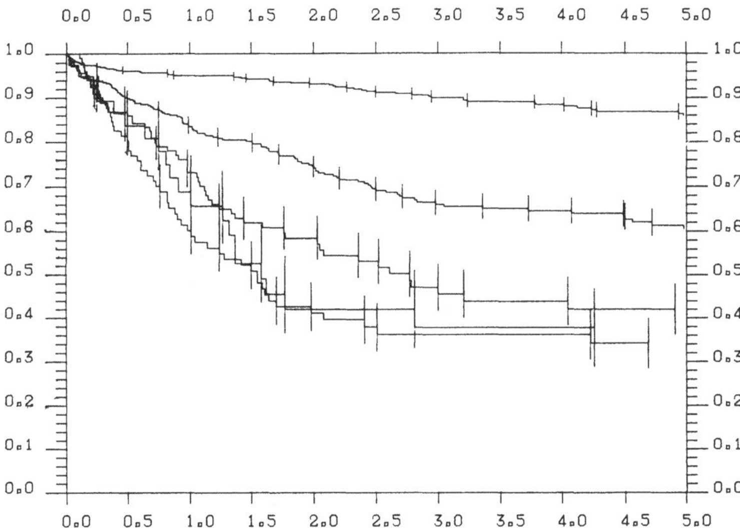

Abb. 1. Überlebensraten in Abhängigkeit von der T-Kategorie unter Angabe der Standardabweichung. n: Ta : 674,T1: 435,T2: 142, T3a: 104, T3b/4: 38

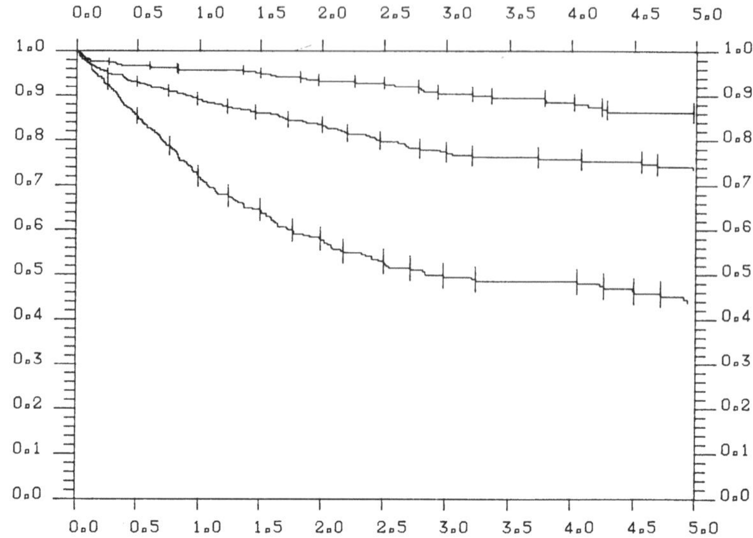

Abb. 2. Überlebensraten in Abhängigkeit von der G-Kategorie unter Angabe der Standardabweichung. n: G1: 499, G2: 533, G3: 361

Die Unterschiede zwischen den T- und G-Kategorien zeigen folgende statistische Signifikanz:

Ta vs T1	p = 0.0001	hoch signifikant
T1 vs T2	p = 0.0007	hoch signifikant
T2 vs T3a	p = 0.09	nicht signifikant
T3b		
T4		wegen geringerer Fallzahl nicht ausgewertet

(Ta: 674, T1: 435, T2: 142, T3a: 104, T3b: 26, T4: 12)

G1 vs G2	p = 0.0001	hoch signifikant
G2 vs G3	p = 0.0001	hoch signifikant

(G1: 499, G2: 533, G3: 361)

Aber auch innerhalb der einzelnen T-Kategorien Ta und T1 kann der Differenzierungsgrad prognostisch unterschiedliche Gruppen trennen;

TaG1 vs TaG2	p = 0.26	nicht signifikant
TaG1 vs TaG3	p = 0.0001	hoch signifikant
TaG2 vs TaG3	p = 0.0002	hoch signifikant
T1G1 vs T1G2	p = 0.47	nicht signifikant
T1G1 vs T1G3	p = 0.04	signifikant
T1G2 vs T1G3	p = 0.01	signifikant

(TaG1: 410, TaG2: 226, TaG3: 23)
(T1G1: 39, T1G2: 210, T1G3:184)

Schlußfolgerung:

Die Einteilung der Blasentumoren in Ta, T1 und invasive Tumoren ist von wesentlicher prognostischer Bedeutung. Innerhalb der muskelinvasiven Tumoren ist eine weitere Einteilung von untergeordneter Bedeutung.

Vor allem die Unterscheidung zwischen T2 und T3a scheint klinisch
nicht möglich (vgl. Registerinformation Nr.: 16).

Fragestellung 2: diagnostische Faktoren

Der Malignitätsgrad der Erkrankung wird durch die T- und G-Kategorie
gut beschrieben. Es läßt sich jedoch nicht in allen Fällen eine exakte
Klassifikation durchführen; dann ist es nützlich, weitere Faktoren
(diagnostische Faktoren) zu kennen, aus denen man den tatsächlichen
Stand der Erkrankung abschätzen kann. So liegt z.B. bei der histologischen Diagnose -G3- i.d.R. ein invasiver Tumor vor und nur 3% der
Ta Karzinome sind schlecht differenziert.

Ziel der Untersuchung ist aufzuzeigen, welche weiteren Faktoren ein
unterschiedliches Verteilungsmuster innerhalb der T- und G-Kategorien
aufweisen und somit bei unsicherer Diagnostik bei der Beschreibung
der Erkrankung hilfreich sein können.

Untersucht werden: Alter   : (30-49, 50-69, 70-90)
                   Geschlecht   : männlich, weiblich
                   Tumorgröße   : < 3 cm, > 3 cm
                   Multiplizität der Tumoren : solitär, multipel
                   Wuchsform   : papillär, solid

Die Verteilung innerhalb der T- und G-Kategorien geben die nachfolgenden Tabellen.

Tabelle 2. Relative Verteilung der T-Kategorien in Abhängigkeit unterschiedlicher
Faktoren

Faktor	Ta/1	T2/3a	T3b/4	total
30-49 Jahre	86	12	2	100
50-69	78	17	5	100
70-90	77	19	4	100
männl.	78	18	4	100
weibl.	79	17	4	100
< 3 cm	83	12	5	100
> 3 cm	67	19	14	100
solitär	75	16	9	100
multipel	79	12	9	100
papillär	81	14	5	100
solid	32	61	7	100

Die Abhängigkeit von der G-Kategorie ist nur für die Kategorien Ta-1
und T2/3a angegeben (Tabelle 3).

Aus den Tabellen wird deutlich, daß Geschlecht und Multiplizität
keine, das Alter eine geringe, Tumorgröße und Wuchsform jedoch eine
große diagnostische Bedeutung besitzen. D.h.: große solide Tumoren
sind in aller Regel auch weit fortgeschrittenen, kleine papilläre
Tumoren in aller Regel nichtinvasiv.

Tabelle 3. Relative Verteilung der G-Kategorie von Ta-1 und T2/3a Tumoren in Abhängigkeit unterschiedlicher Faktoren

Faktor	Ta-1			T2-3a		
	G1	G2	G3	G1	G2	G3
30-49 J.	41	50	9	–	(2)	(11)
50-69 J.	41	43	16	1	30	69
70-90 J.	43	38	19	–	24	76
männl.	44	40	16	2	27	71
weibl.	50	36	14	–	23	77
< 3 cm	51	36	13	–	31	69
> 3 cm	37	42	21	1	24	75
solitär	51	36	13	–	31	69
multipel	37	42	21	1	24	75
paillär	57	39	4	1	35	64
solid	4	42	54	1	24	75

Fragestellung 3: prognostische Faktoren

Ziel der Untersuchung ist festzustellen, ob die diagnostischen Faktoren bei Kenntnis der T- und G-Kategorie in der Lage sind, prognostisch unterschiedliche Patientengruppen voneinander zu trennen.

Beispielhaft wird die prognostische Wertigkeit der Variablen Differenzierungsgrad (G1, G2, G3), Tumorgröße (< 3 cm, > 3 cm) und Wuchsform (papillär, solid) unter Zugrundelegung des proportionalen Hazard-Rate-Regressionsmodells von Cox untersucht. In diesem Modell werden die Todesraten als log-lineare Funktion der prognostischen Faktoren angesetzt. Stratifiziert wird bzgl. der T-Klassifikation nach den Gruppen der Ta-, T1 und T2-3a/b-4 Tumoren. In Abb. 3 sind die über das Cox-Modell geschätzten Überlebenszeiten dieser drei Gruppen für papilläre G1-Tumoren < 3 cm dargestellt (Referenzkurven).

Tabelle 4 verdeutlicht, wie sich hinsichtlich der möglichen Ausprägungen der drei prognostischen Faktoren das relative Risiko zu sterben gegenüber den Referenzkurven vergrößert. Mit größer werdenden Risikofaktoren verringert sich die Überlebenswahrscheinlichkeit, welche wie folgt z.B. für einen papillären T1G2 Tumor, > 3 cm, ermittelt werden kann. Unter Bezug auf die Referenzkurve $S_{T1}(t)$ (Abb. 3) eines papillären G1-Tumors von einer Größe kleiner 3 cm berechnet sich die neue Überlebenskurve nach 2.0095 $S_{T1}(t)$. Die Bedeutung des Differenzierungsgrades als prognostischer Faktor wird durch die statistische Analyse untermauert. Sein Einfluß ($p < 0.0001$) ist bedeutend größer als der der Tumorgröße ($p < 0.002$). Keinen Einfluß auf die Überlebenskurve hat hingegen die Wuchsform ($p < 0.32$).

Tabelle 4. Risikofaktoren

				Risikofaktor
G1	< 3 cm	pap		1
		sol		1.1419
	> 3 cm	pap		1.3394
		sol		1.5295
G2	< 3 cm	pap		1.5003
		sol		1.7132
	> 3 cm	pap		2.0095
		sol		2.2947
G3	< 3 cm	pap		2.2510
		sol		2.5704
	> 3 cm	pap		3.0150
		sol		3.4428

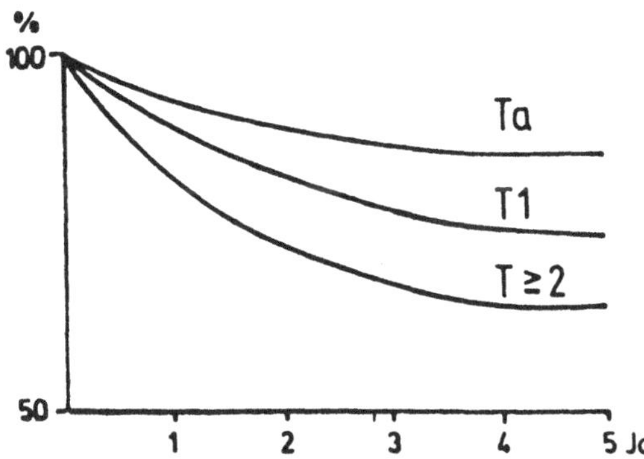

Abb. 3. Cox-Modell, TaG1, < 3 cm, papillär

Studienprotokoll 106

Axiale Computertomographie, Sonographie (und Nuclear Magnetic Resonnance) zur Bestimmung der T- und N-Kategorie beim Blasentumor.

Es sind ca. 140 Patienten in die Studie aufgenommen; ein Zwischenbericht wird auf dem nächsten Arbeitstreffen gegeben.

Koordination: Prof. Dr. med. E. Zingg, Bern

Studienprotokoll 107

Cytophotometrie zur Validierung des Gradings.

Es sind z.Z. 60 Patienten in die Studie aufgenommen; ein Bericht wird
auf dem nächsten Arbeitstreffen gegeben.

Koordination: Priv.-Doz. Dr. med. H.H. Dahm, Aachen, Prof. Dr. med. A.
Hofstetter, Innsbruck

Studienprotokoll 108

Exfoliative Urincytologie in der primären Blasentumordiagnostik.

1. Studie Bad Mergentheim (Bericht Dr. Marquardt)
   - Vergleich der Papanicolaou- und test-simplet Färbung
   - Beurteilung des cytologischen Gradings

Untersucht werden drei Patientengruppen:

A: Patienten ohne Blasentumoranamnese
B: Patienten mit Blasentumoranamnese, z.Z. jedoch tumorfrei
C: Patienten mit histologisch gesichertem Blasentumor

Die Beurteilung der Präparate erfolgt nach Papanicolaou - und test-
simplet Färbung. Die Ergebnisse zeigen die Tabellen 1-3.

Tabelle 1. Spezifität der Untersuchung in Gruppe A und B

Gruppe	A		B	
Färbung	Pap	test	Pap	test
n	210	98	229	98
richtig neg.	164	89	199	97
TU-Verdacht	21	5	19	1
falsch pos.	25	2	11	-
Spezifität	78-87	93-98	87-95	99-100

Tabelle 2. Sensitivität der Untersuchung in Gruppe C

Gruppe	C	
Färbung	Pap	test
n	227	59
richtig pos.	161	37
TU-Verdacht	14	10
falsch neg.	52	12
Sensitivität	71-77	63-80

Tabelle 3. Positiver und negativer Vorhersagewert nach Papanicolaou-Färbung

Gruppe	A + B + C	B + C
Pos. P V	64-83	70-94
Neg. P V	79-83	70-80

Die Spezifität ist bei der Kontrolle der Tumorpatienten höher als in einem nichttumorerkrankten Kollektiv, da Störgrößen (z.B. Steine) in der Gruppe der Tumorpatienten deutlich seltener sind.

Die test-simplet Färbung zeigt eine gute Spezifität, die Sensitivität ist nicht ausreichend.

In der Gruppe B (Papanicolaou) zeigen 7 der 11 Patienten mit falsch positivem Befund innerhalb von 12 Monaten ein Tumorrezidiv!

Die Sensitivität steigt mit zunehmender Entdifferenzierung der Tumoren: G1 Tumoren werden in 51-52% als maligner Tumor erkannt, G2 Tumoren in 77-81% und G3 Tumoren in 80-91%. Es werden je zwei Werte angegeben, in Abhängigkeit davon, ob die Diagnose "Verdacht auf Tumor" positiv oder negativ gewertet wird.

Wird ein cytologisches Grading versucht, zeigt die Zuordnung der Befunde die Tabelle 4.

Tabelle 4. Zuordnung der histologischen und zytologischen Befunde (Papanicolaou)

	HISTOLOGIE			
	GO	1	2	3
Cytologie				
o. B.	5	30	15	7
Pap 3	-	1	3	10
1	-	5	1	-
2	1	14	45	6
3	-	11	1O	62
pos.	-	2	5	-

In 35 Fällen ist die cytologische Diagnose schlechter als die histologische; in 21 von diesen wird cytologisch ein G3 Karzinom diagnostiziert.

11 dieser 21 Patienten verstarben an Tumorfolgen innerhalb von 12 Monaten. Lautet die cytologische Diagnose G3, die histologische G1 oder G2, ist in etwa 50% mit einem Krankheitsverlauf zu rechnen, der dem eines Patienten mit einem histologisch gesicherten G3 Karzinom entspricht.

2. Studie Aachen
- Vergleich der Papanicolaou- und Methylenblaufärbung (vgl. Registerinformation Nr.: 18)

Untersucht wurden 229 Tumorpatienten. Die Ergebnisse zeigen die Tabelle 5 und 6, sowie die Abb. 1.

Tabelle 5. Ergebnisse der zytologischen Untersuchung nach Papanicolaou- und Methylen-blau-Färbung

n	Pap 229	MB 229
Sensitivität	83–94	74–96
Spezifität	93–95	91–95
pos. P V	86	78
neg. P V	91	89

Tabelle 6. Versuch eines zytologischen Gradings

Histologie	Zytologie G1	G2	G3
G1	39	20	2
G2	23	37	23
G3	12	27	49
n	74	78	74

Eine zytologische Unterschätzung des Differenzierungsgrades ist klinisch ohne Bedeutung. Der Krankheitsverlauf richtet sich hier nach der histologischen Diagnose.

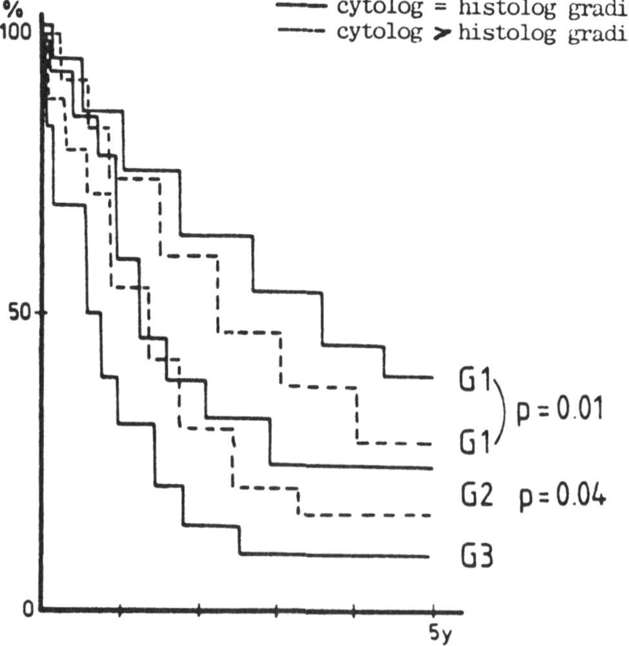

Abb. 1. Rezidivfreiheit von Patienten mit cytologischer Überschätzung des Differenzierungsgrades im Vergleich zu Patienten mit konkordantem cytologischen und histologischen Befund

Lautet die zytologische Diagnose jedoch G3, so nähert sich die Rezidivhäufigkeit der Tumoren auch ohne gleichlautenden histologischen Befund
der Rezidivhäufigkeit eines histologisch gesicherten G3 Karzinoms.

Studienprotokoll 110

ABO-Antigenbestimmung an Schnittpräparaten.

Die Auswertung der abgeschlossenen Studie wird auf dem nächsten Arbeitstreffen gegeben.

Koordination: Priv.-Doz. Dr. med. G. Jakse, Innsbruck

Studienprotokoll 111

Markerprofile zur Beurteilung der Prognose beim Blasenkarzinom[1].

Eigene Ergebnisse und Perspektiven.

Koordination und Bericht: Dr. med. E.P. Allhoff, Köln

Eine Verbindung zwischen maligner Transformation und der Synthese bzw.
dem Verlust von Antigenen, die normalerweise von einer Zelle gebildet
werden oder mit der Bildung von Antigenen, die nicht Teil des Synthese-
repertoires der normalen Zelle sind, scheint offensichtlich. Die der
konventionellen Histopathologie unmöglichen Erfassung der Patienten
mit einem low stage Transitionalzell-Karzinom der Harnblase und konsekutiv ungünstiger Prognose schien durch eine Korrelation zwischen Blut-
gruppengewebsisoantigenstatus und nachfolgendem invasivem Wachstum möglich. Noch 1982 berichteten Stein u. Kendall über eine 70-90%ige Genauigkeit bei der Prädiktion eines invasivem Wachstums durch die Untersuchung des Tumorgewebes auf die entsprechenden Blutgruppengewebsiso-
antigene (1). In den letzten beiden Jahren jedoch häufen sich Berichte
von Arbeitsgruppen, die eine derartige Korrelation nicht reproduzieren
konnten (2-7). Nach der Beschreibung eines Zusammenhanges zwischen
positivem Nachweis des normalerweise kryptischen Thomsen-Friedenreich
Antigens bzw. dessen Fehlen nach Neuraminidase-Behandlung und der Prognose beim TCC der Harnblase durch Coon 1982 (8) schien Summers 1983
eine entscheidende Verbesserung bezüglich der Verläßlichkeit der prognostischen Aussage gelungen zu sein; die immunologische Untersuchung
des ABO und T-Antigen Status im Sinne eines Multipel Markersystems
ergab eine erhebliche Zunahme der Korrelation zwischen Markerbefund
und Krankheitsverlauf. Doch auch dieses Konzept der sich ergänzenden
Information durch Anwendung dieses Multipel Markersystems wurde kürzlich in Frage gestellt. Lehman und Mitarbeiter gelang es zwar, den
T-Antigen Status als Ausdruck der neoplastischen Transformation des
Harnblasenurothels aufzuzeigen, jedoch bestand keine Beziehung zwischen
T-Antigen Expression und nachfolgendem invasivem Wachstum (10).

In Zusammenarbeit mit dem Harnwegstumorregister Aachen untersuchten
wir den Blutgruppengewebsisoantigen- und Thomsen-Friedenreich Antigen
Status auf Serienschnitten von 51 Patienten mit superficialem Transitionalzell-Karzinom der Harnblase und klinisch sowie pathohistolo-

---

[1] Mit Unterstützung der Deutschen Forschungsgemeinschaft sowie durch Förderung durch
die Hermann- und Lilly Schilling Stiftung im Stifterverband für die Deutsche
Wissenschaft

gisch dokumentiertem Verlauf ihrer Erkrankung. 20 Patienten entwickelten ein invasives Rezidiv, bei 31 Patienten rezidivierte der Tumor superficial.

Der Blutgruppenisoantigenstatus korrelierte mit dem Krankheitsverlauf in 41%, die Analyse des Thomsen-Friedenreich Antigen Status ergab eine verläßliche Aussage in 45%.

Aufgrund dieser Ergebnisse erscheint uns die Einzelbestimmung der Antigene ABO und TF wie auch die Kombination beider Marker als Markersystem zur Beurteilung der Prognose beim Transitionalzell-Karzinom der Harnblase ungeeignet.

Perspektiven

Epithelial membrane antigen (EMA)

Nach Darstellung des EMA durch Ceriani 1977 zeigte Heyderman mittels immunhistochemischer Untersuchungen erstmalig dessen Lokalisation bei normalem und neoplastischem Gewebe (11,12). EMA ist ein komplexes Glykokonjugat mit dem Moleculargewicht von etwa 500 000. Sein Vorkommen auf nicht-squamösen epithelialen Oberflächen läßt eine wichtige, möglicherweise protektive Funktion vermuten. Es ist nachweisbar auf den luminalen Membranen normalen Drüsenepithels und auf der Oberfläche des Transitionalzellepithels; außerdem ist es nachweisbar bei den meisten Primärtumoren und Metastasen und stellt eine wesentliche Hilfe bei der Differentialdiagnose entdifferenzierter Tumoren sowie bei der Entdeckung von Mikrometastasen dar (13). Bei normalen Urothel ist es auf der luminalen Oberfläche und im Cytoplasma der superficialen Zellen nachweisbar, bei der Dysplasie und dem Transitionalzell-Karzinom zusätzlich in der Intermediär- und Basalschicht. Außerdem gelingt durch die immunhistochemische Untersuchung von Urothel-Karzinomen die Identifizierung invasiver Tumorzellen in Stroma und Muscularis, die nach konventioneller HE Färbung möglicherweise übersehen werden können. Pocock und Mitarbeiter fanden eine deutliche Korrelation zwischen dem immunhistochemischen Befund des "one sided basal" staining und nachfolgend invasivem Wachstum bzw. Metastasierung (14).

Eigene Untersuchungen über eine Korrelation von EMA-Antigen Status und Prognose beim superficialen TCC der Harnblase konnten diese Ergebnisse nicht reproduzieren. Es fand sich bei den 20 Patienten mit Tumorprogression eine solche Korrelation in 90% der Fälle, jedoch bei den 31 Patienten mit superficialem Rezidiv nur in 45% der Fälle. Bezogen auf die Gesamtzahl war die prognostische Aussage in 63% der Fälle präzise.

CA Antigen

F. Ashall und Mitarbeiter gelang 1982 erstmals die Entdeckung eines Antigens in der Zellmembran einer Vielzahl maligner menschlicher Tumoren mit dem entsprechenden monoklonalen Antikörper CA 1 (15). Biochemisch konnte das CA Antigen als Glykoprotein vom Mucintyp charakterisiert werden, das zu 2/3 aus einem Polysaccharid und zu 1/3 aus einem Polypeptidanteil besteht und sich aus zwei Komponenten mit den Moleculargewichten 390 000 bzw. 350 000 zusammensetzt. In immunhistochemischen Untersuchungen zeigte McGee 1982, daß das CA Antigen auf Zellen der Mehrzahl maligner menschlicher Tumoren nachweisbar war, jedoch nicht auf einer Vielzahl benigner Tumoren. Auf untersuchten Normalgeweben hingegen konnte es spezifisch nur im Urothel und Eileiterepithel lokalisiert werden.

Beim Urothel ist CA in der Basalschicht nicht nachweisbar; seine Synthese beginnt in der Intermediärschicht, wo es betont auf den luminalen Aspekten der Zellen zu finden ist; seine höchste Konzentration erreicht es in den Zellen, welche die luminale Oberfläche bilden. Diese Beobachtungen sprechen für eine Funktion des CA Antigens, die für ein Mucus-Glykoprotein klassisch ist, nämlich das Epithel vor toxischen Substanzen zu schützen, die es andererseits zerstören würden. In Untersuchungen über die Funktion des CA Antigens zeigten Bramwell und Mitarbeiter, daß diesem eine derartige Rolle in Bezug auf hohe Laktatkonzentrationen zukommt (17). Die Erhöhung des CA Antigen Spiegels ist zweifach bedingt: einerseits erhöhen CA-bildende Zellen ihre Produktion, andererseits wird seine Synthese in Zellen induziert, die bis dahin kein CA gebildet haben. Die hohe glykolytische Aktivität maligner Zellen bedingt hohe Mengen von Laktat, welches aufgrund eines schlechten oder fehlenden Abtransportes innerhalb des Tumors kumuliert. Die Anwesenheit von CA kann demzufolge als Aufbau eines Stoffwechselablaufes gesehen werden, der charakteristisch für viele maligne Tumoren ist. Dieser Aspekt der biologischen Rolle des CA Antigens und der Mechanismus seiner Induktion impliziert, daß das Antigen bei malignen Tumoren induziert werden könnte bevor diese das umgebende Gewebe invadiert haben bzw. eine Metastasierung stattgefunden hat. Dieser Hypothese entsprechend konnte kürzlich gezeigt werden, daß das CA Antigen in prämalignen Epithelveränderungen bzw. im Carcinoma in situ nachgewiesen werden konnte. Inwieweit das CA Antigen als Parameter für die Beurteilung der Prognose beim Blasen-Ca. in Frage kommt, bedarf jedoch noch umfassender experimenteller Studien.

Das Sekret Immunglobulinsystem beim Urothel-Karzinom

Bei aller Einheitlichkeit im Aufbau der Immunglobuline gibt es Unterschiede auch im Zusammenbau der Grundmoleküle: diese können zu Dimeren (IgA) zusammengebaut werden. Das Immunglobulin A zirkuliert in einer monomeren (7 S) und einer dimeren (9 S) Form. Die Einheiten der dimeren Form werden durch eine J-Kette verbunden. Klinisch besondere Bedeutung hat das Sekret-IgA-Immunglobulin, das im Speichel, in Tränen, vor allem in Intestinalsekreten auftreten kann. Es konnte nachgewiesen werden, daß seine zwei 7S Einheiten durch ein zusätzliches Glykoprotein, das sogenannte Sekretionsstück, zusammengehalten werden. Diese Komponente wird lokal von Epithelzellen der Mucosa oder auch von exokrinen Drüsen sezerniert und bewirkt die Säurestabilität dieses Immunglobulins A sowie offenbar auch Schutz gegenüber proteolytischen Enzymen (18). Kirkham untersuchte 1983 erstmals die Rolle des Sekret-Immunglobulinsystems beim Urothelcarcinom durch immunhistochemische Untersuchungen auf IgA, J-Chain und SC. Dabei fand sich, daß beim normalen Urothel IgA, J-Kette und sekretorische Komponente als dünne Oberflächenschicht auf der luminalen Zellage und in kleineren Mengen im Cytoplasma der Intermediärschicht nachweisbar waren. Bei entzündlich veränderter Schleimhaut waren IgA, J-Chain und SC vermehrt in der lamina propria sowie der intermediären und superficialen Zellschicht nachweisbar; bei Dysplasie und beim TCC gelang dieser Nachweis nur vereinzelt cytoplasmatisch, wobei auf der Oberflächenschicht IgA, J-Chain und SC grundsätzlich fehlten. Die Bedeutung des Sekretimmunglobulinsystems beim Urothelkarzinom erschöpft sich folglich bei positivem Nachweis als Index für Maturation und Differenzierung des Urothels und damit als diagnostische Hilfe zum Ausschluß von Dysplasie und Malignität.

Aufgrund eigener Untersuchungen und kritischer Aufarbeitung der aktuellen Literatur kann zum jetzigen Zeitpunkt kein immunologisches Markersystem zur Erfassung des malignen Potentials beim Harnblasen-Karzinom empfohlen werden.

Literatur

1. Stein BS, Kendall AR (1982) Blood group antigen and bladder carcinoma: a perspective. Urology 20 (3), 229-233
2. Vallancien G, Rouger Ph, Leclerc JP, Kuss R (1983) Immunofluorescence study of the distribution of A, B and H Cell Surface Antigens in bladder tumors. J Urol 130:67-69
3. Thorpe SJ, Abel P, Slavin G, Feizi T (1983) Blood groups antigens in the normal and neoplastic bladder epithelium. J Clin Pathol 36:873-882
4. Giraldo AA, Ruby SG, Humes JJ (1983) Blood groups antigens in urothelium in transitional cell carcinoma. Ann Clin Lab Sci 13(4):307-314
5. Nakatsu H, Kobayashi J, Onishi Y, Igawa M, Ito H, Tahara E, Nihira H (1984) ABO (H) Blood group antigens and carcino-embryonic antigens as indicators of malignant potential in patients with transitional cell carcinoma of the bladder. J Urol 131:252-257
6. Finan PJ, Anderson JR, Doyle PT, Lennox ES, BleehenNM (1982) The prediction of invasive Potential in Superficial transitional cell carcinoma of the bladder. Br J Urol 54:720-725
7. Chapman CM, Allhoff EP, Proppe KH, Prout GR jr (1983) Use of monoclonal antibodies for the localization of tissue isoantigens A and B in transitional cell carcinoma of the upper tract. J Histochem Cytochem 31(4):557-561
8. Coon JS, Weinstein RS, Summers JL (1982) Blood group precursor T-Antigen expression in human urinary bladder Carcinoma. Cancer 77, (6):692-699
9. Summers JL, Coon JS, Ward RM, Falor WH, Miller III AW, Weinstein RS (1983) Prognosis in carcinoma of the urinary bladder based upon tissue blood group ABH and Thomsen-Friedenreich Antigen Status and Karyotype of the initial Tumor Cancer Res 43:934-939
10. Lehman TP, Cooper HS, Mulholland SG (1984) Peanut lectin Binding Sites in transitional cell carcinoma of the urinary bladder. Cancer 53:272-277
11. Ceriani RL, Thompson K, Peterson JA, Abraham S (1977) Surface differentiation antigens of human mammary epithelial cells carried on the human milk fat globules. Proc Natl Acad Sci 74:582-586
12. Heyderman E, Steele K, Ormerod MGF (1979) A new antigen on the epithelial membrane: its immunoperoxidase localization in normal and neoplastic tissues. J Clin Pathol 32:35-39
13. Dearnaley DP, Sloane JP, Ormerod MG, Steele K, Coombes RC, Clink HMcD, Powles TJ, Ford HT, Gazet JC, Neville AM (1981) Increased detection of mammary carcinoma cells in marrow smears using antisera to epithelial membrane antigen. Br J Cancer 44:85-90
14. Pocock RD, Ibrahim SK, Sloane JP, Ponder BAJ, Shearer RJ (1983) Potential Value of Antisera to Epithelial Membrane antigen in detecting early invasion in transitional cell carcinoma. Br J Urol 55:670-675
15. Ashall F, Bramwell ME, Harris H (1982) A new marker for human cancer cells. 1. The Ca Antigen and the Ca 1 Antibody. Lancet 2, 1-6
16. McGee JO'D, Woods JC, Ashall F, Bramwell ME, Harris H (1982) A new marker for human cancer cells. 2. Immunohistochemical detection of the Ca Antigen in human tissues with the Ca 1 Antigen. Lancet 2, 7-10
17. Bramwell ME, Bhavanaden VP, Wiseman G, Harris H (1983) Structure and function of the Ca antigen. Br J Cancer 48:177-183
18. Vorländer K-O, Seiler FR (1983) Immunglobuline und Antikörper in: Immunologie, Grundlagen - Klinik - Praxis. Hrsg. K.-O. Vorländer. Georg Thieme Verlag Stuttgart - New York, S 55-71
19. Kirkham N, Maciver AG (1983) The Secretory Immunoglobulin System in Urothelial Neoplasia. Diag Histopathol 6:85-88

<u>Studienprotokoll 112</u>

Glykosaminoglykane in Karzinomen der Niere, Prostata und Harnblase.

Koordination und Abschlußbericht durch Dr. med. R. Friedrichs, Aachen
auf dem nächsten Arbeitstreffen.

<u>Studienprotokoll 114</u>

Adjuvante systemische Chemotherapie bei urothelialen Karzinomen der
Harnblase: TUR vs TUR + DDP

Ziel dieser Studie:

Ziel dieser Pilotstudie ist die Beurteilung der therapeutischen Wertigkeit der transurethralen Elektroresektion (TUR) allein im Vergleich
zur TUR mit adjuvanter Chemotherapie. Zielgruppe sind metastasenfreie
Patienten mit rezidivierenden TaG3 und T1G2 Tumoren sowie primären
T1G3 und T2/T3aG1 Tumoren, deren radikale Sanierung durch den Pathologen wahrscheinlich gemacht wurde.

Versuchsplan:

Es handelt sich um eine Pilotstudie.
Vergleichend untersucht werden:

1. TUR allein
2. TUR mit anschließender systemischer Therapie (75 mg Cisplatin/m^2)

Es werden drei cytostatische Kuren im Abstand von 3 Wochen durchgeführt.
Drei Monate nach der TUR wird die Diagnostik wiederholt. Sie schließt
eine transurethrale Elektroresektion mit Biopsie und die Computertomographie ein. Läßt sich ein Tumorrezidiv nicht nachweisen, erfolgt eine
übliche Verlaufskontrolle; bei positivem Tumornachweis (> Ta G1-2)
wird der Patient der radikalen Cystektomie mit oder ohne Vorbestrahlung zugeführt.

Bislang wurden 11 Patienten mit Tumoren der Kategorien T1G3 rez., T1G3
rez., T2G2, bei denen die radikale TUR histologisch wahrscheinlich gemacht werden konnte mit DDP behandelt. (3 Kurse mit je 75 mg/m^2 DDP
im Abstand von 21-28 Tagen).

Der Verlauf der Patienten zeigt die folgende Aufstellung:

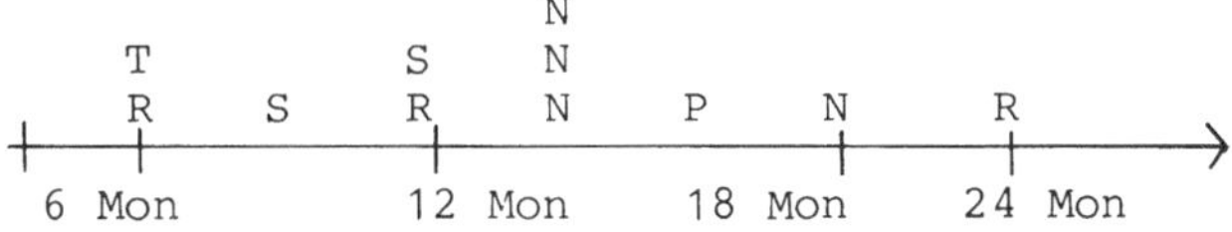

T= verstorben	: 1, nicht an Tumorfolgen
P= Progression	: 1, Indikation zur Cystektomie
S= Rezidiv wie Ausgangstumor	: 2, Indikation zur Cystektomie
R= Rezidiv TaG1	: 3, Indikation zur Kontrolle nach TUR
N= N E D	: 4, Indikation zur Kontrolle "

Somit finden sich 30% Therapieversager bei einer mittleren Beobachtungszeit von 13 Monaten.

Studienprotokoll 115 - Planung

Rezidivprophylaxe nach vollständiger TUR urothelialer Ta und T1 Karzinome der Harnblase:

Mitomycin C vs BCG - Prospektive multizentrische randomisierte Studie -

Nach vollständiger transurethraler Elektroresektion (TUR) superfizialer Blasenkarzinome soll die rezidivprophylaktische Wirkung einer intravesikalen Mitomycin C- Instillationsbehandlung über 2 Jahre mit einer kombinierten intravesikalen und intradermalen BCG-Applikation über 6 Monate verglichen werden.

Es handelt sich um eine randomisierte Studie zur Prüfung der Wirksamkeit der intravesikalen Instillation von systemisch nicht toxischen Substanzen an einer ausreichend großen Patientenzahl. Von wissenschaftlicher Bedeutung sind vor allem folgende Aspekte:

- Bestimmung der Wirkung der Chemotherapie und Immuntherapie im Sinne einer Rezidivprophylaxe
- Wirkung des Cytostatikums und des BCG auf die normale Schleimhaut (Kontrollbiopsien nach 2 Jahren)
- Einfluß des Cytostatikums und des BCG auf Dysplasien und das Carcinoma in situ
- Prüfung der histologischen Kriterien bei Therapieversagern

Die Bedeutung für den Urologen ergibt sich aus folgenden Gesichtspunkten:

Mehr als 60% aller Blasentumoren werden bislang ausschließlich durch die transurethrale Elektroresektion behandelt; Rezidive (60-70%) und Tumorprogression (10-37%) sind häufig, die Prognose der Patienten nach eingetretener Progression schlecht; die Wirksamkeit der intravesikalen Chemotherapie ist wenig überzeugend.

- Sollte sich die Überlegenheit einer Behandlung herausstellen, kann eine große Patientenzahl vor einer Tumorprogression bewahrt, wiederholte Operationen in Verbindung mit äußerer Harnableitung dem Patienten erspart bleiben. Retrospektiv können anhand der histologischen Untersuchung der Biopsie von Therapieversagern neue Kriterien für die Auswahl der Patienten zur Instillationstherapie erarbeitet werden. Das Ergebnis kann nach Abschluß der Studie ohne weitere ergänzende Maßnahmen in die Routine übertragen werden.

Ethische Probleme ergeben sich bei der Durchführung der Studie nicht, da die Instillation ohne schwere Nebenwirkungen für den Patienten erfolgt, gesundheitliche Schäden bislang nicht beschrieben wurden und die Überlegenheit einer Form der Instillationsbehandlung nicht bewiesen ist.

Versuchsplan

Es handelt sich um eine multizentrische randomisierte prospektive stratifizierte "between-patient" Studie.

Nach durchgeführter klinischer Diagnostik werden nach der probatorischen TUR zwei Behandlungsgruppen gebildet:

1. 2-jährige Mitomycin C-Instillationstherapie
2. 6-monatige BCG-Behandlung

```
R
          a   B= BCG   ***.***.*. *  .  *  .  *  .    .    .    .     .     .     .     .     .
          n             1   2   3   4   5   6   9   12    15    18    21    24    30    36
TUR   d                         o               o    o    o     o     o     o     o     o     o
                                            Multi-                        PE
Ta-1  o                                      test                      Multitest

          m
              A= MMC   **.**.**  .**  .**  .** ************.********* .**** .     .     .
                        1   2   3   4   5   6   9   12    15    18    21    24    30    36
                                        o           o    o    o     o     o     o     o     o     o
                                            Multi-                        PE
                                             test                      Multitest
```

A= MMC 20 mg/20 ml NaCl für 2 Stunden
B= BCG-Connaught 120 mg/50 ml NaCl für 1 Stunde, intravesikale Applikation
*= Instillation
o= Cytologie, Cystologie

Als Kontrollgruppe dient die erste Gruppe.
Strata werden durch die bisherige Rezidivrate definiert:

1. Stratum : Primärtumor
2. Stratum : Rezidivtumor

Die Studie wird nicht blind durchgeführt.

Gemessen wird der Erfolg an der Rezidivhäufigkeit, der Tumorprogressionsrate und den Nebenwirkungen.

Die Studie soll November 1984 beginnen und innerhalb von 3,5 Jahren
abgeschlossen sein.

Literatur

Adolphs H-D, Bastion HP (1983) Chemoimmune-prophylaxis of superficial bladder cancer
    J Urol 129:29 (1983)
Barnes R, Hadley H, Dick A, Johnston O, Dexter J (1977) Changes in grade and stage
    of recurrent bladder tumors. J Urol 118:117
Brosman SA (1982) Experience with bacillus Calmette-Guerin in patients with super-
    ficial bladder cancer. J Urol 128:27
Dalesio O, Schulman CC, Silvester R, Depauw M, Robinson M, Denis L, Smith P, Viggiano
    G (1983) Prognostic factors in superficial bladder tumors. J Urol 129:730
EORTC (1977) The treatment of advanced carcinoma of the bladder with a combination
    of adriamycin and 5-Fu. Eur Urol 3:276
Ferluga J (1973) Increased cytolytic activity of a subcellular fraction from mouse
    liver after BCG injection. Lancet 2:1476
Gutterman J, Mavligit G, McBride C, Frei E, III, Hersh EM (1973) BCG stimulation of
    immune responsiveness in patients with malignant melanomas. Cancer 32:321
Heany JA, Ornellas EP, Daly JJ, Lin JC, Prout GR (1978) In vivo growth of human
    bladder cancer cell lines. Invest Urol 15:380
Heney NM, Nocks BN, Daly JJ, Prout GR, Newall JB, Griffin PP, Perrone TL, Szyfelbein
    WA (1982) Ta and T1 bladder cancer: Location, recurrence and progression. Brit
    J Urol 54:152
Herr HW, Pinsky CM, Whitemore WF, Oettgen HF, Melamed MR (1983) Effect of intravesi-
    cal BCG on carcinoma in situ of the bladder. Cancer, in press
Huland H, Otto U (1983) Mitomycin C instillation to prevent recurrence of superfi-
    cial carcinoma. Eur Urol 9:84

Kurth KH, Maksimovic PA, Hop WCJ, Schröder FH, Bakker NJ (1983) Single dose intravesical epodyl after TUR of a Ta TCC bladder carcinoma. World J Urol 1:89
Lamm DL, Thro DE, Winters WD, Stogdill VD, Radwin HM (1981) BCG immuntherapy of
   bladder cancer. Cancer 48:82
Morales A, Eidinger D, Bruce AW (1976) Intracavitary BCG in the treatment of super-
   ficial bladder tumors. J Urol 116:180
Morales A, Ottenhof P, Emerson L (1981) Treatment of residual, noninfiltrating blad-
   der cancer with BCG. J Urol 125:649
Robinson MRG, Rigby CC (1981) Intravesical BCG therapy for Ta and T1 bladder tumors:
   Histopathology and toxicity. In: Bladder cancer, principles of combination thera-
   py. Butterworth, London, Boston, Sidney, Wellington, Durban, Toronto. Oliver RT,
   Hendry WF, Bloom HJG (eds), 287
RUTTAC (registry for urinary tract tumors RWTH Aachen) 6. Arbeitstreffen und Jahres-
   bericht, Wiesbaden. Registerinformation Nr. 17 (1983)
Schulman CC, Robinson M, Denis L, Smith P, Viggiano G (1982) EORTC Genito-urinary
   tract cancer cooperative group. Prophylactic chemotherapy of superficial tran-
   sitional cell bladder carcinoma. Eur Urol 8:207
Torti FM Ed. (1983) Recent results in cancer research. Urologic cancer: Chemothera-
   peutic principles and management. Springer-Verlag Berlin, Heidelberg, New York,
   Tokio
Zbar B, Rapp HJ (1974) Immuntherapy of guinea pig cancer with BCG. Cancer 34, 1532

Priv.-Doz. Dr. H. Rübben, Klinikum der RWTH Aachen, Abteilung Urologie,
Pauwelsstraße, D-5100 Aachen

Wissenschaftliche Ausstellung

Biotechnische Entwicklungen, Grundlagenforschung

Moderation: J. Altwein, Ulm, und P. Burchardt, Langen-Bremerhaven

1. Intraoperative Sonographie bei Nierenausgußsteinen mit speziell
   entwickelten Mini-Schallköpfen
   Meyer-Schwickerath, M., Hartung, R., Brüggemann, V.Ch., Kröpfl, D.,
   Essen

2. Erfahrungen mit der Ureterorenoskopie in Diagnostik und Therapie
   Epple, W., Reuter, H.J., Stuttgart

3. Sichere und zeitsparende Technik bei Harnableitungen unter Verwendung von Darmsegmenten mit dem Auto-Suture-Besteck
   Ludwig, G., Haselberger, J., Pauthner, H., Frankfurt

4. Die Ureterendoprothese aus Polyurethan (PUR)-Klinische Erfahrungen
   und Untersuchungen zur Inkrustationstendenz
   Kleinhans, G., Meyer-Jürgens, U.B., Leusmann, D.B., Tölle, E.,
   Münster

5. Neuer Mandrin zum TUR-Resektionsschaft zur Harnröhrenstrikturpro-
   phylaxe
   Baumüller, A., Lübeck

6. Ein neuer Sofortbild-Röntgenfilm zur intraoperativen Nierensteinlokalisation
   Carl, P., Grohmann, W., Deggendorf

7. Ein neuartiges Einmalsystem zur retrograden Urethrographie
   Hartmann, M., Hübner, E., Hamburg

8. Fluoreszenzangiographische Darstellung der Mikrozirkulation des
   Urothels der Harnblase
   Konrad G., Lampel, A., Homburg/Saar

9. Dynamische Cavernosographie und simultane passive Erektion
   Porst, H., Bach, D., Thon, W., Altwein, J.E., Bonn/Ulm

10. Chromolymphographie zur Verbesserung von Selektivität und Radikali-
    tät der Lymphadenektomie
    Harzmann, R., Bausch, M., Haeflinger, G., Gärtner, H.V., Tübingen

11. Die Anwendung des Fibrinklebers beim Verschluß von Blasen-Scheiden-
    Fisteln
    Papadopoulos, I., Schnapka, B., Kelami, A., Berlin

12. In vitro-Bestimmungen optimaler Voraussetzungen zur Koagulum-
    Pyelolithotomie
    Lycklama a Nijeholt, A.A.B., Briet, E., Jonas, U., Leiden

13. Die rechnerunterstützte Ultraschalldiagnostik der Prostata
    Feiber, H., Nauth, P., Gaca, A., Walz, P.H., Wenderoth, U.K.,
    Marburg/Wiesbaden/Mainz

14. Textverarbeitung und automatische, computergestützte Dokumenta-
    tion klinischer Daten: Konzept und Realisation
    Zink, R.A., Seidel, H., Daxberger, W., Eissner, H.J., München

15. Beziehung von Stromagehalt, Rezeptor- und Steroidkonzentration in
    normalem und hyperplastisch verändertem Prostatagewebe
    Bartsch, G., Daxenbichler, G., Marth, Ch., Rohr, H.P., Innsbruck

16. Morphologische Veränderungen des juxtaglomerulären Apparates bei
    renovaskulärer Hypertonie
    Peter, St., Mannheim

17. Differenzierung zwischen glomerulärer und nicht-glomerulärer Häma-
    turie mit Hilfe der Interferenzmikroskopie
    Leyh, H., Weitbrecht, M., Lehmer, A., München

Onkologie, Mißbildungen

Moderation: U. Jonas, Leiden, und U. Seppelt, Kiel

18. Validierung diagnostischer Maßnahmen für die Stadieneinteilung
    maligner Hodentumoren. Ergebnisse einer multizentrischen, pro-
    spektiven Studie
    Weißbach, L., Bußar-Maatz, R., Nagel, R., Knipper, A., Al-Naieb,
    M., Bonn/Berlin/Dortmund

19. Ultraschall-Untersuchung des Abdomens als Methode zur Früherken-
    nung des hypernephroiden Karzinoms. Ergebnisse der Untersuchung
    bei 85 Patienten
    Kröpfl, D., Lohmann, U., Meyer-Schwickerath, M., Essen

20. Sonographische Darstellung intracavaler Tumorthromben
    Meyer-Schwickerath, M., Kröpfl, D., Fenkl, H., Hartung, R., Essen

21. Immunhistologische Veränderungen bei Blasenkarzinomen unter Alpha$_2$
    -Interferontherapie
    Grups, J.W., Ormanns, W., Osterhage, H.R., Ackermann, R.,
    Würzburg/Düsseldorf

22. Rasterelektronenoptische Untersuchungen des Harnblasenurothels in
    bezug auf das Lebensalter
    Konrad, G., Gebhardt, Th., Rascher, K., Homburg/Saar

23. Das Wachstum von Blasentumoren nach chemischer und mechanischer
    Blasenläsion bei der Maus
    Kropp, W., Cevc, G., Mlynek, M.L., Hartung, R., Essen

24. Wachstumsverhalten von Harnblasenkarzinom-Zellinien in serumfreien
    Medien
    Heckl, W., Kubbies, M., Würzburg

25. Chromosomenanalyse urothelialer Harnblasenkarzinome
    Friedrichs, R., Rübben, H., Boekels, G., Lutzeyer, W., Aachen

26. Das Cushing-Syndrom: Operation, Komplikationen und Spätergebnisse
    Maar, K., Brockhaus, V., Ackermann, R., Kley, H., Düsseldorf

27. Das maligne fibröse Histiozytom, Fallbericht - diagnostische und
    therapeutische Konzepte
    Friedrichs, R., Rübben, H., Dahm, H.H., Lutzeyer, W., Aachen

28. Sonographische Befunde bei Erkrankungen der Skrotalorgane
    Mellin, H.E., Ackermann, R., Nathan, M., Düsseldorf

29. Die Therapie der Ureterozele
    Osterhage, H.R., Heckl, W., Frohmüller, H., Würzburg

30. Klinik und Histologie bei Ductusaplasie
    Wagenknecht, L., Sommer, M., Cuxhaven

31. Diagnostik und Therapie von Harnröhrendivertikeln bei jungen
    Männern
    Strohmeyer, T., Hartmann, M., Hamburg

32. Prognose und Komplikationen des Priapismus
    Pohl, J., Pott, B., Münster

Infektion, Komplikationen, Urolithiasis

Moderation: M. Marberger, Wien, und W. Weidner, Gießen

33. Klinische Bedeutung der Urethrotomia interna bei der rezidivieren-
    den Cysto-Urethritis
    Faul, P., Memmingen

34. Therapieergebnisse mit Norfloxacin bei der Zystitis der Frau -
    eine klinische Studie
    Mast, G.J., Zwergel, Th., Kopper, B., Alloussi, Sch., Homburg/Saar

35. Doppelblind-Studie mit Harntee 400 bei Harnwegsinfektionen
    Ebbinghaus, K.D., Lüdenscheid

36. Abszedierende Nierenerkrankungen - Sonographie und Computertomo-
    graphie als Entscheidungshilfen zur Therapie
    Becht, E., Bazeed, M., Schärfe, Th., Thüroff, J.W., Mainz

Wissenschaftliches Filmprogramm

Mitglieder der Filmjury: B. Brehmer, Velberg/ Ch.Chaussy, München/
R. Hartung, Essen/ R. Hautmann, Ulm (Vorsitzender)/ R. Hubmann, Hamburg

1. Die Thorakoabdominelle Tumornephrektomie beim Nierenzellkarzinom
   Ludwig, G., Haselberger, J., Hefner, D., Frankfurt am Main/Höchst

2. Chromolymphographie zur Optimierung der Lymphadenektomie
   Harzmann, R., Bausch, M., Haefelinger, G., Schweinsber, F.,
   Tübingen

3. Endoskopische transanale Resektion (TAR) von Rectumtumoren mittels
   TUR-Technik
   Boeminghaus, F., Horn, W., Coburg, A.J., Neuss

4. Pränatale sonographische Diagnostik am Harntrakt
   Kunit, G., Staudach, A., Joss, H., Salzburg

5. Durchführung und Aussage der skrotalen Sonographie
   Weißbach, L., Fischer, P., Bußar-Maatz, R., Bonn

6. Visits in Urology: Urinary Incontinence in Women in Urinary Tract
   Infection
   Stamey, T.A., Standford

7. Mikrochirurgische zweischichtige Vasovasostomie
   Weiske, W.H., Stuttgart

8. Geschiente mikrochirurgische Tubulo-Vasostomie-Spätergebnisse
   Papadopoulos, I., Kelâmi, A., Berlin

9. One Stage Penile/Preputial Island Flap Urethroplasty for Urethral
   Strictures
   Quartey, J.K., Accra/Ghana

10. Die einzeitige Korrektur von Harnröhrenstrikturen
    Zechner, O., Nürnberger, N., Wien

11. Ultraschall in der Nierensteinchirurgie
    Meyer-Schwickerath, M., Hartung, R., Essen

12. Perkutane Nephrostopyelolithotomie
    Eickenberg, H.-U., Bielefeld

13. Die perkutane Nephrolithotomie
    Schütz, W., Pfab, R., Vogel, E., Braun, J., München

14. Die endoskopische Therapie des Uretersteines
    Marberger, M., Wien

15. Gezielte ferngesteuerte Nephrolithotomie
    Zoedler, D., Wienhöwer, R., Düsseldorf

16. Ferngesteuerte Operation eines Nierenausgußsteines
    Zoedler, D., Wienhöwer, R., Düsseldorf

17. Kristallisation im Gel - Eine Methode zur Messung der Urinkristallisation
    Schneider, H.-H., Röhrborn, C., Rugendorff, E.W., Gießen

18. Implantation eines arteficiellen Sphinkters zur Behandlung der Harninkontinenz
    Schreiter und Koncz, Schwelm

19. Radikale retropubische Prostatektomie
    Ackermann, R., Frohmüller, H., Düsseldorf und Würzburg

Preisverleihungen

Der *Maximilian Nitze* Preis wurde verliehen an die Herren

Dr. B. Ulshöfer, Marburg, für die Arbeit: Risikoeinschätzung und Rezidivprophylaxe des Harnsteinleidens (Eine Untersuchung unter Berücksichtigung klinischer und epidemiologischer Aspekte).

Priv.-Doz. Dr. J. Thüroff, Mainz, für die Arbeit: Neourethra, eine zweizeitige Operationstechnik zum Totalersatz der funktionellen Harnröhre.

Der 1. Preis für die beste wissenschaftliche Ausstellung, verbunden mit dem Bard-Preis, wurde verliehen an Herrn Dr. St. Peters, Mannheim, für die Arbeit: Morphologische Veränderungen des juxtaglomerulären Apparates bei renovaskulärer Hypertonie.

Der Preis für die besten wissenschaftlichen Filme wurde vergeben an die Herren G. Ludwig, J. Haselberger, D. Hefner, Frankfurt/Hoechst für den Film: Die thoracoabdominelle Tumornephrektomie beim Nierenzellcarcinom,

und an die Herren R. Harzmann, M. Bausch, G. Haefelinger, F. Schweinsber, Tübingen, für den Film: Chromolymphographie zur Optimierung der Lymphadenektomie.

Generalversammlung

Protokoll der ordentlichen Mitgliederversammlung der Deutschen
Gesellschaft für Urologie am Freitag, 5. Oktober 1984, in der
Stadthalle Bremen, Halle I.

(Versammlungsleitung: Präsident Dr. H.G. Stoll, Direktor der Urologischen Klinik, Kliniken der Freien Hansestadt Bremen, Zentralkrankenhaus, St. Jürgen-Straße, D-2800 Bremen,

Protokollführer: 1. Schriftführer Professor Dr. H. Frohmüller,
Direktor der Urologischen Klinik und Poliklinik der Universität
Würzberg, Luitpoldkrankenhaus, D-8700 Würzburg.)

Der Präsident, Dr. H.G. Stoll, eröffnet um 17.25 Uhr die Generalversammlung der Deutschen Gesellschaft für Urologie und begrüßt die
139 anwesenden Mitglieder. Er stellt fest, daß die Einladung zu dieser
Mitgliederversammlung satzungsgemäß und fristgerecht ergangen ist,
die Tagesordnung den Mitgliedern rechtzeitig angekündigt wurde und
die Versammlung damit beschlussfähig ist.

Der Präsident stellt durch offene Abstimmung fest, daß die vorliegende
Tagesordnung einstimmig genehmigt wird.

Tagesordnung

1. Prämienverleihung für die wissenschaftliche Ausstellung

Der Präsident gibt den Preisträger für die beste wissenschaftliche
Ausstellung bekannt, wie sie vom Preisrichterkollegium, bestehend aus
den Herren Stoll (ex officio), Lutzeyer, Nagel, Sökeland, Sommerkamp
und Vahlensieck ermittelt wurde. Den Preis erhielt Herr Dr. St. Peter
(Urologische Klinik des Klinikums der Stadt Mannheim) für den Beitrag:
"Morphologische Veränderungen des juxta-glomerulären Apparates bei
renovasculärer Hypertonie".

Der Präsident gratuliert dem Preisträger im Namen der Gesellschaft.

2. Prämienverleihung für das wissenschaftliche Filmprogramm

Die Filmjury, bestehend aus den Herren Hautmann, Brehmer, Chaussy,
Hartung und Hubmann hat beschlossen, zwei Filme gleichwertig und
gleichrangig mit dem Preis auszuzeichnen.

Preisträger sind: Ludwig, G., Haselberger, J., Hefner, D., (Urologische
Klinik am Städischen Krankenhaus Frankfurt/Main-Hoechst) "Die thorakoabdominelle Tumornephrektomie beim Nierenzell-Karzinom".

Harzmann, R., Bauch, M., Haefelinger, G., Schweinsber, F. (Urologische
Abteilung der Universitätskliniken Tübingen): "Chromolymphographie
zur Optimierung der Lymphadenektomie".

Im Namen der Gesellschaft gratuliert der Präsident den Preisträgern.

3. Wahl des Präsidenten für das Amtsjahr 1985/86 und des Kongressortes 1986

Der Präsident gibt den einstimmigen Vorschlag des Geschäftsführenden
Vorstandes und des Ausschusses der Deutschen Gesellschaft für Urologie
bekannt, den derzeitigen 1. Schriftführer der Deutschen Gesellschaft
für Urologie, Herrn Professor Dr. H. Frohmüller, Direktor der Urologischen Klinik und Poliklinik der Universität Würzburg, zum Präsidenten
des Kongressjahres 1985/86 zu wählen. Gegenkandidaten werden von der
Mitgliederversammlung nicht benannt.

Bei der geheimen Zettelwahl wurden insgesamt 139 Stimmen abgegeben.
Alle Stimmen waren gültig. Auf Herrn Frohmüller entfielen 116 Stimmen.
Es lagen 14 Enthaltungen vor. Je 1 Stimme wurde abgegeben für die
Herren Ackermann, Heck, Hohenfellner, Knipper, Röhl, Schilling,
Schmiedt, Sigel und Ziegler.

Damit ist Herr Frohmüller mit 116 gültigen Stimmen zum Präsidenten
für die Kongressperiode 1985/86 gewählt und ist lt. Satzung damit
gleichzeitig der neue 2. Vizepräsident der Gesellschaft.

Herr Frohmüller nimmt die Wahl an und dankt den Mitgliedern der
Gesellschaft für das entgegengebrachte Vertrauen.

Der Kongress wird auf Vorschlag von Herrn Frohmüller in der Zeit vom
23.-26. September 1986 im Congress-Centrum Würzburg stattfinden.

4. Wahl des 1. Schriftführers

Nachdem der bisherige 1. Schriftführer, Herr Frohmüller, soeben zum
2. Vizepräsidenten gewählt wurde, ist die Stelle des 1. Schriftführers
frei. Der Präsident gibt den Vorschlag des Geschäftsführenden Vorstandes und des Ausschusses der Deutschen Gesellschaft für Urologie bekannt, den bisherigen 2. Schriftführer, Herrn Professor Dr. J. Kaufmann, Chefarzt der Urologischen Klinik Altona, Paul Ehrlich-Str. 1,
Hamburg, zum 1. Schriftführer zu wählen.

Herr Professor Dr. Kaufmann wird mit *einer* Stimmenthaltung zum
1. Schriftführer gewählt und nimmt die Wahl an.

5. Wahl des 2. Schriftführers

Nachdem der bisherige 2. Schriftführer, Herr Professor Dr. J. Kaufmann,
Hamburg, zum 1. Schriftführer gewählt wurde, wird vom Präsidenten der
Vorschlag unterbreitet, Herrn Professor Dr. R. Ackermann, Direktor
der Urologischen Univ.-Klinik, Moorenstraße 5, Düsseldorf, zum 2.
Schriftführer zu wählen. Die Mitgliederversammlung wählt daraufhin
Herrn Ackermann mit zwei Enthaltungen zum 2. Schriftführer der Gesell-
schaft. Herr Ackermann nimmt die Wahl an.

6. Wahl des Schatzmeisters

Herr Dr. W. Brachmann, Chefarzt der Urologischen Abteilung des Allgemeinen Krankenhauses Barmbek, Rübenkam 148, Hamburg 60, scheidet lt.
Satzung turnusgemäß in diesem Jahr aus seinem Amt aus. Auf Vorschlag
des Präsidenten wird Herr Brachmann einstimmig als Schatzmeister
wiedergewählt und nimmt diese Wahl an.

7. Wahl eines nicht ständigen Ausschussmitgliedes

Satzungsgemäß scheidet nach 4 Jahren Herr Professor Dr. E. Elsässer,
München, als nicht ständiges Ausschussmitglied aus.

Der Geschäftsführende Vorstand und der Ausschuss der Deutschen Gesellschaft für Urologie schlagen Herrn Dr. H. Sparwasser, Chefarzt der
Urologischen Klinik des Städtischen Krankenhauses, Kemperhof, 5400
Koblenz, für die kommende Wahlperiode als nicht ständiges Ausschussmitglied vor.

Von der Mitgliederversammlung wird Herr Sparwasser einstimmig als
nicht ständiges Ausschussmitglied gewählt und nimmt die Wahl an.

8. Bericht über das Geschäftsjahr 1983/84

Der Präsident berichtet über den Vorschlag des Geschäftsführenden Vorstandes der Deutschen Gesellschaft für Urologie, anstelle der früher
üblichen Diskussionsbemerkungen im "Verhandlungsbericht der Deutschen
Gesellschaft für Urologie" die Zusammenfassung eines Moderators der
betreffenden Sitzungsperiode zu bringen. Die Moderatoren sind gehalten,
die wichtigsten Punkte der Diskussionsbemerkungen kurz und prägnant
zusammenzufassen.

Der Präsident spricht nochmals einen Beschluss der Bundesärztekammer
an, bei den Vorsorgeuntersuchungen das Urinscreening zu streichen.
Der Präsident sowie Herr Dr. Heck, der Präsident des Berufsverbandes
der Deutschen Urologen, haben diese Problematik Anfang des Jahres in
Köln mit den Herren des wissenschaftlichen Beirates der Bundesärztekammer besprochen. Sie haben dabei volles Verständnis für die Wichtigkeit des Urinscreenings für die Früherkennung urologischer Carcinome
gefunden. Auch von nephrologischer Seite wird die Einbeziehung des
Urinscreenings in die urologischen Vorsorgeuntersuchungen tatkräftig
unterstützt. Der derzeitige Vertreter der Urologen in der Bundesärztekammer, Professor Dr. Schmiedt (München), wird sich weiterhin darum
bemühen, daß das Urinscreening wieder in das urologische Früherkennungs-
programm aufgenommen wird.

Der Präsident nimmt wiederum zu dem Problem der Qualitätssicherung
Stellung und dankt den Herren Ackermann (Düsseldorf) und Davidts (Köln)
für ihre Arbeit, dieses Problem betreffend, bei den Sitzungen der
Bundesärztekammer und deren Gremien.

9. Bericht des Schatzmeisters und Kassenprüfung

Der Schatzmeister stellt zunächst fest, daß lt. Satzung alle zwei
Jahre ein Kassenbericht vorzulegen ist.

Von der Hermes-Steuergesellschaft Hamburg wurde für den Zeitraum vom
1.10.1982 bis 31.8.1984 die Rechnungslegung überprüft und in ihrem

Bericht vom 24.9.1984 wurde die Buchführung und die Abrechnung in Ordnung befunden. Der Bericht wurde von den Herren Albrecht und Zoedler eingesehen und gegengezeichnet.

Für den Zeitraum vom 1.10.1982 bis 31.8.1984 betrugen die Gesamteinnahmen DM 355.971,25. Diesen Einnahmen stehen Ausgaben in Höhe von DM 461.758,81 gegenüber, sodaß sich ein Ausgabenüberschuss von DM 105.787,56 ergab. Der Schatzmeister erklärt, daß diese Mehrkosten in erster Linie durch den zunehmend teureren Kongressband, der von der Deutschen Gesellschaft für Urologie fast zu zwei Drittel subventioniert wird, entstanden sind, ferner durch die Beschaffung einer Computeranlage sowie durch Steuernachzahlungen. Die Mehrausgaben konnten durch den Verkauf von Effekten und aus dem Barvermögen gedeckt werden. Am 31.8.1984 betrug der Vermögensstand in Barvermögen und Bankguthaben DM 49.666,18. Der Stand des Effektenvermögens betrug DM 78.500,--.

Der Schatzmeister berichtet, daß es durch Verhandlungen mit dem Springer-Verlag gelungen sei, die von der Deutschen Gesellschaft für Urologie stark subventionierten Kongressbandkosten zu senken. Dies war sowohl durch eine Satzänderung als auch durch die Tatsache möglich, daß auf Sonderdrucke für die Referenten verzichtet wurde.

Der Schatzmeister stellt abschließend fest, daß zum gegenwärtigen Zeitpunkt auf eine Beitragserhöhung verzichtet werden kann.

10. Bericht des Archivars

Der Archivar, Herr Dr. F. Schultze-Seemann, Berlin, konnte im Berichtsjahr dank Erschließung mehrerer neuer Antiquariate wiederum wertvolle Bücher zur Geschichte der Urologie für das Archiv erwerben.

In der Gruppe der alten Bücher waren es:

Isaac Judäus Opera omnia von 1515, dabei allein 100 Seiten "De Urinis" und
Thomas Brian: Der Englische Wahrsager aus dem Urin von 1760.
             Beigebunden Maius "Urinbüchlein" samt Apollinaris
             "Traktätlein vom Urin".

Von den französischen Werken wurden erworben:

Civiale: Traité de l'affection calculeuse 1838
Civiale: Du Traitment de la pierre et de la gravelle 1840
Clement: Manuel des Retention d'Urines et de la Spermatorée 1835
Cornay: De la lihteretie 1845
Guyon: Lecons clinique sur les affections chirurgicales de vessie
         et de la Prostate 1888
Guyon: Des vices de conformation de l'Urethre 1863
Heurteloup: Examen coitique de l'oevrage de le Docteur Civiale 1827
Hunter/Ricord: Traite de la Maladie venerienne
Jozan: Voies urinaire 1851
Lallemand: Über die unfreiwilligen Samenergießungen 1837 (Übersetzung)
Pasteau: Les Instruments de chirurgie urinaire 1914
Philipps: Traite des maladies des voies urinaires 1840
Reliquet: Traite des operations des voies urinaires 1869
Ségalas: Essai sur la gravelle et la pierre 1835
Solon: De l'Albuminurie ou hydropisie 1838

An Werken englischer Autoren wurden gekauft:

Prout: An injury into the nature and treatment of Diabetes, Calculus
       and other affections of the urinary organs, 1826.
Scudamore: A treatise on the nature and of gout and gravel, 4. Aug.
       1823
Thompson: Diseases of the Prostate, 1886

Von deutschen Autoren wurden erworben:

Güterbach: Krankheiten der Harnröhre und der Prostata 1890
Hirsch: Geschichte der Nierentuberkulose
Janssen: Diagnostische und therapeutische Indikationsstellung bei
           den chirurgischen Erkrankungen der Harnorgane 1938
Joseph: Die Harnorgane im Röntgenbild 1930
Voelcker/Joseph: Funktionelle Nierendiagnostik 1903
Voelcker/Lichtenberg: Pyelographie 1906
(beide extra gebundene Arbeiten aus der Münchener Med. Wochenschrift)
Winzheimer: Über die organische Harnröhrenverengung 1832
Zuckerkandl: Die localen Erkrankungen der Harnblase 1899
Zuckerkandl: Atlas und Grundriß der chirurgischen Operationslehre,
           5. Aufl. 1915

Die Handbücher wurden um folgende Bände vervollständigt:

Burchhardt: Bruns Beiträge Bd. 5/1889 mit Endoskopische Befunde der
           Krankheiten der Harnröhre
Cannstatt's Pathologie und Therapie Bd. 3
Dittel: Strikturen der Harnröhre
Grünfeld: Die Sondierung des Harnleiters mit Hilfe des Endoskops, in:
           Wiener Med. Presse 1876
Handbuch der Chirurgie v. Wullstein, Wilms, Kuttner mit urologischem
           Beitrag Voelckers, 9. Aufl. 1931
Handbuch der Chirurgie v. Kirschner-Nordmann, Bd. Urogenitalorgane
Handbuch Kinderkrankheiten, Bd. 4, 3: Krankheiten der Urogenital-
           organe 1878
Handbuch der Urologe, Band 15 und 16
Nitze: Arbeit in Deutsche Klinik am Eingang des 20. Jahrhunderts,
           Band 10/I, Blasen- und Geschlechtskrankheiten 1905
Nitze's Jahresbericht von 1906
Teilbände der Wiener Klinik im Zeitraum von 1887 bis 1903
Sammlung klin. Vorträge v. Volkmann (nur die Urologie betreffend)
Festschrift Tokyo 1917 für Keinzo Dhi, Dermatologische und Urologische
           Univ.-Klinik
Journal of Urology bis Band 120 außer wenigen Ausnahmen der früheren
           Jahrgänge. Der Band 2/1918 konnte durch Heft 3 vervollständigt
           werden und die amerikanischen Transactions ergänzt um die
           Bände 1911 und 1920.

Der Präsident dankt dem Archivar im Namen der Gesellschaft für die
geleistete Arbeit und die hervorragende Betreuung des Archivs.

Schließlich wurde der Archivar mit großer Stimmenmehrheit beauftragt,
den auf dem Wiesbadener Kongress 1983 von ihm gehaltenen historischen
Vortrag zu einem Buch auszuarbeiten mit dem Titel: "75 Jahre Deutsche
Gesellschaft für Urologie", entsprechend ähnlichen Werken anderer
wissenschaftlicher Gesellschaften.

11. *Mitgliederbewegungen*

Der 1. Schriftführer, Herr Frohmüller, berichtet, daß bis zum Beginn
der jetzt stattfindenden Generalversammlung die Anträge von 50 Damen
und Herren für die Aufnahme in die Deutsche Gesellschaft für Urologie
vorliegen. Diesen Anträgen wurde vom Ausschuss der Deutschen Gesellschaft für Urologie zugestimmt.

Im Berichtsjahr sind ein Ehrenmitglied, Professor Dr. Rudolf Zenker,
München, sowie drei ordentliche Mitglieder verstorben.

Der 1. Schriftführer weist darauf hin, daß ein Formular entworfen
wurde, das den Damen und Herren zugesandt wird, die sich als Mitglieder in der Deutschen Gesellschaft für Urologie bewerben.

Herr Professor Dr. Zoedler, Düsseldorf, stellt nun Antrag auf Entlastung des Vorstandes, die durch die Mitgliederversammlung einstimmig erfolgt.

12. *Maximilian Nitze-Preis*

Die Kommission für die Vergabe des Maximilian Nitze-Preises, bestehend
aus den Herren Stoll (als Präsident), Lutzeyer, Nagel, Sökeland,
Sommerkamp und Vahlensieck, hat beschlossen, den diesjährigen Preis
zu teilen.

Die Preisträger sind die Herren Dr. B. Ulshöfer, Urologische Klinik
und Poliklinik der Universität Marburg/Lahn, mit der Arbeit "Risikoeinschätzung und Rezidiv-Prophylaxe des Harnsteinleidens. (Eine Untersuchung unter Berücksichtigung klinischer und epidemiologischer Aspekte.)", sowie Herr Dr. J. Thüroff, Urologische Klinik der Johannes
Gutenberg-Universität, Mainz, mit der Arbeit: "Neourethra: eine zweizeitige Operationstechnik zum Totalersatz der funktionellen Harnröhre".

Der Preis ist mit einer Summe von DM 10.000.-- ausgestattet.

Der Präsident gratuliert den Preisträgern im Namen der Gesellschaft.

13. *Fortbildungskommission und Weiterbildungskommission der Deutschen Urologen*

Herr Professor Dr. Hartung, Essen, referiert zunächst über die Arbeit
der Fortbildungskommission. Er weist darauf hin, daß Fortbildungs-
seminare mit definierten Themen jetzt fester Bestandteil der regionalen
Kongresse geworden sind. Daß dieses Ziel durchgesetzt werden konnte,
sei vor allem Herrn Professor Dr. R. Nagel, Berlin, zu verdanken, dem
Herr Hartung an dieser Stelle seinen Dank ausspricht. Schwerpunktmäßig
werden folgende Themen auf diesen Fortbildungsseminaren behandelt:
Urologische Funktionsdiagnostik, Sonographie, Röntgendiagnostik, Labor-
diagnostik, transurethrale und percutane Operationstechniken, Andrologie und urologische Onkologie.

Im Berichtsjahr konnte die Fortbildungskommission erstmals 10 Kliniken
gewinnen, die Ultraschallseminare in kleinen Gruppen mit praktischen
Übungen durchgeführt haben. Auf diese Weise gelang es, flächendeckend
in der Bundesrepublik Deutschland die praktische Fortbildung in der
Sonographie durch sonographisch geschulte Ausbilder zu intensivieren.
Diese Kurse sollen auch im kommenden Jahr wieder stattfinden. Herr
Hartung dankte den Kliniken, die diese Ultraschallseminare durchgeführt
haben.

Herr Hartung weist darauf hin, daß in Zusammenarbeit mit der Firma
Hoyer das Film- und Video-Archiv der Deutschen Urologen im Berichtsjahr erneuert und vervollständigt wurde. In Kürze soll ein neuer Kata-
log in Ringhefter-Format erscheinen, in den jeweils neu akzeptierte
Filme eingeordnet werden können.

Herr Hartung betont die weitgehend gemeinsamen Arbeiten und Ziele der
Fortbildungs- und Weiterbildungskommission.

Im Berichtsjahr ist Herr Dr. R. Winz, Münster, als Mitglied der Fortbildungskommission ausgeschieden. Zu seinem Nachfolger wurde Herr
Professor Dr. H. Melchior, Kassel, gewählt.

14. Urologisch-onkologischer Arbeitskreis

Der Präsident berichtet über die Arbeit des urologisch-onkologischen
Arbeitskreises und betont, daß die Aktivitäten auf diesem Gebiet
weiterhin intensiviert werden müssen.

15. Verschiedenes

a) Herr Professor Dr. R. Hautmann, Ulm, schlägt als Sprecher der Filmjury vor, daß ab dem nächsten Kongress in Mainz eingereichte Filme
   am 1. Juni beim Präsidenten vorliegen müssen. Die Filmjury werde
   dann im Juli sämtliche Filme ansehen, bewerten und die preiswürdi-
   gen Filme auswählen. Die preisgekrönten Filme könnten dann im
   Hauptforum für alle Kongressteilnehmer laufen, während alle Filme
   separat im Rahmen eines Filmprogramms gezeigt werden könnten.

   Die Filmjury setzt sich derzeit zusammen aus den Herren Hautmann,
   Brehmer, Chaussy, Hartung und Hubmann. Herr Hautmann gibt bekannt,
   daß Herr Brehmer (Velbert) turnusmäßig ausscheidet und dankt ihm
   für seine Mitarbeit. Er schlägt als Nachfolger Herrn Jacobi, Mainz,
   vor. Dieser Vorschlag wird angenommen und Herr Jacobi nimmt die
   Wahl an.

b) Der Präsident des nächsten Kongresses, Herr Professor Dr. Hohenfellner, weist darauf hin, daß er beabsichtige, den Postern beim
   nächsten Kongress in Mainz eine besondere Bedeutung einzuräumen.
   Es ist beabsichtigt, diese Postersitzungen zu einem modernen Kommu-
   nikationsmittel zu machen und im Hauptforum die besten Postersitzungen stattfinden zu lassen.

c) Herr Professor Dr. W. Knipper, Hamburg, kommt abschließend auf das
   Thema Urologica zu sprechen. Er beschwört die Einheit des Fachge-
   bietes Urologie und betont die Wichtigkeit der Zusammenarbeit
   zwischen Klinikern und niedergelassenen Urologen. Schließlich be-
   antragt Herr Knipper eine gemeinsame Sitzung der Vorstände der
   Deutschen Gesellschaft für Urologie und des Berufsverbandes der
   Deutschen Urologen, um strittige Probleme zu klären.

Der Präsident, Herr Dr. Stoll, dankt den Mitgliedern für ihre
Anwesenheit und schließt die Versammlung.

Ende der Generalversammlung: 18.22 Uhr.

Prof. Dr.H. Frohmüller
1. Schriftführer der Deutschen Gesellschaft für Urologie

Satzung der Deutschen Gesellschaft für Urologie

(Stand vom 5. Oktober 1984)

§ 1
Die Deutsche Gesellschaft für Urologie ist eine Vereinigung von Uro-
logen und urologisch interessierten Ärzten. Sie dient der Förderung
der Wissenschaft, insbesondere auf dem Gebiete der Urologie. Der
Zweck wird erreicht durch Gedankenaustausch, wissenschaftliche Anregungen und Arbeiten auf allen Gebieten der Urologie. Wissenschaftliche
Arbeiten werden im Auftrag und auf Weisung des Vereins durchgeführt.
Die Gesellschaft veranstaltet in regelmäßigen Abständen ihren Kongreß.
Sämtliche wissenschaftliche Vorträge werden veröffentlicht. Die auf
dem Gebiete der Urologie tätigen Ärzte sollen in der Berufsausbildung
gefördert werden.

Der Sitz der Gesellschaft ist München im Bezirk des Amtsgerichtes
München. Sie ist in das Vereinsregister eingetragen. Sie verfolgt ausschließlich und unmittelbar gemeinnützige Zwecke im Sinne des Ab-
schnitts "steuerbegünstigte Zwecke" der Abgabenordnung. Die Gesellschaft ist selbstlos tätig. Sie verfolgt nicht in erster Linie eigen-
wirtschaftliche Zwecke. Sie erstrebt keinen Gewinn. Etwaige Überschüsse
und sonstige Zuwendungen werden ausschließlich dem Gesellschaftszweck
zugeführt. Die Mitglieder haben keinen persönlichen Anspruch an das
Vermögen, auch nicht bei Auflösung oder Aufhebung der Gesellschaft.
Mittel der Gesellschaft dürfen nur für die satzungsmäßgen Zwecke verwendet werden. Die Mitglieder erhalten keine Zuwendungen aus Mitteln
der Gesellschaft. Das Geschäftsjahr ist das Kalenderjahr.

§ 2
Die Gesellschaft besteht aus Mitgliedern, Ehrenmitgliedern und
korrespondierenden Mitgliedern.

§ 3
Mitglied kann jeder approbierte Arzt werden, der Interesse für das
Fachgebiet der Urologie hat. Dem Aufnahmeantrag ist eine schriftliche
Befürwortung durch zwei Mitglieder der Gesellschaft beizufügen. Über
die Aufnahme entscheidet der Ausschuß. Die Zustellung der Mitglieds-
karte erfolgt nach Einzahlung der Aufnahmegebühr und des Beitrags für
das laufende Geschäftsjahr.

§ 4
Jedes Mitglied zahlt eine Aufnahmegebühr sowie jährliche Mitglieds-
beiträge, deren Höhe von der Mitgliederversammlung festgelegt wird.
Tritt ein Mitglied in den Ruhestand, so kann es auf Antrag von der
Beitragspflicht befreit werden. Der Vorstand kann unter besonderen

Umständen auch andere Mitglieder auf Zeit von der Beitragspflicht befreien.

§ 5
Ein Mitglied, welches trotz zweimaliger schriftlicher Mahnung durch den Schatzmeister mit der Beitragszahlung länger als ein Jahr im Rückstand bleibt, gilt als ausgeschieden.

§ 6
Bei einem Mitglied, welches das Ansehen der Vereinigung schädigt, kann auf Antrag des Vorstandes die Mitgliederversammlung auf Ausschluß erkennen.

Hierzu ist Zweidrittelmehrheit der anwesenden Mitglieder erforderlich. Die Abstimmung ist geheim und geschieht durch Stimmzettel. Ein Ausschlußantrag muß allen Mitgliedern mindestens 14 Tage vorher schriftlich mitgeteilt werden.

§ 7
Der freiwillige Austritt eines Mitgliedes kann frühestens nach einem Jahr Mitgliedschaft erfolgen. Die Austrittserklärung muß spätestens 3 Monate vor Ende des Kalenderjahres beim 1. Schriftführer der Gesellschaft eingegangen sein.

§ 8
Zu Ehrenmitgliedern können Ärzte oder Gelehrte ernannt werden, die die urologische Wissenschaft oder die Gesellschaft in hervorragender Weise gefördert haben. Die Ernennung kann von jedem ordentlichen Mitglied vorgeschlagen werden. Der Vorschlag ist mit Begründung dem Präsidenten der Gesellschaft bis zum 1. März des Kongreßjahres vorzulegen, der ihn den Mitgliedern des Vorstandes zur Beschlußfassung zuleitet. Die Ernennung gilt als vollzogen durch Bekanntgabe bei der Eröffnungssitzung des jährlichen Kongresses der Deutschen Gesellschaft für Urologie.

Die Ehrenmitglieder haben die Rechte der Mitglieder ohne deren Pflichten.

In gleicher Weise können Ärzte oder Gelehrte des In- und Auslandes zu korrespondierenden Mitgliedern ernannt werden. Korrespondierende Mitglieder haben die Rechte der Mitglieder, jedoch nur beratende Stimme.

§ 9
Der Vorstand besteht aus dem Präsidenten, dem ersten Vizepräsidenten, dem zweiten Vizepräsidenten, dem ersten und zweiten Schriftführer und dem Schatzmeister.

Der Präsident und der erste Vizepräsident vertreten die Gesellschaft gerichtlich und außergerichtlich je allein. Der Präsident beruft die Sitzungen des Vorstandes, des Ausschusses und die Mitgliederversammlung ein und leitet die Verhandlungen. Er ist gehalten, jährlich eine Ausschußsitzung und mindestens alle 2 Jahre eine Mitgliederversammlung einzuberufen. Die ausgeschiedenen Präsidenten sind ständige Mitglieder des Ausschusses, bis sie in den Ruhestand treten.

Der 1. Schriftführer leitet das Sekretariat der Gesellschaft, besorgt den Schriftverkehr und führt das Sitzungsprotokoll.

Der Schatzmeister verwaltet das Vermögen der Gesellschaft und zieht die Beiträge ein. Er ist, ebenso wie der 1. Schriftführer, zeichnungsberechtigt.

Der Ausschuß besteht aus dem Vorstand, den ständigen, vier nichtstän-
digen Ausschußmitgliedern und dem jeweiligen Vorsitzenden des Berufsverbandes der Deutschen Fachärzte für Urologie e.V. Beschlüsse des
Ausschusses werden mit einfacher Stimmenmehrheit der Anwesenden gefaßt.
Bei Stimmengleichheit entscheidet die Stimme des Präsidenten.

Über die Einnahmen und Ausgaben ist Buch zu führen. Es darf keine
Person durch Ausgaben, die dem Zweck der Körperschaft fremd sind,
oder durch unverhältnismäßig hohe Vergütungen begünstigt werden.

Der Archivar ist ein Organ der Gesellschaft.

§ 10
Der Vorstand leitet die Geschäfte der Gesellschaft.

Er kann beliebige Aufgaben seines Geschäftsbereiches weiteren Mitgliedern der Gesellschaft übertragen.

Beschlüsse des Vorstandes werden mit einfacher Stimmenmehrheit der
Anwesenden gefaßt. Bei Stimmengleichheit entscheidet die Stimme des
Präsidenten.

§ 11
Die Amtsdauer des Präsidenten erstreckt sich über die Kongreßperiode.

Die Wahl des Präsidenten erfolgt in der Mitgliederversammlung durch
Stimmzettel; einfache Mehrheit entscheidet. Wird diese im ersten Wahl-
gang nicht erzielt, so erfolgt eine Stichwahl zwischen den beiden
Mitgliedern, die die meisten Stimmen erhalten haben. Der Präsident
der vorausgegangenen Kongreßperiode wird stets erster Vizepräsident.
Der neu gewählte Präsident wird zweiter Vizepräsident. Der ausschei-
dende Präsident ist für die nächste Kongreßperiode nicht wählbar.

Die Wahl der Schriftführer und des Schatzmeisters erfolgt in der Mit-
gliederversammlung, wenn notwendig durch Stimmzettel, mit einfacher
Mehrheit. Die Wahl erfolgt für die Dauer von zwei Kongreßperioden.
Wiederwahl auch für die nächste Kongreßperiode ist zulässig.

Die Wahl der nicht ständigen Ausschußmitglieder erfolgt in der Mitgliederversammlung, wenn notwendig durch Stimmzettel, für die Dauer
von 4 Jahren. Eine Wiederwahl ist nicht zulässig.

Die Wahl des Archivars erfolgt in der Mitgliederversammung durch Stimmzettel. Die einfache Mehrheit entscheidet. Die Wahl erfolgt für einen
unbefristeten Zeitraum. Eine Abwahl des Archivars kann auf Antrag des
Vorstandes nur in der Mitgliederversammlung erfolgen. Hierzu ist eine
2/3-Mehrheit der anwesenden Mitglieder erforderlich. Die Abstimmung
muß allen Mitgliedern auf der Einladung zur Mitgliederversammlung angekündigt werden.

§ 12
Scheidet ein Mitglied des Vorstandes im Laufe seiner Amtszeit aus, so
kann sich der Vorstand bis zur nächsten Mitgliederversammlung durch
Zuwahl aus dem Ausschuß ergänzen.

§ 13
Der Vorstand hat mindestens alle 2 Jahre der Mitgliederversammlung
einen Geschäftsbericht sowie die Abrechnung vorzulegen. Der Präsident
beruft zwei Mitglieder zur Prüfung der Abrechnung. Die Mitgliederversammlung nimmt den Prüfungsbericht entgegen und erteilt dem Vorstand
Entlastung.

§ 14
Eine Mitgliederversammlung ist ferner auch dann einzuberufen, wenn das
Interesse der Gesellschaft es erfordert oder die Einberufung schrift-
lich vom zehnten Teil der Mitglieder unter Angabe des Zweckes und der
Gründe vom Vorstand verlangt wird.

§ 15
Änderungen der Satzungen können der Mitgliederversammlung nur dann
zur Beschlußfassung vorgelegt werden, wenn sie 4 Wochen vorher einge-
reicht sind und auf der Tagesordnung stehen.

§ 16
Die wissenschaftlichen Tagungen der Deutschen Gesellschaft für Urologie finden in regelmäßigen Abständen statt. Der Tagungsort wird jedes-
mal durch den Ausschuß bestimmt. Der Präsident legt das Kongreßpro-
gramm dem Ausschuß vor.

§ 17
Vorträge sind dem Präsidenten termingerecht mit Inhaltsangabe anzu-
melden. Annahme und Sprechzeit werden vom Ausschuß bestimmt.

Vortragsanmeldungen (Erstautor) für die Tagung der Deutschen Gesellschaft für Urologie können nur durch Mitglieder der Gesellschaft erfolgen. Nichtmitglieder der Deutschen Gesellschaft für Urologie
können nur auf Einladung des Vorstandes einen Vortrag halten.

§ 18
Die Deutsche Gesellschaft für Urologie läßt die wissenschaftlichen
Berichte in Form eines Kongreßbandes erscheinen unter Schriftleitung
eines der beiden Schriftführer.

§ 19
Auflösung der Gesellschaft: Der Antrag auf Auflösung der Gesellschaft
wird der Tagesordnung nur eingefügt, wenn er von sämtlichen Vorstands-
mitgliedern oder mindestens von der Hälfte der Mitglieder überhaupt
unterzeichnet ist. Zur Beschlußfassung über diesen Antrag ist die
nächste ordentliche Mitgliederversammlung zuständig, wenn dieselbe
von mindestens zwei Dritteln der Mitglieder besucht ist.

Im Falle der Beschlußunfähigkeit muß der Vorstand innerhalb von
6 Wochen eine außerordentliche Mitgliederversammlung ordnungsgemäß
unter Angabe der Tagesordnung einberufen, die dann unabhängig von der
Zahl der erschienenen Mitglieder beschließt. Ein Beschluß, die Gesellschaft aufzulösen, kann in beiden Mitgliederversammlungen nur durch
eine Mehrheit von drei Viertel der anwesenden Mitglieder gefaßt werden. Die Mitgliederversammlung, welche die Auflösung der Gesellschaft
beschließt, verfügt zugleich über die Ausführung der Auflösung und
über die Verwendung des Vermögens der Gesellschaft.

Bei Auflösung oder Aufhebung der Gesellschaft gelten die gesetzlichen
Vorschriften. Das Gesellschaftsvermögen fällt bei der Auflösung oder
Aufhebung oder Wegfall der bisherigen Zwecke an die Deutsche Forschungsgemeinschaft, die es unmittelbar und außschließlich für bestimmte
gemeinnützige Zwecke zu verwenden hat. Eine Zuwendung von Vermögen
oder Vermögensteilen an Mitglieder der Deutschen Gesellschaft für
Urologie ist ausgeschlossen. Beschlüsse über Verwendung des Vermögens
der Gesellschaft sowie Beschlüsse über Satzungsänderungen, die die
Zwecke der Gesellschaft und die Verwendung ihres Vermögens betreffen,
sind auch vor Inkrafttreten dem zuständigen Finanzamt mitzuteilen.
Über die Verwendung im einzelnen und die Beachtung der Bestimmungen
der vorhergehenden Absätze entscheidet die Mitgliederversammlung.

Verzeichnis der Mitglieder der Deutschen Gesellschaft für Urologie

(Stand 1. Februar 1985)

Organe der Gesellschaft
(Stand 36. Tagung)

Geschäftsführender Vorstand

Präsident: Dr. H. G. Stoll,
  D-2800 Bremen
1. Vizepräsident: Prof. Dr. G. Rodeck,
  D-3550 Marburg
2. Vizepräsident: Prof. Dr. R. Hohenfellner,
  D-6500 Mainz
1. Schriftführer: Prof. Dr. H. Frohmüller,
  D-8700 Würzburg
2. Schriftführer: Prof. Dr. J. Kaufmann,
  D-2000-Hamburg
Schatzmeister: Dr. W. Brachmann,
  D-200 Hamburg

Ständige Ausschußmitglieder

Albrecht, K.F., Prof. Dr., D-5600 Wuppertal
Brosig, W., Prof. Dr., D-1000 Berlin
Büscher, H. K., Prof. Dr., D-3000 Hannover
Dettmar, H., Prof. Dr., D-4000 Düsseldorf
Klosterhafen, H., Prof. Dr., D-2000 Hamburg
Lutzeyer, W., Prof. Dr., D-5100 Aachen
Marberger, H., Prof. Dr., A-6020 Innsbruck
Mauermayer, W., Prof. Dr., D-8000 München
Nagel, R., Prof. Dr., D-1000 Berlin
Rodeck, G., Prof. Dr., D-3550 Marburg
Schmiedt, E., Prof. Dr., D-8000 München
Zoedler, D., Dr., D-4000 Düsseldorf

Nicht ständige Ausschußmitglieder

Bülow, H., Prof. Dr., D-8720 Schweinfurt
Davidts, H., Dr., D-5000 Köln
Elsässer, E., Prof. Dr., D-8000 München
Gasser, G., Prof. Dr., A-1130 Wien
Heck, D., Dr., D-6800 Mannheim
  (Vorsitzender des Berufsverbandes der Deutschen
  Urologen e. V.)

Knipper, W., Prof. Dr., D-2000 Hamburg
  (Ehrenpräsident des Berufsverbandes der Deutschen
  Urologen e. V.)
Archivar: Schultze-Seemann, F., Dr., D-1000 Berlin

Ehrenmitglieder

Alken, Carl-Erich, Geh. Sanitätsrat, Prof. Dr. Dr. h.c.
  mult., ehem. Direktor d. Urolog. Univ.-Klinik, Lager-
  straße 33, D-6650 Homburg/Saar
Andersson, Lennart, Prof. Dr., Department of Urology,
  Karolinska Sjukhuest, S-10401 Stockholm, Schweden
Babics, Antal, Prof. Dr., Ulloi 78/B. Budapest VII,
  Ungarn
Brosig, Wilhelm, Prof. Dr., Direktor der Urologischen
  Klinik der FU-Berlin, Klinikum Steglitz, Hinden-
  burgdamm 30, D-1000 Berlin 45
Culp, David A., M.D., Professor of Urology, University
  of Iowa College of Medicine, Iowa City, Iowa, USA
Dettmar, Hermann, Prof. Dr., ehem. Direktor d. Urolog.
  Klinik d. Universität Düsseldorf, Ziegelfeldstr. 2,
  D-8391 Saldenburg
Donker, Pieter Jakob, Prof. Dr., Warmonderweg 16,
  NL-2341 KV Oegstgeest, Niederlande
Fritjofsson, Åke, Prof. Dr., Associate Professor, Chief
  of the Department of Urology, University Hospital,
  S-75014 Uppsala 14, Schweden
Giertz, Gustav, Prof. Dr., Karolinska Sjukhuset,
  S-10401 Stockholm 60, Schweden
Goodwin, Willard, E., Prof. Dr., Division of Urology
  -66-121, UCLA School of Medicine, Los Angeles,
  California 90024, USA
Heusch, Karl, Prof. Dr., Facharzt für Urologie und
  Chirurgie, Chefarzt i.R., der Urolog. Klinik Kaiser-
  Friedrich-Allee 39, D-5100 Aachen
Ichikawa, Tokuji, Prof. Dr., Director of the First Nati-
  onal Hospital of Tokyo, Toyamacho, Shinjukuku,
  Tokyo 1, Japan
Knipper, Wolfgang, Prof. Dr., Ehrenpräsident des Berufs-
  verbandes der Deutschen Urologen e. V., Ärztlicher
  Direktor und Chefarzt der Urologischen Abteilung des
  Marienkrankenhauses, Alfredstraße 9, D-2000 Ham-
  burg 76

Linder, Fritz, Prof. Dr. Dr. h.c. mult., ehem. Direktor d. Chirurg. Univ.-Klinik, D-6900 Heidelberg

Ljunggren, Einar, Prof. Dr., Carlanderska Sjukhemmet, S-41255 Göteborg

Madsen, P. O., Prof. Dr., Chief of Urology Service, Veterans Administration Hospital, 2500 Overlook Terrace, Madison, Wisconsin 35705, USA

Mayor, Georges, Prof. Dr., Arzt für Chirurgie u. Urologie Ord. Prof. f. chirurg. Urologie, emer., Universität Zürich, ehem. Direktor der Urolog. Univ.-Klinik, Route des Clos 94, CH-2012 Auvernier

Ravasini, Giorgio, Prof. Dr., Facharzt für Urologie, Chefarzt i.R., der Urolog. Univ.-Klinik Clinica Urologica Monoblocco Ospedaliero, Riviera Mugnai 8, I-35100 Padova

Schultheis, Theodor, Prof. Dr., Brunnenallee 52, D-3590 Bad Wildungen

Schwaiger, Max, Prof. Dr., Schlehenrain 21, D-7800 Freiburg/Breisgau

Straffon, Ralph, A., M.D., Professor and Chairman, Department of Urology, Cleveland Clinic Foundation, 9500 Euclid Avenue, Cleveland, Ohio 44106, USA

Takayasu, Hisao, Prof. Dr., University of Tokyo, Hongo, Japan

Wildbolz, Egon, Prof. Dr., Sulgeneckstraße 25, CH-3000 Bern

Korrespondierende Mitglieder

Allwall, Nils, Prof. Dr., Direktor der Med. Univ.-Klinik (Nierenklinik), S-22356 Lund, Torsv. 14

Aumüller, G., Prof. Dr., Institut f. Anatomie u. Zellbiologie, Robert-Koch-Str. 6, D-3550 Marburg

Auvert, Jean, Prof. Dr., 78, Avenue de Suffren, F-75015 Paris

Bakker, N. J., Prof. Dr., Leidsestraatweg 15, Flat 516, NL-2594 BA Den Haag

Balogh, Ferenc, Prof. Dr., Facharzt für Urologie, Direktor der Urolog. Univ.-Klinik, Munkecy Mihaly u. 2, Pecs, Ungarn

Band, David, Dr., Edinburgh, Schottland

Bartrina, Josef, Prof. Dr., Diagonal 419, Barcelona, Spanien

Belonoschkin, Boris Alexander, Doz. Dr. habil., Arzt für Frauenheilkunde, Filipstadsbacken 26–7, S-12343 Farsta/Stockholm

Biedermann, Günther, Priv.-Doz. Dr., Chirurg. Univ.-Klinik, A-6020 Innsbruck

Boer, Pieter W., Prof. Dr., Direktor der Urologischen Abteilung, Reichsuniversität Groningen, Akademisch Ziekenhuis, Oostersingel 59, NL-9713 EZ Groningen

Bruni, Pasquale, Prof. Dr., Libero Docente in Urologia, Primario Urologo, Ospedale S. Gennaro, Via Giovenale 9, I-80122 Napoli

Couvelaire, Roger, Prof. Dr., 44, Rue Boileau, Paris, Frankreich

Costantini, Alfiero, Prof. Dr., Direttore Clinica Urologica, Universita di Firenze, Ospedale Careggi, Villa Monna Tessa, Firenze, Italien

Dix, Victor Wilkinson, Prof. Dr., Tunbridge Wells, 8 Shandon Close, Kent, England

Duff, Francis Arthur, Dr., Lecturer in Urology, Vice-President, Royal College of Surgeons, 9. Fitzwilliam Place, Dublin, Irland

Eckstein, Herbert B., Prof. Dr., The Hospital for Sick Children, Great Ormond Street, London, WC 1N4JH, England

Edsmyr, Folke, Prof. Dr., Radiumhemmet, Karolinska Sjukhuset, S-10301 Stockholm

Enfedjieff, Michael, Doz. Dr., Facharzt für Chirurgie und Urologie, Vorstand der Urolog. Klinik, Staatskrankenhaus, Sofia, Bulgarien

Ercole, Ricardo, Prof. Dr., Br. Oronno 755, Rosario, Argentinien

Flachenecker, Georg, Prof. Dr. Ing. Hochschule der Bundeswehr, Werner-Heisenberg-Weg 39, D-8014 Neubiberg

Garcia, Alberto E., Dr., Paraquay 1352, Buenos Aires, Argentinien

Giuliani, Luciano, Prof. Dr., Direttore Clinica Urologica, Universita di Genova, Genua, Italien

Glenn, James F., MD, Dean of the School of Medicine, Emery University, 1365 Clifton Road, N.E., Atlanta, Georgia 30322, USA

Grégoir, W., Prof. Dr., Université Libre des Bruxelles, Faculté de Medicine et de Pharmacie, Hôpital Universitaire Brugman, Clinique Urologique, Place Van Gehuchten. B-1020 Bruxelles

Hald, Tage, Dr., Køobenhavns Amts Sygehus I, Herlev, Herlev Ringvej, DK-2370 Herlev

Hanley, Howard, Dr., Devonshire Street, Portland Place London, W 1, England

Hesse, Viktor E., Dr., 702 Nedpark Med. Centre, Trevenna Str. Sunnyside, Pretoria 0002, Republik Südafrika

Hjort, Erling, Dr., Akershus Fylke, Kirurkisk avdeling, Midstuen, Oslo, Norwegen

Ikoma, Fumihiko, Prof. Dr., Direktor der Urologischen Klinik der Medizinischen Hochschule Hyogo 1–1, Mukogawa-cho, 663 Nishinomiya, Japan

Küss, René, Prof. Dr., 63 Avenue Niel, F-75 Paris XVII

Mandel, J.V., Dr., 79 Harley Street, London W1, England

Patton, John, Dr., Walter Reed Army Hospital, Washington 12, D. C., USA

Petkovic, Sava, Prof. Dr., Arzt für Chirurgie und Urologie, Uroloska Klinika, Medicinskog Fakuleta Belgrad, General Zdanora 51, Belgrad, Jugoslawien

Pintér, Josef, Prof. Dr. sc., Präsident der Ungarischen Gesellschaft für Urologie, H-1389 Budapest

Raposo-Montero, Luis, Dr., Facharzt für Urologie (Privatklinik), Huerfanas, 15, Santiago de Compostela, Spanien

Rasmussen, Finn, Dr., Køobenhavns Amts Sygehus I, Herlev, Herlev Ringvej, DK-2730 Herlev

Rauchenwald, Karl, Dr., Facharzt für Urologie u. Chirurgie, ehem. Vorstand der Urolog. Abt. am Landeskrankenhaus, St. Veiter Str. 47, A-9010 Klagenfurt

Rocca-Rosetti, Salvatore, Prof. Dr., Direttore Clinica Urologica, Universita di Triste, Triest, Italien

Scholtmeijer, R. J., Professor für Kinderurologie, Urologische Klinik, Erasmus-Universität, Sophia-Kinderkrankenhaus, Gordelweg, Rotterdam, Niederlande

Scott, Russel jr., M.D., P.O. Box 1129, Aspen, Colorado 81611, USA

Serralach, Prof. Dr., Pelayo 40, Barcelona, Spanien

Sestic, Zlatko, Dr., Facharzt für Urologie, Trg M. Oreskovica 2, Zagreb, Jugoslawien

Sorrentino, Michelangelo, Prof. Dr., Riviera di Chiaia 207, I-Neapel, Italien

Szendröi, Z., Doz. Dr., Urolog. Univ.-Klinik, P.O. Box 194, H-1428 Budapest

Turner Warwick, Richard T., BSc, DM, MCh, FRCS, MRCP, FACS, Consultant Urologist, 51 Harley House, Marylebone Road, London NWI, England

Van Camp, Koenraad, Prof. Dr., Ordinarius für Urologie an der Universität Antwerpen, Universiteitsplein 1, B-2610 Antwerpen-Wilrÿk

Wesolowski, Stefan, Prof. Dr. Em., Urolog. Univ.-Klinik, Piekna 3, PL-00539 Warschau

Zielinski, J., Prof. Dr., ul. Sklodowskiej-Curie 30/9, PL-40058 Katowiece

Ordentliche Mitglieder
(850 Mitglieder)

Aberle, Albrecht, Dr., Facharzt f. Urologie u. Chirurgie Schwarzwaldstr. 84, D-6800 Mannheim 1

Ackermann, Rolf, Prof. Dr., Facharzt für Urologie, Direktor d. Urolog. Univ.-Klinik, Moorenstr. 5, D-4000 Düsseldorf 1

Adam, Oswald, Dr., Facharzt für Chirurgie und Urologie, Niedergelassener Chirurg und Belegarzt im Michaeliskrankenhaus, Schlüterstraße 6/III, D-2000 Hamburg 13

Adolphs, Hans-Dieter, Priv.-Doz. Dr., Chefarzt d. Urolog. Abt., St.-Ansgar-Krankenhaus, Brenkhäuser Str. 71, D-3470 Höxter 1

Aeikens, Bernhard, Dr., Urologische Klinik der Med. Hochschule Hannover, Karl-Wiechert-Allee 9, D-3000 Hannover 61

Al-Abadi, Hussein, Dr., Urologische Klinik und Poliklinik der FU Berlin, Klinikum Charlottenburg, Spandauer Damm 130, D-1000 Berlin 19

Albescu, Ion V., Chefarzt der Urologischen Abteilung des Kreiskrankenhauses, D-8304 Mallersdorf

Albrecht, Dieter, Dr., Arzt für Urologie, An der Weide 31, D-2800 Bremen 1

Albrecht, Karl-Friedrich, Prof. Dr., Facharzt für Urologie und Chirurgie, Direktor der Urologischen Klinik der Städt. Krankenanstalten, Heusnerstr. 40, D-5600 Wuppertal-Barmen

Alfermann, Friedhelm, Dr., Facharzt für Urologie u. Chirurgie, Leitender Arzt der Urologischen Abt. des Elisabeth-Krankenhauses, Weinbergstraße 7, D-3500 Kassel

Alken, Peter, Prof. Dr., Urologische Klinik der Johannes-Gutenberg-Universität, Langenbeckstr. 1, D-6500 Mainz

v. Allesch, Wilhelm, Dr., Facharzt für Urologie, Zum Widacker 5, D-2857 Langen

Allhoff, Ernst, Dr. Urologische Universitätsklinik, Joseph-Stelzmann-Straße 9, D-5000 Köln 41

Alloussi, Shahnaz, Dr., Urologische Univ.-Klinik, D-6650 Homburg/Saar

Almstedt, Ulrich, Dr., Facharzt für Urologie, Bahnhofstraße 30a, D-3100 Celle

Altvater, Gerhard, Dr., Amselweg 12, D-4250 Kirchhellen

Altwein, Jens E., Prof. Dr., Leiter der Urolog. Abteilung des Bundeswehrkrankenhauses, Oberer Eselsberg 40, D-7900 Ulm

Alzin, Honore, Dr., Urologische Univ.-Klinik, D-6650 Homburg/Saar

Ammari, Bassam, Ass. Prof. Dr., Dept. of Urology, Jordan University Hospital, Amman, Jordanien

Angelov, Angel, Dr., Am Forsthaus Gravenbruch 24, D-6087 Neu-Isenburg

Aplas, Gotthold, Dr., Marquardsenstr. 10, D-8520 Erlangen

Aragi, M. Munser, Dr., c/o Dr. Al-Halabi, Annette-von Droste-Straße 23, D-4790 Paderborn

Arnholdt, Fritz, Prof. Dr., Parlerstr. 27, D-7000 Stuttgart 1

Arnold, Uwe-Christian, Dr., Titiseestr. 3, D-1000 Berlin 28

Asbach, Hans-W., Priv.-Doz. Dr., Leiter der Urolog. Klinik, Kreiskrankenhaus, Virchowstr., D-4990 Lübecke

Aulitzky, Wolfgang, Dr., Urolog. Abt. d. Landeskrankenanstalten, Müllner Hauptstr. 48, A-5020 Salzburg

Aurich, Bernd, Dr., Arzt f. Urologie, Länderallee 38, D-1000 Berlin 19

Ay, Reginald, Dr., Chefarzt d. Urolog. Klinik, Städt. Krankenhaus, Postfach, D-8480 Weiden

Bach, Dietmar, Prof. Dr., Leitender Oberarzt der Urolog. Klinik, Sigmund-Freud-Straße 25, D-5300 Bonn

Bandhauer, Klaus, Prof. Dr., Facharzt für Urologie, Chefarzt der Urolog. Klinik am Kantonsspital, CH-9006 St. Gallen

Bandtlow, Klaus, Dr. Facharzt für Urologie, Bahnhofstr. 12, D-8220 Traunstein

Bargenda, Bernhard, Dr., Facharzt für Urologie, Chefarzt der Urologischen Abt. des Städt. Auguste-Viktoria-Krankenhauses, Rubensstr. 125, D-1000 Berlin 41

Bartels, Henning, Dr., Chefarzt der Urologischen Abteilung des Ev. Krankenhauses Göttingen, An der Lutter 24, D-3400 Göttingen-Weende

Bartsch, Georg, Univ.-Doz. Dr., Urologische Univ.-Klinik, Anichstr. 35, A-6020 Innsbruck

Basak, Dogan, Dr., Rohnterrassen 2, D-3400 Göttingen

Bastian, Hans-Peter, Prof. Dr., Am Reithof 16, D-5204 Lohmar 1

Basting, Ralf, Dr., Oberarzt der Urolog. Abt., Kreiskrankenhaus Alt-/Neuötting, D-8262 Altötting

Bauer, Hartwig Wilhelm, Dr., Urolog. Klinik und Poliklinik der FU Berlin, Klinikum Steglitz, Hindenburgdamm 30, D-1000 Berlin 45

Bauer, Karl-Michael, Prof. Dr., Facharzt für Urologie u. Chirurgie, Lug ins Land 53, D-8200 Rosenheim

Bauermeister, Hermann, Dr. Arzt f. Urologie, Jessenstr. 2–6, D-2000 Hamburg 50

Baumbusch, Friedrich, Prof. Dr, Facharzt für Urologie u. Chirurgie, Direktor der Urolog Klinik d. Städt. Krankenanstalten, Lutherplatz 40, D-4150 Krefeld 1

Baumgärtel, Hermann, Prof. Dr, Chefarzt der Urolog. Klinik am Krankenhaus Siloah, Roesebeckstr 15, D-3000 Hannover 91

Baumgart, Rolf, Dr, Facharzt für Urologie und Chirurgie, Stortebekerstr, D-2900 Oldenburg

Baumüller, Axel, Priv-Doz. Dr., Oberarzt d Klinik f. Urologie, Med. Hochschule Lübeck, Ratzeburger Allee 160, D-2400 Lübeck

Baur, Alfons, Dr., Facharzt für Urologie, Laudahnstr. 33, D-5000 Köln 41

Baur, Hans-Helmut, Dr, Chefarzt d Urolog. Abt. d. Kreiskrankenhauses, Schloßhausstr. 100, D-7920 Heidenheim/Brenz

Becht, Dr., Urolog. Klinik u Poliklinik d Universität, Langenbeckstr. 1, D-6500 Mainz

Beckendorf, Fritz, Dr, Facharzt für Chirurgie, Steinbrink 1, D-3352 Einbeck 1

Becker, H. C, Dr., Lehrstuhl und Abteilung für Urologie der Justus-Liebig-Universitat, Klinikstr. 37, D-6300 Gießen

Becker, Hermann, Priv.-Doz. Dr., Facharzt für Urologie, Urologische Universitatsklinik und Poliklinik des Universitätskrankenhauses Eppendorf, Martinistr. 52, D-2000 Hamburg 20

Beer, Manfred, Dr., Urolog Klinik und Poliklinik d. Ludwig-Maximilians-Universität, Klinikum Großhadern, Marchioninistr. 15, D-8000 Munchen 70

Behr, Jürgen, Dr., Facharzt für Urologie, Chefarzt der Urolog. Abt des Evang Krankenhauses, Forster Weg 34, D-3450 Holzminden

Behrendt, Johannes, Dr., Urologische Universitätsklinik der GHS, Hufelandstr. 55, D-4300 Essen 1

Bellenberg, Hans-Gunther, Dr, Chefarzt der Urolog Abt des St-Elisabethen-Krankenhauses, Ginnheimer Str. 3, D-6000 Frankfurt 90

Berendsen, Gert-Ulrich, Dr., Urologische Klinik und Poliklinik der FU Berlin, Klinikum Charlottenburg, Spandauer Damm 130, D-1000 Berlin 19

Berglin, Thorwald, Dr., P L. 1046, Läkarhuset Göteborg, Gillviksvägen 10, S-43041 Kullavik

Bergmann, Gerhard, Dr., Facharzt für Urologie, Chefarzt der Urologischen Abteilung in der Klinik Dr. Bergmann, Helmholtzstr 4-6, D-5300 Bonn 1

Bergmann, Max, Prof Dr., Leiter der Urolog. Abt. im Allgemeinen Krankenhaus, A-4020 Linz/Donau

Berndt, Rudolf, Dr., Facharzt für Urologie und Chirurgie, Eichenallee 32, D-1000 Berlin 19

Bertermann, Hagen, Dr, Facharzt für Urologie, Abt. Urologie im Klinikum der Universität Kiel, Hospitalstr. 40, D-2300 Kiel

Bichler, Karl-Horst, Prof Dr, Facharzt für Urologie, Direktor der Urologischen Univ-Klinik Tübingen, Calwer Str. 7, D-7400 Tübingen

Bieberbach, Joachim, Dr, Facharzt f. Urologie,

Bielenberg, Dieter, Dr., Facharzt für Urologie, Meinardusstr. 1, D-2900 Oldenburg

Biernat, Walter, Dr., Facharzt für Erkrankungen der Harnwege, Oldenstaedter Str. 18a, D-3110 Uelzen

Bischoff, W., Priv.-Doz. Dr., Belegarzt am Kreiskrankenhaus, Eduard-Breuninger-Str.3, D-7150 Backnang

Bitar, Ayman, Dr. Arzt f. Urologie, Zentralkrankenhaus, Urolog. Klinik, St.-Jürgen-Str., D-2800 Bremen

Blech, Manfred, Dr., Klinik und Poliklinik für Urologie der Universitat Göttingen, Robert-Koch-Str. 40, D-3400 Göttingen

Bleicken, Hans Gerd, Dr., Facharzt für Urologie u. Chirurgie, Chefarzt d. Urolog. Klinik d. ev.-luth. Diakonissenanstalt Flensburg, Knuthstr. 1, D-2390 Flensburg

Bless, Klaus-Diethelm, Dr., Facharzt für Urologie, Am Schölzbach 90–92, D-4270 Dorsten

Blumensaat, Carl, Dr., Uferstr. 12, D-8992 Wasserburg

Blumenstock, Ulrich, Dr., Facharzt für Urologie, Ltd. Arzt d. Allgemeinen Ambulatoriums Berlin, Schulenburgring 128, D-1000 Berlin 42

Boncancea, Dragos, Ass. Prof., M.D. Chief, Department of Urology, Clinical Hospital of Sector 4, Bucarest, Rumänien

Bode, Hans-Ulrich, Dr., Arzt f. Urologie, Kesselgasse 1, D-5300 Bonn 1

Bode, Ullrich, Dr., Facharzt für Urologie, Groner-Tor-Str. 2–3, D-3400 Göttingen

Boden, Otto, Dr., Facharzt für Urologie, Kitschburger Str. 9, D-5000 Köln 41

Böck, Fritz, Dr., Facharzt für Urologie, Unterländer-Str. 52, D-7000 Stuttgart 40

Böcker, Reinhard, Prof. Dr., Chefarzt, St.-Elisabeth-Hosp., Hochstr. 39, D-5860 Iserlohn

Bödeker, Jürgen, Priv.-Doz. Dr., Mozartstr. 6, D-7890 Waldshut-Tiengen 1

Böhringer, Konrad, Dr., Facharzt für Urologie und Chirurgie, Friedrich-Verleger-Str. 5, D-4800 Bielefeld

Boeminghaus, Frank, Prof. Dr., Lukas-Krankenhaus, Preußenstr. 84, D-4040 Neuss

Boerema, J.B.J., Dr., Kliniek voor Urologie, Sint Radboudziekenhuis, Postbus 0101, NL-6500 Nijmegen

Böttger, Paul, Dr., Facharzt für Urologie, Langstr. 3, D-6050 Offenbach

Böwering, Reinold, Dr., Ltd. Oberarzt d. Urolog. Abt. d. Städt. Krankenhauses, Thalkirchner-Str. 48, D-8000 München 2

Bogdan, Roman, Dr., Facharzt für Urologie, Bundesallee 95, D-1000 Berlin 41

Bonert, Dusan, Dr., Urologe, Bulevar 23. Oktobra 25/4, YU-21000 Novi Sad, Jugoslawien

Bopp, Günter, Dr., Facharzt für Urologie, Chefarzt der Urolog. Hauptabteilung am Kreiskrankenhaus, D-7090 Ellwangen/Jagst

Borgmann, Volker, Ass. Prof., Dr., Facharzt für Urologie, Oberarzt der Urolog. Klinik und Poliklinik der FU Berlin, Klinikum Charlottenburg, Spandauer Damm 130, D-1000 Berlin 19

Bornhof, Christian, Dr., Urolog. Univ.-Klinik, Postfach 35 60, Maximiliansplatz, D-8520 Erlangen

Borowitz, A., Dipl.-Chem., Dr., Urolog. Klinik und Poliklinik d. Universität, Luitpoldkrankenhaus, Josef-Schneider-Str. 2, D-8700 Würzburg

Brachmann, Werner, Dr., Facharzt für Urologie und Chirurgie, Chefarzt der Urologischen Abt. des Allg. Krankenhauses Barmbek, Rübenkamp 148, D-2000 Hamburg 60

Brandstäter, Peter, Dr., Facharzt für Urologie und Chirurgie, Panoramastr. 9, D-7141 Oberstenfeld

Brauer, Robert, Dr., Facharzt für Urologie, Hallerstr. 26 D-8500 Nürnberg 90

Braun, Hans-Peter, Dr., Chefarzt d. Urolog. Abt. des St.-Vinzens-Krankenhauses, Holzstr. 4, D-6720 Speyer

Braun, Jürgen, Dr., Urologische Klinik und Poliklinik Rechts der Isar der TU München, Ismaninger Str. 22, D-8000 München 80

Braun, Reiner, Dr., Facharzt für Urologie, Südanlage 12, D-6300 Gießen

Bravetta, Giovanni, Doz. Dr., Primario Urologo, Ospedale Bassini-Milano, Legnano 32, I-20121 Milano

Brehmer, Bernd, Prof. Dr. Facharzt für Urologie, Klinikum Niederberg, Robert-Koch-Str. 2, D-5620 Velbert

Bremicker, Karl-Dieter, Dr., Urologe, Chefarzt d. Urolog. Abt. des Knappschaftskrankenhauses, Wieckesweg 12, D-4600 Dortmund-Brakel 12

Brenner, Werner, Dr., Facharzt für Urologie und Chirurgie, Marienplatz 9–11, D-8100 Garmisch-Partenkirchen

Bressel, Max, Dr., Facharzt für Chirurgie und Urologie, Chefarzt der Urolog. Abt. im Allg. Krankenhaus Hamburg-Harburg, Eißendorfer Pferdeweg 52, D-2100 Hamburg 90

Broda, Manfred, Dr., Oberarzt der Urolog. Abt. des Friederikenstiftes, Humboldtstr. 5, D-3000 Hannover 1

Broegger, Karl-Josef, Dr., Facharzt für Urologie und Chirurgie, Moerser Str. 127, D-4005 Meerbusch 1

Brüggemann, Volker Ch., Dr., Urolog. Klinik u. Poliklinik d. Universitätsklinikums Essen, Hufelandstr. 55, D-4300 Essen

Brühl, Peter, Prof. Dr., Facharzt für Urologie und Laboratoriumsdiagnostik, 1. Oberarzt der Urolog. Univ.-Klinik, Venusberg, D-5300 Bonn 1

Brunzema, Friedrich, Dr., Facharzt für Urologie, Chefarzt der Urolog. Abt. des Marien-Hospitals, Rochusstr. 2, D-4000 Düsseldorf 30

Bucher, Hubert, Dr., Allgemeines Krankenhaus Harburg, Urolog. Abteilung, Eißendorfer Pferdeweg 92, D-2100 Hamburg 90

Bülow, Hartwig, Prof. Dr., Facharzt für Urologie, Chefarzt der Urolog. Klinik, Leopoldina-Krankenhaus der Stadt Schweinfurt, Gustav-Adolf-Str. 8, D-8720 Schweinfurt

Bünz, Werner, Dr., Facharzt für Chirurgie und Urologie, Karlstr. 35, D-2000 Hamburg 76

Büscher, Hans-Kaspar, Prof. Dr., Arzt f. Urologie, Ltd. Arzt der Urologischen Abtlg. des Friederikenstiftes, Humboldtstr. 5, D-3000 Hannover 1

Burk, K., Dr., Urolog. Univ.-Klinik, Robert-Koch-Str. 8 D-3550 Marburg

Busch, Rainer, Dr., Facharzt für Urologie, Urologische Universitätsklinik und Poliklinik des Universitätskrankenhauses Eppendorf, Martinistr. 52, D-2000 Hamburg 20

Buskühl, Jörg-H., Dr., Facharzt für Urologie, Kirchenstr. 15, D-8038 Gröbenzell

Butz, Manfred, Dr. Priv.-Doz., Facharzt für Urologie, Chefarzt d. Urolog. Abt., St.-Josefs-Krankenhaus, Husener Str. 46, D-4790 Paderborn

Carl, Peter, Prof. Dr. habil., Facharzt für Urologie, Chefarzt der Urolog. Abt. d. Kreiskrankenhauses Deggendorf, Perlasberger Str. 41, D-8360 Deggendorf

Caspers, Hans-Peter, Dr., Oberarzt der Urolog. Abt. d. Klinik Golzheim, Friedrich-Lau-Str. 11, D-4000 Düsseldorf 30

Castillo, Manrique, Dr., Urolog. Klinik u. Poliklinik d. FU Berlin, Klinikum Charlottenburg, Spandauer Damm 130, D-1000 Berlin 19

Chaussy, Christian, Prof. Dr., Oberarzt d. Urolog. Klinik der Universität München, Klinikum Großhadern, Marchioninistr. 15, D-8000 München 70

Chiari, Reinhard, Priv.-Doz. Dr., Facharzt für Urologie, Oberarzt der Urolog. Klinik, Städtische Kliniken, Pacelliallee 4, D-6400 Fulda

Christians, Jochen, Dr., Leitender Arzt d. Urolog. Abt. d. Evang. Krankenhauses, Virchowstr. 20, D-4200 Oberhausen

Class, Gerhard, Dr., Facharzt für Urologie, Dreikönigsgasse 17, D-7900 Ulm

Correia-Branco, Manuel J., J.D., D.A.B., 389 Broadway, Cambridge, Massachusetts 02139, USA

Cranidis, Angelos, Dr., N: Psychiko, Chr. Smirnis 58, Athen/Griechenland

Crone-Münzebrock, Helmut, Dr., Facharzt für Urologie, Am Schifferwall 5, D-2120 Lüneburg

Czaja, Dieter, Dr., Facharzt für Urologie, Ostwall 191, D-4150 Krefeld 1

Danger, Wilhelm, Dr., Arzt für Chirurgie und Urologie, Am Hang 14, D-4800 Bielefeld

Darewicz, Janusz, Dozent Dr. habil, Leiter d. Klinika Urologii Akademii Medyznej, Ul. M. Sklodowskiej-Churie 24a, PL–15–276 Bialystok

Dathe, Günter, Priv.-Doz. Dr., Arzt für Urologie u. Chrirurgie, Chefarzt d. Urolog. Klinik, St.-Markuskrankenhaus, Wilhelm-Epstein-Str. 2, D-6000 Frankfurt 50

Daut, Hans, Dr., Ulmenstieg 1, D-3590 Bad Wildungen

Davidts, Helmut, Dr., Hohenstaufenring 59, D-5000 Köln 1

Debruyne, F.M., Prof. Dr., Kliniek voor Urologie, Sint Radboudziekenhuis, Postbus 0101, NL-6500 HB Nijmegen

Decristoforo, Anton, Prim. Dr., Leiter der Urolog. Abt., Krankenhaus Ried, Schloßberg 1, A-4910 Ried im Innkreis

Deeb, George, Dr., Dr.-Hans-Berger-Str. 17, D-8630 Coburg

Dege, Hans-Albert, Dr., D-7411 St. Johann 4

Degenhardt, Wolfgang, Facharzt für Urologie, Oberarzt der Urolog. Klinik, Westfalendamm 403–407, D-4600 Dortmund 1

Deilmann, Friedrich-Wilhelm, Dr., Facharzt für Chirurgie und Urologie, Chefarzt i.R. des Krankenhauses der Barmherzigen Brüder, Urolog. Abt., Sickingen-Str. 14, D-5500 Trier

Deilmann, Wolfgang, Dr., Ltd. Arzt d. Urolog. Abt. des Krankenhauses St. Franziskus, D-5510 Saarburg

Dembowski, Joachim, Dr., Arzt für Urologie, Ltd. Arzt d. Urolog. Abt., Städt. Krankenhaus, Parcelsusstr. 1–9, D-3320 Salzgitter 51

Deppe, Jürgen, Dr., Arzt f. Urologie, Bahnhofstr. 63–65, D-2090 Winsen/Luhe

Dettmar, Horst, Dr., Oberarzt d. Urolog. Abt., Kreiskrankenhaus, Röntgenstr., D-4930 Detmold

Deutz, Friedrich-J., Dr., Abt. Urologie d. RWTH Aachen, Kardinalstr. 11, D-5100 Aachen

Deutz, Hinnerk, Dr., Arzt f. Urologie, Pappelstr. 95, D-2800 Bremen

Devens, K., Prof. Dr., Facharzt für Chirurgie, Kinderchirurgische Klinik der Universität, Lindwurmstr. 4, D-8000 München 2

Diemer, Karl-Friedrich, Dr., Belegarzt am Kreiskrankenhaus, Urolog. Abt., Elsa-Brändström-Str. 1, D-3440 Eschwege

Diener, Wolfgang, Dr., Facharzt für Urologie u. Chirurgie, Chefarzt der Urolog. Abt. des Evang. Jung-Stilling-Krankenhauses, Wichernstr. 40, D-5900 Siegen 1

Dietz, Paul, Dr. i.R., Facharzt für Urologie, Amselstr. 38, D-4330 Mülheim/Ruhr

Djulepa, Jasenko, Priv.-Doz. Dr., Facharzt für Urologie, Hermann-Ehlers-Str. 20, D-6730 Neustadt/Weinstraße

Dreikorn, K., Prof. Dr., Oberarzt der Urolog. Abt. d. Chirurg. Univ.-Klinik, Im Neuenheimer Feld 110, D-6900 Heidelberg 1

Druschel, Günther, Dr., Arzt f. Urologie, Viktoriastr. 6, D-2210 Itzehoe

Dührig, Herbert, Dr., Facharzt für Urologie u. Chirurgie, Fuhlsbüttler Str. 104, D-2000 Hamburg 60

Dunzendorfer, Udo, Dr., Klinikum der Johann-Wolfgang-Goethe-Univ., Zentrum der Chirurgie, Abt. Urologie, Theodor-Stern-Kai 7, D-6000 Frankfurt 70

Durben, Gregor, Dr., Arzt f. Urologie, Sorpeleit 7. D-4600 Dortmund 11

Ebbinghaus, Klaus-Dieter, Dr., Facharzt für Urologie u. Chirurgie, Westenfelder Weg 6 b, D-5880 Lüdenscheid

Ebhardt, Klaus, Prof. Dr., Humboldtstr. 51, D-7530 Pforzheim

Edelhoff, Julius, Med.-Dir. Dr., Facharzt für Chirurgie, Ltd. Med.-Dir. a. D., Lutherstr. 10, D-2400 Lübeck

Egger, Bernd, Dr., Evangelische Diakonissenanstalt, Annastr. 8–10, D-8900 Augsburg

Eichler, Heinz, Dr., Facharzt für Urologie, Kasinostr. 2 a, D-6230 Frankfurt 80

Eickenberg, Hans-Udo, Prof. Dr., Facharzt für Urologie, Chefarzt der Urolog. Abt., St.-Franziskus-Hospital, Kiskerstr. 26, D-4800 Bielefeld 1

Eisenberger, Ferdinand, Prof. Dr., Facharzt für Urologie, Direktor der Urolog. Klinik des Katharinenhospitals, Kriegsbergstr. 60, D-7000 Stuttgart 1

Ekmann, Hans, Doz. Dr., Facharzt für Chirurgie u. Urologie, Sahlgrenska Sjukhuset, Linnéplatsen 4, S-Göteborg SV, Schweden

Elsässer, Erich, Prof. Dr., Facharzt für Chirurgie u.

Urologie, Chefarzt der Urolog. Abt. des Krankenhauses der Barmherzigen Brüder, Romanstr. 93, D-8000 München 19

Ende vom, Volker, Dr., Facharzt für Urologie, Belegarzt am DRK-Krankenhaus, Moislinger Allee 8, D-2400 Lübeck

Engbert, Anders, Prof. Dr., Dept. of Urology, University Hospital, S-58186 Linköping

Engehausen, Gerhard, Dr., Facharzt für Urologie, Chefarzt der Urolog. Klinik des Evang. Krankenhauses „Lutherhaus", Hellweg 100, D-4300 Essen 14

Engel, Manfred, Dr., Rostocker Str. 15, D-1000 Berlin 21

Engelking, Rüdiger, Prof. Dr., Facharzt für Urologie und Chirurgie, Direktor der Urolog. Univ.-Klinik, Joseph-Stelzmann-Str. 9, D-5000 Köln 41

Engelmann, Udo, Dr., Arzt f. Urologie, Urolog. Klinik u. Poliklinik, Langenbeckstr. 1, D-6500 Mainz

Engstfeld, Jochen, Dr., Arzt f. Urologie, Ltd. Arzt d. Bundeswehrkrankenhauses Gießen, Schubertstr. 60, D-6300 Gießen

Erkens, Helmut, Dr., Facharzt für Chirurgie u. Urologie, Chefarzt der Urolog. Abt. St.-Vinzens-Hospital, Merheimer Str. 217, D-5000 Köln 60

Esch, Wolfgang, Dozent Dr., Oberarzt der Urolog. Univ.-Klinik Wien, Alserstraße 4, A-1090 Wien 9, Österreich

Fabian, Peter, Dr., Facharzt für Urologie, Utbremerstr. 100, D-2800 Bremen

Faris, Faruk, Dr., Facharzt für Urologie, Ufergarten 1, D-5650 Solingen

Faul, Peter, Prof. Dr., Arzt für Urologie, Chefarzt der Urolog. Abt. des Stadtkrankenhauses, D-8940 Memmingen

Federschmidt, Klaus, Dr., Facharzt für Urologie, Chefarzt der Urolog. Abt. d. Ev. Johannes-Krankenhauses, Schildescher Str. 99, D-4800 Bielefeld 1

Feiber, Helmut, Dr., Facharzt für Urologie und Chirurgie, Urolog. Univ.-Klinik, Robert-Koch-Str. 8, LD-3550 Marburg/Lahn

Fensterer-Nnabueze, Monika, Dr., Fachärztin für Urologie, Oberärztin, Urolog. Klinik, Stadtkrankenhaus, D-6050 Offenbach

Fiedler, Helmut, Dr., Facharzt für Urologie u. Chirurgie, Canovastr. 2, D-1000 Berlin 41

Fiedler, Ulrich, Prof. Dr., Arzt für Urologie, Düppelstraße 19, D-1000 Berlin 37

Figdor, Peter Paul, Univ.-Doz. Dr., Arzt für Urologie, Vorstand der Urolog. Abt. des Kaiser-Franz-Joseph-Spitals der Stadt Wien, Kundratstraße 3, A-1100 Wien

Fink, Hans Jürgen, Dr., Arzt f. Urologie, Bastion 2, D-2370 Rendsburg

Finsterwalder, Hans-Rolf, Dr., Urolog. Univ.-Klinik, Hufelandstr. 55, D-4300 Essen

Fischbach, Wolfgang, Dr., Zur Lay 4, D-5501 Kassel

Fischer, Axel G., Dr., Facharzt f. Urologie, Limburger Str. 13, D-6290 Weilburg

Fischer, Christoph, Dr., Ltd. Arzt der Urolog. Abt., Krankenhaus Itzehoe, Robert-Koch-Str. 2, D-2210 Itzehoe

Fischer, Dirk, Dr. Dr., Arzt f. Urologie, Gätgenstr. 4, D-2000 Hamburg 55

Fischer, Johannes, Dr., Facharzt für Urologie, Spiel-
budenplatz 5, D-2000 Hamburg 4

Flach, Andreas, Prof. Dr., Ärztlicher Direktor der
Kinderchirurg. Abt. der Chirurgischen Univ.-Klinik,
Calwer Str. 7, D-7400 Tübingen 1

Flüchter, Stephan Heribert, Dr., Abteilung für Urologie, Universität Tübingen, Calwer Str. 7, D-7400
Tübingen 1

Forner, Lothar, Dr., Arzt für Urologie und Chirurgie,
Börsenstr. 12, D-2940 Wilhelmshaven

Forster, K.-D., Dr., Am Koglerberg 10, D-8022 Grünwald

Frank, Wolfgang, Dr., Facharzt für Urologie und Chirurgie, Urolog. Klinik Dr. Castringius, Germeringer
Str. 32, D-8033 Planegg b. München

Frei, Albert, Dr., Facharzt für Urologie, Torkelweg 20,
D-7700 Singen/Hohentwiel

Frick, Julian, Prof. Dr., Vorstand der Urolog. Abt.
der Landeskrankenanstalten, Müllner Hauptstr. 48,
A-5020 Salzburg

Friedrich, Carola, Dr., Fachärztin f. Urologie, Naum-
burger Str. 2, D-8500 Nürnberg

Friedrichs, Reiner, Dr., Abt. Urologie d. RWTH
Aachen, Pauwelsstraße 1, D-5100 Aachen

Frieling, Horst, Dr., Arzt f. Urologie, Unterm Fröndenberg 18, D-5860 Iserlohn

Fritsch, Fedor, Dr., Oberarzt der Urolog. Klinik der
Univ.-Klinik, Ljubljana, Jugoslawien

Froelich, Ernst-Jürgen, Dr., Oberarzt d. Urolog. Klinik,
Städt. Kliniken Kassel, Mönchebergstr. 41/43,
D-3500 Kassel

Frohmüller, Hubert, Prof. Dr., Direktor d. Urolog.
Klinik u. Poliklinik der Universität, Luitpoldkrankenhaus, D-8700 Würzburg

Fröhlich, Gert, Dr., Facharzt für Urologie, Ltd. Arzt
der Urolog. Abt. des Kreiskrankenhauses Mecher-
nich/Eifel, Stiftsweg 18, D-5353 Mechernich

Fröhlich, Günther, Dr., Facharzt für Urologie, Chefarzt der Urolog. Abt. St.-Franziskus-Hospital,
Franziskusstr., D-2842 Lohne

Frohne, Karl-Heinz, Dr., Facharzt für Urologie und
Chirurgie, Bismarckstr. 92, D-2870 Delmenhorst

Frohneberg, Detlef, Dr., Urolog. Klinik der Johannes-
Gutenberg-Universität Mainz, Langenbeckstr. 1,
D-6500 Mainz

Fuchs, G. Dr., Urolog. Klinik, Katharinenhospital,
Knegsbergerstr. 60, D-7000 Stuttgart 1

Fudickar, Georg, Dr., Arzt f. Urologie, Ohligserstr. 45,
D-5600 Wuppertal 11

Funk, Klaus, Dr., Arzt f. Urologie, Chefarzt d. U. Abt. u.
Ärztl. Dir., Knappschaftskrankenhaus Bergmannsheil,
Schernerweg 4, D-4650 Gelsenkirchen-Buer

Funk, Thomas, Dr., Urologische Klinik am St.-Markus-
Krankenhaus, Akad. Lehrkrankenh. d. Uni. Frankfurt, Wilhelm-Epstein-Straße 2, D-6000 Frankfurt 50

Funke, Peter-Jörg, Priv.-Doz. Dr., Oberarzt der Urolog.
Klinik der Ruhr-Universität-Bochum, Marienhospital,
Widumer Str. 8, D-4690 Herne 1

Gaca, Adalbert Hans, Prof. Dr., Facharzt für Urologie
u. Chirurgie, Chefarzt d. Urolog. Abt., Stiftung Deutsche Klinik f. Diagnostik, Aukammallee 33, D-6200
Wiesbaden

Gallenmüller, Karl, Dr., Arzt für Urologie u. Chirurgie,
Belegarzt am St.-Franziskus-Hospitals Flensburg,
Hafendamm 40, D-2390 Flensburg

Garcia, Martinez, Dr., J. Polo de Medina 1, Murcia,
Spanien

Gasser, Georg, Prim., Univ.-Prof. Dr., Arzt für Urologie,
Vorstand der Urolog. Abt. d. Krankenhauses der Stadt
Wien-Lainz, Wolkersbergenstr. 1, A-1130 Wien

Gassert, Kurt, Dr., Facharzt für Urologie, Bahnhofstr. 52, D-6798 Kusel

Gasteyer, K.H., Dr., Chefarzt d. Urolog. Klinik d.
Krankenhauses Nordwest, Steinbacher Hohl 2–26,
D-6000 Frankfurt 90

Geester de, Patrick, Dr., Städt. Kliniken Kassel, Klinik
f. Urologie, Mönchebergstr. 41/43, D-3500 Kassel

Geister, Helmut, Dr., Arzt für Urologie u. Chirurgie,
Ärztlicher Direktor, Chefarzt der Urolog. Klinik der
Städt. Krankenanstalten, Bremervörder Str. 111, D-2160
Stade

Gerecht, Wolfgang, Dr., Facharzt für Urologie, Ärzte-
haus, D-6630 Saarlouis 2

Gerhard, Klaus, Dr., 1. Oberarzt d. Urolog. Klinik,
Zentralkrankenhaus, St.-Jürgen-Str., D-2800 Bremen

Germann, Walter, Dr., Facharzt für Urologie, Alpen-
str. 1, CH-6004 Luzern

Gib, Karl-Michael, Dr., Arzt für Urologie, Bessel-
str. 1a, D-4950 Minden

Gieselmann, Heinrich, Dr., Jöhrensstr. 12, D-3000 Hannover 71

Gießelmann, Walter, Dr., Facharzt für Urologie und
Chirurgie, Im Kamp 45, D-3000 Hannover 51

Gilch, Wilhelm, Dr., Heinrichstr. 16, D-6400 Fulda

Glantschnig, Wilfried, Dr., Facharzt für Urologie,
Moarfeldweg 6, A-9900 Lienz/Osttirol

Glavicki, Stevan, Dr., Facharzt für Urologie, Urolog.
Abt., Krankenhaus Siloah, Roesebeckstr. 15,
D-3000 Hannover 91

Gleißner, Jochen, Dr., Städt. Krankenanstalten, Urolog.
Klinik, Heusnerstr. 40, D-5600 Wuppertal 2

Gleißner, Otto, Dr., Masurenallee 9, D-3590 Bad Wild-
dungen

Gloede, Horst, Dr., Facharzt für Urologie und Chirurgie, Adenauerallee 8, D-2000 Hamburg 1

Göckel-Beining, Bernt, Urolog. Abt., Kreiskrankenhaus,
Röntgenstr. 18, D-4930 Detmold

Gödde, Steffen, Prof. Dr., Facharzt für Urologie, Chefarzt der Urolog. Klinik des St.-Johannes-Hospitals,
An der Abtei 7–11, D-4100 Duisburg 11

Goebels, Rudolf, Dr., Facharzt für Urologie, Adolf-
Flecken-Str. 10, D-4040 Neuss 1

Goedert, Jean, Dr., Facharzt für Urologie, 31, Bd Joseph
II, Luxemburg, Luxemburg

Göttinger, Hans, Arzt für Urologie, Arzt der Urolog. Abt.
des Kreiskrankenhauses Mühldorf, D-8260 Mühldorf

Goldmann, Konrad, Dr., Facharzt für Urologie, Bert-
holdstr. 45, D-7800 Freiburg

Gollasch, Dietmar, Dr., Facharzt für Urologie, Kaiser-
str. 65, D-4330 Mülheim/Ruhr 1

Gonnermann, Dietrich, Dr., Urolog. Klinik, Univ.-
Krankenhaus Eppendorf, Martinistr. 52, D-2000 Hamburg 20

Gonnermann, Horst, Dr., Facharzt für Urologie, Wandsbeker Marktstr. 24–26, D-2000 Hamburg 70

Graber, Pierre, Prof. Dr., Hôpital Cantonal, Clinique Universitaire D'Urologie, CH-1211 Genf

Grabner, Friedrich, Dr., Facharzt für Urologie, Leiter der Abt. Urologie des Nephrologischen Zentrums Niedersachsen, Am Vogelsang 105, D-3510 Hannoversch-Münden 1

Graf, Christian, Dr., Facharzt für Urologie, Am Hof 2, D-8832 Weißenburg i. Bay.

Graff, Jürgen, Dr., Urolog. Abt. Maneuhospital, Widümerstr. 8, D-4690 Herne 1

Grazia Della, Mariano, E., Prof. Dr., Primario Urologo, Ospedale Generale, Provinciale di Melegnano (Milano), Via P. Togliatti, 65, I-20077 Melegnano

Gröninger, Karl-Heinz, Dr., Facharzt für Urologie und Chirurgie, Rankestr. 72, D-8500 Nürnberg

Grohmann, Walther, Dr., Arzt für Urologie, Leopoldstr. 58, D-8000 München 40

Groß, Klaus Jürgen, Dr., Arzt f. Urologie, Hombergstr. 5, D-4322 Sprockhövel 1

Grups, Jürgen, Dr., Urolog. Klinik u. Poliklinik, Luitpoldkrankenhaus Josef-Schneider-Str. 2, D-8700 Würzburg

Günther, Wolfgang, Dr., Arzt f. Urologie und Chirurgie, Friedrich-Engels-Allee 376, D-5600 Wuppertal 2

Günthert, Ernst-Albrecht, Dr., Facharzt für Urologie und Psychotherapie, Leopoldstr. 58/IV, D-8000 München 40

Gumbrecht, Hans, Dr., Facharzt für Urologie, Chefarzt der Urolog. Abt. der Missionsärztlichen Klinik, Salvatorstr. , D-8700 Würzburg

Gunkel, Horst, Dr., Facharzt für Urologie, Westenfeler Str. 16, D-4630 Bochum 6

Gunst, Werner, Dr., Arzt für Urologie, Chefarzt der Urolog. Abt. des Kreiskrankenhauses, D-7950 Biberach/Riß

Gutschank, S., Dr., Urolog. Abt. Kreiskrankenhaus, Forsthausstraße 1, D-6330 Wetzlar 1

Gutwinski, Erhard, Dr., Facharzt für Urologie, Kemnater Str. 50, D-7301 Ostfildern 1

Haas, Helmut, Dr., Darmstädter Str. 9, D-6148 Heppenheim

Hagenmüller, Albrecht, Dr., Facharzt für Urologie, Hauptmann-Bauer-Weg 18, D-8110 Murnau/Oberbayern

Hagmaier, Volker, Dr., Urolog. Klinik und Poliklinik d. Chirurgischen Departements, Universitätskliniken, Spitalstr. 21, CH-4031 Basel, Schweiz

Haidlen, Wolfgang, Dr., Chefarzt der Urolog. Abt. des Ev. Diakonissenkrankenhauses, Rosenbergstr. 38, D-7000 Stuttgart 1

Hak-Hagir, A., Prim. Dr., Allgemein Öffentl. Krankenhaus, A-3830 Waidhofen an der Thaya/Niederösterreich

Hakimi, Fakhreddin, Dr., Arzt f. Urologie, Khiaban Ali Shariati, Kouche Rezaieh Nr. 23, Teheran 19638, Iran

Halbig, W., Dr., Oberarzt d. Urolog. Abt. Lukaskrankenhaus, Preußenstr. 84, D-4040 Neuss

Hallwachs, Otto, Prof. Dr., Arzt für Urologie, Dir. d. Städt. Urolog. Klinik, Grafenstr. 9, D-6100 Darmstadt

Hamann, Franz, Dr., Facharzt für Urologie, Leiter der Abt. Urologie, Kreiskrankenhaus, Haus Hüttental, Postfach 21 01 65, D-5900 Siegen 21

Hanke, Peter, Dr., Arzt f. Urologie, Zentrum d. Chirurgie, Abt. f. Urologie, Joh.-Wolfg.-Goethe-Universität, Theodor-Stern-Kai 7, D-6000 Frankfurt 70

Hannappel, Josef, Priv.-Doz. Dr., Oberarzt der Abt. Urologie der Med. Fakultät der RWTH, Goethestr. 27–29, D-5100 Aachen

Hanschke, Hanns-Jürgen, Prof. Dr., Urologe, Chirurg, Sportarzt, Chefarzt a. D., Bussardweg 13, D-2190 Cuxhaven 13

Hansen, Fritz Hellmuth, Dr., Facharzt für Urologie, Chefarzt der Urolog. Klinik im Stadtkrankenhaus Rendsburg, Lilienstr. 22–28, D-2370 Rendsburg

Hantelmann, Wolfram, Dr., Urolog. Klinik der FU Berlin, Klinikum Steglitz, Hindenburgdamm 30, D-1000 Berlin 45

Hartig, Dieter, Dr., Facharzt für Urologie, Chefarzt der Urolog. Abt. im Albert-Schweitzer-Krankenhaus, D-3410 Northeim

Hartmann, Michael, Dr., Facharzt für Urologie, Ltd. Arzt der Urolog. Abt. am Bundeswehrkrankenhaus, Lesserstr. 180, D-2000 Hamburg 70

Hartung, Rudolf, Prof. Dr., Facharzt für Urologie, Direktor der Urolog. Univ.-Klinik der Gesamthochschule Essen, Hufelandstr. 55, D-4300 Essen

Harzmann, Rolf, Prof. Dr., Ltd. Oberarzt der Urolog. Abt. der Universitätskliniken, Calwer Str. 7, D-7400 Tübingen

Hasche-Klünder, Rütger, Prof. Dr., Facharzt für Urologie, Gerrit-Engelke-Str. 1, D-3007 Gehrden

Haschek, Horst, Prof. Dr., Facharzt für Urologie, Vorstand der Urolog. Abt. der Wiener Allgemeinen Poliklinik, Mariannengasse 10, A-1090 Wien IX

Haselberger, Jürgen, Dr., Oberarzt d. Urolog. Klinik, Gotenstr. 6–8, D-6230 Frankfurt 80

Haubensak, Klaus, Prof, Dr., Chefarzt d. Urolog. Klinik, Klinikum Minden, Portastr. 7–9, D-4950 Minden/Westfalen

Haug, Roland, Dr., Arzt für Urologie, Oberarzt der Urolog. Klinik, Städt. Krankenhaus, Virchowstr. 10 7700 Singen/Htw.

Hauge, Alexander, Prof. Dr., Facharzt für Urologie, Chefarzt der Urolog. Abt. der Kurklinik Quellental, Wiesenweg, D-3590 Bad Wildungen-West

Hauri, Dieter, Prof. Dr., Direktor der Urolog. Univ.-Klinik, Kantonsspital, Rämistr. 100, CH-8006 Zürich

Hautkappe, Wilhelm, Dr., Facharzt für Urologie, Chefarzt der Urolog. Abt., Karolinenhospital, Norbertusstr. 19, D-5760 Arnsberg 2

Hautmann, Richard, Prof. Dr., Direktor der Urolog. Univ. Klinik, Prittwitzstr. 43, D-7900 Ulm

Hautumm, Bernhard, Dr., Arzt für Urologie, Katschhof 3, D-5100 Aachen

Hayo, Hassan, Dr., Alkuwathy Street 203, Aleppo-Syrien

Heck, Dieter, Dr., Facharzt für Urologie, Tullastr. 3, D-6800 Mannheim

Heckl, Wilhelm, Dr., Urolog. Klinik und Poliklinik der Universität, Luitpoldkrankenhaus, Josef-Schneider-Str. 2, D-8700 Würzburg

Heering, H., Dr., Arzt f. Urologie, Augsburger Str. 15, D-8958 Füssen

Hegemann, Günter, Dr., Chefarzt der Urolog. Abt. des Marienhospitals, D-5040 Brühl

Hegemann, M., Dr., Urolog. Klinik und Poliklinik Rechts der Isar der TU München, Ismaninger Str. 22, D-8000 München 80

Heidari, Mohammed, Dr., Urolog. Klinik u. Poliklinik d. FU Berlin, Klinikum Charlottenburg, Spandauer Damm 130, D-1000 Berlin 19

Heideer, Helmut, Dr., Arzt f. Urologie, Schillerstraße 22, A-5700 Zell am See

Heim, Günter, Dr., Facharzt für Urologie, Hauptstr. 37, D-8998 Lindenberg/Allgäu

Heinert, Gerd, Dr., Abt. für Urologie im Zentrum der Chirurgie, Joh.-Wolfg.-Goethe-Univ., Theodor-Stern-Kai 7, D-6000 Frankfurt 70

Heinrich, Werner, Dr., Facharzt für Urologie, Chefarzt der Urolog. Abt. am Städt. Krankenhaus Moabit, Turmstr. 21, D-1000 Berlin 21

Heinrich, Wolfram Dietrich, Dr., Facharzt für Urologie, Rüttenscheider Str. 62a, D-4300 Essen

Heinz, Arved, Dr., 1. Oberarzt d. Urolog. Klinik, Städt. Kliniken Darmstadt, Grafenstr. 9, D-6100 Darmstadt

Heise, Gerhard, Prof. em. Dr. sc., Herderstr. 44, DDR-3010 Magdeburg

Heising, Jan, Prof. Dr., Berentaher Str. 315, D-5000 Köln 41

Henftling, Theo, Dr., Facharzt für Urologie, Inhaber und Leiter einer Privatklinik, Oststr. 24, D-7100 Heilbronn/Neckar

Henning, Klaus, Dr., Urolog. Abt. Landeskrankenhaus, St. Veiter Str. 47, A-9010 Klagenfurt

Heravi, Peter Bagher, Dr., Facharzt für Urologie, Pirmasenser Str. 23, D-6783 Dahn/Pfalz

Heredia-Demis, César, Dr., Facharzt für Urologie, Pérez Aranibar 280, Miraflores – Barrio Medico, Lima 34, Peru

Hering, Franz-Josef, Dr., Arzt f. Urologie, Urolog. Klinik, Dept. für Chirurgie, Kantonsspital Basel, Univ. Basel, Spitalstr. 21, CH-4031 Basel

Hermanek, Paul, Prof. Dr., Leiter der Abt. für Klin. Pathologie i.d. Chirurg. und Urolog. Klinik d. Univ. Erlangen-Nürnberg, Maximiliansplatz, D-8520 Erlangen

Herrberg, Werner, Dr., Facharzt für Urologie, Ebershaldenstr. 22, D-7300 Esslingen/Neckar

Herrlinger, Axel, Priv.-Doz., Dr., Arzt f. Urologie, Urolog. Univ.-Klinik, Maximiliansplatz, Postfach 35 60, D-8520 Erlangen

Hertel, Elmar, Priv.-Doz. Dr., Chefarzt der Urologischen Abteilung des Städt. Krankenhauses, Sebastianstr. 18, D-8070 Ingolstadt

Hertle, Lothar, Dr., Urolog. Abteilung Marienhospital, Widumer Straße 8, D-4690 Herne 1

Hertkens, Hans-Joachim, Dr., O.M.R., Ubierstr. 15, D-5040 Brühl

Herzberg, Claus, Dr., Arzt f. Urologie, Rheinstr. 33, D-6500 Mainz 1

Hess, Herbert, Dr., Arzt f. Chirurgie u. Urologie, Gugenmusweg 1, D-6900 Heidelberg 1

Hesse, A., Priv.-Doz. Dr., rer. nat., Urolog. Univ.-Klinik, Sigmund-Freud-Str. 25, D-5300 Bonn 1

Hetou, M. Chaker, Dr., Orleansstr. 75d, D-3200 Hildesheim

Heusterberg, Karl–Heinz, Dr., Facharzt für Urologie, Neuhauserstr. 4, D-8000 München 2

Hild, Franz, Dr., Arzt f. Urologie, Hansastr. 14, D-4600 Dortmund 1

Hilden, Heinrich, Dr., Facharzt für Urologie, Glogauer Str. 15, D-8500 Nürnberg 50

Hochberg, Klaus, Prof. Dr., Facharzt für Urologie, Chefarzt der Urolog. Klinik, Städt. Krankenanstalten, Mainaustr., D-7750 Konstanz 1

Hoeltzenbein, Josef, Prof. Dr., Facharzt für Chirurgie u. Urologie, Zum guten Hirten 31, D-4400 Münster

Höhn, Willibald, Dr., Arzt f. Urologie, Ittlinger Straße 53, D-8000 München 45

Höltl, Wolfgang, Dr., Oberarzt d. Urolog. Abteilung d. Krankenanstalt Rudolfstiftung, Juckgasse 25, A-1030 Wien

Hörr, Ernst, Dr., Auf dem Klingenberg 36, D-7170 Schwäbisch Hall

Hoffmann, Arthur, Dr., Urolog. Klinik, Krankenhauszweckverband Augsburg, Zentralklinikum, Postfach 10 19 20, D-8900 Augsburg

Hoffmann, Dietrich, Dr., Facharzt für Urologie, Johannisstr. 19–20, D-4500 Osnabrück

Hoffmann, Günter, Dr., Facharzt für Urologie, Theaterstr. 7, D-3000 Hannover 1

Hoffmeister, R., Oberarzt der Urolog. Abt. und des urologisch-wissenschaftlichen Institutes der Klinik Golzheim, Friedrich-Lau-Str. 11, D-4000 Düsseldorf 30

Hofstetter, Alfons, Prof. Dr., Direktor d. Urolog. Klinik d. MHL, Ratzeburger Allee 160, D-2400 Lübeck

Hohenfellner, Rudolf, Prof. Dr., Facharzt für Urologie, Direktor der Urolog. Univ.-Klinik, Langenbeckstr. 1, D-6500 Mainz

Homann, Walter, Dr., Chefarzt d. Urolog. Abt. St.-Barbara-Hospital, Barbarastr. 1, D-4390 Gladbek

Horsch, R., Priv.-Doz., Dr., Klinikum der Universität Heidelberg, Abt. Urologie, Im Neuenheimer Feld 110, D-6900 Heidelberg 1

Hošek, Milan, Dr., Facharzt für Urologie, Ordinarius für Urologie, OÚNZ Prostějov-nemocnice, Krankenhaus, Brno. Mendlovo nám. 6, ČSSR

Hrgovic, Zlatko, Dr., Am Anger 41a, D-3300 Braunschweig

Hubmann, Guntram, Dr., Urolog. Abt., Marienhospital Erwitte, D-4782 Erwitte 1

Hubmann, Rolf, Priv.-Doz. Dr., Chefarzt der Urolog. Abt. d. Allg. Krankenhauses St. Georg, Lohmühlenstr. 5, D-2000 Hamburg 1

Hubmer, Gerhart, Prof. Dr., Leiter d. Departements f. Urologie d. Univ.-Klinik f. Chirurgie, Auenbrugger Platz, A-8036 Graz

Hübner, Wilhelm A., Dr., Allg. Poliklinik d. Stadt Wien, Urolog. Abt., Mariannengasse 10, A-1090 Wien

Huhn, Karl-Heinz, Dr., Facharzt für Urologie, Mühlstr. 19, D-6450 Hanau

Huland, Hartwig, Prof. Dr., Oberarzt der Urolog. Klinik

und Poliklinik des Universitätskrankenhauses Eppendorf, Martinistr. 52, D-2000 Hamburg 20

Huth, Eberhard, Dr., Facharzt für Urologie, Ludmillastr. 15a, D-8300 Landshut

Hutschenreiter, Gert, Prof. Dr., Urolog. Klinik d. Ev. u. Johanniter-Krankenanstalten Duisburg-Nord, Oberhausen, Steinbrinkstr. 96, D-4200 Oberhausen 11

Huttinger, Franz, Dr., Chefarzt der Urolog. Abt., Krankenhaus Harlaching, Sanatoriumsplatz 2, D-8000 München 90

Ichim, Vasile, Dr. habil., Urolog. Univ.-Klinik, Panduri-Hospital, SOS, Pandurilor Nr. 20, Bukarest, Rumänien

Ikinger, Uwe, Dr., Leiter der Urolog. Abt., Akademisches Lehrkrankenhaus Salem, Zeppelinstr. 11–33, D-6900 Heidelberg 1

Jacobi, G. H., Prof. Dr., Urologische Klinik des Klinikums der Johannes-Gutenberg-Universität, Langenbeckstr. 1, D-6500 Mainz

Jaeger, Norbert, Dr., Urolog. Univ.-Klinik, Siegmund-Freud-Str. 25, D-5300 Bonn 1

Jäppelt, Manfred, Dr., Facharzt für Urologie, Reichsstr. 40, D-5600 Wuppertal 2

Jakse, Gerhard, Univ.-Doz. Dr., Facharzt für Urologie, Urolog. Univ.-Klinik, Anichstr. 35, A-6020 Innsbruck,

Janca, Kosta, Prof. Dr., Direktor d. Urolog. Univ.-Klinik, Bulevar M Tita 18/IV, 21000 Novi-Sad, Jugoslawien

Jannopoulos, B., Dr., Facharzt für Urologie, Vas. Sofias Ave, 64, Athen 611, Griechenland

Jansen, Hans, Dr., Facharzt für Urologie, Theaterstr. 54–56, D-5100 Aachen

Jarrar, K., Dr., Oberarzt d. Abt. Urologie im Zentrum f. Chirurgie, Klinikstr. 29, D-6300 Gießen

Jellinghaus, Wilfried, Priv.-Doz. Dr., Chefarzt d. Urolog. Klinik am Stadtkrankenhaus Worms, D-6520 Worms

Jenne, Kurt, Dr., Arzt f. Urologie, Spitalplatzcenter C 195a, D-8858 Neuburg a. d. Donau

Jocham, Dieter, Dr., Urolog. Klinik und Poliklinik der Ludwig-Maximilians-Universität, Klinikum Großhadern, Marchioninistr. 15, D-8000 München 70

Jörger, Wolfgang, Dr., Loehrsweg 7, D-2000 Hamburg 20

Jonas, Dietger, Prof. Dr., Direktor der Urolog. Klinik und Poliklinik, Universitätsklinik Steglitz der Freien Universität Berlin, Hindenburgdamm 130, D-1000 Berlin 45

Jonas, Udo, Prof. Dr., Rijksuniversiteit Leiden, Academisch Ziekenhuis, Afdeling Urologie, Rijnsburger Weg 10, Leiden, Holland

Joos, Helmut, Dr., Urolog. Abteilung, Landeskrankenanstalten, Mullner, Hauptstr. 48, A-5020 Salzburg

Jooss, Theodor, Dr., Am Haselnußstrauch 13, D-8000 München 45

Joost, Jörg, Dr., Urolog. Univ.-Klinik, Anichstr. 35, A-6020 Innsbruck

Jung, Hans-Peter, Dr., Facharzt für Urologie, Chefarzt der Urolog. Abt. am Thurgauischen Kantonsspital, CH-8596 Münsterlingen

Jurković, Kurt Prim, Dr., Facharzt für Urologie, Elisabethstr. 7, A-4020 Linz

Kaldewey, Walther, Dr., Hemelinger Bahnhofstraße 17, D-2800 Bremen

Kandalaft, Elias R., Dr., Arzt f. Urologie, 3rd Circle, Jabal Amman, Jordanien

Karcher, Götz, Dr., Arzt f. Urologie, Chefarzt d. Urolog. Belegabt. am Kreiskrankenhaus, Krankenhausstr. 7, D-7918 Illertissen

Karcher, Gunther, Prof. Dr., Facharzt für Urologie, Chefarzt der Urolog. Klinik des Stadtkrankenhauses, Starkenburgring 66, D-6050 Offenbach/Main

Kastendiek, H., Prof. Dr., Facharzt für Pathologie, Abt. Pathologie AK Harburg, Eißendorfer Pferdeweg 52, D-2100 Hamburg 90

Kastert, Hans-Bernhard, Dr., Oberarzt d. Urolog. Klinik d. Städt. Krankenanstalten Ulm, Prittwitzstr. 43, D-7900 Ulm

Katner, Winfried, Dr., Urolog. Klinik u. Poliklinik d. FU Berlin, Klinikum Charlottenburg, Spandauer Damm 130, D-1000 Berlin 19

Kaufmann, Joachim, Prof. Dr., Chefarzt der Urolog. Abt., Ärztl. Leiter des Allg. Krankenhauses Altona, Paul-Ehrlich-Str. 1, D-2000 Hamburg 50

Keilani, Ragheb, Dr., Arzt für Urologie, Scharn 19, D-4950 Minden/Westf.

Kelâmi, Alpay, Prof. Dr., Urolog. Klinik und Poliklinik der FU Berlin, Klinikum Steglitz, Hindenburgdamm 30, D-1000 Berlin 45

Keller, Albert, Dr., Facharzt für Urologie, St.-Trudpert-Krankenhaus, Urolog. Klinik, D-7530 Pforzheim

Keller, Erwin, Dr., Hauptplatz 19, A-3300 Amstetten

Keller, Lutz, Dr., Facharzt für Urologie, Chefarzt der Urolog. Abteilung des Kreiskrankenhauses, Röntgenstr. 20, D-7270 Nagold

Kelm, Ingrid, Dr., Urolog. Klinik u. Poliklinik d. FU Berlin, Klinikum Charlottenburg, Spandauer Damm 130, D-1000 Berlin 19

Kemper, Jens, Dr., Arzt für Urologie, Dahlemer Weg 174b, D-1000 Berlin 37

Kemper, Klaus, Dr., Urolog. Klinik, D-6631 Berus

Kersting, Dieter, Dr., Chefarzt der Urolog. Abt., Städtische Krankenanstalten, Auf der Freiheit 16, D-5758 Fröndenberg

Kesslinger, Johannes, Dr., Facharzt für Chirurgie und Urologie, Urolog. Abt. im Stadt- und Kreiskrankenhaus, Salzstr. 3, D-8940 Memmingen

Khaffaf, Necib, Dr., Facharzt für Urologie, Sandstr. 38, D-3008 Garbsen 1

Khani, Marwan, Dr., Arzt f. Urologie, Streuheidenweg 12, D-2160 Stade

Kierfeld, Gerd, Prof. Dr., Leitender Arzt der Abt. für Urologie im Zentrum für operative Medizin, Städt. Krankenhaus, Dhünnberg 60, D-5090 Leverkusen 1

Kirchheim, Dieter, Prof. Dr. 5213 Klahanie Court N., Olympia, Washington 98502, USA

Kissler, Klaus, Dr., Facharzt für Urologie, An der alten Post 15, D-8262 Altötting

Klaus-Goldberg, Margarete, Dr., Fachärztin für Urologie, Hasenbergsteige 28A, D-7000 Stuttgart 1

Klein, Alan L., Dr., FACS, Diplomate Am Bd. of Urology, Arzt f. Urologie, Trübnerstr. 5, D-6900 Heidelberg

Kleinefenn, Otto, Dr., Facharzt für Urologie, Wißmannstr. 10, D-4200 Oberhausen

Kleinhans, Georg, Dr., Abteilung Urologie d. Westfälischen Wilhelms-Universität, Jungeblodtplatz 1, D-4400 Münster

Kletschke, Hans-Gottfried, Dr., Facharzt für Urologie, Chefarzt der Urolog. Abt. des DRK-Krankenhauses Jungfernheide, Max-Dohrn-Str. 10, D-1000 Berlin 10

Klingelhöfer, Karl-Heinz, Dr., Chefarzt der Urolog. Abt. des St.-Elisabeth-Hospitals, D-4530 Ibbenbüren

Klippel, Karl-Friedrich, Prof. Dr., Facharzt für Urologie, Chefarzt der Urolog. Abt. des Allgem. Krankenhauses, Siemensplatz 4, D-3100 Celle

Klosterhalfen, Herbert, Prof. Dr., Direktor der Urolog. Univ.-Klinik, Martinistr. 52, D-2000 Hamburg 20

Knauth, Horst, Dr., Facharzt für Urologie, Augsburger Str. 17b, D-8860 Nördlingen

Knebel, Ludwig, Dr., Chefarzt d. Urolog. Abt., Elisabeth-Krankenhaus Rheydt, Postfach 100, D-4050 Mönchengladbach

Kneise, Gerhard, Dr., Facharzt für Chirurgie, Chefarzt des Kreiskrankenhauses, Langenberger Str. 29, D-7118 Künzelsau (Württ.)

Knipper, Ansgar, Dr., Urolog. Klinik u. Poliklinik d. FU Berlin, Klinikum Charlottenburg, Spandauer Damm 130, D-1000 Berlin 19

Knöner, Michael, Dr., Anton-Burger-Weg 137, D-6000 Frankfurt 70

Knüpfer, H.-Eberhard, Arzt für Urologie, Am Michaelshof 4, D-5300 Bonn 2

Knuth, Olaf, Dr., Facharzt für Urologie, Urolog. Klinik, Wagnerstr. 3–5, D-3400 Göttingen

Koch, Peter-Michael, Dr., Facharzt für Urologie, Chefarzt der Urolog. Abt. des Diakonie-Krankenhauses, D-2130 Rotenburg/Wümme

Koch, Volker, Dr., Facharzt für Urologie, Schützenstr. 14/1, D-7200 Tuttlingen

Köller, A., Dr., Urolog. Univ.-Klinik, Alserstr. 4, A-1090 Wien

Köllermann, Manfred, Prof. Dr., Chefarzt Dr.-Horst-Schmidt-Kliniken der Landeshauptstadt Wiesbaden, Urolog. Klinik, Ludwig-Ehrhard-Str. 100, D-6200 Wiesbaden

König, Karl, Prof. Dr., Facharzt für Urologie, Karlstr. 107, D-5340 Bad Honnef

Körner, Friedrich, Prof. Dr., Facharzt für Urologie und Chirurgie, Oelmannsallee 7, D-2418 Ratzeburg

Kösters, Stefan, Dr., Urolog. Klinik d. Städt. Krankenanstalten, Lutherplatz 40, D-4150 Krefeld 1

Kövesdi, Sándor, Facharzt für Urologie, Speckbacherstr., A-6380 St. Johann/Tirol

Kolle, Peter, Prof. Dr., Direktor der Urolog. Klinik d. Med. Hochschule Hannover, Karl-Wiechert-Allee 9, D-3000 Hannover

Kollwitz, Arne-Andreas, Prof. Dr., Facharzt für Urologie, Chefarzt der Urolog. Abt. des Franziskus-Krankenhauses, Burggrafenstr. 1, D-1000 Berlin 30

Konrad, Gunter, Urolog. Klinik und Poliklinik der Universität des Saarlandes, D-6650 Homburg/Saar

Kopper, Bernd, Priv.-Doz. Dr., Urol. Klinik u. Poliklinik d. Universität des Saarlandes, D-6650 Homburg/Saar

Korte, Hermann, Dr., Facharzt für Chirurgie und Urologie, Chefarzt der Urolog. Abt. im Heilig-Geist-Krankenhaus, Graseggerstr. 105, D-5000 Köln 60

Korth, Knut, Dr., Chefarzt der Urolog. Abt. im Loretto-Krankenhaus, Mercystr. 6–14, D-7800 Freiburg

Koskinas, Spyros, Dr., Urolog. Klinik u. Poliklinik d. GHS, Hufelandstr. 55, D-4300 Essen 1

Kowohl, Klaus, Dr., Facharzt für Urologie, Wilhelmstr. 12, D-5210 Troisdorf

Kracht, Heinz, Dr., Facharzt für Urologie, Leitender Arzt der Urolog. Abt. des Marienhospitals, Virchowstr. 135, D-4650 Gelsenkirchen

Krafft, Peter, Dr., Facharzt für Urologie, Nibelungenhaus, Nibelungenstr. 9, D-8390 Passau

Kraft, Klaus, Dr., Facharzt für Urologie, Chefarzt der Urolog. Abt. des Krankenhauses St. Liborius, Stöckerstr. 1, D-3590 Bad Wildungen

Krassel, Berthold, Dr., Facharzt für Urologie und Chirurgie, Schwabstr. 4, D-7140 Ludwigsburg

Kratzik, Christian, Dr., Urolog. Univ.-Klinik, Alserstr. 4, A-1090 Wien

Kreiß, Gunther, Dr., Facharzt f. Urologie, Albert-Roller-Str. 7, D-7050 Waiblingen

Kröpfl, Darko, Dr., Urolog. Klinik und Poliklinik d. GHS, Hufelandstr. 55, D-4300 Essen 1

Kronsbein, Heinrich, Dr., Facharzt für Urologie, Hamburger Allee 18, D-3000 Hannover 1

Kropp, Wolfgang, Dr., Urolog. Klinik u. Poliklinik d. GHS, Hufelandstr. 55, D-4300 Essen 1

Krüger, Eckhard, Dr., Facharzt für Urologie, Chefarzt d. Urolog. Abt. d. Maria-Josef-Hospitals, Lindenstr. 29, D-4402 Greven

Kuber, Walter, Dr., Oberarzt, Urolog. Abt., Stadtkrankenhaus Oberwart, A-7400 Oberwart

Kühn, Michael-W., Dipl.-Phys. Dr., Urolog. Univ.-Klinik, Moorenstr. 5, D-4000 Düsseldorf 1

Kuhnen, Bernhard, Dr. Chefarzt d. Urolog. Abt. d. St.-Marien-Hosp. Lünen, Altstadtstr. 23, D-4670 Lünen

Kult, Klaus, Dr., Hobökentwiete 65b, D-2000 Hamburg 56

Kunit, Gerhard, Dr., Facharzt für Urologie, Oberarzt der Urologischen Abteilung, Landeskrankenanstalten, Müllner Hauptstr. 48, A-5020 Salzburg

Kuntz, Rainer, Dr., Urolog. Klinik und Poliklinik der TU München, Klinikum Rechts der Isar, Ismaninger Str. 22, D-8000 München 80

Kunze, Ekkehard, Prof. Dr., Pathologisches Institut der Med. Einrichtungen der Universität Göttingen, Robert-Koch-Str. 40, D-3400 Göttingen

Kurth, K. H., Dr., Facharzt für Urologie, Afdeeling Urologie, Erasmus Universiteit, Postbus 1738, Rotterdam, Holland

Kusserow von, Hans-Jochen, Dr., Facharzt für Urologie, Humperdinckstr. 25, D-4000 Düsseldorf 13

Lachmund, Joachim, Dr., Rathenaustr. 15, D-3000 Hannover 1

Lahm, Wilhelm, Dr., Facharzt für Urologie und Chirurgie, Cranachstr. 3, D-4800 Bielefeld 1

Laible, Volker, Dr., Urolog. Klinik u. Poliklinik der LMU München, Klinikum Großhadern, Marchioninistr. 15, D-8000 München 70

Landmann, Erik, Dr., Facharzt für Urologie, Tautenburger Str. 2f, D-1000 Berlin 46

Lang, Heiner, Dr., Facharzt für Urologie, Bahnhofstr. 29, D-6680 Neunkirchen

Lauer, Helmut, Dr., Facharzt für Urologie und Chirurgie, Marktstr. 4, D-8972 Sonthofen

Lauschke, Wolfgang, Dr., Facharzt für Urologie, Kölner Str. 105, D-5060 Bergisch-Gladbach 1

Laval, Karl-Ulrich, Dr., Arzt für Urologie, Münsterstr. 342, D-4000 Düsseldorf 30

Lazica, M., Dr., Arzt für Urologie, Urolog. Klinik im Klinikum Barmen, Heusnerstr. 40, D-5600 Wuppertal

Legner, Christoph, Dr., Facharzt für Urologie, Schillerstr. 51, D-6660 Zweibrücken

Lehmann, Hans-Dieter, Dr., Facharzt für Urologie und Chirurgie, Chefarzt der Urolog. Abt. Städt. Krankenhaus Köln-Holweide, Neufelder Str. 32, D-5000 Köln 80

Leisinger, H.-J., Dr., Spezialarzt für Urologie FMH, Ltd. Arzt der Urolog. Abt. des Kantonspitals, CH-8202 Schaffhausen

Leistenschneider, Wolfgang, Prof. Dr., Facharzt für Urologie, Hardenbergstr. 8, D-1000 Berlin 12

Leliefeld, H.-H.-J., Prof. Dr., St. Laurentius Ziekenhuis, Mgk. Deiessenstraat 1, NL-6041 Roermond

Lent, Volkmar, Priv.-Doz. Dr., Arzt für Urologie und Chirurgie, Leiter der Urologie, Oberarzt der Chir. Klinik, II. Chir. Lehrstuhl der Univ. Köln, Städt. Krankenhaus Köln-Merheim, Ostmerheimer Str. 200, D-5000 Köln 91

Leusmann, D.-B., Dr., rer. nat., Abt. Urologie d. Westfälischen Wilhelmsuniversität, Jungeblodtplatz 1, D-4400 Münster

Lenzner, Armin, Dr., Beselerallee 9, D-2300 Kiel 1

Leyh, Herbert, Dr., Urolog. Klinik u. Poliklinik, Klinikum Rechts der Isar, Ismaninger Str. 22, D-8000 München 80

Lichtenauer, Peter, Prof. Dr., Leiter der Urolog. Abt. d. Medizinischen Hochschule Lübeck, Ratzeburger Allee 160, D-2400 Lübeck 1

Limmer, Heinz, Dr., Ostwall 100, D-4150 Krefeld

Linde, Fritz, Dr., Facharzt für Chirurgie und Urologie, Hans-Dörffler-Str. 12, D-3550 Marburg/Lahn

Lindenberg, Kurt, Dr., Spezialarzt für Urologie, FMH, Walchestr. 21, CH-8006 Zürich

Lindner, Arnulf, Dr., Singschwanenweg 1, D-4600 Dortmund 30

Lingnau, Wieland, Dr., Facharzt für Urologie, Nymphenburger Str. 160, D-8000 München 19

Linke, Karl-Heinz, Dr., Facharzt für Urologie und Chirurgie, Osianderweg 2, D-3220 Alfeld/Leine

Lipsky, H., Prim., Doz. Dr., Urologische Abteilung, Landeskrankenhaus Leoben, A-8700 Leoben

Litos, Michael, Dr., Facharzt für Urologie, Neophyton Deuka 10, Athen 139, Griechenland

Litz, Karl, Dr., Facharzt für Chirurgie u. Urologie, Am Höhenblick 26, D-7932 Munderkingen

Ljubović, Esad, Prof. Dr., Facharzt für Chirurgie und Urologie, Ul. Djure Djakoviča, Ciglane, A-1, Ulaz I, YU-71000 Sarajevo, Jugoslawien

Löchner-Ernst, Dieter, Dr., Oberarzt der Urolog. Abt.

der Berufsgenossenschaftlichen Unfallkliniken, Murnau, Postfach 1380, D-8110 Murnau/Obb.

Loening, Stefan, Prof. Dr., M. D., University of Iowa Hospitals and Clinics, Dept. of Urology, Iowa City, Iowa 52242, USA

Lötters, Helmuth, Dr., OA der Urolog. Klinik, Krankenhaus d. Missionsschwestern, Westfalenstr. 109, D-4400 Münster-Hiltrup

Lohmann, Raimund, Dr., Facharzt für Urologie, Hofgründchen 23, D-5450 Neuwied

Lorentzen, Friedemann, Dr., OA d. Urolog. Abt., Klinikum Niederberg, Robert-Koch-Str. 2, D-5620 Velbert 1

Luchesi, Joseph Christian, Dr., Facharzt für Urologie und Chirurgie, Frankfurter Str. 50, D-6350 Bad Nauheim

Ludvik, Walter, Univ.-Prof. Prim. Dr., Vorstand der Urolog. Abt. des Krankenhauses der Barmherzigen Brüder, Garnisongasse 11/5, A-1090 Wien

Ludwig, Gerd, Prof. Dr., Direktor d. Urolog. Klinik in Frankfurt Hoechst am Städt. Krankenhaus, Gotenstr. 6–8, D-6230 Frankfurt 80

Lunglmayr, G., Univ.-Doz. Dr., Urolog. Universitätsklinik, Alserstr. 4, A-1090 Wien 9

Lurz, Hans, Dr., Facharzt für Urologie, Chefarzt der Urolog. Abt. im Diakonissenkrankenhaus, Speyerstr. 96, D-6800 Mannheim

Lutherer, Siegfried, Dr., Arzt für Urologie, Urolog. Klinik des Caritaskrankenhauses, D-6990 Bad Mergentheim

Lutzeyer, Hans Wolfgang, Prof. Dr., Facharzt für Chirurgie und Urologie, Vorstand der Abt. Urologie der Med. Fakultät, RWTH, Pauwelstr. 1, D-5100 Aachen

Lux, Bernhard, Dr., Arzt f. Urologie, Luitpoldstr. 19, D-8600 Bamberg

Lyding, Rolf, Dr., Arzt f. Urologie, Hauptstr. 1, D-6790 Landstuhl

Lymberopoulos, Stavros, Prof. Dr., Chefarzt der Urolog. Abt. Knappschaftskrankenhaus, Dr.-Hans-Böckler-Platz, D-5102 Bardenberg

Maar, K., Priv.-Doz. Dr., OA der Urolog. Univ.-Klinik, Moorenstr. 5, D-4000 Düsseldorf 1

Madersbacher, Helmut, Prof. Dr., Oberarzt der Urolog. Univ.-Klinik, Anichstr. 35, A-6020 Innsbruck

Märk, Raimund, Dr., Karl-Schönherr-Str. 1, A-6020 Innsbruck

Maier, Wolfgang, A., Dr., Direktor der Kinderchirurgischen Klinik der Städt. Krankenanstalten, Karl-Wilhelm-Str. 1, D-7500 Karlsruhe 1

Makrigiannis, Dimitrios, Dr., B. Frideriki 19a, Larissa, Griechenland

Mankabady, Dr., Rheinhöhenweg 9, D-5060 Bergisch-Gladbach 2

Marberger, Johannes, Prof. Dr., Facharzt für Urologie, Vorstand der Urolog. Univ.-Klinik, Anichstr. 35, A-6020 Innsbruck

Marberger, Michael, Prof. Dr., Facharzt für Urologie, Vorstand der Urolog. Abt. der Krankenanstalt Rudolfsstiftung, Juchgasse 25, A-1030 Wien

Marquardt, Hans-Dieter, Prof. Dr., Facharzt für Urologie und Chirurgie, Leebergstr. 25, D-8180 Tegernsee

Marquardt, Henning, Prof. Dr., Facharzt für Urologie, Reichsstr. 103, D-1000 Berlin 19

Marx, Franz-Josef, Prof. Dr., Oberarzt der Urolog. Klinik, Klinikum Großhadern, Marchioninistr. 15, D-8000 München 70

Massier, Johannes, Dr., Facharzt für Urologie, Kaiserallee 15, D-7500 Karlsruhe

Mast, Georg, Priv.-Doz. Dr., Arzt f. Urologie, Oberarzt d. Urolog. Abt. Landeskrankenhaus, D-6650 Homburg/S.

Matouschek, Erich, Prof. Dr. Dr., Facharzt für Urologie und Chirurgie, Direktor der Urolog. Klinik, Moltkestr. 14, D-7500 Karlsruhe 1

Matthiesen, Boyke-Peter, Dr., Facharzt für Urologie, Chefarzt der Urolog. Klinik, Robert-Koch-Krankenhaus, Von-Reden-Str. 1, D-3007 Gehrden/Hannover

Matz, Joachim, Dr., Facharzt für Urologie und Chirurgie, Bermpohlstr. 19a, D-2800 Bremen 70

Mauermayer, Wolfgang, Prof. Dr., Facharzt für Urologie, Direktor der Urolog. Klinik und Poliklinik der Techn. Universität, Klinikum Rechts der Isar, Ismaninger Str. 22, D-8000 München 80

May, Peter, Prof. Dr., Facharzt für Urologie, Chefarzt der Urolog. Klinik des Allg. Krankenhauses, D-8600 Bamberg

Mayer, Hans-Peter, Dr., Arzt für Urologie, Gräfelfinger Str. 59, D-8000 München 70

Medenwaldt, Bernd, Dr., Facharzt für Urologie, Blankeneser Hauptstr. 147, D-2000 Hamburg 55

Meinertz, Otto, Dr., Facharzt für Chirurgie und Urologie, Westring 257, D-6500 Mainz

Meixner, Wilhelm, Dr., Chefarzt d. Urolog. Abt. d. Städt. Krankenanstalten, D-8510 Fürth

Melchior, Hansjörg, Prof. Dr., Leiter d. Urolog. Klinik, Städt. Kliniken Kassel, Akadem. Lehrkrankenhaus d. Philipps-Univ. Marburg, Mönchebergstraße 41–43, D-3500 Kassel

Mellin, Hans-Eberhard, Dr., Arzt f. Urologie, Oberarzt der Urolog. Univer.-Klinik, Moorenstr. 5, D-4000 Düsseldorf 1

Mense, Gerhard, Dr., Facharzt für Urologie, Landgraf-Karl-Str. 10, D-3500 Kassel-Wilhelmshöhe

Menzel, Elmar, Dr., Facharzt für Urologie, Chefarzt d. Urolog. Abt. am Knappschafts-Krankenhaus, Röntgenstr. 1a, D-4250 Bottrop

Meridies, Reinhard, Prof. Dr., Facharzt für Urologie, Ltd. Arzt der Urolog. Abt. d. Prosper-Hospitals, Mühlenstr. 27, D-4350 Recklinghausen

Metzger, Hans-Jürgen, Dr., Facharzt für Urologie, Urolog. Abt., Theresien-Krankenhaus, Josef-Braun-Ufer 9, D-6800 Mannheim 1

Metzler, Hans-Jürgen, Dr., Urolog. Klinik, Klinikum d. Stadt Mannheim, Postfach 23, D-6800 Mannheim 1

Meurer, Otto, Dr., Facharzt für Urologie, Rheinbabenstr. 5, D-4000 Düsseldorf 30

Meuser, Herbert, Dr., Facharzt für Urologie, Blutgasse 5, A-1010 Wien 1

Meyer, Peter, Dr., Arzt f. Urologie, Apenrader Str. 4, D-2390 Flensburg

Meyer, Wolfgang W. Dr., Zentrum Chirurgie, Abt. f. Urologie, Joh.-Wolfgang-Goethe-Univ., Theodor-Stern-Kai 7, D-6000 Frankfurt 70

Meyer, Wolf-Hartmut, Dr., Urolog. Klinik u. Poliklinik, Univ.-Krankenhaus Eppendorf, Martinistr. 52, D-2000 Hamburg 20

Meyer-Delpho, Walter, Dr., Facharzt für Urologie, Aribostr. 20, D-8183 Rottach-Egern

Meyer-Delpho jun., Walter, Dr., Urologische Universitätsklinik, Venusberg, D-5300 Bonn 1

Meyer-Schwickerath, Martin, Dr., Urolog. Klinik u. Poliklinik d. GHS, Hufelandstr. 55, D-4300 Essen 1

Michel, Hubert, Dr., Facharzt für Urologie, Wilhelminenstr. 20 D-6100 Darmstadt

Michel, Rainer, Dr., Facharzt für Urologie, Schmiedstr. 23, D-7988 Wangen-Herfetz

Miller, Fritz G., Dr., Facharzt für Urologie, Neue Str. 3, D-7900 Ulm

Miller, Kurt, Dr., Urolog. Klinik, Katharinenhospital, Kriegsbergstr. 60, D-7000 Stuttgart 1

Miller, Rudolf, Dr., Ltd. Arzt d. Urolog. Abt. d. Kreiskrankenhauses, Christophstr. 1, D-7320 Göppingen

Mira-Llinares, Antonio, Dr., Facharzt für Urologie u. Chirurgie, C/s. Pascual Perez 8, Alicante, Spanien

Moeller, Jürgen, Dr., Facharzt f. Urologie, Wilhelmstr. 57, D-6840 Lampertheim

Möhring, K., Prof. Dr., Klinikum der Universität Heidelberg, Abt. Urologie, Im Neuenheimer Feld 110, D-6900 Heidelberg 1

Möllhoff, Helmut, Dr., Facharzt für Urologie und Chirurgie, Chefarzt d. Urolog. Abt. des Marien-Hospitals, Robert-Koch-Str. 21, D-4370 Marl

Mönch, Roland, Dr., Urolog. Klinik des Akademischen Krankenhauses, D-6400 Fulda

Molitor, Dietmar, Dr., Urolog. Univ.-Klinik, Sigmund-Freud-Str. 25, D-5300 Bonn 1

Molitor, Walter, Dr., Facharzt f. Urologie, Postwiesenstr. 80d, D-7530 Pforzheim

Molnar, Stefan, Dr., Facharzt für Urologie, Weinstr. 7, D-8000 München 2

Moncada-Ochoa, José, Dr., Oberarzt d. Urolog. Klinik der Stadt, Klinikum Barmen, Heusnerstr. 40, D-5600 Wuppertal 2

Moonen, W. A., Dr., Gagellaan, Sint-Michielsgestel, Niederlande

Moormann, J. Günter, Prof. Dr., Facharzt für Urologie, u. Chirurgie, Chefarzt der Urolog. Abt. Krankenhaus der Barmherzigen Brüder, Nordallee 1, D-5500 Trier

Morkos, Nabil, Dr., Facharzt für Urologie, Senftenberger Ring 13, D-1000 Berlin 19

Mossig, Heinrich, Dr., Urolog. Abt. des Krankenhauses der Stadt Wien-Lainz, Wolkersbergenstr. 2, A-1130 Wien

Müller, Helmut, Dr., Ludwig-Ebner-Str. 1, D-8360 Deggendorf

Müller, Robert B., Dr., Urologe, Am Schwalbanger 1, D-8858 Neuburg/Donau

Müller, Stefan, Dr., Urolog. Klinik der Universität, Langenbeckstr. 1, D-6500 Mainz

Müller-Beissenhirtz, Peter, Dr., Facharzt für Urologie u. Chirurgie, Chirurgische Klinik, Salzdalumer Str. 90, D-3300 Braunschweig

Müller-Dieckert, Detlef, Dr., Facharzt für Urologie, Marktplatz 29/31, D-3352 Einbeck 1

Müller-Marienburg, Hatto Wilhelm Ludwig, Dr., Facharzt für Urologie, Chefarzt der Urolog. Abt. des Stadt- und Kreiskrankenhauses Ansbach, Heidingsfelder Weg 22, D-8800 Ansbach

Müßiggang, Hartwig, Dr., Facharzt für Urologie und Chirurgie, Schlierseestr. 31, D-8000 München 90

Mukherjee, Kajal Kumar, Dr., Facharzt für Chirurgie und Urologie, Westenhellweg 103, D-4600 Dortmund 1

Mund, Erich, Dr., Facharzt für Urologie, Hasenkampweg 13, D-5810 Witten/Ruhr

Naber, Kurt, Prof. Dr., Chefarzt der Urolog. Klinik, St.-Elisabeth-Krankenhaus, Schulgasse 20, D-8440 Straubing

Naewie, Wolfgang, Dr., Zur Goldbrede 78, D-4720 Beckum

Nagel, Heinz, Dr., Facharzt für Urologie, Carl-Spitzweg-Str. 7a, D-5000 Köln 50

Nagel, Reinhard, Prof. Dr., Facharzt für Urologie, Direktor der Urolog. Klinik und Poliklinik, Freie Universität Berlin, Klinikum Charlottenburg, Spandauer Damm 130, D-1000 Berlin 19

Nagels, Heinz, Dr., Facharzt für Urologie, Frühlingstr. 59, D-4300 Essen

El Nasser, Khaled, Dr., Bausemsborst 2, D-4300 Essen 12

Neide, Ernst Leo, Karl-Theodor-Str. 95, D-8000 München 40

Neisius, Dietmar, Dr., Urolog. Univ.-Klinik, D-6650 Homburg/Saar

Neugebauer, Wolfgang, Dr., Facharzt für Urologie, Chefarzt der Urolog. Abt., St.-Josefs-Hospital, Dortmund-Hörde, Wilhelm-Schmidt-Str. 4, D-4600 Dortmund 30

Nicolescu, Prof. Dr., Direktor der Urolog. Univ.-Klinik, Str. Dr. Marinescu 1, 43 Targu-Mures, Rumänien

Nöske, Hans-Dieter, Prof. Dr., Arzt f. Urologie im Zentrum f. Chirurgie, Anästhesiologie und Urologie der Universität Gießen, Klinikstr. 29, D-6300 Gießen

Nürnberger, N., Dr., Urolog. Univ.-Klinik, Alserstr. 4 A-1090 Wien 9

Nuri, Mehdi, Prof. Dr., Facharzt für Urologie, Ltd. Urologe, Ev. Krankenhaus, Waldstr. 73, D-5300 Bonn-Bad Godesberg 2

Obé, Gerhard, Dr., Facharzt für Urologie, Sulzbachstr. 28, D-6600 Saarbrücken 3

Obmann, Karl-Heinz, Dr., Facharzt für Urologie, Köthener Weg 18, D-6800 Mannheim 42

Oderwald, W. H. J., Uroloog, Rederijklaan 32, NL-5713 PV Mierlo

Offermann, Heribert, Dr., Facharzt für Chirurgie, Chefarzt der Chirug. Abt. des St.-Willehad-Hospitals, Ansgaristr. 12, D-2940 Wilhelmshaven

Ohler, Ernst, Dr., Facharzt für Urologie, Postfach 33, CH-6614 Brissago

Orestano, Fausto, Prof. Dr., Presso Clinica Latteri, Via Filippo Cordova 62/64, I-90143 Palermo

Osterhage, Hans-Rainer, Prof. Dr., Facharzt für Urologie, Urolog. Klinik und Poliklinik der Universität, Luitpoldkrankenhaus, Josef-Schneider-Str. 2, D-8700 Würzburg

Oswald, Karl, Dr., Facharzt für Urologie, Chefarzt der Urolog. Abt. des Städt. Krankenhauses St. Elisabeth, D-5440 Mayen/Eifel

Ottmann, Klaus, Dr., Arzt für Urologie, Moltkestr. 9, D-8710 Kitzingen

Otto, Jens, Dr., Schweidnitzer Str. 13, D-1000 Berlin 31

Otto, Peter, Dr., Facharzt für Urologie, Rosgartenstr. 14, D-7750 Konstanz

Pačes, Vàclav, Prof. Dr., Vorstand der Urolog. Klinik des Institutes für die ärztliche Fortbildung in Prag, Nemocnice Bulovka, Praha 8-Libeň, ČSSR

Padidar, Adel Ali, Dr., Facharzt für Chirurgie und Urologie, Ostenallee 4, D-4700 Hamm/Westf.

Palmlöv, Andreas, Dr., Facharzt für Urologie, Chefarzt der Urolog. Klinik, Erika Sjukhus, Box 12600, S-11282 Stockholm

Palmtag, H., Prof. Dr., Chefarzt der Urolog. Abt., Städt. Krankenhaus, A.-Gruber-Str. 70, D-7032 Sindelfingen

Papic, Rodolub, Dr., Plössberger Weg 15, D-8672 Selb

Patel, V. J., Dr., Ltd. Oberarzt der Urolog. Klinik, Klinikum Krumenauerstr. 25, D-8070 Ingolstadt/Donau

Pauer, Franz, Prim. Dr., Leiter d. Urolog. Abt. d. Allg. Krankenhauses, A-4600 Wels

Peczat, Rolf, Dr., Facharzt für Urologie, Im Zingel 5, D-3200 Hildesheim

Peter, Stephan, Dr., Arzt für Urologie, Klinikum der Stadt Mannheim, Urolog. Klinik, Postfach 23, D-6800 Mannheim 1

Peters, Hans-Joachim, Prof. Dr., Chefarzt d. Urolog. Abt., St.-Elisabeth-Krankenhaus GmbH, Werthmannstr. 1, D-5000 Köln 41

Petkovic, Milic, Dr., Wilhelmshavener Straße 8, D-1000 Berlin 31

Petritsch, Peter H., Univ.-Doz. Dr., Dept. Urologie, Chirurgische Universitätsklinik, Auenbruggerplatz, A-8036 Graz

Pfab, Rudolf, Dr., Urolog. Klinik u. Poliklinik, Klinik Rechts der Isar der TU München, Ismaninger Str. 22, D-8000 München 80

Pfaffel-Hauge, Regina, Dr., Fachärztin für Urologie, Urolog. Abt. der Kurklinik Quellental, Wiesenweg 6, D-3590 Bad Wildungen-West

Pfeiffer, Hans, Dr., Facharzt für Chirurgie, Uhlandstr. 24, D-7120 Bietigheim (Württemberg)

Pfitzenmaier, Norbert, Priv.-Doz. Dr., Chefarzt d. Urolog. Abt., Städt. Krankenhaus, Virchowstr. 10, D-7700 Singen

Pieritz, Eduard, Dr., Arzt f. Urologie, Chefarzt d. Urolog. Abt., St.-Katharinen-Hospital, D-5020 Frechen

Pietrzik, Theo, Dr., Tangstedter Landstr. 77, D-2000 Hamburg 62

Pilz, Lothar, Dr., Facharzt für Urologie, Königswall 6, D-4350 Recklinghausen

Plangger, Andreas, Dr., Urolog. Univ.-Klinik, Luitpoldkrankenhaus, Josef-Schneider-Str. 2, D-8700 Würzburg

Planz, Konrad, Prof. Dr., Chefarzt der Urologischen Klinik, Städtische Kliniken, D-6400 Fulda

Pochhammer, Chr., Dr., Ecke Nußdorfer/St.-Ulrich-Str. 1, D-7770 Überlingen

Pompino, Hermann-Josef, Prof. Dr., Facharzt für

Urologie, Facharzt für Chirurgie-Kinderchirurgie, Ltd. Arzt der chirurgischen und urologischen Abteilung an der DRK-Kinderklinik, Wellersbergstr. 60, D-5900 Siegen 1

Pohnl, Johannes, Dr., Abt. Urologie d. Westfälischen Wilhelms-Universität, Jungeblodtplatz 1, D-4400 Münster

Popelier, Guy, Dr., Facharzt für Urologie, Belgielei 199, B-2000 Antwerpen

Porst, Hartmut, Dr., Urolog.-Klinik, Sigmund-Freud-Str. 25, D-5300 Bonn 1

Potempa, Joachim, Prof. Dr., Facharzt für Urologie, Direktor der Urolog. Klinik der Städtischen Krankenanstalten, Klinikum der Universität Heidelberg, D-6800 Mannheim

Pottinger, Persival, Dr., Arzt für Urologie, Hauptstr. 73, D-5000 Köln 50

Praetorius, Georg-Michael, Dr., Facharzt für Urologie, Waldstr. 6b, D-8032 Gräfelfing

Praetorius, Michael, Dr., Facharzt für Urologie und Chirurgie, Untertaxetweg 10, D-8035 Gauting

Puigvert Gorro, Antonio, Prof. Dr., Cartagena 340, Barcelona 13, Spanien

Pust, Reiner, Prof. Dr., Urolog. Abt. im Zentrum für Chirurgie der JL-Universität, Klinikstr. 37, D-6300 Gießen

Rapp, Walter, Dr., Facharzt für Chirurgie u. Urologie, Chefarzt der Urolog. Abt., Stadtkrankenhaus, August-Bebel-Str. 59, D-6090 Rüsselsheim

Raßweiler, J., Dr., Katharinenhospital, Urolog. Klinik, Kriegsberger Str. 60, D-7000 Stuttgart 1

Rathert, Peter, Prof. Dr., Chefarzt der Abt. Urologie der Krankenanstalten Düren, Roonstr. 30, D-5160 Düren

Rauschmeier, Hans, Dr., Urolog. Univ.-Klinik, Anichstr. 35, A-6020 Innsbruck

Rave, Bernhard, Dr., Facharzt für Urologie und Chirurgie, Chefarzt i. R. d. Urolog. Abt. d. Prosper-Hospitals Hohenzollernstr. 30, D-4350 Recklinghausen

Redecker, Klaus-Dietrich, Dr., Facharzt für Urologie und Chirurgie, Chefarzt der Urolog. Abt. des Krankenhauses, Goethestr. 13, D-7520 Bruchsal

Rehker, Heinrich, Dr., Facharzt für Urologie, Chefarzt der Belegabteilung am St.-Agnes-Hospital, Casinowall 10, D-4290 Bocholt/Westfalen

Reichelt, Harald, Dr., Oberarzt, Allgemeine Poliklinik der Stadt Wien, Urolog. Abt., Auerspergstr. 2, A-1010 Wien, Österreich

Reichert, Hans-Erich, Dr. Urolog. Klinik u. Poliklinik d. Universität, Luitpoldkrankenhaus, D-8700 Würzburg

Reinecke, Fritz, Dr., Facharzt f. Urologie, Hamburger Str. 208, D-2000 Hamburg 76

Reinicke, Rolf, Dr., Facharzt für Urologie, Astfelder Str. 1, D-3380 Goslar 1

Reissfelder, Günter, Dr., Arzt f. Urologie, Hauptstr. 114, D-6908 Wiesloch

Reuter, Hans-Joachim, Prof. Dr., Facharzt für Urologie, Urolog. Klinik, Humboldtstr. 16, D-7000 Stuttgart 1

Reuter, Matthias, Dr., Schwärzlocher Str. 58, D-7400 Tübingen

Reuter, Ulrich-Heinz, Dr., Facharzt für Urologie und Chirurgie, ehem. Chefarzt der Urolog. Klinik, Robert-Koch-Str. 3, D-4950 Minden (Westfalen)

Richter, Klaus-Heinrich, Dernburgstr. 2, D-1000 Berlin 19

Riedasch, Gerd, Priv.-Doz. Dr., Klinikum der Universität Heidelberg, Abteilung Urologie, Im Neuenheimer Feld 110, D-6900 Heidelberg 1

Riedel, Bodo, Prof. Dr., Facharzt für Urologie, Ltd. Arzt der Urolog. Klinik des Reinhard-Nieter-Krankenhauses, Friedrich-Paffrath-Str. 100, D-2940 Wilhelmshaven

Riedmiller, Hubertus, Dr., Urolog. Klinik und Poliklinik der Johannes-Gutenberg-Universität Mainz, Langenbeckstr. 1, D-6500 Mainz

Ringert, Rolf-Hermann, Dr., Urolog. Universitätsklinik der GHS, Hufelandstr. 55, D-4300 Essen 1

Roblick, Hans-Frieder, Dr., Facharzt für Urologie, Leiter der Urolog. Abt. d. Kreis- und Stadtkrankenhauses Wunsiedel-Marktredwitz, Postfach 540, D-8590 Marktredwitz

Rodeck, Gerhard, Prof. Dr., Direktor der Urolog. Universitäts-Klinik, Robert-Koch-Str. 8, D-3550 Marburg/Lahn

Röhl, Lars, Prof. Dr., Facharzt für Urologie, Direktor der Urolog. Abt. der Chirurg. Univ.-Klinik im Neuenheimer Feld 346, D-6900 Heidelberg

Rösner, Norbert, Dr., Facharzt für Urologie, Mainstr. 1, D-3575 Kirchhain 7

Roggenbuck, Reinhard, Dr., Urolog. Klinik und Poliklinik d. FU Berlin, Klinikum Charlottenburg, Spandauer Damm 130, D-1000 Berlin 19

Rohrbach, Klaus, Dr., Facharzt für Urologie, Zingel 17, D-3200 Hildesheim

Rosenstock, Wilfried, Dr., Arzt f. Urologie, Kurfürstendamm 139, D-1000 Berlin 31

Roßner, Eckhard, Dr., Facharzt für Urologie, Haferacker 14, D-2104 Hamburg 92

Rost, Armin, Prof. Dr., Chefarzt d. Urolog. Abt. des St.-Bonifatius-Hospitals, Wilhelmstr. 13, D-4450 Lingen 1

Rothauge, Carl Friedrich, Prof. Dr., Facharzt für Urologie, Leiter der Abt. für Urologie der Justus-Liebig-Universität, Klinikstr. 37, D-6300 Gießen

Rothenberger, Karlheinz, Dr., Chefarzt der Urolog. Abt. Städt. Krankenhaus, Robert-Koch-Str., D-8300 Landshut

Rübben, H., Dr., Abt. für Urologie der Med. Fakultät der RWTH, Goethestr. 27/29, D-5100 Aachen

Rütte von, Bernhard, Priv.-Doz. Dr., Spezialarzt für Chirurgie u. Urologie FMH, Effinger Str. 15, CH-3008 Bern

Rugendorff, Erwin Walter, Dr. Dr., Facharzt für Urologie, Ludwigsplatz 11, D-6300 Gießen 1

Ruile, Kurt, Prof. Dr., Facharzt für Urologie, Chefarzt der Urolog. Klinik der Städt. Krankenanstalten, D-7730 Villingen–Schwenningen

Rummelhardt, Sepp, Prof. Dr., Facharzt für Urologie, Vorstand der Urolog. Univ.-Klinik Wien, Alserstr. 4, A-1090 Wien

Russmann, Dieter, Dr., Schreiberstr. 20, D-7800 Freiburg

Rutishauser, Georg, Prof. Dr., Facharzt für Chirurgie und Urologie, Chefarzt der Urolog. Klinik des Departements für Chirurgie der Universität Basel, Kantonsspital, CH-4031 Basel

Sachse, Detlev, Dr., Facharzt für Urologie, Talstr. 51, D-6650 Homburg/Saar

Sachse, Hans, Prof. Dr., Facharzt für Urologie, Chefarzt der Urolog. Klinik der Krankenanstalten, Flurstr. 17, D-8500 Nürnberg

Salim, Semir, Dr., Leitender Arzt d. Urolog. Abt., Evang. Krankenhaus Bochum-Linden, Dr.-C.-Otto-Str. 27, D-4630 Bochum 5

Sauerwein, Dieter, Dr., Facharzt für Urologie, Chefarzt der Urolog. Abt., Werner-Wicker-Schwerpunktklinik, Im Kreuzfeld, D-3590 Bad Wildungen-West

Schabert, Peter, Prof. Dr., Facharzt für Urologie, Chefarzt d. Urolog. Abt., Krankenhaus Neukölln, Rudower-Str. 56, D-1000 Berlin 47

Schärfe, T., Dr., Johannes-Gutenberg-Universität, Urolog. Klinik, Langenbeckstr. 1, D-6500 Mainz

Schalkhäuser, Klaus, Dr., Leitender Arzt der Urolog. Abt. des Kreiskrankenhauses, D-8250 Dorfen

Scheibe, Helga, Dr., Arzt für Urologie, Schöngaugasse 7, D-7880 Bad Säckingen

Scheiber, Karl, Dr., Univ.-Klinik für Urologie, Anichstr. 35, A-6020 Innsbruck

Schendzielorz, Fritz, Dr., Facharzt für Chirurgie und Urologie, Freier Weg 5, D-5300 Bonn 2

Schilling, Albrecht, Priv.-Doz. Dr., Chefarzt d. Urolog. Abt. im Städt. Krankenhaus Bogenhausen, Englschalkinger Str. 77, D-8000 München 81

Schimatzek, Anton, Dr., Univ.-Facharzt für Urologie, Oberarzt d. Urolog. Poliklinik der Stadt Wien, Reischachstr. 3/7, A-1090 Wien

Schindler, Eckehard, Priv.-Doz. Dr., Oberarzt der Urologischen Klinik der Medizinischen Hochschule, Karl-Wiechert-Allee 9, D-3000 Hannover 61

Schindler, Ernst, Dr., Facharzt für Urologie u. Chirurgie, Ltd. Arzt der Urolog. Abt. im Klinikum „Alte Mühle", Ludwig-Konrad-Straße 6, D-3590 Bad Wildungen

Schmandt, Werner, Prof. Dr., Arzt f. Urologie, Direktor der Chirurg. Univ.-Klinik, Abt. Urologie, Jungeblodtplatz 1, D-4400 Münster

Schmeller, Nikolaus, Dr., Oberarzt d. Urolog. Klinik d. Med. Hochschule, Ratzeburger Allee 160, D-2400 Lübeck

Schmich, Hubert, Dr., Facharzt für Urologie und Chirurgie, Leiter der Urolog. Abt. am Krankenhaus Maria Hilf, Dahlienweg 3-5, D-5483 Bad Neuenahr 1

Schmidbauer, C.P., Dr., Allgem. Poliklinik d. Stadt Wien, Urolog. Abt., Mariannengasse 10, A-1090 Wien

Schmidt, Albrecht, C., Dr., Arzt f. Urologie und Chirurgie, Chefarzt der Urolog. Abt. Diakoniekrankenhaus Schwäbisch Hall, Heilbronner Straße 100, D-7170 Schwäbisch Hall

Schmidt, Joachim, Dr., Facharzt für Chirurgie u. Urologie, Oberarzt der Urolog. Klinik des Stadtkrankenhauses, Ob den Reben 3, D-7700 Singen

Schmidt, Peter, Dr., Untermarkt 13, D-6460 Gelnhausen 1

Schmidt, Rainer, Dr., Erhardstr. 4, D-8000 München 5

Schmidt, Theodor H., Dr., Ltd. Medizinaldirektor, Chefarzt der Urolog. Klinik am Landkrankenhaus Coburg, Ketschendorfer Str. 33, D-8630 Coburg

Schmidt-Mende, Manfred, Prof. Dr., Facharzt für Urologie und Chirurgie, Chefarzt der Urolog. Klinik, St.-Bernward-Krankenhaus, Treibestr. 9, D-3200 Hildesheim

Schmiedt, Egbert, Prof. Dr., Facharzt für Chirurgie und Urologie, Direktor der Urolog. Klinik und Poliklinik der Universität München, Klinikum Großhadern, Marchioninistr. 15, D-8000 München 70

Schmitz, Jörg, Dr., Arzt f. Urologie, Kapellenweg 20, D-5558 Schweich-Issel

Schmitz, Werner, Prof. Dr., Chefarzt der Urolog. Abt. des Kreiskrankenhauses, D-4930 Detmold

Schmucki, Oskar, Priv.-Doz. Dr., Leiter der Urolog. Klinik, Kantonsspital, CH-6000 Luzern 16

Schmutte, Edgar, Dr., Facharzt für Urologie, Gutzkowstr. 9, D-6000 Frankfurt 70

Schneider, Hans-Jochim, Prof., Dr., Ludwigsplatz 11, D-6300 Gießen

Schneider-Löer, Wolfgang, Dr., Arzt f. Urologie, Teltower Damm 5, D-1000 Berlin 37

Schönefeld, Gerhard, Dr., Trivastr. 2/IV, D-8000 München 19

Schöngart, Klaus, Dr., Facharzt für Chirurgie und Urologie, Wilhelm-Busch-Str. 2, D-3006 Burgwedel 1

Schrader, Gerd, Dr., Oberarzt der Urolog. Abt. des Kreiskrankenhauses, Fuhrberger Str. 4, D-3006 Burgwedel 1

Schramek, Paul, Dr., Allgem. Poliklinik d. Stadt Wien, Urolog. Abt., Mariannengasse 10, A-1090 Wien

Schreiber, Berthold, Dr., Facharzt für Urologie, Chefarzt am St.-Marien-Hospital, Urolog. Abt., Mühlenstr. 5–9, D-4660 Gelsenkirchen-Buer

Schreiner, Hellmuth, Dr., Facharzt für Urologie und Chirurgie, Bahnhofsplatz 6, D-6930 Eberbach

Schreiter, Friedhelm, Dr., Ltd. Arzt der Urolog. Abt., Verbandskrankenhaus Schwelm, Dr.-Möller-Str. 15, D-5830 Schwelm

Schröder, F.H., Prof. Dr., Direktor der Urolog. Klinik, Erasmus-Universität, NL-3002 Rotterdam

Schroeter, Heinz, Dr., Facharzt für Urologie, Nowackanlage 15/17, D-7500 Karlsruhe 1

Schrott, Karl M., Prof. Dr., Urolog. Univ.-Klinik, Maximiliansplatz, Postfach 3560, D-8520 Erlangen

Schubert, Günther, Prof. Dr., Direktor des Pathologischen Instituts der Stadt Wuppertal, Arrenberger Str. 20–56, D-5600 Wuppertal 1

Schüller, Jörg, Dr., Urolog. Klinik und Poliklinik der FU Berlin, Klinikum Charlottenburg, Spandauer Damm 130, D-1000 Berlin 19

Schüßler, Bernhard, Dr., Frauenklinik, Klinikum Großhadern, Marchioninistr. 15, D-8000 München 70

Schütz, Wolfgang, Prof. Dr., Urolog. Klinik und Poliklinik der TU München, Klinikum Rechts der Isar, Ismaninger Str. 22, D-8000 München 80

Schütze, Richard, Dr., Facharzt für Urologie, Königstr. 1b, D-7000 Stuttgart 1

Schulte-Vels, Klaus, Dr., Facharzt für Urologie, Oberarzt der Urolog. Abt., Städt. Krankenanstalten, Auf der Freiheit 16, D-5758 Fröndenberg

Schultheis, Hans-M., Dr., Arzt für Urologie, Dr.-Marc-Str. 1, D-3590 Bad Wildungen

Schultheis, Justus-W., Dr., Arzt für Urologie, Dr.-Marc-Str. 1, D-3590 Bad Wildungen

Schultze-Seemann, Fritz, Dr., Facharzt für Urologie und Chirurgie, Münchener Str. 22, D-1000 Berlin 28

Schultze-Brüggemann, Bernd, Dr., Chefarzt der Urolog. Klinik, Kreiskrankenhaus Bad Hersfeld, Seilerweg 29, D-6430 Bad Hersfeld

Schuster, Detlev, Dr., Facharzt für Urologie und Chirurgie, Ltd. Arzt der Urolog. Klinik, Stadtkrankenhaus, Eppenreuther Str. 9, D-8760 Hof

Schwaab, Hans-Hartmut, Dr., Oberarzt d. Urolog. Abt. d. St.-Barbara-Klinik Heesen, Postf. 5140, D-4700 Hamm 5

Schwaiger, Rainer, Dr., Urolog. Klinik und Poliklinik der Universität des Saarlandes, D-6650 Homburg/Saar

Schwander, Gottfried, Dr., Facharzt für Urologie, St.-Markus-Krankenhaus, Ginnheimer Landstr. 98, D-6000 Frankfurt 90

Schwartz, Lothar, Dr., Facharzt für Urologie, Chefarzt der Urolog. Abt., Krankenhaus, Auf der Ennest 31, D-5940 Lennestadt 1

Schwemmer, Bernhard, Dr., Urolog. Klinik u. Poliklinik der TU München, Klinikum Rechts der Isar, Ismaninger Str. 22, D-8000 München 80

Scultéty, Sándor, Dr., Facharzt für Urologie und Chirurgie, Chefarzt der Urolog. Abt. des Stadtkrankenhauses, Postfach 455, Szeged, Ungarn

Seidl, Peter, Dr., Facharzt für Urologie, Turfweg 4, D-8400 Regensburg

Semmelroch, Hermann, Dr., Facharzt für Urologie, Chefarzt der Chirurg. Abt. u. Direktor des Stadtkrankenhauses, D-8458 Sulzbach-Rosenberg

Senge, Theodor, Prof. Dr., Facharzt für Urologie, Direktor an der Ruhruniversität Bochum, Marien-Hospital, Widumer Straße 8, D-4690 Herne 1

Seppelt, Ulrich, Priv.-Doz. Dr., Ltd. Oberarzt d. Urolog. Abt. im Klinikum der Universität, Hospitalstr. 40, D-2300 Kiel

Sharaya, Ali, Dr., c/o W. Lokau, Luhrmannwald 12, D-4300 Essen 1

Sichert, Wolfram, Dr., Arzt f. Urologie und Chirurgie Belegarzt am St.-Franziskus-Krankenhaus, Wilhelmstr. 29, D-5100 Aachen

Sickinger, Kurt, Dr., Rothenbaumchaussee 179, D-2000 Hamburg 13

Siefert, Horst, Dr., Leipziger Str. 22, D-2807 Achim

Sigel, Alfred, Prof. Dr., Facharzt für Chirurgie und Urologie, Vorstand d. Urolog. Klinik d. Univ. Erlangen-Nürnberg, Niendorfstr. 15, D-8520 Erlangen

Simmet, Johannes, Dr., Facharzt für Urologie, Salzstr. 10, D-6634 Wallerfangen

Simon, Jürgen, Dr., Facharzt für Urologie, Tegeler Weg 4, D-1000 Berlin 10

Sinagowitz, Ekkehardt, Priv.-Doz. Dr., Facharzt für Urologie, Urolog. Gemeinschaftspraxis, Karlstr. 59, D-7990 Friedrichshafen

Sinan, Abdulkader, Dr., Kreiskrankenhaus, D-2210 Itzehoe

Singer, Heinz, Prof., Dr., Leopoldstr. 108a, D-8000 München 40

Sintermann, Rainer, Dr., Chefarzt der Urolog. Klinik, Hellweg 100, D-4300 Essen 14

Skerra, Gerhard, Dr., Facharzt für Urologie, Untere Dorfstr. 14E, D-3200 Hildesheim-Himmelsthür

Smida, Lamie, Prof. Dr., Arzt f. Urologie, C.H.U. Hedi Chaker, Service, Urology, 3000 Sfax, Tunesien

Smoler, Hans, Dr., Facharzt für Urologie, Am Pfänderholz 15, D-7972 Isny

Socha, Paul, Dr., Facharzt für Chirurgie und Urologie, Königswiese 19, D-4650 Gelsenkirchen-Buer

Soder, Erich, Dr., Facharzt für Chirurgie und Urologie, Chefarzt der Chirurg. Abt. des Städt. Krankenhauses, D-6740 Landau (Pfalz)

Sökeland, Jürgen, Prof. Dr., Facharzt für Urologie, Direktor der Urolog. Klinik, Westfalendamm 403–407, D-4600 Dortmund

Sommerkamp, Horst, Prof. Dr., Leiter der Urolog. Abt. der Chirurg. Univ.-Klinik, Hugstetter Str. 55, D-7800 Freiburg i. Breisgau

Sonnenberg, Sigmar, Dr., Facharzt für Urologie, Hochstr. 48, D-4250 Bottrop

Sonnenschein, Richard, Dr., Facharzt für Urologie, Bergstr. 18–20, D-5650 Solingen 1

Sosath, Günther, Dr., Norderweg 21, D-2390 Jarplund-Weding

Sparwasser, Herbert, Dr., Facharzt für Urologie u. Chirurgie, Chefarzt der Urolog. Klinik des Städt. Krankenhauses, Kemperhof, D-5400 Koblenz

Spehr, Christiane, Dr., Heilwigstr. 6, D-2000 Hamburg 20

Spranger, Rudolf, Dr., Facharzt für Urologie, Falkensteiner Str. 4, D-8495 Roding

Stackl, Walter., Dr., Oberarzt d. Urol. Abt. d. Krankenanstalt Rudolfstiftung, Juchgasse 25, A-1030 Wien

Staehler, Gerd, Prof. Dr., Urolog. Klinik und Poliklinik der Ludwig-Maximilians-Univ., Klinikum Großhadern, Marchioninistr. 15, D-8000 München 70

Stähler, Hartmut, Dr., Facharzt für Urologie und Chirurgie, Zentralklinikum Augsburg, Chefarzt d. Urolog. Klinik, Stenglinstr., D-8900 Augsburg

Stammel, Ulrich, Dr., Facharzt für Urologie, Kaiserring 23, D-4230 Wesel

Stangel, Tadeusz, Dr., Facharzt für Urologie, Alte Freiheit 3, D-5600 Wuppertal 1

Stark, Gerhard, Dr., Facharzt für Urologie, Hochwaldstr. 62, D-6640 Merzig 1

Steffens, J., Dr., Gardeschützenweg 96, D-1000 Berlin 45

Steffens, Ludwig, Priv.-Doz. Dr., Facharzt für Urologie, Chefarzt der Urolog. Klinik und Abt. für Kinder-Urologie, St.-Antonius-Hospital Eschweiler, Akademisches Lehrkrankenhaus, Dechant-Deckers-Str. 8, D-5180 Eschweiler

Steffens-Krebs, Dieter, Dr., Facharzt für Urologie und Chirurgie, Chefarzt des Stadtkrankenhauses, Laustr. 30, D-3590 Bad Wildungen

Stober, Michael, Dr., Arzt f. Urol. Höhenstraße 29, D-6930 Eberbach-Pleutersbach

Stockamp, Karl, Prof. Dr., Urolog. Klinik der Städtischen Krankenanstalten, Bremserstr. 79, D-6700 Ludwigshafen

Stöber, Ulrich, Dr., Matthias-Spital, Postfach 760, D-4440 Rheine

Stöhrer, Manfred, Dr., Chefarzt der Urolog. Abt. d. Berufsgenossenschaftlichen Unfallklinik Murnau, D-8110 Murnau/Obb.

Stoll, Hans G., Dr., Facharzt für Chirurgie u. Urologie, Direktor der Urolog. Klinik, Kliniken der Freien Hansestadt Bremen, Zentralkrankenhaus, St.-Jürgen-Str., D-2800 Bremen

Straube, Winfried, Prof. Dr., Facharzt für Urologie, Chefarzt der Urolog. Abt. des Marienhospitals, Hospitalstr. 24, D-4300 Essen 12

Strauss, Wolfgang, Dr., Facharzt für Urologie und Chirurgie, Belegarzt der Urolog. Abt., Kreiskrankenhaus, Ernst-Putz-Str. 4, D-8788 Bad Brückenau 2

Strobel, Alois Dr., Westenstr. 2, D-8833 Eichstätt

Strohmaier, Walter Ludwig, Dr., Urol. Abt. d. Univers., Calwer Str. 7, D-7400 Tübingen 1

Strohmenger, Paul, Prof. Dr., Facharzt für Urologie, Chefarzt der Urolog. Klinik, Städt. Kliniken Osnabrück, Caprivistr. 1, D-4500 Osnabrück

Strothotte, Erich, Dr., Facharzt für Urologie und Chirurgie, Kleine Flurstr. 9, D-5600 Wuppertal 2

Studemund, Hartwig, Dr., Facharzt für Urologie, Lornsenstr. 9, D-2300 Kiel

Sturm, Werner, Dr., Urolog. Klinik, Klinikum Großhadern, Marchioninistr. 15, D-8000 München 70

Süsskind, Rudi, Dr., Arzt f. Urologie, Irminenstr. 32, D-5503 Konz-Karthaus

Taha, Saoud-A., Dr. Assistant Professor of Urology, King Faisal University, P.O. Box 2114, Dammam, Saudi-Arabia

Tauber, Roland, Prof. Dr., Leiter der Ambulanz, OA d. Urolog. Klinik und Poliklinik der Ludwig-Maximilians-Univ., Klinikum Großhadern, Marchioninistr. 15, D-8000 München 70

Taupitz, Artur, Prof. Dr., Facharzt für Urologie, Chefarzt der Urolog. Klinik des Städt. Krankenhauses, D-6750 Kaiserslautern

Teodorescu, Alexandru, Dr., Facharzt für Urologie, judetul OLT (0500), Slatina, Rumänien

Terhorst, Bodo, Prof. Dr., Chefarzt d. Urolog. Abt., Caritaskrankenhaus, Uhlandstr. 7, D-6990 Bad Mergentheim

Tewes, Gabriel, Dr., Chefarzt d. Kinderchirurg. Abt. d. Kinderklinik St. Elisabeth, Nordenwall 22, D-4700 Hamm 1

Thelen, Anton, Prof. Dr., Facharzt für Chirurgie und Urologie, Beethovenstr. 6, D-7800 Freiburg

Thelen, Paul, Dr., Facharzt für Urologie, Goldenfelsstr. 15, D-5000 Köln 41

Therhag, Hans G., Dr., Arzt f. Urologie, Dürerstr. 32, D-5620 Velbert 1

Thiel, Karl-Heinz, Dr., Facharzt für Chirurgie und Urologie, Chefarzt der Urolog. Abt. der Städtischen Krankenanstalten, Jägerhausstr. 26, D-7100 Heilbronn

Thüroff, J., Priv.-Doz., Dr., Urolog. Klinik der Johannes-Gutenberg-Univ., Langenbeckstr. 1, D-6500 Mainz

Tiggemann, Claus, Dr., Arzt f. Urologie, Pfinztalstr. 2, D-7500 Karlsruhe 41

Tölle, Eberhard, Dr., Krankenhaus d. Missionsschwestern, Urolog. Abt., Westfalenstr. 109, D-4400 Münster-Hiltrup

Tonnesen, Johannes, Dr., Arzt f. Urologie, Normannenstr. 3, D-2950 Leer/Ostfriesland

Traut, Hans-Georg, Dr., Arzt f. Urologie, Heiligenhauserstr. 49, D-5630 Velbert 1

Truss, Friedrich, Prof. Dr., Facharzt für Urologie, Direktor d. Klinik u. Poliklinik für Urologie der Univ. Göttingen, Robert-Koch-Str. 40, D-3400 Göttingen

Tschervenakov, Anton, Dr., Facharzt für Chirurgie und Urologie, Vorstand des Lehrstuhls für Urologie am Institut für ärztliche Fortbildung, Belo More 8, Sofia, Bulgarien

Tscholl, R., Priv.-Doz., Dr., Kantonsspital, Ltd. Arzt der Urolog. Klinik, CH-5001 Aarau

Tunn, Ulf, Priv.-Doz. Dr., Facharzt für Urologie, Ltd. Oberarzt der Urolog. Klinik der Ruhruniv., Marien-Hospital, Widumer Str. 8, D-4690 Herne 1

Uhlir, Karel, Prof. Dr., Direktor der Urolog. Univ.-Klinik, Pekařská, Brno, ČSSR

Ulrich, Heinz Jürgen, Dr., Facharzt für Urologie, Pferdemarkt 16, D-2400 Lübeck

Ulshöfer, B., Dr., Urolog. Klinik und Poliklinik der Universität, Robert-Koch-Str. 8, D-3550 Marburg/Lahn

Ultzmann, Harald, Dr., Facharzt für Urologie, Alserstr. 27, A-1080 Wien

Unger, Joachim, Dr., Facharzt für Urologie und Chirurgie, Ltd. Arzt d. Urolog. Abt. am Städt. Krankenhaus, D-8830 Treuchtlingen

Unger, Victor, Dr., Facharzt für Urologie und Chirurgie, Viktoriastr. 2, D-6600 Saarbrücken

Urlesberger, Hadwin, Primarius Dr., Urolog. Abt., Landeskrankenhaus, St. Veiter Str. 47, A-9020 Klagenfurt

Vahlensieck, Winfried, Prof. Dr., Facharzt für Urologie, Direktor der Urolog. Univ.-Klinik, D-5300 Bonn-Venusberg

Valencic, Dr., Arzt f. Urologie, Oberarzt d. Urolog. Klinik d. Städt. Kliniken Dortmund, Westfalendamm 403–407, D-4600 Dortmund 1

Vardakis, Georg, Dr., Facharzt für Urologie, Trift 19, D-3100 Celle

Varenhorst, Eberhard, Doz. Dr., Urolog. Avd. Centrallasarettet, S-60182 Norköpping

Voegele, Ulrich, Dr., Facharzt für Urologie, Fischertor 1, D-4950 Minden

Völter, Dieter, Prof. Dr., Chefarzt der Urolog. Abt. des St.-Trudpert-Krankenhauses, D-7530 Pforzheim

Vogel, Edgar, Dr., Urolog. Klinik und Poliklinik, Klinikum Rechts der Isar der TU München, Ismaninger Str. 22, D-8000 München 80

Vogt, Wolfgang-Erich, Dr., Facharzt für Urologie, Tauentzienstr. 13, D-1000 Berlin 30

Volck, Hartmut, Dr., Arzt für Urologie, Bahnhofstr. 1, D-7030 Böblingen

Volkmer, Hans-Peter, Dr., Fastenrathstr. 1, D-5630 Remscheid

Vouros, Demetrios, Prof. Dr., Facharzt für Urologie, Chefarzt der Urolog. Abt., Theagenion Medical Institute, Serronstreet 2, Thessaloniki, Griechenland

Vries de, J.D.M., Dr., Kliniek voor Urologie, Postbus 9102, NL-6500 HB Nijmwegen

Wabrosch, Géza, Prof. Dr. cand., Chefarzt, Janos Korhaz, Urologiąi-Sebeszeti Osztaly, Diosarok Utca 1, H-1125 Budapest

Wagener, Klaus, Dr., Facharzt für Urologie, Chefarzt im Sanatorium Hartenstein, D-3590 Bad Wildungen

Wagenknecht, Lothar-Viktor, Prof. Dr., Chefarzt Urolog. Klinik, Stadtkrankenhaus Cuxhaven, Altenwalder Chaussee 10/12, D-2190 Cuxhaven 1

Wagner, Wolfgang, Prof. Dr., Facharzt für Urologie, Chefarzt der Urolog. Abt., St.-Josefs-Hospital, Kurfürstenstr. 69, D-4150 Krefeld 11

Walczak, Michael, Dr., Arzt für Urologie, Ltd. Arzt der Urolog. Abt., Marienhospital, Von-Droste-Str. 14, D-4782 Erwitte 1

Waldthausen von, Wolf, Dr., Blumenthalstr. 5, D-1000 Berlin 42

Walther, Volker, Dr., Arzt f. Urologie, Kleiner Exerzierplatz 11, D-8390 Passau

Walz, Peter H., Dr., Urolog. Klinik, Klinikum der Johannes-Gutenberg-Universität, Langenbeckstr. 1, D-6500 Mainz

Wand, Heribert, Prof. Dr., Facharzt für Urologie und Chirurgie, Leiter der Abt. für Urologie im Klinikum der Univ. Kiel, Hospitalstr. 40, D-2300 Kiel

Wandschneider, Gerhard, Dr., Primarius, Univ.-Doz., Vorstand d. Urolog. Abt. d. Landeskrankenhauses Graz, Petersbergenstr. 61, A-8042 Graz

Wanner, Klaus, Dr., Ärztl. Direktor am Städt. Krankenhaus, Urolog. Abt., Pettenkoferstr. 10, D-8200 Rosenheim

Wassmuht, Klaus, Dr., Stadtkrankenhaus, Urolog. Abt., Würzburger Weg 22, D-8832 Weißenburg

Weber, Wolfgang, Prof. Dr., Leiter der Abt. für Urologie im Zentrum der Chirurgie d. Joh.-Wolfg.-v.-Goethe-Univ., Theodor-Stern-Kai 7, D-6000 Frankfurt 70

Wehner, Walter, Dr., FA f. Urologie, Chefarzt d. Urolog. Klinik, Hohenzollernstr. 7–9, D-7000 Stuttgart 1

Weidner, Wolfgang, Priv.-Doz., Dr., Urolog. Univ.-Klinik, Klinikstr. 37, D-6300 Gießen

Weigele, Günter Norbert, Dr., Arzt für Urologie, Schwellerhaldestr. 23, D-7510 Reutlingen 11

Weigner, Klaus, Dr., Oberarzt d. Urolog. Abt. des Knappschaftskrankenhauses, Dr.-Hans-Böckler-Platz, D-5102 Würselen 1

Weißbach, Lothar, Prof. Dr., Chefarzt der Urolog. Abt., Krankenhaus Am Urban, Dieffenbachstr. 1, D-1000 Berlin 61

Weißmüller, Johannes., Dr., Urolog. Univ.-Klinik, Postfach 3560, Maximiliansplatz, D-8520 Erlangen

Weissteiner, Gerhard, Dr., Meinhardstr. 9/III, A-6020 Innsbruck

Wellstein, Hans, Dr., Facharzt für Urologie, Holzstr. 21, D-7000 Stuttgart 1

Wenderoth, Heinz, Dr., Facharzt für Urologie und Chirurgie, Hauptstr. 158b, D-5483 Bad Neuenahr

Wenderoth, Ulrich-K., Dr., Urolog. Klinik, Klinikum d. Johannes-Gutenberg-Universität, Langenbeckstr. 1, D-6500 Mainz

Wenzel, Heide, Dr., Ärztin f. Chirurgie, Oberärztin der Kinderchirurg. Abt., Städt. Krankenhaus, Kölner Platz 1, D-8000 München 40

Werner, Horst, Dr., Facharzt für Urologie und Chirurgie, Friedrich-Schmidt-Str. 58 d, D-5000 Köln 41

Westenfelder, Martin, Prof. Dr., Facharzt für Urologie, Oberarzt der Abt. für Urologie des Klinikums der Universität Freiburg, Hugstetter Str. 55, D-7800 Freiburg

Westermann, Ralf, Dr., Arzt f. Urologie, Dammtorstr. 27, D-2000 Hamburg 36

Wetterauer, U., Dr., Klinikum d. Albert-Ludwig-Univ., Chirurg. Univ.-Klinik, Abt. Urologie, Hugstetter Str. 49, D-7800 Freiburg

Wichmann, Dietmar, Dr., Ltd. Arzt der Urolog. Abt. des St.-Franziskus-Hospitals, D-2842 Lohne

Widok, Klaus, Dr., Neurieder Str. 14, D-8000 München 71

Wieland, Wolfgang F., Dr., Chefarzt d. Urolog. Abt., Krankenhaus St. Josef, Landshuter Str. 65, D-8400 Regensburg

Wienhöwer, Reiner, Dr., Arzt für Urologie, Oberarzt der Klinik Golzheim, Urolog. Abt., Friedrich-Lau-Str. 11, D-4000 Düsseldorf 30

Wigger, Curt, Dr., Arzt für Urologie, Gartenstr. 14, D-4930 Detmold

Wilbert, Dirk, Dr., Urolog. Klinik u. Poliklinik, Joh.-Gutenberg-Universität, Postfach 3960, D-6500 Mainz

Wilbert, Heinz, Dr., Arzt für Urologie und Chirurgie, Siegfriedstr. 31, D-6520 Worms

Wilhelm, Ernst, Priv.-Doz. Dr., Krumenauer Str. 25, D-8070 Ingolstadt

Wille, Claus-A., Dr., Arzt für Urologie, Bochumer Str. 5, D-5000 Köln 90

Wille-Baumkauff, Horst, Prof. Dr., Arzt für Urologie, Moltkestr. 1, D-3300 Braunschweig

Wiltschke, Heribert, Prim. Dr., Facharzt für Urologie, Kajetaner Platz 5, A-5020 Salzburg

Winkler, Peter, Dr., Facharzt für Urologie, Lahnstr. 9, D-5000 Köln 50

Winz, Richard, Dr., Facharzt für Urologie, Burgwall 64, D-4400 Münster

Wirth, Manfred, Dr., Urolog. Klinik und Poliklinik der Univ. Würzburg, Luitpoldkrankenhaus, D-8700 Würzburg

Witschel, Rüdiger, Dr., Facharzt für Urologie, Belegabteilung Krankenhaus Bad Oeynhausen, Bahnhofstr. 20, D-4970 Bad Oeynhausen 1

Witzel, Reinhod, Dr., Facharzt für Urologie, Im Hohn 11a, D-5300 Bonn

Woelk, Eberhard, Dr., Facharzt für Urologie, Chefarzt der Urolog. Abt., Kath. Krankenhaus Du-Zentrum, Knappenstr. 10, D-4100 Duisburg 17

Woeller, Albrecht, Dr., Arzt für Urologie und Chirurgie, Sigismundstr. 11, D-4330 Mülheim 1

Wohlrabe, Kurt, Dr., Facharzt f. Urologie, Gerhart-Hauptmann-Str. 23, D-4300 Essen 18

Wolterhoff, Hermann, Dr., Facharzt für Urologie, Hochdahler Str. 350, D-4010 Hilden

Wortberg, Klaus, Dr., Facharzt f. Urologie, Albertinenkrankenhaus, D-4503 Dissen

Wricke, Gerhard, Dr., Facharzt für Urologie und Chirurgie, Bonifaziusplatz 8, D-6500 Mainz

Wobel, Detlev, Dr., Schaperstr. 15, D-1000 Berlin 15

Wulff, Hans Diederich, Prof. Dr., Facharzt für Urologie,

Chefarzt d. Urolog. Klinik, Kreiskrankenhaus, Schwarzenmoorstr. 70, D-4900 Herford

Wulsch, Eberhard, Arzt für Urologie, Yorckstr. 82, D-1000 Berlin 61

Wurdas, Hermis, Dr., Facharzt für Urologie, Theodor-Heuss-Platz 1–3, D-4040 Neuß

Zacharis, Georgios, Dr., Arzt f. Urologie, Papakinasi 31, Larissa/Griechenland

Zechner, Othmar, Dr., Urologische Universitätsklinik, Alserstr. 4, A-1090 Wien 9

Zeiss, Peter, Dr., Facharzt für Urologie, Sanatoriumsplatz 2, D-8000 München 90

Zemann, Emil, Univ.-Doz. Dr., Urologe u. Badearzt, Ltd. Arzt d. Kurklinik Westfälischer Hof, Ahornallee 7, D-3590 Bad Wildungen-Reinhardshausen

Ziegler, Manfred, Prof. Dr., Direktor der Urolog. Univ.-Klinik, D-6650 Homburg/Saar

Ziegler, Wilhelm, Dr., Facharzt für Urologie, Schillerstr. 10, D-7600 Offenburg (Baden)

Zikic, Michael, Dr. Dr., Behringstr. 13, D-4930 Detmold

Zimmermann, Armin, Priv.-Doz. Dr., Arzt für Urologie, Urolog. Abt., Städt, Kliniken, An den Voßbergen 70–99, D-2900 Oldenburg

Zingg, Ernst, Prof. Dr., Facharzt für Chirurgie und Urologie, Direktor der Urolog. Univ.-Klinik, Inselspital, CH-3010 Bern

Zink, Roman A., Dr., Urolog. Klinik und Poliklinik der Ludwig-Maximilians-Univ., Klinikum Großhadern, Marchioninistr. 15, D-8000 München 70

Zöckler, Hans-Theodor, Dr., Facharzt für Urologie, Chefarzt d. Urolog. Abt., Krankenhaus des Kreises Hameln-Pyrmont, Saint-Maur-Platz 1, D-3250 Hameln 1

Zoedler, Dietmar, Prof. Dr., Arzt für Urologie, Chefarzt der Urolog. Abt. der Klinik Golzheim, Friedrich-Lau-Str. 11, D-4000 Düsseldorf 30

Zorn, Dietrich, Prof. Dr., Facharzt für Urologie, Chefarzt i.R., Aussiger Wende 17, D-3000 Hannover 71

Zurborg, Clemens, Dr., Facharzt für Urologie, Chefarzt der Urolog. Abt. des Krankenhauses Maria Hilf, Oberdießerner Str. 94, D-4150 Krefeld 1

Zwergel, Thomas, Dr., Arzt f. Urologie, Urolog. Univ.-Klinik und Poliklinik d. Saarlandes, D-6650 Homburg/Saar

Zwergel, Ulrike, Dr., Ärztin f. Urologie, Urolog. Univ.-Klinik und Poliklinik d. Saarlandes, D-6650 Homburg/Saar

Urodynamics

Upper and Lower Urinary Tract II

Editors:
Wolfgang Lutzeyer, Josef Hannappel,
Technische Hochschule Aachen

1985. 243 figures, 22 tables. XI, 343 pages.
Hard cover DM 168,–. ISBN 3-540-15357-8

Contents: Workshop on Upper Urinary Tract Urodynamics: Myogenic Control for the Upper Tract. Hydrodynamics and Mechanics of the Upper Tract. – Upper and Lower Urinary Tract Urodynamics – Reviewing the Aachen 1971 Meeting: Lower Tract Urodynamics. Upper Tract Urodynamics. – Subject Index.

This volume reviews the essential results of clinical and research urodynamics during the past 12 years. It is based on a follow-up meeting held to review the development since the historical 1971 Aachen meeting. Speakers who had lectured in 1971 or who had made significant contributions to urodynamics critically examine the validity of previous statements and the clinical applicability of their findings. This follow-up review is preceded by reports from a special workshop on mycogenic control, hydrodynamics and mechanics of the upper urinary tract.

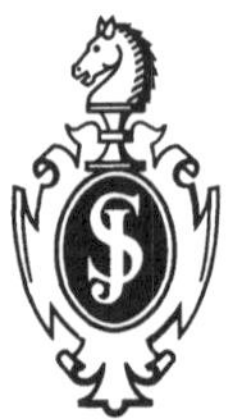

Springer-Verlag
Berlin
Heidelberg
New York
Tokyo

Heidelberger Platz 3, D-1000 Berlin 33
175 Fifth Ave., New York, NY 10010, USA
37-3, Hongo 3-chome, Bunkyo-ku, Tokyo 113, Japan

3033/5/1

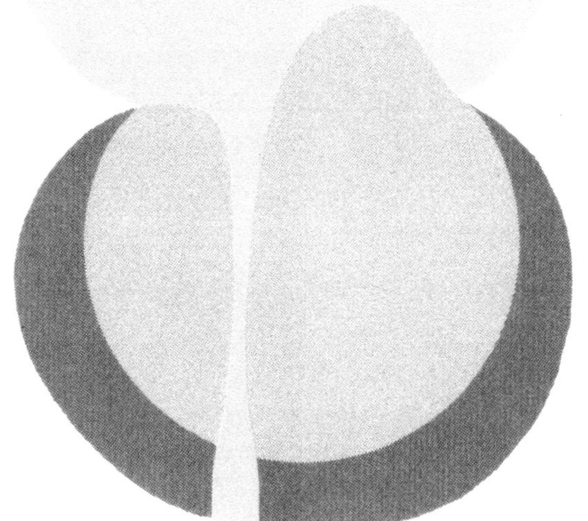

Bei Miktionsbeschwerden:
im Frühstadium des Prostata-Adenoms
bei der (chronischen) Prostatitis
bei der neurovegetativen Reizblase der Frau

Prostagutt®

Prostagutt

verbessert
die Harnentleerung
vermindert
den Harndrang
verkürzt
die Harnflußzeit
vermindert
die Reiz- und Mißempfindungen
im urogenitalen Bereich

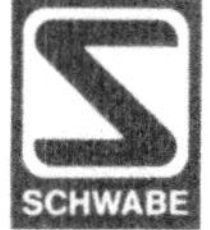

S
SCHWABE